Chinese Clinical Annual Book of Implant Dentistry

中国口腔种植临床精萃

（2019年卷）

Ⓥ QUINTESSENCE PUBLISHING

Beijing, Berlin, Chicago, Tokyo, Barcelona, Istanbul, London,
Mexico-City, Milan, Moscow, Paris, Prague, Seoul, Warsaw

Chinese Clinical Annual
Book of Implant Dentistry

（2019年卷）

中国口腔种植临床精萃

名誉主编 邱蔚六 王大章

主　编 王 兴 刘宝林

执行主编 宿玉成

秘　书 彭玲燕 刘万君

北方联合出版传媒（集团）股份有限公司

辽宁科学技术出版社

沈 阳

图文编辑：

赵　阳　王玉林　杨　春　杨志强　于英楠　张秀月　林铭新　蔡贤华　夏平光　黄卫兵　丁　然　胡　昊　吴　刚　熊承杰　黄　明　施立奇　王华松
魏世隽　陈　磊　汪国栋　兰生辉　康　辉　姚年伟　齐凤宇　肖　艳　彭　闯　伏建斌　郑哲甲　邓海涛　杜玉洁　高亮亮　胡军宝　纪守琪　刘兴环
柳　峻　邱　朔　屈建民　刘　维　曹　强　宋　华　许　飞　倪大鹏　涂有水　孙显锋　金晓虎　马　佳　刘　颖　李　宁　佟　放　张　寻　孙明亮
王鼎钧　王　刚　郭中云　吴　江　项　阳　赵清泉　尹　钰　夏邦勇　吕玉林　戴飘武　袁　超　邹国强　陈辉斌　曲延金　霍春鹏　任　旭　邵乐鹏
杨晓明　何　勤　谷　宁　姜　岩　王　芳　马学英　王　丽　王学滨　王拱辰　王智勇　卢林娜　石志超　刘　政　刘春燕　吕成志　伍建林　陈秀琴
陈保平　陈惠琴　李　琳　李秋梅　李晓霞　李鸿鸣　张　群　张士红　张世良　张庆尧　张　宁　孟祥丽　屈传武　武晓东　战贤梅　高庆伟　高政南
高桂苓　原所贤　崔振兴　黄　燕　韩乐强　韩　英　韩　璐　管　烨　卞添颖　刘　娟　吕晶露　李丽丽　张杨珩　张　倩　刘　娜

图书在版编目（CIP）数据

中国口腔种植临床精萃. 2019年卷 / 王兴，刘宝林主编.
—沈阳：辽宁科学技术出版社，2019.4
　　ISBN 978-7-5591-1078-7

Ⅰ.①中… Ⅱ.①王… ②刘… Ⅲ.①口腔种植学—文
集 Ⅳ.①R783.6-53

中国版本图书馆CIP数据核字（2019）第028076号

出版发行：辽宁科学技术出版社
　　　　　（地址：沈阳市和平区十一纬路25号　邮编：110003）
印　刷　者：辽宁新华印务有限公司
经　销　者：各地新华书店
幅面尺寸：240mm×320mm
印　　张：59
插　　页：4
字　　数：1400千字
出版时间：2019年4月第1版
印刷时间：2019年4月第1次印刷
责任编辑：陈　刚　殷　欣　苏　阳
封面设计：何　萍
版式设计：何　萍
责任校对：李　霞

书　　号：ISBN 978-7-5591-1078-7
定　　价：498.00元

投稿热线：024-23280336
邮购热线：024-23280336
E-mail:cyclonechen@126.com　irisin0120@163.com
http://www.lnkj.com.cn

中国口腔种植临床精萃

（2019年卷）

名誉主编

邱蔚六　王大章

主　　编

王　兴　刘宝林

执行主编

宿玉成

副 主 编

（按姓名首字笔画为序）

王仁飞　王佐林　冯海兰　李德华

束　蓉　邱立新　张志勇　张　健

陈　宁　季　平　周延民　周勇胜

周　磊　柳忠豪　宫　苹　姚江武

徐　欣　章锦才

秘　　书

彭玲燕　刘万君

编委名单 （按姓名首字笔画为序）
Members of Editorial Board

前言
Preface

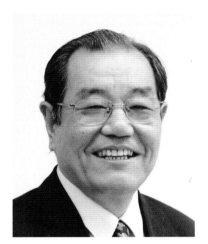

王兴

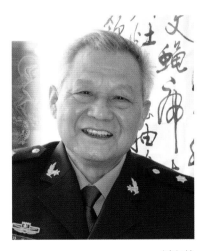

刘宝林

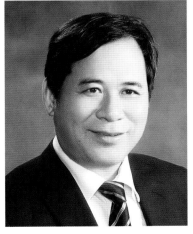

宿玉成

中华口腔医学会从2012年西安第十四次学术会开始，作为"中国口腔种植年"相关学术活动的重要组成部分，由北京口腔种植培训中心（BITC）主办的BITC口腔种植大奖赛也已历经了7次。

2018年，第七次BITC口腔种植大奖赛一改往年常规比赛赛制，于全国5座城市设立5个专题（南京：骨增量；长春：美学区牙种植；天津：牙列缺失种植修复；西安：种植治疗并发症；深圳：数字化口腔种植）进行分赛区评选，分赛区一等奖的稿件直接入选总决赛。这样的赛制，充分活跃了全国范围内种植医生的投稿热情，为更多基层的种植医生提供交流和展示的平台。

在我国，口腔种植治疗起步较晚，但发展及普及的速度迅猛，口腔种植已经成为牙列缺损和牙列缺失的常规治疗方法之一，也成为当下口腔治疗项目中最为炙手可热的治疗方法。在各种门户网站、报刊、书籍中均可看到相关的宣传，这使得口腔种植在民众中广泛普及，并已经形成了一个巨大的商业市场。

与传统修复方法相比，口腔种植治疗可分为种植治疗过程、种植治疗程序和种植治疗技术，包括了种植治疗的诊断与设计、种植外科、种植修复、种植技工工艺、种植体周围维护及种植并发症的处理等诸多方面。在国内口腔种植迅速发展与广泛普及的过程中，虽取得巨大成绩，但同时也存在一些问题仍需不断提高，比如医生的临床水平、理论水平良莠不齐，临床资料收集及临床照片质量不高，难以拿出高水平病例报告等。

但令人欣慰的是，自7次大奖赛举办以来，参赛病例数量不断增多、总体水平不断提高，内容涉及了口腔种植治疗的各个方面及颅颌面器官种植等很多先进的技术与方法，充分体现了近年我国口腔种植技术的发展和口腔种植界的努力与成就。同时，我们欣慰地看到，连续7次大奖赛的参赛医生不仅有来自高等院校的知名专家、种植医生和在校研究生，也有来自民营口腔医疗机构的高水平种植医生，还得到了港、澳、台地区和海外医生的关注与积极参与，大奖赛的影响逐渐扩大，参与的医生数量逐年增加，其促进口腔种植临床水平提高的作用逐步显现。

为了促进口腔种植的健康发展，并广泛传播国内口腔种植的临床成果，BITC与辽宁科学技术出版社合作将入围大奖赛的病例和论文，以年鉴形式出版《中国口腔种植临床精萃》，引起了业界的广泛关注和读者的好评。同时感谢辽宁科学技术出版社对《中国口腔种植临床精萃（2019年卷）》的大力支持。

此外，第七次BITC口腔种植大奖赛仍然得到了业界朋友们的热心参与：士卓曼（北京）医疗器械贸易有限公司、盖斯特利商贸（北京）有限公司、福科斯医疗有限公司、北京友源德贝医疗器械有限公司、上海宇井贸易有限公司、上海领健信息技术有限公司、天津市亨达升科技股份有限公司、辽宁科学技术出版社有限责任公司、盛势达国际贸易（上海）有限公司，至此，一并表示衷心感谢！

我们相信，出版《中国口腔种植临床精萃》和举办第七次BITC口腔种植大奖赛具有重要意义和价值，它将激励种植医生养成认真收集与整理病例的良好习惯，促进临床医生综合实力的提升，并展示我国口腔种植临床的发展水平。由于时间所限，本书难免出现争议和不妥之处，敬请读者指正。

我们希望，在明年《中国口腔种植临床精萃》和BITC口腔种植大奖赛上看到更多的优秀医生参与，涌现出更多的优秀病例，中国口腔种植事业的发展一定会比今天更好！

最后，衷心感谢各位评委主席、各位专家评委不辞辛苦地付出，感谢各公司工作人员的日夜努力，感谢各位选手的精心准备。在大家的共同努力下，中国口腔种植事业必将蓬勃发展！

2019年2月

致谢
Acknowledgements

本书收录病例均为第七次BITC口腔种植大奖赛5个分赛区中的获奖病例。在此，对各赛区的评委专家的辛苦付出表示感谢！同时对各位评委专家的精彩点评表示感谢！

评委专家名单（按姓名首字笔画为序）

于海洋　万　鹏　马国武　马　威　王仁飞*　王立军　王丽萍　王佐林*　王鹏来
叶　平　史久慧　付　钢　冯　波　冯晓苏　冯海兰*　曲　哲　刘传通　刘静明
汤春波　李小凤　李德华*　束　蓉*　吴　东　吴豪阳　邱立新*　何东宁　何家才
余占海　余优成　宋应亮　张志勇*　张　健*　陈　宁*　陈卓凡　陈　明　陈　波
陈　键　范　震　林海燕　林雪峰　欧阳翔英　季　平*　周延民*　周勇胜*　周　磊*
孟维艳　赵宝东　胡文杰　柳忠豪*　柳洪志　施　斌　姜宝岐　宫　苹*　姚江武*
耿　威　莫安春　夏海斌　顾亚军　顾晓明　顾新华　倪　杰　徐世同　徐　欣*
徐淑兰　高永波　唐志辉　黄元丁　黄远亮　黄盛兴　章锦才*　宿玉成*　董潇潇
程志鹏　童　昕　温　波　谢志坚　赖红昌　路东升　满　毅　廖红兵　谭包生
谭　震

* 各分赛区评委主席

目 录
Contents

第1章　骨增量
Bone Augmentation

3　　上颌前牙区受损牙槽嵴美学与功能重建
　　　李军　王丽萍　曾菲妃　董豫　查骏　魏永翔

7　　骨劈开联合钛网骨增量技术治疗前牙连续缺失1例
　　　吴庆庆　李姣　付刚

10　水平向骨增量联合游离牙龈移植修复软硬组织缺损病例
　　　赵丹　王仁飞　张婉青

15　正畸-牙周-种植联合治疗先天性双侧上颌侧切牙缺失
　　　王心华　林薇薇　姒蜜思　王宇　王柏翔　俞梦飞
　　　赵福燕　章杰苗　周晓晓　程志鹏

18　慢性牙周炎患者种植修复上前牙连续缺失1例：3年随访
　　　王斌　陈娅倩　向琳　伍颖颖　满毅

21　前牙重度骨萎缩患者Onlay植骨联合GBR技术美学重建病
　　　例报告
　　　刘琳　汤春波　吴煜农　张金芬　李北

24　上颌窦侧壁开窗外提同期囊肿摘除延期种植修复1例
　　　李博　张凯亮　张宝平　李瑞萍　黄春娟　高舒婷

28　基于美学区空间调整的骨增量种植修复1例
　　　王伟　汪麟　顾新华

35　上颌前牙区囊肿+埋伏牙术后骨缺损种植修复1例——
　　　"栅栏"技术＋Onlay植骨延期种植修复
　　　田瑜　黄春娟　高舒婷　程景阳　曹睿　李瑞萍
　　　李博　张凯亮

38　引导骨再生术修复上颌单牙大面积骨缺损行种植修复1例
　　　任明明　许胜　柳忠豪

42　髂骨移植颌骨重建合并下颌神经游离种植体支持可摘-固
　　　定修复极度萎缩无牙颌患者1例
　　　刘堃　吴煜农　光寒冰　汤春波

45　前牙美学区的引导骨再生及种植修复
　　　李雪倩　张巧　张玉峰

48　前牙美学区种植联合软硬组织增量
　　　张荣松　魏谋达

51　牙槽嵴裂患者自体髂骨骨髓干细胞复合Bio-Oss骨粉进
　　　行骨增量后种植修复1例
　　　陈星霖　秦海燕　童昕

56　利用埋伏牙颊侧骨板行自体骨块移植修复窄牙槽嵴

　　　黄海涛　王胜　陈岗

59　前牙根尖囊肿摘除同期GBR，延期种植美学修复
　　　王欢　张贞

61　骨劈开联合GBR同期种植病例报告
　　　米梦梦　夏海斌

64　上颌侧切牙延期种植伴多颗前牙美学修复病例1例
　　　杨云　兰晶

67　美学区引导骨再生延期种植修复病例1例
　　　吕誉东

71　美学区晚期牙周病即刻种植及个性化修复
　　　张玮　倪杰

76　上颌前牙区GBR并同期种植病例报告
　　　张咏　夏海斌

79　上颌美学区位点保存术后延期种植修复1例
　　　张维丹　于艳春　林海燕

83　钛网、帐篷螺钉、CGF在前牙骨缺损区种植治疗中的应用
　　　周勇　吴东　陈江

87　基于硬软组织增量的右下颌后牙种植修复病例报道
　　　贺文鹏　聂谢超　赖仁发　黄漪蔓　曾丽婷

91　自体牙本质颗粒联合富血小板纤维蛋白在上中切牙种植
　　　中促进骨再生的应用
　　　崔婷婷　仲维剑

95　软硬组织增量技术在前牙重度骨缺损应用1例
　　　温鑫鑫

第2章　美学区牙种植
Implant Placement in Esthetic Zone

101　即刻种植联合根面覆盖术处理夜磨牙患者右上前牙冠根
　　　折复合连续多牙牙龈退缩1例
　　　李少冰　张雪洋　黄雁红　容明灯　苏媛
　　　卢海宾　陈沛　姜盼　王雅蓉

105　"以终为始"——数字化引导美学区连续多牙缺失的种
　　　植治疗
　　　张琦　林世宇　马全诠　田陶然　蔡潇潇

109　上颌双侧中切牙不同时期即刻种植即刻修复病例1例
　　　刘光源　曲哲　阚平平　赵佳明

114　上颌前牙区位点保存后延期种植美学修复1例
　　　王娜

119　ASC螺丝固位基台在前牙美学区GBR植骨同期种植病例中的应用
　　　汤雨龙　张晓东

124　种植盾构术前牙美学修复1例
　　　张鑫　王剑

127　结合盾构术（SST）的美学区连续缺失种植修复1例
　　　胡琳驰　王仁飞

130　正畸–种植联合构建上颌前牙区美学1例
　　　蔡青　孟维艳　陈远萍　周延民

134　上颌前牙区埋伏牙拔除后即刻种植延期修复病例1例
　　　王战昕　曲哲　赵佳明

138　双侧上中切牙位点保存后种植修复1例
　　　齐璇　周建锋　李晓利

142　角度螺丝通道（ASC）基台在上颌前牙即刻种植即刻修复中美学效果评价1例
　　　孙亮　曲哲　赵佳明

146　美学区两种即刻种植术式连续即刻修复1例——伴慢性根尖周炎病例
　　　李婷

150　one abutment at one time——前牙即刻种植永久基台即刻修复1例
　　　吴丹　王新　陈溯

154　细节成就美学——前牙缺失种植修复1例
　　　陈雪　罗佳英　吴莉敏　何利邦　彭琳

159　结合游离结缔组织移植及个性化软组织塑形的美学区种植修复1例
　　　岳嘉曦　王仁飞

162　前牙种植1例——椅旁数字化指导下可预期的美学修复
　　　于阳　王大为

165　前牙深覆𬌗感染位点即刻种植病例1例
　　　方菊　吴涛　施试

169　上颌美学区连续多颗牙种植修复病例1例
　　　毕闯　曲哲　关昌俊　赵佳明

174　伴唇侧骨壁缺损的单颗上前牙即刻种植延期修复
　　　许香娜　兰晶

177　种植–正畸联合治疗先天性上颌侧切牙缺失1例
　　　李军　王丽萍　李艳红　方颖　曾菲妃　董豫
　　　查骏　魏永翔

183　前牙美学区连续缺失的种植修复治疗
　　　邹华伟　黄元丁

186　前牙美学区正畸联合即刻种植即刻修复病例1例
　　　陈琳琳　曲哲　刘筱琳　赵佳明

191　上颌前牙外伤后应用socket–shield技术的种植美学修复
　　　周聪　兰晶

195　盾构术（SST）和软硬组织增量技术应用于前牙外伤种植修复1例
　　　徐锦文　王仁飞

198　应用水平向骨增量和复合树脂分层美学修复行前牙种植修复1例
　　　程少龙　吴平洋　许铭炎

202　前牙区引导骨再生种植美学修复
　　　穆磊

207　上前牙即刻种植自体牙即刻修复
　　　戴超　戴印和　邹姝慧

第3章　牙列缺失种植修复
Implant Therapy for Edentulous Patients

213　上颌M形、下颌常规All–on–4种植即刻修复牙列缺失病例1例
　　　王宇　姒蜜思　王心华　王柏翔　俞梦飞
　　　章杰苗　程志鹏

217　先天性外胚层发育不全全口种植覆盖义齿修复1例
　　　杨晶　马晓丽　侯敏　张健

221　首例国产威高种植体无牙颌种植全口重建——双侧上颌窦外提升同期种植延期修复

吴鹏　高承志

225　种植体倾斜植入在上颌骨严重萎缩的全颌螺丝固位修复
的运用1例
付钰　陈骏辉　张笑卿　张介冰　莫安春

230　上颌穿颧种植修复及下颌All-on-4种植修复1例
仲杰　张文　柳惠芬　李振　童昕

234　数字化引导全口无牙颌种植的设计与修复病例1例
张笑卿　谢孟　张介冰　莫安春

238　上颌牙列缺失全牙弓固定种植即刻修复1例
姒蜜思　程志鹏　王心华　王宇　王柏翔　俞梦飞

242　颞下颌关节功能代偿在重度牙周炎患者全口种植修复重
建的临床应用1例
黄雁红　李少冰　张雪洋

248　数字化导板引导下一段式固定桥修复牙槽骨严重萎缩无
牙颌1例
董昱靓　王艳颖　王彬　张健

253　窄直径钛锆种植体在Locator覆盖义齿中的应用
杜霏霏　蔡淑雅　胡建

257　即刻负重伴咬合重建1例
李悦　王大为

262　全口无牙颌种植固定修复1例——数字化手术导板+即刻
修复
张介冰　陈骏辉　田园　莫安春

270　All-on-4全口种植修复1例
陈庆生　尚斌　李小凤

274　改良式数字化设计重度牙周炎全颌即刻种植即刻修复1例
陈骏辉　付钰　张笑卿　张介冰　莫安春

278　上颌牙列缺失伴下颌牙列缺损种植修复1例
胡刚刚　王鹏来　秦雁雁　李晓飞　李敢
李晓明　董文静

282　上颌牙列缺失的固定种植即刻修复
高琛　曲哲　张翔

285　下颌牙列缺失的种植固定即刻修复1例
董倩男　施斌　吴涛　陈靓雯

289　高龄患者种植修复思考
刘晓鹰　王大为

293　全口种植即刻负重1例

李明　魏谋达

297　数字化外科导板联合导板锁预成修复体在即刻修复中的
应用1例
吴迪　曲哲　关昌俊　董继佳　刘光源　阚平平
赵佳明

302　钛锆窄植体在无牙颌中的应用体会
沈国栋　廖珊　梁永宽

306　数字化种植固定修复低密度骨质全口无牙颌1例
梁成文　张维丹　于春红　林海燕

311　全口即刻种植即刻修复1例
曾小法

第4章　种植治疗并发症
Complication of Implant Therapy

317　前牙种植体周围炎植体取出后帐篷法骨增量种植修复1例
林梦娜　何福明

321　重度种植体周骨吸收的再生性治疗1例
罗维　章锦才

324　无牙颌全程导板手术并发症及对策
胡琛　柳叶语　周楠　满毅

327　超声骨刀分段截骨结合软组织增量治疗下前牙错位种植体
胡颖恺　邹多宏　杨驰

332　上颌中切牙全瓷冠和种植牙冠间的间隙——6年临床随访
病例研究1例
毋育伟　李德利　刘英超　朱德秀　李良忠

335　光动力疗法结合rb-bFGF治疗美学区种植修复后瘘管1例
姒蜜思　程志鹏　王心华　王宇　王柏翔　俞梦飞

338　经上颌窦前外侧壁穿刺冲洗治疗上颌窦提升术后并发上
颌窦炎病例4例
周贝贝　王仁飞

342　上颌前牙种植体周围炎软硬组织重建1例
温鑫鑫　轩东英

345　上颌前牙慢性牙周炎行即刻种植术后种植体周围炎翻瓣
行感染位点清创及再生性病例报告
孙婧　方勇　施斌

349　老年患者下颌All-on-4早期全失败及处理1例

陈骏辉　张智　莫安春

353 上颌后牙区即刻种植后出现上颌窦炎症1例

　　柳叶语　满毅

356 上前牙外伤种植术后感染致重度骨缺损上部结构修复聚
醚醚酮（PEEK）支架+树脂堆塑技术

　　李德利　曹佳　杨力　白新蕾　李良忠

363 美学区软硬组织增量治疗种植修复牙龈退缩1例

　　吕誉东

366 前牙美学区骨劈开术1例

　　郭海波

369 即刻种植牙龈塑形并发周围感染病例报告1例

　　蒋澍

第5章　数字化口腔种植
Digital Implant Dentistry

375 "求本溯源"——以口腔功能重建为导向的牙列缺失种植
修复

　　王菁　吴高义　马楚凡　王昭领　李东临

380 数字化技术引导的血管化髂骨瓣移植与个性化下颌骨功
能性重建

　　张茂芮　饶鹏程　唐梦莹　孙黎波　夏德林

　　蔡潇潇　肖金刚

384 下颌牙列缺失的数字化种植治疗及精准咬合重建

　　梁超　耿威

388 "顾植兼彼，相得益彰"——无牙颌种植的数字化重建

　　任光辉　柳忠豪　周文娟

393 "以终为始，未来已见"——数字化流程引导下的美学
区连续缺失种植修复病例1例

　　李松航　周蜜　蔡潇潇

397 实时动态导航下美学区复杂牙列缺损种植修复1例

　　姚洋　唐海洋　张沙　宫苹

400 全程数字化在下颌骨截骨重建后种植中的应用

　　舒林径　李显　刘云飞　王超

403 数字化全程导板与"自由手"结合全口种植即刻修复病
例1例

　　王宇　姒蜜思　王心华　俞梦飞　章杰苗　程志鹏

407 数字化手术导板在美学区连续多牙即刻种植的应用：3年
随访

　　吴夏怡　李志鹏　乔威　刘泉　陈卓凡

409 数字化导板在上颌后牙骨量不足区域微创种植的应用

　　张婷婷　胡建

413 全程数字化在上颌前牙即刻种植即刻修复中的应用

　　林庆杰　姜宝岐

417 数字化外科导板联合导板锁在美学区种植即刻修复中的
应用1例

　　阚平平　赵佳明　曲哲　刘光源　张天宇

421 双导板系统在全口重度牙周炎即刻种植病例上的运用1例

　　魏永祥　董豫　王丽萍

427 前牙CEREC椅旁数字化种植修复

　　刘琨　陈成　刘杰　李君　陈保兴　魏丛丛

433 无牙颌数字化种植覆盖义齿修复1例

　　李世轶　杨晓喻　刘伟进

440 上前牙即刻种植如何运用数字化导板避免误差

　　陈骏辉　张笑卿　谢强　付钰　张介冰　田园

　　王茂夏　莫安春

447 上颌窦底外提升术后数字化种植导板引导种植修复1例

　　武诗语　黄宝鑫　李志鹏　陈泽涛　刘泉

　　谢思达　刘于冬　陈卓凡

450 数字化导板在无牙颌种植即刻修复应用1例

　　蒋澍

第1章
骨增量
Bone Augmentation

上颌前牙区受损牙槽嵴美学与功能重建

李军　王丽萍　曾菲妃　董豫　查骏　魏永翔

摘要

目的：观察上颌前牙区骨缺损采用引导骨再生技术，6个月后进行种植修复的临床效果，并探讨其中种植修复的方法及注意事项。**材料与方法**：对右上一缺损部位植入Bio-Col+Bio-Oss，覆盖Bio-Gide膜进行牙槽嵴的重建，术后6个月成骨良好，基于以修复为导向进行种植体的植入，同时利用低替代率的Bio-Oss骨粉进行轮廓扩增增加唇侧的丰满度。6个月后进行二期手术，采用CO_2激光进行种植体的暴露，制作种植体支持式临时冠，进行牙龈塑形。2个月后牙龈轮廓及形态良好，获得与邻牙协调一致的效果。通过个性化印模将种植体颈部穿龈轮廓转移到修复模型上，最后通过粘接固位完成最终修复。定期随访和影像学检查，观察牙龈乳头的充盈情况、龈缘是否退缩、口腔卫生的维护。**结果**：患者在骨增量14个月后完成永久修复，种植体与骨组织整合良好，牙龈形态、色泽均正常，牙龈乳头充盈修复体邻间隙，龈缘维持在稳定的水平。6个月后复查软硬组织稳定。**结论**：牙槽嵴缺损部位进行位点保存或者引导骨再生能减缓牙槽嵴的吸收，为后期的美学修复提供了良好的基础，对种植体支持的固定修复，尤其是前牙区种植修复美观效果的改善、种植体使用寿命的延长等方面均有重要意义。

关键词：美学修复；位点保存；牙槽嵴增量

在前牙区种植修复，不仅要恢复功能，更要关注过程及最终的修复效果。近年来，引导骨再生技术在临床骨缺损种植方面得到广泛应用，大大提高了种植成功率，扩大了种植适应证，对修复效果及种植体周围软组织形态起到积极的作用。

一、材料与方法

1. 病例简介 38岁女性患者。主诉：左侧上颌门牙拔除1个月，要求种植修复。现病史：患者5年前在外院行烤瓷冠修复（具体信息不详），1个月前因牙齿松动在诊所拔除，为求诊治，来诊。既往史：否认系统性疾病史、否认药物过敏史，无吸烟习惯。口腔检查：口腔卫生良，11拔牙窝愈合良好，牙龈无炎症，轮廓轻微塌陷。21为烤瓷冠，牙冠边缘暴露，11与21牙龈平齐。牙龈生物型为薄龈型，唇侧龈缘中点平齐于邻牙唇侧龈缘中点连线（图1～图3）。咬合关系正常，开口度佳。CBCT检查：12及11根尖部位有大面积低密度影像，唇侧骨板部分缺失，21根管内有高密度充填影像（图4）。

2. 诊断 牙列缺损；根尖囊肿。

3. 治疗计划 11先进行GBR重建缺损牙槽嵴，6个月后再进行种植体植入；12行RCT，11烤瓷冠视情况进行更换全瓷冠（图5）。

4. 治疗过程

（1）GBR手术：患者术前氯己定含漱3min×3，常规消毒、铺巾，必兰局部麻醉下进行"梯形"瓣设计，近中垂直切口避开21烤瓷冠，翻瓣后仔细搔刮拔牙窝，清理残余肉芽组织，并用大号球钻清理拔牙窝内感染的骨壁，庆大霉素+甲硝唑冲洗拔牙窝。窝洞内填入Bio-Col，在间隙内再填入Bio-Oss骨粉，最外层覆盖Bio-Gide膜，减张缝合（图6～图8）。

（2）一期种植手术：骨增量手术6个月后拍摄CBCT，提示成骨良好。必兰局部麻醉下，做梯形瓣，翻瓣后以修复为导向进行种植体的植入，种植体唇侧颈部有1～2mm的暴露，使用骨刮刀在邻近骨面刮取自体骨屑，并将其覆盖在种植体表面，外侧覆盖一层低替代率的Bio-Oss骨粉，最外侧覆盖Bio-Gide膜+CGF膜，减张缝合。将21烤瓷冠拆除并利用其作为基牙制作单端固定桥，进行临时修复并固定稳定伤口（图9～图12）。

（3）二期手术：种植4个月后，牙龈组织健康，牙龈轮廓和对侧天然牙保持协调。采用CO_2激光进行种植体暴露，同时通过CAD/CAM制作种植体支持式暂冠进行牙龈塑形。期间对暂冠进行调改，引导牙龈塑形（图13～图19）。

（4）最终修复：①个性化印模：口外采用GC自凝塑料复制种植体支持式暂冠穿龈部分形态，制作个性化取模柱，通过个性化的印模技术准确地转移种植体位置关系以及口内牙龈的穿龈形态到工作模型上（图20）。②口外预粘接：本病例中由于厂家没有螺丝固位的基台，因而采用的是粘接固位。为避免粘接剂的残留，我们使用3D打印技术将最终基台的形态另外打印一个复制品，同时在口外预粘接，将多余的粘接剂排出，从而最终粘接，

作者单位：广州医科大学附属口腔医院

通讯作者：李军；Email: lijun585429@163.com

咬合调整，抛光（图21～图29）。

（5）术后随访：患者最终戴牙后6个月复查，菌斑控制良好，探诊无深牙周袋及出血，唇侧丰满度可，种植牙周软组织与邻牙健康，种植牙冠近远中龈乳头充盈，唇侧龈缘高度稳定并与邻牙协调一致，美学效果良好。影像片显示种植体骨结合良好，骨水平维持在稳定的状态，无明显吸收（图30～图33）。

二、结果

患者在骨增量14个月后完成永久修复，种植体与骨组织整合良好，牙龈形态、色泽均正常，牙龈乳头充盈修复体邻间隙，龈缘维持在稳定的水平。6个月后复查软硬组织稳定。

外观笑容美观协调，患者满意度高。影像片检查显示种植体形成了良好的骨结合，牙槽骨维持在稳定的水平。

三、讨论

拔牙窝软硬组织的生理变化往往是难以精确估计的，这将给即刻种植的长期稳定带来难以预测的效果。也有研究表明，即刻种植并不能延缓拔牙后牙槽骨的三维改建。本病例中，患者为薄龈型并且唇侧骨板有缺失，采用即刻种植风险很大，基于此，我们采用分期种植的方式，先进行牙槽嵴的重建，待骨稳定后再按照以修复为导向进行种植体的植入，为后面的美学效果的实现提供了良好的基础。同时这个病例中的患者为低位笑线，厚龈生物型，龈缘与邻牙平齐，这是一些有利的因素。

在本病例中，我们采用三明治植骨法，即最里面一层放置自体骨，中间一层为低替代率的骨移植材料，最外一层覆盖可吸收生物膜。这种技术的优点在于，最内层的自体骨具有骨诱导性，它能诱导成骨细胞往种植体表面迁移，从而转化为骨细胞，加速形成骨结合，同时外层低替代的骨移植材料

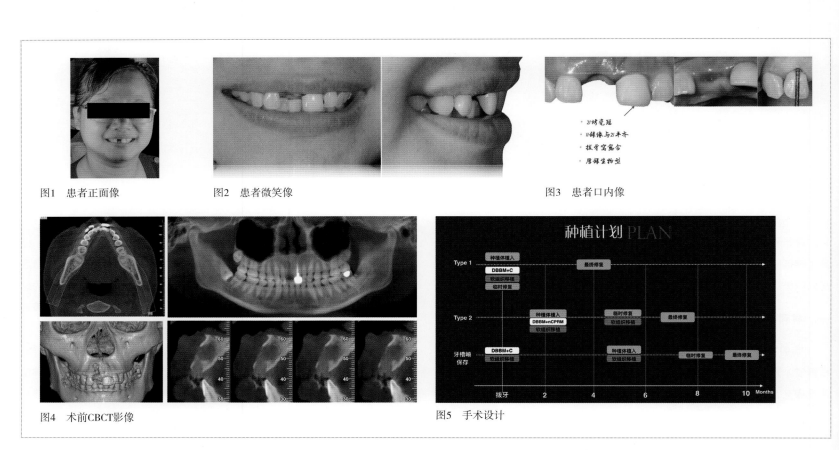

图1　患者正面像　　图2　患者微笑像　　图3　患者口内像

图4　术前CBCT影像　　图5　手术设计

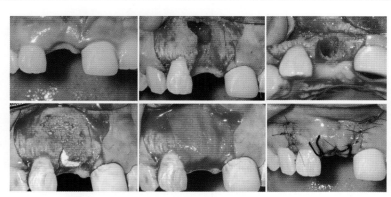

图6　GBR手术过程

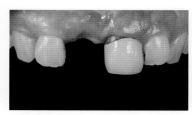

图7　术后6个月

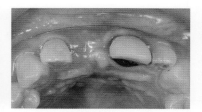

图8　外形轮廓保持与邻牙一致

又能维持良好的轮廓，尤其是在前牙美学区具有重要的意义，最外层的可吸收生物膜起屏障作用，将上皮样细胞隔离开来，从而为内层的骨改建提供空间。

在GBR中，我们也利用了浓缩生长因子（CGF），它作为最新一代自体浓缩生长因子由Sacco首先研发，CGF由静脉血从2400～2700r/min下分离制备，其制备过程中无须添加任何化学或过敏性添加剂，因此具有优异的生物相容性。CGF作用的发挥有赖于其高浓度的各类生长因子及纤维蛋白原所形成的纤维网状支架，制备CGF过程中，特殊的变速离心使得血小板被激

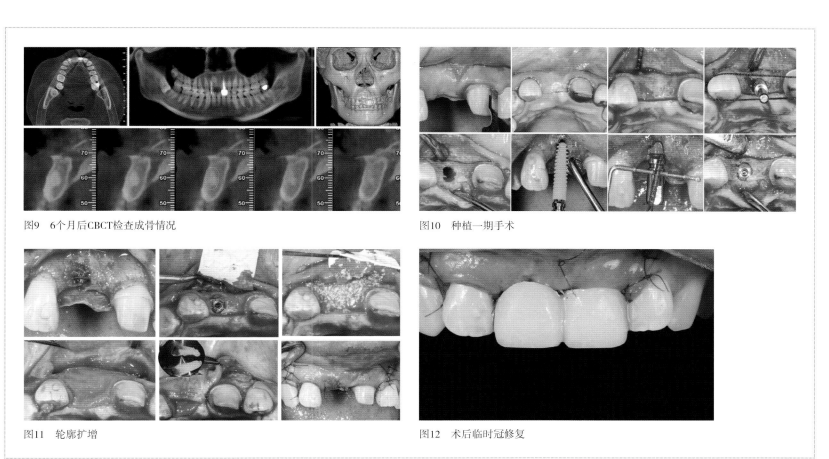

图9　6个月后CBCT检查成骨情况

图10　种植一期手术

图11　轮廓扩增

图12　术后临时冠修复

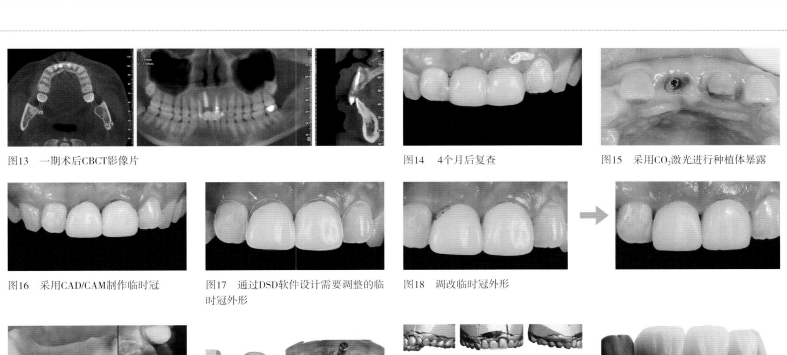

图13　一期术后CBCT影像片

图14　4个月后复查

图15　采用CO_2激光进行种植体暴露

图16　采用CAD/CAM制作临时冠

图17　通过DSD软件设计需要调整的临时冠外形

图18　调改临时冠外形

图19　获得健康的牙龈过渡带

图20　个性化印模

图21　设计个性化穿龈轮廓的基台

图22　永久修复体在模型上就位

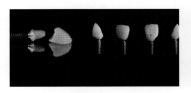
图23　修复体不同角度的形态

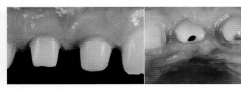
图24　全瓷基台在口内就位

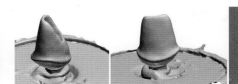
图25　设计的预粘接棒

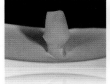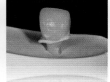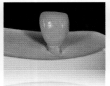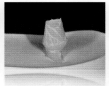
图26　在口外将多余粘接剂排出

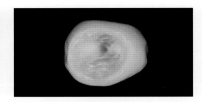
图27　多余粘接剂排出后剩余一层均
　　　匀薄层的粘接剂

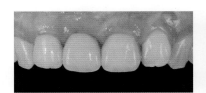
图28　永久修复体口内粘接

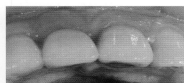
图29　𬌗面像

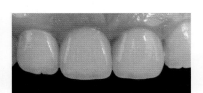
图30　6个月后复查

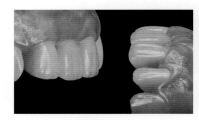
图31　侧面轮廓像

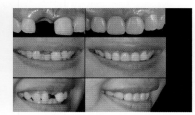
图32　治疗前后对比

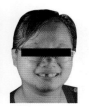
图33　治疗前后面像对比

活，其中的血小板α颗粒释放出各种生长因子，主要包括血小板衍生生长因子、转移生长因子-β、类胰岛素生长因子、血管内皮生长因子、表皮生长因子以及成纤维细胞生长因子、骨形成蛋白等，它们能促进细胞增殖、基质合成和血管生成；而CGF纤维网状支架又能为生长因子所诱导生成的新生组织提供空间。在临床上，我们也观察到了CGF对软组织的愈合的促进作用，减少患者术后不良反应。

在美学区种植常规推荐螺丝固位的修复方式，但是在临床上存在局限性，首先是中国人的上颌前牙区的牙槽骨通常具有骨性凹陷，通过舌隆突进行螺丝固位修复的种植位点通常会导致种植体侧穿，因此很多时候为了兼顾种植体的骨结合从而会选择粘接固位。其次，螺丝固位通常比粘接固位成本要高很多，在患者经济并不充裕的情况下选择螺丝固位的修复方式，患者难以承受额外的费用，因此很难普及。在本病例中，因为患者经济方面的意愿我们采用了粘接固位的修复方式，但是我们制作了个性化的预粘接棒，可以在最终粘接之前将使用预粘接棒将牙冠内多余的粘接剂排挤出去，从而避免粘接剂残留于龈沟，导致种植体周围炎。临床上我们也发现这种方法效果良好，粘接力与常规相比无明显差异。

综上所述，在严格选择适应证、精细临床操作及患者积极保持口腔卫生的情况下，上颌单颗前牙严重骨缺损应先通过牙槽嵴扩增技术进行分期种植，在短期内可获得较满意的修复效果，其长期临床治疗效果有待进一步观察。

参考文献

[1] Araujo M, Sukekava F, Wennstrom J, et al. J.Ridge alterations following implant placement in fresh extraction socket: an experimental study in the dog[J]. Journal of Clinical Periodontology, 2005, 32, 645–652.

[2] Chen ST, Wilson TG Jr, Hammerle CH. Immediate or early placement of cimplants following tooth extraction: review of biologic basis, clinical procedures, and outcomes[J]. Int J Oral Maxillofac Implants, 2004, 19(Suppl) :12–25.

[3] Yu B, Wang Z. Effect of concentrated growth factors on beagle periodontal ligament stem cells in vitro[J]. Mol Med Rep, 2014, 9(1):235–242.

[4] Sohn DS, Moon JW, LeeWH, et al. Comparison of new bone formation in the maxillary sinus with and without bone grafts: Immunochemical rabbit study[J]. Int J Oral Maxillofac Implants, 2011, 26(5):1033–1042.

骨劈开联合钛网骨增量技术治疗前牙连续缺失1例

吴庆庆 李姣 付刚

摘 要

前牙连续缺失伴牙槽骨吸收是困扰口腔医生的难题。如何恢复前牙区骨量，为重塑软组织形态打下基础成为了前牙连续缺失种植修复的核心问题。骨增量技术为重建种植区骨量带来了曙光，其中骨劈开技术以其可同期种植且骨替代材料需求量小等优点得到了越来越多的关注。但骨劈开技术的实施，避免不了对牙槽嵴顶以及颊侧骨板的创伤，怎样避免后续颊侧骨板的吸收并巩固骨增量效果成为了限制骨劈开应用的难题。本病例在骨劈开同期，颊侧行引导骨再生术，并引入钛网加强空间维持作用，最终达到了良好的美学修复效果，为骨劈开应用的相关问题提供了解决思路。

关键词：骨劈开；钛网；前牙缺失

近年来，口腔种植治疗的目标已经从最初的种植体骨结合变为当今的美学修复。当美学因素被纳入种植成功标准后，种植修复的成功率大大降低。与单颗前牙缺失相比，连续多颗前牙缺失常常导致骨量严重吸收与唇侧凸度降低，因而该类患者所面临的种植修复难度与美学风险显著升高。牙槽骨扩增是解决种植前骨量不足问题的主要方法，其中骨劈开是目前临床上大量应用的技术之一。与其他方法相比，骨劈开的优势主要包括：①可减少术中骨替代材料用量，降低费用；②可最大限度地保存骨量，减短治疗周期；③避免因移植骨块暴露和感染而造成种植失败；④骨劈开后种植体的唇、腭侧面有骨板，隔离了结缔组织与种植体，人为创造了一个符合骨折愈合条件的生物学形态，从而实现骨结合。前期研究表明，骨劈开术后种植体5年存活率为97%，骨扩增成功率为98%~100%。然而，骨劈开术实施过程中会对牙槽嵴顶与唇侧骨壁造成一定创伤，继而引起种植体植入后颊侧骨高度吸收增加。本病例拟在骨劈开同期引入唇侧引导骨再生技术，并应用钛网增加唇侧骨粉空间维持能力，以达到扩增唇侧丰满度，同时保护唇侧骨板的目的。

一、材料与方法

1. **病例简介**　35岁女性患者，就诊于重庆医科大学附属口腔医院种植科。主诉：前牙缺失要求种植修复。既往史：无前期修复病史，无系统病史，无颌面部手术治疗禁忌证。口腔检查：患者口腔卫生状况良好，13~23缺失，牙槽嵴高度和宽度不足，口腔黏膜未见明显异常（图1A、B）。上前牙排牙制作活动义齿（图1C），并试戴，满足美学要求（图1D、E）。在此活动义齿基础上制作放射导板（图1F）后进行CBCT检查。

作者单位：重庆医科大学附属口腔医院

通讯作者：付刚；Email：rasras@163.com

CBCT结果显示：上颌牙槽嵴吸收，宽度在3~4mm，且牙槽嵴顶骨高度有一定吸收（图2）。

2. **诊断**　上颌连续前牙缺失伴牙槽嵴吸收。

3. **治疗过程**

（1）进行种植手术（图3）。翻瓣后见骨宽度与高度不足（图3A）。进行骨劈开后（图3B），戴入消毒后的简易手术导板，辅助种植定位（图3C、D），植入4颗Straumann骨水平3.3mm×10mm种植体（图3E、F）。

（2）进行唇侧引导骨再生术（图4）。唇侧植入骨粉（图4A），成形钛网并固定（图4B），钛网表面覆盖胶原膜（图4C），减张缝合（图4D）。

（3）术后5个月CBCT显示骨愈合良好，种植体唇侧骨板厚度维持良好，可进行二期手术（图5、图6）。翻瓣后暴露术区，潜行分离后取出钛网（图6A、B），暴露种植位点，更换愈合帽后（图6C、D），唇侧添加减张切口（图6E），实现无张力缝合（图6F）。

（4）二期手术后临时修复，进行牙龈塑形（图7）。

（5）牙龈塑形完成后个性化取模（图8）。牙龈塑形3个月后，角化龈健康稳定，形成了贝壳状轮廓（图8A）。利用临时桥体，于口外模型上获得颈部穿龈形态阴模（图8B）。将转移桩于阴模内就位（图8C），于二者间隙内注射流体树脂，光固化后即获得具有个性化穿龈袖口的转移桩（图8D、E）。将个性化转移桩依次于口内就位，进行硅橡胶取模（图8F）。

（6）全瓷桥体修复，恢复了唇侧丰满度（图9A~C）。微笑像显示美学效果良好（图9D~F）。

二、结果

本病例通过骨劈开联合钛网支撑的引导骨再生技术，成功重建了患者唇侧丰满度，获得了良好的美学效果。

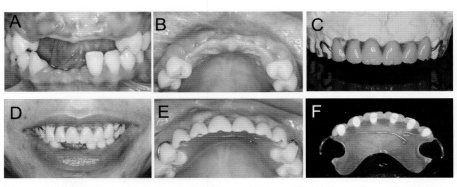

图1 术前分析。A. 口内正面像；B. 口内殆面像；C. 排牙；D. 排牙试戴正面像；E. 排牙试戴殆面像；F. 制作放射导板

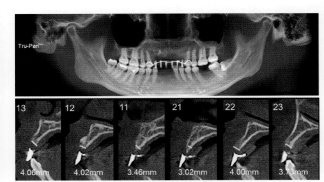

图2 CBCT显示上颌前牙区牙槽骨高度和宽度不足

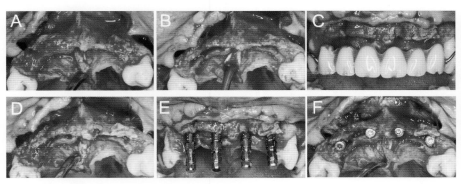

图3 上颌前牙区骨劈开与种植体植入过程

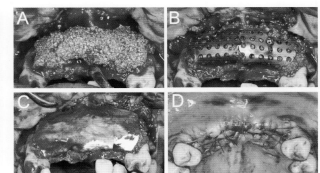

图4 唇侧引导骨再生术

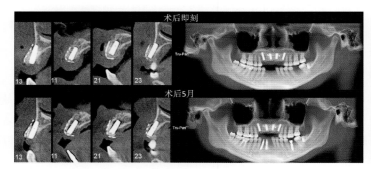

图5 术后即刻与术后5个月CBCT

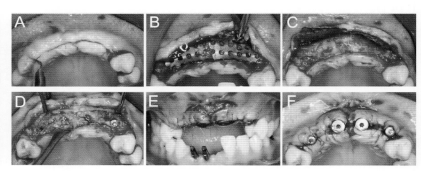

图6 二期手术过程

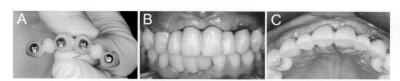

图7 临时桥体牙龈塑形。A. 制作临时桥；B. 戴入临时桥体正面像；C. 戴入临时桥体殆面像

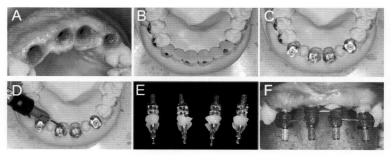

图8 个性化取模。A. 塑形后牙龈袖口形态；B ~ E. 个性化转移桩制作；F. 个性化取模

三、结论

骨劈开技术的使用，使得大面积骨重建同期种植体植入成为可能，大大缩短了治疗周期，减少了患者的复诊次数。同时，唇侧钛网充分维持了唇侧骨粉形态，保护了骨劈开后薄弱的颊侧骨板，在实现骨宽度扩增的同时，一定程度上增加了颊侧骨板的高度，使得二期手术后软组织塑形成为可能。综上所述，该病例初步证明骨劈开联合钛网临床效果优越，其重复性与长期有效性有待通过多样本临床研究进一步证实。

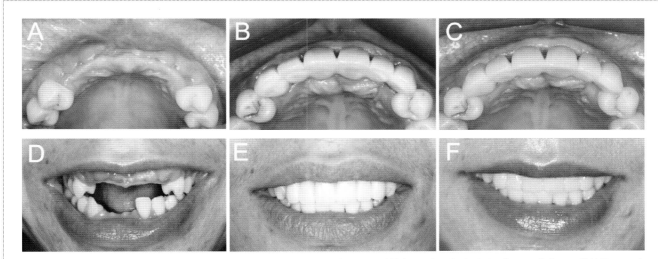

图9 最终修复。A. 术前殆面像；B. 术后8个月最终修复完成时殆面像；C. 最终修复后4个月复诊时殆面像；D. 术前正面微笑像；E. 术后8个月最终修复完成时微笑像；F. 最终修复后4个月复诊时微笑像

参考文献

[1] Papaspyridakos P, Chen CJ, Singh M, et al. Success criteria in implant dentistry: a systematic review[J]. J Dent Res, 2012, 91: 242–248.

[2] Belser U, Buser D, Higginbottom F. Consensus statements and recommended clinical procedures regarding esthetics in implant dentistry[J]. Int J Oral Maxillofac Implants, 2004, 19 Suppl: 73–74.

[3] Sethi A, Kaus T. Maxillary ridge expansion with simultaneous implant placement: 5–year results of an ongoing clinical study[J]. International Journal of Oral & Maxillofacial Implants, 2000,15(4).

[4] Chiapasco M, Zaniboni M, Boisco M. Augmentation procedures for the rehabilitation of deficient edentulous ridges with oral implants[J]. Clinical oral implants research, 2006,17(S2):136–159.

[5] Santagata M, Guariniello L, D'Andrea A, et al. A modified crestal ridge expansion technique for immediate placement of implants: A report of three cases[J]. Journal of Oral Implantology, 2008,34(6):319–324.

水平向骨增量联合游离牙龈移植修复软硬组织缺损病例

赵丹　王仁飞　张婉青

摘　要

对1例右下后牙区缺牙且水平向骨缺损严重、软组织量不足的患者予以"香肠技术"行骨增量术，6个月后，该后牙区分别植入3颗Thommen Element RC种植体，3颗种植体初期扭矩＞30N·cm，3个月后行游离牙龈移植术以增宽附着龈宽度，2个月后完成永久性修复。无1颗种植体失败。

关键词：水平向骨增量；香肠技术；游离牙龈移植

水平向牙槽嵴骨增量治疗通常需要选择使用块状自体骨，或需要联合使用屏障膜、颗粒状自体骨或骨代用品。而使用GBR技术来进行骨增量已成为目前治疗的主流选择，除了骨开裂、骨开窗，GBR还用于水平向及垂直向的骨增量术中，并且后期并发症发生率较低，植体成功率较高。

根据ITI第七卷对骨缺损提出了治疗指导：当牙槽嵴宽度＜3.5mm，有种植体植入骨轮廓之外或初始稳定性降低的风险，必须进行分阶段程序，无论是采用引导骨再生或者块状自体骨移植。当剩余牙槽嵴宽度至少为2.9mm时，有文献支持使用分阶段GBR水平向骨增量为种植体植入（骨重建愈合之后）做准备。纳入研究中平均骨获得量为3.31mm，其中包括由于屏障膜暴露所致15%的并发症率。并且指导还指出：口腔种植的牙槽嵴骨增量程序只要使用颗粒状植骨材料都建议使用屏障膜。

当缺牙区，邻牙颊侧只有菲薄的骨板，远中牙缺失，或过大的水平向骨吸收缺牙间隙，将会形成"骨性封套"，必须在其外侧重建牙槽骨，这将伴随着软组织支持减少、血供减少和骨移植材料与受区接触范围减少。所谓刃状牙槽嵴（骨高度充足，然后宽度严重不足），在水平向骨缺损属于不利型骨缺损，给患者的种植带来困难，因此需要分阶段种植，先行植骨术。而在该类患者中行骨增量技术，成功的关键则是剩余牙槽嵴可以稳定住植骨材料，最大限度地减少植骨材料的移动（移动往往会导致植骨的失败）。为了避免术后的移位，自体骨块需要螺钉固定在牙槽骨上，以确保稳定性及后续的新骨形成。然而，自体骨块常常伴随着不同程度吸收率、术后并发症，同时植骨量受限于供区的骨量，从而导致临床效果不佳。因此，GBR作为另一种可行的技术运用于严重骨缺损的病例中。

Urban教授运用改良GBR，即"香肠技术"来进行这一类不利型骨缺损的恢复：对于术区采用远程瓣（包含牙槽嵴顶及垂直向上的充分扩张）

进行充分减张；将自体骨粉，与无机牛骨矿物颗粒（多为Bio-Oss骨粉，Geistlich Pharma）1∶1混合，并与血液拌匀备用；使用膜钉将可吸收胶原膜（Bio-Gide, Geistlich Pharma）先行舌侧固定，而后于骨缺损区填充大量混合骨粉，再将膜覆盖植骨区于颊侧固定。Urban教授对25名刃状骨缺损的患者进行该方法的骨缺损修复，并对种植体进行了2年的追踪报道：平均骨宽度增加5.68mm，植骨后8～9个月行种植术，所有植体均成功存活；同时最终的组织学观察发现：无机牛骨矿化物与分化程度不同的新骨相互交联。

由于种植体表面缺乏穿通纤维，种植体周软组织封闭尤为重要。软组织封闭的破坏可导致其下骨组织暴露，造成种植体周病变。角化龈能抵抗摩擦力和撕脱力，而牙槽黏膜较脆弱，无法抵抗日常刷牙、咀嚼粗粮的摩擦力和邻近系带的牵拉运动。当种植体基台周围的黏膜是可移动的，则基台和黏膜之间的空隙易菌斑积聚，而往往该处的菌斑去除十分困难，修复体边缘的牙龈过度活动会加重细菌对龈沟的侵袭，炎症的破坏速度也比天然牙周严重。在附着龈＜2mm时，牙龈炎症无法轻易消除。因此，确保种植体周围有充足的附着龈宽度和健康的牙龈结合具有非常重要的临床意义。

一、材料与方法

1. 病例简介　68岁女性患者。现病史：双侧下颌后牙缺牙多年，曾行活动义齿修复，咀嚼效率及舒适度较差，患者不愿意使用，因经济原因也未曾考虑种植修复。现因日常饮食生活严重受影响，希望通过种植修复先恢复下颌缺失牙（因经济原因）。临床检查：下颌牙槽骨低平，右侧尤为严重，31～47、36、37牙体缺失，32～35牙龈退缩，附着龈较薄，牙体无龋损，根面暴露约2mm，无明显松动；12、16、17、21、26、27牙体缺失，11、13～15、22～25软垢（＋），牙体无明显缺损，牙龈退缩，无明显松动度。

2. 诊断　上、下颌牙列缺损；31～46区域水平向骨缺损；43～46区域

作者单位：杭州口腔医院

通讯作者：赵丹；Email: hannahziu@163.com

附着龈宽度不足。

3.治疗过程

首先对患者的健康状况进行评估，内容包括：主诉、现病史、既往史以及牙殆状况。并做辅助的实验室检查，包括：血细胞分析以及生化系列分析。健康状况评估结果认为患者可以承受种植手术（图1～图3）。根据患者自身要求，制订综合治疗计划。

（1）31～46区域先行水平骨增量术：改良GBR（"香肠技术"）进行骨增量手术（图4～图11）。该香肠植骨技术主要用于恢复水平向骨缺损，其技术要点：

①在翻瓣区充分减张：对于术区采用远程瓣（包含牙槽嵴顶及垂直向上的充分扩张）进行充分减张，在远端缺失的病例中，翻瓣范围至少在植骨区远端5mm处，并且垂直向翻瓣需要超过膜龈联合处，至少在骨缺损区远端5mm处；下颌后牙区：舌侧翻瓣也需要将瓣膜抬高，沿着下颌舌骨肌处做分离，注意内侧含重要的解剖结构（血管、神经、导管），用外科手术刀刀背离断基底部纤维牵拉。

②混合骨粉：小号针管抽取新鲜血液置于钛盘，常在下颌磨牙后垫区皮质骨侧使用刮骨器刮取一定量自体骨粉，与无机牛骨矿物颗粒（多为Bio-Oss骨粉，Geistlich Pharma）1：1混合（图5、图6），并与血液拌匀备用；植骨膜采用可吸收胶原膜（Bio-Gide, Geistlich Pharma）。

③固定：使用膜钉将膜先行舌侧固定，至少2～3颗固位钉；而后于骨缺损区填充大量混合骨粉，再将膜覆盖植骨区于颊侧固定。

（2）术后拍摄CBCT，对比植骨前后效果（图12）。

（3）拆线：患者伤口恢复良好，口腔卫生良好，患者无疼痛、出血等情况，拆线（图13）。嘱患者术后1个月内进软食，后正常饮食，不可咬过硬食物，注意口腔清洁，如有不适随诊。

（4）植骨术后6个月复诊，再次拍摄CT（图14），可见植骨区骨形态良好，宽度得到了极大的改善。

（5）41～46区域行种植术，分别植入Thommen Element RC植体，41植入3.5mm×11mm；44植入4.5mm×9.5mm；46植入5.0mm×9.5mm，均放置愈合基台（图15～图19）。

（6）种植术后3个月复查：患者口腔卫生较好，口内43～46区域软组织情况较差，附着龈宽度欠佳（1～1.5mm），且周围存在系带牵拉（图20、图21）。对患者进行游离牙龈移植术以进行改善（图22～图24）。

（7）制作牙龈压板，为牙龈移植手术做准备。常规种植体取模，翻印石膏模型。石膏模型上制作牙龈压板，大小参照之前测定的范围值，制作过程如下（图25、图26）。

（8）游离牙龈手术具体过程：

①受植床：常规牙周手术准备，局部浸润麻醉下，牙槽嵴顶水平切口（不切至骨膜），锐性分离受植床骨膜上组织，半厚瓣预备，以形成一个不移动的骨膜受植床，用剪刀或刀片刮除弹性纤维或脂肪组织，预备的骨膜结缔组织床均匀、薄而稳定（图27、图28）。将分离的牙槽黏膜半厚瓣向根方推移并用褥式缝合固定于骨膜。

②供区：一般选择上颌4~7腭侧黏膜，切口离开龈缘2mm，将与受体组织大小相当的锡箔纸放置在预供体部位，确定取瓣轮廓，以15#C刀片尖端边缘（厚约1mm）作为引导，获取均匀的带有1mm上皮和结缔组织移植瓣。将移植瓣放置在浸透无菌生物盐水的纱布上，用剪刀或手术刀去除不平整的组织和脂肪组织（图29）。腭部供体区伤口冲压压板保护，冲压压板为牙支持式，通过结扎丝完成固定（图30）。

用间断缝合将移植瓣冠方固定在植床的骨膜上，不缝合移植瓣的底部，为了使移植瓣与受体部位紧密贴附，在移植瓣的根方骨膜做水平褥式缝合（图31）。缝合线可以围绕牙颈部并悬吊。使用牙龈牙板压迫移植瓣，螺丝固位，螺丝孔常规封闭，调整咬合（图32）。

（9）牙龈手术后拆线与取模：术后2周拆除牙龈牙板、拆线，牙龈无明显红肿，可达一期愈合。牙龈颜色粉红，点彩恢复，取出愈合帽，牙龈袖口形态良好，袖口内壁软组织略红，无明显渗血（图33、图34）。

（10）戴牙：戴最终修复体，调整邻接、咬合，并行X线全景片拍摄，基台到位后，最终修复体上扭矩25N·cm，封闭螺丝孔（图35～图37）。测量44、46牙位附着龈宽度：44为2mm，46为2mm（图38、图39）。

（11）使用材料：Bio-Oss骨粉、Bio-Gide膜、Thommen Element软组织水平种植体（Thommen公司，瑞士）。

二、结果

本病例对不利型水平向骨缺损进行了"香肠技术"予以骨增量，植骨效果明显，骨宽度得到良好改善，无术后并发症，种植体初期稳定性良好，最终扭矩＞30N·cm。种植3个月后，对患者附着龈宽度不足，进行软组织的增量。患者对植骨效果及终义齿的咀嚼效能、美学效果均非常满意。

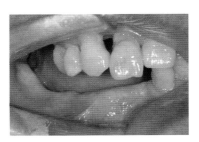

图1 右侧骨缺损区口内像

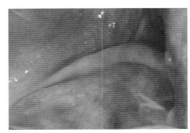

图2 右侧骨缺损区殆面像

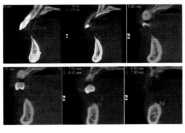

图3 植骨前骨量CT

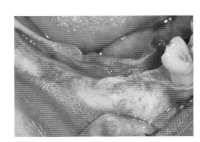

图4 翻瓣后刃状牙槽嵴

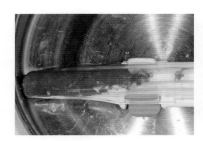

图5　自体骨刮取

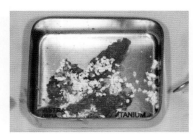

图6　自体骨粉与Bio-Oss骨粉1：1混合

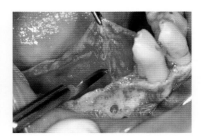

图7　舌侧沿下颌舌骨肌分离松弛

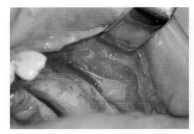

图8　颊侧瓣松弛

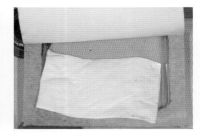

图9　植骨膜：50mm×50mm

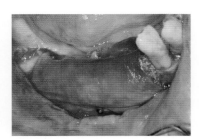

图10　香肠技术

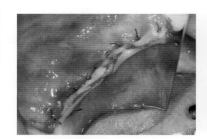

图11　植骨后缝合像

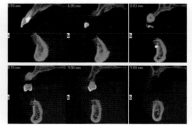

图12　植骨后骨量CBCT

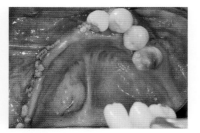

图13　术后2周拆线

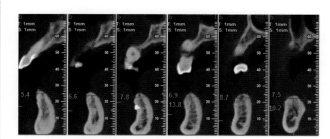

图14　植骨后6个月骨量CT

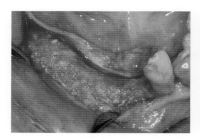

图15　翻瓣后骨情况

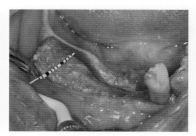

图16　牙槽嵴顶骨宽度测量

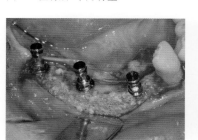

图17　种植体植入

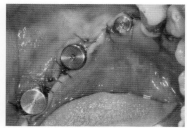

图18　缝合情况

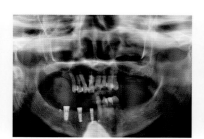

图19　种植术后全景片

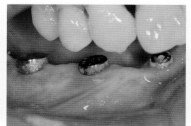

图20　口内软组织情况

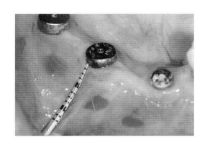

图21 种植体周围附着龈宽度测量（术前）

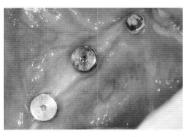

图22 口内软组织情况殆面像

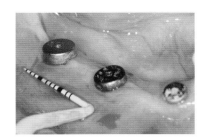

图23 修复牙龈的范围测定1

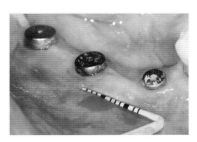

图24 修复牙龈的范围测定2

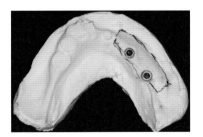

图25 石膏模型上划定范围

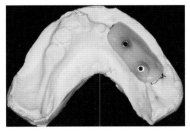

图26 石膏模型放置临时基台，DMG流体树脂制作压板

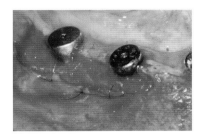

图27 受植床预备1

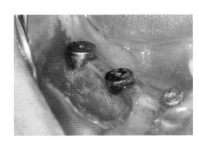

图28 受植床预备2

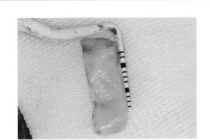

图29 游离牙龈制取

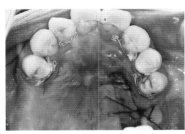

图30 腭侧压板结扎丝环绕牙颈部，压贴供区牙龈

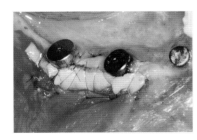

图31 游离牙龈缝合

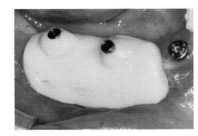

图32 牙龈压板压贴受植床

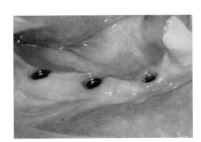

图33 附着龈2周愈合像

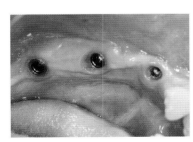

图34 牙龈袖口情况

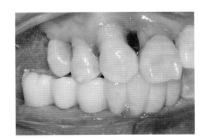

图35 戴牙咬合像

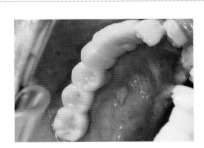

图36 戴牙后口内殆面像

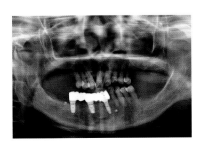

图37 戴牙后X线片

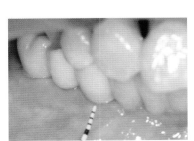

图38 44牙位附着龈宽度

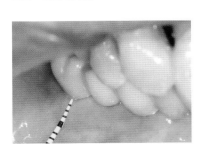

图39 46牙位附着龈宽度

三、讨论

本病例采用自体骨粉与Bio-Oss骨粉1:1混合，覆盖可吸收胶原膜修复下颌区刃状骨缺损区，植骨效果明显，并且愈合过程中无术后炎症或膜暴露发生，这与Urban及Hammerlet教授的临床调查结果相同。近年来，对于刃状骨缺损的修复方法也在改变，植骨材料联合可吸收膜修复水平向骨缺损已逐渐成为主流。使用ABBM骨粉可以减少自体骨的获取量，术后不适感较轻，患者接受度较高。

同时，Zitzmann等对运用该技术后的原缺损区进行了组织学分析证实：ABBM对于牙槽嵴增量术是理想的植骨材料。在GBR技术中采用可吸收膜将获得更好的软组织相容性，另一篇临床试验对一种慢吸收的人工合成膜联合ABBM与自体骨粉进行成骨效果的观察，发现所形成的水平向骨增量大于可吸收膜，然后这种差异与膜的吸收快慢是否相关，还需要进一步验证。其他非临床试验也比较了可吸收膜与不可吸收膜的成骨效果，表明：慢吸收膜或者不可吸收膜并不是水平向骨增量术中所必需使用的，可吸收膜也可达理想的植骨宽度。其他试验有报道称e-PTFE膜也为GBR的理想材料之一，但软组织的早期暴露及需要二次手术使得更多的医生愿意使用可吸收膜。

Urban教授对25名刃状骨缺损的患者进行该方法的骨缺损修复，并对植体进行了2年的追踪报道：平均骨宽度增加5.68mm，植骨后8~9个月行种植术，所有植体均成功存活；同时最终的组织学观察发现：无机牛骨矿化物与分化程度不同的新骨相互交联，自体骨约占比31%，ABBM约占25.8%，骨髓占43.2%。并且该项技术将植骨材料稳稳固定于缺损区，缝合后形状如香肠，因而得名为"香肠技术"，减少了患者需要开辟第二术区的痛苦，对于严重水平向缺损的患者不再需要截取自体骨块，方便了患者，也降低了技术难度。本病例中，患者的骨宽度增加5~6mm，这与Urban教授的追踪试验结果（平均值5.68mm）也相符。

此外，Urban教授提出翻瓣区减张方法：采用远程瓣（包含牙槽嵴顶及垂直向上的充分扩张）进行充分减张，在远端缺失的病例中，翻瓣范围至少在植骨区远端5mm处，并且垂直向翻瓣需要超过膜龈联合处，至少在骨缺损区远端5mm处；下颌后牙区：舌侧翻瓣也需要将瓣膜抬高，沿着下颌舌骨肌处做分离。这项技术可以将颊、舌侧的黏膜充分松弛以达到良好的植骨区的术后封闭，减少术后植骨膜暴露，降低感染风险，降低植骨失败的可能。

种植体周围充足的附着龈宽度和健康的牙龈结合具有重要的临床意义。由于种植体表面缺乏穿通纤维，种植体周软组织封闭尤为重要。软组织封闭的破坏可导致其下骨组织暴露，造成种植体周病变。附着龈为角化上皮，缺乏黏膜下层，由富含胶原纤维的固有层直接紧附于牙槽骨表面的骨膜上，血管较少。附着龈与骨面附着牢固，表面角化程度高，对局部刺激有较强的抵抗力。其宽度因人而异，范围为1~9mm；一般认为，较宽的附着龈有保护作用，并有利于口腔卫生维护和菌斑控制。而牙槽黏膜较脆弱无法抵抗日常刷牙、咀嚼粗粮的摩擦力和邻近系带的牵拉运动。当种植体基台周围的黏膜是可移动的，则基台和黏膜之间的空隙易菌斑积聚，而往往该处的菌斑去除十分困难，修复体边缘的牙龈过度活动会加重细菌对龈沟的侵袭，炎症的破坏速度也比天然牙周严重。一般认为，在附着龈<2mm时，牙龈炎症无法轻易消除。附着龈宽度过窄时，易受附近牙槽黏膜及肌肉的牵拉而使龈缘与牙面分离。本病例采用牙龈压板固定于植体上部，将受植床与移植上皮紧紧压贴，以免移植组织移位而妨碍愈合。在供区使用结扎丝环绕腭侧压板压贴供区牙龈，降低患者术后疼痛不适，并且不影响术后进食及日常交流。

参考文献

[1] Dahlin C, Andersson L, Linde A. Bone augmentation at fenestrated implants by an osteopromotive membrane technique[J]. A controlled clinical study. Clin Oral Implants Res, 1991,2:159–165.

[2] Urban IA, Nagursky H, Lozada JL, Horizontal ridge augmentation with a resorbable membrane and particulatedautogenous bone with or without anorganic bovine bone–derived mineral: A prospective case series in 22 patients[J]. Int J Oral Maxillofac Implants, 2011,26:404–414.

[3] Esposito M, Grusovin M, Kwan S, et al. Interventions for replacing missing teeth: Bone augmentation techniques for dental implant treatment[J]. Cochrane Database Syst Rev, 2008 Jul, 16; (3):CD003607.

[4] Proussaefs P, Lozada J. The use of resorbable membrane in conjunction with autogenous bone graft and inorganic bovine mineral for buccal/labial alveolar ridge augmentation: A pilot study[J]. J Prosthetic Dent, 2003,90:530–538.

[5] Raghoebar GM, Louwerse C, Kalk WW, et al. A. Morbidity of chin bone harvesting[J]. Clin Oral Implants Res, 2001,12:503–507.

[6] Maiorana C, Beretta M, Saline S, et al. F. Reduction of autogenous bone graft resorption by means of Bio–oss coverage: A prospective study[J]. Int J Periodontics Restorative Dent, 2005,25:19–25.

[7] Chiapasco M, Zaniboni M, Boisco M. Augmentation procedures for the rehabilitation of deficient edentulous ridges with oral implants[J]. Clin Oral Implants Res, 2006,17:136–159.

[8] Urban IA,Lozada JL. Horizontal ridge augmentation with a collage membrane and a combination of particulatedautogenous bone and anorganic bovine bone–derived mineral:A prospective case series in 25 patients[J]. Int J Periodontics Restorative Dent, 2013,33(3):299–307.

[9] 佐藤直至. 种植牙周围的组织重建[M]. 北京:人民军医出版社, 2010.

[10] N. M, L. K, A. S. Osteogenesis by guided tissue regeneration and demineralized bone matrix[J]. Journal of Clinical Periodontology, 2003, 30:176–183.

[11] Urban IA, Nagursky H, Lozada JL. Horizontal ridge augmentation with a resorbable membrane and particulatedautogenous bone with or without anorganic bovine bone–derived mineral: A prospective case series in 22 patients[J]. Int J Oral Maillofac Implants, 2011,26:404–414.

[12] Hammerle CHF, Jung RE, Yaman D, et al. Ridge augmentation by applying bioresorbable membranes and deproteinized bovine mineral: A report of twelve consecutive cases[J]. Clin Oral Implants Res, 2008,19:19–25.

[13] Zitzmann NU, Scharer P, Marinello CP, et al. Alveolar ridge augmentation with Bio–oss: A histologic study in humans[J]. Int J Periodontics Restorative Dent, 2001,21:288–295.

[14] Schwarz F, Rothamel D, Herten M, et al. Immunohistochemical characterization of guided bone regeneration at a dehiscence–type defect using different barrier membranes: An experimental study in dogs[J]. Clin Oral Implants Res, 2008,19:402–415.

正畸–牙周–种植联合治疗先天性双侧上颌侧切牙缺失

王心华 林薇薇 姒蜜思 王宇 王柏翔 俞梦飞 赵福燕 章杰苗 周晓晓 程志鹏

摘 要

22岁女性患者，因门牙有缝要求种植修复。检查见上前牙散隙。12、22缺失。拍片发现先天性上颌双侧侧切牙缺失。经3.5年时间，联合口腔正畸科、牙周科、颌面外科和口腔种植中心医生合作治疗，先后施行：正畸恢复12、22间隙；牙周治疗；颏部取骨+12行Onlay上颌骨水平向骨增量，并行二期种植体植入；22区骨劈开同期种植体植入术；种植支持固定义齿修复术。修复后恢复患者口颌功能，改善面型及笑容。医患双方对修复效果均基本满意。

关键词：先天性侧切牙缺失；正畸；种植；牙周；骨块移植

先天性恒牙缺失是口腔常见的缺牙原因之一，恒牙部分先天牙缺失的发生率为（6.42±2.76）%，可表现为常染色体显性或隐性遗传、X-连锁遗传。在我国青少年中的患病率大约为5.89%。先天性恒牙缺失不仅影响了患者的咬合功能和全身健康，还关系到患者的心理健康和社会形象。如何通过种植修复方案的合理设计和实施恢复患者口颌系统的功能与美观，是当今口腔医生的任务和挑战。本文报道了1例双侧侧切牙缺失患者的种植修复治疗过程，为相似患者的修复治疗方案提供参考。

一、材料与方法

1. **病例简介** 22岁女性患者，主诉：门牙有缝要求种植修复。现病史：患者乳牙脱落后，恒牙未萌，前牙牙间隙大，至我院，要求修复缺失牙齿、排齐牙齿。既往史：患者无全身其他系统性疾病。口内检查：上前牙散隙；12、22缺失，牙槽窝宽度窄，牙龈无红肿；11、13、21、23明显移位，近远中缺隙小，对颌牙无明显伸长；下颌前牙结石（+），软垢（+），色素（–），牙龈红肿；口腔卫生差；颌间距离正常，面中下1/3比例正常。术前CBCT影像学检查：12、22先天缺失，牙槽骨严重不足，邻牙明显移位。

2. **诊断** 12、22、35、45先天缺失；牙列不齐；牙龈炎。

3. **治疗计划**

（1）牙周基础治疗。

（2）正畸恢复12、22间隙。

（3）种植治疗修复12、22。颏部取骨+12Onlay骨块移植+GBR，22

骨劈开+Straumann种植体植入+GBR。6～8个月后12位点Straumann种植体植入+GBR。临时修复：袖口轮廓成形。最终修复：个性化氧化锆基台、全瓷冠。

4. **治疗过程**（图1～图31）

（1）牙周基础治疗：牙周洁治、术前血化验、麻醉前准备等。

（2）正畸恢复12、22间隙，牙周治疗。

（3）第一次外科手术：患者局部麻醉下行颏部取骨术，取皮质骨块12mm（长）×7mm（宽）×0.3cm（厚）1块，同时取部分松质骨与Bio-Oss人工骨粉混合。上颌13～23区域行梯形切口翻瓣，预备植骨床，开放骨髓腔，行Onlay植骨术。最内层植入骨块，外层植入松质骨与Bio-Oss人工骨粉混合物，使用钛钉固定。骨块之间的缝隙使用骨粉混合物填充，外层覆盖Bio-Gide生物膜。22牙槽骨劈开，备洞，植入Straumann BL 3.3mm×12mm NC种植体，使用骨粉混合物填充，外层覆盖Bio-Gide生物膜。黏膜减张后严密缝合创口。

（4）第二次外科手术：植入1颗骨水平种植体Straumann BL 3.3mm×12mm NC。植入后唇侧有少量粗糙面暴露，行GBR，覆盖Bio-Oss人工骨粉和Bio-Gide生物膜，减张缝合创口。

（5）种植支持上部美学临时修复治疗：在第二次手术后6个月行上颌种植体二期手术、咬合关系确定及模型制取，制作种植美学临时牙。间隔1个月调改一次。

（6）种植支持上部美学永久修复治疗：在临时修复后3个月行上颌种植修复体个性化转移取模、咬合关系确定及模型制取，制作种植美学永久修复体。个性化切削氧化锆基台，氧化锆全瓷固定修复。

作者单位：浙江大学医学院附属口腔医院

通讯作者：程志鹏；Email: kqczp@sina.com

二、结果

修复后恢复患者口颌功能，改善面型及笑容。医患双方对修复效果均基本满意。

三、讨论

对于先天缺牙的修复常需要多学科联合治疗，患者需要花费较长时间完成整个治疗过程。在颌面发育过程中，可事先对其进行干预，简化后期治疗手法及流程。

本病例中，12和22都是先天性缺失恒牙，因骨量不同，采取不同的修复手法。12区先行Onlay骨块移植后再行种植修复，以达到螺丝固位目的。22区采用骨劈开手法，解决骨量不足，同期植入种植体，延期修复，采取粘接固位形式。骨劈开术减小手术难度，缩短治疗流程，却面临后期粘接剂残留问题。骨块移植手术复杂、治疗时间长，但可以采用螺丝固位，保证后期维护及种植长期稳定性。对于螺丝固位以及粘接固位方式评判有待于学者进一步研究。

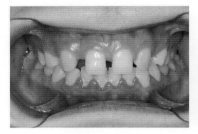

图1　正畸前口内像

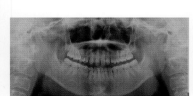

图2　正畸前全景片

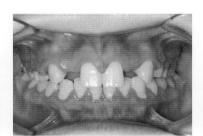

图3　正畸后口内像

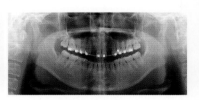

图4　正畸后全景片

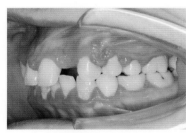

图5　牙周治疗前

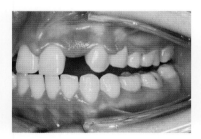

图6　牙周治疗后

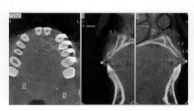

图7　骨块移植前CBCT

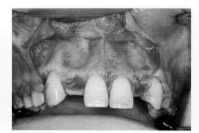

图8　第一次手术切开翻瓣示骨缺损

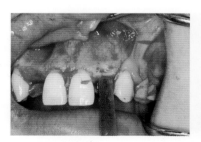

图9　22骨劈开术

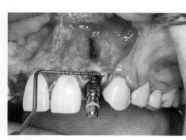

图10　22植入种植体

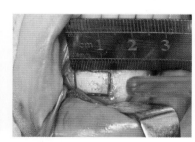

图11　颏部取骨

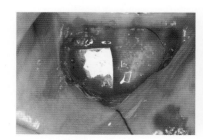

图12　颏部植骨

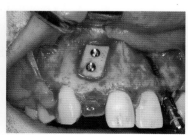

图13　12 Onlay植骨

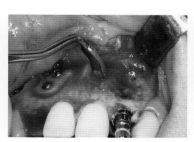

图14　取自体骨

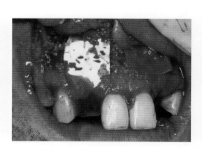

图15　第一次手术植骨后

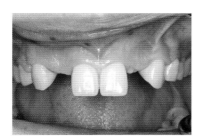

图16 术后6个月口内像

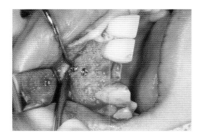

图17 取钛钉

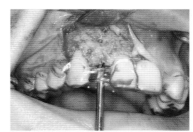

图18 压膜引导下备洞

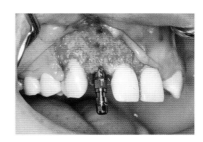

图19 植入种植体

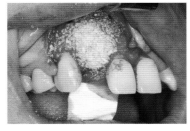

图20 12区植骨

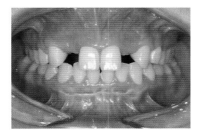

图21 第二次术后6个月口内像

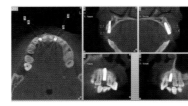

图22 第二次术后6个月CBCT检查

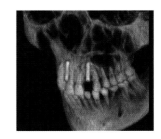

图23 第二次术后6个月三维重建

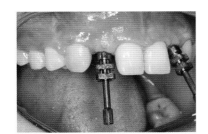

图24 美学临时牙取模制作

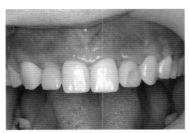

图25 美学临时牙戴入1个月

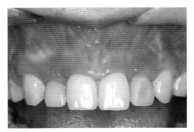

图26 美学临时牙戴入2个月

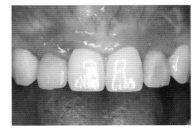

图27 美学临时牙戴入3个月

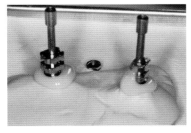

图28 个性化转移杆制备

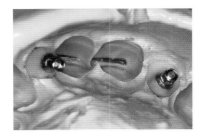

图29 个性化取模

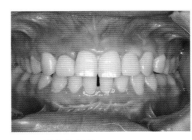

图30 最终修复体

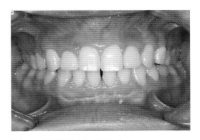

图31 戴牙后6个月复查

参考文献

[1] Rakhshan V, Rakhshan A. Systematic review and meta-analysis of congenitally missing permanent dentition: Sex dimorphism, occurrence patterns, associated factors and biasing factors[J]. Int Orthod. 2016 Sep,14(3):273-294.

[2] Zhang J, Liu HC, Lyu X, et al. Prevalence of tooth agenesis in adolescent Chinese populations with or without orthodontics[J]. Chin J Dent Res, 2015,18:59-65.

[3] Dueled E, Gotfredsen K, Trab Damsgaard M, et al. Professional and patient-based evaluation of oral rehabilitation in patients with tooth agenesis[J]. Clinical oral implants research, 2009,20:729-736.

[4] Jensen SS, Terheyden H. Bone augmentation procedures in localized defects in the alveolar ridge: clinical results with different bone grafts and bone-substitute materials[J]. The International journal of oral & maxillofacial implants, 2009,24 Suppl:218-236.

[5] Khojasteh A, Behnia H, Shayesteh YS, et al. Localized bone augmentation with cortical bone blocks tented over different particulate bone substitutes: a retrospective study[J]. The International journal of oral & maxillofacial implants, 2012,27:1481-1493.

[6] Bassetti MA, Bassetti RG, Bosshardt DD. The alveolar ridge splitting/expansion technique: a systematic review[J]. Clinical oral implants research, 2015.

[7] Penarrocha-Oltra D, Aloy-Prosper A, Cervera-Ballester J, et al. Implant treatment in atrophic posterior mandibles: vertical regeneration with block bone grafts versus implants with 5.5-mm intrabony length[J]. The International journal of oral & maxillofacial implants, 2014,29:659-666.

[8] Lai HC, Si MS, Zhuang LF, et al. Long-term outcomes of short dental implants supporting single crowns in posterior region: a clinical retrospective study of 5-10 years[J]. Clinical oral implants research, 2013,24:230-237.

慢性牙周炎患者种植修复上前牙连续缺失1例：3年随访

王斌　陈娅倩　向琳　伍颖颖　满毅

摘要

本病例展示了用种植治疗方法为慢性牙周炎、重度牙槽骨吸收患者修复牙列的病例。患者有长期牙周炎病史，上颌前牙牙槽骨严重吸收，牙齿松动不能保留。在经过牙周治疗、长期牙周维护、保持口腔卫生的情况下，牙周炎得到良好的控制。此后行拔牙后位点保护、种植体植入手术、软组织增量手术、临时牙塑形软组织等一系列治疗操作后，种植体颈部及颊侧骨量维持良好，且口内软组织丰满度良好，在牙周探诊中无探诊出血，种植牙和邻牙周组织表现健康，且在41个月的随访中，种植体周情况持续健康、稳定，美观效果良好。由此可见，牙周炎患者在口腔卫生状况维护良好且稳定的情况下是可以进行种植手术并获得良好预后的。

关键词：牙周炎；位点保护；种植治疗；长期随访

众所周知，重度牙周炎患者进行种植治疗具有一定的风险。牙槽骨的大量吸收将需要水平向及垂直向的骨增量程序。牙周炎病史又增加了种植体周围疾病的发生风险。但是，牙周炎患者并非完全不能进行种植治疗。本病例即展示了用种植治疗方法为慢性牙周炎、重度牙槽骨吸收患者修复牙列的病例。

一、材料与方法

1. 病例简介　43岁男性患者。既往体健，否认高血压、糖尿病、心脏病等系统性疾病史，否认嗜酒不良生活习惯，已戒烟。口内检查：患者面部基本对称，无肿胀、畸形。21缺失，缺牙区牙槽嵴丰满度欠佳。12、11、22、23Ⅲ度松动，无保留价值。患者全口牙龈明显退缩，牙结石（+++），口腔卫生差。开口度、开口型基本正常。

2. 诊断　21牙缺失；12、11、22、23Ⅲ度松动；慢性牙周炎（图1）。CBCT示12、11、22、23周围牙槽骨严重吸收至根尖1/3（图2）。

3. 治疗计划　12、11、22、23无保留价值，建议拔除。拔除后可与21缺牙共同行种植修复。

建议患者先进行牙周基础治疗，清除牙结石、菌斑，彻底清除感染源，之后进行长期的牙周支持治疗。在长期随访确认患者牙周健康之后，计划拔除12、11、22、23，进行位点保护。择期进行种植体植入手术及后期修复治疗。

4. 治疗过程

（1）患者转诊至牙周科，进行牙周基础治疗与牙周健康维护。

（2）患者完成牙周治疗后复查口腔卫生，见牙周健康良好，口腔卫生良好（图3），计划进行拔牙及位点保护术。

（3）位点保护术：术中拔除12、11、22、23，清理牙槽窝，植入骨替代材料（Geistlich Bio-Oss），缝合关闭创口（图4）。术后4个月复查见拔牙位点唇侧骨板丰满度良好（图5）。

（4）种植手术：切开翻瓣，在12、21、23位点球钻定点，逐级备洞，利用平行杆检查轴向，植入3颗种植体（21、23：Straumann BL 4.1mm×10mm；12：Straumann BL 3.3mm×10mm）。植入骨替代材料（Geistlich Bio-Oss），覆盖生物膜（Geistlich Bio-Gide），缝合关闭创口（图6）。术后CBCT见种植体位置良好（图7）。术后6个月CBCT见种植体唇侧骨板良好（图8）。

（5）二期软组织增量手术：种植区偏腭侧切口翻起腭侧半厚瓣，进一步翻起腭侧底部半厚瓣，向唇侧剥离，愈合帽处修整形状，卷入唇侧，最后缝合。使种植体唇侧丰满度得到恢复（图9）。

（6）临时修复：二期手术愈合后取模，制作临时牙，用于塑形软组织（图10）。

（7）最终修复：软组织塑形3个月后进行最终修复（图11）。

（8）随访：修复后16个月随访，种植体周围骨组织稳定，软组织健康，丰满度良好（图12）。

（9）重新修复：修复27个月时患者希望重新制作上颌义齿以获得美观效果。为患者进行数字化微笑设计。计划拆除上颌种植修复体而重新制作，并预备13天然牙行全冠修复。

（10）完成美学修复：在种植术41个月后完成最终美学修复（图13、图14）。此时种植体周围骨组织及软组织均健康稳定（图15）。

二、讨论

有文献认为，口腔卫生差、牙周炎病史、吸烟与种植体周相关疾病

作者单位：四川大学华西口腔医学院

通讯作者：满毅；Email: manyi780203@126.ccm

密切相关。但也有文献认为，在牙周得到常规维护时，牙周炎患者的骨水平稳定长达5~10年。因此，我们首先建议患者完成牙周的治疗与维护，在确认牙周情况稳定之后，才为患者进行种植治疗。该患者缺牙区位于美学区，多颗牙缺失，缺牙位点具有水平向与垂直向骨缺损，具有牙周炎病史，根据ITI第三卷的建议，这位患者适合进行位点保护术。此外，有文献表明，在拔牙窝位点放入吸收较慢的骨替代材料可减少拔牙窝水平向和垂直向骨吸收，以维持较好的唇侧丰满度。在二期手术时，我们为患者进行了软组织增

量手术，目的是进一步增加种植区唇侧丰满度，为美观效果锦上添花。经过了临时牙塑形等操作后，为患者完成了修复。后期，又结合数字微笑设计为患者重新修复了上颌修复体，达到了更美观的效果。经过长达41个月的随访，患者种植体周围软、硬组织均健康稳定。由此可见，对于牙周炎患者，在口腔卫生状况维护良好且稳定的情况下是可以进行种植治疗并获得良好预后的。

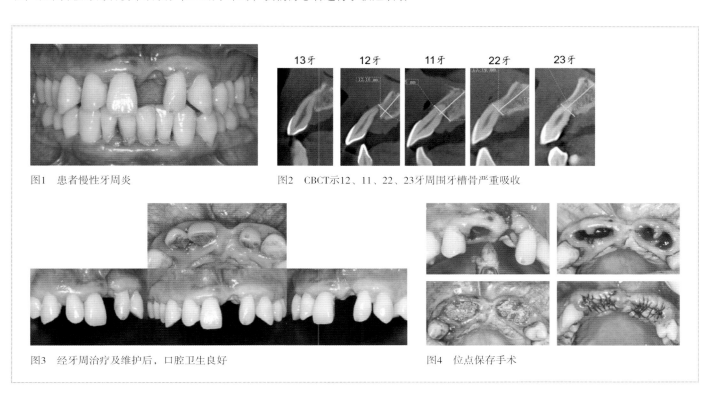

图1 患者慢性牙周炎

图2 CBCT示12、11、22、23牙周围牙槽骨严重吸收

图3 经牙周治疗及维护后，口腔卫生良好

图4 位点保存手术

图5 术后4个月复查

图6 种植体植入手术

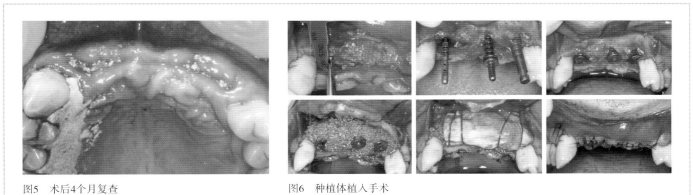

图7 术后CBCT

图8 术后6个月CBCT

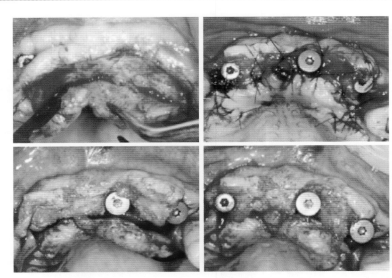

图9　二期软组织增量手术

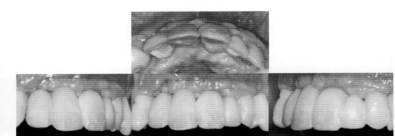

图10　临时修复体

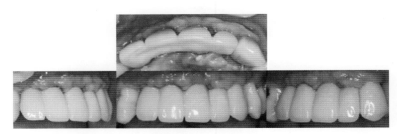

图11　最终修复体

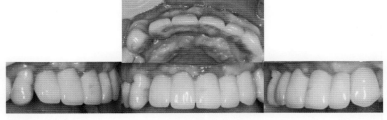

图12　16个月后随访

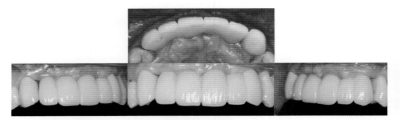

图13　重新修复后口内像

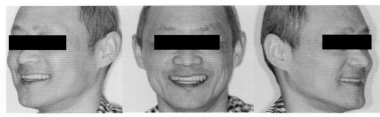

图14　重新修复后口外像

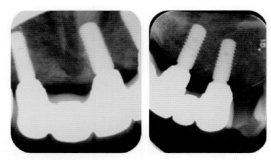

图15　随访X线片

参考文献

[1] Lindhe J, Meyle J, Group DoEWoP. Peri-implant diseases: Consensus Report of the Sixth European Workshop on Periodontology[J]. J Clin Periodontol, 2008,35:282-285.

[2] Meyle J, Gersok G, Boedeker RH, et al. Long-term analysis of osseointegrated implants in non-smoker patients with a previous history of periodontitis[J]. J Clin Periodontol, 2014,41:504-512.

[3] Jung RE, Philipp A, Annen BM, et al. Radiographic evaluation of different techniques for ridge preservation after tooth extraction: a randomized controlled clinical trial[J]. J, Clin Periodontol, 2013,40:90-98.

前牙重度骨萎缩患者Onlay植骨联合GBR技术美学重建病例报告

刘琳　汤春波　吴煜农　张金芬　李北

摘要

目的：通过1例美学区连续多牙缺失伴牙槽骨重度萎缩患者的序列治疗，探讨应用Onlay植骨联合引导骨再生（GBR）技术的种植修复效果。**材料与方法**：利用一侧下颌骨外斜线取块状自体骨行Onlay植骨术，联合GBR技术进行骨增量，同期植入5颗Nobel Replace种植体。9个月后，缺牙区骨缺损得到有效修复，种植体骨结合良好。二期手术后制作种植体支持的临时固定修复体进行牙龈塑形，最终制作个性化全瓷基台并行全瓷联冠修复，颈缘饰龈瓷恢复牙龈软组织缺损。**结果**：外斜线取骨行Onlay植骨联合GBR技术，可较好地修复重度牙槽骨缺损，在保证种植体初期稳定性的前提下同期植入种植体同样具有临床可预期性，并能避免二次创伤；最终修复体形态色泽良好，咬合功能正常，患者对美学效果满意。**结论**：针对美学区连续多牙缺失伴软硬组织重度缺损的患者，利用Onlay植骨联合GBR技术重建上颌前牙区重度骨缺损临床效果可靠，配合过渡性修复，制订以修复为导向的个性化种植美学修复方案，最终可有效恢复此类缺牙患者的功能和美观。

关键词：美学区种植；Onlay植骨；引导骨再生；全瓷联冠

因外伤导致的上颌前牙缺失，特别是连续多牙缺失，对患者的美观、发音、咬合功能均有较大影响，亟须功能和美学修复。然而，前牙外伤缺失往往伴有严重的软硬组织缺损，加之上颌前牙区的种植修复存在较高的美学风险，故此类种植修复治疗多需要选择正确的骨增量技术并配合个性化修复方案才能获得长期稳定的美学修复效果。本病例采用Onlay植骨联合GBR技术同期植入5颗种植体，后期全瓷联冠颈缘饰龈瓷完成最终修复，获得了良好的美学效果。

一、材料与方法

1. **病例简介**　40岁男性患者。主诉：上前牙外伤缺失20年，要求种植修复。现病史：20年前，患者因外伤于外院拔除4颗上前牙，后行活动义齿修复。现因义齿不舒适、美观性差等原因来我科要求种植修复。检查：12～22、25缺失，缺牙区牙槽骨萎缩明显。牙龈、黏膜未见明显异常，颞下颌关节未见明显异常。低位笑线，厚龈生物型。CBCT示：12牙槽嵴宽度约3.3mm，牙槽嵴高度约22.3mm。11牙槽嵴宽度约2.5mm，牙槽嵴高度约22mm。21牙槽嵴宽度约3.3mm，牙槽嵴高度约20.6mm。22牙槽嵴宽度约1.8mm，牙槽嵴高度约20.8mm。

2. **诊断**　上颌牙列缺损（12～22、25缺失）伴重度骨缺损。

3. **治疗计划**

（1）右侧下颌骨外斜线取游离骨块Onlay植骨联合GBR术修复上颌前牙区骨缺损，同期植入种植体。

（2）12～22过渡性修复进行牙龈塑形。

（3）制作个性化全瓷基台及全瓷联冠修复体修复上颌前牙多牙缺失。

4. **治疗过程（图1～图28）**

（1）2016年6月：初诊，摄CBCT，取研究模型，制订治疗方案。

（2）2016年7月：外科骨增量手术同期植入种植体。右侧下颌骨沿外斜线做前庭沟切口，暴露取骨部位，超声骨刀截骨后用骨凿取下。修整取骨区锐利边缘，将骨块按照骨缺损区域大小截成两部分。上颌前部的牙槽嵴顶做一水平向切口，双侧第一前磨牙区做垂直向切口，翻黏骨膜瓣，暴露唇侧骨缺损区，12～22位点定位，逐级备洞，分别植入4颗Nobel Replace种植体，唇侧骨壁不完整。25常规植入1颗Nobel Replace种植体。用球钻在受植床制备出血孔，修整游离骨块使之与受植床贴合，并用钛钉将骨块固定，填入Bio-Oss骨粉，并覆盖Bio-Gide胶原膜，完成骨增量术。术后CBCT示种植体位置良好。1周后复诊拆线，术区牙龈愈合良好。行活动义齿修复，义齿组织面充分缓冲，恢复缺牙区美观。

（3）2017年4月：二期手术。种植术后9个月，复诊，软组织健康，CBCT示移植骨块与受区牙槽骨结合良好、牙槽骨宽度明显增加，种植体骨结合良好。局部麻醉下12～22区做横行切口，暴露封闭螺丝，安装愈合基台，同期闭窗式取模，试戴临时固定修复体。25区常规二期手术。

（4）2017年6月：取终印模。利用临时修复体制作个性化转移杆，开

作者单位：南京医科大学附属口腔医院

通讯作者：汤春波；Email: cbtang@njmu.edu.cn

窗式制取终印模。

（5）2017年8月：最终修复。口内试戴个性化全瓷基台，基台加力至扭矩35N·cm，最终修复体粘接固位。

（6）2018年3月：戴牙6个月后复查。种植体无松动，修复体无螺丝松动、崩瓷等并发症，周围软组织无红肿，美学效果较理想，口腔卫生良好，咬合、发音功能恢复良好，患者对修复体外形满意。

（7）材料：Bio-Oss骨粉（Bio-Oss，Geistlich，瑞士），Bio-Gide胶原膜（Bio-Gide，Geistlich，瑞士），Nobel Replace种植体等。

二、结果

Onlay植骨联合GBR技术，可较好恢复重度牙槽骨缺损，在保证种植体初期稳定性的前提下，同期植入种植体同样具有临床可预期性，并能避免二次创伤；最终修复体形态、色泽良好，咬合功能正常，患者对美学效果满意。

三、讨论

牙齿缺失后，由于缺牙处牙槽嵴的改建及咀嚼刺激的丧失，缺牙区牙槽骨会出现水平向和垂直向骨吸收。尤其前牙区常发生明显的水平向骨吸收。Khoury等研究表明，对于因长期病变或外伤，导致唇侧骨板菲薄或缺损时，可应用GBR联合Onlay植骨术扩增唇侧骨板骨量，进行常规种植。本例中患者因外伤拔除上前牙20年，上前牙区牙槽嵴宽度<3mm，因而需应用Onlay植骨恢复水平向骨缺损，同时配合使用GBR技术以处理植骨块与基骨间的间隙。Onlay植骨的优点是可用骨量大、塑形好，缺点是要在第二术区

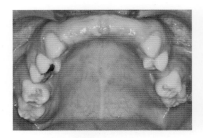

图1　术前上颌𬌗面像

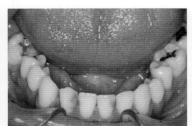

图2　术前下颌𬌗面像

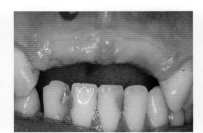

图3　术前正面咬合像

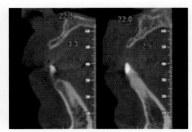

图4　术前CBCT示12、11唇侧骨板萎缩明显

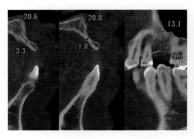

图5　术前CBCT示22、21唇侧骨板萎缩明显。25牙槽嵴高度约13mm

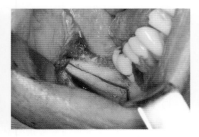

图6　右侧下颌骨沿外斜线做前庭沟切口，暴露取骨部位

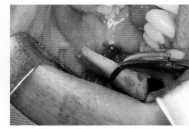

图7　右侧下颌骨外斜线取游离骨块

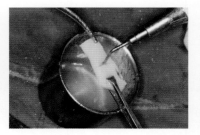

图8　修整骨块，将骨块按照骨缺损区域大小截成两部分

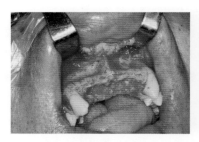

图9　上颌前牙区翻瓣见严重萎缩牙槽嵴

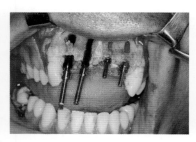

图10　种植窝预备唇面像

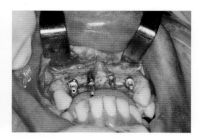

图11　种植窝预备𬌗面像

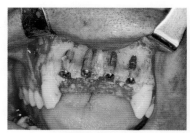

图12　植入4颗种植体

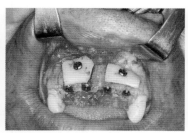

图13　固定骨块于受植区

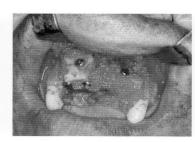

图14　骨块周边填入Bio-Oss骨粉

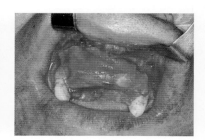

图15　覆盖Bio-Gide胶原膜

取自体骨，增加了手术的创伤。GBR是目前最常用的一种骨增量技术，它利用膜材料的物理屏障作用，将骨缺损区与周围组织隔离，阻止生长较快的纤维结缔组织细胞进入，干扰骨生成，最大限度发挥骨组织的再生能力。

牙缺失后牙槽嵴的不可逆吸收，致使覆盖在牙槽嵴上的牙龈组织缩窄及牙龈乳头萎缩消失，这是种植义齿产生"黑三角"的主要原因。本例在永久修复之前，使用临时固定修复体对种植体周围软组织进行干预和塑形，使得修复体戴入后软组织的厚度有所增加，形成与邻牙相协调的牙龈形态，一定程度上提高唇侧软组织的稳定性和美学效果。在永久修复时，采用全瓷联冠设计，避免了"黑三角"的出现。此外，结合患者低位笑线的特点，我们设计钛基底全瓷基台，并在全瓷联冠颈部饰龈瓷，进一步恢复了软组织缺损，最终获得了较好的美学效果。复查时牙龈无红肿、无退缩，与修复体边缘密合，患者对修复效果非常满意。

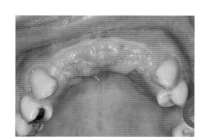

图16　术后1周创口愈合良好

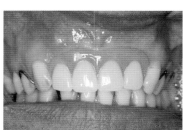

图17　上颌活动义齿修复，组织面充分缓冲

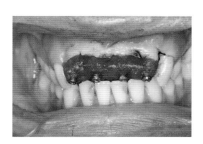

图18　二期手术同期闭窗式取模

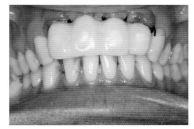

图19　试戴临时固定修复体

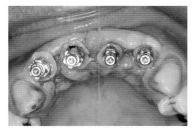

图20　口内放置个性化印模杆，开窗式制取终印模

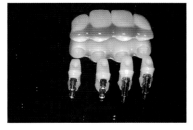

图21　最终修复体，全瓷基台和全瓷联冠

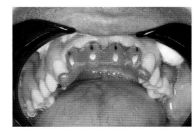

图22　口内试戴全瓷基台

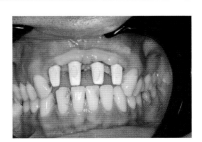

图23　基台加力、封口

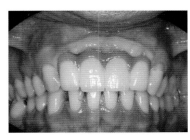

图24　最终修复体粘接固位

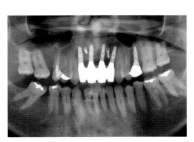

图25　全景片示基台与冠完全就位

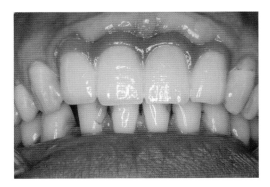

图26　6个月后复查正面咬合像

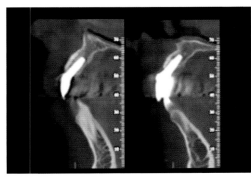

图27、图28　复查CBCT示种植体骨结合良好，唇侧骨板完整

上颌窦侧壁开窗外提升同期囊肿摘除延期种植修复1例

李博　张凯亮　张宝平　李瑞萍　黄春娟　高舒婷

摘要

本病例为双侧上颌后牙区牙列缺损（15～17，25～27缺失）上颌窦过度气化致双侧骨高度严重不足的患者，同时影像学检查发现左侧上颌窦存在巨大囊肿性病变，为获得充足的骨量保证种植体植入的初期稳定性和远期效果，我们采用双侧上颌窦侧壁开窗式外提升+GBR术+延期种植的方案，同时因左侧上颌窦的囊肿性占位病变会影响到提升手术和植骨的效果，也存在继发感染的风险，因此同期实施了左侧上颌窦囊肿摘除术。通过以上治疗，双侧上颌窦底黏膜实现了大范围提升，在骨质疏松区获得了超过14mm的有效骨高度，同时囊肿未见复发，保证了远期的种植修复效果。

关键词：上颌窦囊肿摘除；上颌窦侧壁开窗外提升；种植修复

上颌后牙的缺失以及上颌窦内气化，会导致窦底骨量不足，从而给上颌后牙种植带来挑战。目前，进行上颌窦提升主要采用的术式包括上颌窦外侧壁开窗式外提升和经牙槽嵴顶冲顶式内提升。对于后牙区多颗牙缺失，窦嵴距严重不足（≤4mm）的病例，为保证提升的效果和安全性通常采用上颌窦外侧壁开窗式外提升的方法获得充足骨量。然而在上颌窦存在病理状况下进行窦底黏膜提升，会影响提升的范围，同时可能会导致上颌窦感染和植骨材料的吸收，严重者将影响种植体的骨结合导致种植体脱落。因此当上颌窦囊肿这种病理状态存在于上颌窦时，对其如何处理十分重要。

一、材料与方法

1. 病例简介　54岁男性患者。主诉：双侧后牙拔除10余年，要求种植修复。现病史：患者双侧后牙因疼痛、松动，于10余年前拔除。现因咀嚼功能较差影响进食，今来我科就诊。既往史：既往体健，否认心脏病、糖尿病、高血压等系统性疾病史，否认肝炎、结核、艾滋病等传染病病史，否认药物及食物过敏史。专科检查：颌面部左右对称，开口型、开口度正常，颞下颌关节无压痛及弹响。15～17、25～27缺失，缺牙区牙槽嵴低平，牙槽嵴宽度7～9mm，殆龈距约10mm，牙龈色泽正常，18Ⅲ度松动。CBCT检查：窦嵴距：右侧1～2mm，左侧1～3mm。左侧上颌窦种植术区可见15mm×11mm囊肿性占位病变。牙周状况：口腔卫生不佳，部分牙龈退缩，部分区域可探及牙结石及深牙周袋，BOP（+）。余未见明显异常。

2. 诊断　上颌牙列缺损（15～17、25～27缺失）；慢性牙周炎。

3. 治疗计划

（1）系统性牙周治疗。

（2）右上颌窦侧壁开窗外提升+GBR术，同期拔除18。

（3）左上颌窦侧壁开窗外提升+上颌窦囊肿摘除术+GBR术。

（4）择期行双侧上颌后牙区种植修复术。

4. 治疗过程（图1～图31）

（1）牙周科进行系统牙周治疗。

（2）右侧上颌窦侧壁开窗式外提升+GBR术，同期拔除18：4%阿替卡因局部麻醉下消毒、铺巾，拔除18，右侧后牙区牙槽嵴顶牙龈切开翻瓣，显露上颌窦底壁，骨刮器平整骨面，同时收集自体骨碎屑，15～17区超声骨刀侧壁开窗，分离并上提上颌窦黏膜12mm，鼓气试验（－）。将开窗骨片内折，植入Bio－Oss+自体骨碎屑混合材料。覆盖Bio-Gide膜，牙龈无张力缝合，术毕。CBCT示：右侧15～17区上颌窦内植骨材料充填完好，提升后窦嵴距约14.5mm。

（3）左侧上颌窦侧壁开窗式外提升+囊肿摘除术+GBR术：4%阿替卡因局部麻醉下消毒、铺巾，左侧后牙区牙槽嵴顶牙龈切开翻瓣，显露上颌窦底壁，骨刮器平整骨面，同时收集自体骨碎屑，25～27区超声骨刀侧壁开窗，暴露上颌窦黏膜，空针抽取上颌窦囊肿囊液减压，观察发现囊液黏稠，切开上颌窦黏膜，显露囊肿，钳夹摘除囊肿，剥离子分离并上提上颌窦底黏膜12mm，覆盖Bio-Gide膜修补窦底黏膜，植入Bio-Oss骨粉，自体骨片复位开窗区。覆盖Bio-Gide膜，牙龈无张力缝合，术毕。CBCT示：左侧25～27区上颌窦内植骨材料充填完好，提升后窦嵴距约14.8mm。

（4）植骨术后9个月行种植术：术前CBCT示：双侧上颌窦内植骨材料稳定，成骨良好，窦嵴距平均高度约14.5mm。4%阿替卡因局部麻醉下消毒、铺巾，双侧上颌后牙区牙龈切开翻瓣，球钻平整骨面并定位，先锋钻导航，麻花钻逐级扩孔，预备种植窝，15～17、25～27处分别植入Ankylos种

作者单位：兰州大学口腔医院

通讯作者：张凯亮；Email: zhangkl@lzu.edu.cn

植体1颗（型号分别是：A9.5、B9.5、B9.5、A11、B11、B8），植入扭矩为15N·cm，检查植入方向及初期稳定性良好，旋入愈合帽。牙龈无张力间断缝合，术毕。

（5）种植术后5个月：常规Ankylos种植体闭口式取模，制作威兰德氧化锆全瓷冠安装最终基台，扭矩加力至15N·cm，牙冠顺利就位，边缘密合，形态良好，比色协调，调𬌗，抛光，封闭螺丝孔，3M Unicerm粘接。去除多余粘接材料，调𬌗，抛光，完成修复过程。曲面断层片示：种植体骨结合良好，边缘未见吸收。

（6）修复戴牙后18个月随访：双侧后牙区咬合稳定，牙冠未见崩瓷，牙龈色泽、质地如常，BOP（－），未探及牙周袋。曲面断层片示：种植体骨结合良好，植体边缘未见吸收。

二、结果

种植体植入方向良好，种植体之间平行度良好。戴牙18个月后随访示修复体周围牙龈健康、无松动。CBCT示上颌窦内植骨材料稳定、无吸收，植体骨结合良好，左上颌窦囊肿未见复发。

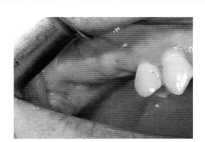
图1　术前右侧口内情况

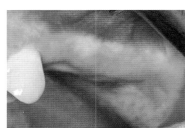
图2　术前左侧口内情况

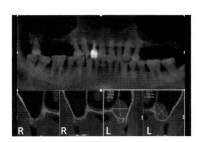
图3　术前CBCT

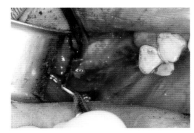
图4　拔除18，右侧缺牙区牙龈切开翻瓣

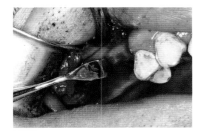
图5　刮取自体骨碎屑

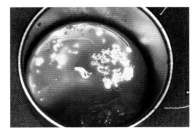
图6　收集自体骨碎屑

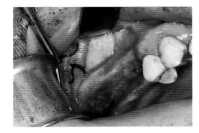
图7　超声骨刀侧壁开窗

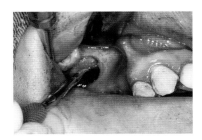
图8　内折开窗骨片并上提上颌窦黏膜

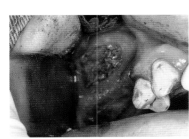
图9　植入Bio-Oss和自体骨碎屑

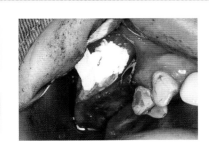
图10　盖上Bio-Gide膜

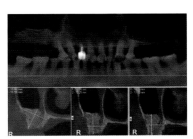
图11　术后CBCT示右侧平均窦嵴距14.5mm

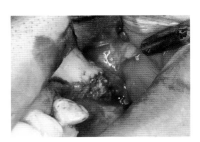
图12　左侧缺牙区牙龈切开翻瓣

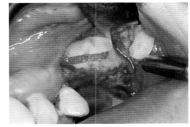
图13　超声骨刀侧壁开窗

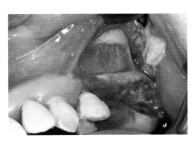
图14　暴露上颌窦黏膜

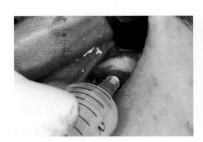

图15　空针抽取囊液

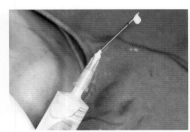

图16　囊液黏稠

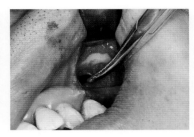

图17　钳夹摘除囊肿

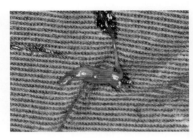

图18　囊壁组织

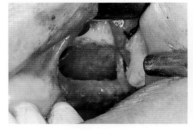

图19　上提上颌窦黏膜

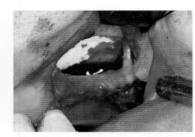

图20　覆盖Bio-Gide膜修补上颌窦黏膜

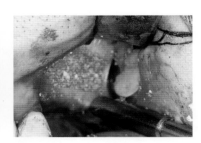

图21　植入Bio-Oss骨粉

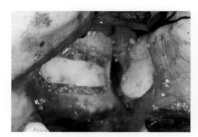

图22　自体骨片复位开窗区

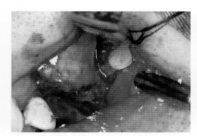

图23　覆盖Bio-Gide膜

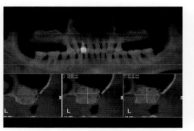

图24　术后CBCT示左侧平均窦嵴距14.8mm

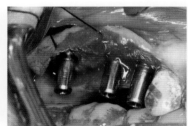

图25　右侧植入3颗Ankylos种植体

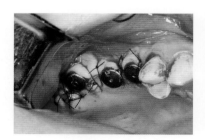

图26　牙龈无张力缝合

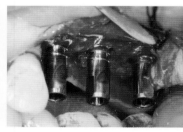

图27　左侧植入3颗Ankylos种植体

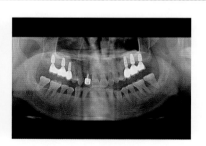

图28　种植术后5个月，戴牙时曲面断层片

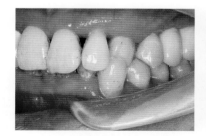

图29　戴牙18个月左侧咬合情况

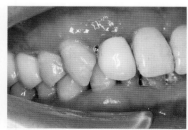

图30　戴牙18个月右侧咬合情况

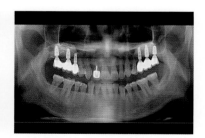

图31　戴牙18个月随访时曲面断层片

三、讨论

1. 上颌窦提升术可弥补上颌后牙区由缺牙造成的牙槽骨吸收，在上颌磨牙区种植手术中起到了关键作用，且侧壁开窗外提升效果、预后比较确定。

2. 上颌窦囊肿因囊液滞留，导致窦底黏膜膨胀而变菲薄，术中或术后如果黏膜破裂，囊液外溢，可使植骨材料发生感染而导致种植手术失败，或因囊肿存在影响提升的范围，加速植骨材料的吸收。囊肿的摘除对高度的提升及成骨的效果有帮助。

3. 通过抽取囊液减压后摘除囊肿，可以降低囊肿摘除的难度，便于囊肿的剥离。

参考文献

[1] Maiorana C, Beretta M, Benigni MC, et al. Sinus lift procedure in presence of mucosal cyst: a clinical prospective study [J]. J Implant AdvClin Dentistry, 2012, 4(5): 53–60.

[2] Felisati G, Borloni R, Chiapasco M, et al. Maxillary sinus elevation in conjunction with transnasal endo– scopic treatment of rhino –sinusalpathoses: prelimi– nary results on 10 consecutively treated patients[J]. ActaOtorhinolaryngol Ital, 2010, 30(6): 289–293.

[3] Lyros I, Fora E, Damaskos S, et al. An incidental finding on a diagnostic CBCT: a case report[J]. AustOrthod J, 2014, 30(1): 67–71.

[4] Steier L, Steier G, Dogramaci EJ, et al. Maxillary si– nus unilateral aplasia as an incidental finding fol– lowing cone –beam computed (volumetric)tomography [J]. AustEndod J,2014, 40(1): 26–31.

[5] Vogiatzi T, Kloukos D, Scarfe WC, et al. Incidence of anatomical variations and disease of the maxillary sinuses as identified by cone beam computed to– mography: a systematic review[J]. Int J Oral Maxillo–fac Implants, 2014, 29(6) : 1301–1314.

[6] Warhekar S, Nagarajappa S, Dasar PL, et al. Inci– dental findings on cone beam computed tomography and reasons for referral by dental practitioners in Indore City[J]. J ClinDiagn Res, 2015, 9(2) : 21–24.

[7] Giotakis EI, Weber RK. Cysts of the maxillary si– nus: a literature review[J]. Int Forum Allergy Rhinol, 2013, 3(9) : 766–771.

[8] Lee JT, Escobar OH, Anouseyan R, et al. Assess– ment of epithelial innate antimicrobial factors in si– nus tissue from patients with and without chronic rhinosinusitis [J]. Int Forum Allergy Rhinol, 2014, 4 (11) : 893–900.

[9] Xu JH, Dai WJ, Chen B, et al. Mucosal immuniza– tion with PsaA protein, using chitosan as a delivery system, increases protection against acute otitis me– dia and invasive infection by Streptococcus pneumo– niae[J]. Scand J Immunol, 2015, 81(3) : 177–185.

[10] Kim SM, Eo MY, Cho YJ, et al. Differential protein expression in the secretory fluids of maxillary si– nusitis and maxillary retention cyst[J]. Eur Arch Otorhinolaryngol, 2017, 274(1) : 215–222.

基于美学区空间调整的骨增量种植修复1例

王伟　汪麟　顾新华

摘要

美学区缺牙种植修复是一项高度复杂的临床程序，尤其是伴随有牙列不齐、骨量不足以及邻牙缺损等情况，需要多学科联合诊治，按照以修复为导向的理念进行美学区骨量调整，才能保证美学效果。本病例患者因外伤致门牙缺失来我院就诊，发现尖牙埋伏阻生，缺牙区间隙不理想伴骨量不足和邻牙缺损等情况，多学科联合诊治后，通过正畸牵引埋伏尖牙，调整前牙空间，植入种植体的同期行引导骨再生，经过种植支持式临时修复体的牙龈引导和塑形，制作协调美观的种植全瓷修复体，邻牙行超薄瓷贴面修复，获得了令人满意的治疗效果。

关键词：多学科联合诊治；引导骨再生；牙龈塑形

美学区的种植治疗被视为是复杂或者高度复杂的临床程序，需要按照以修复为导向的理念进行完善的术前计划、精确的外科操作和精心的修复塑形。这是因为美学区种植修复通常存在着硬组织和软组织的缺损。

一、材料与方法

1. 病例简介　40岁男性患者。上前牙外伤致缺牙1年余，患者自觉影响美观而来我院种植科要求种牙。患者自诉从事服务行业，因门牙缺失，严重影响形象。专科检查：患者低位笑线，中度深覆𬌗，张闭口及颞下颌关节无明显异常。口内检查：11、16缺失，13未萌，53滞留，11缺牙间隙较大，21近中邻面部分缺损。全口咬合关系稳定，部分牙列拥挤不齐，中厚龈生物型，附着龈宽度可，龈𬌗距可，全口口腔卫生一般。CBCT示13埋伏阻生偏腭侧。

2. 诊断　牙列缺损；牙体缺损；乳牙滞留；恒牙阻生。

3. 治疗计划

基于临床和放射线所见，综合各方面因素，选择如下治疗方案：

（1）口腔正畸，牵引阻生右上尖牙，调整缺牙间隙。

（2）11、16植入植体，同期行GBR骨轮廓扩增，必要时行上颌窦提升术。

（3）11牙龈修整塑形，获取良好的龈曲线。

（4）牙龈稳定后行11、16单冠永久修复，21贴面修复。

4. 治疗过程（图1~图75，表1）

（1）口腔正畸过程：由浙江大学附属第一医院口腔正畸中心汪麟医生合作完成。口腔正畸完成，口内检查示患者全口牙列排列整齐，覆𬌗覆盖正常，11、16缺牙间隙保持较好，全口口腔卫生一般，牙面有少许色素沉着

和牙结石形成。美学风险评估（ERA）显示12项检查指标，其中2项为高风险类、3项为中风险类，临床上应归为中高风险案例。

（2）种植手术过程：术前行全口洁治。交代病情、治疗费用及术中术后并发症，签署知情同意书。上前牙唇侧及腭侧1.2mL必兰局部麻醉，切开翻瓣，示前牙唇侧骨板垂直向及水平向骨量缺损明显，逐级行种植体窝备洞，植入1颗Ankylos A14骨水平种植体（Ankylos，Friadent GmbH，Mannheim，德国），扭矩达35N·cm。覆盖去蛋白牛骨基质（DBBM）颗粒（Bio-Oss；Geistlich，Wolhusen，瑞士）进行水平向及垂直向骨增量，用非交联性可吸收胶原膜（Bio-Gide；Geistlich，Wolhusen，瑞士）覆盖骨移植材料，无张力缝合创口。同期行16种植体植入手术。种植术后行CBCT检查示种植位置理想。术后6个月复查，示种植体骨结合良好，牙槽骨轮廓恢复理想，牙龈无明显红肿。CBCT示种植体骨结合良好。

（3）牙龈引导及塑形过程：术后6个月行临时修复体制作，将11的缺牙间隙平分至11、21。21用纳米树脂充填，恢复正常的牙冠宽度，11制作临时修复体诱导种植体周软组织成形，邻间隙均由软组织填满，上前牙唇侧"黑三角"逐渐由牙龈乳头填满，具有协调的弧线形牙龈线，同时，得益于同期GBR，前牙唇侧的丰满度得到了很好的保留。分别于术后6个月、7个月进行逐步牙龈塑形，形成理想牙龈轮廓。

（4）牙体预备：在临时修复体牙龈整塑稳定后进行永久修复。比色完成后去除21近中树脂充填体，在定深车针引导下进行贴面牙体预备，双线法排龈，11戴着临时修复体制取硅橡胶印模，随后从口内取下临时修复体并安放于印模中灌制石膏模型。面弓获取上下颌关系并上𬌗架，选择钛基底和CAD/CAM制作的氧化锆基台，上部为氧化锆全瓷冠，21拟行E-MAX铸瓷贴面修复。

（5）修复体试戴和粘接：试戴修复体时，应用Variolink N Try-in试色糊剂进行21贴面试色，White的试色效果比较理想。

作者单位：浙江大学医学院附属第一医院

通讯作者：王伟；Email: zyyywangwei@zju.edu.cn

在橡皮障隔湿下，分别进行基牙磷酸酸蚀30秒，贴面5%氢氟酸酸蚀20秒后涂布Monobond N硅烷预处理剂60秒，按照Variolink N的粘接要求，依次涂布Primer、Adhesive和Heliobond，根据试色效果选择Variolink N A1色Base的树脂水门汀进行纯光固化粘接，初步硬固并完善去除多余水门汀后，涂布氧隔离剂，彻底固化。

确认11基台和冠完全就位，外形及色泽合适，将基台拧紧至20N·cm，内冠表面应用Ivoclean处理，在橡皮障隔离下应用Mutilink Speed自粘接水门汀进行粘固，以避免产生残留水门汀，氧隔离剂下彻底固化。

修复完成后示修复体很好地再现了天然牙的表面纹理和色泽，牙龈色泽、形态自然，曲线协调。患者正面及侧面微笑像展示了令人满意的美学效果。

（6）修复完成后10个月复查：近距离观显示软组织轮廓依然稳定，美学效果稳定、持续性佳，种植修复体与天然牙列自然协调。

二、结果

本病例阐述了上颌前牙区种植美学所面临的挑战，通过多学科联合诊治、周密的术前美学分析、精确的美学区空间调整、种植结合骨轮廓扩增、临时修复体诱导和成形种植体周软组织、邻牙的超薄瓷贴面修复，最终获得了令人满意的种植美学修复效果。

三、讨论

美学种植修复目标是获得具有与患者天然牙列协调一致的外观和功能的种植修复体，包括种植体周的软硬组织和修复体应当与周围牙列协调自然。要想获得良好美学修复效果，从修复角度在所有三维度（冠根向、唇舌向、近远中向）上正确地植入种植体是获得最终修复成功的先决条件。控制合适的修复空间，塑造自然协调的牙龈形态，则是保证种植修复红白美学的

表1　美学风险评估

美学风险因素	风险水平		
	低	中	高
健康状况	健康，免疫功能正常		免疫功能低下
吸烟习惯	不吸烟	少量吸烟，<10支/天	大量吸烟，>10支/天
患者美学期望值	低	中	高
唇线	低位	中位	高位
牙龈生物型	低弧线形、厚龈生物型	中弧线形、中龈生物型	高弧线形、薄龈生物型
牙冠形态	方圆形	卵圆形	尖圆形
位点感染情况	无	慢性	急性
邻面牙槽嵴高度	到接触点<5mm	到接触点5.5~6.5mm	到接触点>7mm
邻牙修复状态	无修复体		有修复体
缺牙间隙宽度	单颗牙（>7mm）	单颗牙（<7mm）	2颗牙或2颗牙以上
软组织解剖	软组织完整		软组织缺损
牙槽嵴解剖	无骨缺损	水平向骨缺损	垂直向骨缺损

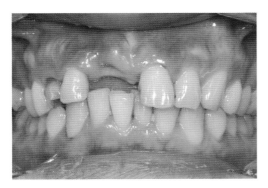
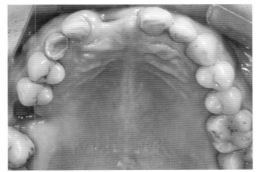
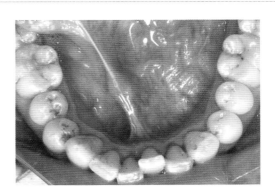

图1~图3　患者初诊唇面像、上颌𬌗面像和下颌𬌗面像示上前牙缺牙间隙过大，53滞留

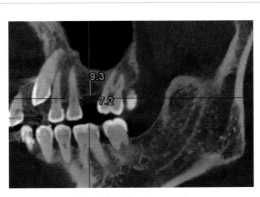
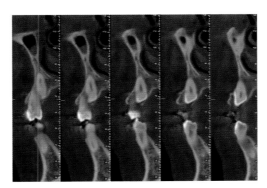
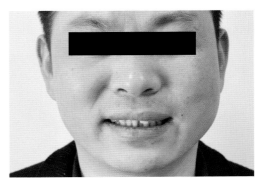

图4　CBCT显示13埋伏阻生，且偏腭侧1　　图5　CBCT显示13埋伏阻生，且偏腭侧2　　图6　患者正面像，缺牙影响形象

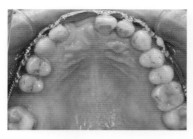
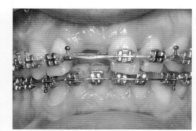
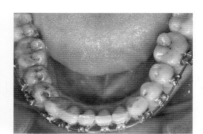

图7～图9　患者矫正过程的上颌𬌗面像、唇面像和下颌𬌗面像

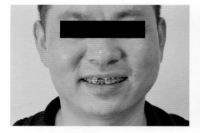
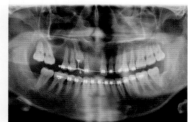
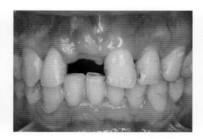
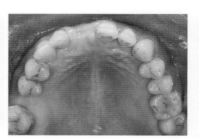

图10、图11　患者矫正过程中正面像和全景片　　　　图12、图13　患者正畸完成后唇面像和𬌗面像示缺牙间隙精确控制调整

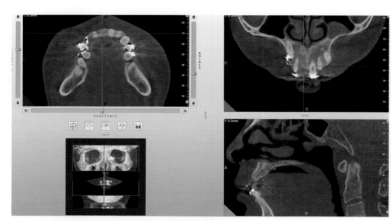
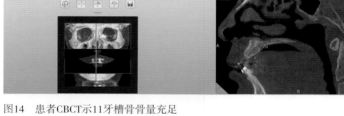
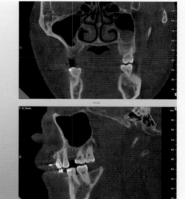

图14　患者CBCT示11牙槽骨骨量充足　　　　　　图15　患者CBCT示16牙槽骨骨量充足

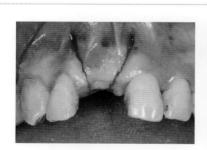
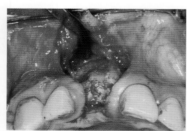
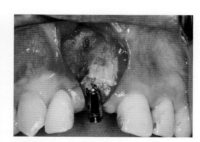

图16～图21　患者种植手术，植入Ankylos A14植体，同期采用Bio-Oss和Bio-Gide骨增量

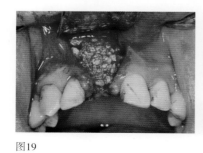
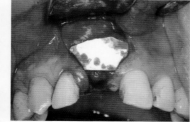
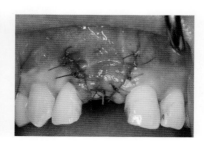

图19　　　　　　　　　　　　　　图20　　　　　　　　　　　　　　图21

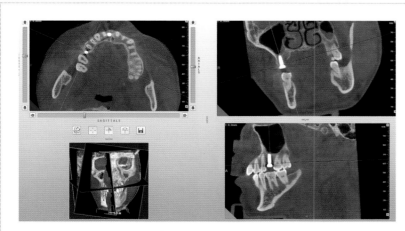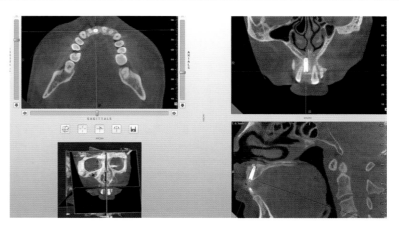

图22　种植完成后CBCT示种植体三维位置理想1　　图23　种植完成后CBCT示种植体三维位置理想2

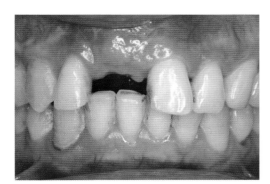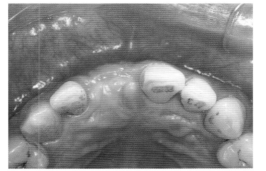

图24、图25　种植完成术后6个月复查唇面像和殆面像示牙槽骨丰满，牙龈愈合良好

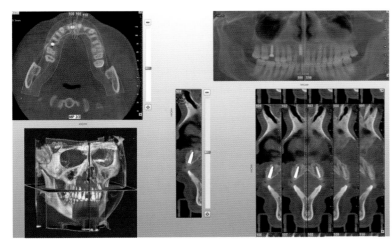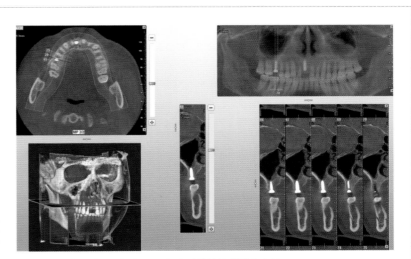

图26　种植完成术后6个月CBCT复查示种植体骨结合良好1　　图27　种植完成术后6个月CBCT复查示种植体骨结合良好2

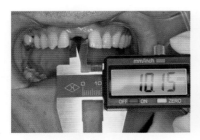
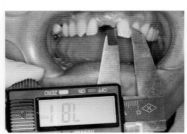
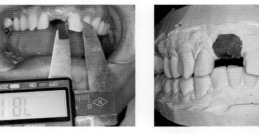
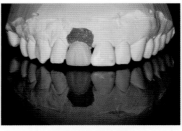

图28、图29　检测并均分前牙修复空间　　　　　　　　　　图30、图31　石膏模型上制备临时牙，均分前牙修复空间

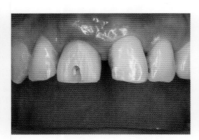
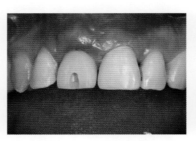
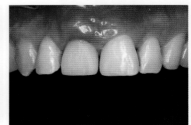

图32　试戴临时牙，邻牙行树脂充填1　　图33　试戴临时牙，邻牙行树脂充填2　　图34　试戴临时牙，邻牙行树脂充填3　　图35　试戴临时牙，邻牙行树脂充填4

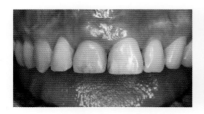
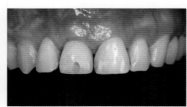
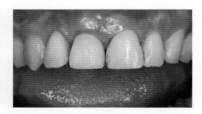

图36　术后6个月行第一次牙龈塑形1　　图37　术后6个月行第一次牙龈塑形2　　图38　术后6个月行第一次牙龈塑形3

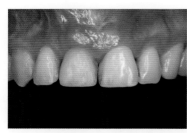
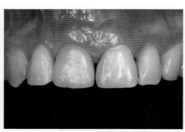
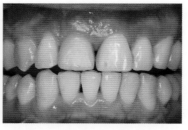

图39、图40　术后7个月行第二次牙龈塑形，牙龈形态基本接近邻牙　　图41　牙龈塑形完成时，种植牙颈部牙龈与邻牙自然协调

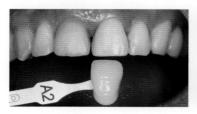
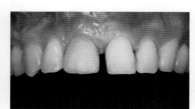
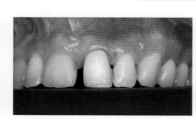
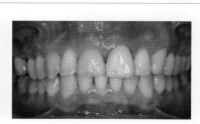

图42　贴面比色　　　　　　图43　预备　　　　　　图44　双线法排龈　　　　　　图45　制备临时贴面

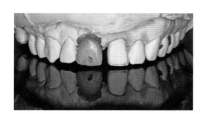
图46 取模，修复制作完成1

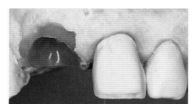
图47 取模，修复制作完成2

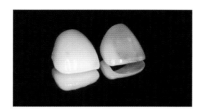
图48 取模，修复制作完成3

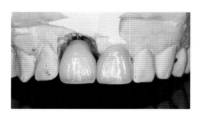
图49 取模，修复制作完成4

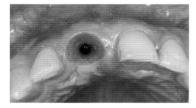
图50 种植体周牙龈袖口健康自然

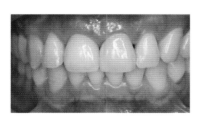
图51、图52 应用Variolink N Try-in试色

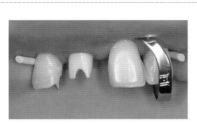

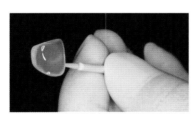

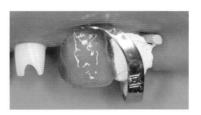

图53~图58 在橡皮障隔湿下，分别进行基牙磷酸酸蚀30秒，贴面5%氢氟酸酸蚀20秒后涂布Monobond N硅烷预处理剂60秒，按照Variolink N的粘接要求，依次涂布Primer、Adhesive和Heliobond，根据试色效果选择Variolink N A1色Base的树脂水门汀进行纯光固化粘接，初步硬固并完善去除多余水门汀后，涂布氧隔离剂，彻底固化

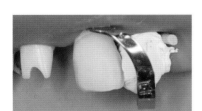
图56

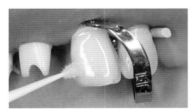
图57

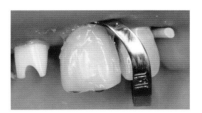
图58

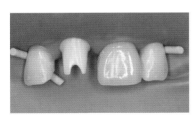

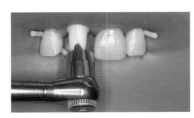

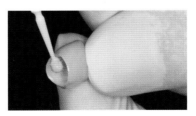

图59~图64 确认11基台和冠完全就位，外形及色泽合适，将基台拧紧至20N·cm，内冠表面应用Ivoclean处理，在橡皮障隔离下应用Mutilink Speed自粘接水门汀进行粘固，以避免产生残留水门汀，氧隔离剂下彻底固化

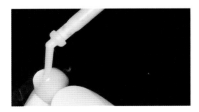
图62

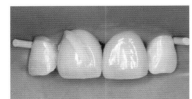
图63

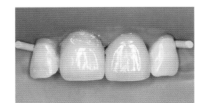
图64

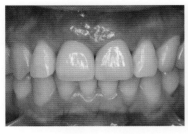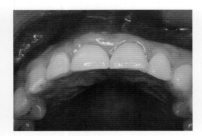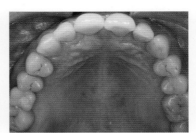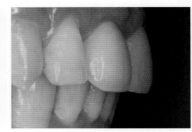

图65、图66　修复完成时唇面像和𬌗面像，可见修复体协调，唇侧牙龈轮廓自然，丰满度完美重现

图67　上颌𬌗面像

图68　前牙侧面像

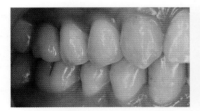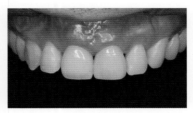

图69　后牙颊面像

图70、图71　前牙唇面像及患者微笑像，修复体白色美学效果理想

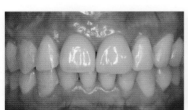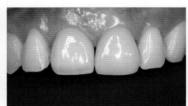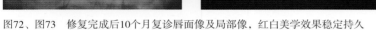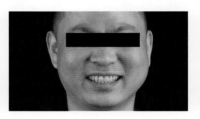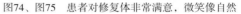

图72、图73　修复完成后10个月复诊唇面像及局部像，红白美学效果稳定持久

图74、图75　患者对修复体非常满意，微笑像自然

关键因素。本病例中通过正畸将埋伏阻生的恒牙牵引萌出形成正常的咬合，同时精确调整控制前牙的修复空间，为后期的白色美学效果提供保证。

美学种植修复的另一个重要因素就是塑造协调自然的红色美学。种植体周围充足的水平向和垂直向骨高度对于软组织美学的长期稳定至关重要。本病例中患者存在水平向和垂直向骨量缺损，在植入种植体的同时，进行同期引导骨再生，可以有效获得预期的唇侧骨增量效果，后期行种植支持式的临时修复体牙龈引导和塑形，获得自然协调而且稳定持久的美学效果，以及更高的患者满意度。

综上所述，本病例经多学科联合诊治，通过正畸牵引埋伏尖牙，精确调整控制前牙修复空间，植入种植体的同期行引导骨再生，经过种植支持式临时修复体的牙龈引导和塑形，制作协调美观的种植全瓷修复体和超薄瓷贴面修复，获得了令人满意的治疗效果。

参考文献

[1] Belser UC, Schmid B, Higginbottom F, et al. Outcome analysis of implant restorations located in the anterior maxilla: a review of the recent literature[J]. Int J Oral Maxillofac Implants, 2004, 19 Suppl:30–42.

[2] Scutella F, Weinstein T, Lazzara R, et al. Buccolingual implant position and vertical abutment finish line geometry: two strictly related factors that may influence the implant esthetic outcome[J]. Implant Dent, 2015, 24(3):343–348.

[3] Kaminaka A, Nakano T, Ono S, et al. Cone–Beam Computed Tomography Evaluation of Horizontal and Vertical Dimensional Changes in Buccal Peri–Implant Alveolar Bone and Soft Tissue: A 1–Year Prospective Clinical Study[J]. Clin Implant Dent Relat Res, 2015, 17 Suppl 2:e576–585.

上颌前牙区囊肿+埋伏牙术后骨缺损种植修复1例——"栅栏"技术 + Onlay植骨延期种植修复

田瑜 黄春娟 高舒婷 程景阳 曹睿 李瑞萍 李博 张凯亮

摘要

本病例患者属于上颌前牙美学区种植病例，因左上切牙根尖囊肿及阻生尖牙拔除造成缺牙区垂直向及水平向骨量严重不足，骨缺损区域较多，且在美学区，属于SAC分类中最为复杂的类型。为获得充足的骨量和软组织量，获得满意的种植修复红白美学效果和长期的组织稳定性，我们联合运用"栅栏"技术和Onlay植骨技术，通过多次GBR技术进行骨增量手术，同时通过同期腭侧带蒂结缔组织瓣移植封闭创口，增加角化龈的量，较好地恢复了缺损区软硬组织量，取得了满意的种植美学修复效果。因此，对于严重软硬组织缺损的美学区种植病例，利用自体骨"栅栏"技术和Onlay植骨技术结合GBR技术，是安全且可靠的骨增量方法。

关键词：美学区种植；骨缺损；自体骨；"栅栏"技术；Onlay植骨；GBR

上颌前牙区是根尖囊肿及多生牙、埋伏牙多发的区域，术后多会造成前牙美学区严重的软硬组织缺损，为种植修复造成困难，尤其是腭侧的骨缺损常规植骨技术难以解决。"栅栏"技术作为夹层植骨技术的一种，可以将I型或II型不利型骨缺损变为IV型有利型骨缺损，同期实现水平向及垂直向骨增量，是值得推广的技术。本病例采取"栅栏"技术联合Onlay植骨及多次GBR技术这一方法，进行上颌前牙美学区严重骨量不足病例的骨增量手术，最终为种植手术提供良好的骨量基础，获得了较佳的种植美学修复效果。

一、材料与方法

1. 病例简介 28岁男性患者。主诉：左上前牙拔除3月余，要求种植修复。现病史：患者6年前因外伤致左上前牙折断，未治疗，3个月前，牙龈出现反复肿胀，外院行CBCT检查，诊断为21根尖脓肿+23阻萌，于外院拔除左上切牙及阻萌尖牙，今来我科就诊。既往史：既往体健，否认心脏病、糖尿病、高血压等系统性疾病史，否认肝炎、结核、艾滋病等传染病病史，否认药物及食物过敏史。专科检查：颌面部左右对称，开口型、开口度正常，颞下颌关节无压痛及弹响。前牙区浅覆𬌗、浅覆盖。21、23缺失，21、23区唇侧凹陷明显，21根尖区扪诊有乒乓球感，压痛（+），22 I ~ II度松动，根方牙槽骨丰满。37、46𬌗面可见充填体。余未见明显异常。CBCT检查：21区牙槽突可见2.5cm×2cm的低密度阴影区，边界清

晰，可见部分骨白线；21颊侧骨板缺损严重；22牙根可见低密度阴影区，牙根部分吸收。23区牙槽骨垂直向缺损明显。牙周状况：口腔卫生良好，未探及牙结石，全口牙龈色粉、质韧，未探及牙周袋，BOP（－），余未见明显异常。

2. 诊断 21、23缺失；21区残余囊肿。

3. 治疗计划

（1）21区行囊肿摘除术：因21区囊肿较大，拟先行囊肿摘除术+同期植骨术。

（2）22同期拔除：因22牙根有部分吸收并松动，同时影响种植修复的设计，拟同期拔除22。

（3）选择骨增量技术，改善垂直向及水平向骨缺损情况后择期行21、23种植，21~23联冠修复。

4. 治疗过程（图1~图23，表1）

（1）21区囊肿摘除 + 22拔除+GBR：4%阿替卡因局部麻醉下消毒、铺巾，21区牙龈切开翻瓣，可见颊侧基骨一椭圆形囊性占位病变，摘除囊肿，冲洗清创，同期微创拔除22，术区行GBR植骨，植入Bio-Oss骨粉，覆盖Bio-Gide膜，牙龈无张力间断缝合，术毕。囊肿摘除术+GBR术后6个月CBCT示：原囊肿区域成骨良好，已无明显低密度影像；22区牙槽骨骨宽度与高度出现不同程度吸收改建。

（2）GBR术后6个月行"栅栏"技术 + Onlay植骨（Bio-Oss，Bio-Gide）：4%阿替卡因局部麻醉下消毒、铺巾，21~23区牙龈切开翻瓣，可见21区骨量丰满，22区颊侧骨量不足，22远中区及23区牙槽骨高度严重不足伴腭侧骨缺损。从右侧下颌升支取块状骨，制作骨片，用植骨钉固定在

作者单位：镇江市口腔医院

通讯作者：张凯亮；Email: zhangkl@lzu.edu.cn

22、23区腭侧及23区颊侧，形成"栅栏"样植骨区，在22颊侧植骨钉固定块状骨行Onlay植骨，植入Bio-Oss骨粉，覆盖Bio-Gide膜，腭侧制备带蒂结缔组织瓣，移植于牙槽嵴顶处，牙龈无张力间断缝合，术毕。Onlay植骨术后CBCT示：植骨区域获得满意的骨高度及宽度。

（3）行21、23种植术+GBR：植骨术后7月CBCT示植骨区域成骨良好，牙槽骨宽度、高度恢复良好，23区骨高度略低于邻牙区。4%阿替卡因局部麻醉下消毒、铺巾，21~23区牙龈切开翻瓣，去除植骨钉，见成骨良好，球钻平整骨面并定位，先锋钻导航，麻花钻逐级扩孔，预备种植窝，分别在21、23位点植入Ankylos（A14）种植体两颗，植入扭矩为15N·cm，检查植入方向及初期稳定性良好，旋入封闭螺丝，22、23区行GBR技术，植入Bio-Oss骨粉，覆盖Bio-Gide膜。牙龈松解，无张力间断缝合，术毕。种植术后CBCT示：种植体位置及平行度良好，种植体周围骨量充足。

（4）二期手术：4%阿替卡因局部麻醉下消毒、铺巾，21、23区牙龈切开，更换牙龈愈合基台，缝合，术毕。

（5）取模+比色：21、23安装闭口式印模柱，上颌3M Express STD

硅橡胶印膜材二次印模法种植个性化取模，下颌藻酸盐印膜材料取模，常规比色2M2，制作临时树脂牙冠塑形。

（6）牙龈塑形3个月：21、23临时基台就位，调整临时牙冠形态，调殆，抛光，预粘接。每4周调整一次，逐渐获得满意牙龈形态及高度。

（7）戴牙：21、23最终基台就位，15N·cm扭矩旋紧，威兰德氧化锆全瓷冠就位顺利，边缘密合，形态良好，比色协调，牙胶封闭螺丝孔，3M Unicerm最终粘接。去除多余粘接材料，调殆，抛光，完成修复过程。

二、结果

本病例通过采用自体骨"栅栏"技术及Onlay植骨技术，结合利用低替代率的异种骨移植材料进行多次GBR，最终获得了满意的骨宽度和骨高度，为后期的种植美学修复提供了基础，获得了非常好的治疗效果。因此，对于牙槽嵴重度萎缩的病例，联合应用"栅栏"技术+Onlay植骨技术+GBR技术是较为可靠的骨增量技术，效果确切，为种植修复的美学效果提供了保障。

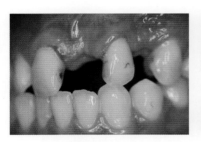
图1　术前口内唇面像

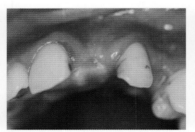
图2　术前口内殆面像

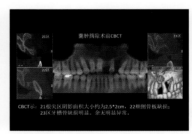
图3　囊肿摘除术前CBCT

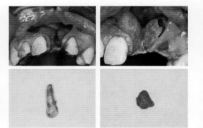
图4　囊肿摘除术：切开翻瓣，显露囊肿病损区，拔除22，摘除残余囊肿

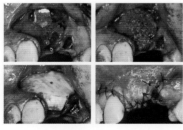
图5　囊肿摘除术：植入Bio-Collage+Bio-Oss骨粉，覆盖Bio-Gide膜，牙龈间断无张力缝合

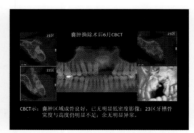
图6　囊肿摘除术后6个月CBCT

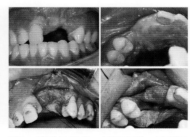
图7　骨增量手术：切开翻瓣，显露远中骨缺损

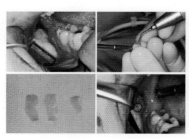
图8　骨增量手术：下颌升支取骨，预备骨片

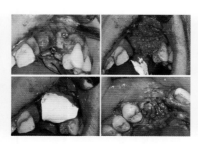
图9　骨增量手术：植骨钉颊腭侧固定骨片形成"栅栏"，植入Bio-Oss骨粉，覆盖Bio-Gide膜，转腭侧带蒂结缔组织瓣，关闭创口，无张力缝合

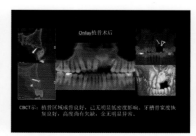
图10　骨增量手术后CBCT

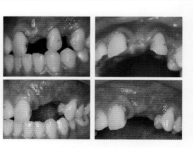
图11　植骨术前与植骨术后9个月口内像对比图

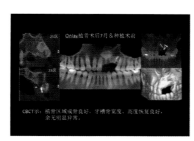

图12　骨增量手术后7月CBCT

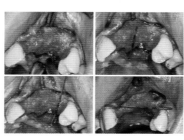

图13　种植手术：切开翻瓣示骨的水平宽度及垂直高度得到很好地恢复

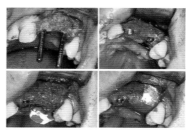

图14　种植手术：植入Ankylos（A14）种植体两颗，植入Bio-Oss骨粉，覆盖Bio-Gide膜

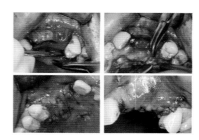

图15　种植手术：腭侧带蒂隧道瓣移植，间断无张力缝合

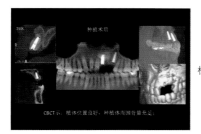

图16　种植术后CBCT

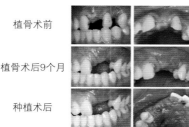

图17　植骨术前、植骨术后9个月与种植术后口内像对比图

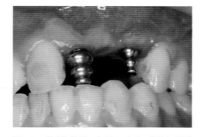

图18　种植术后7个月Ankylos闭口式印模

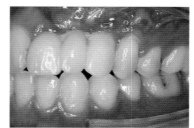

图19　牙龈塑形唇面像

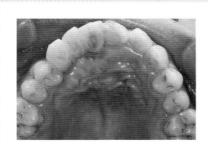

图20　牙龈塑形殆面像

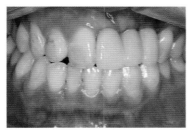

图21　戴牙

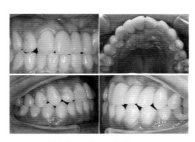

图22　种植术后1年口内像

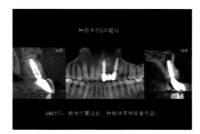

图23　种植术后1年CBCT

表1　美学风险评估

美学风险因素	风险水平		
	低	中	高
健康状况	健康，免疫功能正常		免疫功能低下
吸烟习惯	不吸烟	少量吸烟，< 10支/天	大量吸烟，>10支/天
患者美学期望值	低	中	高
唇线	低位	中位	高位
牙龈生物型	低弧线形、厚龈生物型	中弧线形、中龈生物型	高弧线形、薄龈生物型
牙冠形态	方圆形	卵圆形	尖圆形
位点感染情况	无	慢性	急性
邻面牙槽嵴高度	到接触点<5mm	到接触点5.5~6.5mm	到接触点>7mm
邻牙修复状态	无修复体		有修复体
缺牙间隙宽度	单颗牙（>7mm）	单颗牙（<7mm）	2颗牙或2颗牙以上
软组织解剖	软组织完整		软组织缺损
牙槽嵴解剖	无骨缺损	水平向骨缺损	垂直向骨缺损

三、讨论

1. 前牙美学区的骨缺损将严重影响种植体的植入位点的选择及种植修复后的美学效果，所以必须通过骨增量手术来获得足够的垂直向及水平向骨量。

2. 前牙区因囊肿及肿瘤手术、外伤及埋伏牙拔除造成的颌骨严重的骨缺损将给种植带来巨大的挑战，单一的骨增量技术无法获得满意的效果。

3. 此病例除了有垂直向骨缺损外，还合并有腭侧水平向缺损，"栅栏"技术能较好地同时解决水平向及垂直向骨缺损，尤其对腭侧的骨缺损修复优势明显。

4. 通过采用自体骨"栅栏"技术及Onlay植骨技术，结合利用低替代率的异种骨移植材料进行多次GBR，我们取得了预期的治疗效果，患者非常满意。

引导骨再生术修复上颌单牙大面积骨缺损行种植修复1例

任明明　许胜　柳忠豪

摘要

目的：评价引导骨再生术（GBR）修复上颌单牙大面积牙槽骨缺损，延期进行种植修复缺失牙的临床效果。**材料与方法**：对1例因长期慢性炎症导致上颌单牙牙槽骨大面积骨缺损的患者，采用GBR修复牙槽骨缺损骨量，术后10个月延期进行种植体植入，种植术后4个月完成上部结构修复，并于修复完成后1年随访，观察种植修复临床效果及成骨效果。**结果**：GBR术后10个月，影像学检查术区组织成骨良好，种植骨量充足，种植术后4个月，通过ISQ值及X线检查确定种植体与骨之间达到良好的骨结合，上部结构修复后1年复查，CBCT和平行投照根尖片检查，种植体周骨结合良好，未出现明显骨吸收，患者对种植修复效果满意。**结论**：引导骨再生术能有效地修复单牙牙槽骨大面积骨缺损，达到较好的骨增量效果，结合种植修复缺失牙能获得满意的临床疗效。

关键词：引导骨再生术；骨缺损；种植修复

目前，利用种植修复缺失牙已成为主要的修复治疗方式，但我们在临床上却经常遇见牙槽骨因牙齿缺失时间较长出现萎缩吸收或局部炎症造成的骨量不足，影响种植体的植入。随着新技术的不断发展，各种骨增量手术被应用于临床，其中引导骨再生技术（guided bone regeneration，GBR）是目前解决骨量不足的重要手术方法。1993年，Buser教授提出引导性骨再生的概念，其原理是根据各类组织细胞迁移速度的不同，通过使用骨支架材料及屏障膜，选择性地排除组织上皮及结缔组织进入骨缺损区，允许有潜在生长能力、迁移速度较慢的前体成骨细胞进入缺损区，优势生长，实现缺损区的骨修复性再生，从而扩增牙槽嵴骨量，为后期种植体植入做准备。GBR成功的关键是防止不需要的纤维结缔组织细胞和上皮细胞进入骨缺损区并优势生长、创造和维持空间、保护血凝块、稳定伤口。

大量实验研究表明，GBR技术在解决种植前骨量不足方面有很好的效果，能增加牙槽骨的厚度和高度，但是对于较大骨组织缺损，单纯应用GBR技术恢复骨量效果并不理想。Simion M认为，单纯引导骨组织再生术成骨量受限制，GBR技术多用于牙槽骨宽度不足时，以增加牙种植区唇颊侧的宽度，但增加牙槽嵴垂直的高度一般不超过6mm。

宿玉成教授按照牙槽骨缺损的可预期性将牙槽骨缺损分为有利型和不利型骨缺损两类，术前综合分析本病例牙槽骨缺损形态，我们认为属于不利型骨缺损中的有利型骨缺损，因此决定采用GBR技术进行骨增量；结合各种植骨材料的特点，我们最终选择可塑性高、吸收缓慢的Bio-Oss Collagen作为支架，间隙中填塞Bio-Oss骨粉，表面覆盖双层Bio-Gide膜，同时局部使用钛钉、与腭侧黏膜缝合来稳定植骨材料；为保证充分的成骨效果，引导骨再生术后10个月，我们进行种植体的植入，并于种植术后4个月进行上部结构的修复，修复完成后1年复查时，我们再次对患者进行CBCT检查，以确认种植体周成骨的效果。

一、材料与方法

1. 病例简介　49岁男性患者，因左上后牙松动不适来诊。患者平素体健，自诉无高血压、心脏病、糖尿病等全身系统性疾病，无肝炎等传染性疾病，无青霉素类药物过敏史。颌面部检查：颌面部营养状态良好，颌面部对称，无颌面部畸形，颞下颌关节的活动度适中，颞下颌关节无弹响，外耳道前壁检查活动度对称，开口度Ⅲ度，开口型对称。口内检查：24松动Ⅲ度，种植前1个月自行脱落，拔牙窝愈合中（图1、图2），11、21缺失，缺牙区牙龈恢复较好，无明显红肿，近远中向、颊舌向距离可，余牙牙周状况一般，色素（++），PD：2～4mm，AL：2～6mm。CBCT（初诊）检查示：24周围牙槽骨完全吸收，颊舌侧骨壁完全缺失，仅在23远中、25近中余留少量牙槽骨，24完全悬浮于牙槽骨上端，牙根距离牙槽嵴顶部约2mm，11、21缺失，全口牙槽骨广泛混合吸收至根中1/2-根尖1/3处，16、26、36、37、46、47根分叉区见低密度影像（图3）。

2. 诊断　上颌牙列缺损；慢性牙周炎。

3. 治疗计划

（1）初步治疗计划：①牙周序列治疗；②24拔除，行常规固定桥、可摘局部义齿或种植修复，如行种植修复，需行骨增量手术；③11、21行可摘局部义齿或种植修复。

1周后患者复诊，诉左上后牙自行脱落，来诊选择种植修复缺失牙，与

作者单位：烟台市口腔医院

通讯作者：柳忠豪；Email: dentlzh@163.com

患者沟通交流并知情同意后，制订最终治疗计划。

（2）最终治疗计划：①全口牙周序列治疗；②24行GBR骨增量+延期种植；③11、21行GBR骨增量+同期种植。

4. 治疗过程

（1）24区手术过程：患者知情同意，常规消毒、铺巾，24区局部麻醉下切开、翻瓣，去除24拔牙窝内肉芽组织，见24区颊腭侧骨板完全缺失，缺损区口小底大烧瓶状，近远中骨壁相距6~8mm，垂直向骨缺损约10mm，彻底清创，底部牙槽骨球钻预备出血孔，见血供丰富，上置Bio-Oss Collagen，间隙内填塞Bio-Oss骨粉，颊腭侧分别覆盖Bio-Gide膜，上方覆盖双层Bio-Gide膜，颊侧根方钛钉固定胶原膜，腭侧将胶原膜与腭侧黏膜缝合固定，牙槽嵴顶严密缝合创口（图4~图10）。

10个月后患者复诊，口内检查见24术区牙龈愈合良好，无明显红肿（图11），CBCT检查示24区牙槽骨垂直向和水平向骨量充足（图12），行种植体植入手术，球钻定位，扩孔钻逐级预备种植窝，导向杆检测方向，最终于24位点植入Straumann软组织水平4.1mm×10mm SRN种植体1颗，扭矩30N·cm，转瓣缝合创口。术后X线片显示种植体植入方向、位置良好（图13~图18）。

（2）上部结构最终修复：24种植体植入术后4个月复查，愈合基台、种植体无松动，ISQ值为：M:72；D:72；B:72；L:72，X线检查见种植体周围骨结合未见明显异常（图19），行上部氧化锆全瓷冠修复，调整邻接关系正常，咬合无高点，患者无不适后3M玻璃离子永久粘固，去净粘接剂，X线示种植体冠基台密合（图20~图23）。

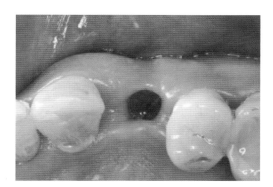 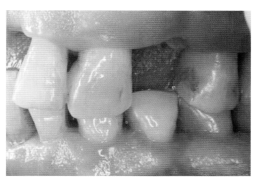 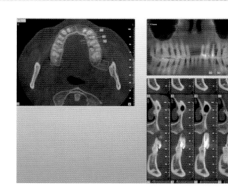

图1 初诊时口内殆面像　　图2 初诊时口内侧面像　　图3 初诊时X线检查

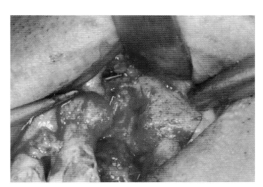 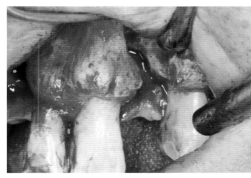 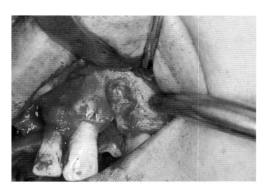

图4 引导骨再生术中1　　图5 引导骨再生术中2　　图6 引导骨再生术中3

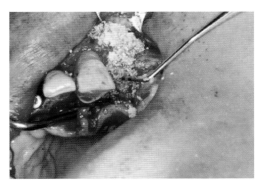 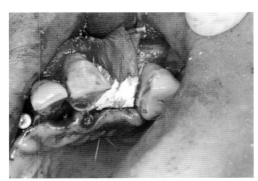 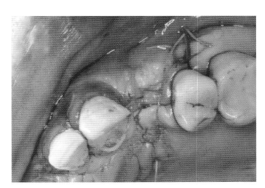

图7 引导骨再生术中4　　图8 引导骨再生术中5　　图9 引导骨再生术中6

修复完成后1年复查，患者无不适，种植体上部结构完整，邻接咬合可，种植体周围软组织未见明显异常，为确认成骨效果，我们对术区再次进行CBCT检查及平行投照X线检查，种植体周骨结合良好，牙槽骨高度及宽度较种植前未见明显降低，临床效果满意（图24~图27）。

（3）材料：植骨术前CT机：NewTomVGi CT机（意大利）；种植术前及修复后1年复查CT机：Sirona XG3D（德国）；种植体及器械：ITI系统种植体及配件（Straumann，瑞士）、日本NSK Surgic XT Plus种植机、Bio-Oss Collagen（瑞士盖氏制药有限公司）、Bio-Oss 骨粉（瑞士盖氏制药有限公司）、Bio-Gide膜（瑞士盖氏制药有限公司）、钛钉。

二、结果

GBR术后10个月，通过影像学和临床检查，上颌骨增量区组织成骨良好，为种植体植入提供了充足的骨量；种植术后4个月上部结构修复前，ISQ值及X线检查确定种植体与骨之间达到良好的骨结合；修复完成后1年复诊进行CBCT检查，再次确定种植体周骨结合良好，牙槽骨高度及宽度较种植术前均未出现明显的降低，临床效果满意。

三、结论

本病例单纯应用引导骨再生术有效地修复上颌单牙牙槽骨大面积骨缺损，短期内取得了满意的成骨疗效，其远期疗效有待于进一步的随访观察。

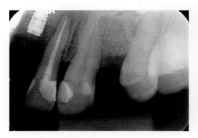

图10　24区引导骨再生术后X线片

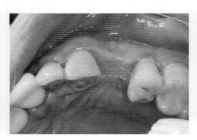

图11　GBR术后10个月口内像

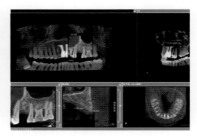

图12　GBR术后10个月CBCT检查

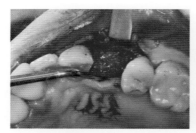

图13　24牙种植术中1

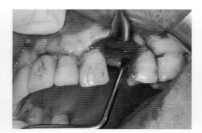

图14　24牙种植术中2

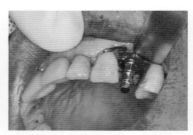

图15　24牙种植术中3

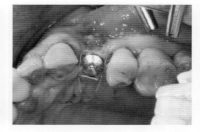

图16　24牙种植术中4

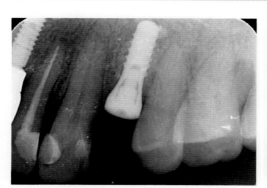

图17　24牙种植术后X线检查1

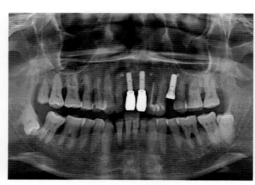

图18　24牙种植术后X线检查2

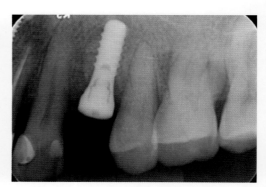

图19　24牙植入术后4个月X线片检查

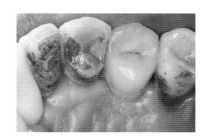

图20　24牙上部结构修复1

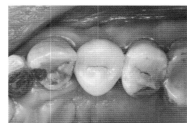

图21　24牙上部结构修复2

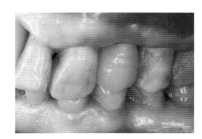

图22　24牙上部结构修复3

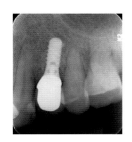

图23　24牙上部结构修复4

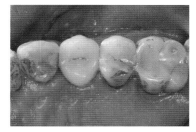

图24　24牙修复后1年复查1

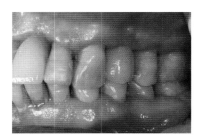

图25　24牙修复后1年复查2

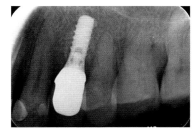

图26　24牙修复后1年复查3

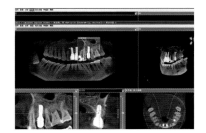

图27　24牙修复后1年复查4

参考文献

[1] Buser D, Dura K, Belse Restorativer U, et al. Localized ridge augmentation usin g guided bone regeneration[J]. International Journal of PeriodonticsDentistry, 1993,13:29.

[2] Kay SA, Wisner Lynch L, Marxer M, et al. Integration of aresorbable membrane and a bone graft material[J]. Practical Periodontics and Aesthetic Dentistry, 1997,91:85–194.

[3] Simion M,J ovanovic SA, Trisi P, et al. Vertical ridgeaugmentation around dental implants using amembrane technique and autogenous bone or allografts in humans[J]. Int J Periodontics Restorative Dent,1998,18: 8–23.

[4] 宿玉成. 引导骨再生的原则与临床应用[J]. 中华口腔医学杂志, 2012, 47(10):588–593.

髂骨移植颌骨重建合并下颌神经游离种植体支持可摘-固定修复极度萎缩无牙颌患者1例

刘堃　吴煜农　光寒冰　汤春波

摘要

目的：观察1例因重度牙周炎缺牙的无牙颌患者，先行髂骨移植颌骨重建同期双侧下颌神经游离术后，延期采用种植体支持的金沉积套筒固定-活动联合修复的临床效果，为临床上此类患者的修复设计提供思路。**材料与方法**：一名47岁因重度牙周炎缺失全口牙齿的女性患者，全麻下进行髂骨移植重建上下颌骨，超声骨刀行双侧下颌神经游离术并同期于36、46位点植入两颗种植体，延期植入其余种植体。6个月后行种植二期手术，二次印模法取模，成品基台和金沉积冠分别作为套筒冠的阳性和阴性部分，上颌采用聚醚醚酮材料，下颌采用铸造钴铬合金分别制作整体桥架，套筒冠修复。分别于戴牙后1年和3年进行随访，对种植体周围的软硬组织进行临床评估。**结果**：髂骨取骨后未见明显并发症的发生。所植自体骨均成活，未见死骨形成。6个月后延期植入种植体，除21位点1颗种植体未形成骨结合外，其余种植体均未见异常，在未补种种植体的情况下，顺利完成修复。随访期1年时（图16），义齿表面及基台周围大量软垢附着，牙龈略红肿，PD<3mm，X线片显示牙槽骨未见明显吸收；随访期3年时（图17），义齿表面及基台周围少量软垢附着，牙龈略红肿，PD<3mm，X线片显示牙槽骨未见明显吸收（图18）。重度牙周炎可引起牙槽骨的大量吸收、缺损，由它所引起的无牙颌患者，往往牙槽骨低平，使用传统的全口义齿修复时，常会出现义齿稳定性差、固位不良的问题，给患者带来了痛苦。种植义齿的出现为此类患者提供了新的选择，种植体固位的覆盖义齿解决了义齿固位不良的问题，但大面积的承重基托的存在，给患者带来了不适感，甚至发音障碍。多种植体支持的种植固定修复因没有基托、异物感小、咀嚼效率高、美观等优点而为无牙颌患者所青睐。但种植固定修复所需种植体数目较多、创伤较大，且费用较高，这又使得很多患者望而却步。另外有研究显示，牙周病史患者进行固定种植修复的短期成功率与没有牙周病史患者相似，但长期成功率（>10年）较低，这可能是因为固定修复的患者自我维护相对较为困难所致。近来有研究表明，多种植体支持的套筒冠义齿固位支持作用良好，且获得了长期的成功率，种植体支持的套筒冠义齿因无基托伸展，患者舒适度良好，又因其可拆卸，便于患者口腔的清洁维护。本研究对因重度牙周炎导致的颌骨极度萎缩的无牙颌患者进行了自体骨重建、下颌神经游离及种植体支持的金沉积套筒冠修复后的中短期临床效果进行了观察。

关键词：无牙颌；髂骨移植；金沉积；套筒冠；牙种植体

一、材料与方法

1. **病例简介**　47岁患者，于2013年8月30日来我院就诊，自诉1年前，因牙周炎拔除口内所有牙齿，后行全口活动义齿修复。因该活动义齿稳定性不良，活动明显，且为反𬌗（图1），义齿面容，显苍老（图2），遂要求种植固定义齿修复，改善固位和美观。自诉无心脏病、高血压和糖尿病等系统性病史，无吸烟、嗜酒等不良习惯。

2. **治疗过程**

（1）手术过程：患者仰卧位，全麻下于上下颌牙槽嵴顶切开牙龈，全厚瓣翻开，测量骨缺损区大小，确定需取髂骨的量。自患者髂嵴切取相同大

小的骨块及适量松质骨（图3），修整骨块形态并植于种植区唇侧牙槽嵴，钛钉固定（图4），植入骨块与受床骨空隙用松质骨和Bio-Oss骨粉填满，勿留间隙。植入骨块应稍丰满，以补偿骨质吸收。髂骨取骨区骨蜡止血，放置橡皮片引流，分层缝合，局部沙包加压。下颌双侧颏孔区超声骨刀切除颊侧皮质骨，游离下颌神经前段，于36、46位点同期植入种植体后再将游离神经放回原位，充分减张缝合。术后漱口液含漱，保持口腔卫生，术后1～2天拔除引流片，10天拆线。

6个月后局部麻醉下翻瓣，去除微螺钉后，植入10颗种植体（上颌6颗，下颌4颗），潜入式愈合（图5）。4个月后行种植二期手术，1周拆线。

（2）修复过程：3周后，待牙龈愈合进行初次印模的制取（图6），制取印模时发现21位点种植体未形成骨结合（图7），遂拔除该种植体，后未进行种植体的补种。技工室制作个性化托盘及个性化转移杆。次日，将个性化转移杆于患者口内就位后，成形树脂将杆连接，个性化托盘制取终印模

作者单位：南京医科大学附属口腔医院

通讯作者：汤春波；Email: cbtang@njmu.edu.cn

（图8）。技工室灌制工作模型（图9、图10），制作蜡堤。临床上进行颌位关系记录（图11），上𬌗架。技工室完成金沉积套筒的制作，口内试戴金沉积套筒（图12、图13）和支架，再次咬蜡，确认颌位关系（图14）。2周后，将种植修复基台和金沉积套筒冠于口内就位后，将金沉积套筒与支架粘接，去除多余的粘接剂，调𬌗抛光，完成义齿修复（图15）。分别于1年和3年后复查，临床检查、拍摄X线片及口腔卫生指导（图16～图18）。

二、讨论

本病例中患者的骨萎缩严重，不仅在双侧后牙区，CBCT显示上下颌前牙区的水平向和垂直向的骨缺损也是非常严重的。在全颌牙槽骨极度萎缩并伴有大量软组织缺损的情况下种植活动义齿修复是首选。但患者一直以来佩戴的活动义齿，咀嚼效率低下、异物感和对发音的影响让患者强烈要求进行种植固定修复。骨缺损修复的材料种类繁多，自体骨因为有骨生成、骨诱导和骨传导的作用，在骨缺损修复材料中是首选。本病例中，使用自体髂骨对下颌双侧颏孔前区进行了水平向骨增量，对上颌双侧前磨牙前区进行了水平向和垂直向骨增量，为后期种植体的植入奠定了基础。

在全颌固定种植修复中，由于上、下颌后牙区的骨萎缩和局部的特殊解剖结构，临床上可能会选择悬臂梁结构，但是有文献报道，悬臂梁是造成种植义齿机械并发症的一个重要原因。本病例中，为了患者的修复体的长期稳定性，采取了上颌后牙区的上颌窦提升植入种植体和下颌的双侧下颌神经游离后植入种植体的设计，尽量避免悬臂梁，尽可能地减少机械并发症的发生。

本病例在后期修复时发现左上1颗种植体未形成骨结合，并未补种种植体，主要是考虑失败种植体位于整体桥架的中央位置，未形成悬臂梁，考虑到补种种植体会增加患者痛苦并延长患者的治疗周期，在和患者充分沟通后决定放弃补种种植体。

电镀技术最早应用于牙科是在1840年，1961年Rogers应用此技术制作嵌体，并引入电沉积概念，随后应用于金冠和金瓷冠。金沉积冠因其具有边缘密合度好、减少菌斑堆积和制作相对简单、经济等优势而曾一度为临床医生所青睐。本研究应用金沉积冠作为第三方结构，并于口内粘接，既保留了金沉积冠的精密性，也保证了一体式支架的被动就位，为种植的长期成功提供了重要的前提。

根据患者的重度牙周病失牙病史，给患者设计了固定–可拆卸式全口义齿，主要是从患者的口腔卫生保持和牙周炎易感性方面考虑。有研究表明，牙周病患者种植体周围炎的发生率较高。设计能有效保持清洁，避免牙周炎相关菌群聚集的义齿是减少种植体周围炎发生的有效方法。此设计的重要性在后来的复查中也体现了出来。

三、总结

总之，在有重度牙周炎病史且牙槽骨极度萎缩的患者，可采用自体骨移植来获取种植所需的必要的骨量，应用金沉积套筒来为义齿获得适当的固位力和支持，采用固定可拆卸的义齿设计来满足此类患者的舒适感和发音的要求，是一种有效的方法。病例数少和随访期较短，是本研究的不足；对于长期效果是否可靠，尚需更大样本的病例追踪观察。

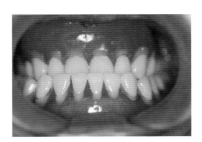

图1　患者全口义齿为反𬌗

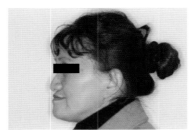

图2　患者义齿面容

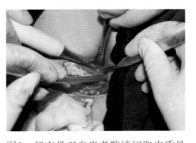

图3　超声骨刀自患者髂嵴切取皮质骨和松质骨

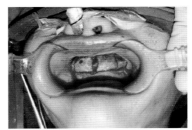

图4　修整骨块形态并植入于种植区唇侧牙槽，钛钉固定

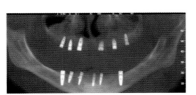

图5　植入种植体

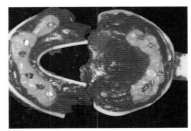

图6　制取初印模

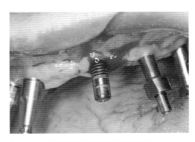

图7　21位点种植体骨结合失败

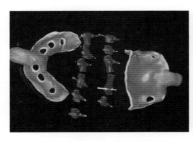
图8 个性化托盘和个性化转移杆

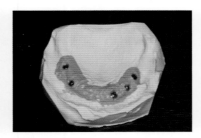
图9 工作模型1

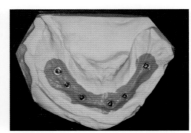
图10 工作模型2

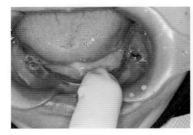
图11 颌位记录

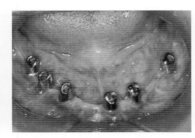
图12 基台和金沉积套筒冠口内就位1

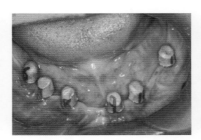
图13 基台和金沉积套筒冠口内就位2

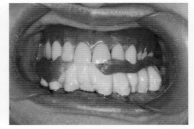
图14 金沉积套筒和支架就位后再次确认咬合关系

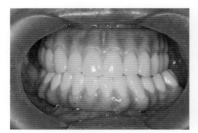
图15 戴牙完成

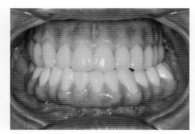
图16 1年后复查，口内像

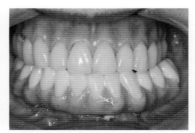
图17 3年后复查，口内像

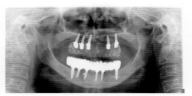
图18 3年后复查时X线片

参考文献

[1] Meyle J, Gersok G, Boedeker RH, et al. Long-term analysis of osseointegrated implants in non-smoker patients with a previous history of periodontitis[J]. Journal of Clinical Periodontology, 2014, 41(5):504.

[2] Mario R, Luca B, Paola D, et al. Long-term results of a three arms prospective cohort study on implants in periodontally compromised patients: 10-year data around sandblasted and acid-etched(SLA) surface[J]. British Dental Journal, 2015, 218(9):1105-1112.

[3] Frisch E, Ziebolz D, Rinke S. Long-term results of implant-supported over-dentures retained by double crowns: a practice-based retrospective study after minimally 10 years follow-up[J]. Clinical Oral Implants Research, 2013, 24(12):1281.

[4] Ahlmann E, Patzakis M, Roidis N, et al. Comparison of anterior and posterior iliac crest bone grafts in terms of harvest-site morbidity and functional outcomes[J]. Journal of Bone & Joint Surgery American Volume, 2002, 84-A(5):716.

[5] Aglietta M, Siciliano VI, Zwahlen M, et al. A systematic review of the survival and complication rates of implant supported fixed dental prostheses with cantilever extensions after an observation period of at least 5 years[J]. Clinical Oral Implants Research, 2009, 20(5):441.

[6] Rogers OW, Armstrong BW. Electroforming a gold matrix for indirect inlays[J]. Journal of Prosthetic Dentistry, 1961, 11(5):959-966.

[7] Meyle J, Gersok G, Boedeker RH, et al. Long-term analysis of osseointegrated implants in non-smoker patients with a previous history of periodontitis[J]. Journal of Clinical Periodontology, 2014, 41(5):504.

[8] Mario R, Luca B, Paola D, et al. Long-term results of a three arms prospective cohort study on implants in periodontally compromised patients: 10-year data around sandblasted and acid-etched (SLA) surface[J]. British Dental Journal, 2015, 218(9):1105-1112.

前牙美学区的引导骨再生及种植修复

李雪倩　张巧　张玉峰

摘要

10余年前受外伤后上前牙变色，影响美观，要求修复。口内检查：11、21牙齿变色，轻微外倾错位，牙体间冠根向裂纹，叩痛（+）。影像显示11、21根尖阴影，11在根上1/3折断，21颊侧骨壁缺失。计划行11、21拔除后位点保存，延期种植修复。11、21拔除后，术中发现大面积骨缺损，在骨壁不完整处，放入rhBMP-2，补充Bio-Oss骨粉，覆盖Bio-Gide生物膜。4个月后，成骨效果较好。植入两颗Ankylos 3.5mm×11mm种植体，上覆盖螺丝，补充骨粉，严密缝合。4个月后，行二期手术。3周后取模，制作临时牙塑形牙龈形态。每月复诊调整临时牙形态。戴临时牙3个月后，行个性化取模，制作最终修复体。戴牙后，美学效果良好。戴牙后1个月、3个月、6个月分别进行复查，检查见患者口腔卫生情况良好，牙龈曲线较戴牙时无明显退缩，种植牙周围角化黏膜增加，拍摄根尖牙片未见异常。患者对治疗效果满意。

关键词：前牙区；骨缺损；引导骨再生；骨形发生蛋白-2（rhBMP-2）

随着种植技术的发展，种植义齿修复逐渐成为患者修复方式的首选。患者对于修复牙齿的要求也不仅仅局限于功能，更加注重美学效果。而在前牙区，由于外伤、长期的炎症等原因，常常造成颊侧骨板缺失、骨量不足，不仅影响了种植手术，也会影响后期修复的美学效果。目前，膜引导骨增量技术的运用日益广泛，它不仅拓宽了种植手术的适应证，同时带给患者满意的治疗效果。在此，围绕以下一则病例，探讨骨增量技术的应用。

一、材料与方法

1. **病例简介**　30岁女性患者。主诉：上前牙变色10余年。现病史：患者10余年前上前牙受外伤后未处理，牙齿逐渐移位且牙齿变色，影响美观，现至我院要求修复。既往史：否认系统病史。口外检查：患者面部左右对称，嘴唇丰满，中位笑线。面部无明显不对称、肿胀或擦伤。无颞下颌关节弹响或张口受限和偏斜。口内检查：11、21牙齿变色，轻微外倾错位，牙体间冠根向裂纹，叩痛（+）。11牙龈退缩，12、11间及21、22间龈乳头缺失。全口口腔卫生一般，BOP（+），PD：0~2mm。后牙咬合关系稳定，前牙深覆𬌗。3个月前CBCT显示：12、11、21根尖暗影。11在根上1/3折断，21颊侧骨壁缺失。就诊牙片显示12已行根管治疗。

2. **诊断**　11、21牙齿变色；11、21根尖周炎；12根尖囊肿治疗术后。

3. **治疗计划**

（1）建议至正畸科纠正深覆𬌗。

（2）拔除11、21，清创后行位点保存；骨组织愈合后行种植修复。患者拒绝正畸治疗，同意种植治疗方案。

4. **治疗过程**（图1~图30）

（1）术前制订方案：初诊常规问诊，口内口外检查，影像学检查。

（2）拔除埋伏牙同期进行位点保存术：再次与患者对治疗费用、过程、预后、手术并发症等问题进行确认后，知情同意并签署协议书。常规术前准备、消毒、铺巾。于12~22区域行浸润麻醉，在上颌前牙区做梯形切口，翻起黏骨膜软组织瓣，微创拔除11、21，去除炎性组织，对牙槽窝进行刮治，进行牙槽骨修整后，用3%过氧化氢及生理盐水进行反复的冲洗。可见21区域唇侧骨壁缺损。其中12根尖区骨组织大量缺损，清理12根尖区，再次用3%过氧化氢及生理盐水进行反复的冲洗。清理拔牙窝后，在骨缺损区放入rhBMP-2，修整后的骨屑及Bio-Oss骨粉混合填塞于块状骨周围间隙内，表面覆盖Bio-Gide生物膜，周围软组织充分减张后严密缝合创面，术后静脉滴注抗生素5天预防感染。术后CT显示骨移植成功。

（3）种植一期手术：骨移植4个月后受植区愈合良好，原骨缺损区域轮廓饱满。进行CBCT检查，植骨区域骨密度增加，骨宽度明显增加。经测量发现拟种植区域骨量充足。常规切开翻瓣，选择种植位点，逐级预备种植窝，在11、21相应位置分别植入Ankylos 3.5mm×11mm的种植体，种植体植入后安装覆盖螺丝，严密缝合切口。

（4）临时修复体软组织塑形：4个月后，取模，佩戴临时牙，每月复诊，观察软组织形态并对临时牙龈缘形态做相应的修整。

（5）个性化取模：牙龈形态诱导满意后，行个性化取模。自然光下比色，并拍照记录寄往加工厂。参考临时牙形态，患者最终修复体的形态为腭侧开孔，设计为螺丝固位。

（6）戴最终修复体：3周后戴最终修复体。11、21试戴后，就位顺利，边缘密合，邻接关系良好，牙龈状态良好。患者舒适满意后，上紧修复基台，用棉球暂封氧化锌及树脂封闭螺丝孔。拍摄戴牙后牙片，下医嘱，交

作者单位：武汉大学口腔医院

通讯作者：张玉峰；Email: zyf@whu.edu.cn

代注意事项。

生情况良好，牙龈曲线无明显退缩，种植牙周围角化黏膜增加。拍摄根尖片未见异常。患者对治疗效果满意。

二、结果

患者戴冠后1个月、3个月、6个月分别进行复诊，复查时见患者口腔卫

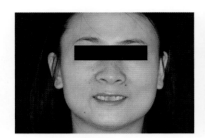

图1　术前正面像

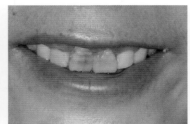

图2　术前正面口唇像

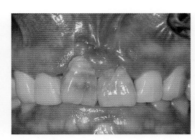

图3　术前口内像1

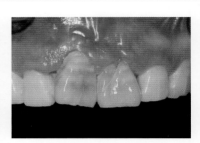

图4　术前口内像2

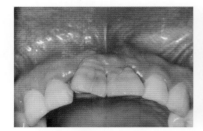

图5　术前口内像3

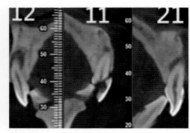

图6　术前CBCT截图

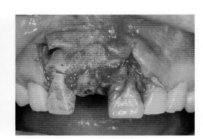

图7　微创拔牙

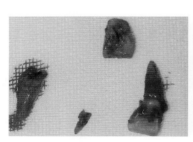

图8　拔除的患牙

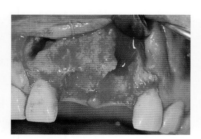

图9　拔牙后骨缺损

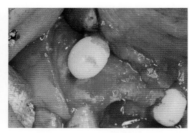

图10　在骨壁不完整处放入rhBMP-2

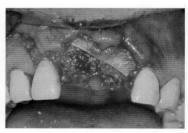

图11　植入骨粉、盖膜

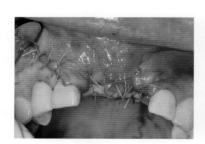

图12　严密缝合创口

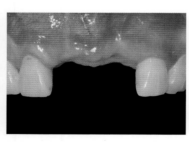

图13　一期术前口内像1

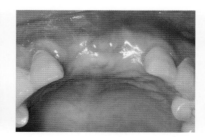

图14　一期术前口内像2

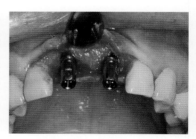

图15　植入两颗种植体

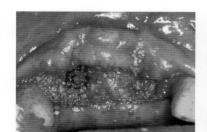

图16　补充骨粉

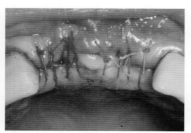

图17　严密缝合创口

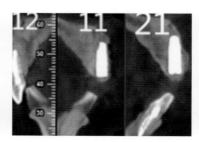

图18　二期术前CBCT截图

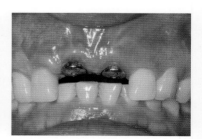

图19　二期术后4周

三、讨论

1. 位点保存　拔牙后的牙槽骨量是种植手术的重要因素。骨量的丧失会增加种植手术的难度、影响种植体的初期稳定性，且对后期的修复效果产生影响。有研究指出，牙槽嵴宽度的60%及高度的40%会在拔牙术后6个月内丧失，因此，如何有效减少拔牙后牙槽骨吸收对于提高延期种植的效果十分重要。位点保存是于拔牙后即刻采取的一类干预技术，是在拔牙后在牙槽窝及骨缺损处填入人工骨粉、覆盖可吸收生物膜对拔牙位点的牙槽骨进行保存，目的是最大限度减少牙槽嵴骨吸收。有实验表明牙槽位点保存术可有效减少拔牙术后牙槽骨量的丧失，有利于延期种植的实施，尤其对牙槽骨缺损量>5mm的患者，效果尤为显著。

2. rhBMP-2和引导骨增量技术　已有文献证实，rhBMP-2可促进骨形成。它可以促进间充质细胞增殖，形成新的软骨，诱导编织骨、板层骨及骨髓的形成。但rhBMP-2机械性能欠佳，在大的骨缺损中，它不能形成支架。目前，人工合成小牛骨粉与可吸收生物膜联合应用广泛，但其缺乏骨诱导性，并且长期效果并不十分理想。而将rhBMP-2与骨替代材料联合使用，结合了两者的优点，成骨效果良好。

3. 临时牙软组织塑形　在前牙美学区，利用临时修复体进行软组织塑形，可形成较好的卵圆形牙龈轮廓，达到较高的美学效果。运用动态加压技术，在初戴临时牙时对牙龈产生一定的压力，2周后，根据情况调整临时牙龈缘形态，使软组织逐步填满空隙。戴临时牙3个月，逐步将牙龈形态调整至理想位置。在此病例中，患者术前11牙龈退缩，12、11间及21、22间龈乳头缺失。经过软组织塑形，虽然11龈缘位置略偏高，但总体较修复前有较大改观，获得了较好的美学效果。

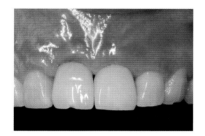

图20　戴临时牙即刻

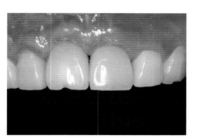

图21　戴临时牙3个月

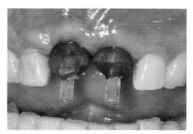

图22　个性化取模1

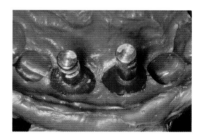

图23　个性化取模2

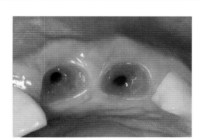

图24　戴临时牙4个月后牙龈形态1

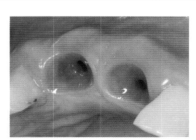

图25　戴临时牙4个月后牙龈形态2

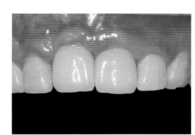

图26　戴最终修复体即刻口内像1

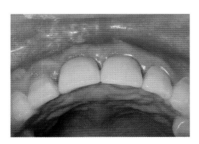

图27　戴最终修复体即刻口内像2

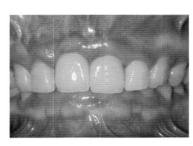

图28　戴最终修复体即刻口内像3

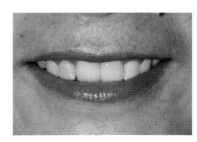

图29　戴最终修复体即刻口唇像

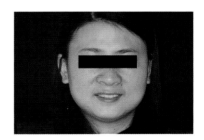

图30　戴最终修复体即刻正面像

参考文献

[1] Hsu KM, Choi BH, Ko CY, et al. Ridge alterations following immediate implant placement and the treatment of bone defects with Bio-Oss in an animal model[J]. Clin Implant Dent Relat Res, 2012,14(5)：690-695.

[2] 曹直, 王亚玲, 刘志云. 牙槽嵴保存术对不同牙槽骨缺损患者延迟种植效果的影响[J]. 口腔医学研究, 2015,8(31):830-833.

[3] Yasunori Okubo, Kazuhisa Bessho, Kazuma Fujimura, et al. Expression of bone morphogenetic protein in the course of osteoinduction by recombinant human bone morphogenetic protein-2[J]. Clin Oral Impl Res, 2002,13: 80-85.

[4] Zhang Q, Zhang LL, Yang Y, et al. Improvement of Implant Placement after Bone Augmentation of Severely Resorbed Maxillary Sinuses with 'Tent-Pole' Grafting Technique in Combination with rhBMP-2[J]. the Chinese Journal of Dental Research. 2017;20(1):9-17.

[5] Julia-Gabriela Wittneben. Peri-implant Soft Tissue Conditioning with Provisional Restorations in the Esthetic Zone: The Dynamic Compression Technique[J]. The international Journal of Periodontics&Restorative Dentistry, 2013,33(4):447-455.

前牙美学区种植联合软硬组织增量

张荣松　魏谋达

摘要

智能钛网可以根据骨缺损类型选择不同的型号，更加便于固定及操作。相较于普通骨膜有更好的支撑及塑形作用。软组织增量对组织缺损的恢复起到一定的积极作用。

关键词： 种植牙；智能钛网；骨增量；结缔组织移植；橡皮障

在骨增量手术中，钛网作为屏障膜具有的优势：有延展性，便于塑形，能够为植骨材料提供稳定的空间。智能钛网优势在于，可以根据骨缺损类型选择不同的型号，更加便于固定及操作。

一、材料与方法

1. 病例简介　40岁男性患者。主诉：左上前牙缺失求修复。现病史：患者2个月前于我院拔除左上前牙，现自觉不美观来我院就诊。既往史：既往体健，无其他系统性病史及口腔拔牙史。一般检查：21缺失，21缺牙间隙过宽，颊侧牙龈区凹陷，牙龈缘轻微红肿，扣诊（－），深覆𬌗。CBCT示：21缺失，牙槽骨呈刀刃状，唇侧骨板缺如。

2. 诊断　上颌牙列缺损。

3. 治疗计划　21种植修复＋GBR＋GTR；11树脂直接修复。

4. 治疗过程（图1～图39）

11、21、22唇侧切开翻瓣（一壁骨缺损），逐级扩孔，Osstem 4.0mm×13mm种植体（偏远中）植入，为11后期增宽提供修复空间。唇侧植入0.5g骨粉（Bio-Oss骨替代材料），连接基柱，3D智能钛网覆盖（一壁骨增量）。愈合帽固定，唇侧骨膜覆盖（Bio-Gide屏障膜25mm×13mm），清创缝合。6个月后复查，创口愈合佳，唇侧软组织少许凹陷，11、21牙龈高度不一致，基台无松动，唇侧略有塌陷，CBCT示骨结合良好，植体周围无阴影。在腭侧取结缔组织瓣，组织面修整后得到规则的结缔组织瓣。11、21、22唇侧翻瓣，取下钛网。结缔组织瓣移植于21唇侧及近远中，放置4.0mm×7mm愈合基台，清创缝合。软组织增量6周后，唇侧塌陷恢复。临时修复基台制作临时修复体。制作临时牙冠以塑造穿龈形态，因患者21位置过宽，建议11近中局部贴面加宽，患者考虑费用问题，与其沟通使用树脂直接修复增宽。临时修复2周后，制作个性化转移杆、个性化印模。术前比色，永久牙冠制作完成，试戴永久修复体。硅橡胶导板下美塑树脂直接充填修复，以关闭间隙。橡皮障下粘接全瓷牙，去除多余粘接剂，调𬌗抛光。

二、结果

术后即刻效果佳，患者满意。术后3个月复查，口腔卫生状况一般。软组织形态质地正常，X线片示骨组织水平稳定，余无明显异常。

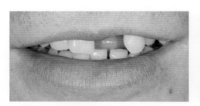

图1　术前正面像

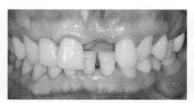

图2　术前口内正面像

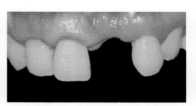

图3　术前口内像

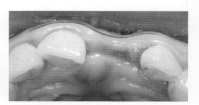

图4　术前𬌗面像

作者单位：苏州牙博士吴江机构

通讯作者：张荣松；Email: 125373033@qq.com

三、结论

1. 智能钛网可以修复一定程度的骨缺损，相较于普通骨膜有更好的支撑以及塑形作用。

2. 软组织增量可以对组织缺损起到一定的积极作用，本病例的软组织量仍有欠缺，导致龈乳头恢复未至完全理想状态。

3. 树脂修复关闭邻间隙较瓷修复更加难以掌控，故影响了一定的术后效果。

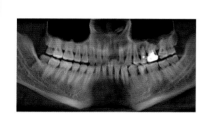

图5 术前CBCT1

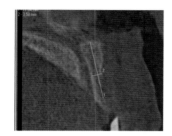

图6 术前CBCT2

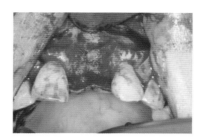

图7 唇侧切开翻瓣

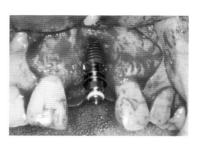

图8 种植体植入

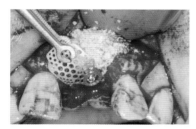

图9 植入骨粉

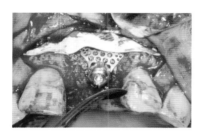

图10 愈合帽固定

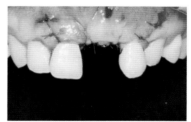

图11 清创缝合

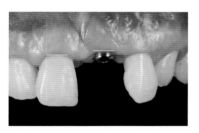

图12 6个月后复查口内像

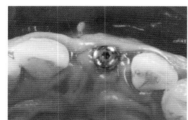

图13 6个月后复查𬌗面像

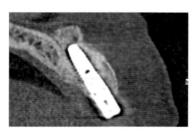

图14 6个月后复查CBCT

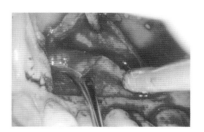

图15 在腭侧取结缔组织瓣

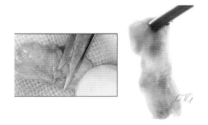

图16 对结缔组织瓣进行修整

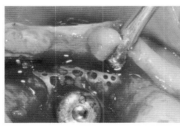

图17 唇侧翻瓣

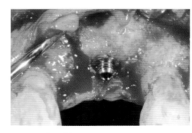

图18 取下钛网

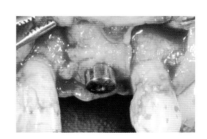

图19 结缔组织瓣放置于21唇侧及近远中

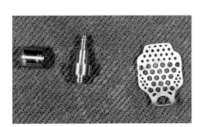

图20 取下的钛网及配件

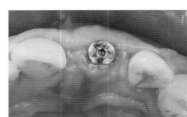

图21 软组织增量6周后，唇侧塌陷恢复

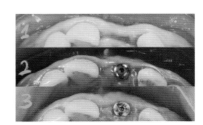

图22 唇侧对比

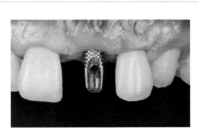

图23 软组织增量6周后口内正面像

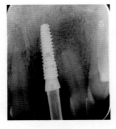

图24　软组织增量6周后X线片

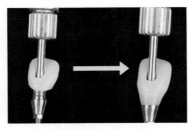

图25　临时修复基台制作临时修复体

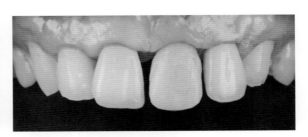

图26　制作临时牙冠以塑造穿龈形态

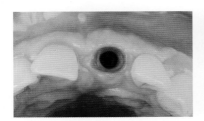

图27　临时修复2周后

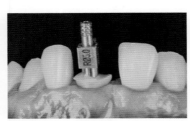

图28　制作个性化转移杆和个性化印模

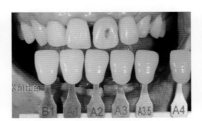

图29　术前比色1

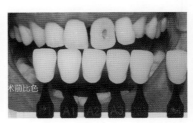

图30　术前比色2

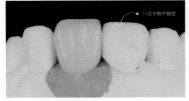

图31　永久牙冠制作完成

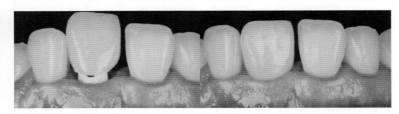

图32　试戴永久修复体

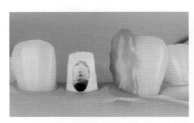

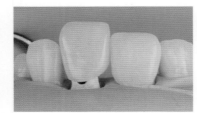

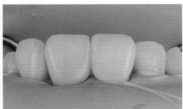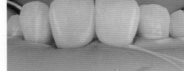

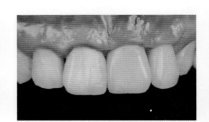

图33~图35　硅橡胶导板下美塑树脂直接充填修复，以关闭间隙

图36　术后即刻像

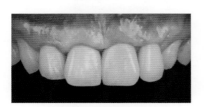

图37　术后3个月复查口内像

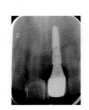

图38　术后3个月复查X线片

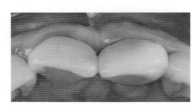

图39　术后3个月复查𬌗面像

参考文献

[1] Esposito M, Grusovin MG, Felice P, et al. Interventions for replacing missing teeth: horizontal and vertical bone augmentation techniques for dental implant treatment [J]. Cochrane Database Syst Rev, 2009, (4):CD003607.

牙槽嵴裂患者自体髂骨骨髓干细胞复合Bio-Oss骨粉进行骨增量后种植修复1例

陈星霖 秦海燕 童昕

摘 要

目的：探究自体髂骨骨髓间充质干细胞联合Bio-Oss骨粉在牙槽嵴裂患者骨缺损修复的治疗效果。**材料与方法**：22岁男性患者，9年前因"唇腭裂"于他院行"软组织修补术+髂骨移植术"，现来我科要求修复。经与患者沟通，制订治疗方案。于全麻下进行髂骨骨髓的提取、干细胞制备以及植骨床预备、上前牙区植骨，待骨增量术后6个月植入1颗ITI钛锆种植体，行永久固定义齿修复。**结果**：患者骨愈合良好，种植修复恢复了患者的美观和咀嚼能力，患者满意度佳。

关键词：牙槽嵴裂；自体髂骨干细胞；骨增量；种植修复

一、材料与方法

1. 病例简介 22岁男性患者，9年前因"唇腭裂"于他院行"软组织修补术+髂骨移植术"，现来我科要求修复。检查示11缺失，12过小牙，缺牙区唇侧软组织凹陷。CBCT示：11区存在水平向和垂直向骨缺损，唇侧骨缺损明显，部分位点唇腭侧穿通。

2. 诊断 上颌牙列缺损伴牙槽骨（软硬组织）重度缺损；12过小牙；前牙深覆𬌗Ⅲ度。

3. 治疗计划 OHI+自体髂骨骨髓干细胞联合Bio-Oss骨粉进行骨增量+11种植修复+12冠修复。

4. 治疗过程（图1~图48）

（1）上前牙区骨增量术：全麻下于髂前上棘区切开皮肤约1cm，环钻开窗，取出骨块，用事先装有3mL肝素的3支注射器各抽取骨髓15mL，骨块复位，分层缝合。将抽取的骨髓转移至50mL离心管，密度梯度离心法获得髂骨骨髓单个核细胞。以上细胞提取操作均在南京鼓楼医院GMP级干细胞室操作。

细胞处理的同期进行缺牙区植骨床的预备。右上前牙区牙龈切开翻瓣，见缺牙区牙槽嵴唇侧明显凹陷，11远中骨高度下降，去尽软组织后，将骨髓间充质干细胞混悬液与Bio-Oss骨粉混合，植入骨缺损区，覆盖双层可吸收生物胶原膜，采用膜暴露技术缝合术创。

植骨术后3个月复查，CBCT显示植骨区骨增量明显。植骨术后6个月复查，口内检查见牙槽骨丰满度及牙龈形态良好。CBCT显示植骨区成骨良

好，牙槽嵴宽度为6.0mm、高15.4mm，骨宽度基本满足常规种植牙修复。

（2）缺牙区种植体植入术：术前使用Simplant软件模拟种植体的植入。局部麻醉下牙龈切开翻瓣，见牙槽裂隙的颊侧已有新骨形成，11缺牙区逐级钻孔，备洞，植入1颗ITI钛锆3.3mm×12mm种植体，体外扩增的患者自体髂骨骨髓间充质干细胞复合Bio-Oss骨粉二次植骨，覆盖种植体螺纹暴露处，放置胶原膜，缝合术创。术后CBCT检查显示，种植体三维位置理想。

（3）种植二期手术：6个月后患者复诊，缺牙区牙龈健康，色泽、质地良好。CBCT影像显示种植体骨结合良好，种植体骨质包裹，唇侧骨板厚度约2.5mm。缺牙区牙槽嵴顶U形瓣切口，暴露种植体螺丝帽，更换愈合基台，进行牙龈初步塑形。

（4）牙龈诱导，永久修复：二期术后1个月复查，可见软组织袖口成形良好，角化龈充足。常规取模，制作种植体支持的复合树脂临时冠。口内进行牙龈诱导。

然后我们对12过小牙常规取模，制作临时树脂单冠，观察发现牙间隙过大单冠修复不能达到良好的美观效果，雕刻12单端桥蜡型，对比发现12单端桥修复且颈部牙龈瓷设计具有更好的美观效果，因此，12最终修复选择单端桥修复。

口外复制种植支持临时冠的穿龈形态，制作个性化取模柱，将种植体位置关系和穿龈袖口牙龈形态准确转移到最终印模上。因患者Ⅲ度深覆𬌗，咬合间隙小，常规种植基台不能提供足够的固位力，11种植体选用贵金属铸造个性化基台+贵金属烤瓷冠，12采用单端桥的修复形式，也选用贵金烤瓷材料。试戴时患者11牙龈袖口成形良好。口内试戴螺丝固位贵金属烤瓷基台一体冠，基台被动就位，调𬌗，完成最终修复。戴牙后根尖片显示，种植基台完全就位，种植体骨结合良好。

作者单位：南京市口腔医院

通讯作者：童昕；Email: cxlnju_med@163.com

二、结果

患者术后一定程度上恢复了美观及功能，满意度佳。

三、讨论

唇腭裂患者骨缺损范围大，常伴有软组织的缺损，临床修复难度大。对于骨缺损修复，自体骨移植术后吸收明显，传统的GBR技术治疗效果不可预期。干细胞是一种具有自我更新和多项分化潜能的细胞，在特定的诱导条件下可分化为骨组织，调节骨代谢、维持骨稳态，是骨组织工程最可靠的

种子细胞及研究热点，在骨再生领域具有广阔的应用前景。有研究提出，骨髓间充质干细胞是骨组织的来源，具有良好的成骨分化能力。Siddharth S 等在2013年的一篇系统评价里指出：骨髓间充质干细胞是一种可靠的骨增量的间充质干细胞来源。Hossein B等学者2012年发表的1篇病例报告提到间充质干细胞联合胶原支架进行唇腭裂患者颌骨大面积缺损修复，获得了优于自体骨移植的骨增量效果，且疼痛度低。2017年一项动物实验证明，利用骨髓间充质干细胞进行骨增量后，可为正畸治疗提供足够的抗力。可见骨髓间充质干细胞可提供良好的骨再生效果，且创伤小，因此骨髓间充质干细胞是骨再生的适宜选择。

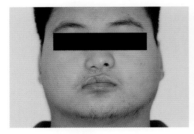

图1　术前口外像

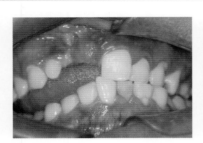

图2　术前口内像

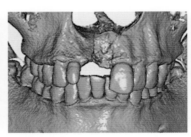

图3　术前CBCT重建1

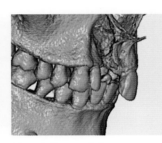

图4　术前CBCT重建2

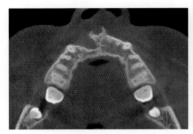

图5　术前CBCT1

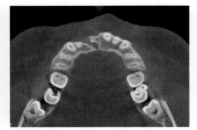

图6　术前CBCT2

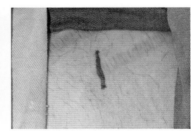

图7　髂前上棘切口标记

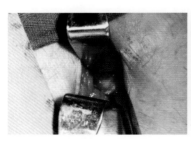

图8　环钻开窗

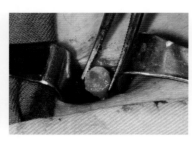

图9　取出完整骨块

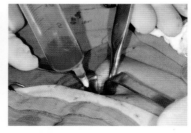

图10　抽取髂骨骨髓50mL

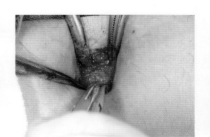

图11　骨块复位

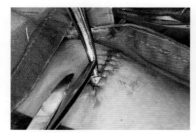

图12　分层缝合

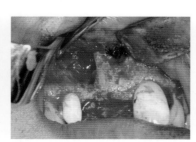

图13　植骨床预备

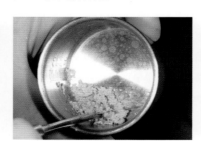

图14　混合骨粉和干细胞悬液

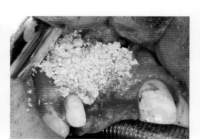

图15　充填骨缺损区

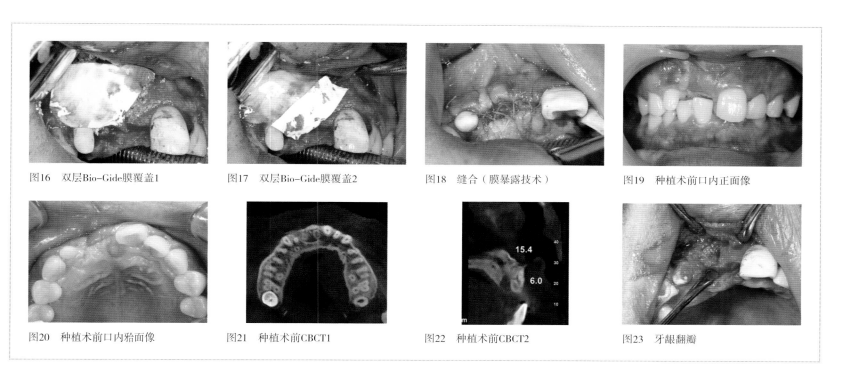

图16　双层Bio-Gide膜覆盖1　　图17　双层Bio-Gide膜覆盖2　　图18　缝合（膜暴露技术）　　图19　种植术前口内正面像

图20　种植术前口内殆面像　　图21　种植术前CBCT1　　图22　种植术前CBCT2　　图23　牙龈翻瓣

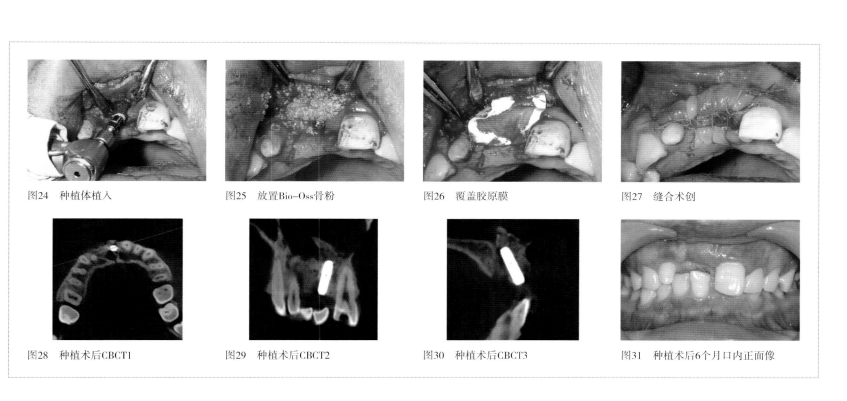

图24　种植体植入　　图25　放置Bio-Oss骨粉　　图26　覆盖胶原膜　　图27　缝合术创

图28　种植术后CBCT1　　图29　种植术后CBCT2　　图30　种植术后CBCT3　　图31　种植术后6个月口内正面像

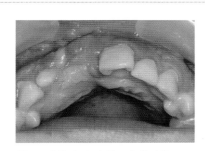　　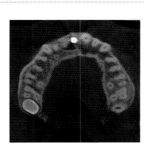　　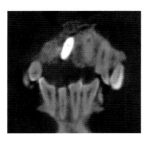　　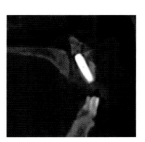

图32　种植术后6个月口内殆面像　　图33　种植术后6个月CBCT1　　图34　种植术后6个月CBCT2　　图35　种植术后6个月CBCT3

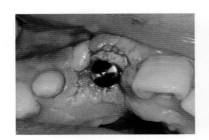

图36　11二期手术

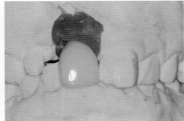

图37　11临时冠牙龈诱导1

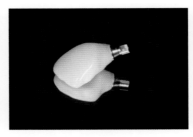

图38　11临时冠牙龈诱导2

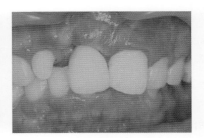

图39　11临时冠牙龈诱导3

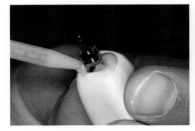

图40　制作个性化取模柱

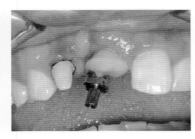

图41　口内就位

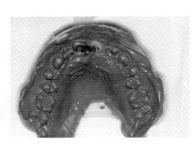

图42　聚醚硅橡胶印模

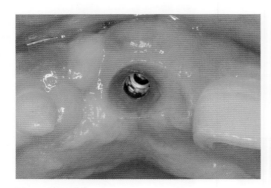

图43　袖口形态

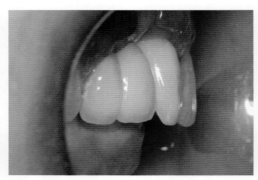

图44　覆𬌗覆盖关系

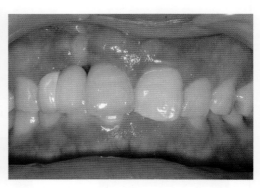

图45　永久修复口内正面像

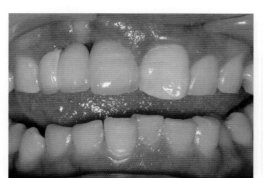

图46　永久修复口内局部像

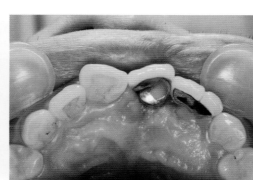

图47　永久修复口内𬌗面像

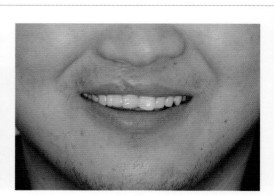

图48　永久修复口外像

目前，干细胞产品及药物已经用于临床治疗。采用干细胞技术进行骨增量，具有成骨效果好、安全、创伤小、疼痛度低等优点，但是对于骨再生修复，干细胞需要一定的支架材料作为成骨分化的微环境以及作为空间支撑。Bio-Oss骨粉是一种人工骨材料，其化学无机成分与人骨组织相似，具有多孔性结构，且吸收率较低，因此可以作为间充质干细胞生长的长期稳定的支架。国外有文献报道，利用骨髓间充质干细胞联合Bio-Oss骨粉进行大范围骨缺损修复，与常规骨增量方式相比，成骨效果好、远期吸收率明显降低。我们课题组一直致力于干细胞解决复杂植骨及常规植骨失败的临床问题，前期进行了大量骨髓间充质干细胞体内外的基础研究及临床前大动物小型猪的颌骨缺损修复，取得了良好的结果。因此，我们与患者充分沟通，最终选择自体髂骨骨髓间充质干细胞联合Bio-Oss骨粉进行骨缺损的修复方案。

11牙缺失的修复我们采用钛锆种植体，其机械／拉伸强度优于纯钛，满足了窄颈种植体内八角连接的机械强度需求；因其弹性模量与松质骨相似，且具有良好的生物相容性，耐腐蚀、稳定性佳，安全可靠。另有文献表明，表面经酸蚀的钛锆合金可促进牙龈成纤维细胞的黏附，减少菌斑附着、利于种植体周软组织形成。在本病例中，钛锆种植体的使用也取得了良好的临床效果。

比较患者术前及植骨术后3个月、6个月、12个月、21个月的骨量发现，患者牙槽骨增量效果佳且并未出现明显的骨吸收。因此，我们认为对于大面积颌骨缺损的唇腭裂患者，联合采用自体骨髓间充质干细胞和Bio-Oss骨粉，取得了较好的临床效果，对于长期的治疗效果还需要继续观察随访。

参考文献

[1] Sumi K, Abe T, Kunimatsu R, et al. The effect of mesenchymal stem cells on chemotaxis of osteoclast precursor cells[J]. J Oral Sci. (2017) in press.
[2] Shanbhag S, Stavropoulos A, Suliman S, et al. Efficacy of Humanized Mesenchymal Stem Cell Cultures for Bone Tissue Engineering: A Systematic Review with a Focus on Platelet Derivatives[J]. Tissue Eng Part B Rev. 2017,23:552-569.
[3] Hossein B, Arash K, Masoud S, et al. Repair of alveolar cleft defect with mesenchymal stem cells and platelet derived growth factors: A preliminary report[J]. Journal of Cranio-Maxillo-Facial Surgery. 2012,40:2-7.
[4] Liu Y, Zheng Y, Ding G, et al. Periodontal ligament stem cell-mediated treatment for periodontitis in miniature swine[J]. Stem Cells. 2008,26:1065-1073.
[5] Gimbel M, Ashley RK, Sisodia M, et al. Repair of Alveolar Cleft Defects: Reduced Morbidity With Bone Marrow Stem Cells in a Resorbable Matrix[J]. J Craniofac Surg. 2007,18:895-901.

利用埋伏牙颊侧骨板行自体骨块移植修复窄牙槽嵴

黄海涛　王胜　陈岗

摘要

目的：探讨在拔除种植位点埋伏牙时保留埋伏牙颊侧骨板，作为自体骨块移植修复窄牙槽嵴的临床效果。**材料与方法**：对1例左上颌牙齿连续缺失且牙槽嵴狭窄，同时伴有尖牙埋伏阻生的患者，在拔除埋伏牙时保留颊侧骨板，修整后作为自体骨行Onlay植骨修复窄牙槽嵴，并观察骨增量效果。**结果**：植骨术后5个月，CBCT示牙槽嵴宽度较术前增加了4mm。植骨术后18个月，牙槽嵴唇侧凸度丰满，牙槽嵴宽度较术后5个月时无明显变化，影像学可见种植体骨结合良好，拔牙创及骨增量处均有新骨生成，且表面有皮质骨形成。**结论**：种植位点的埋伏牙拔除时保留颊侧骨板，可作为Onlay植骨的自体骨块来源。埋伏牙拔除后的开放骨创可能是相邻区域骨增量手术新骨形成和改建的有利因素。上颌种植位点的根尖上方区域可能成为Onlay植骨术的新的骨块来源。

关键词：骨增量；种植牙；埋伏牙；自体骨移植；牙槽嵴骨量不足

牙齿缺失后造成牙槽嵴的水平向吸收可达50%，给种植手术带来困难。为增加牙槽嵴的宽度，各种骨增量技术被应用到临床，如骨劈开、牙槽嵴牵张成骨、自体骨移植和GBR等，其中自体骨移植具有骨传导、骨诱导和成骨的特性而作为骨增量技术的"金标准"。但是自体骨移植需要合理地选择取骨部位、适宜的操作技术，还有额外的手术创伤和出血、取骨区感觉异常等并发症，在一定程度上限制了该项技术的临床应用。理想的取骨部位应该具有以下特点：操作简便易行，尽可能少的手术创伤和并发症，从而使患者易于接受。

上颌区的埋伏牙在临床常见，尤其是尖牙埋伏阻生的发生率可达8.8%。埋伏牙表面的骨板，在拔牙时往往被去除而不予保留，而这部分骨板虽然有时仅是一层骨皮质，但通常是完整的。因而对于存在上颌埋伏牙，且需要种植修复的牙槽嵴骨量不足的患者，是否可以在拔除埋伏牙时保留表面骨板，并将该处骨板作为Onlay植骨的移植物来源，从而使自体骨得到充分利用，又避免了第二术区的取骨手术，在此我们就该项技术的可行性和临床效果进行报道。

一、材料与方法

1. 病例简介　50岁女性患者，22～27固定桥松动无法继续使用，要求种植修复。23～26连续缺失，22残根，27残冠。缺牙区唇侧丰满度欠佳，24位点同时存在垂直向骨量不足。中位笑线，咬合关系正常，牙周组织健康。CBCT示21～24根尖上方近远中向埋伏牙，牙槽嵴宽度：22位点4mm，23位点3mm，24位点4mm。患者一般身体状况良好，无系统性疾

病。

2. 诊断　23～26缺失；22残根；27残冠；左侧上颌埋伏牙，左侧上颌牙槽嵴水平向及垂直向骨缺损。

3. 治疗计划

（1）保留埋伏牙表面骨板拔除埋伏牙。

（2）同期23、24位点Onlay植骨。

（3）种植术前4周拔除22残根（拟行早期种植）。

（4）植骨术后6个月植入22～26种植体。

（5）22、24种植体冠桥修复，25、26种植体联冠修复，27冠修复。

4. 治疗过程（图1～图23）

（1）拔除埋伏牙+Onlay植骨：翻瓣显露埋伏牙颊侧骨板，用小球钻做标记线钻透皮质骨，将标记线连接后用骨凿撬动取下埋伏牙表面骨板，约2cm×1cm，置于生理盐水中备用。将埋伏牙分块拔除。将骨板分成两块，塑形后用8mm长钛钉固定于23、24位点牙槽嵴颊侧，拔牙创及移植骨块表面及周围行GBR（Dentium OSTEO Ⅱ骨粉1.0g，海奥胶原膜3cm×2cm），减张缝合创口。

（2）拔除22残根：植骨术后5.5个月，拔除22残根。

（3）种植体植入：植骨术后6.5个月，牙槽嵴顶翻瓣取出钛钉，见植骨区成骨良好。分别于22、24位点植入Dentium 4mm×10mm种植体，25、26位点植入Dentium 4.5mm×10mm种植体，初期稳定性均大于30N·cm，埋入式。

（4）二期手术：种植术后7.5个月二期手术，更换愈合基台。

（5）取模：二期术后4周袖口成形良好，取模。

（6）全瓷冠修复：22、24种植体冠桥修复（22瓷基台），25、26种植体联冠修复，27冠修复。

作者单位：大连医科大学附属第一医院

通讯作者：黄海涛；Email: hht945@hotmail.com

二、结果

植骨术后5个月，CBCT示23、24牙槽嵴宽度均较术前增加了4mm。植

骨术后18个月，植骨处的牙槽嵴宽度较术后5个月时无明显变化，影像学可见种植体骨结合良好，拔牙创及骨增量处均有新骨生成，且表面有皮质骨形成。

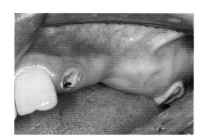

图1 术前口内像（唇面）

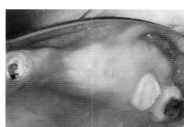

图2 术前口内像（咬合面）

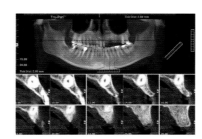

图3 术前CBCT

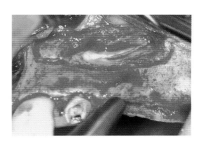

图4 翻瓣显露上颌骨，完整取下埋伏牙表面骨板，显露埋伏牙

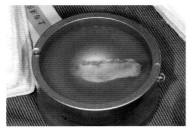

图5 埋伏牙表面骨板约2cm×1cm，置于生理盐水中备用

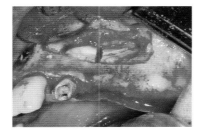

图6 分块拔除埋伏牙

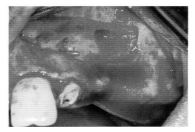

图7 拔除埋伏牙后拔牙窝及牙槽嵴形态，可见23、24位点牙槽嵴骨缺损

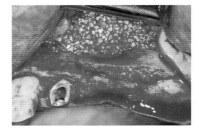

图8 拔牙窝内填入OSTEO Ⅱ骨粉（Dentium），将骨块置于植骨床表面观察形态是否匹配

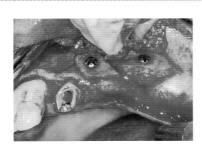

图9 为使骨块与植骨床更加贴合，将骨块分成两块，塑性后用钛钉固定于植骨床

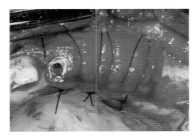

图10 植骨床表面行GBR（Dentium OSTEO Ⅱ骨粉，海奥生物膜3cm×2cm），缝合线固定生物膜

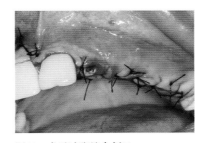

图11 术后减张缝合创口

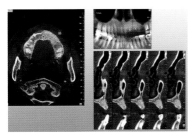

图12 术后5个月，CBCT示23、24位点牙槽嵴增宽4mm

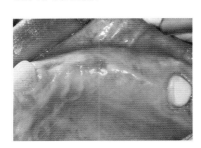

图13 术后6.5个月，上颌牙槽嵴唇侧丰满度增加明显

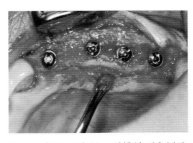

图14 术后6.5个月，牙槽嵴顶翻瓣取出钛钉，见植骨区成骨良好，植入种植体

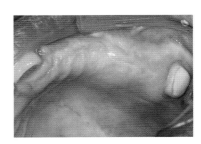

图15 种植术后7.5个月，上颌牙槽嵴唇侧丰满度理想

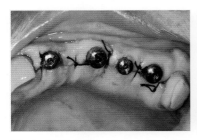

图16　种植术后7.5个月，行二期手术，更换愈合基台

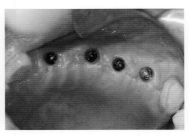

图17　二期术后4周，良好的牙龈袖口和唇侧的附着龈

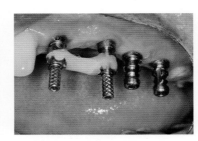

图18　二期术后4周，口内取模

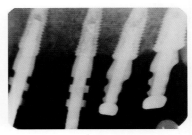

图19　X线片示取模柱就位情况，可见良好的种植体骨结合及稳定的颈部骨水平

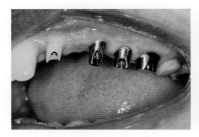

图20　基台就位，22为瓷基台

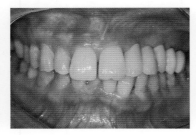

图21　全瓷冠戴牙口内像

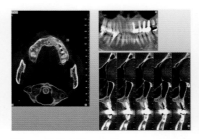

图22　植骨术后18个月，CBCT示植骨处的牙槽嵴宽度较术后5个月时无明显变化，拔牙创及骨增量处均有新骨生成，且表面有皮质骨形成

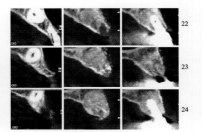

图23　骨增量效果（22、23、24位点牙槽嵴宽度植骨术前、植骨术后5个月、植骨术后18个月对比）

三、讨论

本病例为上颌牙连续缺失患者，伴有种植位点的水平向及垂直向骨量不足，最窄处3mm，拟于种植前行Onlay植骨手术。患者同时存在21～24位点的埋伏牙需要拔除。以往治疗思路拟先拔除埋伏牙，同期从颏部或下颌外斜线处取块状骨行牙槽嵴Onlay植骨术。但考虑到埋伏牙表面有完整的皮质骨，若能作为移植骨来源，既可充分利用自体骨材料，又避免了开辟第二术区增加手术创伤和可能的并发症，患者易于接受。利用埋伏牙表面骨板行牙槽嵴Onlay植骨术后5个月，牙槽嵴宽度较术前增加了4mm，钛钉仍埋于骨内无外露，植骨区成骨良好，表明埋伏牙表面的骨板可作为Onaly植骨的骨块来源进行骨增量手术，辅以GBR技术，术后的骨增量效果理想。植骨术后18个月，植骨处的牙槽嵴宽度较术后5个月时无明显变化，影像学可见拔牙创及骨增量处均有新骨生成，且表面有皮质骨形成，表明骨改建良好，长期的骨稳定可预期。

本例患者埋伏牙位于骨增量术区附近，便于手术操作，同时拔牙后开放的骨创也提供了大量的成骨细胞和生长因子，为植骨区新骨的形成创造了有利的条件，这也是本例患者成骨效果较好的一个可能原因。由此，我们考虑对于需要Onlay植骨的患者是否可以在缺牙部位的根尖区取骨进行自体骨移植，其具有以下优点：①取骨与植骨位于同一术区，操作方便且避免开辟第二术区，也减少了相应的可能并发症。②根尖区取骨后遗留的骨创可创造良好的成骨环境，有利于附近骨增量部位新骨的形成和改建。

由于解剖结构的限制，根尖区的取骨术可能更适合于两侧上颌窦之间的上颌区域，尤其对于多牙连续缺失的上颌牙槽嵴骨量不足的患者是个不错的选择，但具体的临床效果还有待长期观察和大样本的数据支持。

参考文献

[1] de Wijs FL, MS Cune. Immediate labial contour restoration for improved esthetics: a radiographic study on bone splitting in anterior single-tooth replacement[J]. Int J Oral Maxillofac Implants, 1997. 12(5): p. 686–696.

[2] Chiapasco M, M Zaniboni M Boisco. Augmentation procedures for the rehabilitation of deficient edentulous ridges with oral implants[J]. Clin Oral Implants Res, 2006. 17 Suppl 2: p.136–159.

[3] Pohl V. Alveolar Ridge Augmentation Using Dystopic Autogenous Tooth: 2-Year Results of an Open Prospective Study[J]. Int J Oral Maxillofac Implants, 2017. 32(4): p. 870–879.

[4] Fardli A. Incidence of impacted and supernumerary teeth–a radiographic study in a North Greek population[J]. Med Oral Patol Oral Cir Bucal, 2011. 16(1): p. e56–61.

前牙根尖囊肿摘除同期GBR，延期种植美学修复

王欢　张贞

摘 要

目的：对于不符合种植骨量要求的手术区域，有很多方法可以改善其牙槽骨条件。本病例通过GBR技术进行拔牙位点保存，以获得足够的骨量，利用临时修复体诱导牙龈再生，在种植手术及修复后，联合膜龈手术，获得更好的美学效果。

关键词：骨增量；延期种植；美学修复

一、材料与方法

1. **病例简介**　40岁女性患者。主诉：上前牙修复体脱落数日。现病史：数年前上颌前牙固定义齿修复，1年前有瘘管溢脓，口服消炎药后缓解。数日前修复体脱落，要求固定修复，有较高美学要求。既往史：否认特殊系统病史。临床检查：11、21修复体脱落，周围牙龈色红，质韧。龈乳头红肿，质软，无脓性分泌物。11叩痛（+），松动（−），无活力。21叩痛（+），松动Ⅲ度，PD：2~5mm，BI：1~2；AL：1~3。口腔卫生较差，牙结石Ⅱ，咬合可，余无明显异常。CBCT示21根尖囊肿，唇侧骨板破坏。

2. **诊断**　21根尖囊肿；11根尖周炎。

3. **治疗计划**

（1）尽快控制由于根尖囊肿造成的骨吸收。

（2）应用Bio-Oss骨粉和Bio-Gide可吸收生物膜作为骨引导再生材料。修复已缺损牙槽骨。

（3）联合牙周治疗，改善口腔卫生条件，提高美学效果。

4. **治疗过程**（图1~图19）

（1）局部麻醉下微创拔除患牙21，摘除囊肿，清理拔牙窝。同期GBR，植入Bio-Oss骨粉和Bio-Gide双层膜，进行拔牙位点保存。

（2）2周后11、21临时冠修复。

（3）GBR术后6个月评估拔牙位点。

（4）通过级差备洞获得良好初期稳定性，埋入式植入种植体1颗。种植体前牙美学安全区：种植体颊侧边缘位于邻牙功能尖连线及向腭侧2mm内，定位时在牙弓弧度偏腭侧。制备临时桥成形牙龈。

（5）6个月后二期手术，连接愈合基台。2周后永久修复，11、21联冠修复。

作者单位：华中科技大学同济医学院附属协和医院

通讯作者：张贞；Email: zhangzhentitanium@163.com

（6）11牙龈形态不佳，运用外斜切口改善外形。

二、结果

GBR后获得良好种植条件，联合膜龈手术获得良好美学效果。

三、讨论

拔牙后，剩余牙槽嵴软硬组织生理功能的衰退加快了牙槽嵴进行性吸收，对种植体的植入有不利影响。常常导致种植区骨量不足。为减少拔牙后牙槽骨吸收、促进新骨生成，维持牙槽窝软硬组织的形态，对其做了大量研究。其中，拔牙位点保存技术引起了广泛关注。颌骨囊肿常伴随着颌骨的缺损，而骨腔修复常需要较长一段时间，因此消灭死腔，使缺损区骨再生是治疗颌骨囊肿的理想方法，也为种植修复提供了可能性。拔牙后的牙槽窝的生理性改建导致了牙槽骨高度和宽度的降低，拔牙方法及术后处理的不同，使得牙槽窝的改建也发生着变化。缺牙后的失用性萎缩、长期佩戴可摘局部义齿的压迫，甚至全身代谢状况的变化都影响着牙槽嵴的。因此，拔牙后的牙槽窝采取相应的干预措施以减少骨吸收的进行，是保存骨量的有效方法。关于位点保存的各种方法，我们可以明确的是：单纯地运用GBR技术只能部分减少骨吸收；此外屏障膜的应用有利于软组织的愈合。Bio-Oss植入，减轻了拔牙后牙槽嵴的吸收，Bio-Oss骨胶原对于拔牙窝嵴顶处牙龈上皮的爬行覆盖具有促进作用。实验证明，采用以Bio-Oss骨粉和Bio-Gide可吸收生物膜为材料的引导骨再生技术，在术后3个月时即发现曲面断层片中骨缺损区有新骨形成，6~12个月时骨质密度逐渐增高至正常牙槽骨水平，而按传统方法治疗的对照组6~12个月时骨腔仍为低密度影。

本病例中，根尖周囊肿造成骨质缺损，囊肿刮出手术后同期植骨，拔牙位点保存。使用Bio-Oss骨粉充填，Bio-Gide可吸收生物膜在体内能完全降解，无须二次手术取出，还具备一定的抗感染能力。GBR技术为种植创造了有利条件。该患者美学风险较高，运用牙龈成形术，改善邻牙牙龈形态，达到美学要求。

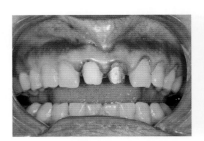

图1　术前口内正面像

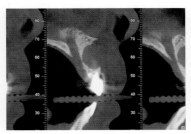

图2　术前CBCT1

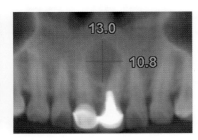

图3　术前CBCT2

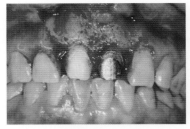

图4　局部麻醉下微创拔除患牙21

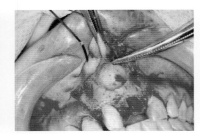

图5　摘除囊肿，清理拔牙窝

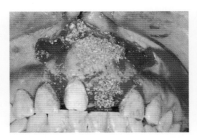

图6、图7　同期GBR，植入Bio-Oss骨粉和Bio-Gide双层膜，进行拔牙位点保存

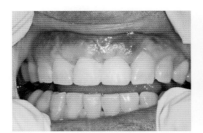

图8　2周后11、21临时冠修复1

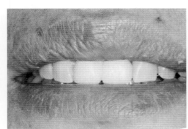

图9　2周后11、21临时冠修复2

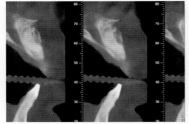

图10　GBR术后6个月评估拔牙位点1

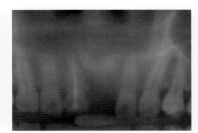

图11　GBR术后6个月评估拔牙位点2

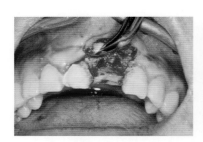

图12　通过级差备洞获得良好初期稳定性

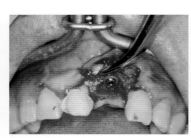

图13　埋入式植入种植体

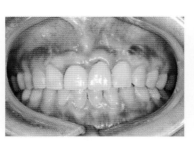

图14、图15　6个月后二期手术，连接愈合基台，2周后永久修复，11、21联冠修复

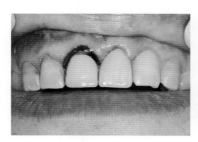

图16、图17　11牙龈形态不佳，运用外斜切口改善外形

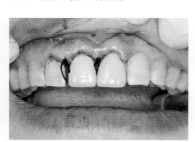

图18　最终完成的修复体口内正面像

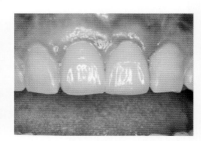

图19　最终完成的修复体口内局部像

参考文献

[1] 杨明德，唐毅. 拔牙后牙槽嵴位点保存在口腔种植学中的应用[J]. 国际口腔医学杂志, 2012,39(02):211-213.

[2] 卢妤，王启，童永青. 引导骨再生技术在颌骨囊肿手术中的临床效果[J]. 浙江临床医学, 2015(2):249-250.

[3] 李灵艳，张健. 拔牙位点保存的研究进展[J]. 中华老年口腔医学杂志, 2015(1):54-57.

[4] 王健，胡秀莲，林野. Bio-Oss和Bio-Oss骨胶原保持牙槽骨量的临床研究[J]. 现代口腔医学杂志,2009,23(01):4-6.

骨劈开联合GBR同期种植病例报告

米梦梦　夏海斌

摘要

目的：骨劈开技术是有效解决牙槽骨水平向骨量不足的种植治疗方法，本病例为上颌前磨牙区牙槽骨水平向骨量不足，采用骨劈开联合GBR同期种植，恢复咀嚼功能。**材料与方法：**患者14～16缺失1年余，软组织愈合良好，14、15剩余牙槽骨宽度不足，采用骨劈开联合GBR，14、16同期植入种植体。创口愈合良好，种植体与周围骨组织形成骨整合，6个月后，进行二期手术。二期手术后6周取模戴牙，定期复查。**结果：**骨劈开联合GBR技术增加了上颌前磨牙区水平向骨量，扩大了种植治疗的适应证，术后种植体和周围骨组织形成了良好的骨结合，恢复患者咀嚼功能。

关键词：骨劈开；GBR；牙种植

随着口腔种植技术和材料的发展，口腔种植已经被越来越多的患者接受。但因为长期缺牙、慢性牙周炎或外伤等因素，牙槽骨发生萎缩，无法完成常规种植修复治疗，对于骨宽度不足的患者，可采用Onlay植骨技术、GBR、骨劈开技术、水平向牵张成骨等解决方案。然而Onlay植骨和牵张成骨，存在手术创伤大、术后反应重、治疗时间长等原因，不易被患者接受，所以骨劈开技术成为种植治疗中解决骨宽度不足的有效方法。

一、材料与方法

1. 病例简介　48岁女性患者，1年前右上后牙因牙体治疗无效后拔除，影响咀嚼功能，要求种植修复缺失牙，否认任何系统病史及过敏史。口腔检查：口腔卫生状况一般，慢性牙周炎，31松动Ⅲ度。14～16、24、26、36缺失，25远中倾斜，27、28近中倾斜，缺牙区软组织愈合良好。14～16缺牙区近远中距离以及殆龈距离正常。CBCT显示14牙槽嵴宽度为3.9mm、高度为13.5mm，16牙槽嵴宽度为5.8mm、高度为10.5mm。全口牙槽嵴水平吸收，31骨吸收达根尖。

2. 诊断　上颌为肯式三类二亚类牙列缺损，下颌为肯式三类牙列缺损，全口慢性牙周炎伴牙龈退缩。

3. 治疗计划　拍摄CBCT评估骨质、骨量，拔除无法保留的牙齿31，牙周系统治疗。右上后牙区采用骨劈开联合GBR同期种植，24、36常规种植，恢复患者咀嚼功能。

4. 治疗过程（图1～图26）

（1）术前检查：拍摄CBCT评估骨质、骨量，术前1周行血常规、凝血功能及血糖检查。签署手术同意书。

（2）骨劈开，GBR，种植一期手术：术前测量血压，口内面部消毒，局部麻醉。行牙槽嵴顶偏腭侧切口，全厚瓣。用超声骨刀在牙槽嵴顶偏腭侧做水平向切口，14颊侧骨板的近远中做垂直向切口，切透骨密质，用骨凿沿牙槽嵴顶部的切口使颊侧骨板向颊侧移位，形成青枝骨折，从而增宽牙槽嵴，并保证骨块的血供。

14、16位点入路，预备窝洞，分别植入两颗Ankylos种植体（尺寸：3.5mm×11mm；4.5mm×9.5mm），使种植体平台位于牙槽嵴顶下方1mm处，扭矩分别为15N·cm和35N·cm，上覆盖螺丝，种植体近远中向的空隙以及缺牙区唇颊侧的倒凹植入0.25g Bio-Oss骨粉，覆盖双层Bio-Gide胶原膜，严密缝合创口。

（3）种植二期手术（种植一期术后6个月）：局部麻醉下，行牙槽嵴顶切口，球钻修整种植体平台周围骨质，暴露种植体平台。用愈合基台替换覆盖螺丝。严密缝合。

（4）制取种植印模（二期手术后4周）：闭窗式取上颌全口印模，记录颌位关系，比色。考虑患者经济条件，14～16缺牙区用两颗磨牙联冠修复，恢复患者咀嚼功能。

（5）戴种植义齿（种植印模后1个月）：试戴全瓷联冠，调整邻接及咬合关系，玻璃离子水门汀粘接联冠，调殆、抛光。

（6）定期复查。

二、结果

骨劈开联合GBR技术增加了上颌前磨牙区的水平向骨量，扩大了种植治疗的适应证，恢复患者咀嚼功能。

作者单位：武汉大学口腔医院

通讯作者：夏海斌；Email: xhaibin@whu.edu.cn

三、讨论

牙种植成功的一个重要条件就是种植体植入后有良好的初期稳定性，而初期稳定性的获得需要种植区有充足的骨量，种植体周围骨量要求至少1~1.5mm，所以种植体植入区牙槽嵴宽度至少应为5.5mm，根据种植床的骨宽度与可选择种植体的植入技术（表1），骨宽度3~4mm的患者，可采用骨劈开行骨增量。骨劈开联合GBR同期种植，为保证种植体获得足够的初期稳定性，基骨的宽度至少5.5mm、高度至少6mm。

表1　种植床的骨宽度与可选择种植体的植入技术

骨宽度（mm）	种植体的植入技术
≥5.5	常规植入技术
4~5.5	骨挤压技术、GBR技术或骨劈开技术
3~4	骨劈开技术
2~3	Onlay植骨技术或骨劈开技术
<2	Onlay植骨技术

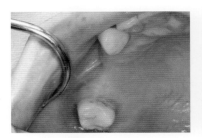

图1　术前口内像

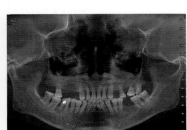

图2　术前曲面断层片

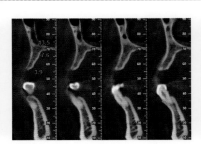

图3　CBCT显示14位点骨量

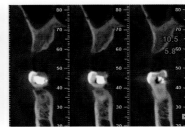

图4　CBCT显示16位点骨量

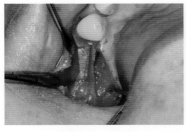

图5　用超声骨刀在牙槽嵴顶偏腭侧做水平向切口

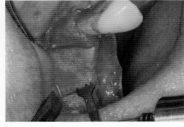

图6　用超声骨刀在颊侧骨板的近远中做垂直向切口

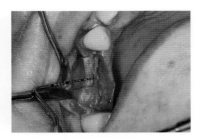

图7　骨劈开前牙槽骨宽度

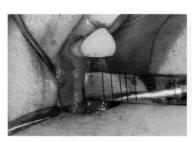

图8　经嵴顶切口行骨劈开

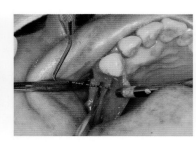

图9　骨劈开后牙槽骨宽度

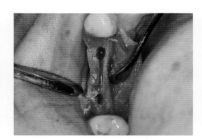

图10　14、16位点预备种植窝洞

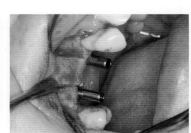

图11　14、16位点植入种植体

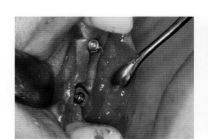

图12　上覆盖螺丝

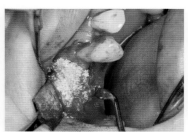

图13　植入Bio-Oss骨粉

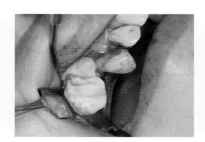

图14　覆盖双层Bio-Gide胶原膜

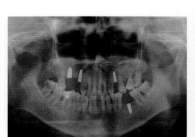

图15　术后曲面断层片

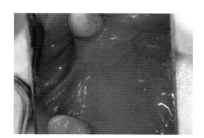

图16 二期术前口内像

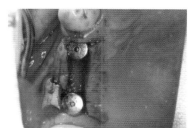

图17 二期手术

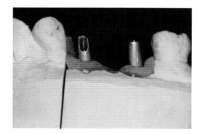

图18 修复基台模型像

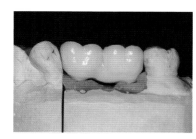

图19 修复体模型像（颊侧像）

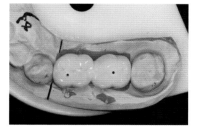

图20 修复体模型像（𬌗面像）

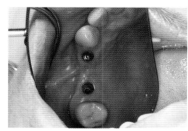

图21 修复基台口内像

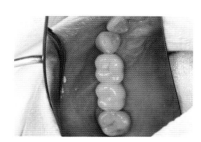

图22 最终修复

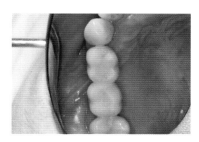

图23 6个月后复查（𬌗面像）

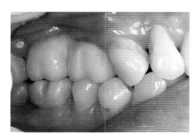

图24 6个月后复查（颊侧像）

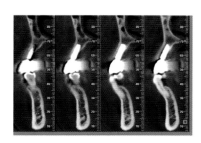

图25 6个月后复查（CBCT显示14种植位点骨量）

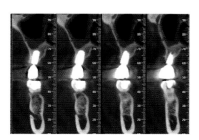

图26 6个月后复查（CBCT显示16种植位点骨量）

GBR是在软组织与骨缺损之间放置生物材料制成的屏障膜，阻止软组织中的上皮细胞和成纤维细胞生长进入骨缺损区，维持空间，允许有潜在生长能力、迁移速度较慢的前体成骨细胞和血管的生长减缓组织压力，同时保护血凝块，稳定伤口，实现缺损区的修复性骨再生。骨劈开联合GBR同期种植，扩大了种植治疗的适应证，缩短了治疗周期，使患者更容易接受，临床效果好，是一种有效解决唇腭侧骨量不足的种植方式。

参考文献

[1] 谢志刚, 肖旭辉. 骨劈开技术在增加上颌狭窄牙槽嵴骨宽度中的应用[J]. 国际口腔医学杂志, 2014(04):373-377.

[2] 马敏, 龙文. 骨劈开技术在上颌前牙区种植中的应用[J]. 中国口腔种植学杂志, 2011(02):113-115.

[3] Bassetti MA, Bassetti RG, Bosshardt DD. The alveolar ridge splitting/expansion technique: a systematic review[J]. Clin Oral Implants Res, 2016,27(3):310-324.

[4] Rahpeyma A, Khajehahmadi S, Hosseini VR. Lateral ridge split and immediate implant placement in moderately resorbed alveolar ridges: How much is the added width?[J]. Dent Res J (Isfahan), 2013,10(5):602-608.

上颌侧切牙延期种植伴多颗前牙美学修复病例1例

杨云　兰晶

摘要

上颌前牙区由于唇侧骨板塌陷、软组织退缩，对种植手术后良好软硬美学效果的达成带来了挑战，而微创种植、骨增量技术（如引导骨组织再生）、牙龈诱导等技术越来越多应用于前牙美学区。对于减少骨板吸收、引导骨量再生、软组织塑形起到了积极的作用。本病例介绍运用引导骨组织再生技术进行骨增量行上颌侧切牙延期种植，伴上颌中切牙全冠联合美学修复。

关键词：美学区；引导骨组织再生；骨劈开；延期种植；美学修复

上颌前牙美学区域的综合修复，包括以美学修复为导向的缺失牙种植治疗，以及牙列不齐、牙齿颜色改变等造成美学不良的美齿治疗。上颌前牙区由于唇侧骨板塌陷、软组织退缩，对种植手术后良好软硬美学效果的达成带来了挑战，而微创种植、骨增量技术，如引导骨组织再生、牙龈诱导等技术越来越多应用于前牙美学区。对于减少骨板吸收、引导骨量再生、软组织塑形起到了积极的作用。本病例即运用引导骨组织再生技术进行骨增量行上颌侧切牙延期种植，伴上颌中切牙全冠联合美学修复。

一、材料与方法

1. **病例简介**　45岁女性患者。主诉：上颌前牙缺失20余年。现病史：20余年前，患者上颌前牙因外伤致上前牙缺失，后于外院行可摘义齿修复，现自觉摘戴不便，并觉上前牙有缝、颜色发黄，影响美观，故来诊修复。 既往史：高血压病史，药物控制良好。 药物过敏史：不详。 检查：22缺失，唇侧牙槽骨可见一明显凹陷，牙槽骨黏膜光滑、无红肿，附着龈充足；11、21牙间可见大约1mm缝隙，11牙颈部、21牙冠颜色发黄，叩（–），不松。全口卫生一般，余未见明显异常。

2. **诊断**　上颌牙列缺损。

3. **治疗计划**

（1）拟于22区植入Straumann亲水3.3mm×12mm植体1颗，同期行骨劈开、GBR。

（2）11、21牙行全瓷冠修复。

4. **治疗过程（图1～图25）**

术前向患者介绍治疗方案程序、费用及风险，患者知情同意。术前30分钟，抽取患者20mL静脉血，离心制取CGF。

作者单位：山东大学口腔医院

通讯作者：兰晶；Email: kqlj@sdu.edu.cn

患者取仰卧位，常规术区消毒、铺巾，复方盐酸阿替卡因于22牙术区行局部浸润麻醉。待麻药显效后，于21牙槽嵴顶行"一"字形横行切口，伴21远中、23近中前庭沟松弛切口。剥离黏骨膜瓣，见22牙槽嵴顶较薄，唇侧骨板凹陷。骨凿于22牙槽嵴顶行骨劈开约5mm，先锋钻定向定深，导向杆确认方向，深度测量器确定植入深度，扩孔钻逐级备洞，终于22植入Straumann亲水3.3mm×12mm植体1颗，方向、深度、初期稳定性均良好；见唇侧植体大部分暴露，于骨缺损区植入Bio-Oss骨粉0.5g，覆盖Bio-Gide膜×1和CGF膜×2，拉拢黏骨膜瓣，不可吸收线严密缝合，常规纱布压迫止血。医嘱：2周复诊拆线，5个月后复诊行二期手术。按医嘱术后5个月复诊，查22牙区黏膜平整光滑、无红肿。X线示：22植体骨结合良好。行22植体二期手术，旋上愈合基台。2周后复诊，行11、21牙体预备，11、21、22取模，灌模型，比色。2周后复诊戴牙。医嘱：每6个月复诊1次。

二、讨论

引导骨组织再生术（GBR）：指引导骨再生技术，在骨缺损处，利用生物屏障膜（barrier membrane）维持手术建立的空间，并借此阻挡增殖较快的上皮细胞和成纤维细胞的长入，保证增殖速度较慢的成骨细胞和血管的生长。

生物屏障膜包括不可吸收膜（如钛膜、e-PTFE膜等）和可吸收膜：Bio-Gide膜、CGF膜等。植骨材料包括自体骨：颏外板、下颌骨外斜嵴、髂骨等；同种异体骨：异体骨采用冻干或脱钙冻干等方法，保留了骨基质蛋白，具有一定的骨诱导功能。异种骨：Bio-Oss；异质骨：羟基磷灰石、磷酸三钙、生物玻璃等。

CGF：为一种修补生物材料，含有浓缩生长因子及纤维蛋白，可改善并增强组织再生；以人静脉血为原料，通过特殊的离心方法制备而成，纤维蛋白含量丰富，具有很强的再生能力和良好的多样性。CGF具有极大的可模制性，通过压缩，凝结物可表现为薄膜的形式，具有一定的黏附力与弹性在术区敷上CGF隔膜，可促进血管有效增长，使原有骨量的维持或重建成为可能。 Bio-Gide膜：是一种可吸收的纯胶原膜，从经过检疫的猪体中提取出胶原，并提纯去除抗原，由Ⅰ型和Ⅲ型胶原构成，具有双层分子结构。外层胶原致密，表面光滑，面向软组织产生屏蔽作用，防止纤维结缔组织细胞黏附侵入骨缺损区，并促进软组织创伤愈合；内层胶原疏松多孔，面向骨缺

损，起到促进新骨细胞黏附、稳定血凝块、促进再生的作用。

Bio-Gide膜亲水吸湿变软，易吸附在骨缺损区，单独使用易发生塌陷和移位，因此需膜下骨代材料支撑。有研究表明，CGF复合Bio-Gide、Bio-Oss实验组种植体颈部唇侧新骨厚度、密度均高于仅用Bio-Gide、Bio-Oss的对照组。

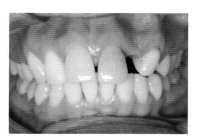
图1 初诊口内咬合正面像

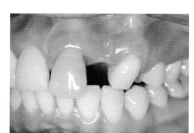
图2 初诊口内咬合侧面像

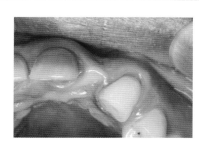
图3 初诊缺牙区𬌗面像

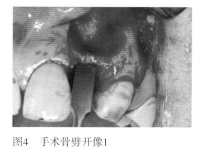
图4 手术骨劈开像1

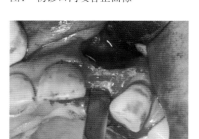
图5 手术骨劈开像2

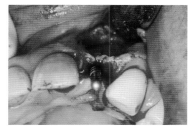
图6 备洞𬌗面观近远中、唇舌方向

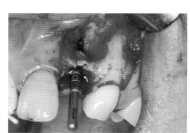
图7 深度测量

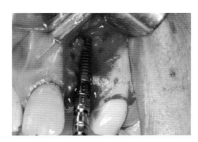
图8 植体植入

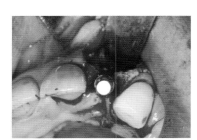
图9 植体植入（𬌗面观方向）

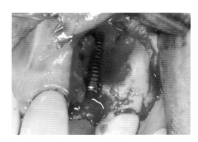
图10 植体植入，唇侧骨板缺如

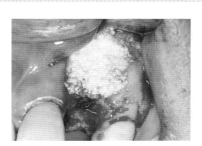
图11 植入Bio-Oss骨粉

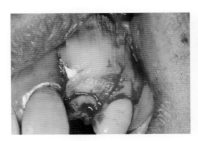

图12　覆盖Bio-Gide膜，双层CGF膜

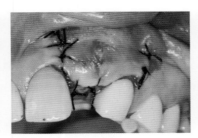

图13　不可吸收线缝合

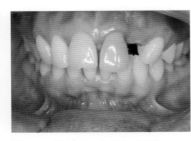

图14　二期复查口内𬌗面正面像

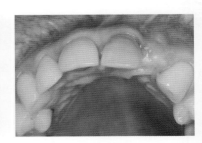

图15　二期复查术区𬌗面像

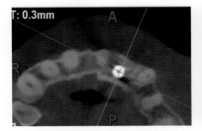

图16　二期复查CBCT 横断面截图

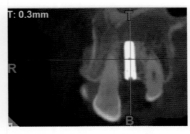

图17　二期复查CBCT 冠状面截图

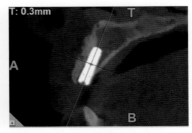

图18　二期复查CBCT 矢状面截图

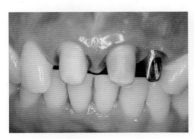

图19　戴牙前11、21预备体，22基台咬合正面像

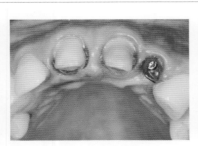

图20　戴牙前11、21预备体，22基台𬌗面像

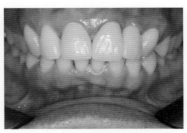

图21　11、21、22戴冠咬合正面像

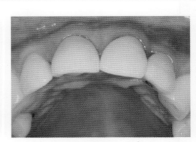

图22　11、21、22戴冠𬌗面像

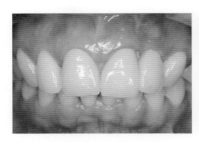

图23　3个月复查口内咬合正面像

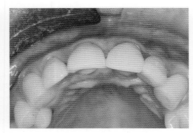

图24　3个月复查口内𬌗面像

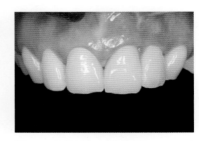

图25　3个月复查上颌正面像

美学区引导骨再生延期种植修复病例1例

吕誉东

摘要

目的：本病例旨在分享1例上颌前牙区拔牙后行GBR植骨后延期种植与美学修复的案例，讨论美学区种植治疗临床技术特点。**材料与方法**：43岁男性患者，术前CBCT见上颌两中切牙根部低密度影，牙根长度约为10mm。局部麻醉下拔除上颌两中切牙，切开翻瓣，刮除炎性组织，植入Bio-Oss骨粉，覆盖Bio-Gide骨膜，行引导骨再生（GBR），严密缝合切口。6个月后在数字化导板下行种植手术，并即刻修复。6个月后调整临时修复体诱导牙龈成形，4个月后使用个性化转移杆技术取模，全瓷冠最终修复。**结果**：最终种植体与周围骨结合良好，美学效果稳定，患者满意。**结论**：通过根尖刮治术可去除根尖炎症，使用GBR术能更好地恢复牙槽骨的骨质骨量；数值化导板下进行种植手术，可以更好地减小种植创伤，实现以修复为导向的种植；临时修复体可引导和成形软组织外形，使其具备良好的穿龈轮廓；个性化转移杆技术精确地转移了牙颈部软组织形态；全瓷冠使最终修复达到了更好的美学效果。

关键词：引导骨再生；美学区；游离结缔组织移植

上颌前牙对于患者的美观及发音功能非常重要，因此在缺失后行种修复时，不仅要恢复功能，还要达到美学修复的效果。种植美学包括：白色美学、红色美学和轮廓美学。前牙美学修复的基础是充足的骨量及足够的软组织量。充足的骨量是足够软组织量的基础。因此，拔牙后如何保证骨组织量最大限度留存，从而为种植体的植入提供足够的三维空间，成为能否实现种植美学的第一步。

当前牙美学区发生根尖炎症时，根尖周牙槽骨吸收，患牙拔出后，骨缺损较大，根尖区慢性炎症，容易形成Ⅳ～Ⅵ类牙槽嵴，无法实施即刻种植。并且拔牙窝的自然愈合无法满足后期种植治疗的需要，往往要进行骨增量治疗。美学区常用的方法包括GBR、块状自体骨移植（Onlay植骨）等。因本例中植骨区根尖炎症组织去除后，残余骨组织能够固定骨移植材料，因此选择GBR的方法。

数字化导板技术的使用，使患者损伤最小化、更好地实现以修复为导向的种植。

在最终修复前，通过使用临时修复体形成良好的牙龈轮廓及软组织外形，这是前牙美学区修复的重要保障。

一、材料与方法

1. **病例简介** 43岁男性患者。主诉：上颌前牙修复体脱落约1周。自述有根管治疗及烤瓷冠修复史。临床检查：上颌11、21残根，颊侧溢浓。其

中21颊侧边缘位于龈下约2mm。CBCT显示：两牙根长度约为10mm。11、21颊侧骨板缺损伴根尖区暗影。

2. **诊断** 11、21牙体缺损。

3. **治疗计划** 拔除11、21根尖刮治，GBR技术保存牙槽骨量。6个月后，数字化导板辅助下的种植（Ⅳ型种植），即刻修复，4个月后种植体支

表1 美学风险评估

美学风险因素	风险水平		
	低	中	高
健康状况	健康，免疫功能正常		免疫功能低下
吸烟习惯	不吸烟	少量吸烟，＜10支/天	大量吸烟，＞10支/天
患者美学期望值	低	中	高
唇线	低位	中位	高位
牙龈生物型	低弧线形、厚龈生物型	中弧线形、中龈生物型	高弧线形、薄龈生物型
牙冠形态	方圆形	卵圆形	尖圆形
位点感染情况	无	慢性	急性
邻面牙槽嵴高度	到接触点≤5mm	到接触点5.5～6.5mm	到接触点≥7mm
邻牙修复状态	无修复体		有修复体
缺失间隙宽度	单颗牙（≥7mm）	单颗牙（≤7mm）	2颗牙或2颗牙以上
软组织解剖	软组织完整		软组织缺损
牙槽嵴解剖	无骨缺损	水平向骨缺损	垂直向骨缺损

作者单位：东莞健力口腔医院

Email：115424427@qq.com

持式临时义齿联冠更换成单冠，同时调整穿龈形态，成形种植体周围软组织。最终个性化印模，全瓷基台，全瓷冠修复，粘接固位。

4. 治疗过程（图1~图33，表1）

（1）术前准备：术前1周行全口牙周洁治。

（2）植骨手术：①拔除11、21；②根尖刮治术；③使用Geistlich Bio-Oss骨粉、Geistlich Bio-Gide胶原屏障膜行GBR手术；④严密缝合创口。

（3）导板下的种植手术：植骨手术6个月后在11、21位点植入Zimmer 3.7mm×11.5mm骨水平种植体，初期稳定性≥35N·cm，即刻修复。

（4）4个月后将联冠更换成单冠。进一步诱导牙龈成形。

（5）戴牙：3个月后个性化取模制取最终印模，全瓷冠修复。

（6）复查：戴牙后1个月、6个月、1年复查。

（7）材料：上前牙拔牙相关器械，X线检查仪，Geistlich Bio-Oss骨粉、Geistlich Bio-Gide胶原屏障膜，Zimmer公司3.7mm×11.5mm水平种植体及相关种植器械，临时修复体，个性化取模桩，全瓷冠修复体。

二、结果

患者戴牙时口内软硬组织及咬合情况良好。拍摄根尖放射片见种植体周围骨结合良好，骨组织水平稳定。达到了种植红白美学及轮廓美学的要求，获得了满意的临床效果。1年后复查CBCT显示种植体颈部骨组织未见明显吸收，种植牙稳固，具有良好的美学及咀嚼功能。

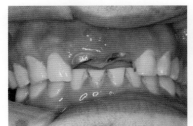
图1　术前正面像

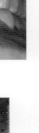

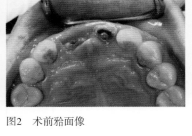
图2　术前𬌗面像

图3　术前CT1

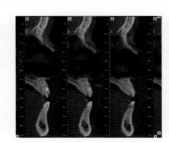
图4　术前CT2

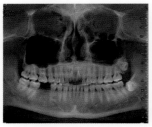
图5　术前CT3

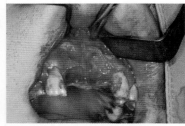
图6　局部麻醉下翻瓣切开

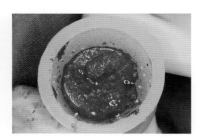
图7　混合了新鲜血液的Bio-Oss骨粉

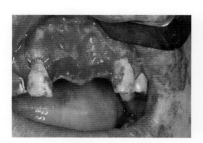
图8　刮除附着的纤维结缔组织，可见明显的颊侧骨板缺损

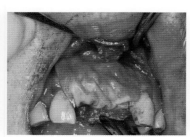
图9　填充大量的骨移植材料Bio-Oss骨粉，覆盖Bio-Gide胶原膜

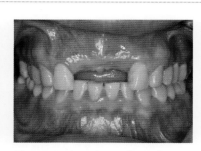
图10　GBR术后6个月口内正面像

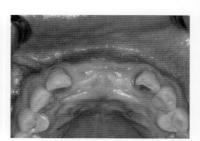
图11　GBR术后6个月口内𬌗面像

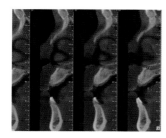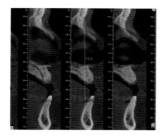

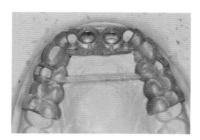

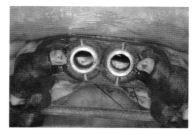

图12、图13　植骨6个月后CT显示，牙槽骨高度、宽度重建，骨密度与自体骨相近　　图14　牙支持式的数字化导板　　图15　牙槽嵴顶切口

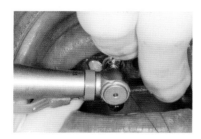

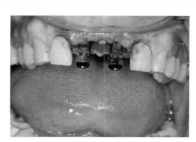

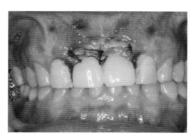

图16　导板指引下扩孔　　图17　合理的近远中位点　　图18　即刻修复后在龈乳头处填入凝胶海绵无张力垂直褥式缝合，并确认正中、前伸、侧方无接触，且咬合空间让出约2mm距离

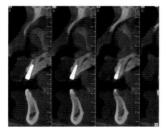

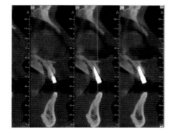

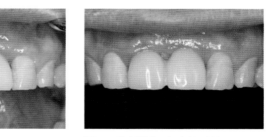

图19、图20　6个月后CT示11、21颊侧骨板均＞2mm　　图21　即刻修复后1个月　　图22　即刻修复后6个月可见11、21远中龈乳头已充满牙间隙

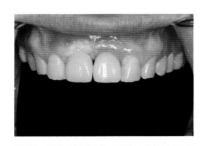

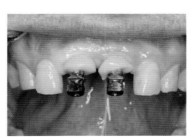

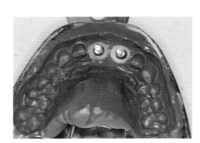

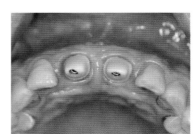

图23　联冠变单冠，进行近中牙龈乳头塑形　　图24　个性化印模帽　　图25　个性化印模　　图26　全瓷基台

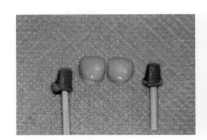

图27 全瓷冠

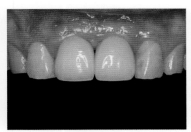

图28 最终修复体正面像

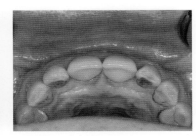

图29 最终修复体殆面像

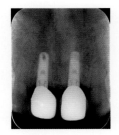

图30 术后X线片

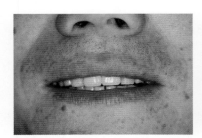

图31 正面微笑像

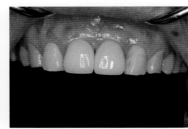

图32 术后1年复查

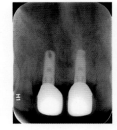

图33 术后1年X线片

参考文献

[1] Parashis AO, Kalaitzakis CJ, Tatakis DN, et al. Alveolar ridge preservation using xenogeneic collagen matrix and bone allograf[J]. Int J Dent, 2014: 172854.

[2] 马士卿, 张旭, 孙迎春, 等. 引导骨组织再生膜的研究进展[J]. 口腔医学研究, 2016, 32(3) : 308–310.

[3] 宿玉成. 口腔种植学[M]. 2版. 北京:人民卫生出版社, 2015.

美学区晚期牙周病即刻种植及个性化修复

张玮　倪杰

摘要

目的：本文报道1例前牙美学区晚期牙周病患者拔牙后即刻种植并进行个性化修复的病例。**材料与方法**：我们首先通过CBCT扫描，考查患者颌骨缺损情况。在完善牙周基础治疗后拔除患者松动的上前牙并进行了即刻种植。在11处植入种植体（3.3mm×12mm，BL，Straumann SLActive），同时完成GBR手术。种植外科术后6个月行种植二期手术，1周后行树脂临时冠修复，根据患者牙周状况实行个性化的软组织塑形，3个月后完成个性化的最终修复。**结果**：种植修复完成后3个月、6个月，1年复查，种植体稳定，牙槽骨高度及宽度无明显变化，骨增量维持稳定，植入骨粉未见明显吸收。种植术后影像学确认种植体植入方向良好，骨结合良好。患者咀嚼功能恢复良好，对修复体外形满意。**结论**：在完善的牙周治疗和维护的前提下，前牙美学区单颗牙晚期牙周病可以实行拔牙后即刻种植，种植修复应根据患者牙周实际情况选择个性化、精确化的美学修复体。

关键词：晚期牙周病；即刻种植；美学区

因牙周病引起的牙齿松动、缺失、牙龈萎缩、牙间隙增大在临床上十分常见，特别是前牙美学区的牙周软组织萎缩，牙槽骨丧失很大程度地影响了患者的容貌，常常给患者的生活和工作带来极大的不便，并会产生心理及社交障碍。目前，随着显微外科技术、口腔种植技术等的发展，以及患者对生活质量的要求越来越高，前牙美学区的修复重建对每个口腔医生提出了更高的要求，美学区种植修复的原则和方法都有了极大的发展，其中，针对患者实际口腔状况的个性化种植及修复方案得到了更多口腔医生和患者的认可。

一、材料与方法

1. **病例简介**　25岁女性患者。主诉为"右上前牙松动，牙龈萎缩，要求美学修复"。既往体健，否认系统病史、传染病史、药物过敏史，无吸烟史，无口服双膦酸盐药物史。专科检查：颜面部基本对称，开口型、开口度正常，低位笑线。11松动Ⅲ度，牙龈萎缩，龈缘红肿，近远中龈乳头萎缩，"黑三角"明显，前牙覆𬌗覆盖正常（图1～图3）。全口牙周状况不佳，牙结石（＋），咬合关系正常。牙科CT检查：11牙槽嵴吸收至根尖，上前牙唇侧骨板菲薄（图4～图6）。

2. **诊断**　11晚期牙周病；全口牙龈退缩，轻度－中度牙龈炎。

3. **治疗计划**　拟行11拔除+即刻种植+GBR+延期修复。

4. **治疗过程**

（1）2016年3月：初诊，对颌面部行CBCT扫描，设计、制订治疗方案，对患者行牙周基础治疗，龈上洁治+龈下刮治。

（2）2016年4月：2周后于本院门诊手术室局部麻醉下行11拔除术，微创拔除患牙，保留唇侧骨板，刮除肉芽组织（图7～图9）。唇侧翻瓣，黏骨膜瓣做松弛减张处理，保留足够跳跃间隙，偏腭侧植入种植体（3.3mm×12mm，BL，Straumann SLActive），种植体植入扭力达到35N（图10～图13），植入Bio-Oss骨粉及Bio-Gide膜，采用双层膜技术，减张缝合，并进行牙周维护宣教（图14～图17）。即刻种植术后CT三维重建显示骨组织水平及垂直高度增量显著（图18～图21），种植位点良好，唇侧骨板1.5mm以上（图22～图25）。术后2周拆线，软组织愈合良好，唇侧骨组织宽度维持良好，牙周维护良好（图26、图27）。

（3）2016年10月：骨增量术后6个月复诊，患者口腔卫生良好，骨组织高度及宽度增量维持良好；X线片显示种植体稳定，种植体颈部未见明显骨吸收（图28～图30）。牙龈行十字切开，放置愈合基台，完成种植二期手术（图31～图33）。

（4）2016年11月：行个性化树脂临时冠修复，螺丝固位。参考患者同名牙及邻牙形态，设计临时冠为尖圆形，邻面接触点距牙槽嵴顶垂直距离为4～5mm（图34～图36）。

（5）2016年11月至2017年1月：修整树脂临时冠，软组织塑形，完成牙龈诱导。根据患者全口牙周状况及邻牙牙型，设计个性化的尖圆牙冠形态，近远中龈乳头处保留足够空隙以利于患者自洁（图37）。

（6）2017年2月：患者牙周维护良好，软硬组织形态稳定，行最终修复：钛基台+全瓷冠修复，螺丝固位（图38）。牙龈诱导后，龈乳头未能完全覆盖牙间"黑三角"，参照对侧同名牙和邻牙形态，全瓷冠设计为偏尖圆

作者单位：南京医科大学附属口腔医院

通讯作者：张玮；Email: sxm813121@163.com

形，保留了近远中"黑三角"，方便患者清洁。

二、结果

种植修复后3个月、6个月、1年复诊随访，种植体稳定，软硬组织未见明显吸收，种植冠色泽自然、形态逼真、功能恢复良好，患者对修复效果表示满意（图39、图40）。

三、讨论

因牙周病导致的牙齿松动和缺失，极大影响了患者的容貌、咀嚼、语音等功能，对患者的生活和工作带来极大的不便。目前，随着口腔种植技术的发展以及患者对生活质量的要求越来越高，个性化的美学种植修复已经成为越来越多口腔医生和患者的追求目标。

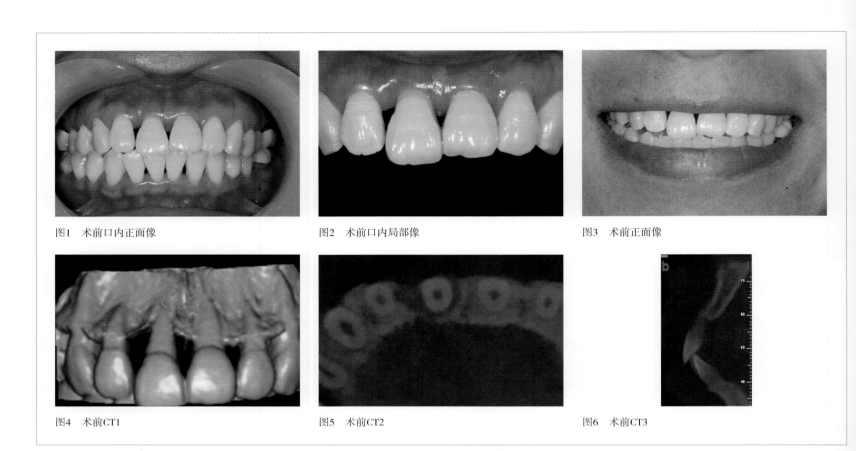

图1 术前口内正面像

图2 术前口内局部像

图3 术前正面像

图4 术前CT1

图5 术前CT2

图6 术前CT3

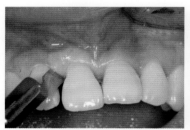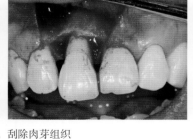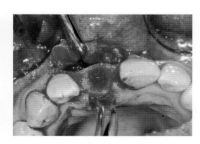

图7~图9 微创拔除患牙，保留唇侧骨板，刮除肉芽组织

图9

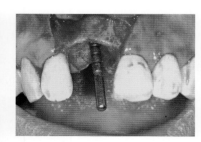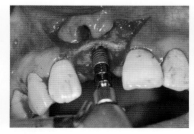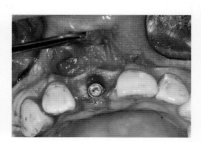

图10~图13 唇侧翻瓣，黏骨膜瓣做松弛减张处理，保留足够跳跃间隙，偏腭侧植入种植体

图13

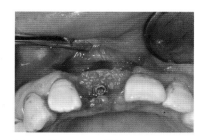
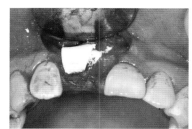
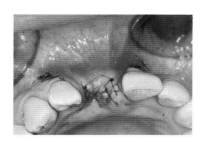
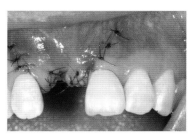

图14 放入Bio-Oss骨粉　　　图15 覆盖Bio-Gide膜　　　图16、图17 采用双层膜技术，减张缝合

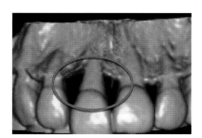
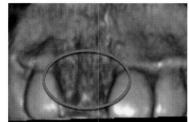
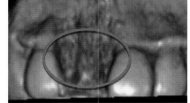
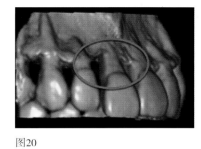
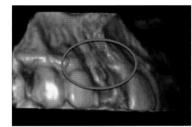

图18~图21 即刻种植术后CT三维重建显示骨组织水平及垂直高度增量显著　　　图20　　　图21

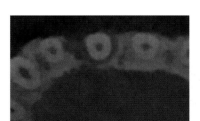
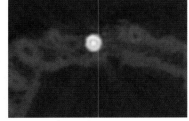
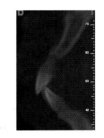
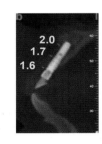

图22~图25 术后CT示种植位点良好，唇侧骨板1.5mm以上　　　图24　　　图25

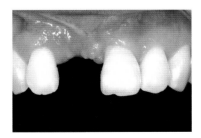
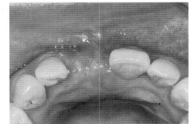
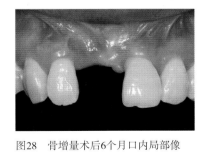
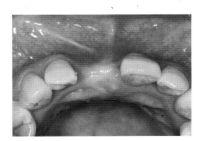

图26、图27 术后2周拆线，软组织愈合良好，唇侧骨组织宽度维持良好，牙周维护良好　　　图28 骨增量术后6个月口内局部像　　　图29 骨增量术后6个月殆面像

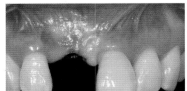
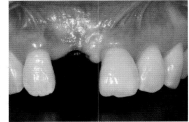
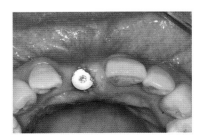
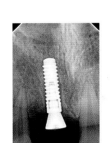

图30 骨增量术后6个月X线片　　　图31~图33 牙龈行十字切开，放置愈合基台，完成种植二期手术

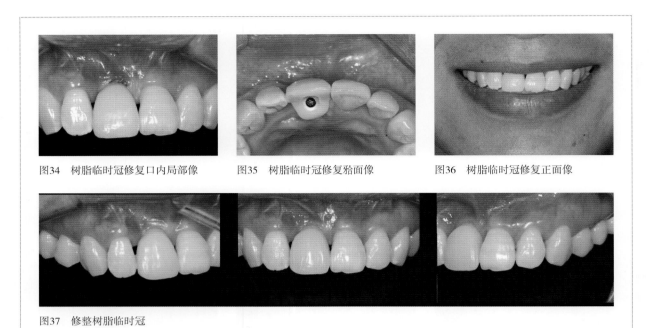

图34 树脂临时冠修复口内局部像　　图35 树脂临时冠修复殆面像　　图36 树脂临时冠修复正面像

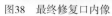

图37 修整树脂临时冠

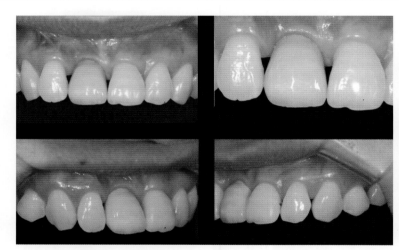

图38 最终修复口内像

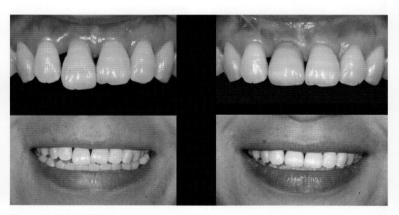

图39 术前术后对比

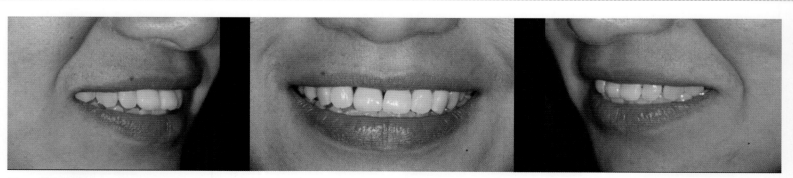

图40 最终结果

对于前牙美学区种植来说，拔牙后即刻种植可以最大限度地保留唇侧骨板，有效防止拔牙后的唇侧骨板快速吸收，前牙外伤的患者目前常常通过拔牙后即刻种植加同期GBR来修复缺损，成为最常用且效果最确定的方法。但是，对于重度牙周病患者，由于患者口腔卫生条件及骨质条件可能较差，即刻种植存在一定风险。

本病例患者11松动Ⅲ度，重度牙周病，全口其余牙轻中度牙龈炎，但患牙根尖周无明显炎症，且患者依从性较好，可以配合牙周治疗并坚持有效的牙周维护，因此我们在拔牙后实施了即刻种植+GBR手术，6个月后患者骨组织增量稳定。因此，对于单颗牙的重度牙周病，可以在牙周炎症得到控制的前提下实施拔牙后即刻种植，并在术后坚持牙周护理，避免炎症的发生。对于伴有垂直向和水平向骨吸收的患牙，可在即刻种植后用GBR实现垂直向及水平向骨增量，尽量保留软组织位点，但其骨增量高度有限。本病例患者由于晚期牙周病导致垂直向骨吸收明显，植骨后修复仍无法完全关闭"黑三角"。由于患者是年轻女性，其对美学的要求较高，因此我们采用了临时修复进行软组织塑形，最终修复体根据患者实际牙周状况、牙龈生物型、邻牙状态、患者面型、笑线位置等因素综合设计，考虑到患者的面型和牙型，我们为其设计了个性化的尖圆形牙冠，保留了近远中"黑三角"的间隙，同时也方便了患者自洁。因患者为低位笑线，这样的修复对美观也影响不大，患者表示满意。

修复后3个月、6个月、1年复查显示种植体稳定，修复体形态自然，色泽稳定，种植体周软组织无明显退缩，龈缘色泽质地健康，种植效果令患者满意。本病例通过在即刻种植的基础上完成了对患者的个性化美学修复重建，目前获得了较好的修复效果，远期效果还有待进一步观察。

参考文献

[1] Chappuis V, Engel O, Reyes M, et al. Ridge alterations post extraction in the esthetic zone: a 3D analysis with CBCT[J]. J Dent Res, 2013, 92 (12 Suppl): 195S–201S.

[2] Avila Ortiz G , Elangovan S, Kramer KW, et al. Effect of alveolar ridge preservation after tooth extraction: a system atic review and meta analysis [J]. J Dent Res, 2014, 93(10): 950–958.

[3] Esposito M, Maghaireh H, Grusovin MG, et al. Soft tissue management for dental implants: what are the most effective techniques? A Cochrane systematic review [J]. Eur J Oral Implantol, 2012, 5(3):221–238.

[4] 贺方军, 向兰锋, 张斌, 等. 微创拔牙即刻种植的临床观察[J]. 中国口腔种植学杂志, 2008, 13(2):74–75.

[5] 邓春富, 赵宝红, 张翀. 上颌前牙缺失常规种植修复的临床美学评价[J]. 中国实用口腔科杂志, 2008, 1(2):83–85.

[6] Ioannou AL, Kotsakis GA, McHale MG, et al. Soft Tissue Surgical Procedures for Optimizing Anterior Implant Esthetics[J]. Int J Dent, 2015:740764.

[7] Koh RU, Rudek I, Wang HL, et al. Immediate implant placementz: positives and negatives [J]. Implant Dent, 2010, 19(2):98–106.

上颌前牙区GBR并同期种植病例报告

张咏　夏海斌

摘要

目的：引导骨组织再生术可应用于有骨缺损的种植患者，本病例为上颌前牙缺牙区水平向骨量不足，采用引导骨组织再生术进行骨增量，并同期种植。**材料与方法**：患者11牙体大面积缺损，21、22缺失，拔牙创愈合良好。11术中拔除并即刻种植；21、22牙槽骨宽度不足，采用引导骨组织再生术进行骨增量，21同期种植。术后6个月，种植体与周围骨组织形成骨整合，进行二期手术。二期手术后4周取模戴牙。**结果**：采用引导骨组织再生术进行骨增量，术后可见新骨形成，种植体与周围骨组织形成良好的骨结合，随访期间未出现种植并发症。患者对修复效果满意。

关键词：即刻种植；GBR；种植修复

随着口腔种植技术的发展，种植义齿已经成为牙列缺损和牙列缺失患者的首选治疗方案。但是，缺牙时间、创伤、感染、增龄变化等因素常导致牙槽骨吸收或缺损，进而加大了种植治疗的难度，而且骨缺损还会增加种植失败和前牙区美学并发症的风险。因此，当种植体植入骨缺损区域时，骨增量手术已经成为常规选择。现今骨增量方法包括：引导骨组织再生术（GBR）、骨劈开术、骨挤压术、Onlay植骨术、牵张成骨术等。其中GBR操作简单、创伤小，且多用于牙槽骨宽度不足。本病例患者由于外伤致上颌前牙缺失并骨宽度不足，因此选择GBR进行骨增量。

一、材料与方法

1. **病例简介**　22岁男性患者。主诉：左上前牙缺失6个月，影响美观。现病史：左上前牙6个月前因外伤后拔除，现要求种植修复。既往史：否认任何系统病史及过敏史。检查：11牙体大面积缺损，舌侧可见暂封材料，松动度为Ⅰ度；21、22缺失，拔牙创愈合良好，缺失间隙近远中及殆龈距离正常（图1、图2）。CBCT示11根管见充填物，11、21可用牙槽骨高度分别约为15.1mm和14.5mm，21、22唇侧骨壁可见凹陷，邻牙根尖周无暗影（图3、图4）。

2. **诊断**　11牙体缺损；上颌牙列缺损。

3. **治疗计划**　11术中拔除，即刻种植；21、22行GBR，21同期种植。11、21、22种植固定桥修复。

4. **治疗过程**

（1）术前检查：拍摄CBCT评估骨质、骨量，术前1周行血常规、凝血功能及血糖检查。签署手术同意书。

（2）种植一期手术：术前测量血压，口内及面部消毒，术区局部麻醉。11、21、22行牙槽嵴顶偏腭侧切口，翻瓣。微创拔除11，清理牙槽窝，植入Osstem 4.0mm×11.5mm种植体，拔牙窝间隙内填入Bio-Oss骨粉，上愈合基台；21植入Osstem 3.5mm×11.5mm种植体，上封闭螺丝（图5）；21、22唇侧骨壁缺损区，放入0.25g Bio-Oss骨粉（图6），覆盖Bio-Gide胶原膜（图7）；严密缝合创口。

（3）种植二期手术（种植一期术后6个月）：种植区愈合良好，无其他明显不适症状（图8）。牙片示11、21种植体周无暗影（图9）。口内及面部消毒，术区局部麻醉。21行牙槽嵴顶偏腭侧切口，修整牙槽嵴及黏膜形态，暴露种植体平台，旋下覆盖螺丝，上愈合基台，严密缝合创口。

（4）种植修复：二期术后4周取模。试戴全瓷固定桥，树脂改良型玻璃离子水门汀粘接（图10～图13）。

（5）定期复查：戴牙后1个月复查，种植体周围骨质未见明显变化（图14、图15）。

二、结果

本病例中采用引导骨组织再生术进行骨增量，术后可见新骨形成，种植体与周围骨组织形成良好的骨结合，随访期间未出现种植并发症。患者对修复效果满意。

三、讨论

种植体要形成良好的骨结合，在种植体周围需有充足的骨组织，研究表明，种植体植入区牙槽骨宽度至少为5.5mm，而种植体颊（唇）腭侧骨宽度至少为1.0mm。当种植体植入区骨量不足时，骨增量手术已经成为常规选择。现今骨增量方法包括：引导骨组织再生术（GBR）、骨劈开术、骨挤压术、Onlay植骨术、牵张成骨术等。

作者单位：武汉大学口腔医院

通讯作者：夏海斌；Email: xhaibin@whu.edu.cn

针对不同牙槽骨宽度可采用不同的骨增量方法：

（1）当骨宽度≥5.5mm，采用常规植入技术；

（2）当4mm＜骨宽度＜5.5mm，可采用GBR、骨劈开术或骨挤压术；

（3）当3mm＜骨宽度＜4mm，采用骨劈开术；

（4）当2mm＜骨宽度＜3mm，可采用骨劈开术或Onlay植骨术；

（5）当骨宽度＜2mm，采用Onlay植骨术。

本病例选择GBR，GBR是利用生物膜的屏蔽作用，将植入于骨缺损区的骨粉与周围组织隔离，阻止结缔组织细胞和上皮细胞进入骨再生区域，引导成骨细胞进入骨再生区域，完成成骨。GBR成功关键在于受植区的健康、种植体初期稳定性、有良好的膜封闭和稳定的成骨空间、骨移植材料的

骨再生作用。该方法的优点是操作简单、长期效果稳定、结果可预期等。有研究结果显示，采用GBR方法后，垂直骨增量为2～7mm，水平骨增量为2～4.5mm。

本病例中11采用微创拔牙后即刻种植，使用微创牙刀插入拔牙间隙，用较和缓的楔力结合小幅度转动让刃进入牙槽窝分离牙周膜，微创拔除患牙，避免了敲、锤、劈等方法，同时搔刮去净拔牙窝内的炎症组织，尽量增加种植体的初期稳定性。拔牙后牙槽骨会吸收，而导致骨量不足影响种植，有研究报道，拔牙后唇颊侧骨壁的吸收会使种植体要偏腭舌侧植入，这样会影响到最终修复的美观和咬合力。微创拔牙后即刻种植的优点是可以缩短整个治疗过程，降低骨吸收程度。综合考虑，11采用微创拔牙后即刻种植。

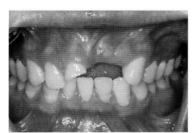

图1 一期术前口内正面像

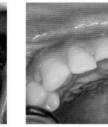

图2 一期术前口内殆面像

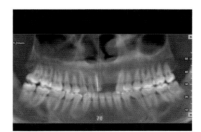

图3a 11位点

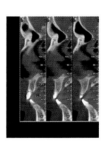

图3b 11位点测量

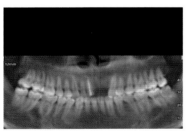

图4a 21位点

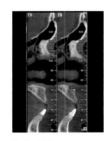

图4b 21位点测量

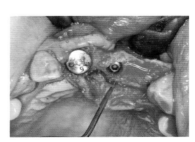

图5 11、21放入植体，11上愈合基台，21上封闭螺丝

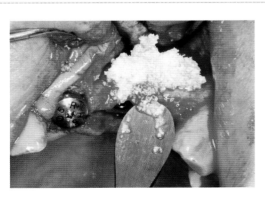

图6 21、22唇侧放入Bio-Oss骨粉

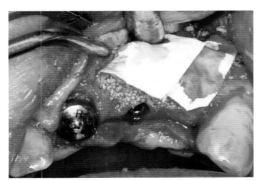

图7 覆盖Bio-Gide胶原膜

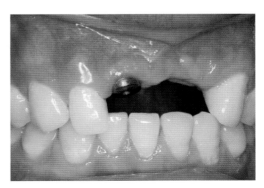

图8 21二期术前口内正面像

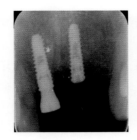

图9 二期术前X线片

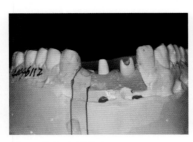

图10 修复基台模型

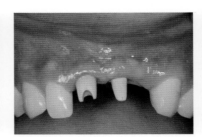

图11 安装修复基台

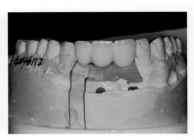

图12 最终修复体模型

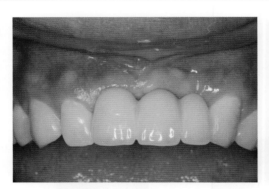

图13 最终戴牙

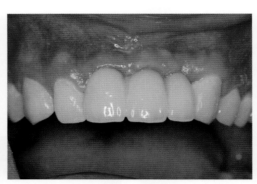

图14 戴牙后1个月口内局部像

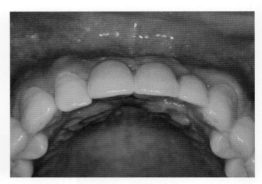

图15 戴牙后1个月口内殆面像

参考文献

[1] Grunder U, Gracis S, Capelli M. Influence of the 3–D bone–to–implant relationshipon esthetics[J]. Int J Periodontics Restorative Dent, 2005, 25(2):113–119.

[2] 谢志刚, 肖旭辉. 骨劈开技术在增加上颌狭窄牙槽嵴骨宽度中的应用[J]. 国际口腔医学杂志, 2014, 41(4):373–377.

[3] Dahlin C, Simion M, Nanmark, et al. Histologicalmorphology of the e –PTFE tissue interface in humanssubjectedto guided bone regeneration in conjunctionwith oral implant treatment[J]. ClinDral Implants Res, 1998, 9:100–106.

[4] 周倩. 引导骨再生术在种植手术中的应用[J]. 口腔颌面外科杂志, 2010, 20(4):279–284.

[5] Chiapasco M, Zaniboni M, Boisco M. Augmentation procedures for the rehabilitation of deficient edentulous ridges with oral implants[J]. Clin Oral Implants Res, 2006,17(S2):136–159.

[6] Shanaman RH. The use of guided tissue regeneration to facilitate ideal prosthetic placement of implants[J]. Int J Periodontics Restorative Dent, 1992, 12(4):256–265.

上颌美学区位点保存术后延期种植修复1例

张维丹 于艳春 林海燕

摘要

目的: 应用Bio-Oss Collagen骨胶原联合Mucograft胶原基质进行上前牙区拔牙后即刻位点保存术,并进行延期种植修复,观察其临床效果。**材料与方法:** 选取上颌前牙美学区待拔牙患者1例,并唇侧骨质及软组织缺损,微创拔牙后,植入Bio-Oss Collagen骨胶原,并以Mucograft胶原基质覆盖拔牙创,缝合。待骨形成稳定后完成种植修复。**结果:** 应用Bio-Oss Collagen骨胶原联合Mucograft胶原基质进行上前牙区拔牙后即刻位点保存术后,缺牙区牙槽骨骨量及软组织量得到了有效增加并维持稳定,种植体获得了良好的稳定性,种植体上部永久修复获得了理想的功能和美学效果。**结论:** Bio-Oss Collagen骨胶原联合Mucograft胶原基质的位点保存术,能有效增加上颌前牙重度骨质及软组织缺损区的牙槽骨骨量和软组织量,并维持稳定。

关键词: Bio-Oss Collagen Mucograft;位点保存;种植

种植修复中的种植手术包括硬组织和软组织的处理,种植体周围骨水平及其软组织外形的维持,是种植体能够长期稳定行使功能和维持美学形态的重要保证。尤其在前牙美学修复中,种植体周围的软组织厚度及一定宽度的附着牙龈,是保证种植修复长期成功的关键。而上颌前牙区牙槽骨骨量和软组织量均严重不足的情况在临床上并不少见,在种植修复诊疗过程中骨组织和软组织如何处理、处理后的疗效评估值得思考。本研究应用Bio-Oss Collagen骨胶原联合Mucograft胶原基质进行位点保存术后,延期进行种植体植入和修复,取得了良好的功能与美学效果。

一、材料与方法

1. **病例简介** 47岁女性患者,2015年12月23日初诊。主诉上前牙修复体脱落2天,因影响美观,要求治疗。检查:11金属桩核冠脱落,口内预留残根,牙根折裂;21~23为烤瓷修复体,其中21、22龈缘变黑,23尚可。X线片示:11根尖阴影,根尖1/3可见根管充填影像;21根尖阴影,根管内可见粗大高密度影像;22根尖可见大面积阴影,根管内可见粗大高密度影像;23根管内空虚,根尖未见明显阴影。

2. **诊断** 11残根并根折;21、22根尖周炎。

3. **治疗计划** 拔除11、21、22后行位点保存术,并延期种植修复;必要时行23重新全瓷冠修复。

4. **治疗过程**(图1~图30)
拔除11、21、22,清创并搔刮拔牙窝。检查见11唇舌软组织缺损约6mm,唇侧无骨;21唇舌软组织缺损约5mm,颈部3mm软组织缺损,唇侧

作者单位:杭州口腔医院

通讯作者:林海燕;Email: lhaiyanlily@163.com

骨质缺损;22唇舌软组织缺损约5mm,唇侧无骨。同期行位点保存,分别在拔牙窝内植入Bio-Oss Collagen骨胶原,并以Mucograft胶原基质覆盖,增加角化龈组织,缝合。

术后1周,拆线,可见拔牙窝表面覆盖假膜。

4个月后,口内见上颌缺牙区软组织位置稳定,唇侧丰满。CBCT示:11、21位点拔牙窝内已被骨质充盈,骨板厚度及高度尚可;22区牙槽骨中有骨质缺损。局部麻醉下进行缺牙区常规翻瓣,去除肉芽组织后,备洞,分别于11、21位点植入Straumann BL 3.3mm×12mm种植体,扭矩25N·cm。去除种植体携带体,安放覆盖螺丝。

术后4个月,缺牙区软组织未见明显红肿,X线片示11、21种植体周骨质未见明显阴影,牙槽嵴顶未见明显骨质吸收。23烤瓷冠边缘暴露,去除原烤瓷修复体后,检查见牙体完整,无明显松动及叩痛,活髓,重新牙备修整形态后予以全瓷冠修复。21、22行二期手术。常规局部麻醉翻瓣,见种植体唇侧成骨良好。去除覆盖螺丝,安放愈合基台,缝合。

二期术后1周拆线,伤口愈合良好。

二期术后2周,开窗硅橡胶取模,2周后去除愈合基台,代之以CAD/CAM临时树脂冠修复。龈缘位置可,唇侧骨质丰满,龈乳头处稍有"黑三角"。

临时修复后4个月,复查,临时修复体完好,牙龈未见明显红肿,龈缘位置稳定,形态圆润。开窗硅橡胶取模,拟行个性化纯钛基台及KAVO全瓷冠修复。

10天后,去临时树脂冠及基台,代之以个性化纯钛基台,上部KAVO全瓷冠就位邻接可,调𬌗、抛光,X线片示基台及冠完全就位后,粘接固位。永久修复体形态及色泽佳,种植体唇侧骨质丰满,龈缘形态圆润,患者满意。

永久修复后1年复查，龈缘曲线可，龈乳头丰满，永久修复体形态及色泽佳。CBCT示：11、21植体周围骨质骨量可；22唇侧皮质骨完整、骨形态稳定。

二、结果

在观察期内，缺牙区牙槽骨骨量及软组织量得到了有效增加并维持稳定，种植体稳定性佳、骨结合良好，上部修复获得了良好的软硬组织稳定性和美学效果。患者对治疗效果满意。

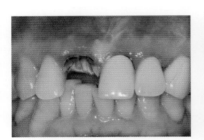

图1 术前口内咬合像

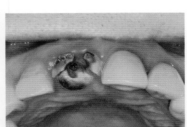

图2 术前口内殆面像

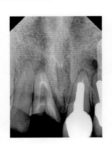

图3 术前根尖片1

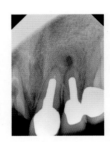

图4 术前根尖片2

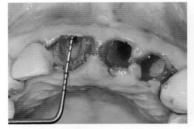

图5 拔牙后殆面像1

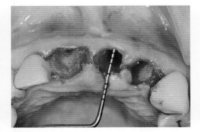

图6 拔牙后殆面像2

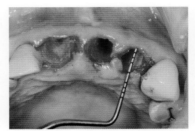

图7 拔牙后殆面像3

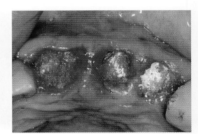

图8 植入Bio-Oss骨胶原后

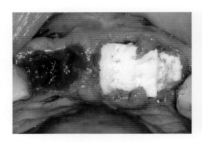

图9 植入Mucograft胶原膜

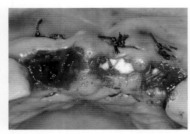

图10 位点保存术后口内殆面像

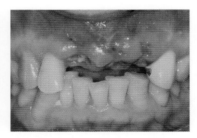

图11 位点保存术后1周，拆线后口内咬合像

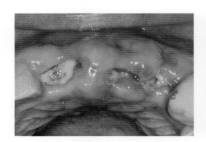

图12 位点保存术后1周，拆线后口内殆面像

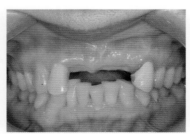

图13 种植体植入术前口内咬合像

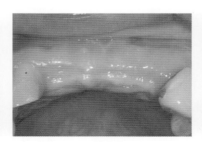

图14 种植体植入术前口内殆面像

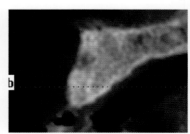

图15 术前11位点CBCT矢状面图

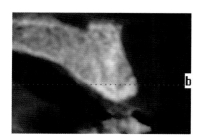

图16　术前21位点CBCT矢状面图

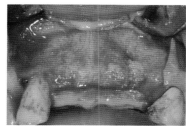

图17　切开翻瓣后口内像

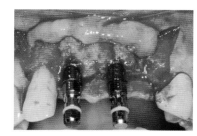

图18　种植体植入术后口内咬合像

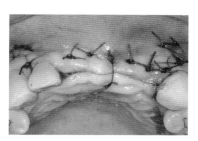

图19　缝合后口内像

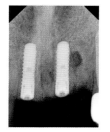

图20　术后即刻X线片

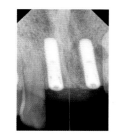

图21　术后4个月X线片

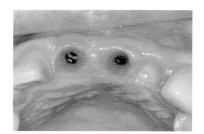

图22　临时修复4个月后殆面像

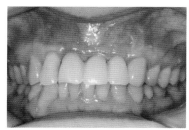

图23　临时修复4个月后口内咬合像

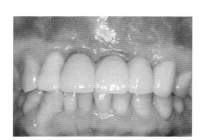

图24　永久修复后咬合像

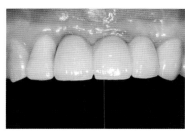

图25　永久修复后上颌像

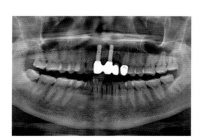

图26　戴牙后全景片

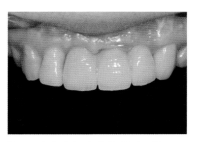

图27　永久修复后1年复查唇面像

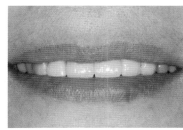

图28　复查微笑像

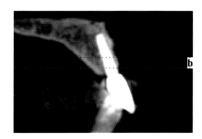

图29　11CT截图

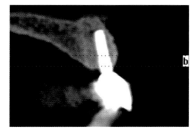

图30　21CT截图

三、讨论

该患者因多年前的金属桩核修复体脱落前来我院就诊，牙根折裂，根尖阴影明显。近年来，由于能有效地防止牙槽嵴吸收，同时保持牙龈软组织的自然形态，不翻瓣即刻种植在临床上广泛开展。但是该患者由于有明显的根尖阴影，并不是即刻种植的适应证。而且，我们采用微创的方法拔除患牙后，11、21、22位点的唇侧均有大量骨质缺损，甚至唇侧无骨，种植体即刻植入后进行GBR，将会产生巨大的风险。若单纯拔牙后不做特殊处理，待1个月后进行种植体植入术，势必会造成唇侧骨板的大量吸收，给种植修复带来麻烦。有研究表明，拔牙窝位点保存术是减少拔牙后牙槽骨发生水平向和垂直向骨吸收的有效手段。

因此，本研究采用拔牙位点使用Bio-Oss Collagen骨胶原进行骨移植，有效地阻止了颊侧骨板的吸收，保留并改善了牙槽嵴的外形和体积，为后期种植体的植入提供了有利条件。而软组织状况同样是影响美学效果的重要因素之一。其中，软组织厚度是种植体周围骨组织稳定的关键。常规我们

采用软组织移植的方法。但是该患者软组织缺损量非常大，若采用转瓣技术，缺牙区并没有足够的软组织供给量；而游离龈移植需开辟第二术区，增加患者痛苦，并且美学效果并不能保证。Mucograft是一种厚的异种胶原基质，本研究我们应用此种膜覆盖于缺牙区，一方面固定了骨胶原，避免软组织过快长入骨缺损区；另一方面，直接补充了缺牙区牙槽嵴顶的角化龈量，为后期修复提供了充足的保障。

综上所述，本研究采用Bio-Oss Collagen骨胶原联合Mucograft胶原基质进行上颌美学区拔牙后即刻位点保存，并进行延期种植修复，最终取得了良好的功能和美学效果。

四、结论

应用Bio-Oss Collagen骨胶原联合Mucograft胶原基质进行拔牙后即刻位点保存，可有效增加上颌前牙缺牙区的牙槽骨骨量及软组织量，并维持稳定，可有效保障种植修复的功能与美学效果。

参考文献

[1] Esposito M, Maghaireh H, Grusovin MG, et al. Soft tissue management for dental implants: what are the most effective techniques. A Cochrane systematic review [J]. Eur J Oral Implantol, 2012, 5(3):221–238.

[2] Ioannou AL, Kotsakis GA, McHale MG, et al. Soft Tissue Surgical Procedures for Optimizing Anterior Implant Esthetics[J]. Int J Dent, 2015: 740–764.

[3] Belser UC, Grutter L, Vailati F, et al. Outcome evaluation of early placed maxillary anterior single-tooth implants using objective esthetic criteria：A cross-sectional, retrospective study in 45 patients with a 2-to 4-year follow-up using pink and white esthetic scores[J]. J Periodontol, 2009, 80(1): 140–151.

[4] Januário AL, Duarte WR, Barriviera M, et al. Dimension of the facial bone wall in the anterior maxilla: a conebeam computed tomography study [J]. Clin Oral Implants Res, 2011, 22（10）:1168–1171.

[5] Avila-Ortiz G , Elangovan S, Kramer KW, et al. Effect of alveolar ridge preservation after tooth extraction: a systematic review and meta-analysis [J]. J Dent Res, 2014, 93(10): 950–958.

[6] Chappuis V, Engel O, Reyes M, et al. Ridge alterations post-extraction in the esthetic zone: a 3D analysis with CBCT[J]. J Dent Res, 2013, 92 (12 Suppl): 195S–201S.

钛网、帐篷螺钉、CGF在前牙骨缺损区种植治疗中的应用

周勇 吴东 陈江

摘要

目的：观察利用钛网、帐篷螺钉、浓缩生长因子（CGF）在前牙骨缺损区种植治疗中的临床效果。**材料与方法**：利用钛网、帐篷螺钉、浓缩生长因子（CGF）在前牙多牙缺失骨缺损区种植治疗中行骨增量，择期种植，最终完成种植修复。**结果**：利用钛网、帐篷螺钉、浓缩生长因子（CGF）在前牙多牙缺失骨缺损区种植治疗中行骨增量。种植位点新骨形成及种植体骨结合良好，随访2年获得了良好的软硬组织稳定性。**结论**：钛网、帐篷螺钉、浓缩生长因子（CGF）联合应用有效增加骨缺损区的三维空间，成骨效果良好。

关键词：钛网；帐篷螺钉；浓缩生长因子（CGF）；骨增量；种植

骨缺损是口腔种植中的难题，其中以水平向伴垂直向骨缺损的恢复尤为困难。传统骨增量技术尚难以实现三维骨壁的重建。钛网相对于生物屏障膜具有良好的机械性能，钛网、帐篷螺钉联合使用不仅能够为骨再生提供支持性保护，自体浓缩生长因子（CGF）的应用促进了骨再生，从而有效地重建骨壁，实现大面积骨缺损的修复。

一、材料与方法

1. 病例简介 53岁女性患者，无不良嗜好，全身情况良好。主诉：上前牙区修复体松动1年，脱落3天。现病史：患者多年前于外院行口内多牙烤瓷固定桥修复，近1年来修复"假牙"松动逐渐加重，3天前上前牙区修复体脱落，影响美观和咀嚼，遂就诊我科。既往史：患者平素体健，否认各类系统性疾病史，否认药物过敏史和传染病史。口腔检查：口腔卫生状况较差。17～13、25～27、36～33、42～46烤瓷固定桥，叩诊不适，松动Ⅰ～Ⅱ度，其中25松动Ⅱ度，12～23残根。24、37、36、45～47缺失，全口余留牙探及不同程度附着丧失，松动度Ⅰ～Ⅱ度，牙龈红肿，质脆，触之易出血（图1）。影像学检查：曲面断层片示全口牙槽骨高度不同程度吸收，其中17～13、25～27、34～44牙槽骨吸收至根颈1/3，骨密度降低。CBCT示全口牙槽嵴不同程度缺损，12～23残根，其中17～13、25～27、34～44牙槽骨吸收至根颈1/3，骨密度降低，牙槽骨水平向伴垂直向骨缺损（图2）。

2. 诊断 上下颌牙列缺损；12～23残根；17～13、25～27、34～44慢性牙周炎。

3. 治疗计划

（1）拔除12～23残根，同期利用钛网、帐篷螺钉、CGF重建缺损牙槽嵴。

（2）二期种植+植骨术。

（3）延期完成种植上部修复。

4. 治疗过程

（1）拔除12～23残根，同期行12～24区域植骨术：局部麻醉下常规消毒、铺巾，拔除12～23残根，12～24行牙槽嵴顶水平切口，远中角形切口减张、翻瓣，见颊侧凹陷性骨吸收明显。利用钛网、帐篷螺钉、自体浓缩生长因子（CGF）重建缺损牙槽嵴，见12～24区水平向伴垂直向骨缺损，遂在11、22、24备洞植入3颗帐篷螺钉，利用帐篷螺钉、钛网支撑起三维空间，运用Bio-Oss骨替代材料，钛网、CGF和Bio-Gide屏障膜行引导骨再生技术（GBR）（图3～图10）。

（2）一期植骨术后7个月，前牙区行种植和引导骨再生技术：局部麻醉下常规消毒、铺巾，12～24行牙槽嵴顶水平切口，远中角形切口减张、翻瓣，取出钛网、帐篷螺钉，见原骨质缺损区现已获得牙槽嵴三维空间的重建，25松动Ⅲ度，予以拔除，搔刮拔牙窝。于12、11、21、23、25植入5颗MIS种植体，同期在25即刻种植区域和帐篷螺钉区域行引导骨再生术，覆盖CGF膜，关闭创口（图11～图18）。

（3）一期植骨术后11个月，种植术后4个月，行12、11、21、23、25二期手术：局部麻醉下常规消毒、铺巾，12、11、21、23、25行牙槽嵴顶水平切口，远中角形切口减张、翻瓣，上愈合基台（图19、图20）。

（4）一期植骨术后12个月，种植术后5个月，二期牙龈成形1个月：上下颌取模，确定咬合关系，金属烤瓷联冠修复（图21～图24）。随访植骨术24个月，种植体功能性负载12个月无松动脱落，曲面体层片显示种植体骨结合良好，无明显边缘骨吸收（图25）。

作者单位：福建医科大学附属口腔医院

通讯作者：周勇；Email: youngzhou15@qq.com

二、结果

治疗完成后，种植体稳固，修复体外形自然，牙龈形态较为自然、健康，唇侧骨丰满度良好。随访植骨术24个月，种植体功能性负载12个月无松动脱落，曲面断层片显示种植体骨结合良好，无明显边缘骨吸收。患者对于治疗效果满意。

三、讨论

GBR技术是通过使用骨支架材料及屏障膜，选择性地排除组织上皮及结缔组织植入而使成骨细胞增生，从而扩增牙槽嵴骨量，为后期种植体植入做准备。常规作为屏障膜的材料（如可吸收的胶原膜、不可吸收的PTFE膜）缺乏自成形能力，难以维持稳定的空间，在术后可能发生塌陷，干扰术

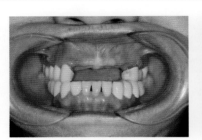

图1　术前口内正面像

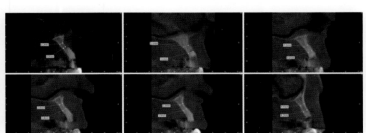

图2　术前区域CBCT矢状面截图

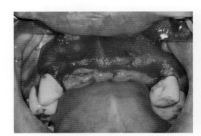

图3　拔除残根，翻瓣

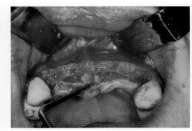

图4　颊侧凹陷性骨吸收明显

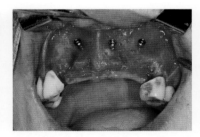

图5　备洞植入3颗帐篷螺钉

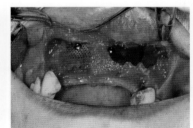

图6　利用帐篷螺钉、钛网行GBR

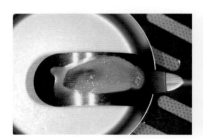

图7　制作CGF膜

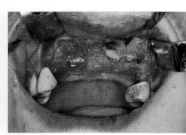

图8　覆盖CGF膜

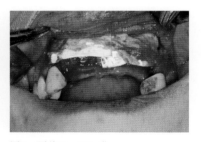

图9　覆盖Bio-Gide膜

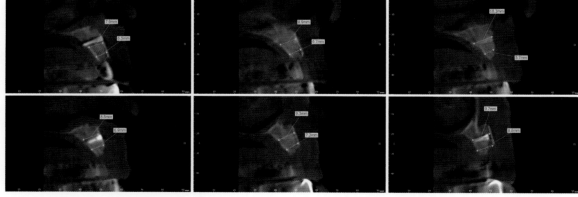

图10　植骨术后区域CBCT矢状面截图

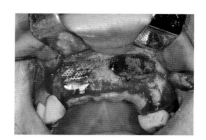

图11　一期植骨术后7个月，切开翻瓣

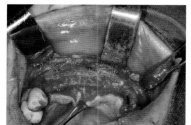

图12　取出钛网，已获得牙槽嵴重建

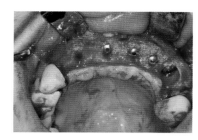

图13　25拔除，植入5颗种植体

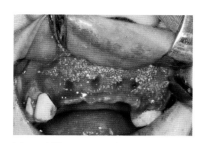

图14　同期用Bio-Oss行GBR

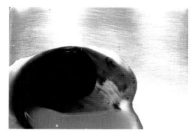

图15　制作CGF膜

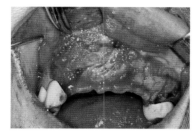

图16　覆盖CGF膜，关闭创口

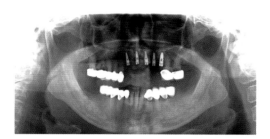

图17　种植术后曲面体层片

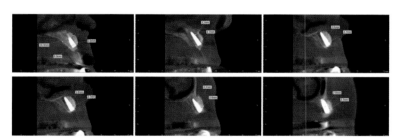

图18　种植术后CBCT矢状位截图

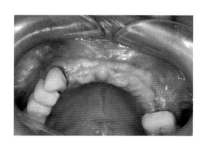

图19　骨增量术后牙槽嵴丰满

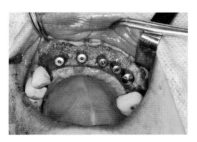

图20　切开，翻瓣，上愈合基台

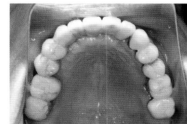

图21　最终修复殆面像

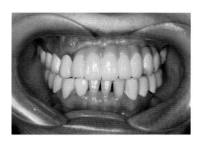

图22　最终修复正面像

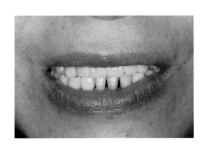

图23　最终修复后面下像

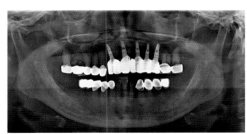

图24　最终修复后曲面体层片

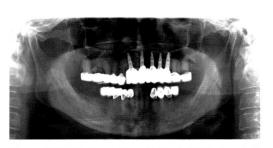

图25　随访植骨术24个月，种植体功能性负载12个月无松动脱落，曲面体层片显示种植体骨结合良好，无明显边缘骨吸收

区骨再生。相较于传统屏障膜，钛网可以稳定移植材料、创造足够的空间并且能够起到屏障膜的作用引导骨再生，然而其最重要的优点是具有抗弹性形变的能力。一旦被塑形，就会稳定在这个形态，同时利用帐篷螺钉使得钛网能够创造比其他屏障膜更大的空间，同时有效固定钛网，避免其移动。钛网不可吸收，因此它能够为移植物的长入提供足够的空间。研究显示，应用钛网作为屏障膜，骨增量可以达到垂直向和水平向10mm，且长期骨吸收量小于未使用钛网的病例。钛网表面存在孔隙，相较于钛膜，有利于膜两侧局部血流交通。CGF浓缩生长因子有利于提高种植体稳定性，在早期促进骨结合。有文献报告，在骨缺损区行CGF膜的引导骨再生术在3.5个月，通过μ–CT检测到32.7%的新生骨；在6个月左右达到稳定状态。

参考文献

[1] Rakhmatia YD, Ayukawa Y, Furuhashi A, et al. Current barrier membranes: titanium mesh and other membranes for guided bone regeneration in dental applications[J]. J Prostho Research, 2013, 57(1): 3–14.

[2] 满毅，钛网在口腔种植骨量扩增中的应用[J]. 口腔颌面外科杂志, 2015,25(4): 241–245.

[3] Shih–Shiun Shyu, Clinical and Microcomputed TopographyEvaluation of the Concentrated GrowthFactors as a Sole Material in a Cystic BonyDefect in Alveolar Bone Followed by Dental Implantation: A Case Report[J]. implant dentistry, 2016, 27(10): 1–8.

[4] Cagasan Pirpir. Evaluation of effectiveness of concentratedgrowth factor on osseointegration[J]. International Journal of Implant Dentistry, 2017 (3): 7.

基于硬软组织增量的右下颌后牙种植修复病例报道

贺文鹏[1-3] 聂谢超[2] 赖仁发[1] 黄漪蔓[1,3] 曾丽婷[2]

摘要

目的：通过对右下颌后牙区牙槽骨高度严重不足病例1例，行颏部自体骨+腭部游离瓣移植，最终完成种植修复，探讨此类病例的临床方案设计、诊疗程序及预后情况。**材料与方法**：对右下颌后牙缺失伴有牙槽骨高度严重不足（2~5mm）的男性病例进行如下治疗程序：①取颏部自体骨2块，一块游离移植于右下颌缺牙区并螺钉固定，另一块粉碎后混合人工颗粒骨植骨，胶原膜覆盖；②植骨术后9个月取出固定螺钉，植入种植体；③种植术后3个月，腭部取软组织瓣，移植于右下颌区，做软组织增量；④腭瓣移植术后2个月，安装愈合基台，取模，完成牙冠修复。**结果**：种植修复完成后临床检查及影像学显示：自体骨与人工骨均成骨良好，牙槽嵴高度10mm，牙龈宽度8mm，种植修复固位良好。**结论**：颏部自体骨游离移植结合人工骨增量是改善牙槽嵴高度不足的有效方法，腭部软组织瓣游离移植可以有效改善种植体附着龈宽度不足。

关键词：颏部取骨；块状骨移植；牙种植；软组织移植；骨吸收

下颌后牙区因严重牙周炎引起的牙齿缺失，往往伴随着严重的牙槽骨吸收，造成垂直向和/或颊舌向的骨量不足，同时伴有牙龈宽度不足。针对下颌后牙区垂直向骨量严重不足患者，既往虽有牵引成骨和下牙槽神经游离法，但前者不适用于严重牙周病患者，后者手术损伤神经的风险和创伤较大。因此，自体骨移植结合人工骨粉进行垂直向骨增量，是目前的主流方法。而附着龈的宽度不足，也可以通过腭部瓣移植来改善。

一、材料与方法

1. 病例简介 46岁男性患者。主诉：右侧下后牙缺失3个月，要求修复。现病史：患者3个月前因右侧下颌后牙松动疼痛，于外院拔除患牙，要求修复，转来我院治疗。6个月前因左侧上后牙缺失、下后牙残余牙根于外院行种植修复，目前尚未完成修复。否认高血压、心脏病等重大疾病，否认结核、肝炎等传染病史，否认手术、输血史等，未发现药物过敏。无吸烟习惯。无夜磨牙史。临床检查：口腔颌面部基本对称，皮肤无红肿破溃，颞下颌关节区无弹响、杂音、压痛，开口度约37mm，开口型"↓"，颌下、颏下和颈部未及肿大淋巴结。中位笑线。口内检查：口腔卫生可，色素（+）。25缺失，26近中倾斜，27种植修复（Bicon），34种植修复（Dentium），46、47缺失，牙槽嵴低平。CBCT及曲面断层片检查显示：17为根管治疗术后，46、47区牙槽骨吸收明显，呈波浪形，垂直高度距离下牙槽神经管2~5mm，颊舌侧宽度6mm。

2. 诊断 46、47缺失伴骨缺损；全口牙周炎；27、34种植术后待修复。

3. 治疗计划 患者要求种植固定修复，经沟通建立如下治疗方案：

（1）颏部取自体骨，游离移植于46、47，螺钉固位，加GBR。

（2）取出螺钉，植入种植体。

（3）腭部取软组织瓣，游离移植增宽附着龈。

（4）安装愈合基台，再次牙龈成形，永久修复。

4. 治疗过程（图1~图33）

（1）术前准备：①拍摄曲面断层片及CBCT；②全口洁牙及牙周基础治疗。

（2）第一次手术：①阿替卡因肾上腺素局部麻醉下，46、47区角形切口，切开翻瓣，搔刮肉芽组织，暴露骨缺损区域并制备植骨床，注意保护下牙槽神经；②33~43颊侧黏膜斜行切口，空心钻取直径为7mm圆形骨块2块，厚度4~5mm；③用10mm固位螺钉将一颗圆形骨块固定于46、47之间的牙槽嵴顶，另一颗圆形骨块切割为4块，置于周围，加Geistlich Bio-Oss骨粉，压实，Geistlich Bio-Gide胶原膜覆盖；④严密缝合；⑤术后拍摄曲面断层片及CBCT评估手术效果，包括植骨高度和宽度、固位螺钉位置和角度；⑥2周后拆线，拍摄口内像。

（3）第二次手术：植骨术后9个月，拍摄曲面断层片及CBCT，见游离骨块及Bio-Oss骨粉成骨良好。遂于46、47区行角形切口，切开翻瓣，见成骨完全，固位螺钉位于牙槽嵴顶下0.5mm，46颊侧有骨凹陷约2mm。取出固位螺钉。定点逐级扩孔，46植入Nobel Replace 3.5mm×8mm，扭矩25N·cm；47植入Nobel Replace 4.3mm×8mm，扭矩35N·cm。植入Geistlich Bio-Oss骨粉，Geistlich Bio-Gide胶原膜覆盖。

作者单位：1. 暨南大学附属第一医院；2. 暨南大学附属穗华口腔医院；3. 暨南大学口腔医学院

通讯作者：贺文鹏；Email: a_bu1998@163.com

（4）第三次手术：种植术后3个月，曲面断层片及CBCT见种植体骨结合良好。牙龈宽度2mm，遂于阿替卡因肾上腺素局部浸润麻醉下，24～26腭侧取全厚组织瓣25mm×10mm，供区覆盖明胶海绵，缝合。46、47区角形切口于骨膜上切开，翻瓣，注意保留骨膜。将软组织瓣做根向复位，使牙槽嵴顶增宽10mm，形成受植床，植入游离腭瓣，压实缝合。

（5）二期手术：腭瓣移植2个月后，牙龈愈合良好，宽度8mm，再次行牙龈增宽手术，安装愈合基台。

（6）种植修复：二期术后2周，取口内上下颌印模，比色3M2，制作金属烤瓷冠。试戴基台及牙冠良好，基台扭矩35N·cm，牙冠粘接固位，调𬌗、抛光。

（7）负重3个月后复查：口内牙龈丰满，咬合功能良好，无松动。曲面断层片及CBCT显示骨结合良好，无边缘骨吸收。

二、结果

1. 骨组织移植　第一次手术，自体骨移植后，46位点即刻高度为11mm，47位点即刻高度为11mm；9个月后46位点骨高度10mm，47位点骨高度10mm。第二次手术，种植同期行GBR，种植手术后3个月，46位点骨高度9mm，47位点骨高度9mm；负重3个月后，46位点骨高度9mm，47位点骨高度9mm。

2. 软组织移植　腭部瓣移植后，牙龈约25mm×10mm，6个月后面积约20mm×8mm，收缩了36%。种植体周围附着龈宽度>2mm。

3. 修复完成后　46、47色泽逼真，较好地行使口腔功能，周围软组织健康。下唇及下颌前牙区无麻木感。患者十分满意。

三、讨论

自体骨因其具有良好的骨传导性、诱导性和成骨能力，且无传播疾病的危险而被认为是骨移植的"金标准"。新鲜自体骨含有活的成骨细胞和具有诱导成骨作用的骨形成蛋白（BMP）以及无免疫排斥反应，既具有骨诱导能力又具有骨传导能力，骨愈合迅速，是目前临床使用较多的骨移植材料。自体骨块移植的供区一般由骨缺损的量决定，如果需骨量较多可选用髂

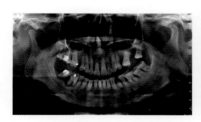

图1　右下颌骨拔牙前（左侧种植修复也未开始）

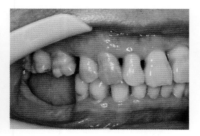

图2　第一次手术：拔牙后3个月，术前口内像

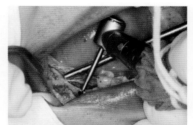

图3　第一次手术：术中骨缺损，制备植骨床

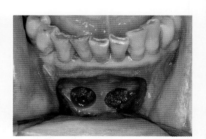

图4　第一次手术：颏部取骨（供区）

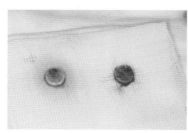

图5　第一次手术：颏部游离骨块

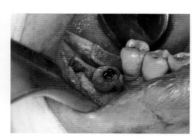

图6　第一次手术：螺钉固定颏部游离骨块

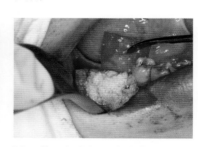

图7　第一次手术：颏部自体碎骨块加Bio-Oss骨粉，盖胶原膜

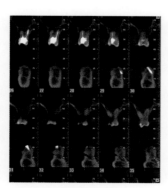

图8　第一次手术：术后CBCT

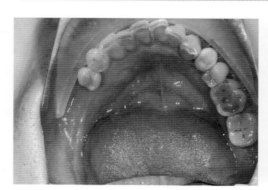

图9　第二次手术：术前口内像

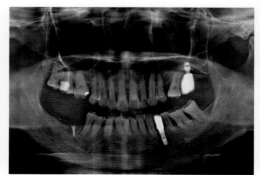

图10　第二次手术：术前曲面断层片

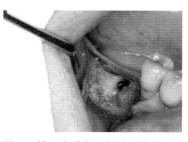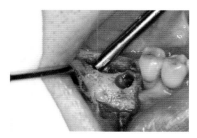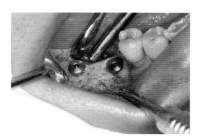

图11 第二次手术：翻瓣后游离骨块愈合良好，固位钉稳固　图12 第二次手术：取出固位钉　图13 第二次手术：植入种植体

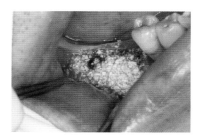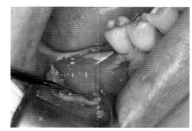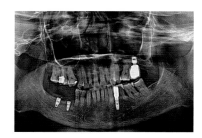

图14 第二次手术：GBR1　图15 第二次手术：GBR2　图16 第二次手术：术后曲面断层片

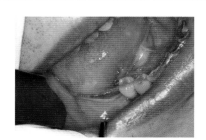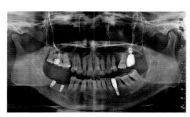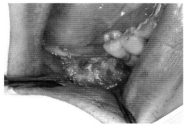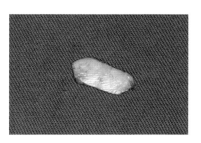

图17 第三次手术：术前口内像　图18 第三次手术：术前曲面断层片　图19 第三次手术：保留骨膜，制备游离牙龈移植床　图20 第三次手术：上腭游离龈瓣

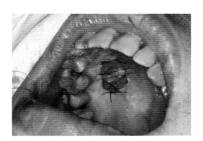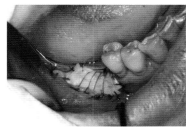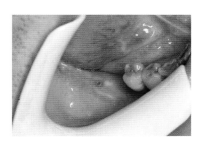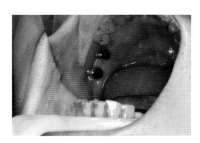

图21 第三次手术：上颌腭侧瓣供区　图22 第三次手术：下颌游离龈瓣移植固定　图23 第三次手术：牙龈移植术后3周　图24 安装转移杆，口内取模型

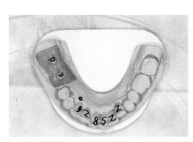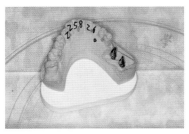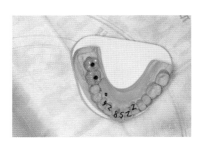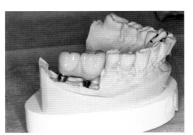

图25～图28 在模型上制作义齿，联冠，粘接固位

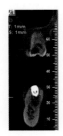

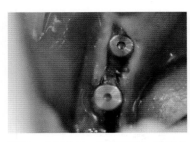

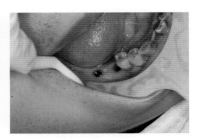

图29　二期修复：修复前CBCT　图30　二期修复：牙龈增宽，安装愈合基台　图31　二期修复：安装愈合基台后2周，牙龈袖口

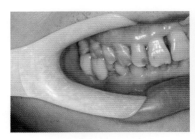

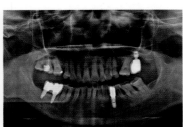

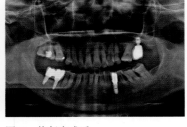

图32　二期修复：完成后口内像　图33　修复完成后

骨、颅骨。如果需骨量较少，可以选择口内邻近区域供骨，如颏部、下颌骨外斜线、下颌升支以及下颌阻生齿拔除时的拔牙窝取骨等。其中，颏部取骨更加简单便捷。颏部取骨时，为避免损伤神经导致下唇麻木、下切牙感觉异常等，上界应位于根尖下5mm，部分学者甚至认为是根尖下8mm，下界位于下颌下缘上5mm，左右距离颏孔5mm，深度不超过5mm。

在本例中，患者因右下颌后牙区晚期牙周炎导致垂直向骨高度严重丧失。以下颌神经管为标准，46、47区域颊侧骨高度为2～3mm，舌侧为4~5mm，单纯人工骨粉不能满足垂直向骨增量的要求。因此，我们采用自体骨为主、人工骨为辅的方案。考虑到不可避免的骨吸收问题，植骨量稍多于种植需要量。我们选择环钻于颏部取2块直径7mm的圆形骨块，一块由固位螺钉斜行固定于舌侧骨板，顶端距离下颌神经管10mm；另一块粉碎为4小块置于圆形骨块近远中，混合Geistlich Bio-Oss骨粉，并以Geistlich Bio-Gide胶原膜覆盖做GBR。Listrom等建议块状骨移植至少6个月后植入种植体，我们则选择9个月后，通过影像学检查及口内翻瓣，发现游离骨块成骨良好，新形成的牙槽嵴顶与原游离骨块高度相同，距离下颌神经管10mm，仅唇侧骨量有1mm左右吸收。取出固位钉后，余留骨量完全满足种植基本需要。在种植完成后，再使用Geistlich Bio-Oss骨粉和Geistlich Bio-Gide胶原膜做GBR。3个月后再行软组织增量手术。负重3个月前后，

未发现骨高度有吸收。

有研究认为，牙周组织正常时牙齿周围至少应有2mm的附着牙龈，而种植体周围的牙龈组织应类似于天然牙周组织。种植体周软组织结构重建的目的就是重建一个稳定的种植体周围软组织环境，以提供一个相对种植体其牙龈结构不活动的附着性的稳定区域。

本研究中，腭部瓣软组织移植时机选择在骨移植术后12个月，种植体植入术后第3个月。此时，易形成规则的受植床，成活率高；手术区域无干扰，黏膜瓣容易固定；手术时间短；黏膜瓣与受植床贴合面积大，成活率高。常用的游离腭部黏膜瓣分为全厚黏膜瓣和断层黏膜瓣。断层黏膜瓣0.7~1.2mm，成活率高，但成活后抵抗机械创伤，抗收缩能力较全厚黏膜瓣差。全厚黏膜瓣为1.2~1.5mm，更适合于后牙区。本病例中选择全厚黏膜瓣，移植面积为25mm×10mm，颊舌向宽度10mm。腭瓣移植6个月（负重3个月）后，面积为20mm×8mm，收缩率为36%，颊舌向宽度为8mm，种植体周围附着龈宽度保持在3mm以上。

综上所述，对于晚期牙周病引起的下颌后牙缺失伴有明显的软硬组织丧失病例，可以通过自体骨移植混合人工骨进行骨组织增量，取腭部游离瓣进行软组织增量，完成种植修复，以获得良好的美观与功能效果。

参考文献

[1] Cypher T J, Grossm JP. Biological principles of bone graft healing [J]. J Foot Ankle Surg, 1996, 35(5):413-417.
[2] Pommer B, Tepper G, Gahleitner A, et al. New safety margins for chin bone harvesting based on the course of the mandibular incisive canal in CT[J]. Clin Oral Implants Res, 2008, 19(12):1312-1316.
[3] Hunt DR, Jovanovic SA. Autogenous bone harvesting: a chin graft technique for particulate and monocortical bone blocks[J]. Int J Periodontics Restorative Dent, 1999, 19(2):165-173.
[4] Adeyemo WL, Reuther T, Bloch W, et al. Healing of onlay Mandibular bone grafts covered with collagen menbrane or bovine bone substitutes: A microscopical and immunohistochemical sutdy in the sheep[J]. Int J Oral Maxillofac Surg, 2008, 37(7):651-659.
[5] Listrom RD, Symington Jm. Osseointegrated dental implants in conjunction with bone grafts[J]. Int J Oral Maxillofac Surg,1988,17(2):116-118.
[6] Goldberg PV, Higginbottom FL, Wilson TG. Periodontal considerations in restorative and implant therapy[J]. Periodontol, 2001, 25:100-109.
[7] Bauman GR, Replay JW, Hallman WW. The peri-implant sulcus[J]. Int J Oral Maxillofac Implants, 1993, 8:273-280.
[8] Evian CI, Maseeh J Symeonides E. Soft tissue augmentation for implant dentistry[J]. Compend Contin Educ Dent, 2003, 24:195-206.

自体牙本质颗粒联合富血小板纤维蛋白在上中切牙种植中促进骨再生的应用

崔婷婷　仲维剑

摘 要

目的：评价自体牙本质颗粒作为骨移植材料在上颌中切牙种植中促进骨再生的临床效果。**材料与方法**：将患者无功能的智齿拔除后制成牙本质颗粒，混合自体的富血小板纤维蛋白（platelet rich fibrin, PRF）植入左侧上颌中切牙的拔牙窝内，6个月后延期种植修复缺失牙。**结果**：CT示种植体骨结合良好，缺失的唇侧骨壁得到恢复。牙本质颗粒周围有新骨生成。**结论**：自体牙制成的骨移植材料具有促进骨再生的作用，可以用于重建种植区的骨缺损。

关键词：PRF；自体牙本质颗粒；引导骨再生

目前，以生物力学为导向的种植修复缺失牙的理念逐渐流行起来。但种植区由于外伤、牙周炎、肿瘤等原因造成骨量不足，很难满足以生物力学为导向的种植手术。此时，我们需要骨移植材料来恢复种植区的骨量。自体骨虽然是骨移植的"金标准"，但由于存在来源有限、二次创伤，易并发感染、供区疼痛等缺点，难以被患者接受。人工骨移植材料多种多样，但价格昂贵，还存在免疫排斥和传播疾病等风险。因此，将废用牙制成骨移植材料，用于患者自身骨缺损的修复，成为了近年的研究热点。本文报告1例将患者无功能的智齿制成骨移植材料联合使用PRF，成功扩增了种植区的骨量。

一、材料与方法

1. 病例简介　22岁男性患者。21因7岁时外伤导致牙冠折断，18岁时于外院行桩冠修复，今因牙龈退缩、牙齿松动来我院就诊，要求种植修复患牙。既往体健，无吸烟史，无服用药物史，无心脏病、高血压病史，无药物过敏史。专科检查：口腔卫生较好，18和28垂直阻生。21正面观可见颊侧牙龈退缩，缺牙区近远中距离约10mm，颌间距离8mm（图1），殆面观可见唇侧骨凹陷（图2）。CT见唇侧骨板吸收至根尖1/3，根尖区可见透射影，唇侧凹陷缺损范围达8mm×5mm×12mm（图3）。

2. 诊断　21根折伴不良修复体。

3. 治疗计划

（1）拔除无功能的两颗智齿18和28，制备牙本质颗粒。

（2）抽血5mL×4支制备PRF。

（3）拔除12，植入自体牙本质颗粒与PRF混合物行牙槽窝位点保存。

（4）6个月后，进行种植手术。

（5）1年后，进行二期手术，同期进行牙龈诱导。

（6）牙龈诱导3个月之后进行永久修复。

3. 治疗过程

（1）牙本质颗粒制备：将拔除的两颗智齿清洗干净后（图4），去除表面的牙周纤维及牙髓等软组织，用快速涡轮机磨除表面的牙结石、牙釉质和牙骨质，在骨磨中将其粉碎成直径为0.5～1mm大小的颗粒。最后将牙颗粒放入Bonmaker机器（韩国KDS公司），经A、B、C处理液处理20分钟，取出备用（图5）。

（2）PRF制备：抽血5mL×4支，离心200G，8分钟，获得凝胶状的PRF4块（图6）。

（3）手术过程：告知并签署手术知情同意书，术前拍摄上颌CBCT片。术前30分钟口服抗生素，氯己定漱口液含漱3次，每次2分钟，0.5%碘伏进行术区消毒、铺巾。在21位点以4%阿替卡因行局部浸润麻醉，在唇系带两侧做V形切口，拔除21（图7），刮除肉芽后可见唇侧骨壁缺损，腭侧及近远中骨壁尚存（图8），沿11及22龈沟内切开，全层翻开黏骨膜瓣，充分暴露术区，牙槽窝内壁打孔，使骨髓腔内血液渗出。将1块PRF剪碎与自体牙本质颗粒混合，植入牙槽窝内，唇侧略超出邻牙唇侧骨壁，塑形（图9），唇侧及牙槽嵴顶覆盖3块PRF（图10）。2周后复诊拆线见创口处假膜覆盖，角化龈未形成，呈角形缺损。6个月后复诊行种植手术，复诊时可见创口愈合良好，黏膜炎症消失，牙槽骨丰满度得到维持，黏膜高度理想，唇侧角化龈形成（图11），CT片可见缺牙区缺失的唇侧牙槽骨得到恢复，牙槽骨高度和宽度充足（图12），此时可以种植恢复缺失牙。种植术前氯

作者单位：大连医科大学附属口腔医院

通讯作者：仲维剑；Email: 2061983zwj@163.com

已定漱口液含漱3次，每次32分钟，0.5%碘伏进行术区消毒、铺巾。在上颌左侧中切牙位点以4%阿替卡因行局部麻醉，于21牙槽嵴顶偏腭侧切开，11及22唇侧附加切口，全层翻开黏骨膜瓣，可见植骨材料稳定。硬度及唇侧凸度较好（图13）。环钻取骨后将新生骨置于多聚甲醛溶液中固定，先锋钻定位、导向，逐级扩孔至3.5mm×15mm，植入SPI亲水4.0mm×14mm植体1颗（图14），唇侧骨边缘处植入自体牙本质颗粒与PRF混合物，表面覆盖PRF膜（图15），严密缝合。2周后复诊拆线。6个月后复诊见可见唇侧角化龈较薄，透出覆盖螺丝金属颜色（图16），CT示种植体周围骨壁完整，唇侧厚度>2mm（图17）。在上颌左侧中切牙位点以4%阿替卡因行浸润麻醉，选择上颌前牙腭侧作为供区，切开、锐性分离半厚瓣（图18），保留骨膜结缔组织层，紧贴切开骨膜结缔组织层，掀起制得的带蒂结缔组织瓣，将准备好的长条状带蒂瓣反折，骨膜面朝向唇侧骨板方向，而结缔组织面朝向牙龈表面，就位于种植体唇侧（图19）。取模行临时基台树脂冠诱

导牙龈，并使树脂冠与下颌牙在牙间交错位、前伸𬌗及侧方𬌗均无接触（图20），1个月后复诊正面观可见角化龈高度充足（图21），𬌗面观可见唇侧丰满度较好（图22）。种植术后6个月，CT示骨结合良好（图23），取种植体水平终印模行最终修复，上部结构采用氧化锆基台及二氧化锆烤瓷冠修复（图24、图25）。口内试戴氧化锆基台及二氧化锆烤瓷冠，就位良好（图26、图27）。

二、结果

植骨手术后7天、14天复查，可见植骨区轻度肿胀，伤口愈合良好，缝合线无脱落。植骨区经组织学观察可见新骨生成（图28），但骨小梁排列紊乱，是不成熟的骨组织。植骨术后6个月CT显示植骨区骨密度平均值为664，术后12个月CT示植骨区骨密度平均值为576，可见植骨区骨密度减低，大部分的牙本质颗粒已被吸收。牙本质颗粒的吸收以及新生骨并未钙化

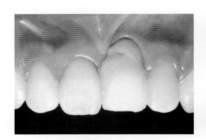

图1　拔牙位点保存手术之前。正面观可见21唇侧角化龈丧失，牙周组织呈现慢性炎症状态

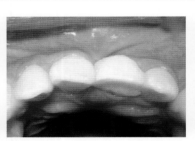

图2　拔牙位点保存手术之前。𬌗面观可见唇侧骨凹陷

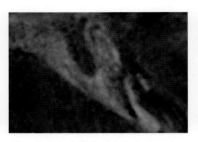

图3　拔牙位点保存手术之前。CT片可见唇侧骨壁缺失

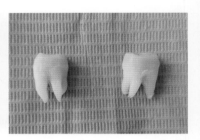

图4　拔牙位点保存手术之前。拔除无功能的上颌智齿

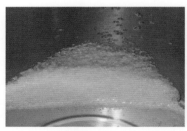

图5　拔牙位点保存手术之前。将拔除的智齿粉碎后放入Bonmaker机器（韩国KDS公司）中制备牙本质颗粒

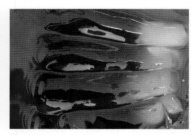

图6　拔牙位点保存手术之前。抽血5mL×4支，制备PRF

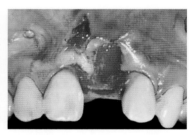

图7　拔牙位点保存术中。拔除21同期行唇系带延长术

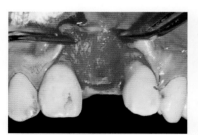

图8　拔牙位点保存术中。刮除炎性组织后可见21唇侧骨壁缺失

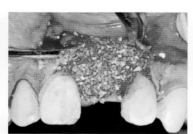

图9　拔牙位点保存术中。拔牙窝内植入自体牙本质颗粒与PRF混合物进行牙槽骨保存

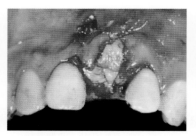

图10　拔牙位点保存术中。PRF压成膜覆盖在植骨材料表面

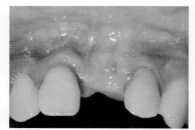

图11　拔牙位点保存术后6个月。创口愈合良好，黏膜炎症消失，牙槽骨丰满度得到维持，黏膜高度理想，唇侧角化龈形成

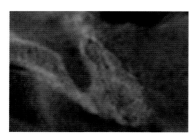

图12　拔牙位点保存术半年后6个月。CT片可见牙槽骨丰满，高度和宽度充足

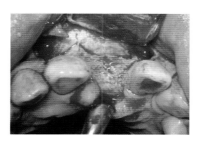

图13　种植体植入术中。翻开黏骨膜瓣，可见缺牙区植骨材料丰满、坚实

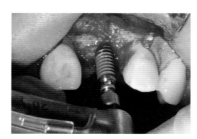

图14　种植体植入术中。植入SPI亲水4.0mm×14mm植体1颗，初始稳定性良好

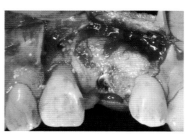

图15　种植体植入术中。植体唇侧凹陷处再次植入牙本质颗粒，表面覆盖PRF膜

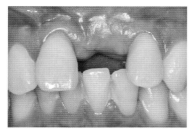

图16　种植体植入术后6个月。可见唇侧角化龈较薄，透出覆盖螺丝金属颜色

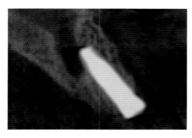

图17　种植体植入术后6个月。CT示植体周围骨壁完整

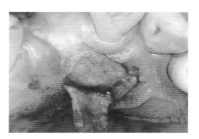

图18　种植二期手术中。选择上颌前牙腭侧作为供区，切开、锐性分离半厚瓣

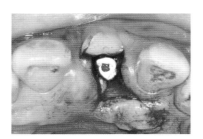

图19　种植二期手术中。暴露植体，转移上皮下带蒂结缔组织填充至缺牙区唇侧

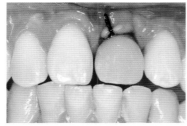

图20　种植二期手术后。临时基台树脂冠牙龈诱导成形

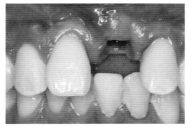

图21　临时冠诱导1个月。正面观可见唇侧角化龈高度充足

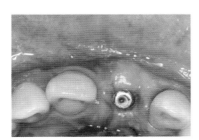

图22　牙龈诱导1个月后。𬌗面观可见唇侧丰满度较好

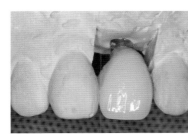

图23　上颌左侧前牙螺丝固位修复体。模型上试戴修复体正面像

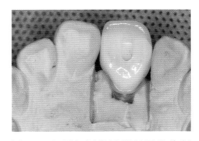

图24　上颌左侧前牙螺丝固位修复体。模型上试戴修复体𬌗面像

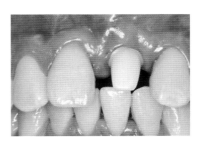

图25　上颌左侧前牙螺丝固位修复体。口内试戴全瓷基台，就位良好

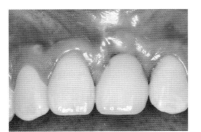

图26　上颌左侧前牙螺丝固位修复体。口内试戴二氧化锆烤瓷冠的正面像

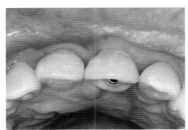

图27　上颌左侧前牙螺丝固位修复体。口内试戴二氧化锆烤瓷冠的𬌗面像

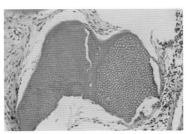

图28　植骨区取材后𬌗染色（×40），可见新骨生成

完全，导致植骨区骨密度减低。

三、讨论

目前，临床上常用的骨移植材料包括自体骨、同种异体骨、异种骨和人工合成骨等。自体骨是目前公认最好的骨移植材料。自体松质骨和皮质骨都具有良好的骨诱导能力、成骨能力和骨传导作用。但是自体骨来源有限，取骨创伤大，并且取骨部位可能发生感染、疼痛等并发症，致使患者难以接受。异种骨和异体骨虽然来源比较丰富，但有传播疾病和免疫排斥反应等风险。人工合成骨如羟基磷灰石、硫酸钙复合物、钙铝陶瓷、生物活性玻璃等，能作为支架引导骨组织形成，但没有骨诱导作用，而且其理化、生物性能及降解能力均不如天然骨。

自体牙骨粉技术是"变废为宝"的技术，可应用于种植区骨量不足的部位。拔掉的智齿或牙周病患牙，都可以收集起来并加工成骨粉。自体牙骨移植材料具有良好的骨再生能力，还能最大限度地减少异物反应，避免传播疾病。基础研究表明，牙齿中的羟基磷灰石晶体和I型胶原蛋白，可以作为骨再生的支架材料。牙本质中含有的血小板衍生生长因子、胰岛素生长因子、转化生长因子、成纤维生长因子等多种生长因子，具有诱导新骨形成以及促进骨改建的作用。牙本质基质还可作为一个BMP的缓释系统，使植骨区材料中的BMP不断地缓慢释放，可持续促进新骨形成及骨改建。临床研究发现，应用自体牙本质颗粒修复骨缺损与应用Bio-Oss骨粉的临床效果无明显差异。

研究证明，PRF释放的生长因子有转化生长因子（transforming growth factor，TGF-β1）、血小板源性生长因子（platelet-derived growth factor，PDGF）、血管内皮生长因子（vascular endothelis growth factor，VEGF）和基质糖蛋白（血小板反应素-1）。这些生长因子能促进骨再生，PRF还可以作为屏障膜使用促进牙龈再生。PRF中包含的大量白细胞，在降解过程中持续释放免疫调节相关的细胞因子，减轻了局部不良的免疫反应，增强了局部的抗感染能力。

通过对本病例观察发现，自体牙制成的骨移植材料结合使用PRF，可促进新骨生成，不仅可以成功地重建上颌前牙区骨缺损，而且患者术后反应轻微，但仍需进一步观察远期效果。

参考文献

[1] Andreas S, Frank W, Marcus H,et al. Autonomic bone grafts in oralimplantology–is it still a "gold standard"? A consecutive review of 279 patients with 456 clinical procedures[J].International Journal of Implant Dentistry. 2017,46(I):3-23.
[2] Park SM,Um IW, Kim YK, et al. Clinical application of auto-tooth bone graft material[J]. J Korean Assoc Oral Maxillofae Surg, 2012,38(I):2-8.
[3] Naso F, Gandaglia A, Iop L, et al. Alpha-Gal detectors in xenotransplantation research: a Word of caution[J]. Xenotransplantation, 2012,19(4):215-220.
[4] Meyer S, Floerkemeier T, Windhagen H. Histological osseointegration of Tutobone: first results in human[J]. Arch Orthop Trauma Surg, 2008,128 (6):539-544.
[5] 孙娟斌, 刘海光, 柏宁, 等. 自体牙本质颗粒与Bio-Oss骨粉植入治疗牙周骨缺损的临床观察[J]. 口腔医学, 2016,36(12):1127-1131.
[6] Dohan DM, de Peppo GM, Doglioli P, et al. Slow release of growth factors and thrombospondin-1 in Choukroun's platelet-rich fibrin（PRF）:A gold standard to achieve for all surgical platelet concentrates technologies[J]. Growth Factor, 2009, 27(1):63-69.
[7] Dohan DM, Choukroun J, Diss A, et al. Platelet-rich fibrin（PRF）: A second -generation platelet concentrate. Part Ⅲ : Leucocyte activation. A new feature for platelet concentrates[J]. Oral Surg Oral Med Oral Pathol Oral Radiol Endod, 2006, 101(3):51-55.

软硬组织增量技术在前牙重度骨缺损应用1例

温鑫鑫

摘要

目的：通过18个月的随访，观察前牙重度骨缺损病例能否通过软硬组织再生技术获得较美观的种植结果。**材料与方法**：本病例前期钛网+Bio-Oss骨粉恢复垂直向和水平向骨高度，种植时在植体根部二次GBR，二期通过CTG移植恢复一定软组织厚度，常规戴牙后，定期随访。

关键词：骨增量（GBR）；CTG

前牙区的种植，不仅需要关注功能，更需要关注美观问题。美观问题涵盖软、硬组织两个部分。本文报道1例软硬组织重建随访18个月的病例。

一、材料与方法

1. 病例简介 26岁男性患者。主诉：左上前牙渐进性松动加剧数年。现病史：多年来自觉左上前牙渐进性松动，近1个月余发现该松动牙有不定期溢脓情况，并伴全口不同程度的刷牙出血，故来我科诊治。牙科治疗史：无。口腔卫生习惯及不良习惯：刷牙2次/天，2分钟/次；不使用牙线或牙缝刷。不吸烟。全身情况和家族史：否认系统性疾病史、家族史、过敏史。口内检查：22冷热诊无反应，牙齿松动Ⅲ度，颊侧牙龈瘘管，可见黄白色脓性分泌物溢出。影像显示：瘘管示踪显示来源于该牙根尖，根尖大面积阴影，21远中和23近中有牙槽骨水平向吸收。口腔卫生差，龈上牙结石（+++），软垢（+++），可探及较多龈下牙结石，牙龈颜色暗红，质地松软，牙龈乳头红肿，BOP（+），全口PD：4~8mm，牙槽骨有广泛水平向吸收。26𬌗面大面积龋损，根尖阴影。智齿阻生。牙列拥挤，咬合紊乱（图1）。

2. 诊断 慢性牙周炎；22、26根尖周炎；18、28、38、48阻生齿。错𬌗畸形。

3. 治疗计划 OHI；牙周序列治疗；牙周稳定后建议正畸治疗；拔除22后种植修复，26根管后冠/高嵌体修复；建议拔除四区阻生齿；SPT。

4. 治疗过程

（1）2016年4月：开始牙周序列治疗，拔除22、26RCT治疗。

（2）2016年6月复查：建议正畸，患者拒绝，牙龈恢复尚可，针对部分冠向增生上颌前牙牙龈行牙龈切除术（图2、图3）。

（3）2016年7月：告知美学风险，沟通后，患者拒绝正畸，拒绝采用自体骨块移植水平向和垂直向骨增量，只能采用钛网和Bio-Oss骨粉尝试进

行垂直向和水平向骨增量（图4~图7）。

（4）手术过程：21远中和23远中做垂直松弛切口，彻底暴露牙槽骨，填入Bio-Oss骨粉后，剪取大小形状合适钛网，唇侧用钛钉固定，覆盖Bio-Oss骨膜后，减张后进口5-0缝线缝合（图8~图13）。术后2周拆线（图14）。6个月后CBCT各截面和长度测定（图15、图16）。

（5）2017年1月种植手术：钛网边缘有点锋利，部分钛网突破唇侧牙龈，颊舌向丰满度尚可；翻瓣后彻底暴露牙槽骨，去除钛网，见成骨质地坚硬，宽度6mm左右。在合适位置上植入Bego 3.25mm×10mm植体，根部部分暴露于牙槽骨外，种植体根部做GBR，减张后严密缝合（图17~图24）。术后4个月，种植二期前，CT各截面（图25、图26）。

（6）种植二期手术：舌侧取CTG，填塞入21远中，进口7-0缝线严密缝合后放入愈合基台。因患者费用问题，没有用临时冠做牙龈诱导成形（图27~图32）。

（7）2017年7月戴牙：患者因经济原因，选择钴铬金属烤瓷冠，最终选择一体冠螺丝固位。因21远中骨高度仅能恢复到原有骨吸收高度，与22间牙冠邻接点与牙槽骨有较高高度差，故在21远中邻面根方上部恢复部分树脂，降低与牙槽骨嵴顶高度差。颊舌向见牙龈丰满。但因多次反复切开暴露21远中牙龈，且垂直切口位置不是特别理想，美学效果并不十分满意（图33、图34）。

（8）2018年2月随访复查：牙龈高度有一定改善，但有瘢痕存在，影响美观。颊舌向丰满度尚可，X线片显示种植体骨边缘高度稳定（图35~图37）。

二、结果

本病例通过钛网和Bio-Oss骨粉+骨膜，获得了较为理想的垂直向和水平向的骨再生结果，但是在软组织处理时，有一定的问题，虽然通过CTG的移植，获得了一定的改善，但21远中牙龈有瘢痕存在，影响了最终的美学效果，是该病例的遗憾所在。

作者单位：杭州觉尔口腔门诊部
Email：wenxinxin_2002@163.com

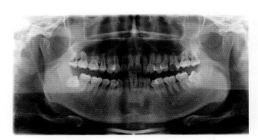

图1 术前全景片

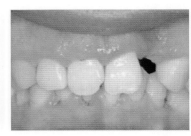

图2 牙周基础治疗后复查时牙龈状态

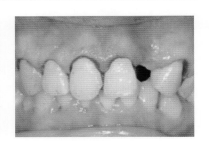

图3 常规美学标准处理临床牙冠长度

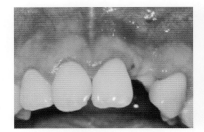

图4 牙龈切除术后1个月

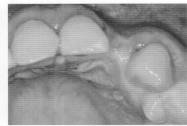

图5 种植前口内见水平向骨缺损较多

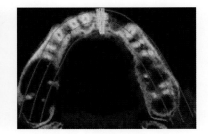

图6 垂直向和水平向骨增量之前的CT截图

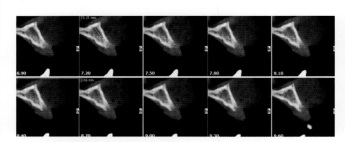

图7 骨增量之前测定骨高度

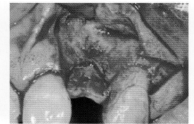

图8 翻瓣后见垂直向和水平向骨缺损1

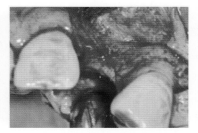

图9 翻瓣后见垂直向和水平向骨缺损2

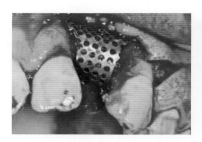

图10 填充Bio-Oss后放置剪切后的钛网

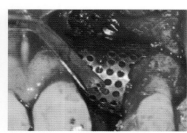

图11 钛钉固定钛网

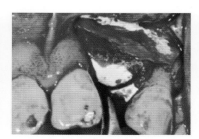

图12 Bio-Gide膜覆盖钛网表面

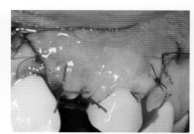

图13 减张后严密间断缝合

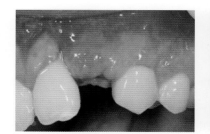

图14 术后2周拆线

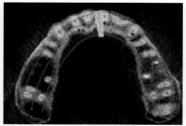

图15 术后即刻CT1

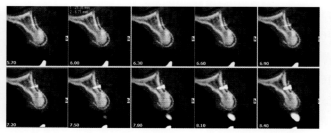

图16 术后即刻CT2

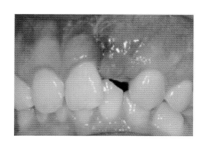

图17　术后6个月口内唇侧像：钛网近中边缘有部分暴露

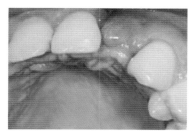

图18　骨增量后6个月口内颊舌向观

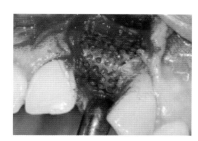

图19　翻瓣取钛网

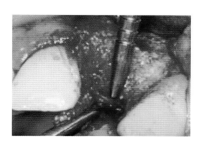

图20　术中测量恢复的水平向骨量

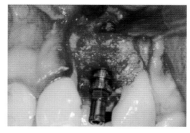

图21　术中植入Bego 3.25mm×10mm植体

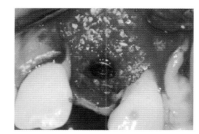

图22　唇侧填入Bio-Oss骨粉

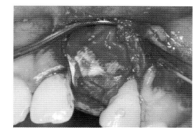

图23　唇侧放置Bio-Gide膜

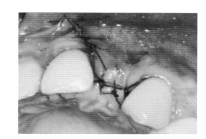

图24　减张后严密缝合

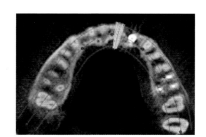

图25　种植术后CT截图1

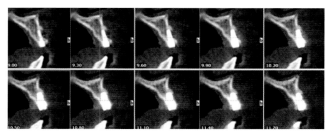

图26　种植术后CT截图2

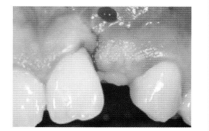

图27　种植术后4个月做唇侧CTG移植术前

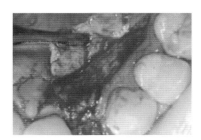

图28　舌侧取CTG

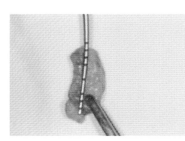

图29　舌侧CTG的长度和宽度

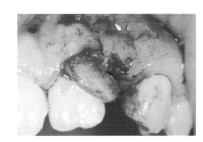

图30　填塞CTG至21远中和22唇侧

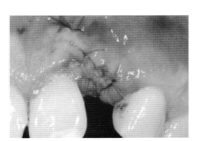

图31　进口7-0缝线间断缝合

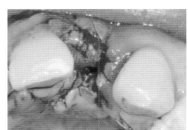

图32　CTG术后颊舌向观

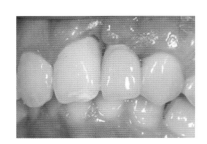

图33　冠修复后戴牙即刻正面像

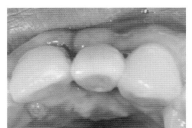

图34　戴牙后即刻颊舌向观

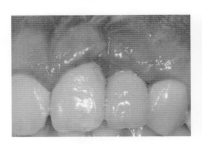

图35 戴牙后7个月复诊1

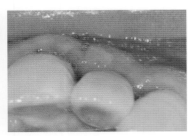

图36 戴牙后7个月复诊2

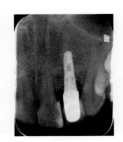

图37 戴牙后7个月X线片

第2章
美学区牙种植
Implant Placement in Esthetic Zone

即刻种植联合根面覆盖术处理夜磨牙患者右上前牙冠根折复合连续多牙牙龈退缩1例

李少冰　张雪洋　黄雁红　容明灯　苏媛　卢海宾　陈沛　姜盼　王雅蓉

摘要

目的：评估即刻种植联合根面覆盖术处理夜磨牙患者右上前牙冠根折复合连续多牙牙龈退缩的临床效果。**材料与方法**：右上中切牙冠根折裂而不能保留1例，微创拔牙后在正确的三维位置即刻植入Straumann种植体1颗，获得良好初期稳定性并实施即刻修复，经过3个月骨结合，实施隧道法DECTG完成种植位点的软组织量增厚及上前牙区暴露根面的覆盖，术后行牙龈塑形，通过个性化取模转移，制备一体化氧化锆基台全瓷冠完成螺丝固位修复。**结果**：种植修复固位良好，龈缘水平稳定及牙龈乳头充盈良好，上前牙区暴露根面得以覆盖。**结论**：在选择合适适应证的基础上，通过正确的操作实施即刻种植、即刻修复、软组织增量、根面覆盖术及个性化修复，有助于在上前牙区获得较佳的美学种植修复效果。

关键词：即刻种植；即刻修复；软组织增量；根面覆盖术；美学区

即刻种植是指在患牙拔除的同时植入种植体，如能在术后1周内进行临时修复，则为实施即刻修复。与延期种植和早期种植相比，即刻种植联合即刻修复不仅可以有效地减少治疗周期及手术次数，而且可以尽早恢复患者的美观。因此，即刻种植联合即刻修复得到了广泛的临床开展。但是，在一个骨质结构不稳定的拔牙窝内植入种植体，拔牙窝在愈合过程中发生的组织变化将对种植修复的最终效果带来很多的不稳定因素，包括拔牙窝剩余间隙的成骨，种植体周稳定骨质的生成，软组织的量及龈缘水平的维持等。同时，具有咬合因素导致全口多牙牙龈退缩的夜磨牙患者，则具有更大的美学风险。因此，本病例将尝试通过把握正确三维位置即刻种植、即刻修复、软组织增量、根面覆盖术、个性化牙龈塑形、个性化取模转移、个性化全瓷修复等技术来促进上前牙区单牙即刻种植修复的美学效果。

一、材料与方法

1. 病例简介　48岁女性患者，于2016年4月11日就诊，主诉：右上前牙修复体折断数日要求修复。现病史：8年前右上前牙行烤瓷修复，数天前修复体折断脱落，自觉影响咀嚼及美观，现来我院要求进一步诊治。既往史：否认高血压、心脏病等重大疾病，否认结核、肝炎等传染病史，否认手术、输血史等，未发现药物过敏。无吸烟习惯。临床检查：口外检查未见异常，高位笑线；双侧颞下颌关节未及弹响、压痛及开闭口偏斜；口腔卫生可，BOP（－），PD：2～3mm，CAL：2～4mm；11冠部缺失，冠根折断

作者单位：广东省口腔医院

通讯作者：张雪洋；Email: zhangxueyang666@126.com

至龈下3mm，叩（－），松（－），牙龈稍薄，附着龈宽度6～7mm，唇系带附着可。21牙冠呈尖圆形。24根尖瘘道（图1）。X线片：11冠根折断至骨下，根尖未见明显阴影。牙槽窝根方可用骨量可，唇侧骨壁完整，颈部宽度约7mm（图2）。同时发现全口牙磨耗明显，多颗牙齿楔状缺损，16冠折折断，口内修复部分崩瓷，连续多牙牙龈退缩。Bruxism checker检查发现夜间副功能运动中存在牙合干扰（图3）。

2. 诊断　11冠根折；牙龈退缩；磨牙症；楔状缺损；慢性牙周炎；24慢性根尖周炎。

3. 治疗计划　11拔除后视情况行即刻种植，择期行上前牙区根面覆盖术；以硬垫改善夜磨牙症状；牙周基础治疗；牙体牙髓科诊治楔状缺损及24慢性根尖周炎。术前的美学风险评估倾向为中度风险水平（表1）。

4. 治疗过程

（1）微创拔牙及即刻种植：术前拍摄口内像及实施牙周基础治疗。常规消毒、铺巾，阿替卡因局部麻醉下微创拔除11，搔刮拔牙窝及根尖肉芽组织。探测牙槽骨唇侧骨壁及邻面牙槽嵴完整，牙龈无撕裂（图4）。不翻瓣下于11缺隙近远中中点的腭侧牙槽骨及根方定位，按照逐级预备的原则，紧贴牙槽窝腭侧骨壁制备种植窝洞，植入Straumann（Straumann，瑞士）4.1mm×12mm BL种植体1颗，植入扭矩>35N·cm（图5）。种植体平台位于唇侧龈缘中点下3mm，与唇侧骨壁内侧面形成的跳跃间隙>3mm，植入Bio-Oss（Geistlich，中国）细颗粒骨粉0.25g，上愈合基台，关闭创口（图6）。术后予以抗炎止痛对症处理，7～10天拆线。术后CBCT检查显示：种植体利用牙槽窝根方骨质固位，紧贴牙槽窝腭侧骨壁，其唇侧面与牙槽窝唇侧骨壁的内侧面所形成的跳跃间隙（＞3mm）可见颗粒状显

影物充填。牙槽窝的唇侧骨壁及唇侧倒凹无缺损穿孔（图7）。

（2）制备临时冠：术后当天取模转移，送工厂以临时基台制备临时修复，获得舌隆突开孔螺丝固位的烤塑临时冠。将其就位于口内种植体，调整正中、前伸及侧方𬌗无接触，加力10～15N，可见即刻修复体良好的支持龈缘及牙龈乳头结构（图8）。

（3）软组织增量及根面覆盖：术后3个月局部麻醉下于13～23唇侧制备隧道，不分离牙龈乳头，再从前磨牙区腭侧的腭部黏膜制取DECTG，游离移植至13～23唇侧隧道，以增厚11的软组织，同时行冠向复位覆盖暴露的根面（图9）。

（4）牙龈塑形：软组织增量术后1个月开始逐步调整临时冠并塑形牙龈形态，控制11近远中牙龈乳头的充盈量和龈缘水平，使得11牙龈形态与21尽量相对称（图10）。

（5）最终修复与随访：经过3个月左右的塑形，11临时修复固位良好，菌斑控制良好，近远中龈乳头充盈良好，龈缘水平及形态与邻牙相对称。牙龈塑形稳定后，以临时修复体制作个性化转移杆并取模转移，并以原厂Variobase基台制备一体化氧化锆基台全瓷冠（图11）。修复体就位口内，加力35N，再次确定咬合无干扰（图12）。最终修复完成后随访6个月，右上中切牙种植修复固位稳定，近远中龈乳头充盈良好，唇侧龈缘水平稳定（图13）。

二、结果

11修复体固位良好，牙龈乳头充盈良好，龈缘水平对称修复体与对侧同名牙协调一致（图13）。13～23根面覆盖效果稳定。外观笑容美观协调。患者满意。X线检查示11种植体周稳定骨质包绕，唇侧骨板嵴顶处约1.42mm，嵴顶以下的厚度>2mm，相邻牙槽骨高度稳定，基台及修复体就位良好（图14）。分别根据Furhauser的PES和Bulser的WES进行美学评分，总分值为21，美学效果良好（表2）。

表1　美学风险评估

美学风险因素	风险水平		
	低	中	高
健康状况	健康，免疫功能正常		免疫功能低下
吸烟习惯	不吸烟	少量吸烟，<10支/天	大量吸烟，>10支/天
患者美学期望值	低	中	高
唇线	低位	中位	高位
牙龈生物型	低弧线形、厚龈生物型	中弧线形、中龈生物型	高弧线形、薄龈生物型
牙冠形态	方圆形	卵圆形	尖圆形
位点感染情况	无	慢性	急性
邻面牙槽嵴高度	到接触点≤5mm	到接触点5.5～6.5mm	到接触点≥7mm
邻牙修复状态	无修复体		有修复体
缺牙间隙宽度	单颗牙（≥7mm）	单颗牙（≤7mm）	2颗牙或2颗牙以上
软组织解剖	软组织完整		软组织缺损
牙槽嵴解剖	无骨缺损	水平向骨缺损	垂直向骨缺损

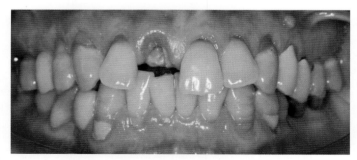

图1　术前口内像

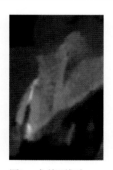

图2　术前X线片

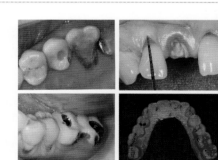

图3　夜磨牙体征及检测

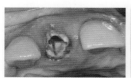

图4　微创拔牙

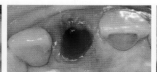
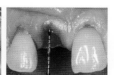

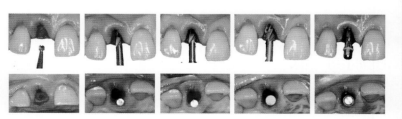

图5　术中正确三维位置植入

表2　PES及WES美学评分

红色美学PES Furhauser		白色美学WES Belser	
近中龈乳头	2	牙冠形态	1
远中龈乳头	2	牙冠体积	2
唇线龈缘新水平	2	修复体色调	2
软组织形态	1	修复体表面纹理	2
牙槽突外形	2	透明度	1
软组织颜色	2		
软组织质地	2		
总计	13	总计	8

三、讨论

即刻种植有着缩短治疗周期和减少手术次数的优点，结合即刻修复则可以尽快地恢复患者的美观。但是拔牙窝软硬组织的生理变化往往是难以精确估计的，这将给即刻种植修复的长期稳定带来难以预期的结果，尤其是在美学要求较高的上前牙区。因此，美学区的即刻种植具有更高的风险及技术要求。与此同时，该患者还患有夜磨牙症，上前牙区连续多牙牙龈退缩合并根面暴露，进一步增加了美学风险。

首先，本病例患牙冠根折而不能保留，考虑到患牙具有完整的唇侧骨板，颈部的宽度约7mm，局部无急性炎症，牙槽窝靠近根尖及腭侧区能提供足够的骨量，基本符合即刻种植的适应证。通过微创拔牙得以保存拔牙窝的软硬组织完整。种植体的正确三维位置是即刻种植成功的重要因素。种植

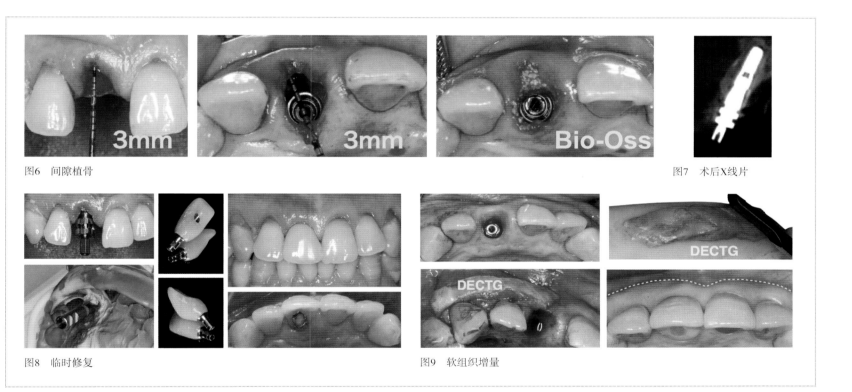

图6　间隙植骨

图7　术后X线片

图8　临时修复

图9　软组织增量

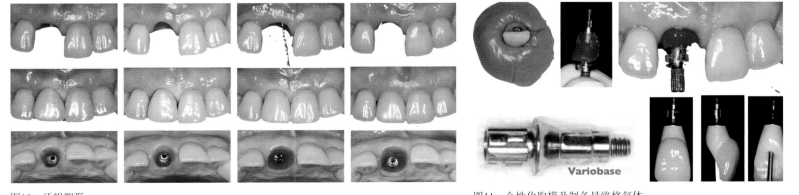

图10　牙龈塑形

图11　个性化取模及制备最终修复体

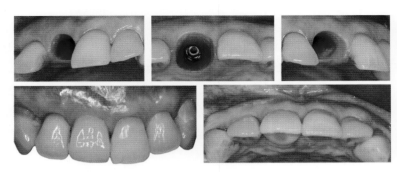

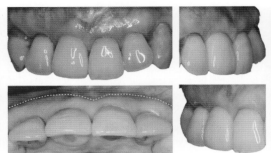

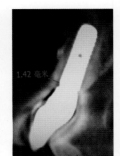

图12　袖口检测及就位最终修复体　　　　　　　　　　　图13　负重6个月后随访的情况　　　　　图14　负重6个月后随访的X线检测

位点应该位于缺牙间隙的近远中中点，种植体近远中面要距离邻牙>1.5mm，且整体靠腭侧植入，以使得种植体唇侧面位于牙弓外形连线内侧>2mm，并保留唇侧骨板内侧面与种植体唇侧面之间约3mm的跳跃间隙。在冠根向上，种植体平台应该位于未来修复体唇侧龈缘中点下3~4mm。鉴于唇侧骨板主要由束状骨组成，在牙齿拔除后基本上趋于吸收，从而造成种植体唇侧骨质不稳定而影响美观风险。因此，通过跳跃间隙植骨，以低替代率骨移植材料充填并促进间隙骨生成，最终获得种植体周的稳定骨质，为软组织的稳定提供支撑。

当种植体的植入扭矩>35N·cm时，则可以考虑实施即刻修复。即刻修复不仅可以尽快恢复患者的美观，而且还可以尽量支撑并维持软组织的形态。另外，临时修复还可以辅助关闭拔牙创口和稳定骨移植材料，以促进成骨及美学。本病例选用的是螺丝固位的临时修复，因为后期的牙龈塑形需要反复拆卸和调改修复体，螺丝固位可以避免粘接固位反复粘接操作所带来粘接剂残留的潜在风险。序列化的牙龈塑形是实现红色美学的重要步骤。要获得跟同名牙一致的软组织形态，必须通过少量多次的临时冠调整来完成，在获得良好的软组织形态后，通过制备个性化转移体来实现软组织形态的精确

复制，以为技师制备精确的修复体提供精确的模型。最终以个性化基台及全瓷冠来完成白色美学。

软组织增量技术是调整美学区生物型结构的良好方法。对于不翻瓣即刻种植的位点，由于唇侧束状骨板不同程度的吸收，往往存在不同程度的唇侧轮廓塌陷，而影响最终的美学效果，而且对于容易产生牙龈退缩的薄龈生物型，增厚软组织量有助于减少龈缘退缩的风险。同时为了纠正上前牙区牙龈退缩根面暴露的问题，考虑同期行根面覆盖术。本病例在11唇侧制备半厚信封瓣，同于13~23制备隧道，保留牙龈乳头的完整性，再通过上颌前磨牙区腭侧制取DECTG游离移植至受区的隧道中，增厚11种植位点的软组织厚度，同时行冠向复位，覆盖暴露的根面。一方面把11位点的薄龈生物型改善为厚龈生物型，另一方面邻牙暴露的根面得以覆盖并增厚其牙龈的厚度，为软组织塑形以及稳定奠定了良好的基础。

综上所述，上前牙区即刻种植具有较大的美学风险。在选择正确的适应证的前提下，通过把握微创拔牙、正确三维位置、间隙植骨、即刻修复、软组织增量、根面覆盖术、牙龈塑形、个性化取模以及个性化全瓷修复，将有望于实现良好的红色及白色美学效果。

参考文献

[1] Araujo M, Sukekava F, Wennstrom J. et al. Ridge alterations following implant placement in fresh extraction socket: an experimental study in the dog[J]. Journal of Clinical Periodontology, 2005, 32,645-652.

[2] Chen ST, Wilson TG Jr, Hammerle CH. Immediate or early placement of implants following tooth extraction: review of biologic basis, clinical procedures, and outcomes[J]. Int J Oral Maxillofac Implants, 2004, 19(Suppl) :12-25.

[3] Yu B, Wang Z.Effect of concentrated growth factors on beagle periodontal ligament stem cells in vitro[J]. Mol Med Rep, 2014, 9(1):235-242.

[4] Sohn DS, Moon JW, LeeWH, et al. Comparison of new bone formation in the maxillary sinus with and without bone grafts: Immunochemical rabbit study[J]. Int J Oral Maxillofac Implants, 2011, 26(5):1033-1042.

"以终为始"——数字化引导美学区连续多牙缺失的种植治疗

张琦　林世宇　马全诠　田陶然　蔡潇潇

摘要

目的：评价全程数字化技术在美学区连续多牙缺失病例中的应用效果。**材料与方法**：通过美学评估与DSD设计，为患者制作精确设计的美观蜡型。拟合美观蜡型，CBCT与光学印模信息，制作数字化外科导板。并在导板引导下于前牙区植入4颗种植体，历经CAD/CAM树脂临时义齿修复、穿龈轮廓调整等治疗流程，最终进行了CAD/CAM个性化基台一体化种植桥修复。**结果**：最终修复效果精确复制术前DSD设计方案，整个治疗流程未发生任何软硬组织并发症，永久修复后获得了良好的美学、功能效果，实现了"以终为始"的种植治疗。**结论**：数字化指导的美学区连续多牙缺失种植治疗，可以在观察期内获得良好的效果，远期效果有待于进一步观察。

关键词：美学区；连续多牙缺失；数字化；种植

美学区连续多颗牙缺失的种植修复一直是口腔种植治疗的难点，牙齿拔除后，牙槽骨出现生理性吸收改建。垂直向骨吸收导致扇贝状的牙龈轮廓逐渐变得平坦，水平向骨吸收导致牙槽嵴骨弓轮廓逐渐扁平化。另外，软组织的管理存在较大的不确定性与复杂性，因此美学区连续多颗牙缺失的种植修复效果可预见性较差。

在以往的病例中，凭借数字化技术，以修复为导向在理想的三维位置植入种植体已成为现实。随着技术的发展以及普及，技术应用的意义也会产生变化。美学区连续缺失，现有修复方式有许多局限，数字化技术则是处理美学相关患者的一个强有力的工具。在本病例中，以术前精确设计的美观蜡型为核心，充分发挥数字化技术的优势，精确、快捷、高效地实现了"以终为始"的美学区连续多颗牙缺失的种植修复。

一、材料与方法

1. 病例简介　61岁男性患者，因不良修复体导致上颌左侧尖牙至右侧尖牙相继脱落，曾行活动义齿修复。因影响咀嚼，前来我科就诊，期望进行种植固定修复。患者口腔卫生尚可，缺牙区牙龈无红肿溃疡，开口型正常，无关节症状。CBCT显示，牙槽骨丰满度尚可，颊舌向宽度为3~6mm，垂直向骨高度13~17mm，骨质：Ⅰ~Ⅱ类骨。既往史：既往体健，自诉糖尿病病史10年，血糖控制良好；无系统性疾病，无吸烟史，无药物过敏史，无放射治疗史，无高度近视。与患者沟通交流过程中，未发现患者有精神或

作者单位：四川大学华西口腔医学院

通讯作者：蔡潇潇；Email: dentistcai@hotmail.com

心理疾病，对于种植修复的效果有恰当的心理预期。

2. 诊断　上颌牙列缺损。

3. 治疗计划　11、13、21、23位点各植入1颗Nobel Active种植体，分两段（21~23，11~13）行螺丝固位的种植支持固定桥修复。

4. 治疗过程（图1~图29）

（1）术前准备：拍摄口内及面部照片，进行DSD设计，与患者沟通设计效果。取上下颌研究模型，参照DSD设计制作美观蜡型。试戴美观蜡型，评估美学、功能指标。患者满意后重新扫描美观蜡型，与Dicom数据、口扫数据拟合，设计制作数字化种植导板。完善相关术前检查，术前2周行全口牙周洁刮治。

（2）种植手术：常规手术消毒后铺巾，使用STA无痛麻醉仪进行局部麻醉。麻醉显效后，切开，翻开黏骨膜瓣，清除骨面软组织。在导板引导下，进行种植位点定位并逐级备孔。23、21、11、13位点分别植入3.5mm×13mm、4.3mm×11.5mm、4.3mm×11.5mm、4.3mm×13mm Nobel Active种植体各1颗，初始稳定性达到35N·cm以上，旋入愈合帽，穿龈愈合。唇侧植入Bio-Oss骨粉，覆盖Bio-Gide膜，行引导骨再生。常规拉拢缝合后，生理盐水冲洗，纱布压迫止血。术后CBCT示种植体三维位置良好。

（3）临时修复及软组织成形：种植体植入后3个月，CBCT示种植体骨结合良好。取模，面弓转移患者的颌位关系，上𬌗架，扫描至虚拟𬌗架。参考美观蜡型，打印制作CAD/CAM树脂临时修复体。虚拟𬌗架调整前伸𬌗、侧方𬌗无干扰。临时修复体为21~23螺丝固位固定桥，11~13螺丝固位固定桥。期间为患者多次调整临时修复体穿龈轮廓，对软组织成形。患者自觉临时修复体使用正常，舒适，无关节肌肉症状。

（4）个性化取模及取模验证：过渡义齿修复后3.5个月，软组织形态稳定，从语音分析、咬合、生物学、美学等方面对过渡修复体进行评估，进行最终修复。制作个性化取模柱，利用GC树脂分别将开窗式印模硬性连接。分两段：21~23，11~13。将硬性连接的取模柱就位于患者口内后拍摄X线片，示取模柱及印模帽均已完全就位。利用聚醚橡胶制取终印模，灌注超硬石膏模型。

（5）最终修复：最终修复采用Procera Implant Bridge修复方式，扫描临时修复体外形，唇侧少量回切预留饰面瓷空间，保留舌侧及切端形态，制作氧化锆桥架。临床试戴Procera Implant Bridge桥架，形态理想，功能运动中无咬合干扰，拍摄X线片确认桥架达到良好被动就位。PIB桥架唇面烧结饰面瓷，修复体制作完成后进行临床试戴。调整咬合为均匀接触，前伸𬌗

及侧方𬌗无𬌗干扰，前牙区预留相互保护间隙。完成戴牙后对患者进行口腔卫生宣教，嘱定期复诊。

（6）使用材料：Nobel Active种植体，3shape口内扫描仪，STA麻醉仪。

二、结果

修复体戴入后，患者面型得到恢复，咬合均匀稳定，关节咀嚼肌未见异常，螺丝固位的修复体便于后期维护。最终修复效果精确复制术前设计方案，整个治疗流程未发生任何软硬组织并发症，永久修复后获得了良好的美学、功能效果，实现了"以终为始"的种植治疗。

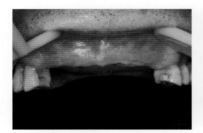
图1　术前正面像

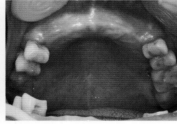
图2　术前𬌗面像

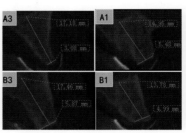
图3　术前CBCT测量

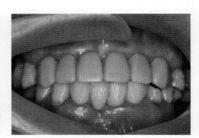
图4　试戴美观蜡型

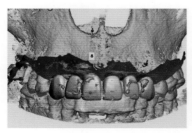
图5　Dicom数据、口扫数据与美蜡拟合

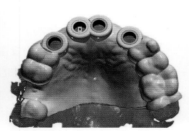
图6　数字化种植导板

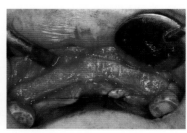
图7　切开翻瓣

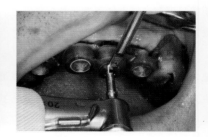
图8　扩孔

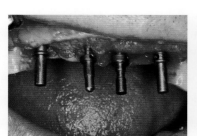
图9　方向杆示种植体轴向

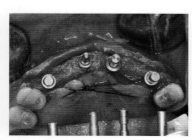
图10　方向杆示种植体平行度

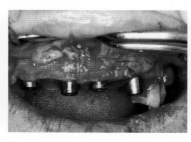
图11　唇侧植入Bio-Oss骨粉，覆盖Bio-Gide膜

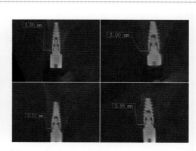
图12　术后CBCT测量

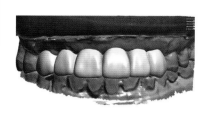

图13　数字化设计临时修复体

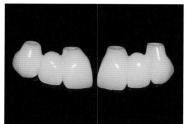

图14　临时修复体

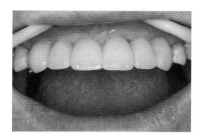

图15　戴入临时修复体

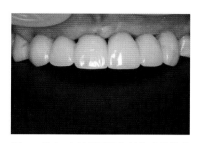

图16　戴入2个月后调整修复体穿龈轮廓

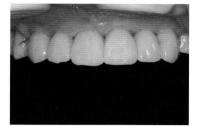

图17　最终修复前

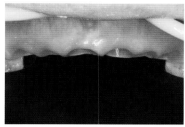

图18　牙龈形态呈扇贝状

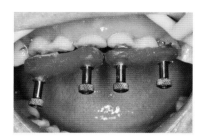

图19　改良个性化取模

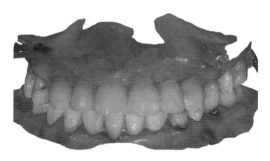

图20　口内扫描临时修复体

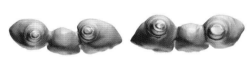

图21　扫描临时修复体穿龈轮廓

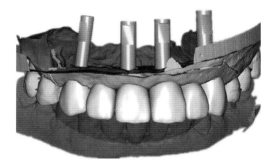

图22　最终修复体复制临时修复体形态

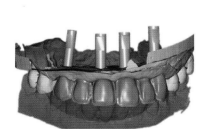

图23　唇面回切

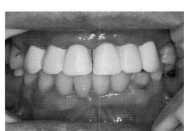

图24　试戴桥架底冠

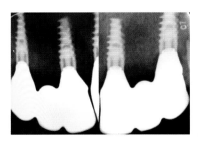

图25　X线片示桥架达到被动就位

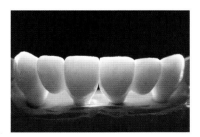

图26　最终修复体：种植基台一体化种植桥

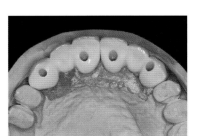

图27　最终修复体，螺丝固位

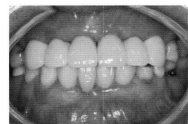

图28　戴牙后正面像

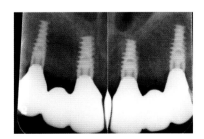

图29　戴牙后X线片

三、讨论

如今，数字化口腔种植得到了越来越广泛的应用，伴随着数字化技术的发展，一些治疗理念也在不断革新。基于一些循证医学的证据，使得今日的治疗决策树与5~10年前有较大的区别，这便是传统治疗理念到数字化治疗范式的迁移。

美学区连续多颗牙缺失的种植修复一直是口腔种植治疗的难点，在以往的病例中，通过数字化技术以修复为导向并在理想的三维位置植入种植体已成为现实。但是，最终的修复体是否能够完全实现最初的设计仍值得我们思索。本病例全程以术前精确设计的美观蜡型为核心，通过数字化术前诊断评估与手术规划设计、数字化引导的种植外科技术、种植修复的数字化印模与CAD/CAM个性化基台的全程数字化治疗，充分发挥数字化技术的优势，力求最终修复效果能够精确复制术前设计，实现了"以终为始"的美学区连续多颗牙缺失的种植修复。

此外，为了保持长期修复效果，本病例还在功能方面做出诸多考量。患者6颗前牙缺失，切导信息丧失，我们利用虚拟𬌗架模拟下颌运动，对修复体进行精确咬合调整，防止𬌗干扰的产生，并预留相互保护间隙。最终修复体复制临时修复体的舌侧信息，保留患者已经适应的功能运动状态。个性化的基台一体化种植固定桥，更好地维持牙龈的扇贝形外观，具有更佳的美学效果。螺丝固位的修复体，避免了粘接剂残留的风险，方便后期维护。为了保证最终修复体的强度，保留舌侧及切端的氧化锆桥架底冠，仅对唇面少量回切，为饰面瓷留出空间。这些细节的处理，降低了修复体的维护成本，在提高患者的满意度和修复体寿命方面具有积极意义。

数字化是手段而非目的，在本病例中，通过数字化技术，完成了简单、快捷、精确、"以终为始"的种植治疗，并在观察期内获得了较好的美学效果。但如何更好地发挥数字化的优势，让数字化为人所用、为人所享，仍值得我们继续探索。

参考文献

[1] 宿玉成. 现代口腔种植学(精)[M]. 北京:人民卫生出版社, 2009.
[2] 耿威. 数字化口腔种植治疗现状与研究进展[J]. 中国实用口腔科杂志, 2016, 9(1):2–9.
[3] 张健, 王庆福, 王艳颖,等. 数字化导板在口腔种植中的应用[J]. 中国实用口腔科杂志, 2014, 7(3):129–133.
[4] D.Wismeijer, S.Chen, D.Buser. 美学区连续多颗牙缺失间隙的种植修复[M]. 北京:人民军医出版社, 2014.
[5] 宿玉成, 耿威, 戈怡,等. 美学区种植修复的评价和临床程序[J]. 口腔医学研究, 2008, 24(3):147.

上颌双侧中切牙不同时期即刻种植即刻修复病例1例

刘光源　曲哲　阚平平　赵佳明

摘要

目的：本文介绍1例上颌双侧中切牙因外伤在不同时期交替进行即刻种植即刻修复，并在最终修复时应用ASC（angulated screw channel）基台实现螺丝固位从而获得了良好的美学修复效果的病例，探讨此病例治疗过程中的手术及修复程序，为以后临床工作提供一定的参考与经验。**材料与方法**：选取大连市口腔医院种植中心就诊的因外伤需种植上颌中切牙的同一名患者为研究对象；术前对患者进行全面的口腔检查及CBCT检查，确定治疗方案后，手术当天首先拔除右侧上颌中切牙，进行不翻瓣手术并进行即刻种植即刻修复，定期进行复查；在11即刻修复5个月复查时发现其唇侧出现瘘道，拍摄根尖片显示外伤经过根管治疗后的21根尖1/3处横裂；在11进行即刻修复8个月后对21进行即刻种植即刻修复；经过一段时间的软组织诱导成形，期间对临时修复体进行调改，待牙龈形态稳定后进行永久修复，最终利用CAD/CAM技术制作ASC基台氧化锆全瓷一体冠完成永久修复。**结果**：在严格把握适应证的前提下，对外伤前牙进行微创拔除后即刻种植并即刻修复利用临时修复体进行软组织诱导成形，较好地维持了软硬组织轮廓，获得了理想的穿龈形态及协调的龈缘曲线；最终通过戴入全瓷修复体获得了理想的效果，患者满意。本病例上颌双侧中切牙因外伤在不同时期进行交替即刻种植即刻修复，观察对比11、21之间牙槽骨吸收变化，并最终通过应用ASC基台校正穿出位点，在美学区实现了螺丝固位。**结论**：通过不同时期交替即刻种植即刻修复，减少了植体周围牙槽骨的吸收，通过临时修复体的牙龈诱导获得了理想的穿龈形态，有助于获得理想的美学修复效果。ASC基台的应用，在一定角度内可使穿出位点转移至腭侧实现螺丝固位，从而避免了粘接剂滞留引起的牙龈退缩等美学风险，有助于获得理想的美学修复效果。

关键词：交替即刻种植；即刻修复；螺丝固位；ASC角度螺丝通道基台

前牙外伤是即刻种植即刻修复的常见适应证。由于位于美学区，缺牙影响美观以及发音，因此，患者希望无空牙期。外伤前牙即刻种植的适应证：术前检查唇侧骨板完整，牙龈乳头完整，无牙龈撕裂及其他形态改变，咬合关系正常，无牙周病，X线检查排除根尖炎性病变。前牙区牙龈保持和谐连续的龈曲线非常重要，即刻种植技术避免了因等待拔牙造成的牙槽骨吸收及牙龈退缩产生的"黑三角"现象。与延期种植相比，缩短了疗程，有效防止牙槽嵴吸收，保持了牙龈软组织的自然形态，减少了手术次数，缩短等待修复的时间，对患者在心理、生理和社交上有积极健康的影响。本病例因外伤进行种植修复，唇侧骨板完整，在上颌两侧中切牙不同时期分别进行即刻种植即刻修复。

一、材料与方法

1. 病例简介　33岁女性患者。主诉：上颌前牙外伤当天，要求种植修复。现病史：患者因外伤致右上前牙根折，Ⅱ度松动，无法进行常规修复，至我科要求种植修复，希望尽早恢复前牙美观。既往史：平素体健，无全身系统性疾病，无药物、材料等过敏史，无特殊牙科治疗史，无吸烟、夜磨牙等不良习惯。口外检查：口腔颌面部对称，张口度正常，中位唇线，中位笑线。口内检查：11根折，远中断根位于骨下约1mm，Ⅱ度松动；21Ⅰ度松动，叩诊不适；21冠折，近中切角折断，12、21冠部隐裂；咬合关系良好，卫生状况良好。

2. 诊断　11根折；21冠折。

3. 治疗过程（图1～图30）

（1）术前检查：对患者进行详细的口腔专科检查以及影像学检查：11根折，CBCT示缺牙区可用骨量充足，骨密度正常，骨质分类为Ⅲ类，唇侧骨板较完整且有一定厚度，适合进行即刻种植即刻修复。

（2）种植手术：术前试戴预先于模型上用成型树脂（Pattern Resin，GC，日本）制作好的Index非印模转移装置，确保转移装置稳定无翘动。术前验血等常规检查，使用0.12%的复方氯己定漱口液含漱3次，每次15mL，含漱1分钟。采用无痛麻醉机（STA），局部麻醉。使用Nobel CC，NP种植体及其配套器械（Nobel Biocare 公司，瑞典），微创拔除患牙，在不翻瓣情况下用球钻在缺牙区牙槽窝内偏腭侧定点，根据拟植入种植体长度以及直径大小，逐级备洞，植入1颗骨水平种植体（Nobel CC，3.5mm×16mm，

作者单位：大连市口腔医院
通讯作者：赵佳明；Email: dlkq_zhaojiaming@126.com

NP），术后严密缝合创口，安放开窗转移杆进行即刻修复，当天戴入临时修复体进行牙龈诱导成形，定期进行复查。

11塑形5个月时发现颊侧瘘管，影像学检查发现根管治疗后的21根部发生折裂，对瘘管进行处理，待炎症控制后对21进行种植修复，术前试戴预先于模型上用成型树脂（Pattern Resin，GC，日本）制作好的Index非印模转移装置，确保转移装置稳定无翘动。术前验血等常规检查，使用0.12%的复方氯己定漱口液含漱3次，每次15mL，含漱1分钟。采用无痛麻醉机（STA），局部麻醉。使用Nobel CC，NP 种植体及其配套器械（Nobel Biocare 公司，瑞典），微创拔除患牙，无两侧附加切口翻瓣情况下用球钻在缺牙区牙槽窝内偏腭侧定点，根据拟植入种植体长度以及直径大小，逐级备洞，植入1颗骨水平种植体（Nobel CC，3.5mm×16mm，NP），在颊侧骨缺损处填入Bio-Oss骨粉（Geistlich Bio-Oss，瑞士），对瘘管处进行处理，清除肉芽组织，可吸收胶原膜（Geistlich Bio-Gide，瑞士）覆盖瘘管处，术后严密缝合创口，安放开窗转移杆进行即刻修复。

（3）即刻修复伴软组织诱导成形：种植体植入当天，缺牙区戴入硬质树脂聚合瓷（Ceramage，SHOFU，日本）制作的纵向螺丝固位临时修复体，调整咬合，对牙龈软组织进行诱导成形，螺丝固位的临时修复体便于拆卸调改形态，嘱患者勿用临时修复体咬物，注意口腔卫生，用牙线或冲牙器等将种植体周围清洁干净，每月进行复查，让出软组织生长空间，直至诱导牙龈形成类似于天然牙的穿龈袖口形态。

1年时患者咬硬物导致临时修复折断，当天重新制作临时修复体，21软组织塑形4个月时，对修复体取下进行调改，增加颈部宽度，11重新制作后6个月时取下修复体进行调改，待牙龈形态稳定后，按照临时修复体的穿龈轮廓制作个性化转移杆并制取终印模，行美学全瓷修复。

①制取个性化转移杆：首先将临时修复体取下后，酒精棉球擦拭干

净，连接相应替代体，将该装置整体插入技工用硅橡胶中，待其完全固化后，将临时修复体拧松并取下，将硅橡胶内的替代体连接开窗转移杆，在硅橡胶制取的穿龈轮廓与转移杆之间用Pattern Resin成型树脂（GC公司，日本）充填，待成型树脂凝固后取下进行修整抛光，即可获得较精确的穿龈袖口形态。用于最终连于口内后制取印模。

②制取开窗式印模：用DMG Light+Heavy加聚型硅橡胶（DMG，德国）制取开窗式印模，比色，检查印模制取情况，确认准确无误后，连接替代体，涂布分离剂，注入人工牙龈材料（Coltene，瑞士），灌注超硬石膏。修复工艺中心运用CAD/CAM技术进行设计，制作11、21个性化的ASC基台氧化锆一体冠修复体。

③戴入永久修复体：经一段时间的软组织诱导成形，11、21获得了理想的穿龈形态，形成了修复体仿佛从牙龈中生长出来的视觉效果，美学效果理想。11、21采用ASC基台将位于切端的穿出位点转移到了腭侧，实现了螺丝固位，修复体与周围软硬组织相协调，确认邻接以及修复体颜色形态良好，患者满意，咬合调整完毕后高度抛光，超声振荡清洗修复体，消毒后气枪吹干。口内戴入永久修复体后，扭矩扳手加力至30N后，聚四氟乙烯封螺丝通道，树脂封孔。

二、结果

前牙外伤术前进行详细CBCT检查，术中11进行未翻瓣手术，减少了手术创伤，21在不同时期进行即刻种植即刻修复，两者术后复查未见明显病理性骨吸收，无种植体周围炎，软组织健康，经临时修复体塑形后，获得了理想的穿龈形态及协调的龈缘曲线，通过PIS评分为3分。11、21均采用ASC获得了理想的美学修复效果，通过红白美学评价PES均为14分，WES均为10分，患者满意。

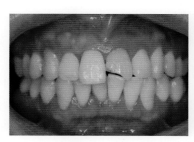
图1　术前口内像

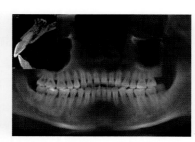
图2　术前曲面断层片

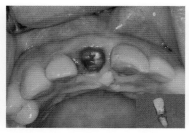
图3　微创拔除11

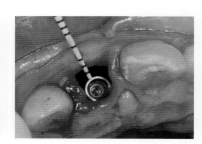
图4　植入植体

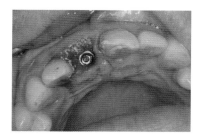

图5　跳跃间隙内植入Bio-Oss骨粉

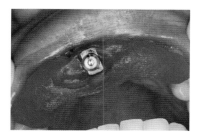

图6　口内硬性连接非印模转移装置

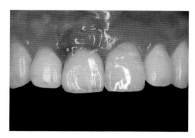

图7　拆线，21RCT并进行复合树脂修复

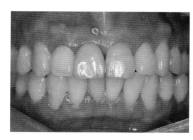

图8　11塑形5个月颊侧出现瘘管

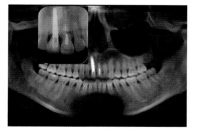

图9　影像学检查21根折

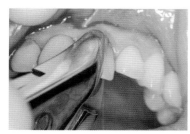

图10　21微创拔除

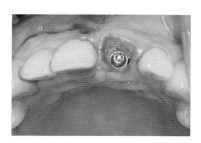

图11　植入植体并进行植骨

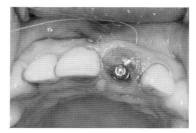

图12　颊侧放置Bio-Gide胶原膜

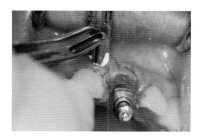

图13　在瘘管处放置胶原膜

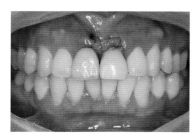

图14　21临时修复体戴入口内

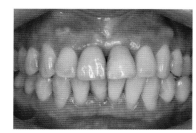

图15　11即刻修复1年，21即刻修复4个月

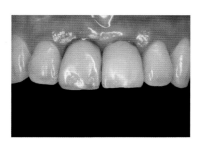

图16　修改临时修复体形态重新戴入

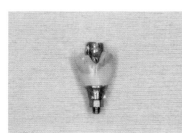

图17　11折断

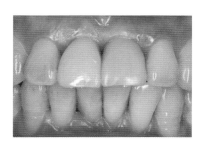

图18　11重新制作后戴入

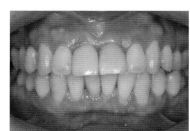

图19　21即刻修复4个月调改临时修复体

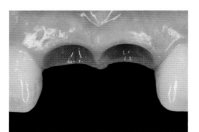

图20　永久取模前牙龈袖口形态

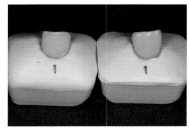

图21　制作个性化开窗转移杆

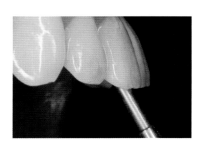

图22　临时修复体穿出点侧面像

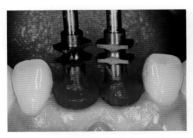

图23　个性化转移杆放入口内

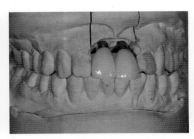

图24　永久修复体模型观

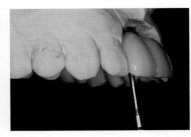

图25　永久修复体穿出点位于腭侧

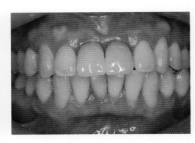

图26　永久修复体戴入患者口内

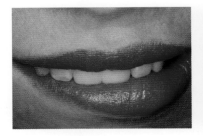

图27　咬唇像

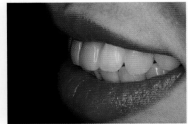

图28　侧面微笑像

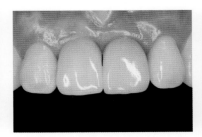

图29　永久修复后2个月复查

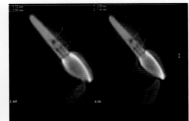

图30　永久修复后2个月颊侧骨量测量

三、讨论

1. 关于不翻瓣即刻种植即刻修复　即刻种植即刻修复是在取出患牙后，不需等待拔牙创的愈合，直接在拔牙创内植入植体，并且在48小时之内戴入临时修复体。该种植方法以其对周围组织最小的损伤、骨整合和骨愈合同步进行的特点，成为了目前前牙种植美学的常用手术技术之一。能否进行即刻修复主要取决于种植体是否获得良好的初期稳定性，有学者认为进行即刻修复的植入扭矩应在30~50N·cm，而低于30N·cm者需行延期修复，也有学者提出可根据种植体稳定系数ISQ来判定其初期稳定性，ISQ值范围至少应在60～65。而不翻瓣即刻种植术能更好地保护种植体颈部牙龈形态，如牙龈乳头形态和龈缘与颈部牙槽嵴的自然结合，提高美学效果。有文献报道不翻瓣即刻种植在降低牙槽骨长度和手术并发症，以及改善软、硬组织等方面均优于翻瓣组，具有良好的临床效果及安全性。测量11、21可用骨量较充足，且唇侧骨板完整，骨密度正常，骨质分类为Ⅲ类，符合即刻种植适应证，故采用了即刻种植技术以期达到骨整合和骨愈合同步进行。

2. 交替即刻种植对植体周围牙槽骨的影响　有文献报道前牙区不翻瓣即刻牙种植能较好地保存种植体周围骨组织及软组织高度，在选择适应证的条件下，能在减少手术创伤的基础上获得良好的修复效果。本病例因外伤导致牙根折断，为了更好地保存牙槽骨量进行即刻种植，而获得更好的红色美学效果依赖于牙槽骨的水平位置。据文献报道，在单牙种植修复中，植体的

邻间乳头水平与植体邻近的骨水平无关，但与毗邻牙齿的邻间骨水平有关。本病例外伤后首先对11进行即刻种植即刻修复，进行软组织诱导成形，通过根尖片可观察邻间牙槽骨的水平，21近中仍然有牙槽骨附着，此时塑形过程中11近中龈乳头恢复较好。在塑形5个月时发现21出现折断，拔除21的同时处理牙槽窝后进行即刻种植即刻修复。随着时间的延长两植体间牙槽骨间隔逐渐吸收，龈乳头高度也逐渐升高。这与Pradeep在文献中的结果相一致。但是相较于同时拔除两颗相邻牙进行即刻种植即刻修复，交替进行即刻种植能更有利于牙槽骨的改建，更易获得良好的红色美学效果。

3. ASC角度螺丝通道基台的应用　ASC角度螺丝通道基台应用在前牙区，避免粘接剂滞留引起的牙龈退缩等风险，同时没有美学和咬合功能上的问题。使用生物相容性极佳的材料制成的个性化定制的穿龈外形，提供最佳的周边组织支撑；应用在后牙区，对于垂直距离受限的患者也能得到应用。同时，应用ASC角度螺丝通道基台时使用的Omnigrip螺丝刀具有独特的拾取功能，设计独特的尖端能在成一定角度的情况下，将螺丝拧紧到所需的植入扭力，提供足够的固位力。本病例通过使用ASC角度螺丝通道基台实现了螺丝固位，避免了粘接剂滞留引起的额外风险，同时将切端穿出点转移到腭侧，有利于美观。同时对𬌗龈距离要求低，适用于咬合空间不足的病例等优点。本病例通过运用ASC角度螺丝通道基台以获得合适的穿出位点，从而获得螺丝固位并且简化了临床的操作程序、提高了临床处理效率，金属适配器与外冠之间是通过机械摩擦固位而不是粘接固位，完全不需要粘接剂，避免

以后可能发生的生物学并发症。

4. 牙龈诱导成形技术　种植外科保存或重建种植区的软硬组织，并将种植体植入理想的三维位置。种植修复如何通过种植体支持式的临时修复体对种植体周围牙龈软组织形态进行塑形，为最终永久修复获得美学效果奠定基础，仍是美学区种植修复中具有挑战性的工作。

本病例制作了纵向螺丝固位的临时修复体，并高度抛光形成光滑表面，从而减少菌斑的形成，螺丝固位的临时修复体便于拆卸，有效地避免了粘接固位时粘接剂的残留造成种植体周围软组织炎症，也为后期复诊时修复体的调磨改形提供了便利。经过塑形，待牙龈软组织形态稳定后，最终制作个性化转移杆，将种植体周围软组织的外形轮廓精确地转移到工作模型上，为永久修复体的制作完成提供最精确的印模信息，这样制作的个性化转移杆完全复制了临时修复体的穿龈形态，制取的模型上袖口形态清晰完整、效果可靠，利于植体周围牙龈软组织的健康与长期稳定。

参考文献

[1] Aimentti M, Romano F, Griga FB, et al. Clinical and histologic healing of human extraction sockets filled with calcium sulfate[J]. Int J Oral Maxillofac implants, 2009, 24(5):902–909.

[2] Blanco J, Nuñez V, Aracil L, et al. Ridge alterations following immediate implant placement in the dog: flap versus flapless surgery[J]. Journal of Clinical Periodontology, 2010, 35(7):640–648.

[3] 孟维艳, 周延民, 李艳秋, 等. BLB种植体周骨缺损修复的体视显微镜观察[J]. 实用口腔医学杂志, 2008, 24(5):624–626.

[4] Pirker W, Kocher A.Immediate, non–submerged, root–analogue zirconia implants placed into single–rooted extraction sockets; 2–year follow–up of a clinical study[J]. Int J Oral Maxillofac Surg, 2009, 38(11):1127–1132.

[5] Jacobson N, Starr C.Flapless implant placement with crown lengthening procedure to correct crown height:A case report[J]. Implant Dent, 2009, 18(5):387–392.

[6] Jemt T. Regeneration of Gingival Papillae After Single–Implant Treatment[J]. IntJ Periodont Rest Dent, 1997, 17 (4) :326–333 .

[7] R Furhauser, Florescu D, Benesch T, et al. Evaluation of soft tissue around single–tooth implant crowns :the pink esthetic score[J]. Clin Oral Implants Res, 2005, 16(6): 639–644.

[8] Belser UC, Grutter L,Vailati F, et, al. Outcome Evaluation of Early Placed Maxillary Anterior Single–Tooth Implants Using Objective Esthetic Criteria: A Cross–Sectional, Retrospective Study in 45 Patients With a 2– to 4–Year Follow–Up Using Pink and White Esthetic Scores[J]. J Periodontol. 2009, 80(1): 140–15l.

[9] 杨立, 陆卫青. 上颌前牙区2种即刻种植术对牙槽骨长度、软硬组织的影响及安全性分析[J]. 上海口腔医学, 2017, 26(3):317–320.

[10] 范震, 王方, 王佐林. 前牙区不翻瓣即刻牙种植术后软硬组织变化的研究[J]. 口腔颌面外科杂志, 2013, 23(1):46–49.

[11] Kan J Y, Rungcharassaeng K, Umezu K, et al. Dimensions of peri–implant mucosa: an evaluation of maxillary anterior single implants in humans[J]. Journal of Periodontology, 2003, 74(4):557–562.

[12] Pradeep A R, Karthikeyan B V. Peri–implant papilla reconstruction: realities and limitations[J]. Journal of Periodontology, 2006, 77(3):534.

[13] 黄峇, 吴润发. 角度螺丝通道基台在上颌切牙种植修复的临床应用[J]. 口腔医学研究, 2017, 33(2):211–215.

[14] 赵佳明, 刘光源, 曲哲, 等. 美学区应用角度螺丝通道基台的临床效果评价[J]. 口腔生物医学, 2018, 9(02):82–86.

上颌前牙区位点保存后延期种植美学修复1例

王娜

摘要

目的：观察前牙美学区拔牙位点保存后延期种植修复临床效果。**材料与方法**：52岁女性患者，上颌前牙区烤瓷联冠外院修复10年，两天前两颗门牙桩冠脱落，拔除患牙位点保存，邻牙牙周冠延长术同步进行，减少患者手术创伤次数，拔牙后对软组织进行早期塑形，卵圆形桥体形态使龈缘和龈乳头高度得以维持，良好的软硬组织支持为患者创造多种修复选择方案，拔牙后4个月患者行延期种植，GBR骨增量，种植体周围软组织塑形，制取个性化印模，完成最终美学修复。**结果**：术后种植体形成良好的骨整合，唇侧骨弓轮廓得到很好地维持，牙龈曲线协调一致，龈乳头充盈完好，患者对修复效果满意。

关键词：种植牙；前牙美学；位点保存

临床中多颗种植的美学效果比单颗种植体难度大，多颗相邻种植体修复后易出现龈乳头丧失、"黑三角"、龈缘曲线、龈缘高度及牙冠形态与天然牙不协调一致等问题。美学区种植修复更应严格地设计，每一步都要考虑到最后的修复效果，整个过程规范合理，才能达到预期的美学效果。

一、材料与方法

1. **病例简介**　52岁女性患者，无不良嗜好。上颌前牙区烤瓷联冠外院修复10年，2天前两颗门牙桩冠脱落，来诊要求修复。否认系统病史，不吸烟，无磨牙症，否认药物过敏史及传染病。也无颞下颌关节疼痛史。口内检查：11、21金属桩冠脱落，11、21断面位于龈下2～3mm。继发龋坏，残根不松，叩诊（+），龈缘轻度红肿，邻牙12、13、22～24烤瓷联冠，拆冠后见12、13、22金属钉，继发龋坏，牙根不松，叩诊（-），拆除金属桩冠见12、13、22牙体平龈，牙本质肩领不足2mm。23残根位于龈下3～4mm，大量继发腐质，24牙体缺损，叩诊（+），不松，14～16金属联冠，咬合关系：深覆𬌗。龈缘曲线高度不一致，薄龈生物型，牙龈颜色质地健康。根尖片显示：11、21已完成根管治疗，根充完全，12、13、22金属钉根管内长度不足，根充不完全，23、13根尖区低密度影像。23根充不完全。

2. **诊断**　11～13、21、22～24牙体缺损。

3. **治疗计划**　拆除上颌12、13、22～24原修复体及金属桩，转诊口内会诊治疗12、13、22～24，牙周科、牙体牙髓科会诊后考虑缺损龈下太深，建议拔除11、21、23。12、13、22、24完成根管再治疗后，金钯桩修

作者单位：大连市口腔医院
Email：79978204@qq.com

复12、13、22。拔除11、21、23残根，拔牙的同时对12、13、22行冠延长术，拔牙窝内放置骨胶原。拔牙当天制作11～13、21～24临时冠，对11、21、23缺牙区软组织塑形。3个月后患者可选择11、21、23种植义齿，12、13、22、24单冠修复，也可考虑11～13、22～24烤瓷联冠修复。

4. **治疗过程（图1～图56）**

（1）术前口内检查：11、21、23缺失，缺牙区牙槽嵴丰满度良好，龈乳头保留完好，表面黏膜平整无异常，中位笑线，中厚型牙龈，口腔卫生良好，牙龈颜色点彩正常，探针不出血。辅助检查：11、21、23可用骨高度13mm，可用骨宽度6mm，骨质分类Ⅲ类，无疏松影像。邻牙根尖无暗影，根尖与牙周组织未见异常。术前血常规及出凝血时间正常。术前血压：119/79mmHg。

（2）种植一期手术：术前向患者交代病情及修复种类，患者决定种植修复11、21、23。术前复方氯己定含漱3次，每次1分钟。口周及口内消毒，11、21、23局部麻醉下牙槽嵴顶行"一"字形切口，翻瓣定点，先锋钻定向，放置标示杆确定种植体方向，方向无误后，使用骨挤压增加种植体周围骨密度，植入3颗3.25mm×13mm德国Bego种植体，上覆盖螺丝，初期稳定性达35N·cm，11、21唇侧添加Bio-Oss骨粉、Bio-Gide胶原膜，严密缝合。

（3）过渡义齿修复：术后4个月拆除原临时冠桥，牙龈形态、色泽正常，牙龈乳头得到很好维持，二期手术当天使用3shape口内扫描，设计义齿穿龈外形，将CAD/CAM切出来的临时冠进行仔细的抛光、打磨，种植支持的临时修复体戴入6个月，每个月复查。

（4）最终修复：制作个性化印模，通过个性化的印模技术准确地转移种植体位置关系以及口内牙龈的穿龈形态到工作模型上，制作氧化锆个性化基台，制作个性化预粘接棒，在口外预粘接，将多余的粘接剂排出，从而最

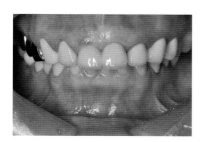

图1　术前口内正面像

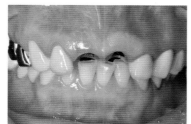

图2　中切牙金属桩冠脱落

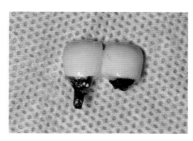

图3　脱落的修复体

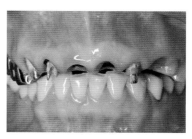

图4　拆除邻近修复体口内正面像

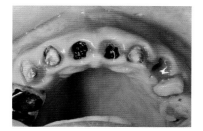

图5　𬌗面像

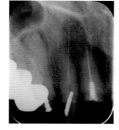

图6　术前11～13根尖片

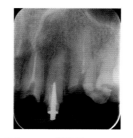

图7　术前21～23根尖片

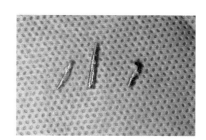

图8　拆除金属桩

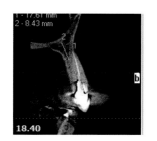

图9　术前11CBCT

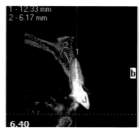

图10　术前21CBCT

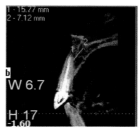

图11　术前23CBCT

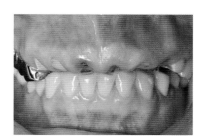

图12　拆除金属桩后1周

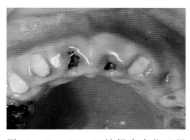

图13　11、21、23缺损完全位于龈下。12、13、22残根平龈

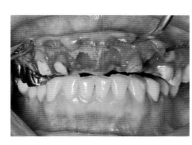

图14　11、21、23微创拔除。12、13、22冠延长术

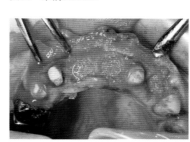

图15　拔牙窝内放置骨胶原

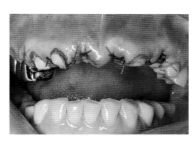

图16　缝合

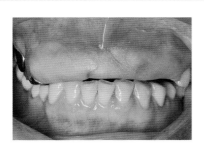

图17　放置牙周塞制剂

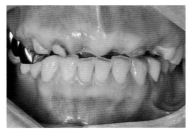

图18　10天后拆线，创口愈合良好，12、13、22获得大于2mm的牙本质肩领

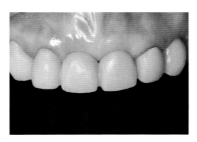

图19　调整临时义齿桥体形态

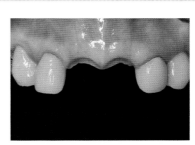

图20　4个月愈合后缺牙区牙龈乳头及龈缘高度得到很好维持

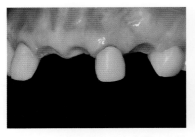

图21　塑形后的牙龈形态有利于种植修复，也有利于烤瓷桥固定修复

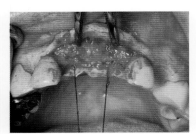

图22　翻瓣

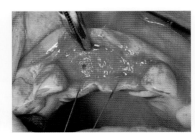

图23　定点

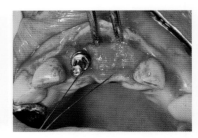

图24　植入Bego3.25mm×13mm

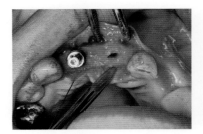

图25　偏腭侧定点

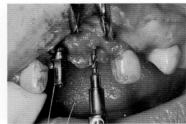

图26　确定种植体植入方向

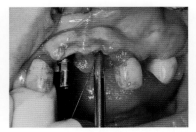

图27　骨挤压增加种植体周围骨密度

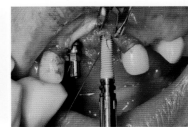

图28　21植入Bego3.25mm×13mm

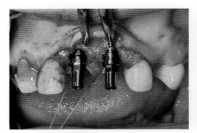

图29　种植体植入理想的三维位置

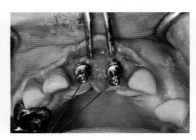

图30　殆面观种植体三维位置

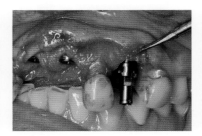

图31　23植入Bego3.25mm×13mm

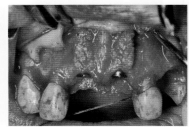

图32　翻瓣暴露唇侧骨板

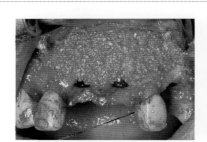

图33　唇侧放置Bio-Oss骨粉

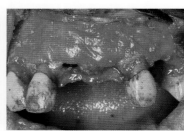

图34　将Bio-Gide膜完全覆盖骨粉表面

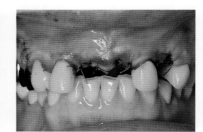

图35　冠向复位缝合

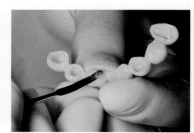

图36　拆线当天调整临时修复体桥体形态

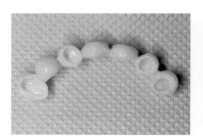

图37　桥体形态调改为卵圆形

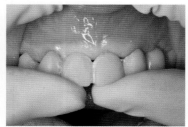

图38　试戴时略带压力，牙龈变色

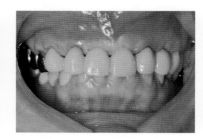

图39　临时修复体戴入4个月后

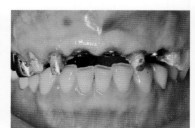

图40　二期手术

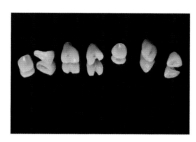

图41　3shape口扫，整切树脂冠

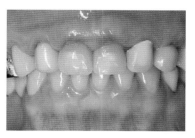

图42　佩戴过渡义齿，种植体周围软组织塑形

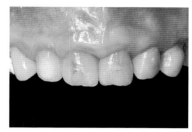

图43　塑形6个月复查

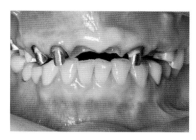

图44　塑形后的牙龈形态

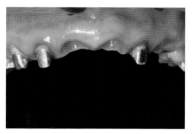

图45　牙龈曲线协调一致

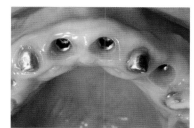

图46　唇侧牙弓轮廓丰满

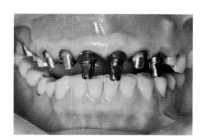

图47　制备个性化印模

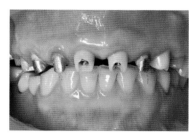

图48　试戴氧化锆个性化基台

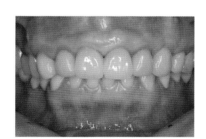

图49　试戴修复体

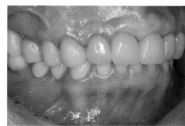

图50　左侧咬合

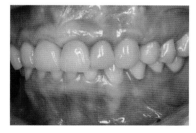

图51　右侧咬合

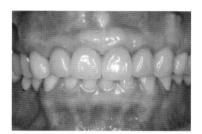

图52　6个月后复查

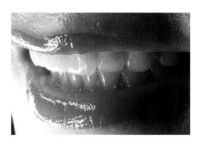

图53　患者微笑像

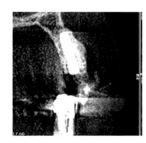

图54　术后11CBCT

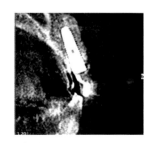

图55　术后21CBCT

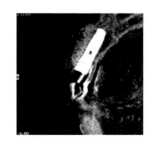

图56　术后23CBCT

终粘接，咬合调整，抛光。

（5）术后随访：戴牙后1个月、3个月、6个月复查。采用牙周探针检查，种植周无出血，探诊深度≤3mm。种植牙周软组织与邻牙健康，种植牙近远中龈乳头充盈，唇侧龈缘高度稳定并与邻牙协调一致，美学效果好。影像片显示种植体骨结合良好，骨水平维持在稳定的状态，无明显吸收。

二、结果

术后种植体形成良好的骨整合，唇侧骨弓轮廓得到很好的维持，牙龈曲线协调一致，牙龈乳头充盈完好，患者对修复效果满意。

三、讨论

拔牙后牙龈一旦退缩吸收，想再次诱导牙龈回到原来的高度难度大，最好的办法在拔牙的时候就对软硬组织进行干预，本病例在拔牙窝内放置骨胶原，拔牙同期行位点保存术、邻牙冠延长术，维持其骨量，减少患者手术创伤次数。本病例通过传统的卵圆形桥体技术在拔牙后对软组织进行早期塑形。早在1933年，就有学者提出拔牙后通过卵圆形桥体来维持软组织的高度，文献报道卵圆形桥体技术可以有效地保持拔牙后软组织的高度，通过该技术可以获得近乎完美的红色美学。结果提示卵圆形桥体不仅可以有效地保存软组织，而且可以有效地保存牙槽骨，可能机制包括：第一，卵圆形桥体通过其与天然牙相似的穿龈形态以及与相邻牙齿之间特殊的邻间隙外形，使龈缘和龈乳头高度得以维持。第二，卵圆形桥体通过与天然牙相似的几何外形，使拔牙后牙龈的张力得以维持，而且卵圆形桥体可以在拔牙的即刻封闭拔牙创，这些都有可能使拔牙后的牙槽骨不发生吸收或仅发生少量的吸收。

在临床上，多颗种植牙的美学效果比单颗牙难度大，多颗相邻种植体修复后易出现龈乳头丧失、"黑三角"，牙龈高度、边缘、牙冠形态与天然牙不协调等问题。因此美学区连续多颗牙修复更应该进行严格的设计，每一步都要考虑到最后的修复效果。本病例严格按照此美学区治疗流程，整个过程规范合理，达到了预期的美学效果。

ASC螺丝固位基台在前牙美学区GBR植骨同期种植病例中的应用

汤雨龙　张晓东

摘要

目的：本文介绍1例上颌双侧中切牙缺失致牙槽嵴宽度不足，术中采用PRF复合GBR技术进行唇侧骨增量同期种植，最终应用角度螺丝通道（ASC）基台和Procera全瓷冠进行永久修复的病例。**材料与方法**：术前对患者进行全面的口腔检查及CBCT检查，确定治疗方案后，设计并制作数字化种植手术导板，常规翻瓣植入Nobel Replace CC 3.5mm×13mm NP植体两颗，术中唇侧进行PRF复合GBR骨增量技术，术后6个月行二期手术，并经过4个月牙龈诱导成形，待软硬组织稳定后采用个性化印模复制穿龈轮廓，最终在原厂加工制作ASC基台Procera全瓷一体冠完成永久修复。**结果**：在应用数字化导板的前提下，将植体尽可能偏腭侧植入，植体无暴露，但唇侧仅余留薄骨板，在唇侧骨板外侧进行GBR轮廓植骨，修复后CBCT显示唇侧骨板厚度仍＞2mm，在二期手术中尽可能保留近远中龈乳头，并进行适度的牙龈压迫塑形，这维持了软硬组织轮廓并获得了理想穿龈形态及协调的龈缘曲线，最终戴入ASC基台螺丝固位的Procera全瓷修复体获得理想效果，患者满意。**结论**：通过PRF复合GBR技术，有利于提高唇侧水平骨增量的成骨质量及稳定性；二期"工"字形转瓣法更有利于近远中龈乳头的诱导成形，有助于获得理想的美学修复效果；ASC基台的应用，在一定角度范围内可使穿出位点转移至舌侧，实现螺丝固位的可能，从而避免粘接剂滞留可能引起的牙龈退缩等美学风险。

关键词：前牙美学区；数字化导板；水平骨增量；GBR；PRF；ASC基台

目前种植牙已经成为患者牙列缺失和缺损时首选的修复方案，然而上前牙种植常常面临牙槽骨骨量不足的问题，需应用骨增量技术来满足种植条件，并达到更好的美学效果。目前最常用的骨增量方法是引导骨组织再生技术（guided bone regeneration, GBR），大量动物实验和临床研究肯定了种植联合应用GBR手术能够获得良好的骨结合和临床效果。但骨替代材料存在骨愈合延迟、成骨时间长等问题。富血小板血纤维蛋白（platelet-rich fibrin, PRF）作为第二代血小板浓缩物，含有丰富的生长因子集团（转化生长因子、表皮生长因子、血管内皮细胞生长因子等）。有关研究表明，PRF膜可以促进骨替代材料向新生骨组织转化，加速骨膜以及牙龈组织的健康愈合，PRF三维网状结构和多种生长因子可以促进及诱导成骨细胞向Bio-Oss骨替代材料内延伸，加速骨替代材料的降解和新骨形成，另外PRF还具有大量免疫因子及免疫细胞，可以抗炎、抗感染。

此外，上颌中切牙种植修复因涉及美学问题，历来是种植修复的一大难点，尤其是当植入角度受骨板所限，无法获得很好的舌侧穿出方向时，常常只能采取粘接固位。为避免最终修复体的粘接剂残留，螺丝固位如今受到了越来越多口腔种植医生的喜爱。然而，螺丝固位的种植修复方式对种植体外科植入的三维轴向要求甚为苛刻，同时受限于中国人上颌切牙区牙槽骨解剖形态，临床上一半以上上颌中切牙的种植修复也仅仅能采用粘接固位，Nobel角度螺丝通道基台（angulated screw channel abutment, ASC）通过Omnigrip螺丝及螺丝刀的巧妙设计，可实现成角度上扭力，提供在任意方向上0°～25°的螺丝通道。同时基台采用Nobel Procera一贯使用的冷粘接技术，基台金属适配器与氧化锆全瓷基底依靠机械固位，即可达到非常高的精确就位和密合程度。依托ASC基台的成角度螺丝固位，既能契合现有牙槽骨长轴方向植入种植体，又能实现种植体上部修复的螺丝固位，并解决由于螺丝开口位置不佳带来的美学问题。

本研究拟通过1例上颌双侧中切牙缺失致牙槽嵴宽度不足的种植病例，评价PRF复合GBR技术，二期"工"字形转瓣法和牙龈压迫诱导成形法，以及角度螺丝通道基台（ASC基台）在上颌中切牙区窄牙槽嵴上的应用，探讨一种极端病例的处理方案。

一、材料与方法

1. **病例简介**　35岁女性患者，双侧上颌中切牙因龋坏拔除2年余，口内可见牙槽骨丰满度尚可，唇系带附丽力较低，口腔卫生情况良好；CBCT显示牙槽嵴顶宽4.6mm左右，唇侧有倒凹区，嵴顶距离鼻底18～19mm；全身健康，无系统性疾病和长期服药史。

2. **诊断**　11、21缺失。

3. **治疗计划**　11、21种植联合；GBR水平骨增量术。

作者单位：北部战区总医院

通讯作者：张晓东；Email: zxd99233@163.com

4. 治疗过程

（1）术前设计：进行术前口腔检查并拍摄CBCT，采用InVivo三维设计软件进行种植体植入手术的模拟，可预见种植体位置以及唇侧骨板厚度，测量并确定种植体距唇侧和鼻底距离，以及植入深度，与对颌牙关系（图1～图3）。在设计软件上确定相关参数，并送加工厂制作数字化3D打印种植手术导板备用（图4）。

（2）一期手术：①术前患者抽血离心备用，将种植手术导板在75%酒精内浸泡30分钟，然后患者签手术知情同意书后进手术室，按照外科无菌操作要求进行消毒、铺单，局部麻醉下翻瓣并暴露嵴顶（图5），安放并确保导板完全就位且稳定（图6），利用其进行先锋钻定点、定深和定向，其后取下导板逐级预备种植窝洞，并保证窝洞无穿孔，植入Nobel Replace CC种植体两颗，型号均为3.5mm×13mmNP，初期稳定性45N·cm，旋上覆盖螺丝，种植体植入深度保证植体颈缘位于邻牙釉牙骨质界下根方3～4mm。②植入过程中未见植体暴露，但唇侧骨板较薄，在鼻嵴两侧打滋养孔（图7），使其有新鲜血液渗出，然后在唇侧植入大量Bio-Oss骨粉（图8），并覆盖双侧Bio-Gide胶原膜（图9），其上再覆盖离心后制作好的PRF膜3条（图10、图11），唇侧骨膜充分减张，并将唇系带进行修整，拉拢黏膜无张力下严密缝合（图12）。③术后即刻拍摄CBCT再次确认种植体植入位置是否如预期，以及唇侧骨板厚度是否满足要求（图13、图14）。

（3）二期手术：二期可见牙槽嵴黏膜愈合良好，唇侧丰满度良好（图15），局部麻醉下行种植二期手术，在植体正上方行"工"字形转瓣法（图16、图17），将角化龈转至龈乳头区（图18）。

（4）牙龈诱导成形：常规开窗法取模，并制作种植体临时过渡义齿单冠2个，口内试戴并加力至15N，可见螺丝孔开孔位置在切端处（图19）。

术后X线片见临时修复体就位良好（图20），生胶带及树脂封口（图21）。

（5）复诊及技工室制作：牙龈诱导成形4个月后，可见近远中龈乳头区均被牙龈充满（图22），无"黑三角"现象。采用个性化开窗法取模（图23），并口内比色（图24），寄至Nobel日本加工厂进行ASC基台的制作和全瓷冠的加工，染色在北京尤根牙科完成（图25～图28）。

（6）最终修复：最终戴牙前，取下种植临时过渡义齿，可见牙龈袖口塑形良好，龈乳头及龈缘曲线与邻牙协调一致（图29）。牙龈袖口无渗血，唇侧丰满度良好（图30）。将ASC基台及Procera全瓷冠戴入口内，经过调𬌗和抛光最终加力到35N（图31），可见螺丝孔开孔位置在舌侧（图32）。术后X线片检查就位良好（图33），复查CBCT显示唇侧骨板厚度2.5～5.3mm（图34、图35）。

（7）材料和器械：KaVo口腔锥束CT（卡瓦集团公司，德国）；Nobel Replace Conical Connection种植体（Nobel Biocare公司，瑞典）：直径3.5mm，长度13mm；Nobel角度螺丝通道基台（ASC基台，Nobel Biocare公司，瑞典）；Nobel种植机；Bio-Oss骨粉和Bio-Oss Collagen骨胶原（Geistlich公司，瑞士）；创英A-PRF变速离心机（江苏创英，中国）。

二、结果

在应用数字化导板的前提下，将植体尽可能偏腭侧植入，植体无暴露，但唇侧仅余留薄骨板，在唇侧骨板外侧进行GBR植骨，修复后CBCT显示唇侧骨板厚度为2.5～5.3mm。在二期手术中尽可能保留近远中龈乳头，并进行适度的牙龈压迫塑形，这维持了软硬组织轮廓并获得了理想穿龈形态及协调的龈缘曲线。最终戴入ASC基台螺丝固位的Procera全瓷修复体，获得理想效果，患者满意。

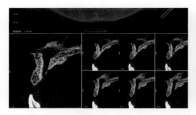

图1、图2　KaVo CBCT种植术区截面图

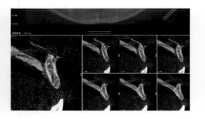

图3　InVivo软件术前模拟种植体植入位置

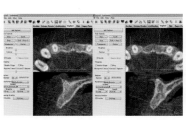

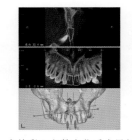

图4　术前彩立方数字化手术导板设计方案

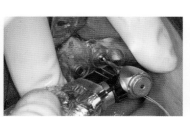

图5　术前口内正面像

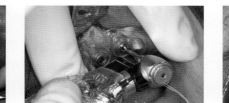

图6　术中使用数字化半导航手术导板

图7　植入Nobel Replace CC 3.5mm×13mmNP植体两颗并在唇侧骨板上打孔

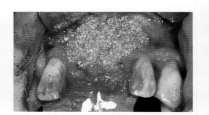

图8　在唇侧覆盖过充盈的Bio-Oss骨粉

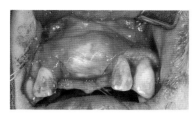

图9　在Bio-Oss骨粉上面覆盖Bio-Gide双层膜

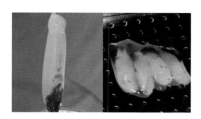

图10　使用创英A-PRF变速离心机制备PRF膜

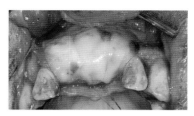

图11　在Bio-Gide膜上再覆盖离心制备好的PRF膜

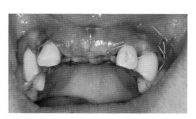

图12　深部骨膜离断充分减张并进行唇系带修整，严密缝合

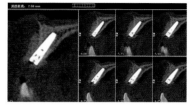

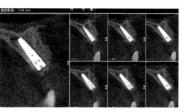

图13、图14　术后即刻拍摄CBCT可见植体紧贴腭侧骨板，且唇侧植骨后骨板厚度＞2mm

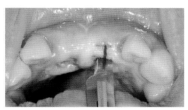

图15　二期手术前可见牙槽嵴黏膜愈合良好，唇侧丰满度佳

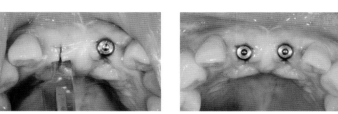

图16、图17　在嵴顶偏腭侧植体正上方行"工"字形转瓣法

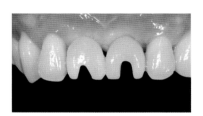

图18　将嵴顶的角化龈尽可能保留并转移至近远中龈乳头区

图19　种植临时过渡义齿螺丝开孔位置为切端

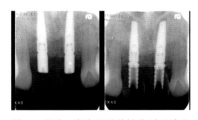

图20　根尖X线片显示种植临时过渡义齿就位良好

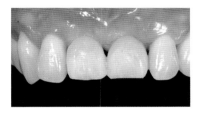

图21　螺丝孔开孔位置树脂封口，行牙龈诱导成形术

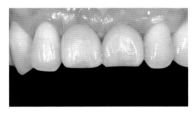

图22　牙龈诱导成形4个月后，可见近远中龈乳头区均被牙龈充满

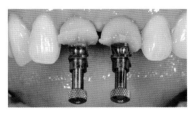

图23　个性化开窗法取模

三、讨论

1. 上颌前牙美学区种植考量　上颌前牙美学区由于其解剖位置比较突出而容易受到外伤等因素而脱落，随后牙槽骨会迅速发生吸收和改建，导致缺牙区的牙槽骨高度降低、唇腭向厚度变薄，使得其种植修复的难度较大。上颌前牙美学区种植修复的目标不仅要恢复中切牙的切咬功能，更重要的是要恢复其美观，不仅要求种植修复的牙冠形态、色泽与邻牙一致，还要恢复牙龈的健康颜色、协调的龈缘曲线以及丰满的牙龈乳头，并且要求美学效果

稳定。种植体周围软硬组织的健康和牙槽骨的稳定是美学效果稳定的基础。一旦种植体周围出现进行性骨吸收，其牙龈颜色、牙龈缘位置和形态以及牙龈乳头的高度都会相应发生改变，出现美学并发症，影响美观，其处理难度较大。要实现种植体与牙槽骨之间骨结合的长期稳定，要求在种植体植入后种植体周围要有1~1.5mm以上厚度的健康牙槽骨。如果种植体表面牙槽骨厚度过薄，则会发生骨吸收，导致骨结合失败，种植体表面暴露于牙槽骨外；种植体颈部的骨吸收会引起牙龈的退缩、牙龈的炎症、牙龈的色泽改变等并发症。这种美学并发症一旦发生，其处理非常复杂，效果往往不佳，甚

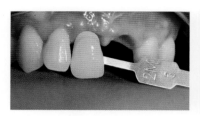 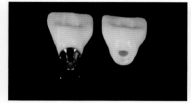 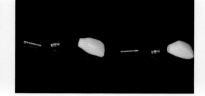 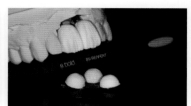

图24　口内 Vita 比色板比色　　　　　图25～图28　Nobel日本加工中心进行ASC基台的制作和全瓷冠的加工，上瓷及染色在北京尤根齿科完成

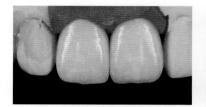 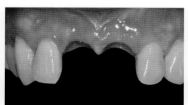 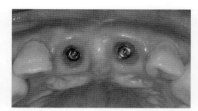 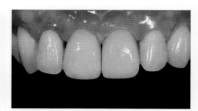

图28　　　　　　　　　　　　　图29　牙龈袖口塑形良好，龈乳头及　图30　牙龈袖口无渗血，唇侧丰满度　图31　将ASC基台和Procera全瓷冠戴入
　　　　　　　　　　　　　　　　　龈缘曲线与邻牙协调一致　　　　良好　　　　　　　　　　　口内并加力至35N

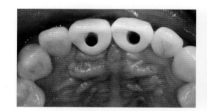 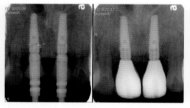 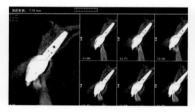 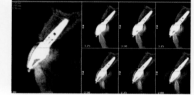

图32　修复体舌面观可见螺丝孔开孔　图33　修复后即刻拍摄X线片显示就位　图34、图35　修复后即刻复查 CBCT 显示唇侧骨板厚度为2.5～5.3mm
　　　位置位于舌隆突处　　　　　　　良好

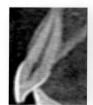 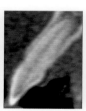 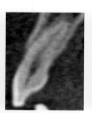 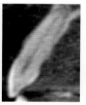

图36　Joseph Y. K. Kan关于牙根和牙槽骨关系的4分类

至需要取出种植体，进行骨增量手术后重新种植。

2. 上颌前牙种植植入方向的限制　为获得种植体上部修复体的螺丝固位修复方式，种植体的轴向要求更为严格，要求种植体最好从冠的舌腭侧穿出。Kan分析了上颌前牙牙根矢状向位置与牙槽窝的位置关系后，将牙根的矢状向位置分为4类：1类：牙根靠近唇侧骨皮质；2类：牙根位于牙槽骨中央，牙根根尖向1/3未接触唇侧或腭侧皮质骨；3类：牙根靠近腭侧骨皮质；4类：至少2/3根长同时接触唇侧和腭侧皮质骨（图36）。基于上颌前牙区种植修复螺丝固位的考虑，1类牙根矢状向位置关系中，如参照天然牙牙根的

长轴方向植入种植体，种植体根端将更靠近唇侧，显著增加牙槽骨唇侧穿孔的风险，并可能形成唇侧不利型骨缺损；不但需同期行唇侧GBR，还可能增加唇侧其难度；从而给患者带来额外的创伤，延长诊疗周期，直接降低患者满意度。3类关系中因唇侧有相对较多骨量，若依据天然牙牙根的长轴方向植入种植体，唇侧穿孔的概率则相对较低；即使唇侧穿孔也是形成有利型骨缺损；但临床中这种情况却是少之又少。在ASC基台进入临床应用前，1类牙根矢状向位置牙槽骨种植设计通常有以下两种方案：一是通过骨劈开、外置法植骨等进行水平骨增量增加缺牙区唇侧骨量来适应螺丝固位的修复要

求；二是为了契合牙槽骨长轴方向，通过后期修复手段来弥补角度不足，往往被迫选择粘接固位方式。而这两种方式要么创伤大、周期长、费用高，要么留下生物并发症隐患。临床上一直在寻找一种既能减小手术创伤又能避免被迫粘接修复的种植方式，直到ASC基台的出现，很大程度上满足了前牙微创美学种植修复的要求。

3. **ASC基台的不足**　韩丽会等对上颌前牙区种植方案中角度设计的三维有限元分析表明，在合力作用下上颌前牙区种植体应力主要集中在颈周皮质骨及根尖区周围骨质。基台角度的改变对骨组织的应力和种植体位移的影响较种植体植入角度所带来的影响小；且种植体植入角度一定时，随着基台角度的增加，应力随之增长；并建议基台角度控制在20°以内。因此ASC基台的应用对于种植体周围骨组织的影响还有待进一步验证，临床上最好把角度控制在20°以内。此外，ASC基台中央螺丝通道的扩大会对基台抗力形及冠的厚度造成一定程度的削落，对其机械强度的影响尚需进一步验证。

同时ASC基台目前多应用于单颗牙种植修复，如想应用于联冠或固定桥修复，尚面临较大挑战。

四、结论

通过PRF复合GBR技术，有利于提高唇侧水平骨增量的成骨质量及稳定性；二期"工"字形转瓣法更有利于近远中龈乳头的诱导成形，有助于获得理想的美学修复效果；ASC基台的应用，在一定角度范围内可使穿出位点转移至舌侧，实现了螺丝固位的可能，从而避免粘接剂滞留可能引起的牙龈退缩等美学风险。

五、致谢

本研究需感谢沈阳清美齿科陆鸣技师以及北京尤根牙科赵俊杰技师的辛勤付出。

参考文献

[1] Zambon, R. The effect of loading in regenerated bone in dehiscence defects following a combined approach of bone grafting and GBR[J]. Clin Oral Implants Res, 2011.

[2] Urban IA, SA Jovanovic, JL Lozada. Vertical ridge augmentation using guided bone regeneration (GBR) in three clinical scenarios prior to implant placement: a retrospective study of 35 patients 12 to 72 months after loading[J]. Int J Oral Maxillofac Implants, 2009, 24(3): p. 502–510.

[3] Chiapasco, M, M Zaniboni. Clinical outcomes of GBR procedures to correct peri–implant dehiscences and fenestrations: a systematic review[J]. Clin Oral Implants Res, 2009, 20 Suppl 4: p. 113–123.

[4] Cortese A. Platelet–Rich Fibrin (PRF) in Implants Dentistry in Combination with New Bone Regenerative Flapless Technique: Evolution of the Technique and Final Results[J]. Open Med (Wars), 2017, 12: p. 24–32.

[5] Zhang J. Clinical and immunohistochemical performance of lyophilized platelet–rich fibrin (Ly–PRF) on tissue regeneration[J]. Clin Implant Dent Relat Res, 2017, 19(3): p. 466–477.

[6] Park HC. Early Bone Formation at a Femur Defect Using CGF and PRF Grafts in Adult Dogs: A Comparative Study[J]. Implant Dent, 2016, 25(3): p. 387–393.

[7] Isobe K. Mechanical and degradation properties of advanced platelet–rich fibrin (A–PRF), concentrated growth factors (CGF), and platelet–poor plasma–derived fibrin (PPTF)[J]. Int J Implant Dent, 2017, 3(1): p. 17.

[8] Masuki H. Growth factor and pro–inflammatory cytokine contents in platelet–rich plasma (PRP), plasma rich in growth factors (PRGF), advanced platelet–rich fibrin (A–PRF), and concentrated growth factors (CGF)[J]. Int J Implant Dent, 2016, 2(1): p. 19.

[9] Mahajan M. Comparative Evaluation of Healing Pattern After Surgical Excision of Oral Mucosal Lesions by Using Platelet–Rich Fibrin (PRF) Membrane and Collagen Membrane as Grafting Materials–A Randomized Clinical Trial[J]. J Oral Maxillofac Surg, 2018.

[10] Kan JY. Classification of sagittal root position in relation to the anterior maxillary osseous housing for immediate implant placement: a cone beam computed tomography study[J]. Int J Oral Maxillofac Implants, 2011, 26(4): p. 873–876.

[11] 韩丽会, 邱晓霞, 邢旭娜. 上颌前牙区种植方案中角度设计的三维有限元分析[J]. 上海口腔医学, 2015, 24(2): 157–163.

种植盾构术前牙美学修复1例

张鑫　王剑

摘　要

目的：使用种植盾构术修复外伤所导致的上前牙根折1例。**材料与方法**：局部麻醉下拔除冠部断裂牙体组织，然后用涡轮机沿近远中方向分根，拔除舌侧牙体组织，修整唇侧根片。窝洞预备后植入种植体（Nobel Active, 3.5mm×13mm），种植体周围填入骨替代材料，使用临时基台进行即刻修复。**结果**：种植体与根片之间新骨生成，实现了骨整合，周围软硬组织未出现退缩性改变，根片外唇侧骨板完整保留。**结论**：盾构术是对即刻种植术的改良技术，不仅大大缩短了治疗流程，而且避免了周围软硬组织的吸收性改变，能最大限度地获得美学效果。

关键词：盾构术；即刻种植；根折

近年来，即刻种植的概念在口腔种植领域受到了越来越广泛的应用。研究表明，其临床成功率与传统的延期种植相当，并且患者所受手术创伤明显减小，治疗周期也显著缩短。然而，即刻种植仍然存在着一些不可预期性。比如在牙拔除后，周围均存在不同程度的软硬组织变化。尤其是在前牙唇侧区域，由于骨板较薄，在拔牙6～7个月以后，29%～63%的患者发生水平向吸收，11%～22%的患者会发生垂直向吸收；吸收主要发生在拔牙后前3个月。这样的组织改变使得种植手术的不可预期性大大增加，美学效果也很难得到保证。

为了避免这样的软硬组织改变，临床医生和科研人员提出了不同的解决方案。例如，将种植体植入在最适的三维空间位置，种植体植入时或植入前使用软组织移植，植入骨替代材料或同时使用骨膜来保留牙槽嵴。然而，这些方法都不能完整保留种植区域的唇侧骨板。近年来，种植盾构术的提出为即刻种植提供了新的思路。

盾构术是指在即刻种植手术中，不完全拔除患牙，而是保留颊侧根片及牙周膜，从而避免颊侧骨板吸收的一种技术。动物体内研究表明，在根片与种植体之间可以形成良好的骨整合，且颊侧骨板无明显吸收。基于此，本文报道了1例盾构术治疗上颌中切牙外伤的病例。

一、材料与方法

1. 病例简介　28岁女性患者，全身状况良好，无全身或局部手术禁忌证；咬合正常、口腔卫生情况佳。外伤导致上颌前牙疼痛。检查发现11松动伴叩诊不适、12切端缺损且有探诊疼痛、21牙冠变色（图1）。术前X线片显示11根折，21已行根管治疗（图2）。进一步锥形束CT显示11牙断端位于龈下约平齐骨缘；唇侧骨板完整，根尖周无明显暗影（图3）。

作者单位：四川大学华西口腔医院

通讯作者：王剑；Email: ferowang@hotmail.com

2. 诊断　11根折；12冠折；21变色。

3. 治疗计划　与患者沟通后，计划11行种植盾构术，12根管治疗后行树脂充填治疗，21内漂白。

4. 治疗过程

术前30分钟口服抗生素，进入手术室后口腔内复方氯己定含漱液含漱3分钟，口周碘伏消毒后酒精脱碘。口内使用碘伏棉球局部消毒后，在11区行局部浸润麻醉。麻醉起效后使用牙龈分离器分离牙龈后拔除11冠部断裂牙体组织（图4）。使用涡轮机将牙根沿近远中向分开，拔除舌侧根片，修整唇侧根片厚度（0.5～1mm）（图5）。轻轻搔刮拔牙窝，搔刮过程中避免破坏唇侧根片及其牙周膜完整性。在拔牙窝偏舌侧部位备洞，植入种植体（Nobel Active, 3.5mm×13mm），植入扭矩约>35N·cm。种植体偏舌侧，与根片之间保留约1mm间隙（图6）。旋入临时基台后，在种植体与拔牙窝之间间隙内充填Bio-Oss骨粉（图7），即刻临时冠修复（图8～图10）。

术后CT显示唇侧根片完整，种植体位于根片舌侧约1mm；在两者之间间隙偏冠方部位可见骨替代物影像（图11）。1个月复查，牙龈健康状况良好，唇侧软组织向切端增生（图12），种植体唇侧骨板丰满，未发现骨吸收（图13）。X线片显示种植体位于相邻牙正中，近远中骨高度平齐邻牙颈部（图14）。6个月后复查CBCT，显示根片与种植体之间间隙充满新生骨组织（图15）。个性化取模柱取模（图16～图20），制作个性化基台（图21、图22），比色（图23），完成最终修复体的制作（图24）与佩戴（图25、图26）。

二、结果

该患者通过种植盾构术，保留了唇侧根片及其牙周膜，从而使唇侧骨板得以保存。根片与种植体之间约1mm的间隙在种植体植入6个月后由新骨所充填，形成了良好的骨愈合；牙龈形态良好，牙龈高度与拔牙前无明显改变。最终修复体颜色形态自然，与相邻牙匹配，患者十分满意。

三、讨论

由于拔牙后牙槽嵴常出现萎缩性改变，传统的延期种植常需要进行额外的软硬组织移植。而即刻种植手术通过将种植体植入到合适的三维空间位置，不仅大大缩短了整个治疗周期，减少手术创伤，而且能够实现更好的美学效果。然而，在即刻种植术中，为了补偿后续的软硬组织改变，仍需要同期进行组织增量技术。

1975年，Guyer等学者发现通过健康牙根保留牙周膜，能有效避免牙槽嵴的吸收。基于此，德国医生Hürzeler在2010年提出了种植盾构术的概念。2015年，Baumor等发现在根片与种植体之间能形成良好的骨整合，进一步证明了盾构术的有效性。

选择正确的适应证是盾构术成功的关键。首先应符合即刻种植的要求；另外，所保留根片及其牙周膜需健康，无放射学或临床病变。牙根内外吸收或唇侧根片组织的炎症都是手术的禁忌。

在本病例中，患者外伤导致冠折，断端位于龈下约平齐骨缘，直接修复或正畸牵引后修复治疗效果均不佳。唇侧骨板薄，拔牙或即刻种植均可能导致其不同程度的吸收。患牙牙根仍健康且稳固，因此选择种植盾构术。

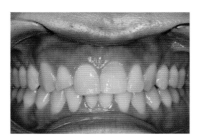

图1　术前口内像

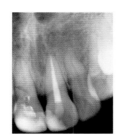

图2　X线片显示11根折、21已行完善根管治疗

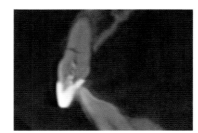

图3　CBCT显示11断端约平齐骨缘

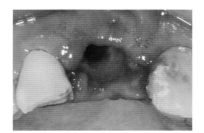

图4　拔除冠部断裂牙体组织

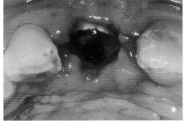

图5　修整根片

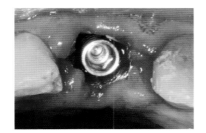

图6　植入种植体

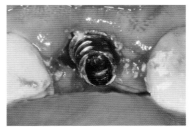

图7　放置临时基台后充填骨替代材料

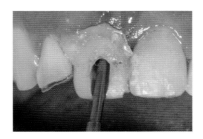

图8　临时冠修复

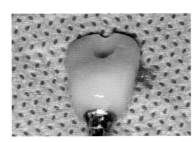

图9　临时冠口外像

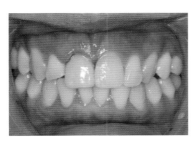

图10　临时修复后口内像

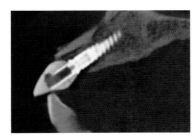

图11　术后CBCT显示种植体位于拔牙窝内根片舌侧约1mm，间隙靠冠部可见骨替代材料影像

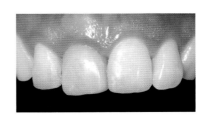

图12　术后1月复查口内像

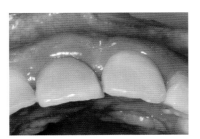

图13　术后1个月复查

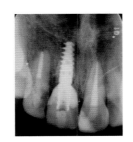

图14　术后1个月X线片

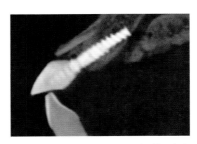

图15　术后6个月CBCT显示原间隙内新骨形成

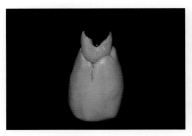

图16 个性化取模柱制作过程（利用硅橡胶翻制临时冠颈部）

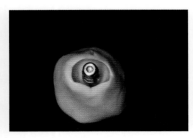

图17 个性化取模制作过程（放入取模柱）

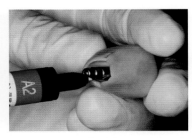

图18 个性化取模制作过程（注入光固化树脂）

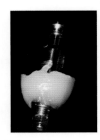

图19 个性化取模柱

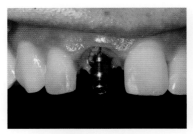

图20 个性化取模柱就位于口内

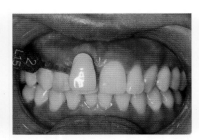

图21 口内比色

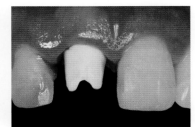

图22 个性化基台正面像

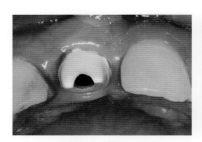

图23 个性化基台切断像

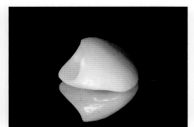

图24 最终修复体

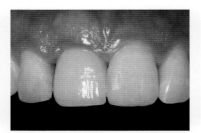

图25 戴牙后口内像

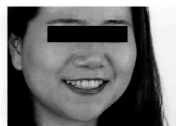

图26 戴牙后患者微笑像

手术过程中，根片的预备是手术的关键。根据Hürzeler等学者研究发现，根片高度应位于骨上约1mm，此病例中由于根折导致高度稍不足，但仍能有效避免唇侧骨板的吸收。根片的厚度同样重要，通常认为0.5~0.8mm的厚度较为合适，过薄易破坏根片及牙周膜的完整性；过厚则导致种植体空间不足或偏向舌侧，加大修复难度。

四、结论

盾构术是对即刻种植术的改良技术，不仅大大缩短了治疗流程，而且避免了周围软硬组织的吸收性改变，能最大限度地恢复患牙的形态与功能。

参考文献

[1] S Paul, U Held. Immediate supracrestal implant placement with immediate temporization in the anterior dentition: a retrospective study of 31 implants in 26 patients with up to 5.5-years follow-up[J]. Clin Oral Implants Res, 2013, 24:710-717.

[2] JY Kan, K Rungcharassaeng, JL Lozada, et al. Facial gingival tissue stability following immediate placement and provisionalization of maxillary anterior single implants: a 2-to8-year follow-up[J]. International Journal of Oral & Maxillofacial Implants, 2010, 26:179.

[3] J Pietrokovski, M Massler. Alveolar ridge resorption following tooth extraction[J]. Journal of Prosthetic Dentistry, 1967, 17:21-27.

[4] M Petsch, B Spies, RJ Kohal. Socket Shield Technique for Implant Placement in the Esthetic Zone: A Case Report[J]. Int J Periodontics Restorative Dent, 2017, 37:853-860.

[5] WL Tan, TL Wong, MC Wong, et al. A systematic review of post-extractional alveolar hard and soft tissue dimensional changes in humans[J]. Clin Oral Implants Res, 2012, 23:1-21.

[6] D Botticelli, T Berglundh, J Lindhe. Hard-tissue alterations following immediate implant placement in extraction sites[J]. Journal of Clinical Periodontology, 2010, 31:820-828.

[7] U Grunder. Crestal ridge width changes when placing implants at the time of tooth extraction with and without soft tissue augmentation after a healing period of 6 months: report of 24 consecutive cases[J]. Int J Periodontics Restorative Dent, 2011, 31:9-17.

[8] RE Jung, A Philipp, BM Annen, et al. Radiographic evaluation of different techniques for ridge preservation after tooth extraction: a randomized controlled clinical trial[J]. Journal of Clinical Periodontology, 2012, 40:90-98.

[9] MB Hürzeler, O Zuhr, P Schupbach, et al. The socket-shield technique: a proof-of-principle report[J]. Journal of Clinical Periodontology, 2010, 37:855-862.

[10] D Bäumer, O Zuhr, S Rebele, et al. The Socket - Shield Technique: First Histological, Clinical, and Volumetrical Observations after Separation of the Buccal Tooth Segment-A Pilot Study[J]. Clinical Implant Dentistry & Related Research, 2015,17:71-82.

[11] RT De, K Collys, I Wyn, et al. Instant provisionalization of immediate single-tooth implants is essential to optimize esthetic treatment outcome[J]. Clin Oral Implants Res, 2010, 20:566-570.

[12] SE Guyer. Selectively retained vital roots for partial support of overdentures: a patient report[J]. Journal of Prosthetic Dentistry, 1975, 33:258-263.

结合盾构术（SST）的美学区连续缺失种植修复1例

胡琳驰　王仁飞

摘要

为维持美学区唇颊侧丰满度并获得理想的红白美学效果，对1例单侧前牙冠根折的患者，同期行盾构术（SST）及种植体植入术。制备唇颊侧剩余牙片，微创拔除腭侧残根，偏腭侧植入种植体，种植体选择为Thommen Medical SPI种植体。两颗种植体初期扭矩25N·cm，种植体放置愈合基台。在种植体与唇侧牙片间的跳跃间隙内植入骨代用品（Bio-Oss骨粉）。4个月后对患者行种植体上部修复。此病例通过盾构术（SST）保存了缺牙区的牙槽嵴轮廓，实现了唇颊侧丰满度的维持以及缺牙区龈乳头高度的维持，获得理想的美学效果。

关键词：盾构术（SST）；美学区种植；连续缺失

随着口腔种植医学的飞速发展，获得长期稳定的"骨结合"以及种植上部修复恢复患者的咀嚼功能已经不再是难点。患者将关注点放在了上部修复体及种植体周围软组织能否达到患者的美观需求上面。因此，种植医生对如何保证恢复咀嚼功能的前提下，达到理想的种植修复的红白美学效果越来越重视。

缺牙区唇颊向牙槽嵴丰满度对种植美学有着十分重要的作用。但天然牙拔除拔牙创自行愈合后，往往伴有牙槽嵴唇侧骨板的塌陷，6～12个月内导致牙槽嵴唇颊向轮廓丧失50%，对种植美学构成了较大威胁。为减少牙槽嵴塌陷，拔牙后即刻种植并同期骨增量成为了多数口腔医生的选择，但Jan Lindhe团队的一系列动物实验证明即刻种植对牙槽嵴的保存效果并不理想，拔牙区的唇侧骨依然会板吸，连续拔除多颗牙骨吸收会更佳显著，从而导致粘膜退缩，使美学效果欠佳。

由此，用于保存牙槽嵴的盾构术（SST）慢慢成熟起来。

一、材料与方法

1. **病例简介**　24岁女性患者，要求修复右上前牙，恢复功能及美观。现病史：患者右上前牙于15天前外伤折断，至我院就诊时已在外院拔出折断牙冠。既往史：否认高血压、糖尿病、心脏病等系统性疾病，无已知药物过敏史，否认吸烟及饮酒。临床检查：11、12牙根颈部1/3折断并与龈沟相通。X线：11折断线位于龈下5mm处，断根有效根长短于同名牙冠长；12折断线位于龈下4mm处，断根有效根长短于同名牙冠长。

2. **诊断**　11、12残根，无保留价值；上前牙连续缺失。

3. **治疗计划**　首先对患者的健康状况进行评估，内容包括：主诉、现病史、既往史及咬合状况，并行必要的实验室检查（凝血功能、乙肝及术

前3项）。结合以上情况，为患者制订个性化治疗计划。11、12行盾构术（SST），同期植入两颗种植体，4个月后行上部修复。

4. **治疗过程**（图1～图26）

（1）术前给予口服抗生素、消肿药及止痛药。

（2）盾构术（SST）及种植体植入：常规口内外消毒。术区骨膜下必兰局部浸润麻醉。于牙槽嵴顶形成与唇侧骨壁成45°的全厚层切口，翻离骨膜瓣，暴露出唇颊侧牙槽嵴顶，用高速涡轮机修整残留断根的龈上部分，使其基本平整，使用分牙车针制备唇侧剩余牙片。微创拔除腭侧残留断根。按照剩余基骨的骨高度及骨宽度选择合适的种植体型号，按照设计方案逐级备洞，偏腭侧植入种植体，确保唇侧牙片与种植体之间有至少2mm的跳跃间隙。11植入SPI 4.0mm×12.5mm种植体，12植入3.5mm×14mm种植体，初期稳定性佳，均放置愈合基台。在跳跃间隙内植入骨代用品。

（3）缝合：将唇腭侧剥离开的全层牙龈瓣进行垂直褥式缝合固定，确保骨代用品完全被牙龈瓣覆盖，在腭侧面打结。术后全景片示植体方向良好。

（4）种植后拆线：患者伤口恢复良好，口腔卫生良好，患者无疼痛、出血等情况。拆线。嘱患者术后1个月内进软食，后正常饮食，不可咬过硬食物，注意口腔清洁，如有不适随诊。

（5）上部修复取模：术后4个月复诊，种植体ISQ值>65，唇腭向丰满度良好，牙龈乳头高度变化不大，拍摄CBCT，并对术前、修复前的牙槽嵴轮廓进行对比，可见种植体骨结合良好，唇侧骨壁轮廓饱满，未见唇侧骨板塌陷，未见明显牙龈乳头高度变化。去除愈合基台后可见牙龈袖口成形良好。常规方式取模，拟行个性化纯钛基台（铸瓷涂白）+氧化锆冠粘接修复。

（6）上部修复戴牙：取出愈合帽，牙龈袖口形态良好，戴最终修复体，调整邻接、咬合，并行X线全景片拍摄。基台到位后，11基台扭矩加至20N·cm，12基台扭矩加至15N·cm，封闭螺丝孔，将11、12修复体牙冠部分粘接于基台上，彻底去除粘接剂。

（7）7个月后复查：患者无主诉不适，口腔卫生良好，牙龈色粉红、

作者单位：杭州口腔医院

通讯作者：王仁飞；Email: hzwrf@163.com

质韧，龈缘位置无明显变化，未见"黑三角"。修复体无明显着色，无崩瓷及明显磨耗。X线片示种植体骨结合良好，牙槽嵴高度未见降低。

（8）使用的材料：SPI Element implant RC Inicell软组织水平种植体（Thommen Medical公司，瑞士）；Bio-Oss骨粉；4/0可吸收线。

二、结果

此病例通过盾构术（SST）保存了缺牙区（11、12）的牙槽嵴轮廓，实现了唇颊侧丰满度的维持以及缺牙区龈乳头高度的维持，获得理想的美学效果。患者对修复效果十分满意，红、白美学评分分别为13分及9分，红白复合美学指数均达到了完美的美学效果并且此病例在7个月的随访检查中显示：患者无主诉不适，牙龈色粉红、质韧，龈缘位置无明显变化，未见"黑

三角"。修复体无明显着色，无崩瓷及明显磨耗。X线片示种植体骨结合良好，牙槽嵴高度未见降低。此病例实现了缺牙区牙槽嵴形态及软组织形态的维持，获得了理想的美学效果并且随访情况稳定。

三、讨论

盾构术（SST）是一个对于维持牙槽嵴形态及延缓其吸收的行之有效的技术。该技术在即刻种植过程中同期进行牙槽嵴保存，即将种植体在拔牙窝内偏腭侧植入，使种植体与唇侧骨板之间形成至少2mm的跳跃间隙，再用骨代用品填塞此间隙。此方法在术后1年内平均减少唇侧牙槽骨塌陷约50%。拔牙创唇侧骨板发生塌陷的生理原因，一般情况下前牙唇侧骨板菲薄，组织学上主要由固有牙槽骨构成。天然牙丧失导致牙周附着器（牙骨

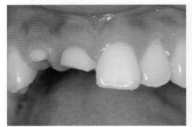

图1　患者术前情况1

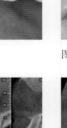

图2　患者术前情况2

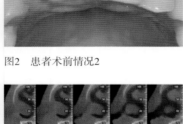

图3　患者术前全景视图

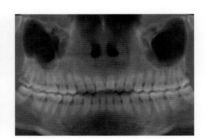

图4　11骨量情况（7.2mm×18.3mm）

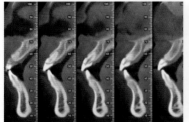

图5　12骨量情况（7.0mm×19.5mm）

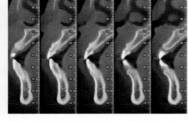

图6　制备唇侧剩余牙片

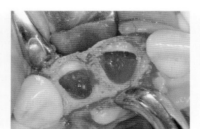

图7　拔除腭侧残根

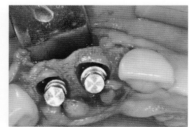

图8　偏腭侧植入植体，留出2mm跳跃间隙

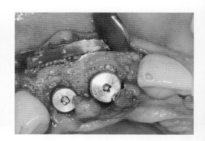

图9　安装愈合基台，跳跃间隙内植入骨代用品

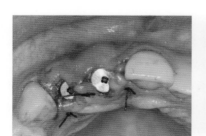

图10　垂直褥式缝合

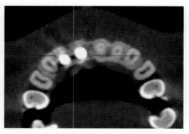

图11　种植术后CBCT（水平面）

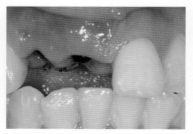

图12　2周后拆线1

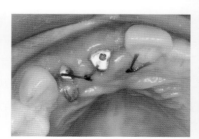

图13　2周后拆线2

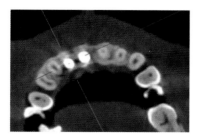

图14　4个月后，修复前CBCT1

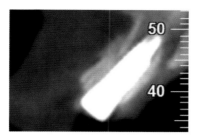

图15　4个月后，11修复前CBCT

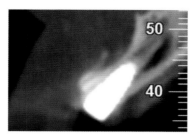

图16　4个月后，12修复前CBCT

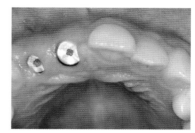

图17　修复前软组织轮廓形态

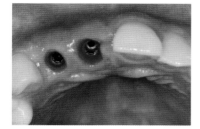

图18　修复前牙龈袖口形态

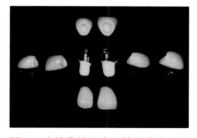

图19　个性化钛基台（铸瓷涂白）及氧化锆冠

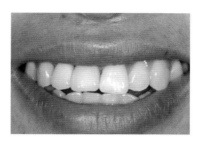

图20　修复体戴入后患者微笑像

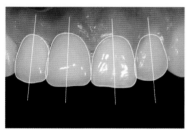

图21　修复完成后修复及体软组织形态基本与同名牙镜像对称

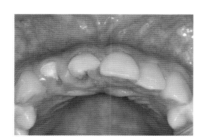

图22　术前唇颊侧丰满度

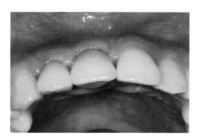

图23　修复后，唇颊侧丰满度

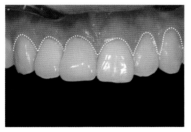

图24　修复后龈缘曲线

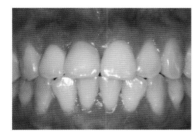

图25　修复后7个月复查

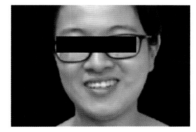

图26　患者修复后微笑像

质、牙周膜及固有牙槽骨）的丧失。因此只要能保存健康的牙周附着器，就可以长期保持牙槽嵴唇侧骨板。

盾构术（SST）的核心理念是在拔除天然牙时，小心保护部分唇侧牙片，从而保留与部分牙片相关的牙骨质、牙周膜及固有牙槽骨，最终实现牙槽嵴轮廓的长期保持。这一方法在动物实验和中短期临床试验中获得了成功。

参考文献

[1] 李京平. 种植美学"盾构术"[J]. 中华口腔医学研究杂志（电子版），2016, 10(2).

[2] Lagas LJ, Pepplinkhuizen JJ, Berge SJ, et al. Implant placement in the aesthetic zone: the socket-shield-technique[J]. Ned Tijdschr Tandheelkd, 2015, 122(1):33-36.

[3] Gharpure AS, Bhatavadekar NB . Current Evidence on the Socket-Shield Technique: A Systematic Review[J]. Journal of Oral Implantology, 2017.

[4] Edelhoff D, Prandtner O, Saeidi Pour R, et al. Systematic development of esthetics and function in a young patient with maxillary dental aplasia[J]. Journal of Esthetic and Restorative Dentistry, 2017.

[5] BäUmer D, Zuhr O, Rebele S, et al. The Socket-Shield Technique: First Histological, Clinical, and Volumetrical Observations after Separation of the Buccal Tooth Segment-A Pilot Study[J]. Clinical Implant Dentistry and Related Research, 2015, 17(1):71-82.

[6] Hürzeler MB, Zuhr O, Schupbach P, et al. The socket - shield technique: a proof - of - principle report[J]. Journal of Clinical Periodontology, 2010, 37(9):8.

正畸–种植联合构建上颌前牙区美学1例

蔡青　孟维艳　陈远萍　周延民

摘要

目的： 本病例旨在观察上颌双侧侧切牙先天缺失通过正畸–种植联合完成最终修复的临床效果评估。**材料与方法：** 19岁女性患者。上颌前牙区存在散在间隙，影响美观。临床检查：上颌双侧侧切牙先天缺失，间隙过窄无法种植，上颌前牙区存在散在间隙共11mm，上颌前牙略舌倾。经正畸治疗后，获得12、22缺隙处近远中间隙分别为6.8mm和7.1mm。CBCT显示可用骨宽度分别为4.3mm、3.7mm。无垂直向骨缺损。术中12的手术方案为引导骨组织再生术同期植入种植体；22的手术方案为骨劈开联合引导骨组织再生术同期植入种植体。重建理想骨组织轮廓。术后9个月，用临时基台制作临时修复体，整塑唇侧龈缘曲线2个月。通过个性化取模及制作CAD/CAM全瓷基台及全瓷冠，完成永久修复。**结果：** 正畸治疗为种植修复提供理想的近远中间隙，合理的种植外科方案的选择，重建丰满的骨组织轮廓，临时修复体对龈缘曲线的调整，最终获得理想的红白美学结果。**结论：** 正畸–种植联合治疗上颌侧切牙先天缺失可以获得理想的美学效果。治疗方案的设计及临时修复的应用是获得理想结果的关键。

关键词： 牙种植；正畸–种植联合治疗；骨劈开；GBR；牙龈塑形

临床就诊的先天缺牙患者中，上颌侧切牙仅次于下颌侧切牙，约占22.9%。上颌侧切牙先天缺失常导致上颌前牙牙槽发育不足，上牙弓中线偏斜或者上牙弓间隙等，为种植修复带来一定的难度。本病例为上颌双侧中切牙先天缺失致前牙散在间隙影响美观，通过正畸治疗为种植修复提供理想的近远中间隙，合理种植外科方案的选择，重建丰满的骨组织轮廓，临时修复体对龈缘曲线的调整，最终获得理想的红白美学结果。

一、材料与方法

1. **病例简介**　19岁女性患者，因"上颌前牙区存在散在间隙，影响美观"来我院就诊。现病史：上颌前牙区存在散在间隙，未经任何治疗，现因影响美观来我院咨询治疗方案。临床检查：颌面部左右对称，颞下颌关节无压痛及弹响，开口度及开口型正常。口腔卫生良好。12、22先天缺失，缺隙处近远中分别为：2.2mm、1.8mm，上颌前牙区存在散在间隙共11mm，双侧磨牙近中关系，双侧尖牙远中关系，前牙深覆𬌗，覆盖约2mm，上颌前牙略舌倾（图1、图2）。

2. **诊断**　上颌牙列缺损。

3. **治疗计划**　正畸治疗（矫正颌间关系，扩大上牙弓，集中间隙）；种植手术治疗（行骨增量手术同期种植）；种植修复治疗（临时修复整塑牙龈，永久修复）。

4. **治疗过程**

（1）正畸治疗阶段（图3～图6）：①口内检查后，取研究模型，经头

作者单位：吉林大学口腔医院

通讯作者：孟维艳；Email: mengsitong66@163.com

影测量后上颌单颌佩戴矫治器获得12、22缺隙处的种植所需间隙。在拓展出4mm以上间隙时，出于美观考虑，制作正畸固位式临时修复体。②历经2年正畸治疗，12、22分别获得6.8mm和7.1mm的近远中间隙，同时制作带有临时修复体的比格保持器保证美观。

（2）种植术前检查（图7～图9）：首先进行ERA美学风险评估（表1），得出高风险的评估结果。CBCT显示：12、22颊舌侧可用骨高度分别为17.4mm、17.8mm；可用骨宽度分别为4.3mm、3.7mm，12、22颊侧水平向骨缺损分别为2.0mm、3.1mm，无垂直向骨缺损。确认12的种植手术方案为引导骨组织再生术同期植入种植体；22的种植手术方案为骨劈开+引导骨组织再生术同期植入种植体。术前在计算机软件中进行以修复为导向的种植体设计。外科SAC分类评估（表2），得出复杂的评估结果。单颗前牙缺牙间隙种植修复修正因素（表3），得出复杂的评估结果。

（3）种植手术阶段（图10～图20）：①一期手术过程：局部麻醉显效后，于12缺隙处做保留近中牙龈乳头切口，远中做小松弛切口，翻全厚瓣，按照术前设计偏腭侧植入Astra tech 3.0mm×11mm种植体1颗，肩台位于牙龈下3mm位置，旋入覆盖螺丝，种植唇侧中1/2处骨壁较薄，放入自体骨（局部获取），外置低替代率骨移植材料（Bio-Oss，瑞士），外覆双层可吸收性屏障膜（Bio-Gide，瑞士）；于22缺隙处偏腭侧做切口，翻瓣，用片状金刚砂钻制备垂直向应力释放切口之后，行逐级骨劈开术，修整种植窝后偏腭侧植入Astra tech 3.0mm×13mm种植体1颗，肩台位于牙龈下4mm位置，旋入覆盖螺丝，唇侧根方骨板与基骨连接良好，唇侧同对侧放入自体骨、低替代率骨移植材料，外覆PRF膜及可吸收性屏障膜。充分减张后严密关闭创口。术后当天佩戴带有临时修复体的比格保持器。②术后14天复查：软组织愈合良好，创口无裂开，缝线无松脱，拆除缝线。继续

表1　美学风险评估

美学风险因素	风险水平		
	低	中	高
健康状况	健康，免疫功能正常		免疫功能低下
吸烟习惯	不吸烟	少量吸烟，＜10支/天	大量吸烟，＞10支/天
患者美学期望值	低	中	高
唇线	低位	中位	高位
牙龈生物型	低弧线形、厚龈生物型	中弧线形、中龈生物型	高弧线形、薄龈生物型
牙冠形态	方圆形	卵圆形	尖圆形
位点感染情况	无	慢性	急性
邻面牙槽嵴高度	到接触点≤5mm	到接触点5.5～6.5mm	到接触点≥7mm
邻牙修复状态	无修复体		有修复体
缺牙间隙宽度	单颗牙（≥7mm）	单颗牙（≤7mm）	2颗牙或2颗牙以上
软组织解剖	软组织完整		软组织缺损
牙槽嵴解剖	无骨缺损	水平向骨缺损	垂直向骨缺损

表2　外科SAC分类评估

因素		评估	备注
全身因素	全身禁忌证	无	
	吸烟	无	
	发育因素	无	
位点因素	骨量	水平向缺损	但允许同期骨增量
	解剖风险	高	薄龈生物型
	美学风险	高	美学区
	复杂程度	中	种植体植入同期骨增量程序
	并发症风险	中	邻牙龈缘退缩风险/辅助性软组织移植
	负荷方案	延期	种植体骨结合后
	SAC分类	复杂	

表3　修复SAC分类评估

单颗前牙	简单	复杂	高度复杂
颌位关系	安氏Ⅰ类和Ⅲ类	安氏Ⅱ类	有严重的错𬌗，没有辅助性治疗就不能修复
近远中向距离	对应对侧同名牙，对称±1mm	对应对侧同名牙+1mm	对应对侧同名牙+3mm
负荷方案	常规或早期	早期	即刻
美学风险	低	中	高
副功能咬合	无		有
临时种植修复体		修复体边缘位于龈缘根方＜3mm	修复体边缘位于龈缘根方＞3mm

佩戴保持器。③种植二期手术：术后8个月，局部麻醉显效后，12、22处偏腭侧做小切口，且行腭侧软组织去上皮化转瓣，恢复唇侧颈缘软组织轮廓。更换愈合基台。

（4）种植修复阶段（图21~图27）：①临时修复：术后9个月，用临时基台制作临时修复体，整塑穿龈轮廓。②个性化取模：经过3次调整临时修复体穿龈形态，获得与相邻牙龈相协调的牙龈曲线。取下临时修复体，见完好的上皮袖口。按照临时修复体制作个性化转移杆，取模。③永久修复：口内戴入个性化CAD/CAM全瓷基台及全瓷冠。龈缘曲线良好，唇侧软组织丰满，牙冠形态与邻牙协调。修复后CBCT结果显示：唇侧骨壁厚度约为

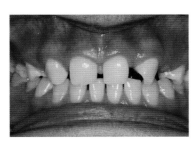

图1　初诊口内像

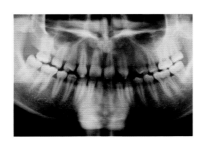

图2　初诊曲面断层片

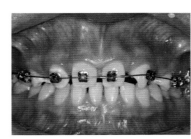

图3　上颌戴矫治器集中间隙

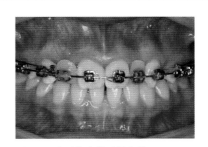

图4　正畸固位式临时修复体

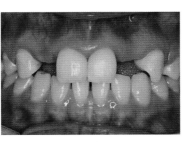

图5　正畸结束口内像

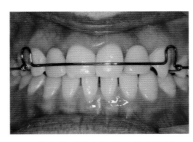

图6　带有临时修复体的比格保持器

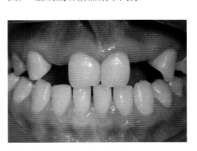

图7　种植术前口内正面像

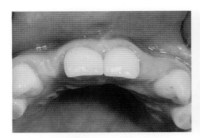

图8   种植术前殆面像

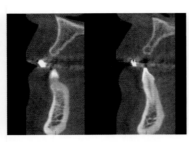

图9   术前CBCT显示12、22可用骨量

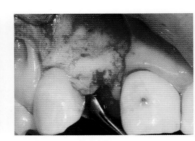

图10   右侧缺隙处做保留近中牙龈乳头切口

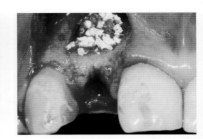

图11   植入种植体后放入自体骨+骨移植材料

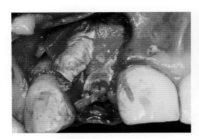

图12   外覆胶原膜

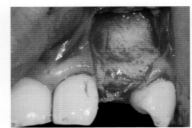

图13   左侧缺隙处翻瓣

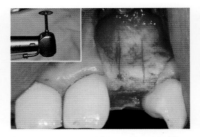

图14   片状金刚砂钻于唇侧骨板做垂直向应力释放切口

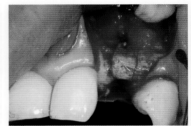

图15   逐级骨劈开后植入种植体

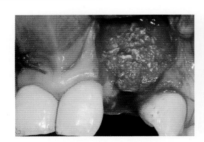

图16   唇侧放入自体骨+骨移植材料

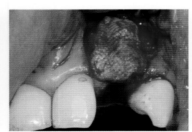

图17   覆盖PRF膜

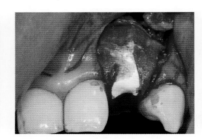

图18   外覆双层胶原膜

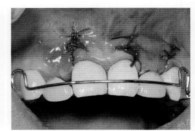

图19   缝合后即刻戴保持器

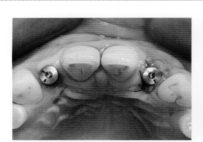

图20   二期手术行局部软组织转瓣

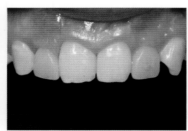

图21   戴入种植体支持的临时修复体

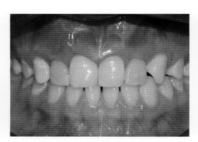

图22   调整龈缘曲线2个月

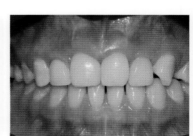

图23   永久修复

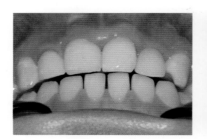

图24   咬合情况

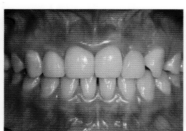

图25   6个月后复查

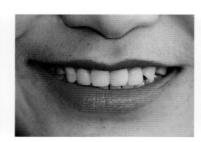

图26   微笑口唇像

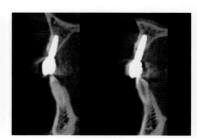

图27   12、22术后CBCT影像

1.0mm。④随访：永久修复后6个月，12、22修复体周围牙龈健康，牙龈曲线较6个月前无明显退缩。

二、结果

上颌双侧侧切牙先天缺失通过正畸、种植外科及种植修复序列治疗，较好的重建了软硬组织轮廓，获得理想的红白美学结果。

本病例根据红色美学评分（PES）这一标准评价红色美学，白色美学评分（WES）这一标准评价白色美学。12：PES=9.2，WES=9.4；22：PES=9.0，WES=9.3（PES\WES满分10分）。

三、讨论

1. **正畸-种植联合治疗**　恒牙的先天缺失占全部缺牙原因的2%~10%，会导致美观及功能的异常。临床上治疗恒牙的先天缺失通常涉及正畸-修复联合治疗或者修复治疗。由于种植义齿在恢复咀嚼力及保护余留牙方面有绝对的优势，易被患者接受。侧切牙种植体的植入，为了保留1.5~2.0mm的安全距离，至少要保证6mm的近远中距离。本病例采用正畸治疗获得理想的缺牙间隙，同时矫正咬合为下一步的种植治疗提供基础。

2. **骨劈开适应证的选择**　骨劈开最早由Hilt Tatum学者在1970年提出的。骨劈开后新生骨的愈合过程与骨折相似，劈开的骨板间的血凝块之后被编织骨取代，随着种植体加载负荷，种植体骨界面的编织骨转化成板层骨。有综述指出，骨劈开术与Onlay植骨术分别应用在平均初始骨宽度为3.37mm和3.2mm的病例中，获得了相似的成功率，且骨劈开术具有手术损伤小、血管化建立较快等优点。本病例在水平向骨缺损较多的一侧应用骨劈开术扩张萎缩的牙槽嵴，同期应用骨移植材料和屏障膜来降低牙槽嵴顶降低的风险，并促进骨重建，最终获得良好的骨。

3. **富血小板纤维蛋白的应用**　富血小板纤维蛋白（Choukroun's platelet-rich fibrin，PRF）是自身静脉血经离心分层后位于贫血小板血浆层与红细胞碎片层之间的富含血小板的纤维蛋白凝胶。富含大量血小板、生长因子，具有促进骨组织再生的功能；且PRF中富含大量免疫细胞，可以减轻组织愈合过程中的炎症反应及具有抗感染能力。有报道，当PRF联合人工骨材料如Bio-Oss应用于骨组织增量手术时候，疗效得到显著加强。本病例在制备PRF时将其压制成膜，骨移植材料的唇侧，一方面PRF中高浓度生长因子促进人工骨材料的成骨效果，另一方面在胶原膜下方使用，可以减轻术后炎症反应。

4. **治疗全程临时修复体的考量**　由本病例正畸过程中采用正畸固位式临时修复体，将临时修复体粘接在托槽上并固位在弓丝上，它可以很好地适应矫正过程中间隙的变化，易于调改且满足患者的美学要求。带有临时修复体的比格保持器手术期间及修复前，患者的美观得以保证。种植体支持式临时修复体通过多次调改，获得与邻牙相协调的龈缘曲线并建立良好的过渡带。本病例全程将美学人文关怀贯穿始末，将患者的缺牙时间缩减到最短，同时也获得很好的美学结果。

综上所述，正畸-种植联合治疗上颌双侧侧切牙先天缺失短期内可以获得理想的美学效果，但长期临床修复效果是否稳定仍需定期随访观察。

参考文献

[1] Millar, B J, NG Taylor. Lateral thinking: the management of missing upper lateral incisors[J].Br Dent J, 1995, 3:99-106.

[2] Raghani, Manish. Mini-dental implants-for rehabilitation of narrow single tooth edentulous space: A clinical study of seven cases[J]. Journal of Dental Implants, 2013,3:125-133.

[3] Milinkovic I, Cordaro L. Are there specific indications for the different alveolar bone augmentation procedures for implant placement? A systematic review[J]. Int J Oral Maxillofac Surg, 2014, 43: 606-625.

[4] Qi Li, Shuang Pan, Smit J Dangaria, et al. . Platelet-rich fibrin promotes periodontal regeneration and enhances alveolar bone regeneration[J]. Biomed Research Internal, 2013, 26(3):1-13.

上颌前牙区埋伏牙拔除后即刻种植延期修复病例1例

王战昕　曲哲　赵佳明

摘 要

目的：本文介绍1例前牙美学区埋伏牙拔除后即刻种植常规修复中的应用病例。**材料与方法：**选取大连市口腔医院种植中心就诊的需种植单颗前牙的患者为研究对象；术前对患者进行全面的口腔检查及CBCT检查，确定治疗方案后，手术当天于缺牙区手术取出埋伏牙并行即刻种植，术中行部分自体骨移植，种植术后进行常规修复，进行3个月牙龈诱导成形，期间对临时修复体进行调改，待软硬组织稳定后采用个性化印模复制穿龈轮廓，最终利用CAD/CAM技术制ASC基台及氧化锆一体冠完成永久修复。**结果：**拔牙窝内植入部分自体骨有利于骨诱导，应用骨增量技术有效减缓发生在颊侧骨板的水平向骨吸收；临时修复体经过3个月的软组织诱导成形，较好地维持了软硬组织轮廓并且获得了理想的穿龈形态及协调的龈缘曲线；**结论：**即刻种植尤其是前牙美学区的即刻种植，能有效地保持和恢复软硬组织的美学效果，自体骨混合骨粉进行美学区的骨增量有助于维持种植后颊侧骨板的丰满度，膜钉固位胶原膜起到良好的支架作用，CGF胶原膜保护手术创口，促进愈合。ASC基台的使用，可以使粘接固位转为螺丝固位，同时将位于美学区的穿出位点转移到腭侧，有助于获得理想的美学修复效果。通过临时修复体的牙龈诱导获得了理想的穿龈形态，有助于获得理想的美学修复效果。

关键词：ASC角度螺丝通道基台；螺丝固位；即刻种植；埋伏牙

即刻种植具有缩短治疗疗程、减少手术次数等优点，受到越来越多患者和医生的青睐。螺丝固位不存在粘接剂滞留的问题，且具有易于拆卸、便于修理等优势。但在前牙区由于骨量的限制，穿出位点可能在唇侧或者切端，此时只能选择粘接固位。但是，我们通过使用ASC基台可将部分美学区的穿出位点转到腭侧。

一、材料与方法

1. 病例简介　23岁男性患者。主诉：上前牙缺失，已经正畸治疗打开缺牙间隙，要求种植修复。现病史：患者上前牙埋伏阻生，至我科要求种植修复。既往史：平素体健，无全身系统性疾病，无药物、材料等过敏史，无特殊牙科治疗史，无吸烟、夜磨牙等不良习惯。口外检查：口腔颌面部对称，张口度正常，中位唇线，中位笑线。口内检查：11缺失，咬合关系良好，口腔卫生状况较好。辅助检查：拍摄CBCT示缺牙区可用牙槽骨高度约18mm，牙槽骨宽度约5mm，骨密度正常，骨质分类为Ⅲ类，无疏松影像。

2. 诊断　11阻生齿。

3. 治疗计划

（1）缺牙区可用骨高度充足，唇侧嵴顶区略有缺损，拟手术当天常规植入植体（Nobel CC, NP），行GBR。

（2）术后1年，待植体稳定后戴入纵向螺丝固位的临时修复体，进行软组织诱导成形。

（3）塑形4～6个月，待牙龈形态稳定后，拟行螺丝固位的全瓷冠修复。

（4）定期复查。

4. 治疗过程（图1～图30）

（1）术前检查：对患者进行详细的口腔专科检查以及影像学检查：11埋伏阻生，CBCT示缺牙区可用骨高度充足，阻生牙拔出后水平向有大量骨缺损，骨密度正常，骨质分类为Ⅲ类。

（2）种植手术：术前验血等常规检查，氯己定漱口液含漱3次。局部麻醉。于颊侧翻瓣去骨，微创拔除11区阻生埋伏牙，牙槽嵴顶进行骨劈开，使用Nobel CC种植体及其配套器械，根据拟植入种植体长度以及直径大小，逐级备洞，植入1颗骨水平种植体（Nobel CC, 3.5mm×16mm, NP），由于唇侧骨壁有骨缺损，因此在缺损处植入部分自体骨以扩增硬组织，覆盖双层胶原膜并以膜钉固位，盖CGF膜，术后上愈合基台并严密缝合创口。

（3）软组织诱导成形：种植手术后1年，制作临时修复体，对牙龈软组织诱导成形，螺丝固位的临时修复体便于拆卸，调改形态。

（4）牙龈形态稳定后，复制穿龈轮廓，行全瓷美学修复

①制取个性化转移杆：首先将临时修复体取下后，将开窗转移杆迅速就位于口内，将流动树脂注入转移杆以及牙龈袖口间的间隙内，获得了较精

作者单位：大连市口腔医院

通讯作者：曲哲；Email: quzhekq@outlook.com

确的穿龈袖口形态。

　　②制取开窗印模：加聚型硅橡胶制取开窗式印模，比色，检查印模制取情况，连接替代体，涂布分离剂，注入人工牙龈材料，灌注超硬石膏。修复工艺中心运用CAD/CAM技术进行设计，制作个性化的ASC基台氧化锆一体冠修复体。

　　③戴入永久修复体：试戴ASC基台氧化锆一体冠，患者满意，咬合调整，抛光，消毒。口内戴入永久修复体后，聚四氟乙烯封闭螺丝通道，树脂封孔。拍摄根尖片确认就位。

二、结果

　　缺牙区种植体植入后骨结合良好，经临时修复体塑形后，获得了理想

的穿龈形态及协调的龈缘曲线。最终通过戴入螺丝固位的ASC基台氧化锆一体冠获得了理想的效果，患者满意。利用PES、WES以及PIS分别对软组织、永久修复体以及龈乳头进行评价（表1）。

表1　PES、WES及PIS结果

	PES	WES	PIS
总分	14	10	2（牙龈乳头充满超过邻间隙高度的1/2，但未到邻牙触点）
得分	10	10	2

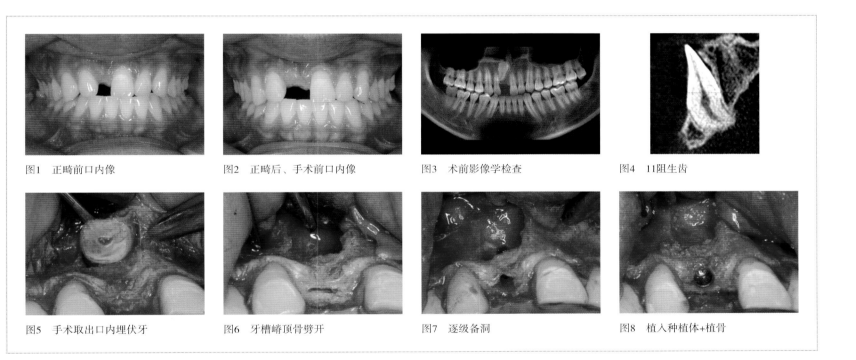

图1　正畸前口内像　　　图2　正畸后、手术前口内像　　　图3　术前影像学检查　　　图4　11阻生齿

图5　手术取出口内埋伏牙　　　图6　牙槽嵴顶骨劈开　　　图7　逐级备洞　　　图8　植入种植体+植骨

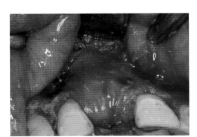

图9　盖胶原膜+膜钉固位

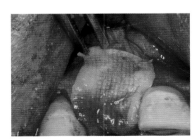

图10　盖双层CGF膜

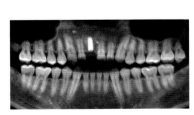

图11　术后影像学检查

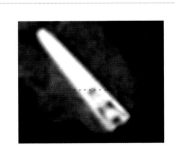

图12　11局部影像

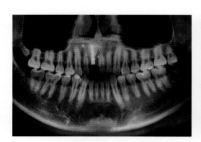

图13 术后6个月影像学检查

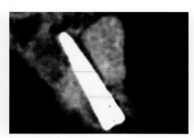

图14 11局部影像

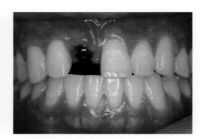

图15 种植术后1年口内像

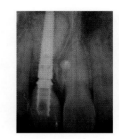

图16 戴入临时义齿影像学检查

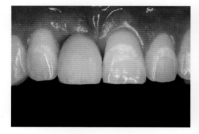

图17 戴入塑形牙当天

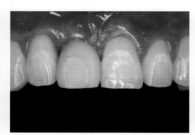

图18 戴入塑形牙1个月

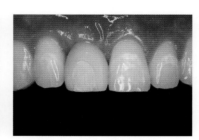

图19 戴入塑形牙3个月

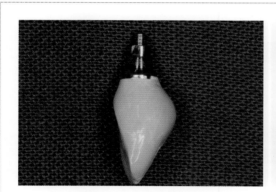

图20 塑形3个月后改形塑形牙唇侧

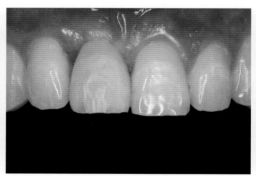

图21 戴入塑形牙4个月

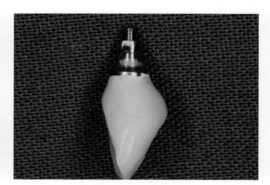

图22 塑形4个月后改形塑形牙唇侧

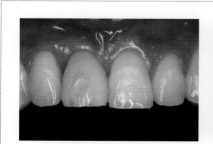

图23 戴入塑形牙5个月

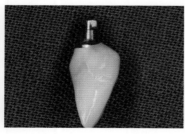

图24 塑形5个月后改形塑形牙唇侧

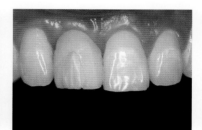

图25 戴入塑形牙8个月

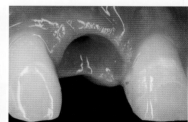

图26 塑形8个月后袖口形态

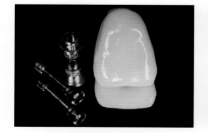

图27 永久修复体口外像

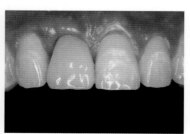

图28 戴入永久修复体口内像

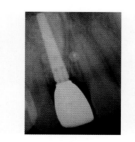

图29 戴入永久修复体影像学检查

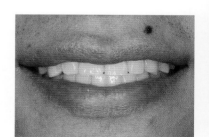

图30 微笑像

三、讨论

上颌前牙区因位于口腔美学区是面部关注的重点之一，随着生活品质的日益提高，人们对美的追求也日益增强，因此，在上颌前牙区种植修复时不但要考虑修复体的功能恢复，更应该重视美学效果。

1. **即刻种植技术** 到目前为止，已经形成了如下的种植体时机分类：即刻种植（Ⅰ型种植）即拔牙同期植入种植体；早期种植，其中Ⅱ型种植为拔牙后4~8周植入种植体、Ⅲ型种植为拔牙之后12~16周植入种植体；延期种植（Ⅳ型种植）即拔牙6个月之后植入种植体。与传统种植治疗比较，即刻种植减少手术次数，缩短治疗周期，有效利用了牙槽窝形态植入种植体，患者的接受程度高。即刻种植的种植体存留率与延期种植类似。

2. **ASC角度螺丝通道基台的使用** 通过使用ASC基台可以校正穿出位点，ASC基台应用在前牙区，避免粘接剂滞留引起的牙龈退缩等风险，同时解决由于螺丝开口位置不佳带来的美学问题。

本病例通过使用ASC角度螺丝通道基台实现了螺丝固位，避免了粘接剂滞留引起的额外风险，同时将切端穿出点转移到腭侧，有利于美观。

3. **螺丝固位vs粘接固位** 种植义齿修复的固位方式主要分为粘接固位和螺丝固位两种，本病例通过使用ASC基台将穿出位点由唇侧转移到了腭侧，实现了粘接固位到螺丝固位的转换。

参考文献

[1] R Furhauser, Florescu D, Benesch T, et al. Evaluation of soft tissue around single-tooth implant crowns :the pink esthetic score[J]. Clin Oral Implants Res. 2005, 16(6): 639-644.
[2] Jemt T. Regeneration of Gingival Papillae After Single-Implant Treatment[J]. IntJ Periodont Rest Dent, 1997, 17 (4):326-333.
[3] Sailer I, Muhlemann S, Zwahlen M, et al. Cemented and screw-retained implant reconstructions: a systematic review of the survival and complication rates[J]. Clin. Oral Implants Res, 2012, 23(6):163-201.
[4] Wittenben J, Millen C, Bragger U. Clinical performance of screw -versus cement -retained fixed implant-supported reconstructions-A systematic review[J]. Int J Oral Max Impl, 2014, 29(1):84-98.
[5] 胡秀莲, 林野, 于海燕, 等. 种植暂时修复体在上颌前牙种植美学修复中软组织处理技术[J]. 中国口腔种植学杂志, 2012, 1:004.
[6] 王兴, 刘宝林. 中国口腔种植临床精萃, (2014年卷)[M]. 北京: 人民军医出版社, 2014.

双侧上中切牙位点保存后种植修复1例

齐璇　周建锋　李晓利

摘要

目的：本病例为两颗上中切牙的拔牙后位点保存和种植修复。通过拔牙后位点保存获得理想的种植位点；通过使修复体邻面的穿龈部分具有外凸的轮廓获得理想的软组织形态。**材料与方法**：33岁男性患者，2年前行两颗上前牙桩核冠修复，两周前外伤致松动、左上前牙烤瓷冠脱落，出现颊侧牙龈红肿。CBCT示左上1根折、双侧上中切牙修复体边缘不密合、腭侧牙槽嵴顶吸收至根中1/3。拔除双侧上中切牙并同期行拔牙位点保存，拔牙窝内植入Bio-Oss骨粉、Bio-Gide膜覆盖，于14～16腭侧取16mm×10mm×2mm结缔组织置于Bio-Gide膜表面。位点保存后6个月行种植手术，两上颌中切牙处分别植入Bego Semados S-line 3.75mm×11.5mm种植体，非埋入式愈合，即刻戴临时冠。种植后3个月开始对软组织塑形，在两个种植临时冠穿龈部分的近中特别设计了外凸轮廓，临时冠先后调改2次，历经6周。软组织形态稳定后取终印模，通过制作个性化转移杆复制临时冠穿龈轮廓的形态，制作正式修复体。**结果**：拔牙后有效保存了种植区骨量，并实现了一定的垂直向骨增量；正式修复后15天复查，种植体间软组织充满龈外展隙、色粉质韧，粉白美学效果良好。

关键词：口腔种植学；美学；穿龈轮廓；软组织；位点保存；临时修复

牙龈美学是前牙美学修复的重要组成部分，骨组织条件、软组织类型、修复体形态对牙龈美学均有影响，其中，充足的骨组织量是根本，良好的修复体形态则会在骨组织和软组织的基础上进一步提升美学效果。前牙连续缺失种植修复时，由于缺牙区牙槽嵴轮廓由原有的扇贝状变得平坦、牙槽嵴顶距邻接触区距离过大，造成种植体周围软组织外形不理想，种植体间软组织无硬组织支撑、易出现"黑三角"。本病例采用拔牙同时位点保存的方法，有效保存了种植区骨并实现了一定的垂直向骨增量，同时在修复时采用邻面外凸轮廓个性化基台增强对种植体间软组织的支撑，从而在种植体间邻间隙距离不理想时改善种植体周围软组织形态、减小或消除"黑三角"。

一、材料与方法

1. 病例简介　33岁男性患者，2年前行2颗上前牙桩核冠修复，2周前外伤致松动、左上前牙烤瓷冠脱落。临床检查可见：11桩核冠修复，边缘欠密合，叩痛（±），Ⅰ度松动，唇侧牙龈缘红肿、腭侧牙龈退至根中1/3，CBCT示腭侧牙槽嵴顶吸收至根中1/3；21残冠，Ⅲ度松动，唇侧牙龈根中部可见半球形肿胀凸起，有波动感，CBCT示根折。

2. 诊断　11牙体缺损，21牙体缺损、根折。

3. 治疗计划　摘除21冠方断片保留牙根，21根方炎症消除后拔除11、21残根并同期行位点保存；6个月后11、21种植体植入；即刻修复，临时修复体修复整塑牙龈；正式修复。

4. 治疗过程（图1～图30）

（1）在位点保存前先行拔除21的冠方断片，10天后拔除11、21残根并同期行位点保存，拔牙窝内植入Bio-Oss骨粉、Bio-Gide膜覆盖，于14～16腭侧取16mm×10mm×2mm结缔组织，置于Bio-Gide膜表面，严密缝合。

（2）位点保存后6个月行种植手术，11、21处分别植入Bego Semados S-line 3.75mm×11.5mm种植体，非埋入式愈合，即刻戴临时冠。

（3）种植后3个月开始调改临时冠、对软组织进行塑形，在两个种植临时冠穿龈部分的近中特别设计了外凸轮廓，临时冠先后调改2次，历经6周。

（4）软组织形态稳定后取终印模，通过制作个性化转移杆复制临时冠穿龈轮廓的形态，制作正式修复体。

二、结果

拔牙后牙槽嵴位点保存术有效保存了种植区骨量，并实现了一定的垂直向骨增量；种植手术及种植上部修复完成后，修复体形态、颜色良好，种植体周围软组织形态良好、色粉质韧，龈缘曲线对称协调，无"黑三角"；根尖片显示植体位置正常，牙槽骨高度稳定。正式修复后15天复查，无不适主诉，种植体周围软组织位置稳定、无红肿等。

作者单位：北京大学口腔医院

通讯作者：周建锋；Email: Dentistzjf@163.com

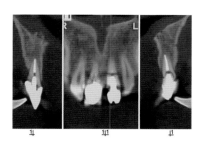

图1　术前口内像

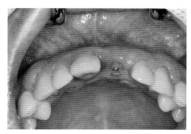

图2　术前CBCT示11腭侧牙槽嵴顶吸收至根中1/3、21根折

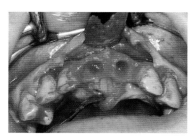

图3　位点保存术前（21冠部断片拔出后10天）

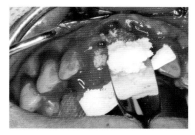

图4　翻瓣，11、21残根微创拔除

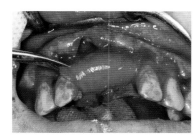

图5　拔牙窝内植入Bio-Oss骨粉

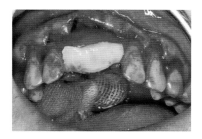

图6　Bio-Gide膜覆盖

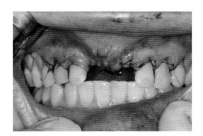

图7　于14～16腭侧取16mm×10mm×2mm结缔组织，置于Bio-Gide膜表面

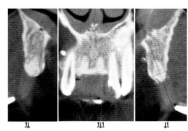

图8　位点保存术后即刻

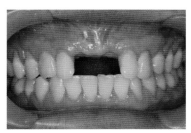

图9　位点保存术后4个月复查，CBCT示未见明显骨吸收，并实现一定的垂直向骨增量

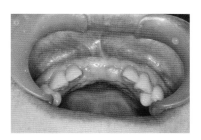

图10　位点保存术后6个月复查唇面像

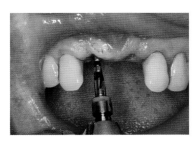

图11　位点保存术后6个月复查殆面像

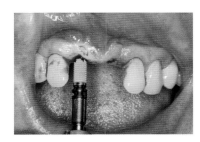

图12　种植手术，示意备洞

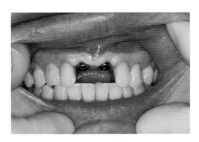

图13　种植手术，示意植入植体

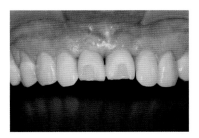

图14　种植手术完成即刻

图15　种植手术后3个月复查，可见种植体间软组织高度不足、未充满龈外展隙

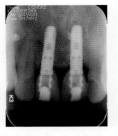

图16 种植手术后3个月复查，X线检查可见理想近中邻接触区距离下方牙槽嵴顶约5mm

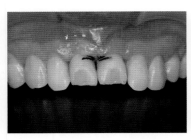

图17 近中穿龈部分外凸轮廓的制作（1）：标记龈缘位置

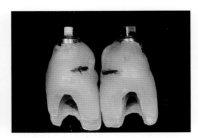

图18 近中穿龈部分外凸轮廓的制作（2）：在临时冠近中穿龈部分添加树脂，形成外凸轮廓

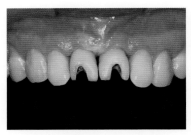

图19 近中穿龈部分外凸轮廓的制作（3）：临时冠改形后戴入即刻

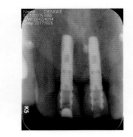

图20 近中穿龈轮廓外凸临时冠戴入后X线检查

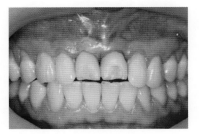

图21 近中穿龈轮廓外凸临时冠戴入后2周，可见种植体间软组织高度明显升高，几乎充满龈外展隙

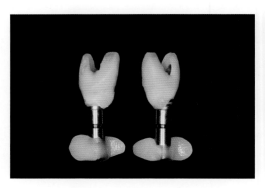

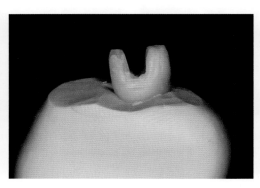

图22～图26 制作个性化印模杆制取印模，复制临时冠的穿龈轮廓

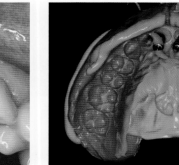

图24

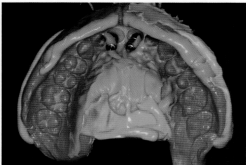

图25

图26

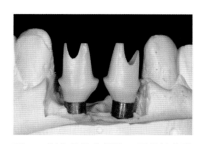 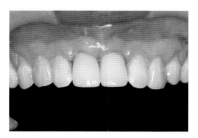 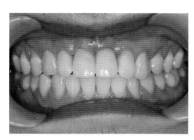 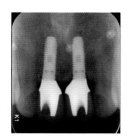

图27　制作最终修复体，可见氧化锆基台的个性化穿龈轮廓　　图28　最终修复体戴入即刻　　图29　正式修复后2周复查　　图30　正式修复后2周X线片

三、讨论

本病例中患者术前即存在腭侧牙槽骨高度降低的问题，维持并增加骨高度对于获得良好的种植效果至关重要。研究表明，拔牙后前6个月牙槽骨吸收加速，牙槽骨高度丧失可达40%，牙槽骨宽度丧失可达60%；而如果在拔牙同时进行牙槽窝或牙槽嵴位点保存术，可使牙槽嵴水平向吸收降低59%、垂直向吸收减少109%。该患者左上中切牙有根尖周脓肿，该牙拔除后第10天炎症基本消除，此时行右上中切牙拔除并同时行位点保存，即拔牙窝内植入异种骨粉颗粒+可吸收性胶原膜覆盖表面+软组织移植，不仅有效地减少了拔牙后牙槽骨高度和宽度丧失，同时获得了一定的垂直向骨增量。据研究，拔牙后不行位点保存在种植时需要的硬组织移植量是行位点保存后的5倍，也就是说，拔牙同期植骨较单纯植骨的成骨效果更好，其机制尚不清楚，但笔者推测与拔牙时释放的生长因子相关。此外，软组织移植还可以为成骨过程提供一个理想的内环境，也是获得理想位点保存效果的因素之一。

在理想骨组织条件的基础上进行种植体植入，严格控制种植体的三维空间位置，我们获得了理想的种植效果，开始进行上部修复。虽然患者骨高度得以维持，但连续缺失种植修复时缺牙区牙槽嵴轮廓由原有的扇贝状变得平坦是不可避免的，这会造成上部修复体邻接触区距离下方牙槽嵴顶距过大，从而导致种植体间软组织无硬组织支撑、易出现"黑三角"，本患者临时修复体穿龈部分外形在一开始采用传统的略凹形，术后12周复查可见种植体间软组织高度不足、未充满龈外展隙，X线片示理想近中邻接触区距离下方牙槽嵴顶约5mm，此时改变临时冠穿龈部分外形设计，即：唇舌侧即远中仍呈略凹形，而近中则通过添加光固化树脂使其呈凸形，以增强对种植体间软组织的支撑，之后调改临时冠穿龈部分外形2次，历经6个周，可见种植体间软组织高度明显升高，几乎充满龈外展隙。制作个性化转移杆、取模，制作个性化氧化锆基台复制临时冠穿龈轮廓，进行最终修复体的制作。戴牙后2周复查可见种植体间软组织充满龈外展隙、色粉质韧，美学效果良好，将继续随访观察软组织的稳定性。

参考文献

[1] Weng D, Stock V, Schliephake H. Are socket and ridge preservation techniques at the day of tooth extraction efficient in maintaining the tissues of the alveolar ridge?[J]. European Journal of Oral Implantology, 2011, 4(5):59–66.

[2] 刘蒄文, 潘亚萍. 拔牙位点保存技术相关研究进展[J]. 中国实用口腔科杂志, 2016, 9(8):495–500.

[3] Lieberman JR, Daluiski A, Einhorn TA. The role of growth factors in the repair of bone. Biology and clinical applications[J]. Journal of Bone & Joint Surgery American Volume, 2002, 84–A(6):1032.

[4] Istvan Urban. Vertical and Horizontal Ridge Augmentation: New Perspectives[M]. Berlin, Germany:Quintessence, 2017:161–163.

[5] Cho HS, Jang HS, Kim DK, et al. The effects of interproximal distance between roots on the existence of interdental papillae according to the distance from the contact point to the alveolar crest[J]. Journal of Periodontology, 2006, 77(10):1651.

[6] Tarnow DP, Cho SC, Wallace SS. The effect of inter–implant distance on the height of inter–implant bone crest[J]. Journal of Periodontology, 2000, 71(4):546–549.

角度螺丝通道（ASC）基台在上颌前牙即刻种植即刻修复中美学效果评价1例

孙亮　曲哲　赵佳明

摘要

目的：本文介绍角度螺丝通道（angulated screw channel，ASC）基台在上颌前牙即刻种植即刻修复中美学效果评价1例。**材料与方法**：选取大连市口腔医院种植中心就诊的需即刻种植即刻修复单颗前牙的患者为研究对象；术前对患者进行全面的口腔检查及CBCT检查，确定治疗方案后，手术当天微创拔除21残根，并行即刻种植即刻修复，戴入纵向螺丝固位的临时修复体，进行8个月牙龈诱导成形，待软硬组织稳定后采用个性化印模复制穿龈轮廓，最终利用CAD/CAM技术制ASC基台及氧化锆一体冠完成永久修复，11重新根管治疗后同期更换修复体，利用CAD/CAM技术制氧化锆冠完成永久修复。**结果**：即刻种植即刻修复有效地维持了唇侧骨板厚度并且获得了较好的美学修复效果；临时修复体经过8个月的软组织诱导成形，较好地维持了软硬组织轮廓并且获得了理想的穿龈形态及协调的龈缘曲线；最终通过使用ASC基台校正穿出位点，患者非常满意。**结论**：ASC基台的使用，将位于美学区的穿出位点转移到腭侧，有助于获得理想的美学修复效果。通过临时修复体的牙龈诱导获得了理想的穿龈形态，有助于获得理想的美学修复效果。

关键词：即刻种植即刻修复；ASC角度螺丝通道基台；牙龈诱导；螺丝固位

目前种植修复的固位方法主要是粘接固位与螺丝固位。采用粘接固位时，难点是残留粘接剂的去除，粘接剂滞留易引起种植体周围软硬组织炎症。尤其在前牙美学区，可引起牙龈退缩的美学风险。螺丝固位不存在粘接剂滞留的问题，且具有易于拆卸、便于修理等优势。通过使用ASC基台可将部分美学区的穿出位点转到腭侧。既实现了螺丝固位又保持了美观。本文将对角度螺丝通道（ASC）基台在上颌前牙即刻种植即刻修复中美学效果评价1例介绍如下。

一、材料与方法

1. 病例简介　39岁女性患者。主诉：上颌前牙根折，要求种植修复。现病史：5年前上前牙因根尖炎，根管治疗后行桩冠修复，近4个月来左上前牙松动，影响口腔功能，要求种植修复治疗。既往史：平素体健，无全身系统性疾病，无药物、材料等过敏史，无特殊牙科治疗史，无吸烟、夜磨牙等不良习惯。口外检查：口腔颌面部对称，张口度正常，中位唇线，中位笑线。口内检查：11、21金属烤瓷冠，21根折松动II度，17缺失，27、36、37金属全冠，13唇凸，13、44楔状缺损缺，口腔卫生状况一般，咬合较紧。辅助检查：拍摄CBCT显示可用21牙槽骨高度约12.7mm、牙槽骨宽度约7.9mm，骨密度正常，骨质分类为II类，无疏松影像。

作者单位：大连市口腔医院

通讯作者：曲哲；Email: quzhekq@outlook.com

2. 诊断　上颌牙列缺损；21根折。

3. 治疗计划

（1）微创拔除21行即刻种植、视初期稳定性行即刻修复。

（2）利用纵向螺丝固位的临时修复体进行软组织诱导成形。

（3）待牙龈形态稳定后，拟行永久修复，同时11重新根管治疗后更换全瓷修复体。

（4）定期复查。

4. 治疗过程（图1~图30）

（1）术前检查：对患者进行详细的口腔专科检查以及影像学检查：21根中1/2折断，CBCT示21可用骨量充足，骨密度正常，骨质分类为II类，唇侧骨板较完整且有一定厚度，待植体稳定后戴入纵向螺丝固位的临时修复体，进行软组织诱导成形，待缺牙区软组织形态稳定后，行永久修复，遂确定治疗计划。

（2）种植手术：术前试戴预先于模型上用成型树脂（Pattern Resin，GC，日本）制作好的Index非印模转移装置，确保转移装置稳定无翘动。术前验血等常规检查，使用0.12%复方氯己定漱口液含漱3次，每次15mL，含漱1分钟。采用无痛麻醉机（STA），局部麻醉。使用Nobel CC种植体及其配套器械（Nobel Biocare公司，瑞典），微创拔除患牙，在不翻瓣情况下用球钻在缺牙区牙槽窝内偏腭侧定点，根据拟植入种植体长度以及直径大小，逐级备洞，植入1颗骨水平种植体（Nobel CC，3.5mm×16mm，NP），术后严密缝合创口，安放开窗转移杆进行即刻修复。

（3）即刻修复伴软组织诱导成形：种植体植入当天，缺牙区戴入硬质树脂聚合瓷（Ceramage，SHOFU，日本）制作的纵向螺丝固位临时修复体，调整咬合，对牙龈软组织进行诱导成形，螺丝固位的临时修复体便于拆卸调改形态，嘱患者勿用临时修复体咬物，注意口腔卫生，用牙线或冲牙器等将种植体周围清洁干净，每月进行复查，让出软组织生长空间，直至诱导牙龈形成类似于天然牙的穿龈袖口形态。

21软组织塑形后1个月、3个月、5个月进行复查，软组织塑形6个月时将21临时修复体取下进行调改，在21的颈部及近远中添加聚合瓷，同时拆除11原修复体重新进行根管治疗后参考美学标尺制作临时冠，将11、21临时修复体重新戴入患者口内，塑形7个月时11制作金钯桩戴入口内并调整11临时修复体，塑形8个月时对11、21用美学标尺进行测量，牙龈高度基本一致，龈缘曲线连续和谐，拟进行永久修复。

（4）牙龈形态稳定后，复制穿龈轮廓，行全瓷美学修复：①制取个性化转移杆：首先将临时修复体取下后，酒精棉球擦拭干净，连接相应替代体，将该装置整体插入技工用硅橡胶中，待其完全固化后，将临时修复桥体拧松并取下，将硅橡胶内的替代体连接开窗转移杆，在硅橡胶制取的穿龈轮廓与转移杆之间用Pattern Resin成型树脂（GC公司，日本）充填，待成型树脂凝固后取下进行修整抛光，即可获得较精确的穿龈袖口形态。用于最终转移至口内后制取印模。

②制取开窗印模：用DMG Light+Heavy加聚型硅橡胶（DMG，德国）制取开窗式印模，比色，检查印模制取情况，确认准确无误后，连接替代体，涂布分离剂，注入人工牙龈材料（Coltene，瑞士），灌注超硬石膏。修复工艺中心运用CAD/CAM技术进行设计，制作21个性化的ASC基台氧化锆一体冠修复体以及11氧化锆冠。

③戴入永久修复体：试戴21 ASC基台氧化锆一体冠以及11氧化锆冠，修复体与周围软硬组织相协调，确认邻接以及修复体颜色形态良好，患者满意，咬合调整，正中及前伸无殆干扰，然后高度抛光，超声振荡修复体，消毒后气枪吹干。口内戴入永久修复体后，扭矩扳手加力至30N，聚四氟乙烯封闭螺丝通道，树脂封孔。拍摄根尖片确认就位。

二、结果

种植体植入后骨结合良好，未见明显病理性骨吸收，无种植体周围炎，软组织健康。经临时修复体塑形后，获得了理想的穿龈形态及协调的龈缘曲线。最终通过戴入螺丝固位的ASC基台氧化锆一体冠获得了理想的效果，患者满意。利用PES、WES以及PIS分别对软组织、永久修复体以及龈乳头进行评价。评分如表1。

表1　PES、WES及PIS结果

	PES	WES	PIS
总分	10	10	3（牙龈乳头充满邻间隙）
得分	9	10	2

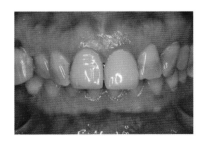

图1　术前口内像

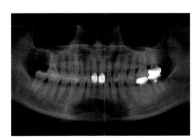

图2　术前CBCT

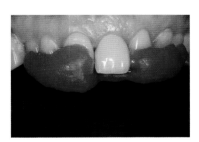

图3　制作Index

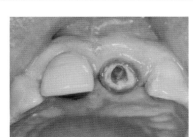

图4　21残根术前像

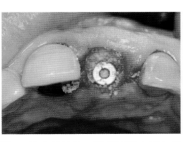

图5　植入种植体，跳跃间隙内植入骨粉

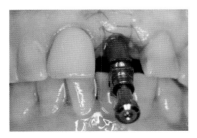

图6　放置开窗转移杆

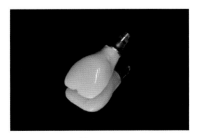

图7　临时修复体

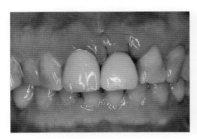

图8　临时修复体戴入口内

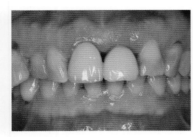

图9　塑形1个月

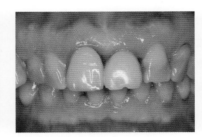

图10　塑形3个月

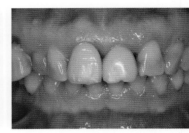

图11　塑形5个月

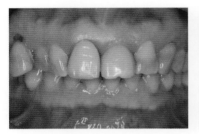

图12　塑形6个月，11重新RCT，21调改

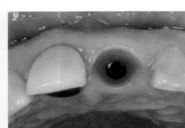

图13　袖口形态

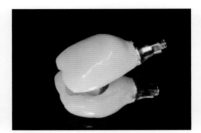

图14　调改后的临时修复体

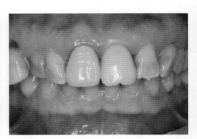

图15　塑形6个月

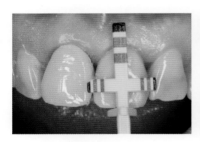

图16　美学标尺侧测量21

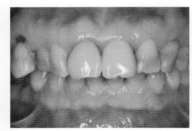

图17　调改11临时修复体并戴入

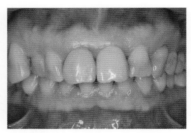

图18　塑形8个月

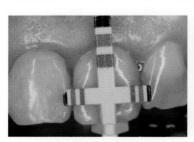

图19　美学标尺侧测量22

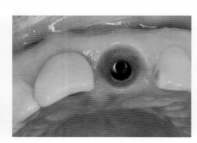

图20　袖口形态

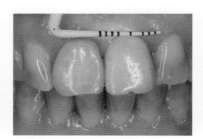

图21　测量11、21龈缘高度

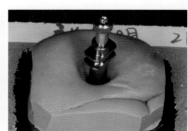

图22　测量11、21龈缘高度

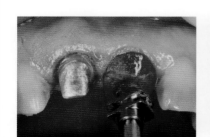

图23　个性化转移杆戴入口内

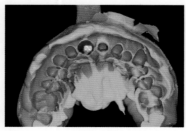

图24　制取开窗印模

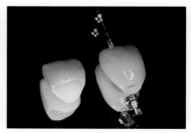

图25　永久修复体

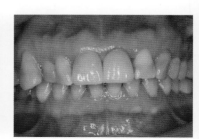

图26　永久修复体口内像

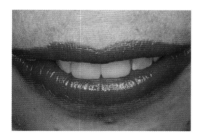

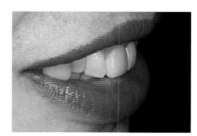

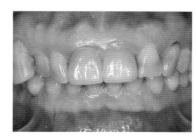

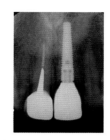

图27　微笑像　　　　　　图28　侧面微笑像　　　　　　图29　永久修复体戴入后6个月复诊　　　图30　永久修复当日RVG

三、讨论

1. ASC角度螺丝通道基台的使用　通过使用ASC基台可以校正穿出位点，设计独特的尖端能在成一定角度的情况下（0°～25°），将螺丝拧紧到所需的植入扭力，提供足够的固位力。

ASC基台应用在前牙区，避免粘接剂滞留引起的牙龈退缩等风险，同时解决由于螺丝开口位置不佳带来的美学问题。

本病例通过使用ASC角度螺丝通道基台实现了螺丝固位，避免了粘接剂滞留引起的额外风险，同时将切端穿出点转移到腭侧，有利于美观。并且简化了粘接固位时所需的临床处理技术和步骤，减少了椅旁的就诊时间，提高了临床工作效率。

2. 螺丝固位vs粘接固位　种植义齿修复的固位方式主要分为粘接固位和螺丝固位两种。这两种固位方式均没有明显的优势。并发症的发生有统计学差异，其中螺丝固位机械并发症较多，如基台、螺丝松动以及崩瓷等；粘接固位则存在由于粘接剂滞留引起更严重的生物学并发症，如出现瘘管及脓肿等。

本病例通过使用ASC基台将穿出位点由唇侧转移到了腭侧，实现了粘接固位到螺丝固位的转换。

3. 动态加压技术　本病例制作了纵向螺丝固位的临时修复体，并高度抛光形成光滑表面，从而减少菌斑的形成，螺丝固位的临时修复体便于拆卸，为后期复诊时修复体的调磨改形提供了便利。

通过临时修复体的形态诱导软组织重新建立与邻牙牙龈相协调和谐的黏膜形态。将去除愈合帽后较为狭小的黏膜形态诱导成更接近天然牙的三角形。待牙龈软组织形态稳定后，最终制作个性化转移杆，为永久修复体的制作完成提供最精确的印模信息，有利于植体周围牙龈软组织的健康与长期稳定。

参考文献

[1] Belser UC,Grutter L,Vailati F, et al. Outcome Evaluation of Early Placed Maxillary Anterior Single-Tooth Implants Using Objective Esthetic Criteria:A Cross-Sectional, Retrospective Study in 45 Patients With a 2-to 4-Year Follow-Up Using Pink and White Esthetic Scores[J]. J Periodontol, 2009, 80(1): 140-151.

[2] Jemt T.Regeneration of Gingival Papillae After Single-Implant Treatment[J].IntJ Periodont Rest Dent, 1997 , 17 (4) :326-333.

[3] 黄essionar发.角度螺丝通道基台在上颌切牙种植修复的临床应用[J].口腔医学研究,2017,33(2):211-215.

[4] 赵佳明,刘光源,曲yyn,等.美学区应用角度螺丝通道基台的临床效果评价[J].口腔生物医学,2018,9(02):82-86.

[5] Sailer I,Muhlemann S, Zwahlen M, et al. Cemented and screw-retained implant reconstructions: a systematic review of the survival and complication rates[J].Clin Oral Implants Res,2012,23(6):163 - 201.

[6] Wittenben J,Millen C, Bragger U.Clinical performance of screw -versus cement -retained fixed implant-supported reconstructions-A systematic review [J].Int J Oral Max Impl,2014,29(1):84-98.

[7] Wittenben J,Buser D, Belser UC, et al. Peri-implant Soft Tissue Conditioning with Provisional Restorations in the Esthetic Zone: The Dynamic Compression Tech- nique[J].The International Journal of Periodontics & Restorative Dentistry,2013,33 (4):447-455.

美学区两种即刻种植术式连续即刻修复1例——伴慢性根尖周炎病例

李婷

摘要

本报告展示1例慢性根尖周炎，两次根尖切除术仍然反复发作后，行即刻种植即刻修复的病例。该病例采用两种不同的即刻种植即刻修复方式，获得了良好的最终修复效果。31岁女性患者。10年前因外伤导致双侧中切牙进行了根管治疗和桩冠修复。两年前，因慢性根尖周炎的反复发作，曾进行两次根尖切除术。现患者自觉不适，来我院牙体牙髓科就诊，诊断为慢性根尖周炎，建议拔除。患者即刻种植即刻修复意愿强烈。CBCT显示11牙根近中1/2区域，骨壁缺失；21骨壁完整，厚约2mm。11行美学切口，微创拔除患牙，充分清创；21行不翻瓣，微创拔除患牙，充分清创。均即刻植入种植体，种植体与唇侧骨壁间间隙约2mm。进行3层植骨，种植体表面植入自体骨削，中间层植入CGF与Bio-Oss混合物，外侧植入i-PRF与Bio-Oss混合物。11植骨区域表面覆盖可吸收胶原膜。在胶原膜及21根方，覆盖CGF膜。然后进行即刻修复。6个月骨整合完成后，行二期牙龈塑形。个性化取模，最终获得稳定的令人满意的修复效果。即刻种植并不能避免拔牙窝生理性吸收，但它属于位点保存术的一种，可以在一定程度上对抗拔牙窝生理性吸收带来的水平向和垂直向的骨量减少。只要适应证选择得当，即刻种植的同时注意软硬组织的保护，可以有效地维持牙龈的高度和形态，辅以适当的临时冠进行牙龈塑形及合适的牙冠选择，像本例所展示的不同术式即刻种植修复，一样可以获得良好的美学修复。

关键词：即刻种植；即刻修复

前牙连续缺失，是种植修复的难点。种植体植入时机包括即刻植入、早期植入、延期植入。对于前牙美学区的牙缺失，为了获得良好的红色美学修复效果，我们往往选择即刻植入与早期植入方式。而即刻植入较早期植入而言，能更好地维持拔牙窝天然的软硬组织情况，并相应地减少了治疗费用及诊疗时间，令医生和患者更为推崇。虽然它无法完全避免唇侧骨壁吸收及牙龈退缩，往往会使美学风险升高。但只要选择合适的适应证，在治疗过程中运用合理的治疗方案，通常能获得令人满意的最终修复效果。

一、材料与方法

1. 病例简介　31岁女性患者。主诉：要求拔除上颌前牙后种植修复。现病史：两年前因慢性根尖周炎反复发作，曾行两次根尖切除术，现自觉根尖不适隐痛、异味、流脓。在我院牙体牙髓科检查诊断为：慢性根尖周炎，现要求拔除后种植修复。既往史：无特殊，全身情况可。口腔专科检查：11、21唇侧牙龈瘢痕明显，略红肿，未见明显瘘道。影像学检查CBCT可见11近中1/2骨壁缺失，21骨壁完整，厚为1～2mm。

2. 诊断　慢性根尖周炎（11/21）。

作者单位：重庆医科大学附属口腔医院

Email：327936609@qq.com

3. 治疗计划

（1）即刻种植即刻修复：①患者两次根尖切除术后，自觉根尖不适，拔除患牙愿望强烈。②患者医从性高，即刻种植即刻修复愿望强烈。③中龈生物型。④口腔卫生较好。

11的唇侧骨壁缺损，采用美学切口、3层植骨法，对抗唇侧吸收。

12唇侧骨壁厚度为1～2mm，采用不翻瓣技术微创即刻种植即刻修复技术，对抗唇侧吸收。

（2）牙龈塑形：骨结合基本完成后，对牙龈边缘进一步塑形。以期最终修复红色美学效果良好。

（3）永久修复：完成个性化取模，全瓷冠最终修复，以期最终修复体美学效果良好。

4. 治疗过程（图1～图29）

（1）种植手术：仔细分离牙龈缘，11行远中美学切口，微创拔除患牙，充分清创；21不翻瓣，微创拔除患牙，充分清创。均即刻植入种植体：Osstem，4.0mm×13mm。种植体与唇侧骨壁间间隙约2mm，11根近中1/2可见种植体暴露，进行3层植骨，种植体表面植入自体骨屑，中间层植入CGF与Bio-Oss混合物，外侧植入i-PRF与Bio-Oss混合物。11植骨区域表面覆盖可吸收胶原膜。在胶原膜及21嵴顶，覆盖CGF膜。然后进行即刻修复，维持边缘组织形态。

（2）临时冠制作：术前制备11、21口内印模，即刻植入种植体后，口内戴入基台,利用术前制备好的印模及3M临时冠桥树脂制作临时义齿。

(3)牙龈塑形: 6个月骨结合基本完成后,调整即刻临时义齿形态,对牙龈边缘进一步塑形。

(4)最终修复体:牙龈塑形完成后,制作个性化转移杆制备模型。全瓷冠修复缺失牙。

(5)使用的材料:种植体系统及型号:Osstem,4.0mm×13mm。植骨材料包括:自体骨屑、Bio-Oss、Bio-Gide、CGF、i-PRF。临时义齿制作材料:3M临时冠桥树脂。最终修复体材料:氧化锆全瓷冠。

二、结果

最终修复体边缘位置良好,11、21间牙龈乳头维持良好,无"黑三角",患者满意。复诊时可见最终修复体龈缘扇贝状曲线稳定,修复效果良好。

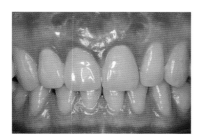

图1 术前

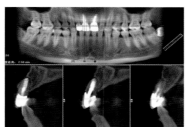

图2 CBCT可见11近中骨壁缺损

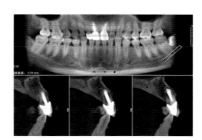

图3 CBCT可见21骨壁完整

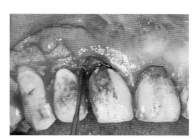

图4 微创拔除患牙

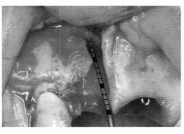

图5 可见11近中骨壁缺损侧

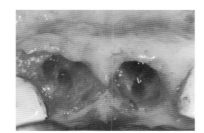

图6 偏腭侧制备种植窝

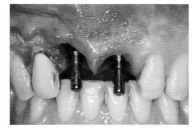

图7 插入平行杆检查种植窝轴向

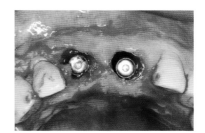

图8 偏腭侧植入种植体

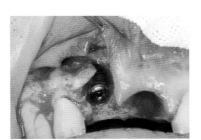

图9 11唇侧种植体暴露

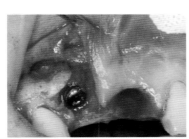

图10 植体表面植入自体骨屑

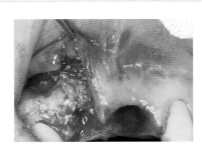

图11 自体骨屑外植入Bio-Oss与CGF混合物

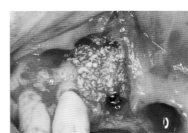

图12 表面植入Bio-Oss与i-PRF混合物

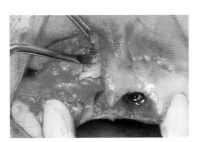

图13 覆盖可吸收生物膜和CGF

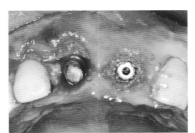

图14 12唇侧间隙,填入骨粉

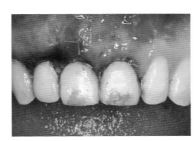

图15 戴入种植体支持式临时义齿

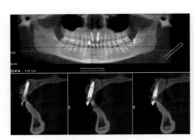

图16　术后CBCT示：11种植方向

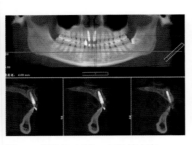

图17　术后CBCT示：12种植方向

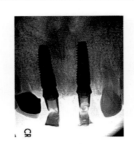

图18　6个月后复查X线片

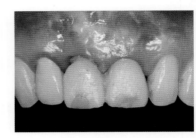

图19　调整临时义齿颈部形态诱导牙齿塑形

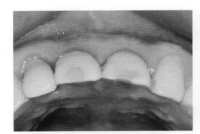

图20　可见唇侧轮廓形态良好

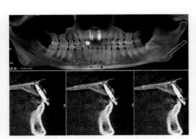

图21　修复前CBCT检查（11）

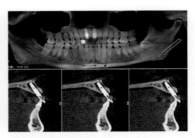

图22　修复前CBCT检查（21）

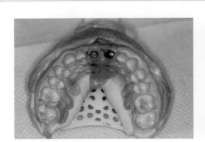

图23　个性化取模

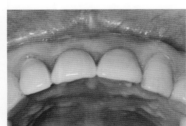

图24　可见唇侧轮廓形态良好

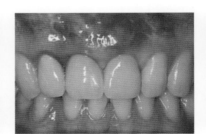

图25　最终修复体唇侧颈部形态良好

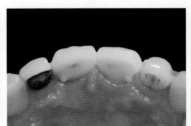

图26　最终修复体腭侧形态良好

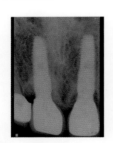

图27　复诊，X线片

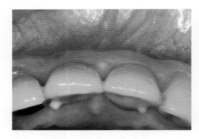

图28　复诊，唇侧轮廓形态良好

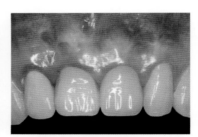

图29　复诊，最终修复体唇侧颈部形态良好

三、讨论

美学区连续缺失，是种植修复的难点。对于前牙美学区牙缺失，即刻种植在适应证合适的情况下，能更好地维持拔牙窝天然的软硬组织情况，并相应地减少了治疗费用及诊疗时间，这使医生和患者往往更愿意选择。但即刻植入往往会带来较高的美学风险，因此在适应证的选择上应更加谨慎。为了规避美学风险，即刻种植病例，应该根据以下各项仔细评估后再进行选择，包括：患者全身状况、吸烟习惯、患者美学期望、笑线、牙龈生物型、牙冠形态、位点有无炎症、邻面牙槽嵴高度、邻牙修复状态、缺牙间隙宽度、软组织解剖情况、牙槽嵴解剖情况。本报告的患者全身状况可，无不良生活嗜好，为反复慢性根尖周炎导致双侧中切牙不能保留。12唇侧骨壁完整，牙龈为中厚生物型，美学风险较低；而11远中唇侧骨壁完整，近中唇侧骨壁缺失，牙龈为中厚生物型，美学风险较高。患者即刻种植意愿强烈，

无不良嗜好。11唇侧骨壁缺损类型为有利型骨壁缺损，牙龈缘位置较12龈缘位置低，患者口腔卫生较好、医从性高、风险较低，因此我们选择了即刻种植。它较早期种植能更好保留唇侧骨壁，最大限度地保留天然的龈缘软组织及边缘骨量，为后期能获得稳定的功能及美学效果打下基础。

在手术入路的选择上，11选择美学切口，21不翻瓣，最大可能保护血供，避免手术对边缘软组织及骨组织造成吸收。

随着人们生活水平的提高，人们对修复体的要求越来越高，患者一旦选择了种植修复，就意味着他希望选择品质更高的修复义齿。在种植修复的每个时期，我们都应该制作临时义齿，避免患者产生社交恐惧，留下心理阴影。临时义齿能更好地维持住边缘龈缘曲线，也能将更多的修复信息传递给技师。利用自身天然牙制作临时义齿，一方面考虑了患者心理易于接受，另一方面考量了天然牙颈部与穿龈的天然匹配。其颈部形态更天然，患者失而复得，满意度较高。

参考文献

[1] Buser D, Cbelser U, Wismeijer D. ITI treatment guide[J]. 2009.
[2] Chen S, Buser D. Implant placement in post-extraction sites : treatment options[J]. Monthly Notices of the Royal Astronomical Society, 2008.
[3] Elizabeth M Tomlin, Shelby J Nelson, Jeffrey A Rossmann, Ridge Preservation for Implant Therapy: a Review of the Literature[J]. Open Dent J, 2014, 8: 66-76.
[4] Hummerle CH, Araújo MG, Simion M, et al. Evidence-based Knowledge on the biology and treatment of extraction sockets[J]. Clin Oral Implants Res, 2012, 23(Suppl 5) : 80-82.
[5] Tchen S, Buser D. Clinical and esthetic outcomes of implants placed in postextraction sites[J]. International Journal of Oral & Maxillofacial Implants, 2009.
[6] Tchen S, Gwilson T, Hhammerle C. Immediate or early placement of implants following tooth extraction: review of biologic basis, clinical procedures, and outcomes[J]. International Journal of Oral & Maxillofacial Implants, 2004.

one abutment at one time——前牙即刻种植永久基台即刻修复1例

吴丹　王新　陈溯

摘 要

美学区即刻种植即刻修复技术一直是口腔种植学争论的焦点，其核心问题主要集中在该区域即刻种植软组织退缩风险高、唇侧骨改建与软组织水平不稳定、即刻修复临时冠的组织保存作用不确切，而随之带来的美学风险高。近年来有学者提出"one time,one abutment"技术，并获得了良好的美学效果。**目的**：本病例就是基于"一次性安放永久基台"理念，应用数字化技术达到患者的美学要求。**材料与方法**：微创拔牙术后即刻种植，应用计算机辅助设计椅旁制作氧化锆永久基台及树脂临时冠，完成即刻修复，6个月后无须更换基台最终完成永久修复。**结果**：利用永久基台可以维持软组织形态，关闭窗口，即刻恢复美观，减少就诊次数，并实现永久修复过程中避免频繁更换基台的刺激而造成的软组织退缩，获得协调软组织外形，增加美学效果。

关键词：即刻种植；即刻修复

当代国际口腔种植学界追求的三大目标：种植体骨结合、恢复功能及具有良好的美学效果。随着种植领域的不断发展，种植理念和技术的不断更新，种植美学成为目前学者们关注的焦点。从20世纪70年代末，即刻种植技术的提出，到前牙区即刻修复的应用，无不经过反复研究验证，反复改良质疑。至今前牙美学区的即刻种植即刻修复仍存在争议，一些学者认为该区域即刻种植软组织退缩风险高，特别是唇颊侧龈缘位置退缩明显，将严重影响种植修复的美学效果。在研究牙龈退缩的诸多影响因素中，反复摘戴基台对牙龈及牙槽骨的不良刺激被引起重视。因此，近年来有学者提出一次安放永久基台概念，旨在获得更协调稳定的软组织形态。本病例应用"One abutment at one time"技术，进行前牙即刻种植即刻修复，获得了良好的功能及美学效果，并得到了长期的、稳定的软组织形态。

一、材料与方法

1. 病例简介　35岁男性患者。主诉：右上前牙牙冠脱落两周要求种植。现病史：右上前牙于外院做冠数年，现松动脱落，经修复科检查无法保留，要求种植修复，并要求即刻有牙。检查：11根折至龈下约2mm，根面腐质多，叩（－），牙龈轻度充血，中厚牙龈型，无松动，轻度深覆𬌗，中位笑线。CBCT示：11残根，根尖未见明显低密度影像，唇侧骨板完整，颈部唇侧骨板厚度1.75mm。根尖下部距牙槽嵴顶12.18mm处可见一埋伏牙。

2. 诊断　11根折，11埋伏多生牙。

作者单位：首都医科大学附属北京口腔医院

通讯作者：吴丹；Email: 13810939398@163.com

3. 治疗计划　完善术前检查；11即刻种植氧化锆永久基台即刻修复；择期永久修复。

4. 治疗过程（图1～图29）

（1）完善检查，签署知情同意书。

（2）必兰麻醉下微创拔牙，探查拔牙窝骨壁完整，冲洗后即刻植入Noble Active 3.5mm×10mm种植体1颗，初期稳定性>35N·cm，跳跃间隙约2.5mm，植入Bio-Oss小颗粒骨粉，并覆盖Bio-Gide胶原膜（暴露种植体平台）。戴入扫描杆，口内扫描种植体位置牙龈形态及邻牙对颌牙，然后愈合基台戴入。

（3）椅旁计算机辅助设计制作氧化锆个性化基台并完成快速烧结。

（4）椅旁计算机辅助设计制作树脂临时冠。

（5）完成口内戴入氧化锆基台，就位顺利，边缘完全封闭拔牙窝，基台加力15N，并粘入树脂冠，确认无咬合接触。拍摄X线片确定就位。

（6）制作真空压膜，制作保护性𬌗垫并佩戴，嘱勿患牙咀嚼。

（7）定期复查，观察植体稳定性，牙龈状态，确保咬合无接触，拍片检查植体及埋伏牙。

（8）6个月后，复查CBCT片，确认骨结合良好，开始永久修复。可见唇侧基台边缘少许暴露，基台颈部预备，口内扫描，CAD/CAM制作玻璃陶瓷外冠，试戴调𬌗满意后加力至35N，封闭螺丝孔，粘接永久冠。

（9）定期复查。

二、结果

该患者应用了"one abutment at one time"技术，顺利完成了其前的即刻种植即刻修复，得到了预期的良好美学效果，及长期的软硬组织稳定性。患者术后无明显肿胀反应，并实现了无缺牙的诉求，应用一次性安放永久基台技术可缩短疗程时间，无须再度摘戴更换基台，减少了后期的复杂操作，从而最大限度地降低了对软硬组织的刺激和破坏，也减少了患者的操作不适，真正意义地实现了微创与数字化技术的结合，全程美观效果满意，后期稳定性良好。

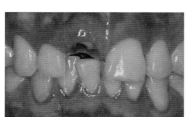

图1　初诊口内像

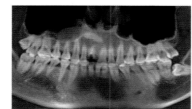

图2　术前CBCT

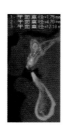

图3　术前CBCT测量

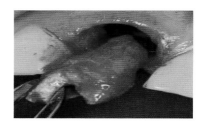

图4　微创拔牙

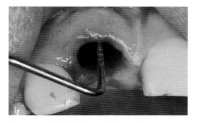

图5　探查拔牙窝，骨壁完整

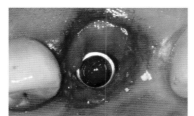

图6　植体植入跳跃间隙植骨盖膜

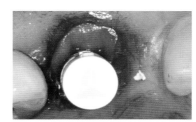

图7　植体戴入扫描杆

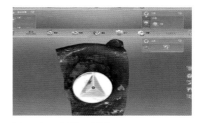

图8　扫入计算机影像

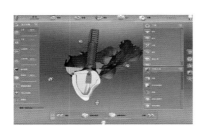

图9　计算机辅助设计氧化锆基台及临时冠

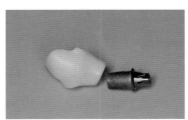

图10　椅旁加工完成的氧化锆永久基台及TI-base

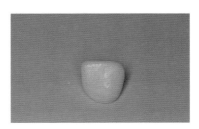

图11　树脂临时冠

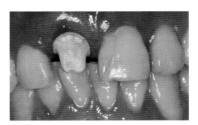

图12　氧化锆永久基台口内就位

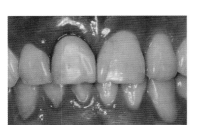

图13　临时冠戴入就位口内像

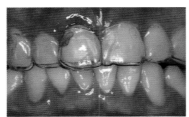

图14　戴入保护性𬌗垫

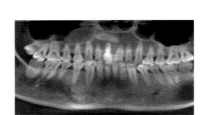

图15　术后即刻CBCT

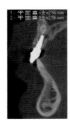

图16　CBCT测量种植体三维位置

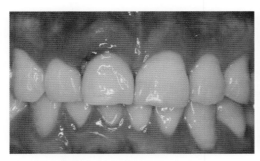

图17　术后1周复查口内像

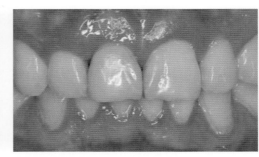

图18　术后1个月复查口内像

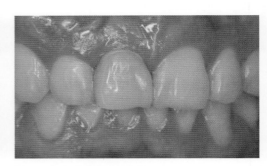

图19　术后3个月复查口内像

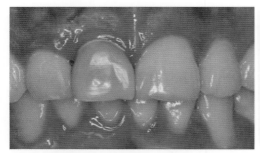

图20　术后6个月复查口内像

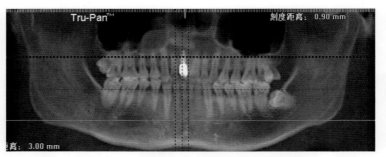

图21　术后6个月CBCT

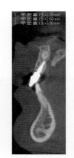

图22　术后6个月CBCT测量

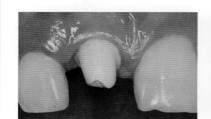

图23　永久修复基台预备后口内像

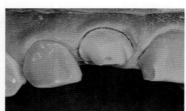

图24　口内扫描

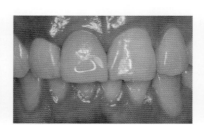

图25　永久修复后口内像

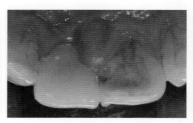

图26　永久修复后口内腭侧像

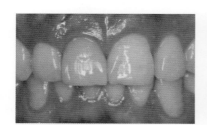

图27　术后9个月复查口内像

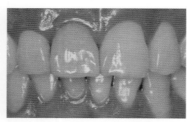

图28　术后15个月复查口内像

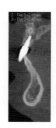

图29　术后15个月复查CBCT测量

三、讨论

1. 即刻种植即刻修复技术由于其美学的高风险一直被视为临床的高难度操作，其技术敏感性高，需要医生有丰富的手术经验和美学修复基础，在操作中注重每一个细节，并且需要在适应证上有严格地把控。该病例符合即刻种植即刻修复适应证，患牙唇侧骨板完整，厚度>1mm，咬合关系可，患者依从性好，因此选择为其进行即刻种植即刻修复。

2. 患牙根尖部有埋伏牙1颗，这为种植手术增加了难度和风险。经过CBCT的检查和反复测量，制订种植方案，在偏腭侧设计植入1颗3.5mm×10mm的种植体可以得到距埋伏牙约2mm的安全距离。在手术后复查可见种植体按照原设计植入到理想的三维位置，保留了与埋伏牙间的安全距离，在长期复查中埋伏牙未见异常。

3. "one abutment at one time"技术在国外早有报道及长期观察，效果理想。本病例采用此技术，通过CAD/CAM椅旁操作系统及快速烧结设备，当天为患者设计制作完成并戴入氧化锆永久基台及临时冠。口内真彩扫描在无创、无污染的情况下准确采集口内信息，完整地记录下患牙的牙龈轮廓，最终完美还原牙龈外形，利用永久基台支撑，既关闭了拔牙创又可以将原有的牙龈形态维持住，在后期复查及永久修复中，无须再度摘戴基台，从而不会再度刺激破坏颈缘软硬组织已经形成的结合，最终获得了健康稳定对称的美观效果。大量文献回顾中，骨的改建和牙龈的退缩在术后1年的变化最为明显，本病例在术后的15个月复查中牙槽骨稳定，唇侧骨板厚度>2mm，牙龈形态保持了良好的稳定性，后期对患者还将进行更长期的观察随访。

4. 二氧化锆陶瓷作为口腔种植修复材料具有良好的生物相容性，有利于长期稳定的骨整合。有研究表明其表面具有高度润湿性，纤维束附着于周围，形成真正的上皮附着，可与天然牙相比。因此，用其制作永久基台并封闭拔牙创，有助于牙龈的愈合、牙龈形态的维持。而氧化锆陶瓷材料的加工时间长的难题现已获得解决，快速烧结设备实现了椅旁的即刻加工完成，使氧化锆永久基台即刻修复成为可能。

参考文献

[1] Araajo MG, Lindhe J. Dimensional ridge alterations following tooth extraction. An experimental study in the dog[J]. J Clin Periodont01, 2005, 32(2): 212–218.

[2] Botticelli D, Berglundh T, Lindhe J. Hard—tissue alterations following immediate implant placement in extraction sites[J]. J Clin Periodontal, 2004, 3l(10): 820–828.

[3] Araújo MG, Sukekava F, WennstrSm JL, et al. Ridge alterations following implant placement in fresh extraction sockets: an experimental study in the dog[J]. J Clin Periodontol, 2005, 32(6): 645–652.

[4] Aratijo MG, Lindhe J. Ridge alterations following tooth extraction with and without flap elevation: an experimental study in the dog[J]. Clin Oral Implants Res, 2009, 20(6): 545–549.

[5] Lazzara RJ. Immediate implant placement into extraction sites: surgical and restorative advantages[J]. Int J Periodontics Restorative Dent, 1989(5): 332–343.

[6] Cabello G, Riob00 M, Fdbrega JG. Immediate placement and restoration of implants in the aesthetic zone with a trimodal approach: soft lissue alterations and its relation to gingival biotype[J]. Clin 0ralI Implants Res, 2012, 9.

[7] Degidi M, Nardi D, Piattelli A. One abutment at one time: nonremoval of an immediate abutment and its effect on bone healing around subcrestal tapered implants[J]. Clin Oral Implants Res, 2011, 22(11): 1303–1307.

[8] Hartlev J, Kohberg P, Ahlmann S, et al. Immediate placement and provisionalization Of single—tooth implants involving a definitive individual abutment: a clinieal and radiographic retrospective study[J]. Clin Oral Implants Res. 2013. 24(6): 652–658.

[9] Chen ST, Buser D.Clinical and esthetic outcomes of implants placed in postextraction sites[J]. Int J Oral Maxillofac Implants, 2009, 24 Suppl:186–217.

[10] Abrahamsson I, Berglundh T, Lindhe J. The mucosal barrier following abutment dis/reconnection. An experimental study in dogs[J]. J Clin Periodontol, 1997, 24:568–572.

[11] Degidi M, Nardi D, Piattelli A. One abutment at one time: nonremoval of an immediate abutment and its effect on bone healing around subcrestal tapered implants[J]. Clin Oral Implants Res, 2011, 22(11): 1303–1307.

[12] Akagawa Y, Hosokawa R,Sato Y,et al.Comparison between fresslanding and tooth—connected patiallystabilizd zirconia implants after two years function in monkeys:a clinical and histolgic study[J]. J Prosthet Dent, 1998, 80(5)551–558.

[13] Marzouk J.Two applications of transmucosal milledceramic in implantology:preliminary clinical examples[J].Quintessence Int, 1996, 27(8):533–547.

细节成就美学——前牙缺失种植修复1例

陈雪　罗佳英　吴莉敏　何利邦　彭琳

摘要

目的：利用种植修复及骨帐篷骨增量技术对因牙周病缺失的前牙进行美学修复。**材料与方法：**拔除因牙周病松动的11，策略性拔除部分牙槽骨吸收、松动度I度的22，在11、22即刻植入ITI Bone Level RC 4.1mm×10mm和NC 3.3mm×12mm种植体各1颗，同时在21唇侧取自体环形骨块移植于21牙槽嵴顶，通过骨帐篷技术恢复垂直向骨缺损，术后5个月行种植二期手术，二期术后1个月临时冠塑形牙龈，5个月后行种植最终修复，同时对12进行贴面修复恢复上颌前牙的整体牙弓轮廓形态。**结果：**通过骨帐篷技术获得了充分稳定的骨增量效果，在恢复患者牙齿缺失的同时恢复了患者上颌前牙的牙列及骨弓轮廓形态，获得了较好的美观效果，患者十分满意，且短期随访效果稳定，长期的效果有待随访观察。

关键词：前牙种植；美学；骨帐篷技术；牙周病

口腔种植修复技术已成为牙缺失的常规修复技术，随着种植技术的日益发展，美学效果逐渐成为前牙种植修复成功的评判指标。而前牙缺失往往伴随牙槽嵴的吸收与软组织的退缩，这就给种植医生带来了挑战。充足的软硬组织是获得种植美学修复的关键因素之一，合适的种植时机也是达到前牙美学修复的必要条件，而在前牙种植美学修复环节中，细节的处理也会影响最终美学效果。

一、材料与方法

1. 病例简介　27岁女性患者，2周前右上前牙自然脱落，后于牙周科就诊，行全口龈上下洁治，以"种植修复缺失牙齿"为主诉要求，于我科就诊。既往史：否认系统疾病史，否认传染病史，否认吸烟饮酒史，无夜磨牙、紧咬牙等不良习惯。口内检查患者21缺失，11Ⅱ～Ⅲ度松动，12、22Ⅰ度松动，前牙深覆𬌗，排列拥挤不齐，牙龈不同程度的退缩（图1、图2）。CBCT检查显示21缺失伴有垂直向骨高度丧失约3mm；11牙根外吸收，牙槽骨吸收至根尖；12、22牙槽骨部分吸收（图3、图4）。

2. 诊断　21牙缺失；慢性牙周炎；牙列拥挤。

3. 治疗计划

建议继续牙周基础治疗改善牙周状况；建议行正畸治疗改善牙列拥挤以及前牙深覆𬌗；建议拔除松动的11。患者经考虑接受继续牙周基础治疗以及拔除松动的11，但不愿意行正畸治疗，要求直接行种植修复。

在此基础上给患者提供了3种种植治疗方案：

方案1：拔除11，11即刻种植，21早期种植，11、21单冠修复。

方案2：拔除11、22，11、22行即刻种植，11～22行两颗种植体支持的固定桥修复，12贴面修复，改善整体前牙弓轮廓形态。

方案3：拔除12、11、22，12、11、22即刻种植，12～22行3颗种植体支持的固定桥修复。

综合美观风险及整体预后，患者最终同意选择方案2。

骨增量方案：于非手术21区域唇侧取环形自体骨移植于21牙槽嵴顶+11～22区唇侧GBR。

4. 治疗过程

（1）种植一期手术：首先按照设计方案拔除了患者的11及22，翻瓣后可见21垂直向骨高度丧失（图5、图6）。其次，利用空心环钻在21唇侧根方取环形骨，保留于患者血液中，利用比空心环钻直径小1mm的实心环钻预备21拟植骨区（图7～图9）。然后在11、22行即刻种植窝预备，按照正确的三维位置植入ITI Bone Level RC 4.1mm×10mm和NC 3.3mm×12mm种植体各1颗（图10、图11）。接着利用钛钉将环形骨块固定于21牙槽嵴顶（图12），在其周围回填植入Bio-Oss骨替代材料，表面覆盖Bio-Gide可吸收生物膜，通过"帐篷效应"恢复缺失区的垂直向骨高度及丰满度，然后用5-0可吸收缝线固定可吸收生物膜（图13），最后用6-0缝线严密缝合关闭创口（图14）。术后CBCT显示由于骨帐篷的支撑效应，不仅恢复了缺牙区的垂直向骨高度，同时唇侧骨厚度>4mm（图15、图16）。

（2）种植二期手术：经过5个月愈合期后，患者复诊行二期手术。口内检查可见患者口腔卫生维持良好，骨高度、丰满度及骨弓轮廓外形恢复良好（图17、图18）。CBCT显示植骨虽然部分吸收，但垂直向骨高度及整体骨弓轮廓形态均恢复良好（图19、图20）。在11～22牙槽嵴顶行"一"字形切口进行二期手术，小翻瓣后可见钛钉周围的新生骨（图21），取出钛钉（图22），并在11及22远中进行了小转瓣以形成牙龈乳头，最后缝

作者单位：四川大学华西口腔医院

通讯作者：彭琳；Email: lusy_peng@hotmail.com

（图23、图24）。

（3）修复程序：二期手术后1个月给患者进行软组织塑形。采用DSD设计临时冠，预计最终牙龈形态（图25、图26），然后根据DSD设计的外形制作CAD/CAM树脂切削冠（图27）。第一次获得的临时冠，穿龈部分粗大，不符合生理要求，因此我们在模型上按照DSD设计的龈缘，进行穿龈轮廓修整，送回加工中心进行修改，最终获得满意的形态（图28～图30）。戴入口内后软组织无明显压迫，牙齿外形与口内协调。患者对临时牙形态满意（图31）。经过5个月牙龈塑形，龈乳头基本完成充填，牙龈轮廓恢复良好，与DSD设计预期效果基本一致（图32）。此时给患者进行最终修复。采用个性化取模复制出牙龈边缘及穿龈轮廓形态（图33、图34）。然后对模型进行仓扫，数字化设计基台及最终牙冠，最终制作出全瓷基台以及全瓷冠，其外形和临时冠基本一致（图35、图36）。取下临时冠，穿龈处软组织比较健康（图37）。进行基台试戴，12进行贴面修复（图38）。制作粘接代型进行粘接以减少粘接剂的残留，最后完成口内粘接（图39、图40）。X线片显示基台就位良好，冠边缘密合（图41）。患者对修复效果非常满意。

（4）随访：戴牙后6个月，复查时可见牙龈稳定维持，骨弓轮廓形态维持良好（图42）。CBCT及牙片均显示骨高度及骨弓轮廓形态稳定维持（图43、图44）。

二、结果

本病例按照术前设计逐一实施，通过骨帐篷技术获得了充分且稳定的骨增量效果，并在整体修复过程中注重各种细节，最终在恢复患者牙齿缺失的同时恢复了患者上颌前牙的牙列及骨弓轮廓形态，获得了较好的美观效果，且短期随访效果稳定，患者对修复结果十分满意，长期的效果有待随访观察。

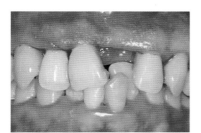

图1　初诊口内正面像

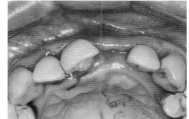

图2　初诊口内咬合面像

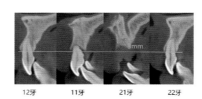

图3　术前CBCT1

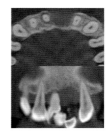

图4　术前CBCT2

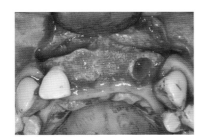

图5　翻瓣拔牙后咬合面

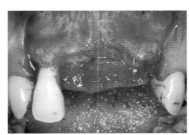

图7　21唇侧空心环钻定位

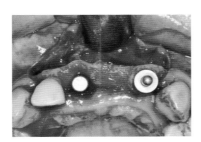

图8　实心环钻预备21牙槽顶

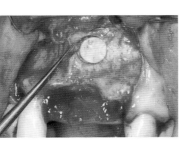

图9　取出环形骨块

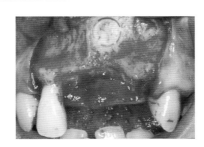

图6　21垂直向骨高度缺损

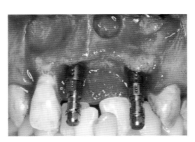

图10　种植体轴向位置咬合面像

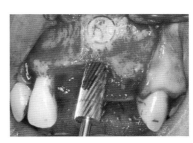

图11　植入ITI BL植体

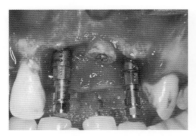

图12　利用钛钉将环形骨块固定于21牙槽嵴顶

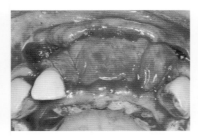

图13　5-0可吸收线固定Bio-Gide膜

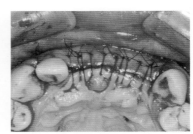

图14　一期手术缝合

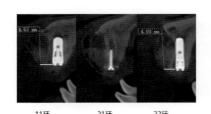

11牙　　21牙　　22牙

图15、图16　术后CBCT种植体唇侧骨厚度＞4mm

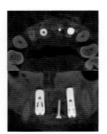

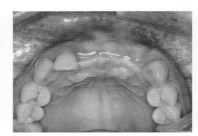

图17　术后5个月正面像

图18　术后5个月殆面像

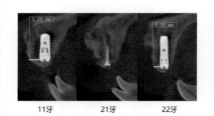

11牙　　21牙　　22牙

图19　术后5个月CBCT1

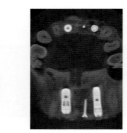

图20　术后5个月CBCT2

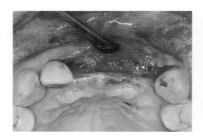

图21　二期手术中见钛钉周围新骨形成

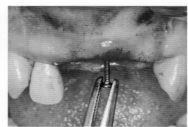

图22　取出钛钉

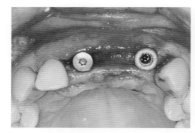

图23　22远中小转瓣

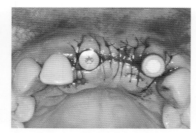

图24　二期手术缝合

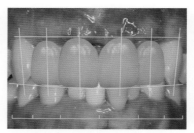

图25　DSD设计临时牙

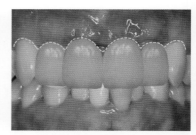

图26　预计的牙龈轮廓外形

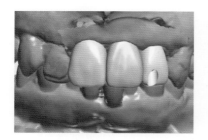

图27　数字化设计临时冠

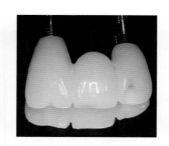

图28　第一次获得的临时冠穿龈轮廓粗大

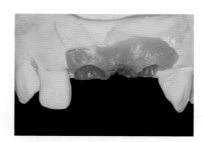

图29　模型上修整牙龈

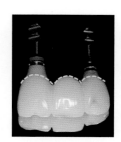

图30　返工后的临时牙

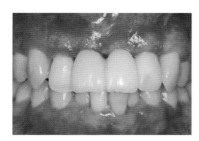

图31　临时牙当天口内像

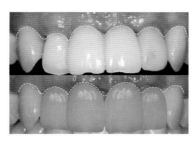

图32　软组织塑形5个月后牙龈外形恢复至预期

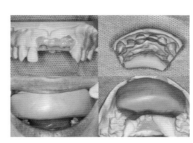

图33　个性化取模1

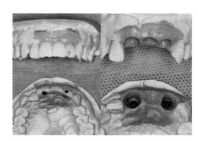

图34　个性化取模2

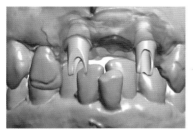

图35　数字化设计基台及最终修复体

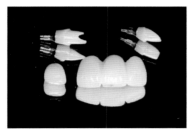

图36　个性化瓷基台、瓷贴面与全瓷冠

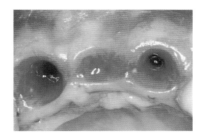

图37　健康的穿龈轮廓

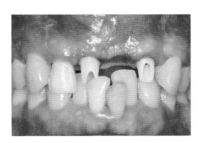

图38　基台试戴

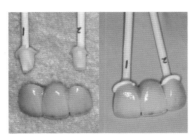

图39　粘接代型去除多余粘接剂

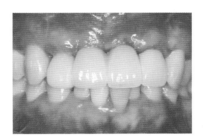

图40　戴牙当天口内像

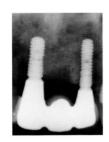

图41　牙片示冠边缘密合

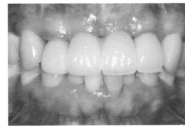

图42　戴牙后6个月复查口内像

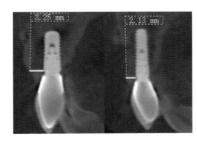

图43　术后18个月CBCT

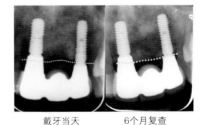

图44　6个月复查牙片与戴牙当天牙片对比

三、讨论

1. 关于前牙美学修复中的细节处理　前牙修复中的细节处理至关重要，每一个细节都会影响最终的美学效果，而通常一个效果好的美学修复都是由无数的小细节汇聚而成的。在本病例中，术前设计手术方案中采取了种植桥体配合贴面的修复方式，避开了骨量最差的位点进行种植，减小了种植难度的同时可获得预期的种植效果。而12采取贴面的修复方式恢复了上颌前牙的整体轮廓，使美观得到进一步改善。一期手术时利用原位取骨行骨帐篷技术以较小的创伤获得了充分的骨增量，恢复了缺牙区垂直骨高度，而术中利用实心环钻预备受植区可以使移植的骨块与受植区更加密合，增大了骨块存活的概率。二期手术的小转瓣设计利于后期牙龈乳头的恢复。在临时牙牙龈塑形的过程中，第一次获得的临时牙穿龈轮廓粗大，很容易造成牙龈压迫性退缩，因此，我们从生物学角度参考天然牙的外形对临时牙的穿龈轮廓进行了调整，更利于牙龈的塑形调整。最终冠修复时采用个性化取模配合数字化的设计，既能复制出患者口内现有的穿龈轮廓，又能充分利用临时牙外形的诊断信息，使得最终的美学更加具有预期性。而最终冠戴牙时采用粘接代型去除多余的粘接剂，从而减少了口内粘接剂的残留，更利于长期的种植体周围组织健康。

2. 关于骨帐篷技术　本病例中采用的骨帐篷技术是自体皮质骨帐篷技术（cortical autogenous tenting technique）的一种改良。自体皮质骨帐篷技术最初由学者Le B于2008年提出，该技术利用钛钉将自体皮质骨块固定于骨面像帐篷一样将骨膜支撑起来，从而允许成骨细胞移行到间隙中开始成骨，同时骨块与骨面之间形成间隙，在间隙内填入具有骨引导和（或者）骨诱导的材料，骨块的表面覆盖屏障膜阻止爬行速度过快的上皮细胞，而骨块的使用形成硬支撑为成骨提供了更加稳定的空间，可应用于水平向和垂直向的骨增量，文献报道其可获得5mm的骨增量效果。本病例改良了自体皮质骨帐篷技术，在原位获取了同时具有皮质骨和松质骨的骨块，利用钛钉固定于21牙槽嵴顶形成帐篷效应，而松质骨具有良好的成骨效果。利用空心环钻取骨简化了取骨的过程，用实心环钻预备受植区使得骨块与受植区匹配，

增加了骨块存活率。术后随访中获得了良好且稳定的骨增量效果。

3. 关于牙周病种植　牙周病已成为我国成年人牙齿丧失的首要原因，同时，也是影响种植体远期效果的一个重要因素。牙周炎种植患者往往具有硬组织和软组织的共同缺损，为前牙的美学修复效果提出了更大的挑战。但研究表明无论患者对牙周炎的易感性如何，只要提供良好的综合维护治疗，牙周炎患者行种植修复的长期成功率并无明显差别，可以获得较满意的治疗效果。本病例患者因牙周病缺牙，初诊时已行牙周洁治术，前牙具有水平向骨吸收同时牙龈退缩，牙龈轮廓线高度不齐。为此，我们要求患者定期牙周复诊，维护牙周健康。在手术方案制订时我们策略性地拔除了患者条件较差的22，使用种植桥体修复的方案恢复11～22，避开了骨量条件最差的21位点，同时规避了22对种植牙的远期影响。术中进行了充分的骨增量手术，恢复了硬组织缺损，复诊时患者软组织也得到很好改善。修复阶段采用临时冠塑形牙龈，恢复了牙龈轮廓外形。在整个治疗阶段，我们反复强调牙周健康维护的重要性，患者也很遵医嘱，复诊口腔卫生维持良好。最终，获得了良好的美学修复效果，短期随访效果稳定保持，长期效果有待继续观察。

参考文献

[1] Le B, Burstein J, Sedghizadeh PP. Cortical tenting grafting technique in the severely atrophic alveolar ridge for implant site preparation[J]. Implant Dent, 2008,17:40–50.

[2] Khojasteh A, Hassani A, Motamedian SR, et al. Cortical bone augmentation versus nerve lateralization for treatment of atrophic posterior mandible: a retrospective study and review of literature[J]. Clin Implant Dent Relat Res, 2016, 18:342–359.

[3] Pourdanesh F , Esmaeelinejad M, Aghdashi F. Clinical outcomes of dental implants after use of tenting for bony augmentation: a systematic review[J]. British Journal of Oral and Maxillofacial Surgery, 2017:S0266435617307258.

[4] Costa FO, Takenakamartinez S, Cota LO, et al. Peri-implant disease in subjects with and without preventive maintenance: a 5-year follow-up[J]. J Clin Periodontol, 2012, 39(2):173–181.

[5] Gay IC, Tran DT, Weltman R, et al. Role of supportive maintenance therapy on implant survival: a university-based 17 years retrospective analysis[J]. Int J Dent Hyg, 2016, 14(4):267–271.

结合游离结缔组织移植及个性化软组织塑形的美学区种植修复1例

岳嘉曦　王仁飞

摘要

目的：结合游离结缔组织移植及个性化软组织塑形技术，对美学区牙列缺损患者行早期种植，评价其美学修复效果。**材料与方法**：48岁女性患者，左上前牙因大面积龋坏，15天前于外院拔除，CBCT测量数据显示患牙区骨质佳、骨量足，牙槽嵴唇颊侧丰满度可。对患者进行美学风险评估（ERA）和修复SAC分类评估，结果分别为中度风险和复杂修复类型。牙槽嵴顶偏腭侧切口，植入Straumann BL RC 4.1mm×12mm种植体1颗，右侧硬腭取游离结缔组织瓣，采用隧道技术行软组织增量，供区采用平行交叉水平悬吊缝合法缝合，并术后佩戴腭护板1周。2周后拆线，缺牙区和软组织供区伤口均愈合良好。3.5个月后临时牙修复（袖口成形），每2周调整一次颈部形态。软组织形态满意后，通过个性化制取印模将软组织形态转移到模型上，并进行最终修复。最终修复体试戴显示修复体及牙龈形态色泽良好。**结果（结论）**：最终修复体戴入后，术后美学分析显示：红色美学评分（PES）9分，白色美学评分（WES）9分，均达到完美美学效果。患者自觉形态、颜色满意。

关键词：FCTG；隧道技术；软组织增量；红白美学

前牙区牙列缺损常伴有骨量和软组织的缺损，并最终造成修复美学效果欠佳。因此在前牙区，通过适当的技术进行软组织移植和塑形是获得良好美学效果的关键。在本病例中，我们结合了游离结缔组织移植及个性化软组织塑形技术，获得了良好的美学效果。

一、材料与方法

1. 病例简介　48岁女性患者，左上前牙因大面积龋坏，15天前于外院拔除。全口牙周情况良好，口腔卫生较佳。

2. 诊断　21缺失。

3. 治疗设计　CBCT测量数据显示患牙区骨质佳、骨量足，牙槽嵴唇颊侧丰满度可。患者前牙美学分析示：前牙软组织条件为高弧线形，薄龈生物型；患者自身美学期待较高，希望缩短治疗周期。对患者进行美学风险评估（ERA）和修复SAC分类评估，结果分别为中度风险和复杂修复类型。因此治疗计划如下：行种植体植入术，同期游离结缔组织瓣移植技术进行软组织增量；3.5个月后临时牙修复（袖口成形），每2周调整一次颈部形态；软组织形态满意后行最终修复。

4. 治疗过程（图1~图21）

（1）种植体植入术：常规消毒，术区必兰局部浸润麻醉，沿拔牙创行牙槽嵴顶偏腭侧切口，预备种植窝，钻头方向紧贴腭侧骨板，唇侧留>1mmGAP，避免对唇侧骨板的过度挤压，植入Straumann BL RC 4.1mm×12mm种植体1颗，安装愈合基台唇颊侧GAP内植入少量颗粒型骨代用品。

（2）游离结缔组织瓣切取：右侧硬腭距龈缘2~3mm处做水平切口，深1mm，长度约10mm，锐性分离黏膜瓣，至骨面，剥离骨膜，去除上皮、腺体及脂肪组织。组织瓣保存于湿纱布中。供区采用平行交叉水平悬吊缝合法缝合，并术后佩戴腭护板1周。

（3）隧道技术：近远中至少各一个牙位自龈沟处做保留骨膜切口，沿牙长轴方向潜行分离黏膜瓣至膜龈联合上方，形成移植物植入夹层。缝线固定结缔组织瓣近远中，将缝线从受区近远中隧道处分别穿出，将组织瓣骨膜面平铺于骨膜上，缝合固定。2周后拆线，缺牙区和软组织供区伤口均愈合良好。

（4）3.5个月后临时牙修复（袖口成形）：每2周调整一次颈部形态。

（5）软组织形态满意后，通过个性化制取印模，将软组织形态转移到模型上，并进行最终修复。最终修复体试戴显示修复体及牙龈形态色泽良好。

二、结果

最终修复体戴入后，术后美学分析显示：红色美学评分（PES）9分，白色美学评分（WES）9分，均达到完美的美学效果。患者自觉形态颜色满意。

作者单位：杭州口腔医院

通讯作者：王仁飞；Email: hzwrf@163.com

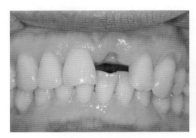
图1　术前患者口内正面咬合像

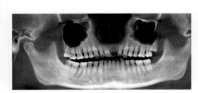
图2　术前患者口腔全景片

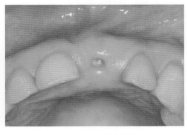
图3　术前患者口内上中切牙咬合面像

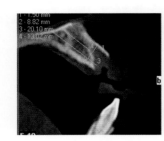
图4　术前患者CT片数据测量分析

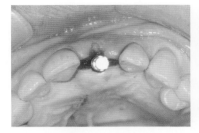
图5　一期手术在嵴顶偏腭侧做切口植入种植体

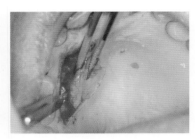
图6　右上颌硬腭部分切取结缔组织瓣

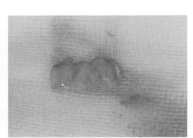
图7　对切取的结缔组织瓣进行修整并用湿纱布包裹保存

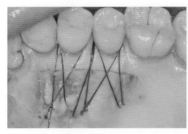
图8　平行交叉水平悬吊缝合供区黏膜

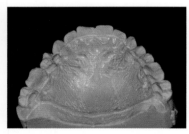
图9　腭护板

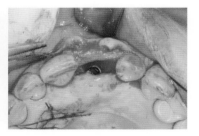
图10　术中采用隧道技术将游离结缔组织瓣缝合于唇侧黏膜下层

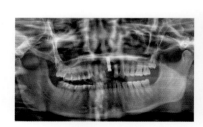
图11　一期种植体植入术后即刻全景片示种植体植入位点良好

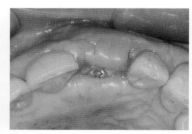
图12　2周后拆线，见缺牙区软组织愈合良好

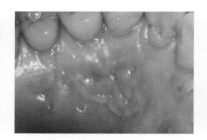
图13　2周后拆线，见软组织供体区黏膜愈合良好

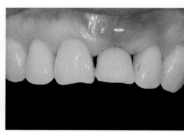
图14　2017年10月10日上中切牙软组织形态

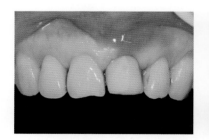
图15　2017年11月2日上中切牙软组织形态

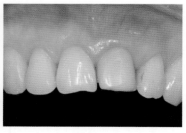
图16　2017年11月20日上中切牙软组织形态

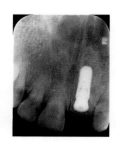
图17　取模前X线片示植体愈合良好

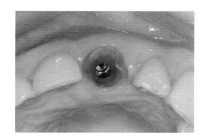
图18　取模时21牙龈袖口形态

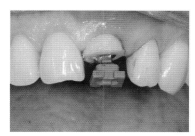
图19　个性化制取21印模

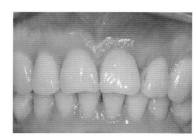
图20　最终修复体戴入后正面咬合像

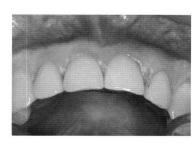
图21　最终修复体戴入后上中切牙唇面像

三、讨论

1. 美学区种植修复时种植时机的选择　根据ITI第三届共识研讨会，将美学区拔牙后种植时机分为4类，如表1所示。在本病例中，由于术前CBCT测量数据显示，患者缺牙区骨质佳、骨量足，牙槽嵴唇颊侧丰满度可，因此我们采用早期种植延期负重的治疗方案。

2. FCTG的技术要点　在游离结缔组织瓣术中，需要注意切取游离瓣的厚度应以1.5mm为宜，有研究表明，当游离瓣切取过厚，使得剩余供区黏膜厚度<2mm时，会导致供区伤口愈合明显减慢，甚至易诱发感染，同时游离瓣过厚也不利于营养供给可能造成龈瓣难以成活。术中应在切取龈瓣后尽快将其与受体区结缔组织贴合，此时的龈瓣主要靠受体区的血浆渗出物供给营养，直到两三天后才开始逐渐有血管长入。因此在术中缝合时，应注意尽量对位缝合，避免卷边，术后3天内尽量减少术区动度。

3. 软组织塑形对美学修复的重要性　有研究表明，对天然牙列或固定修复体周围进行软组织增量处理，可以有效减少菌斑的附着，并预防牙龈炎的发生。牙槽嵴保存术或种植体植入术后通过软组织移植覆盖创口已被证明有利于创口的愈合以及减少软硬组织的吸收，同时在美学区的软组织移植还有利于前牙牙龈成形以及后期美学修复效果。在前牙区，游离结缔组织瓣技术是临床医生较常采用的软组织移植技术。

4. 种植修复的综合美学效果评分　根据Meijer等提出的红白美学效果评分系统，评分标准如表2、表3。本病例中最终PES得分为9分、WES得分为9分，基本达到完美的美学效果。

表1　拔牙位点种植时机的选择

分类	描述性术语	拔牙后时期	种植体植入时预计的临床状态
I型	即刻种植	0	拔牙位点没有骨和软组织愈合
II型	软组织愈合的早期种植	通常为4~8周	拔牙位点软组织愈合，但无显著的骨愈合
III型	部分骨愈合的早期种植	通常为12~16周	拔牙位点软组织愈合，并有显著的骨愈合
IV型	延期种植	通常为6个月或更长时间	拔牙位点完全愈合

表2　红色美学（PES）评分

牙龈	2分	1分	0分
近中龈乳头	完整	不完整	缺如
远中龈乳头	完整	不完整	缺如
软组织水平	差异<1mm	差异1~2mm	差异>2mm
软组织轮廓	自然和谐	比较自然和谐	不和谐
软组织颜色和质地	无差异	中度差异	明显差异

表3　白色美学（WES）评分

牙冠	2分	1分	0分
颜色	无差异	差异较小	差异较大
表面质地	无差异	差异较小	差异较大
外形轮廓	无差异	差异较小	差异较大
透明度	无差异	差异较小	差异较大
个性化	无差异	差异较小	差异较大

参考文献

[1] D. Buser, D. Wismeijer, U. Belser. 国际口腔种植学会（ITI）口腔种植临床指南——拔牙位点种植[M]. 北京: 人民军医出版社, 2009.

[2] Keskiner I, Aydogdu A, Balli U, et al. Quantitative changes in palatal donor site thickness after free gingival graft harvesting: a pilot study[J]. Journal of clinical periodontology, 43(11):976–984.

[3] Roccuzzo M, Grasso G, Dalmasso P, et al. Keratinized mucosa around implants in partially edentulous posterior mandible: 10-year results of a prospective comparative study[J]. Clinical oral implants research, 27(4):491–496.

[4] Meijer HJ, Stellingsma K, Meijndert L, et al. (2016) A new index for rating aesthetics of implant-supported single crowns and adjacent soft tissues–the Implant Crown Aesthetic Index[J]. Clin Oral Implants Res, 2005 Dec, 16(6):645–649.

前牙种植1例——椅旁数字化指导下可预期的美学修复

于阳 王大为

摘 要

目的：探讨在椅旁数字化帮助下，微创，可预期美学修复的临床效果。**材料与方法**：前牙外伤根折，通过CBCT影像结合CEREC口内扫描，椅旁切割导板指导下进行即拔即种，植入Nobel Active规格4.3mm×13mm植体，唇侧植入Bio-Oss骨粉0.25g，临时牙即刻修复，6个月后口扫完成个性化基台和冠。术后随访，通过临床和影像学检查评估修复体的临床效果。**结果**：该病例经过1年随访，验证了术前的设计，达到了预期的红白美学修复效果。

关键词：前牙美学；微创拔牙；即刻种植；数字化

传统的种植手术多数凭借医生的经验来预期评估，很难准确预期术后效果，常规也会选择在拔牙后3～6个月进行种植手术，本病例在数字化指导下，术前通过CBCT影像结合CEREC口内扫描情况，椅旁切割制作定位导板，在导板下进行前牙即刻拔除即刻种植，最大限度地维持了原有的红白美学形态，无论是在骨水平还是牙周软组织水平，都能准确地达到预期。

一、材料与方法

1. **病例简介** 20岁男性患者，于2016年5月12日来诊，外伤造成11冠折，断端颊侧位于龈下1mm，腭侧位于龈下2mm，边缘龈形态不佳，影响美观。自述身体健康，无其他疾病史及家族史。检查口内：口腔卫生状况良好，牙体牙周组织均无异常，BOP（+），PD：2～3mm，中线不偏斜，双侧关节无异常，无呼吸气道问题。CBCT显示11牙位牙槽骨高度以及宽度足够，11残根偏唇侧。

2. **诊断** 11残根。

3. **治疗设计** 术前软组织评估，诊断模型，软件设计修复体及植体位置，外科导板制作，11微创拔除，即刻种植，骨粉填充跳跃间隙，即刻修复。告知治疗风险，患者知情同意。

4. **治疗过程（图1～图22）**

（1）初诊检查：进行口内软硬组织检查，拍摄CBCT，向患者说明治疗计划、治疗周期及费用。制取上下颌研究模型。照面像、口内像。

（2）术前准备：术前检查血常规、凝血功能及传染病。结合CBCT影像结果以及CEREC口内扫描情况，设定植体植入位点，制作数字化导板。导板消毒备用。

（3）常规消毒、铺洞巾，试戴导板，局部麻醉下微创拔除11，导板指导下定点，逐级备洞，将Nobel Active规格4.3mm×13mm种植体以45N·cm植入位点，唇侧跳跃间隙植入Bio-Oss骨粉、压实，CBCT显示种植体植入位点同设计。

（4）种植体水平制取印模，口外制作临时冠，15N·cm扭矩与种植体固定，调整咬合，避免前伸𬌗及侧方𬌗干扰。嘱患者3个月内进软食。

（5）术后6个月：影像学检查种植体周围骨密度良好，软组织恢复良好，牙龈成形良好，临时修复体无损坏，采用CEREC口内扫描进行设计切割，制作并戴入个性化全锆基台，全瓷修复体，患者对于外形及颜色满意，调整咬合止点，避免前伸𬌗及侧方𬌗干扰。

（6）所用材料：Sirona进口树脂导板材料，Nobel Active4.3mm×13mm植体，Bio-Oss骨粉0.25g。

二、结果

病例经过1年复查，软硬组织稳定，验证了术前对效果的预期，恢复了患者牙列的完整性，咬合舒适，面容美观，笑线恢复良好，患者对修复效果非常满意。

三、讨论

1. 对于前牙美学区域的种植，为了获得长期稳定的自然美观效果，我们尽量评估并且重建种植体周围的软硬组织。种植牙的生物学宽度需要手术后建立，并且受到很多因素影响，种植牙的牙周组织是瘢痕来源，血供较差，结合强度较低，对外界刺激的抵抗能力相应更弱，所以需要一直和患者共同建立并维持一个良好的种植牙软组织环境。为了得到更好的修复效果，我们充分考虑了三维位置的4个指标，近远中向、唇腭向、冠根向和轴向。对于邻面骨嵴，牙龈乳头以及唇侧丰满度、咬合力量的传导等方面均进行了系统的评估。该病例龈缘不对称，并伴有唇侧丰满度差等问题，我们遵循生

作者单位：沈阳市和平区新兴口腔门诊部

通讯作者：王大为；Email: yanyan26@sohu.com

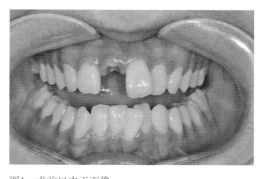

图1　术前口内正面像

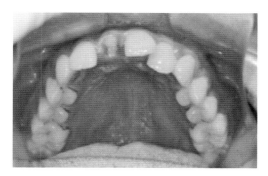

图2　术前口内上颌像

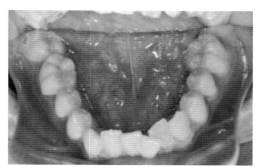

图3　术前口内下颌像

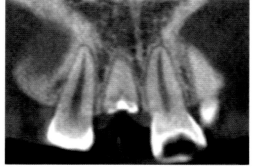

图4　术前CT1

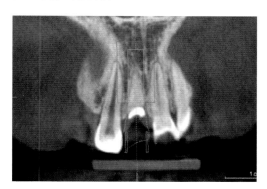

图5　术前CT2

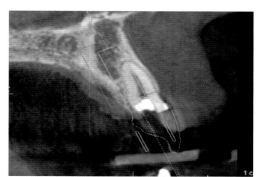

图6　术前CT3

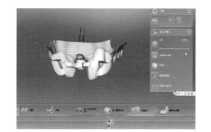

图7　数字化导板设计1

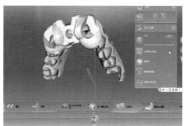

图8　数字化导板设计2

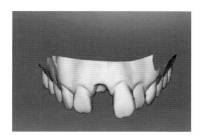

图9　数字化导板设计3

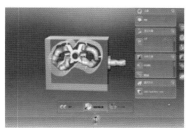

图10　数字化导板设计4

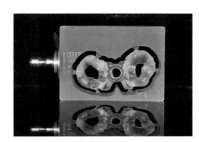

图11　导板制作

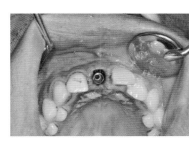

图12　术中像1

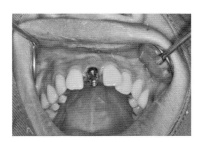

图13　术中像2

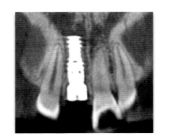

图14　术后CT1

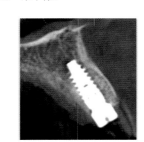

图15　术后CT2

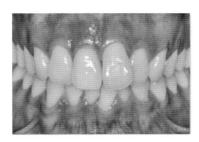

图16　临时牙

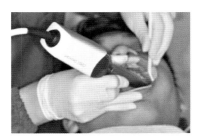

图17　椅旁扫描最终修复体

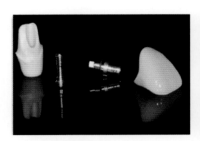
图18　最终修复效果1

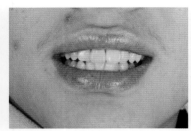
图19　最终修复效果2

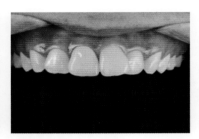
图20　最终修复效果3

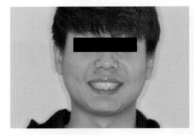
图21　最终修复效果4

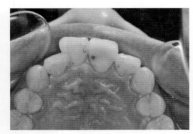
图22　咬合点记录

物学宽度的原理，术后要保证对称的龈缘高度，因此把种植体颈部放在理想龈缘根方3～4mm，在骨缺损部位进行了植骨手术。

2. 结合CBCT以及口腔扫描结果和口内实际牙龈情况，制作了数字化导板。手术中在数字化导板的指导下进行微创拔牙不翻瓣的手术，能够更好地保留邻面骨嵴和牙龈乳头，更加精确获得理想的三维位置。

3. 病例中的不足之处为，术后即刻临床冠修复是取模技工室加工制作，考虑到树脂牙片的美观性要优于树脂冠切割。今后会进行完善，争取实施全椅旁操作，同时数字化技术的辅助下，术后即刻戴入最终修复体将是未来的努力方向。

4. 该病例为了保留唇侧的丰满度以达到美观效果，采取了微创拔牙不翻瓣即刻种植，术后美学效果良好，今后在遇到相似病例时可采用Socket Shield Technique——牙根屏障即刻种植术，在拔牙时保留一部分的唇侧牙根以及牙周膜，尽可能保存牙槽窝唇侧束状骨。对比不同手术方案下的美学效果。

参考文献

[1] Figliuzzi M, Mangano F, Mangano C. A novel root analogue dental implant using CT scan and CAD/CAM: selective laser melting technology [J]. Int J Oral Maxillofac Sure, 2012, 41 (7) :858-862.

[2] Renouard F, Nisand D. Impact of implant length anddiameter on survival rates[J]. Clin Oral Implants Res, 2006,17(suppl 2):35-51.

[3] Tawil G, Aboujaoude N, Younan R. Influence of prostheticparameters on the survival and complication rates of short implants[J]. Int J Oral Maxillofac Implants, 2006, 21:275-282.

[4] Blanes RS. To what extent does the crown-implant ratioaffect the survival and complications of implant-supportedreconstructions? A systematic review[J]. Clin Oral ImplantsRes, 2009, 20:67-72.

[5] Guarinieri R, Ceccherini A, Grande M. Single-tooth replacement in the anterior maxilla by means of immediate implantation and early loading: clinical and aesthetic results at 5 years[J]. Clin Implant Dent Relat Res, 2015, 17(2): 314-326.

[6] Li B, Wang Y. Contour changes in human alveolar bone following tooth extraction of the maxillary central incisor[J]. J Zhejiang Univ Sci B, 2014, 15(12) : 1064-1071.

[7] Park MS, Park YB, Choi H, et al. Morphometric analysis of maxillary alveolar regions for immediate implantation[J]. Adv Prosthodont, 2013, 5(4) : 494-501.

[8] Fu PS,Wu YM，Tsai CF, et al. Immediate implant placement following minimally invasive extraction: a case report with 6-year follow-up[J]. Kaohsiung J Med Sci, 2001,27(8): 353-356.

[9] AL-Sabbagh M, Kutkut A. Immediate implant placement: surgical techniques for prevention and management of complication[J]. Dent Clin North Am, 2015, 59(1): 73-95.

前牙深覆殆感染位点即刻种植病例1例

方菊　吴涛　施斌

摘要

31岁女性患者，因咬硬物上颌前牙桩冠松动1周伴口腔异味。检查口内11冠松动Ⅲ度，唇侧牙龈明显红肿，未见流脓，Ⅲ度深覆殆，覆盖关系正常。CBCT示11金属桩与根管壁不贴合，唇侧冠边缘与牙根之间1mm间隙，根尖周小范围暗影，唇侧骨壁约1mm。局部麻醉后拔除松动桩冠，残根位于龈下且根管壁龋坏，拔除残根，搔刮拔牙窝，即刻植入Zimmer骨水平（3.7mm×13mm）种植体，唇侧植入0.25g骨粉，旋入愈合基台，开放式愈合6个月，期间压膜保持器式义齿过渡修复。种植一期术后6个月，取模制作临时牙，诱导牙龈成形6个月，个性化转移杆制取聚醚印模，个性化铸造金基台、贵金属烤瓷冠粘接修复。PES与WES美学评分对最终修复效果进行美学评价。

关键词：即刻种植；感染位点；深覆殆

前牙美学区种植修复一直是研究的热点和难点。即刻种植不仅可以缩短治疗周期，也可以有效减少拔牙导致的软硬组织丧失。即刻种植取得了较高的成功率，可达95.4%。1991年，Block等通过4年的病例随访，提出即刻种植的适应证包括：①存在广泛龋坏，无法行牙体牙髓治疗的牙；②有少量骨丧失的外伤性缺失牙；③根折需拔除的患牙；④严重牙周骨质丧失，无溢脓的牙周病牙；⑤牙齿内吸收或外吸收或正畸后牙根吸收需拔除；⑥周围软组织健康，有足够的黏骨膜可以利用；⑦虽有全身疾患但无手术禁忌证。但是，在上颌前牙美学高风险区域，即刻种植的要求更加严格，2013年的ITI共识关于美学区即刻种植的适应证有明确规定：①完整的牙槽窝骨壁；②唇侧骨壁厚度至少1mm；③牙龈生物型为非薄龈型；④位点无急性感染；⑤拔牙窝根方及腭侧有足够的骨质，为种植体提供良好的初期稳定性。本病例中残根龋坏，大量去腐后重新桩冠修复可能导致根折。拔牙位点虽有软组织炎症，但尚未累积周围骨质，CBCT显示唇侧骨壁约1mm，腭侧及根方骨量充足。清除拔牙窝内感染，探查拔牙窝骨壁完整，符合即刻种植的适应证。

一、材料与方法

1. 病例简介　31岁女性患者，右上前牙数年前外伤根管治疗后桩冠修复，咬硬物桩冠松动1周余，牙龈红肿，未做特殊处理。检查前牙Ⅲ度深覆殆，11唇侧牙龈红肿严重，可见局部黄色小点，未见脓液流出。牙冠松动Ⅲ度，可探及冠边缘与牙根明显分离，叩痛（±）。41牙冠变色，松（−），叩（±）。CBCT检查显示11金属桩与根管壁不贴合，唇侧冠边缘与牙根之间1~2mm间隙，根尖周稍有暗影，唇侧骨壁约1mm。CBCT显示牙槽嵴宽

度约为7.4mm，牙槽嵴高度约为15mm，41根尖周椭圆形低密度暗影。患者否认系统疾病史，口腔卫生状况良好，血糖、凝血等指标未见异常。

2. 诊断　11牙体缺损；41慢性根尖周炎；11唇侧牙龈脓肿；Ⅲ度深覆殆。

3. 治疗计划　41根管治疗，11桩冠拔除，术中评估残根保留价值。

方案1：保留牙根，进行桩道再预备，重新制作桩冠。

方案2：拔除残根，即刻种植Zimmer骨水平（3.7mm×13mm）种植体，植入骨替代材料，上愈合基台，间断缝合。开放式愈合6个月以上，制作临时牙进行牙龈诱导，个性化取模制作最终修复体。

4. 治疗过程（图1~图30）

（1）术前准备：阿替卡因局部浸润麻醉后，常规消毒、铺巾。CBCT显示11牙根唇侧骨壁厚度约1mm，桩冠与根管壁之间明显间隙，冠边缘与边缘线明显间隙。11根尖暗影局限。11位点唇舌向宽度约7.4mm，牙槽骨高度约15mm。

（2）拔除松动牙冠：前牙钳拔除松动牙冠，检查残根位于龈下，可见局部龋坏。与影像学结果相符。评估残根无保留价值，微创拔牙钳拔除11残根。

（3）即刻种植：挖匙轻轻搔刮拔牙窝骨壁，探针探查骨壁完整，唇侧骨壁位于龈下5mm。球钻定点，偏腭侧植入Zimmer（3.7mm×13mm）骨水平种植体。术中力矩扳手测得植入力矩20N·cm，种植体唇侧间隙内植入骨粉（Bio-Oss，Geistlitch），旋入愈合基台，间断缝合，关闭创口。术后1周脓肿自行破溃排脓，2周拆线时对瘘管生理盐水、过氧化氢交替冲洗，脓肿引流，盐酸米诺环素填塞唇侧瘘管区域。术后口服阿莫西林和甲硝唑5天。

（4）种植修复：种植术后约6个月，取模制作种植体支持的螺丝固位的临时冠，诱导软组织成形。种植术后9个月初次复查临时冠，调改临时牙

作者单位：武汉大学口腔医院

通讯作者：施斌；Email：shibin_dentist@whu.edu.cn

远中、唇侧及切端添加树脂。1周后，临时牙折断，用自凝树脂进行粘接复位，几天后再次松动，重新取模制作临时冠。种植术后10个月，制取个性化印模，聚醚制取印模，比色，设计铸造金基台，粘接固位金属殆面的贵金属烤瓷冠。种植术后1年，完成最终修复。

（5）使用材料：Zimmer，MTX种植体；Zimmer专用工具盒；Bio-Oss，Geistilch骨粉，盐酸米诺环素（派丽奥）。

二、结果

种植最终修复3个月后复查，种植体周围骨水平及骨量改建趋稳定，种植体位置合适，基台正确就位。术后CT显示11种植体位置良好，唇侧骨壁厚度约为1mm。口内牙龈外形良好，唇侧龈缘与对侧同名牙对称，近中牙龈乳头充盈，远中牙龈乳头略低于对侧同名牙。牙龈无明显红肿，唇侧瘘管口部分愈合，无分泌物。红色美学评分（PES）11分，白色美学评分（WES）10分。

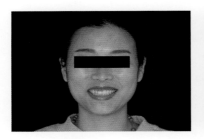
图1　术前口外像

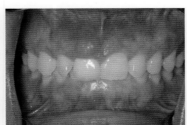
图2　术前口内咬合，Ⅲ度深覆殆

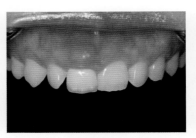
图3　术前口内上颌见11唇侧牙龈明显肿胀

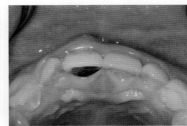
图4　术前唇侧牙弓凸度

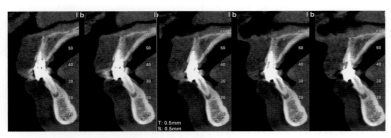
图5　术前CBCT显示11牙根情况，根尖稍有暗影

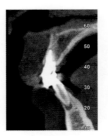
图6　术前CBCT显示11唇侧骨壁为0.5～1mm，牙槽骨宽度7.4mm，牙槽骨高度15mm

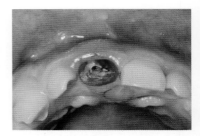
图7　术中微创拔除松动牙冠后

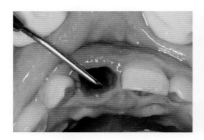
图8　术中搔刮拔牙窝，彻底清创

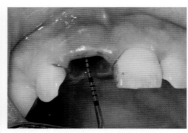
图9　探查唇侧骨壁完整，位于龈下5mm

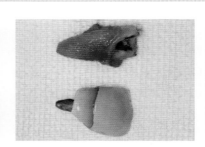
图10　完整拔除牙冠及残根

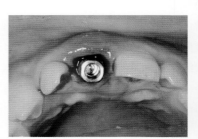
图11　偏腭侧植入Zimmer骨水平种植体（3.7mm×13mm）

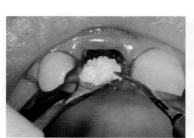
图12　种植体唇侧间隙填塞Bio-Oss骨粉

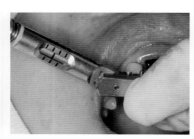
图13　植入力矩20N·cm

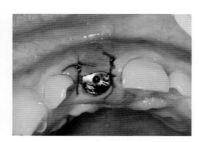
图14　愈合基台间断缝合关闭创口

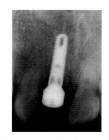

图15 术后6个月骨结合良好，种植体近远中位置良好

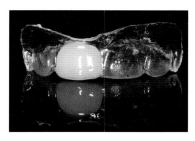

图16 压膜保持器式过渡义齿修复

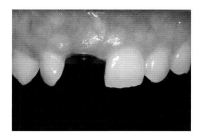

图17 术后6个月牙龈愈合良好

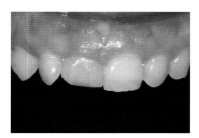

图18 戴临时牙3个月后复查上颌

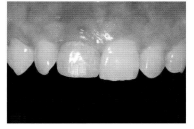

图19 复查后1周临时牙松动、折断

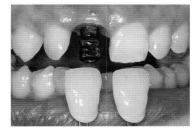

图20 个性化转移杆取模、比色

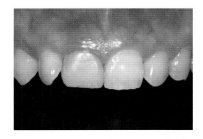

图21 临时牙6个月复查，牙龈诱导情况良好

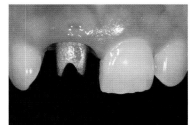

图22 个性化可铸造金基台

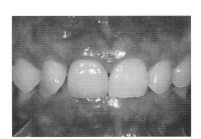

图23 最终修复后咬合

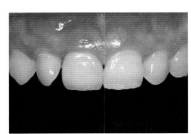

图24 最终修复后上颌

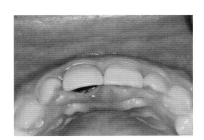

图25 最终修复后𬌗面像，烤瓷冠（金属𬌗面）

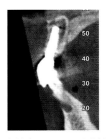

图26 最终修复后CBCT示种植体唇侧骨壁1mm，牙槽骨宽度为7mm

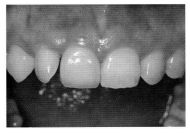

图27 修复3个月后复查上颌

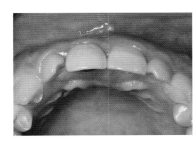

图28 修复3个月后唇侧骨弓轮廓

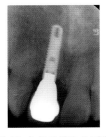

图29 修复3个月后根尖片示种植体周围无明显异常，骨水平稳定

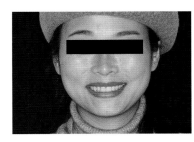

图30 患者对修复效果满意

三、讨论

1. **感染位点的即刻种植** 1991年，Block等将拔牙时有脓液溢出者或相邻软组织有蜂窝织炎和肉芽组织者作为即刻种植的禁忌证。也有研究者总结口腔软硬组织未治愈的急慢性炎症属于即刻种植的禁忌证。但是Siegenthaler DW的即刻种植分组实验中，只要获得了初期稳定性，有炎症组和无炎症组即刻种植1年留存率均达到了100%。Casap N等将30颗种植体植入严格清创的感染牙槽窝内，仅有1例失败。

牙龈脓肿不同于牙周脓肿，多发生于龈缘或牙龈乳头，不伴有牙槽骨的丧失。急性脓肿早期牙龈发红、水肿、光亮、疼痛明显。后期脓肿变柔软，疼痛稍减轻，按压可有脓液溢出或脓肿表面溃破。Chang等在动物牙周病模型，牙周炎组和正常组即刻种植的种植体–骨结合率差异无统计学意义。他认为牙周病即刻种植的手术成功关键在于对感染的控制，包括术前及术后抗生素的应用，术中对拔牙窝内肉芽组织的彻底清创。陈建刚等认为，病灶牙长期慢性炎症伴有脓肿、瘘管、窦道存在的，在拔牙后应该立即进行软硬组织处理，将刮匙将感染的根尖周肉芽，牙周袋壁挂出干净，有瘘管的搔刮穿通瘘管，抗生素生理盐水反复冲洗，将有菌状态变为相对无菌状态。本病例中炎症局限于牙龈，尚未累及牙槽骨。种植术后生理盐水、过氧化氢交替冲洗，盐酸米诺环素填塞瘘管处，6个月后，牙龈炎症消退，唇侧牙龈色粉红，质地与周围正常牙龈无明显差异。这个结果与许竞等的354例即刻种植病例研究中结果相似。他将即刻种植戴冠之前为期3~6个月的开放式愈合分为3级评价标准：①优：术后过程顺利，没有不良反应。表现为牙龈顺利生长关闭伤口，无明显炎症，骨粉无明显流失，种植钉不松动，骨质生长良好，功能正常。②良：轻度不良反应，具有可逆性，恰当处理后迅速缓解。表现为骨粉有所流失或有轻度炎性反应，但种植钉不松动，牙龈最终生长关闭伤口，仅种植体颈部骨质吸收，不影响功能发挥；或虽然种植钉松动伴轻微炎性反应，经重新旋紧并伤口护理，牙龈仍然生长关闭伤口，种植钉功能正常。③差：显著不良反应，不可逆转。表现为炎症反应明显，骨粉显著流失，骨质生长欠佳，种植钉松动不能再次获得固定必须取出，种植失败。本病例前期愈合为优良愈合。

种植支持的临时冠材料，光滑程度对于种植体周围牙龈的健康同样重要。本病例中初戴临时牙3个月复查后，临时牙折断3次。种植体唇侧瘘管出现于临时牙松动折断之后。因此推测由于种植体临时冠未能对软组织进行良好的封闭，细菌聚集于树脂临时牙的缝隙处，导致牙龈唇侧瘘管明显。在更换为烤瓷冠之后，由于后者的光滑表面，细菌不容易吸附于修复体表面，牙龈瘘管出现明显好转。牙龈瘘管可以通过瘘管穿通术，碘酚溶液腐蚀破坏上皮，使周围产生炎症反应，通过组织增生形成瘢痕而把瘘管闭锁。

2. 美学区即刻种植的要点　前牙牙槽嵴唇侧多为束状骨，拔牙后伴有一定程度的吸收。即刻种植位点应该以修复为导向，偏拔牙窝腭侧植入，保留种植体肩台至拔牙窝唇侧内壁间至少2mm的距离，并且间隙内通过如植入骨替代材料等方法补偿拔牙后牙槽嵴吸收。《国际口腔种植学会（ITI）

第三卷》中指出在骨量充足（牙槽嵴宽度≥7mm，高度≥12mm）的拔牙位点，可以由经验丰富的医生进行不翻瓣即刻种植。即刻种植往往伴随种植体周围骨缺损，目前认为种植体周围间隙<2mm时仅需植入骨替代材料；间隙>2mm时，需要进行GBR技术。即使这样，也不能够完全避免水平向骨吸收。在完整骨壁外侧植骨，对于即刻种植来说难度较大，由于唇侧骨壁外凸，难以稳定住骨替代材料和获得良好的黏膜覆盖。本病例中拔牙窝骨壁完整，不翻瓣可以减少软组织形态的变化。即刻种植后关闭创口通常可以选择即刻修复、愈合基台、翻瓣后减张拉拢缝合、软组织移植等方式。局部牙龈炎症导致牙龈质地较脆，拉拢缝合反而可能导致牙龈撕裂，创口关闭不全。多数学者认为种植体植入力矩需大于35N·cm时，才进行即刻修复。本病例选择愈合基台来关闭创口，开放式愈合也可以减少一次手术创伤，缩短疗程，愈合基台也可以维持一定的软组织形态，是相对安全、效果较佳的选择。

3. 深覆𬌗患者种植修复体设计　中切牙载荷有限元分析表明，前牙种植固定修复深覆𬌗时冠折裂大于正常咬合，载荷点与颈缘是应力集中区，随着覆𬌗的加深，载荷由切端向舌侧窝转移，应力集中由切1/3向中下1/3转移。本病例为Ⅲ度深覆𬌗，种植体支持的临时义齿颈部断裂也可以反映出应力集中区在修复体颈部，所以最终修复体舌侧面采用金属设计，避免出现崩瓷，同时在有限的修复空间内最大限度保证修复体的机械强度。切端部分仍选择高透明度饰瓷，兼顾美观。CAD/CAM个性化全瓷基台虽然具有生物相容性好、美观性高等优点，但是其缺点为脆性高、强度低、易崩断折裂。铸造金基台具有良好的机械性能，常用于咬合空间有限的情况。另外，与成品基台相比，个性化铸造金基台能更好地与牙龈诱导的软组织形态相适应。它也适用于穿龈>4mm、基台角度>20°的情况，有效解决临床粘接剂难清理的问题，避免种植体周围炎。中厚型牙龈也对金属基台颜色起到一定的遮色作用。深覆𬌗患者应注意前伸𬌗，尽量减少水平向分力，以免应力集中导致修复体破损，种植体、基台或螺丝折断及种植体周围骨吸收等并发症。

参考文献

[1] Babbush CA. Immediate implant placement in fresh extraction sites[J]. Dent Implantol Update, 2006,17(12):89–93.

[2] Block MS, Kent JN. Placement of endosseous implants into tooth extraction sites[J]. J Oral Maxillofac Surg, 1991,49(12):1269–1276.

[3] Morton D, Chen ST, Martin WC, et al. Consensus Statements and Recommended Clinical Procedures Regarding Optimizing Esthetic Outcomes in Implant Dentistry[J]. Int J Oral Maxillofac Implants, 2013.

[4] 方诚，王国平. 口腔即刻种植临床研究进展[J]. 口腔医学, 2011(03):178–180.

[5] Siegenthaler D W, Jung RE, Holderegger C, et al. Replacement of teeth exhibiting periapical pathology by immediate implants: a prospective, controlled clinical trial[J]. Clin Oral Implants Res, 2007,18(6):727–737.

[6] Casap N. Immediate implants placed into infected sockets[J]. J Oral Maxillofac Surg, 2008,66(11):2415.

[7] Chang SW, Shin SY, Hong JR, et al. Immediate implant placement into infected and noninfected extraction sockets: a pilot study[J]. Oral Surg Oral Med Oral Pathol Oral Radiol Endod, 2009,107(2):197–203.

[8] 陈建钢，张文捷，李茜，等. 炎症期拔牙后即刻种植:禁忌证或适应证[J]. 临床口腔医学杂志, 2011(05):305–307.

[9] 许竞，崔宝仪，高文峰，等. 即刻种植牙龈软组织伤口的特点及其愈合方式[J]. 广东医学, 2013(07):1066–1069.

[10] 茆泽本. 牙龈瘘管528例的临床治疗观察[J]. 口腔医学, 1996(04):214.

[11] 王鲲鹏，张剑明. 即刻种植的研究进展[J]. 国际口腔医学杂志, 2012(01):136–139.

[12] Cabello G, Rioboo M, Fabrega JG. Immediate placement and restoration of implants in the aesthetic zone with a trimodal approach: soft tissue alterations and its relation to gingival biotype[J]. Clin Oral Implants Res, 2013,24(10):1094–1100.

[13] 朱岩峰，陈伟辉，陈舟. 上中切牙种植修复后3种受载荷应力分布的有限元分析[J]. 福建医科大学学报, 2015(02):127–130.

[14] 施斌，曾浩. 种植修复基台的选择[J]. 华西口腔医学杂志, 2017(02):124–126.

[15] 孙曜，孙璞胤，樊晖，等. 牙龈诱导与个性化铸接金基台修复技术在种植前牙区的美学应用[Z]. 中国北京, 2011.

[16] 刘影. 个性化铸造金基台在种植修复中优越性的探讨[Z]. 中国北京, 2011.

上颌美学区连续多颗牙种植修复病例1例

毕闯　曲哲　关昌俊　赵佳明

摘要

目的：本文介绍1例上颌美学区连续多牙缺失的软硬组织种植修复病例。**材料与方法**：选取大连市口腔医院种植中心就诊的1例上颌前牙因外伤缺失需要种植的女性患者为研究对象。术前对患者进行全面的口腔检查及CBCT检查，确定治疗方案后，利用数字化技术基于CBCT数据设计数字化外科导板，手术当天利用外科导板定位，翻瓣植入植体，同期于11～22位点行GBR骨增量处理，术后6个月待种植体骨结合稳定后，制作聚合瓷临时修复体，定期进行复查；经过6个月牙龈诱导成形，待软硬组织稳定后采用个性化开窗转移杆复制穿龈轮廓，同期纤维桩修复牙体缺损；制作诊断蜡型，试戴，制作个性化钛基台及氧化锆永久修复体。**结果**：在严格把握适应证的前提下，通过GBR软硬组织增量并同期植入植体、利用临时修复体进行软组织诱导成形，较好地维持了软组织轮廓，获得了理想的穿龈形态及协调的龈缘曲线；最终通过戴入粘接固位的氧化锆永久修复体，获得了理想的美学修复效果，患者满意。**结论**：美学区种植联合GBR引导骨再生手术，极大地保存了前牙区的软硬组织，最大限度地降低了软硬组织的吸收；恢复了前牙唇侧软硬组织的丰满度，为后期永久修复体的美学效果奠定了基础；通过临时修复体的牙龈诱导获得了理想的穿龈形态，永久修复体采用氧化锆材料有助于临床医生和患者获得理想的美学修复效果。

关键词：GBR；非限制型数字化外科导板；动态加压技术；个性化钛基台

随着现代口腔种植学的不断发展、种植体成功率的不断提高，种植美学的修复效果越来越受到医患双方的关注。如何获得最佳的美学效果也是国内外的研究热点。目前一致认为，即便种植体骨结合良好，但如果美学效果欠佳，则认为该种植修复存在美学缺陷；而较为明显和严重的美学缺陷则被判定为种植修复的美学失败。大量的文献资料显示，牙齿拔除后牙槽骨会吸收，牙龈也会退缩，为保证后期的美学修复效果，必须保证有充足的软硬组织；GBR骨增量技术可以最大限度地降低软硬组织的退缩，既降低了前牙区种植后植体暴露的美学风险，也为后期的美学修复奠定了基础；在修复方面，良好的种植修复体的穿龈轮廓可以通过在制作最终修复体之前使用临时修复体对软组织塑形来获得，在种植体骨结合和软组织稳定后行永久修复可以达到最终理想的美学修复效果。

一、材料与方法

1. 病例简介　57岁女性患者。主诉：上颌前牙外伤缺失数月，要求种植修复。现病史：患者因外伤致上前牙缺失，无法进行常规修复，至我科要求种植修复，希望尽早恢复前牙美观。既往史：平素体健，无全身系统性疾病，无药物、材料等过敏史，无特殊牙科治疗史，无吸烟、夜磨牙等不良习惯。口外检查：口腔颌面部对称，张口度正常，中位唇线，中位笑线。口内检查：11、21、22、24缺失，25牙体缺损，咬合关系良好，口腔卫生状况

一般。辅助检查：拍摄CBCT示：可用11牙槽骨高度约18mm，牙槽骨宽度约4.2mm；22牙槽骨高度约17mm，牙槽骨宽度约4.1mm；24牙槽骨高度14mm，牙槽骨宽度6.6mm，骨密度一般，骨质分类为Ⅲ类，无疏松影像。11、22位点唇侧骨板存在明显凹陷。美学风险评估：本患者身体健康、无吸烟史及口腔不良习惯、软组织完整、位点无感染、中位唇线、中厚牙龈生物型；但该患者美学期望值较高，并且为多牙连续缺失，CBCT显示存在水平向和垂直向骨缺损，因此判定该患者为高度美学风险因素。

2. 诊断　上颌牙列缺损（11、21、22、24缺失），25牙体缺损。

3. 治疗计划

（1）11～22位点拟进行种植同期GBR骨增量处理。

（2）拟设计非限制型数字化外科导板。

（3）拟11、22、24植入植体，设计11～22桥体。

（4）术后6个月拟制作纵向螺丝固位的临时修复体，进行软组织诱导成形。

（5）待牙龈形态稳定后拟行氧化锆全冠永久修复。

4. 治疗过程（图1～图30，表1）

（1）术前检查：患者专科检查，11、21、22、24缺牙区牙槽嵴，中度吸收，牙间隙近远中距离11～22为19.2mm，24为4.5mm，颊舌向距离11：8.2mm、22：8.10mm、24：11.5mm，𬌗龈距离分别为8.7mm、5.7mm、6mm，中厚龈生物型，笑线中等，牙周健康，邻牙无异常。否认系统性疾病史，否认传染病史，否认药物过敏史，否认材料过敏史。CBCT示可用11牙槽骨高度约18mm，牙槽骨宽度约4.2mm；22牙槽骨高度约

作者单位：大连市口腔医院

通讯作者：赵佳明；Email: dlkq_zhaojiaming@126.com

表1 美学风险评估

美学风险因素	风险水平		
	低	中	高
健康状况	健康，免疫功能正常		免疫功能低下
吸烟习惯	不吸烟	少量吸烟，＜10支/天	大量吸烟，＞10支/天
患者美学期望值	低	中	高
唇线	低位	中位	高位
牙龈生物型	低弧线形、厚龈生物型	中弧线形、中龈生物型	高弧线形、薄龈生物型
牙冠形态	方圆形	卵圆形	尖圆形
位点感染情况	无	慢性	急性
邻面牙槽嵴高度	到接触点≤5mm	到接触点5.5～6.5mm	到接触点≥7mm
邻牙修复状态	无修复体		有修复体
缺牙间隙宽度	单颗牙（≥7mm）	单颗牙（≤7mm）	2颗牙或2颗牙以上
软组织解剖	软组织完整		软组织缺损
牙槽嵴解剖	无骨缺损	水平向骨缺损	垂直向骨缺损

17mm，牙槽骨宽度约4.1mm；24牙槽骨高度14mm，牙槽骨宽度6.6mm；唇侧骨板吸收呈凹陷状，骨密度一般，骨质分类为Ⅲ类，无疏松影像。

（2）利用CBCT数据结合石膏模型进行术前设计，选定种植体植入的位置、方向、尺寸，生成手术模板STL文件并送往厂家制作CAD/CAM牙支持式外科模板。

（3）种植手术：术前血常规检查、测量血压等常规检查，使用0.12%复方氯己定漱口液漱口3次，每次15mL，含漱1分钟。采用无痛麻醉仪（STA）局部浸润麻醉。导板于术前30分钟浸泡于碘伏中消毒；常规消毒、铺巾，安放牙支持式外科导板，11、22、24逐级备洞，取下外科导板，于11～22位点切开翻瓣，切口两侧远中做附加切口。植入种植体（Straumann，SLA，3.3mm×12mm，BLNC，瑞士），植入同期唇侧放置Bio-Oss人工骨粉，覆盖Bio-Gide胶原膜，钛钉固位胶原膜，14位点植入植体（Straumann，SLA，4.1mm×12mm，BLRC，瑞士），充分减张后用细丝线线严密缝合创口。

（4）术后6个月：待种植体骨结合稳定后，制作纵向螺丝固位的聚合瓷临时修复体，初戴临时修复体时预留三角间隙，预留软组织生长的空间，充分打磨抛光，减少菌斑附着，利用动态加压技术使临时修复体对牙龈软组织产生最初的压力，戴入口内后调整咬合，嘱患者勿咬硬物，注意清洁牙齿保持口腔卫生，用牙间隙刷或冲牙器等仔细将种植体周围清洁干净。为了避免最终冠戴入后的软组织退缩，需要在3～6个月中一直戴入临时修复体。患者每月复诊，着重观察龈缘曲线是否协调、近远中三角间隙是否充盈，以建立适合种植体理想的穿龈轮廓，建立与邻牙相协调和谐的软组织形态，包括龈乳头的高度、宽度、黏膜顶点的位置及邻间隙的三角形轮廓，拍摄口内照片，保存资料。

（5）塑形3个月：用精细金刚砂车针于修复体龈端和龈乳头部位缩减修复体，预留出龈乳头生长空间。

（6）塑形5个月：牙龈状态基本稳定，仔细观察21的近远中龈乳头仍有潜在的三角间隙，21龈缘形态与邻牙不协调，拆下11～22临时修复体，在21、22近远中斜面增加聚合瓷压迫牙龈乳头进一步成形，21桥体龈面增加聚合瓷压迫龈缘，打磨抛光，再次戴入临时修复体。

（7）塑形6个月：牙龈状况已经稳定，并形成了较为理想的穿龈轮廓和协调一致的龈缘曲线，11、21、22、24近远中三角间隙充盈丰满；测量ISQ值稳定，遂行永久修复。12、23纤维桩修复，制作氧化锆修复体。制作个性化开窗转移杆和光固化树脂的个性化开窗托盘，将11～22临时修复体安装到种植替代体上并压入硅胶中复制塑形后的牙龈袖口形态，将成型树脂被动流入由穿龈轮廓产生的间隙内，将塑形后的牙龈袖口形态个性化翻制，11～22开窗转移杆于口内硬性连接；24位点开窗转移杆安放后，将流动树脂打入转移杆和牙龈之间的空隙，复制24位点的袖口形态；用DMG Light+Heavy加聚型硅橡胶（DMG，德国）制取开窗印模，比色，检查印模制取情况，准确无误后连接替代体，送往修复工艺中心运用CAD/CAM设计，制作个性化钛基台以及氧化锆永久修复体。

（8）试戴诊断蜡型：永久修复体戴入前制作诊断蜡型，预先评估患者的咬合关系、覆𬌗、覆盖、中线关系，及永久修复后的美学效果。比色：3R2.5。第一次试排牙，患者微笑曲线向左下偏斜，患者对美观效果不满意；因此进行了第二次试排牙，患者微笑曲线与下唇弧度一致，左右对称，患者对前牙美观效果满意，遂制作永久修复体。

（9）永久戴牙：使用Index定位器引导个性化钛基台就位，检查基台就位情况，基台位于龈下约2mm，检查冠边缘与基台是否密合，与周围软组织协调，牙冠形态颜色良好，患者满意。在前牙区用40μm咬合纸检查咬合情况，调改咬合早接触点，仔细检查正中𬌗、前伸𬌗、侧方𬌗均无𬌗干扰，无咬合早接触，打磨抛光，直至40μm咬合纸无阻碍通过。口外用硅橡胶制备预粘接代型，超声振荡清洁种植修复体，消毒擦试后气枪吹干。口内基台扭矩扳手加力至30N·cm后，聚四氟乙烯封闭螺丝通道，树脂封孔，光固化20秒。11、22、24使用树脂粘固剂（3M ESPE）于口外预粘接氧化锆冠，排出多余的粘接剂后，在口内进行永久粘接，光照固化20秒，用牙线去除邻间隙多余的粘接剂。拍摄X线片，确认基台和牙冠完全就位。向患者交代种植修复后注意事项，有不适时随诊。

二、结果

术前设计数字化外科导板，可精确地把握种植体三维位置，减少了种植术后的并发症；术中采用GBR骨增量技术极大地保存了软硬组织量，保证了前牙区的丰满度，为后期的修复奠定了基础；经过6个月的牙龈诱导成形，获得了较理想的穿龈轮廓和协调的龈缘曲线，个性化基台和全瓷冠修复体美学效果良好，患者对最终的修复效果满意。按照国际上常用的红色美学评分（PES）、白色美学评分（WES）、牙龈乳头充盈评分（PIS），PES为14分，WES为10分，PIS为3分。

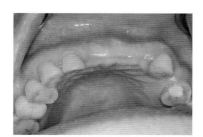

图1　术前口内基本情况

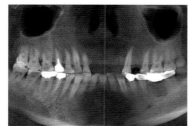

图2　术前CBCT

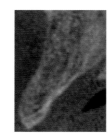

图3　术前CBCT（11矢状面）

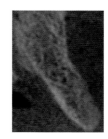

图4　术前CBCT（22矢状面）

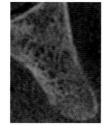

图5　术前CBCT（24矢状面）

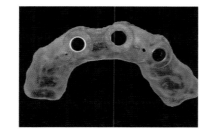

图6　数字化外科导板

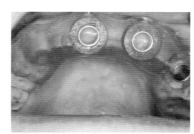

图7　固定数字化外科导板

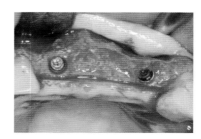

图8　11、22、24位点常规植入植体

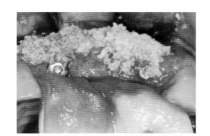

图9　11~22位点植入Bio-Oss骨粉

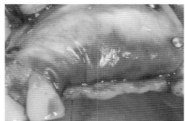

图10　覆盖骨膜

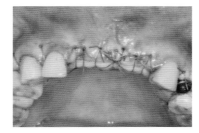

图11　严密缝合创口

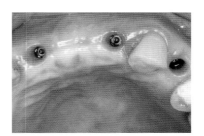

图12　术后6个月复查

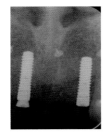

图13　术后6个月根尖片

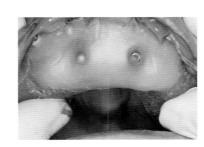

图14　塑形印模

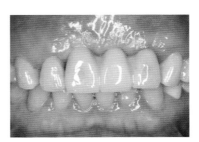

图15　临时修复体口内像

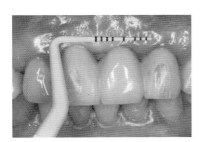

图16　塑形5个月复查

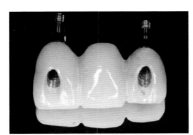

图17　临时修复体盖嵴部加瓷

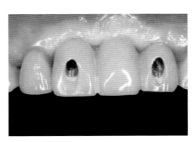

图18　修复体口内像

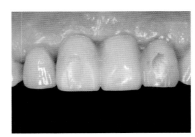

图19　塑形6个月复查

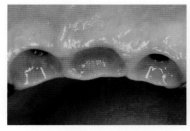

图20 塑形6个月牙龈袖口形态

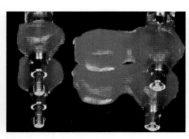

图21 11～22个性化转移杆

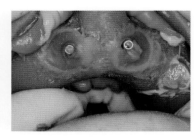

图22 永久印模

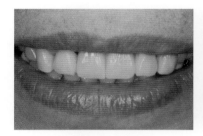

图23 第一次试戴诊断蜡型

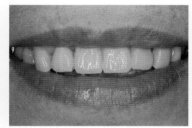

图24 第二次试戴诊断蜡型

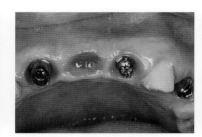

图25 个性化钛基台口内像

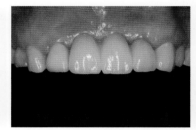

图26 永久修复体口内像

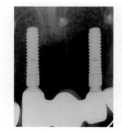

图27 永久修复后根尖片

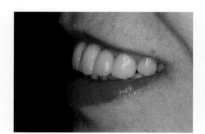

图28 永久修复后侧面微笑像（左）

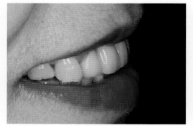

图29 永久修复后侧面微笑像（右）

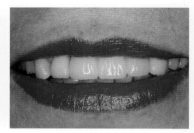

图30 永久修复6个月复查

三、讨论

1. GBR骨增量　前牙区美学种植的效果是以种植体与周围骨结合稳定为基础，依赖于种植体周围充足的骨质。在早期的研究中，很多学者认为保证种植术的成功，在种植体周围必须保留1mm以上的骨量，这极大地限制了前牙区的种植修复。近年来，通过引导骨再生技术（GBR）达到增加骨量的目的，拓宽了牙种植的适应证。能有效地对前牙区不同类型的骨缺损进行骨增量，解决骨组织不足的问题，符合种植美学要求。前牙美学区种植结合GBR手术是现在前牙美学种植的常用方法。本病例患者前牙区唇侧骨板存在明显凹陷，为避免后期牙槽骨吸收，保证前牙区的软组织丰满度，因此于11～22位点行GBR骨增量程序。在永久修复后评价上颌前牙区的美学效果时，不仅要考虑牙冠的形态和美观（白色美学），还需要重点考虑到种植义齿周围组织的美学效果（红色美学），软组织美学效果的获得，与骨质情况及唇颊侧骨壁厚度密切相关，硬组织的支持对于维持牙龈形态结构和牙周健康非常重要。骨丧失会影响种植体的植入及美观，例如当龈乳头缺失时易

形成"黑三角"；对于本病例患者，术中照片可见前牙区牙槽骨存在明显凹陷，GBR骨增量技术显得尤其重要，该患者GBR术后待种植体骨结合稳定，恢复了理想的牙槽骨宽度，保证了唇侧牙龈软组织的丰满度，避免了牙龈的退缩，配合临时冠对牙龈软组织的诱导成形，在永久修复时该患者获得了与邻牙协调的牙龈曲线以及丰满的龈乳头，避免因软组织塌陷产生的"黑三角"。

2. 数字化外科导板　数字化外科导板是基于CAD/CAM技术制作完成，制作精度相比传统外科模板高，而且更准确。在手术过程中应用数字化外科模板，可以将术前全部设计思路转化为实际操作，实现了在一定条件下种植修复效果的可预期性。目前临床上多采用先锋钻导航及全程导航导板引导种植手术的实施，但对于这两种导航的精确度差异的报道尚不多见。目前在种植临床应用中，关于先锋钻导航和全程导航数字化导板的优劣尚无定论，究其原因，病例的具体情况以及医生的技术水平都会影响最终种植的效果。对于某些基础骨量不足的患者，应用全程导航系统可能会造成骨量的进一步丢失，而应用先锋钻导航系统在确定植入位点后再通过术者灵活运用其他技

保留骨量或者进行必要的骨增量，因此选择何种导航形式不应单纯从减少植入点位移从而减少误差的角度出发；本病例患者唇侧骨板存在明显凹陷，为保证后期软组织美学效果，术前制订了GBR植骨方案，因此为该患者设计了单程导航数字化外科导板。术前设计数字化外科导板真正地实现了以修复为导向的种植外科，无论是非限制型或是完全限制型导板，其精度均高于自由手；对于连续多牙缺失的病例，外科导板保证了植体的三维位置，避免植体与植体或邻牙间距过近，保证了后期的软组织美学修复效果。

3. 美学区连续多颗前牙的软组织美学诱导　由于多颗前牙连续缺失牙槽嵴弧度扁平化，骨弓的线性距离减少，如果植入多颗相邻的种植体，会带来种植体相互靠得太近的风险，由此侵犯楔状间隙，导致牙龈乳头高度不足。理想状态下任何两颗植体至少有一个桥体单位相间隔，本病例患者为1~22连续缺失，设计为以11、22种植牙为基牙支持21的三单位桥体。临时修复体材料的选择上应用聚合瓷，这种材料刺激产生的促炎性细胞因子最少，比其他丙烯酸材料更适合做临时修复体。在临时修复体的设计上应用纵向螺丝固位，采用动态加压技术，通过在临时修复体上添加材料，产生最初压力，然后在龈乳头部位定期缩减修复体，以产生空间供软组织填充。

4. 个性化开窗转移杆　应用种植体支持的暂时修复体进行种植体穿龈部分的软组织形态轮廓的精确塑形，对最终的美学效果起着至关重要的影响，是种植美学修复中具有挑战性和创造性的工作。本研究通过逐步调改种植体支持的暂时冠，种植体采用动态加压技术对种植体周围牙龈软组织进行塑形，得到理想的穿龈轮廓和协调一致的龈缘曲线，塑形后在永久修复阶段，复制临时冠的穿龈形态，制作个性化开窗转移杆，通过精细印模技术可以准确地将塑形后的牙龈袖口形态反馈到永久修复体上，保证了戴牙后软组织根面的丰满度和协调一致的牙龈曲线。

5. 植体与基台的选择　基台选择是美学区治疗的关键因素。本病例选择在美学区植入骨水平植体，因其能够建立个性化的穿龈轮廓、限定修复体边缘的位置。最终修复体基台可选择的材料有钛、金、氧化锆和氧化铝陶瓷。临床研究表明，钛基台和氧化锆基台对种植体周围软组织有良好的生物相容性。种植体基台可以是预成的或个性化的，与预成基台相比，个性化基台能针对不同的个体需求，使临床医生能够自由地调整修复体的位置、角度、边缘。本病例患者螺丝固位的临时修复体其穿出位点位于唇侧，考虑到患者前牙美观，在永久修复时基台选择了个性化基台；基台材料的选择上本病例患者采用了个性化钛基台，研究显示黏膜厚度为3mm时，基台材料的颜色无关紧要，因该患者黏膜较厚，并且为骨水平种植体，植入深度为釉牙骨质界下2~3mm处，考虑到空间和生物力学因素，因此为该患者选择钛基台。另外，因该患者的穿出位点位于唇侧，如果选用锆基台，基台唇侧会很薄势必会影响强度。

参考文献

[1] P Valentini, D Abensur. Maxillary sinus floor elevation for implant placement with demineralized freeze–dried bone and bovine bone a clinical study of 20 patients[J]. J Prosthet Dent, 1997, 17(13): 232–280.

[2] Marchack CB, A Simunek. CAD/CAM–guided Implant Surgery and Fabrication of An Immediately Loaded Prothesis For An Immediately Loaded Prothesis For A Partially Edentulous Patient[J]. J Prosthet Dent, 2007, 97(6): 389–394.

[3] Gustavo Cabello, Maria Rioboo. Immediate placement and restoation of implants in the aesthetic zone with a trimodal approach: soft tissue alterations and its relation to gingival biotype[J]. Clinical oral implants research, 2013, 24(10): 1094–1100.

[4] CJ JR, G Greenstein. Angel implants abutments: A practical application of avaliable knowledge[J]. Journl of prothontics, 2012, 23(6): 150–163.

[5] 冯琳琳, 王芳娟, 胡秀连. 种植个性化转移杆在上颌前牙种植美学修复中的应用[J]. 现代口腔医学杂志, 2012, 26(20): 80–84.

伴唇侧骨壁缺损的单颗上前牙即刻种植延期修复

许香娜　兰晶

摘要

目的：本病例旨在探讨单颗上前牙唇侧骨壁缺损的情况下，以特定的术式进行即刻种植来重建唇侧骨壁，并行延期修复，从而达到良好的种植美学修复效果的方法。**材料与方法**：术中微创拔除21残根后探及唇侧骨壁缺损，于唇侧翻角形瓣，偏腭侧植入Straumann BL 3.3mm×12mm植体1颗，于跳跃间隙及唇侧植骨，覆盖双层CGF膜，拉拢缝合。术后6个月行后期修复。**结果**：治疗完成后，种植体唇侧骨壁厚度维持良好，修复体美观自然。

关键词：即刻种植；骨缺损；引导骨再生；延期修复

即刻种植是指在患牙拔除的同时植入种植体。与传统种植治疗比较，即刻种植减少手术次数，缩短治疗周期，有效利用了牙槽窝形态植入种植体，患者接受程度高。但是，目前大多数动物实验及临床研究证据显示即刻种植并不能防止拔牙后牙槽骨改建。因此，美学区唇侧骨板的重建与恢复对其美学修复效果至关重要。而要如何促进唇侧骨板的重建也是我们一直以来所探讨和追求的内容。

一、材料与方法

1. **病例简介**　31岁男性患者。8年前因外伤致左上前牙折断，于外院行根管治疗后桩核冠修复，现因桩核冠折断，到我科要求重新修复。否认系统病史。临床检查：21桩核冠修复，牙冠伸长，Ⅲ度松动。牙龈轻度红肿，唇侧附着龈宽度约4mm。牙冠为尖圆形，牙龈为中弧线形，中厚龈生物型，龈缘连续协调。殆面观见牙槽嵴丰满度可。拆除桩核冠后见折断处位于龈下约2mm。缺损间隙与右侧同名牙一致，近远中距离约8mm，颊舌向宽度约6mm。11近中切角处釉质缺损。22内翻扭转。咬合关系尚可，中线对称。全口卫生一般，软垢（＋）（图1~图3）。CBCT示：21牙冠根折至骨下，根尖可见阴影，腭侧及牙槽窝根方可用骨量可。唇侧牙槽骨骨板菲薄（图4、图5）。

2. **诊断**　21牙冠根折；11牙体缺损。

3. **治疗计划**　拔除21残根后即刻种植，延期修复；11瓷贴面修复（由于患者原因拒绝）。

4. **治疗过程**

（1）手术过程：患者仰卧位，常规消毒、铺巾。于21处行必兰局部浸润麻醉。由于术前CBCT示21唇侧有菲薄骨板，故微创拔除了21残根。但刮尽拔牙窝内软组织后探及该牙唇侧颈部骨板缺如，所以改变术式，在保留龈乳头的情况下在21偏远中处行角形切口，翻开黏骨膜瓣，偏腭侧植入Straumann BL 3.3mm×12mm植体1颗，并于跳跃间隙及21唇侧植入Bio-Oss骨粉0.25g。覆盖双层CGF膜，拔牙创口处辅以胶原蛋白海绵，不可吸收线缝合（图6~图11）。

术后CBCT示：种植体位置方向良好，唇侧骨缺损处恢复良好（图12、图13）。

（2）修复：患者术后6个月复诊，CBCT示：种植体骨结合良好，唇侧骨板恢复良好。行上部结构修复，永久修复基台就位，戴入最终修复体，可见牙冠颜色、形态与邻牙协调，唇侧龈缘位置与邻牙连续协调，近中龈乳头充盈，远中龈乳头尚未完全充满邻间隙（图14~图18）。

戴牙后6个月复诊，CBCT示21种植体骨结合良好，唇侧骨板厚度维持良好。21修复体美观协调，固位良好，龈缘水平与对侧同名牙协调。近中龈乳头充盈，远中龈乳头高度虽然看起来低于相邻龈乳头，但由于22内翻，两牙略有重叠，邻间隙较小，故远中龈乳头充满邻间隙（图19~图22）。

二、结果

治疗完成后，种植修复体外形自然，颜色逼真，牙龈形态健康自然。红色美学评分（PES）和白色美学评分（WES）分别为8和9，患者对此效果甚为满意。

作者单位：山东大学口腔医院

通讯作者：兰晶；Email: kqlj@sdu.edu.cn

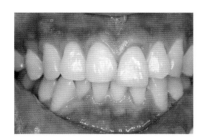

图1 术前正面咬合像

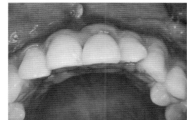

图2 术前殆面像

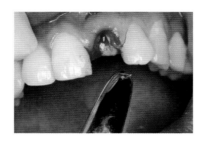

图3 拆除折断桩冠后

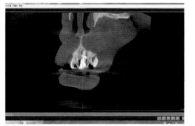

图4 术前CBCT冠状位

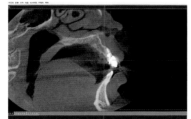

图5 术前CBCT矢状位

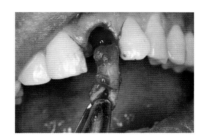

图6 拔除21残根

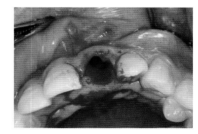

图7 残根拔除后的牙槽窝

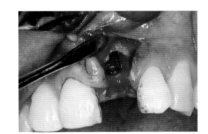

图8 翻瓣，偏腭侧植入Straumann BL 3.3mm×12mm

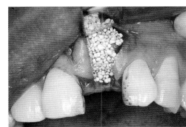

图9 唇侧及跳跃间隙过量植入Bio-Oss 骨粉

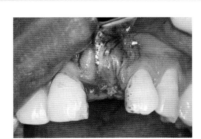

图10 覆盖双层CGF膜

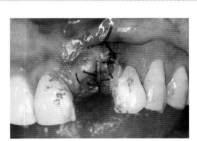

图11 辅以胶原蛋白海绵，不可吸收线缝合

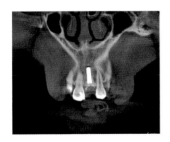

图12 术后CBCT冠状位

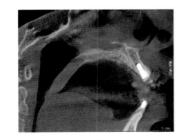

图13 术后CBCT矢状位

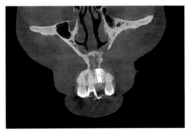

图14 术后6个月CBCT冠状位

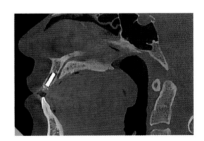

图15 术后6个月CBCT矢状位

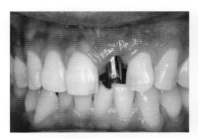

图16　基台就位于口内咬合像

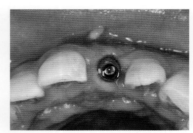

图17　基台就位

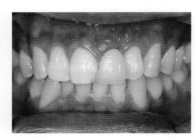

图18　永久冠就位

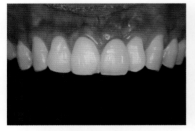

图19　戴牙后6个月正面像

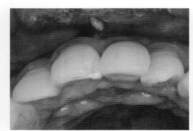

图20　戴牙后6个月殆面像

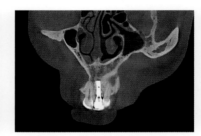

图21　戴牙后6个月CBCT冠状位

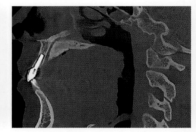

图22　戴牙后6个月CBCT矢状位

三、讨论

2013年ITI共识研讨会提出即刻种植术美学成功的基本中指出，拔牙窝要有完整的骨壁，并且唇侧骨板厚度至少1mm。但是有研究表明，中国人上前牙唇侧骨板厚度达到标准的人并不是很多。这给即刻种植带来了局限性。而近年来在对唇侧骨壁缺损的即刻种植的探究中，多位学者通过一定的术式重建恢复了唇侧骨壁，并取得了良好的美学效果。此外，我们课题组也对此进行了系列研究，证明唇侧骨壁缺损的即刻种植在一定条件下是可行的。

而本病例中我们通过以下几个方面来获得了较好的美学效果：一是翻瓣。翻瓣虽然在初期影响软组织形态，但有研究表明软组织形态是可以恢复的。并且翻瓣可以保持术野清晰，有利于植骨。二在跳跃间隙内植骨及唇侧过量植骨，有利于恢复种植体唇侧骨板厚度。三是使用双层CGF胶原膜作为屏障膜。作为自体移植材料，CGF具有促进组织生长和愈合能力，可以提高骨和软组织的愈合速率而几乎没有感染。并且由于特殊的梯度离心使其含有更高含量的生长因子，CGF膜更加致密，且具有良好的韧性、拉伸性能。此外，有相关研究表明，CGF在体内降解完毕时间为5周，而双层CGF膜能起到更为稳定长久的作用。所以临床上可将CGF作为屏障膜使用。在该病例中，我们运用双层CGF作为屏障膜行引导骨再生术，并以胶原蛋白海绵辅助封闭创口，有效减轻了患者术后反应程度，获得了较好的美学效果。四是延期修复。

参考文献

[1] Blanco J, Nuñez V, Aracil L, et al.Ridge alterations following immediate implant placement in the dog: flap versus flapless surgery[J]. J Clin Periodontol, 2008 Jul, 35(7):640–648.

[2] Blanco J, Alves CC, Nuñez V, et al.Biological width following immediate implant placement in the dog: flap vs. flapless surgery[J]. Clin Oral Implants Res. 2010 Jun, 21(6):624–631.

[3] J Stoupel，C Lee，J Glick，et al.Immediate implant placement and provisionalization in the aesthetic zone using a flapless or a flap - involving approach: a randomized controlled trial[J]. Journal of Clinical Periodontology, 2016, 43(12):1171–1179.

[4] Sacco L. Lecture[J]. International Academy of Implant Prosthesis and Osteoconnection, 2006, 12: 4.

[5] S Jankovic, Z Aleksic, P Klokkevold, et al.Use of platelet–rich fibrin membrane following treatment of gingival recession: a randomized clinical trial[J]. Int. J. Periodontics Restor. Dent. 2012, 32:e41–50.

[6] 文超举. 三种不同压膜方法对CGF膜细胞因子释放以及降解的影响[D]. 吉林大学, 2016.

种植-正畸联合治疗先天性上颌侧切牙缺失1例

李军¹ 王丽萍¹ 李艳红² 方颖¹ 曾菲妃¹ 董豫¹ 查骏¹ 魏永翔¹

摘要

目的：观察种植-正畸联合治疗先天性上颌侧切牙缺失的效果，并探讨其中种植修复的方法及注意事项。**材料与方法**：首先进行正畸处理关闭散在间隙并矫正患者的反颌情况，预留22的间隙，由于患者22部位牙槽嵴宽度不足，并且根方存在凹陷，因此先进行Onlay植骨，术后6个月成骨良好，基于以修复为导向进行种植体的植入，同时利用低替代率的Bio-Oss骨粉进行轮廓扩增增加唇侧的丰满度。6个月后进行二期软组织处理，腭侧取CTG放置在22唇侧并使用缝线固定，同时进行种植体支持式临时冠修复，进行牙龈塑形。2个月后牙龈轮廓及形态良好，获得与邻牙协调一致的效果。通过个性化印模将种植体颈部穿龈轮廓转移到修复模型上，最后通过粘接固位完成最终修复。定期随访和影像学检查，观察牙龈乳头的充盈情况，龈缘是否退缩，口腔卫生的维护。**结果**：患者在骨增量后14个月完成永久修复，种植体与骨组织整合良好，牙龈形态色泽均正常，牙龈乳头充盈修复体邻间隙，牙龈龈缘维持在稳定的水平。6个月后复查软硬组织稳定。**结论**：通过正畸的方式预留修复间隙，对于牙槽嵴缺损部位进行Onlay植骨+引导骨再生能减缓牙槽嵴的吸收，为后期的美学修复提供了良好的基础，对种植体支持的固定修复，尤其是前牙区种植修复美观效果的改善、种植体的使用寿命等方面均有重要意义。

关键词：先天缺失牙；Onlay植骨；软组织增量；种植美学修复

在前牙区种植修复，不仅要恢复功能，更要关注过程及最终的修复效果。近年来，骨增量技术在临床骨缺损种植方面得到广泛的应用，大大提高种植成功率，扩大种植适应证，对修复效果及种植体周围软组织状态起到积极的作用。

一、材料与方法

1. 病例简介　22岁女性患者。主诉：上颌牙齿不齐，存在间隙，要求修复。现病史：患者自觉觉得牙齿反咬，近年来觉得不美观，为求诊治来诊。既往史：否认系统性疾病史、否认药物过敏史。无吸烟习惯。口腔检查：口腔卫生良，牙龈形态、色泽均正常。前牙存在散在间隙，22缺失，12为过小牙，前牙为反𬌗关系。开口度佳，关节正常（图1、图2）。影像学检查：头颅侧位片显示上下颌为反𬌗关系，全景片显示患者颌骨正常，牙根长度均正常（图3）。

2. 诊断　前牙反颌；22牙列缺损；12畸形牙。

3. 治疗计划　先转正畸科调整咬合及缺牙间隙，22行种植修复；12冠/贴面修复（图4）。

4. 治疗过程

（1）正畸程序：患者在我院正畸科调整咬合，2年后咬合关系恢复正常，22缺牙间隙获得6mm（图5）。

（2）骨增量程序：于21～23做角形瓣，暴露骨面，见骨缺损处存在凹陷。在下颌外斜线部位使用超声骨刀取5mm×10mm自体骨块，修整骨锐利的边缘，使用钛钉将其固定在22骨缺损处，骨块与基骨间隙内填入Bio-Oss骨粉，外侧覆盖Bio-Gide膜＋CGF膜减张缝合（图6、图7）。

（3）一期手术：骨增量手术6个月后拍摄CBCT，提示成骨良好（图8）。必兰局部麻醉下，做角形瓣，翻瓣后以修复为导向进行种植体的植入，种植体均位于骨内，使用骨刮刀在邻近骨面刮取自体骨屑，并将其与Bio-Oss骨粉混合覆盖在唇侧，最外侧放置Bio-Gide膜＋CGF膜，减张缝合（图9、图10）。

（4）二期软组织增量：种植术后6个月，种植体骨整合良好。必兰局部麻醉下，采用牙周隧道刀潜行分离唇侧牙龈，制备"龈袋"，于腭侧取一块5mm×8mm大小的CTG放置唇侧，并使用缝线固定，同时制作种植体支持式的临时冠进行牙龈塑形（图11～图14）。

（5）最终修复：

①个性化印模：口外采用树脂材料复制种植体支持式暂冠穿龈部分形态，制作个性化取模柱，同时11、21进行贴面的预备，通过个性化的印模技术准确地转移种植体位置关系以及口内牙龈的穿龈形态到工作模型上（图15、图16）。

②口外预粘接：本例病例中由于厂家没有螺丝固位的基台，因而采用的是粘接固位。为避免粘接剂的残留，我们使用3D打印技术将最终基台的形态另外打印一个复制品，同在口外预粘接，将多余的粘接剂排出，从而最终粘接，咬合调整，抛光（图17～图20）。

作者单位：1. 广州医科大学附属口腔医院；2. 广州盛世口腔
通讯作者：李军；Email: lijun585429@163.com

（6）术后随访：患者最终戴牙后6个月复查，菌斑控制良好，探诊无深牙周袋及出血，唇侧丰满度可，种植牙周软组织与邻牙健康，种植牙冠近远中龈乳头充盈，唇侧龈缘高度稳定并与邻牙协调一致，美学效果良好。影像片显示种植体骨整合良好，骨水平维持在稳定的状态，无明显吸收（图21～图24）。

二、结果

患者在骨增量后14个月后完成永久修复，种植体与骨组织整合良好，牙龈形态色泽均正常，牙龈乳头充盈修复体邻间隙，牙龈龈缘维持在稳定的水平。6个月后复查软、硬组织稳定。

外观笑容美观协调，患者满意度高。影像片检查显示种植体形成了良好的骨整合，牙槽骨维持在稳定的水平。

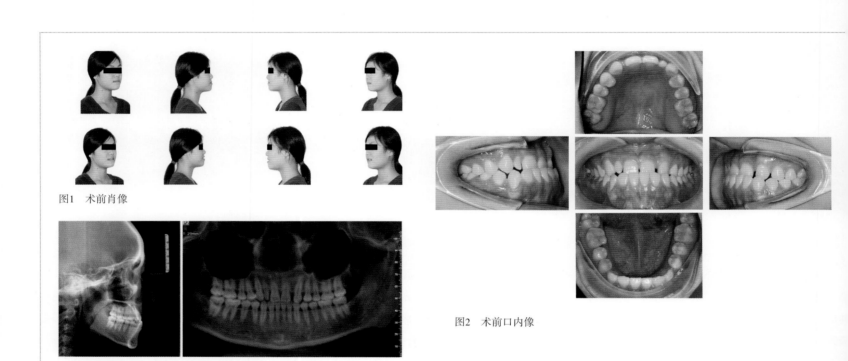

图1　术前肖像

图3　术前影像学检查

图2　术前口内像

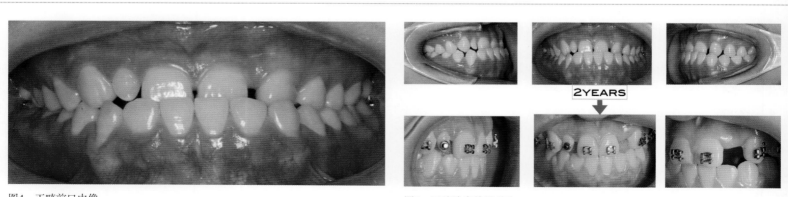

图4　正畸前口内像

图5　正畸治疗前后对比

2YEARS

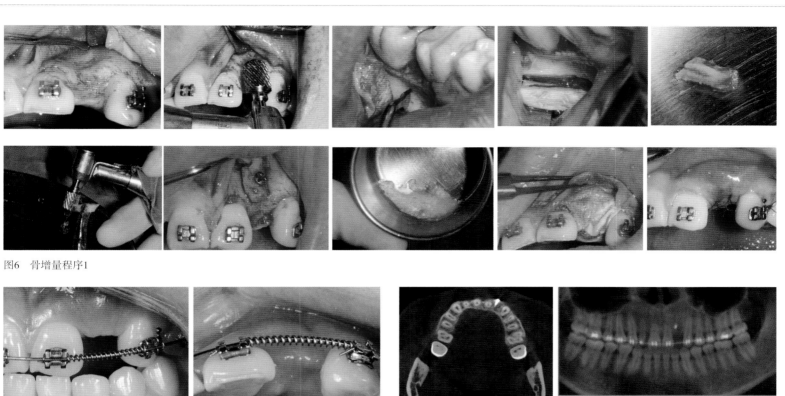

图6　骨增量程序1

图7　骨增量程序2

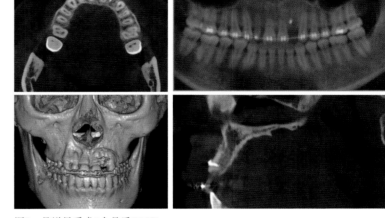

图8　骨增量手术6个月后CBCT

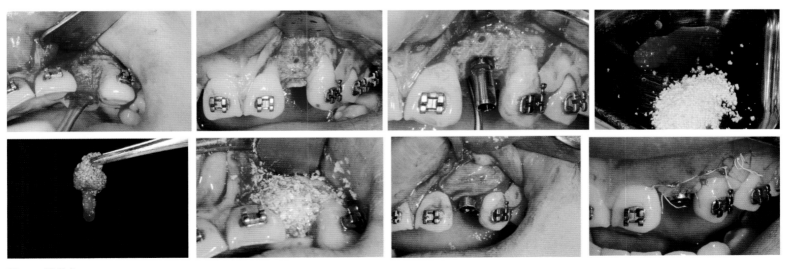

图9　一期手术1

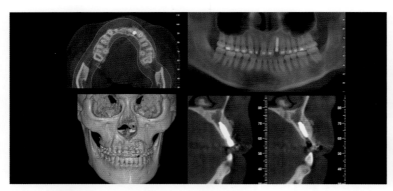

图10　一期手术2

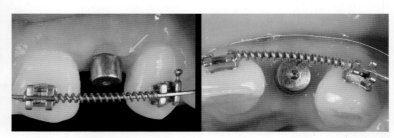

图11　二期软组织增量1

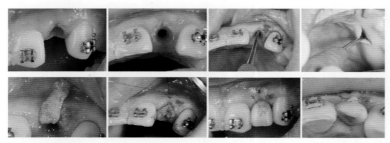

图12　二期软组织增量2

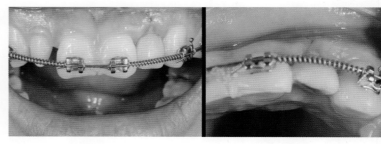

图13　二期软组织增量3

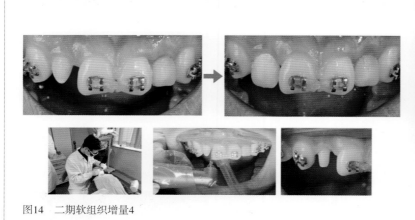

图14　二期软组织增量4

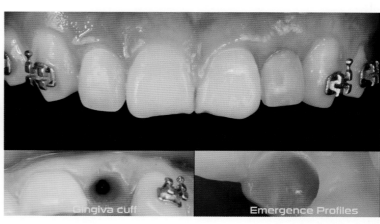

图15　个性化印模1

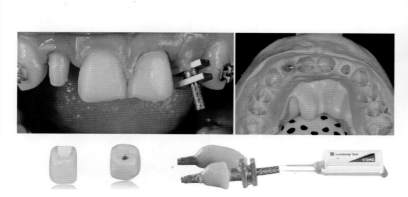

图16　个性化印模2

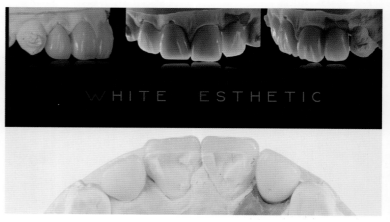

图17　口外预粘接1

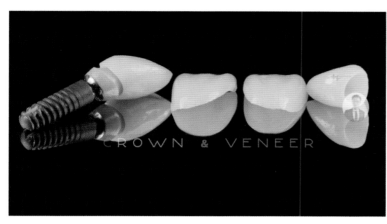

图18　口外预粘接2

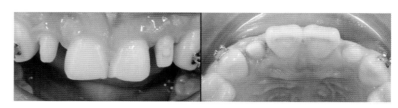

图19　口外预粘接3

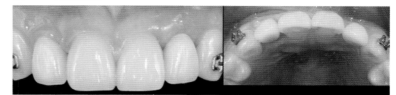

图20　口外预粘接4

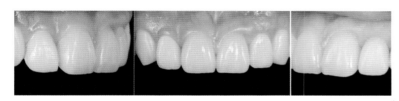

图21　最终戴牙后6个月口内像

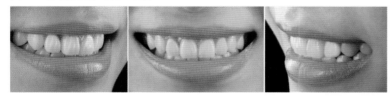

图22　最终戴牙后6个月面下1/3像

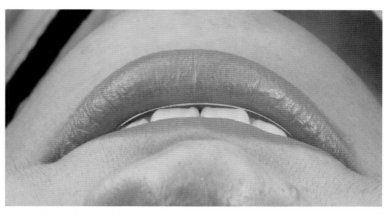

图23　最终戴牙后6个月微笑像

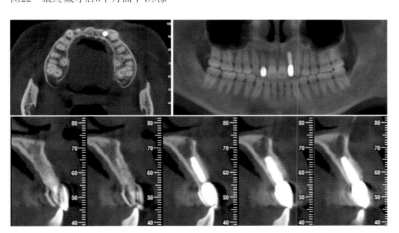

图24　最终戴牙后6个月CBCT

三、讨论

在本病例中，患者22先天缺失同时前牙为反𬌗，因此我们通过与正畸科合作先将咬合关系调整好，同时预留好22的间隙为后期的种植做准备。薄龈型并且唇侧骨板有凹陷，采用同期种植风险很大，基于此，我们采用分期种植的方式，首先进行牙槽嵴的重建，待骨稳定后再按照以修复为导向进行种植体的植入，为后面的美学效果的实现提供了良好的基础。同时这个病例中的患者为低位笑线，厚龈生物型，龈缘与邻牙平齐，这是一些有利的因素。

在本病例中，我们采用Onlay植骨法，从外斜线取骨，避免了正中联合部位取骨带来的可能导致牙根敏感和麻木的症状。在块状骨及基骨间隙内填入Bio-Oss骨粉，最外侧填入Bio-Gide膜，可以避免自体骨吸收的缺点。这种技术的优点在于，最内层的自体骨具有骨诱导性，它能诱导成骨细胞往种植体表面迁移，从而转化成骨细胞，加速形成骨整合，同时外层的低替代率的骨移植材料又能维持良好的轮廓，尤其是在前牙美学区具有重要的意义，最外层的可吸收生物膜起屏障作用，将上皮样细胞隔离开来，从而为内层的骨改建提供空间。

在GBR中，我们也利用了浓缩生长因子（CGF），它作为最新一代自体浓缩生长因子由Sacco首先研发，CGF由静脉血从2400～2700r/min下分离制备，其制备过程中无须添加任何化学或过敏性添加剂，因此具有优异的生物相容性。CGF作用的发挥有赖于其高浓度的各类生长因子及纤维蛋白原所形成的纤维网状支架，制备CGF过程中特殊的变速离心使得血小板被激活，其中的血小板α颗粒释放出各种生长因子，主要包括血小板衍生生长因子、转移生长因子-β、类胰岛素生长因子、血管内皮生长因子、表皮生长因子以及成纤维细胞生长因子、骨形成蛋白等，它们能促进细胞增殖、基质合成和血管生成；而CGF纤维网状支架又能为生长因子所诱导生成的新生组织提供空间。在临床上我们也观察到了CGF对软组织的愈合的促进作用，减少患者术后不良反应。

在美学区种植常规推荐螺丝固位的修复方式，但是在临床上存在局限性，首先是中国人的上颌前牙区的牙槽骨通常具有骨性凹陷，通过舌隆突进行螺丝固位修复的种植位点通常会导致种植体侧穿，因此很多时候为了兼顾种植体的骨整合从而会选择粘接固位。另外从另外一个角度来说，螺丝固位通常比粘接固位成本要高很多，在患者经济并不充裕的情况下，选择螺丝固位的修复方式，患者难以承受额外的费用，因此很难普及。在本病例中，因为患者的经济方面的愿意，我们采用了粘接固位的修复方式，但是我们制作了个性化的预粘接棒，可以在最终粘接之前将使用预粘接棒将牙冠内多余的粘接剂排挤出去，从而避免粘接剂残留龈沟，导致种植体周围炎。临床上我们也发现这种方法效果良好，粘接力与常规相比无明显差异。综上所述，在严格选择适应证、精细临床操作及患者积极保持口腔卫生的情况下，上颌单颗前牙严重骨缺损的情况下，先通过牙槽嵴扩增技术进行分期种植，在短期内可获得较满意的修复效果，其长期临床治疗效果有待进一步观察。

参考文献

[1] Araujo M, Sukekava F, Wennstrom J, et al. J.Ridge alterations following implant placement in fresh extraction socket: an experimental study in the dog[J]. Journal of Clinical Periodontology, 2005,32,645-652.

[2] Chen ST, Wilson TG Jr, Hammerle CH. Immediate or early placement of implants following tooth extraction: review of biologic basis, clinical procedures and outcomes[J]. Int J Oral Maxillofac Implants, 2004, 19(Suppl) :12-25.

[3] Yu B, Wang Z. Effect of concentrated growth factors on beagle periodontal ligament stem cells in vitro[J]. Mol Med Rep,2014,9(1):235-242.

[4] Sohn DS, Moon JW, LeeWH, et al.Comparison of new bone formation in the maxillary sinus with and without bone grafts: Immunochemical rabbit study[J]. Int J Oral Maxillofac Implants, 2011, 26(5):1033-1042.

前牙美学区连续缺失的种植修复治疗

邹华伟　黄元丁

摘要

近年来，随着种植修复越来越普及，患者对种植的要求也随之提高，对种植修复的满意程度除了在形态和功能方面的要求外，对美学效果的要求也越来越高，尤其是对美学区的种植修复更为突出。由于美学区牙的位置、功能和局部解剖、组织结构的特殊性，要想获得长期的美学效果是非常具有挑战性的。笔者以1例牙周病患者上颌前牙连续缺失后的种植修复为例，展示从初诊到最终修复以及随访近3年的美学效果。

关键词：牙种植体；骨整合；美学修复

客观而言，美学区（the esthetic zone）的定义是在大笑时可以看见的牙及牙槽嵴部分。主观而言，对患者具有美学重要性的牙及牙槽嵴部分都是美学区。在美学区的种植修复需要达到特定的美学修复效果。因为具有高位唇线的患者笑时暴露大部分的牙和牙龈，甚至部分牙槽黏膜，尤其是同时具备高弧线、薄龈生物型者更加引人注意。所以在美学区种植修复时，需要利用特殊的种植修复技术和操作技巧，达到以假乱真的美学修复效果。本文以1例牙周病患者上颌前牙连续缺失后的种植修复为例，展示从初诊到最终修复以及随访近3年的美学效果。

一、材料与方法

1. **病例简介**　41岁女性患者。主诉：上前牙缺失2个月，要求种植修复。现病史：2个月前上前牙松动，于我院牙周科就诊后建议拔除上前牙。既往史：平素健康状况良好，否认以下系统性疾病：高血压、糖尿病（1型、2型）、骨质疏松症、心肌梗死、冠心病、心律不齐；无过敏史；无吸烟史，无紧咬牙习惯，无磨牙症，未服用特殊药物（双膦酸盐类、皮质激素类、抗凝血类）。无外伤史，无精神病史。全身情况：良好。专科检查：口外检查：双侧颌面部对称，无肿胀，无颞下颌关节临床检查阳性体征，中位笑线（图1）。口内检查：咬合关系可，未见早接触、𬌗干扰，无黏膜病损，牙龈生物型为中型；11、21缺失，角化龈凹陷，牙槽嵴轻度吸收，对颌牙位未见明显伸长，无修复体（图2）。检查：11、21缺失，缺失牙龈乳头变低平（图2）。CBCT检查（拔牙前）（图3）：全口牙槽骨水平向吸收，11、21剩余牙槽骨宽度约6mm、高度约11mm。

2. **诊断**　慢性牙周炎；牙列部分缺失。

3. **治疗计划**

（1）牙周治疗+种植修复。

（2）牙周治疗+活动义齿修复。

（3）牙周治疗+传统固定义齿修复。

4. **治疗过程**

牙周治疗+种植修复（与患者充分交流沟通后选择此方案）。

（1）术前试排牙，制作简易导板（图4）。

（2）种植手术

①暴露11、21牙槽骨，可见11、21唇侧骨板缺损（图5）。

②在导板辅助下确定种植体的植入位点和植入方向（修复为导向）：上颌前牙种植体长轴方向应略偏向原天然牙长轴的腭侧，使种植体的唇侧骨板保留更多骨量，避免唇侧骨壁倒凹区穿孔，恢复患者咬合功能，并与邻牙形态相协调（图5）。

③种植体的植入：种植体植入时应低于牙槽嵴顶0.5～3.0mm（不同种植系统略有差别），与邻牙间的骨宽度至少为2mm（图6），以降低种植体周围骨吸收风险，尤其是种植区唇侧骨板和邻牙骨板较薄时。本病例在11、21处分别植入1颗Osstem 3.5mm×11.5mm种植体。

④引导骨再生术（GBR术）：Ferrus等研究发现，颊侧骨板≤1mm时，植入区的水平骨减少量（43%）明显大于颊侧骨板>1mm的植入区（21%），且在种植体周间隙，厚骨板区新骨形成量（84%）明显大于薄骨板区（67%）。根据种植体周围间隙，采用骨替代物直接充填骨缺损区（GBR技术），引导、促进种植体周间隙内骨再生（图7、图8）。本病例GBR术所用人工骨粉为Bio-Oss骨粉，胶原膜为可吸收的Bio-Gide胶原膜。

⑤缝合黏膜（图9）：严密减张缝合。

⑥种植体植入术后X线片（图10）。

（3）种植体植入术后6个月复查CBCT（图11、图12）。

作者单位：重庆医科大学附属口腔医院

通讯作者：黄元丁；Email：huangyd@126.com

（4）二期牙龈成形术（图13、图14）。

（5）临时CAD/CAM树脂牙塑形（图15）。

（6）最终CAD/CAM全瓷冠修复（图16～图19）。

（7）最终全瓷冠修复后影像学检查（图20、图21）

（8）随访：种植体植入术后2年复查结果（图22～图25）。种植体植入术后32个月复查结果（图26～图30）。

二、结论

慢性牙周病患者牙缺失后可在控制牙周病后采用种植体植入术和GBR术行美学区种植修复，修复后的美学效果较好。

三、讨论

本病例采用牙周系统治疗和种植修复进行前牙美学区连续缺失后的修复治疗，美学效果良好，特别是临床追踪随访后的美学效果非常满意，因为连续缺失的种植修复治疗后常见的"黑三角"在本病例随访中消失了。

前牙承担着维持面部美观和语音的重要功能，也是所谓的美学区。前牙缺失后严重影响患者的美学要求，而种植修复是目前最好的一种解决缺失牙的修复方式，但由于美学区的局部解剖与结构组织的特异性，使得美学区的种植修复具有非常大的挑战性。本病例通过术前严格的手术设计，在导板辅助下采用以修复为导向的种植治疗，以及术前、术后配合系统的牙周治

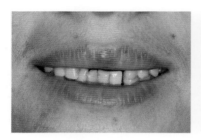 图1　术前微笑像
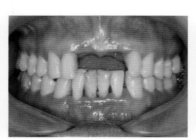 图2　术前口内像
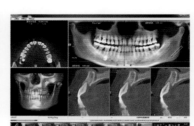 图3　术前CBCT
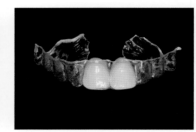 图4　制备简易导板

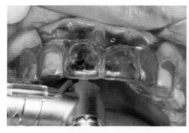 图5　导板辅助下制备种植体植入窝洞
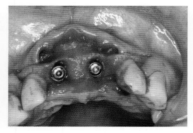 图6　种植体植入后
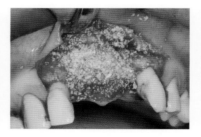 图7　术区植入Geistlich Bio-Oss人工骨粉
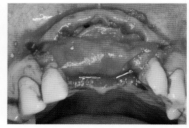 图8　术区覆盖Geistlich Bio-Gide可吸收胶原膜

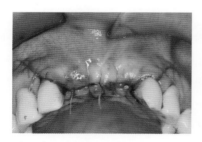 图9　术区严密减张缝合
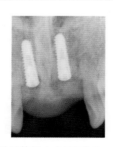 图10　种植体植入术后X线片
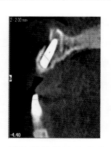 图11　11牙位种植体植入术后6个月复查CBCT
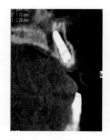 图12　21牙位种植体植入术后6个月复查CBCT

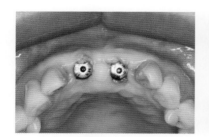 图13　二期术后嵴顶像
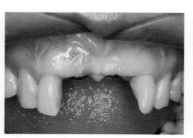 图14　二期术后正面像
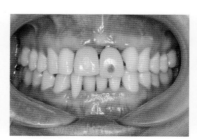 图15　临时树脂冠对牙龈塑形
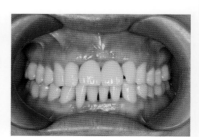 图16　最终全瓷冠戴入口内像

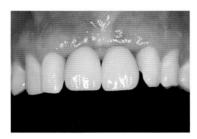

图17 最终全瓷冠戴入口内局部像

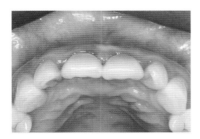

图18 最终全瓷冠戴入口腭顶像

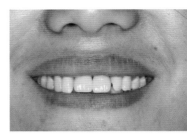

图19 最终全瓷冠戴入后微笑像

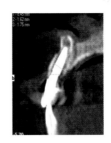

图20 最终全瓷冠戴入后11CBCT结果

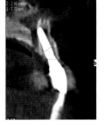

图21 最终全瓷冠戴入后21CBCT结果

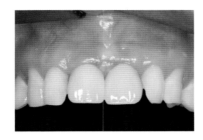

图22 种植体植入术后2年口内局部正面像

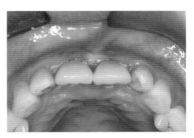

图23 种植体植入术后2年口内局部腭顶像

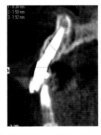

图24 种植体植入术后2年11CBCT显示结果

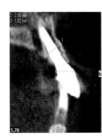

图25 种植体植入术后2年21CBCT显示结果

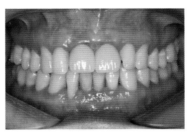

图26 种植体植入术后32个月口内像

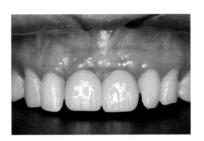

图27 种植体植入术后32个月口内局部正面像

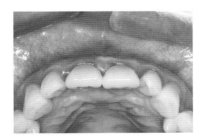

图28 种植体植入术后32个月口内局部腭顶像

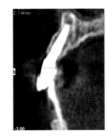

图29 种植体植入术后32个月11CBCT显示结果

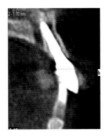

图30 种植体植入术后32个月21CBCT显示结果

疗，使得该牙周病患者上前牙连续缺失后的种植修复治疗的短期美学效果得到了一定的保证，但长期的美学效果如何还有待进一步的研究与观察。

参考文献

[1] Burgueño-Barris G1, Cortés-Acha B, Figueiredo R,et al. Aesthetic perception of single implants placed in the anterior zone. A cross-sectional study[J]. Med Oral Patol Oral Cir Bucal, 2016 Jul 1, 21(4):e488-493.

[2] Ferrus J，Cecchinato D，Pjetursson EB，et al. Factors influencing ridge alterations following immediate implant placement into extraction sockets[J]. Clin Oral Implants Res, 2010, 21:22-29.

[3] Furze D, Byrne A, Alam S,et al. Esthetic Outcome of Implant Supported Crowns With and Without Peri-Implant Conditioning Using Provisional Fixed Prosthesis: A Randomized Controlled Clinical Trial[J]. Clin Implant Dent Relat Res, 2016 Dec,18(6):1153-1162.

前牙美学区正畸联合即刻种植即刻修复病例1例

陈琳琳　曲哲　刘筱琳　赵佳明

摘要

目的：本文是介绍1例上颌双侧尖牙先天缺失的患者通过正畸治疗后，即刻种植即刻修复伴牙龈诱导成形，最终应用CAD/CAM技术制作氧化锆个性化基台及氧化锆全瓷冠来恢复美观和功能的种植修复病例。**材料与方法**：选取于大连市口腔医院种植中心就诊的一名女性患者，上颌双侧乳尖牙滞留，上颌双侧尖牙先天缺失，就诊时口内检查13、23近远中间隙较小，拍摄曲面断层片和头颅侧位片，确诊为安氏Ⅱ类，骨性Ⅰ类错𬌗畸形，经过系统的正畸治疗扩大13、23缺牙空隙，调整咬合关系，排齐整平牙弓，保留双侧尖牙间隙后进行种植修复。种植手术前对患者进行全面的口腔检查及CBCT检查、SAC美学风险评估，确定治疗方案。术中联合GBR技术，放置Bio-Oss人工骨粉，覆盖Bio-Gide胶原膜（Geistlich Bio-Oss，瑞士），钛钉固位胶原膜；即刻修复，手术当天戴入种植体支持的纵向螺丝固位的PMMA临时修复体，诱导牙龈成形，拟恢复协调美观的牙龈轮廓，定期复诊，视情况调改临时修复体的形态，待6个月牙龈稳定后制作个性化开窗转移杆复制穿龈轮廓；永久修复体利用CAD/CAM技术制作个性化氧化锆基台及氧化锆全瓷冠以获得最终的美学效果。**结果**：正畸治疗为种植修复提供了充足的三维空间。种植手术同期GBR技术引导骨再生为前牙美学区提供了充足的骨量。即刻修复采用由种植体支持的纵向螺丝固位的临时修复体，经过6个月的软组织成形，获得了理想的穿龈形态和协调的龈缘曲线。最终戴入CAD/CAM技术制作的个性化氧化锆基台及氧化锆全瓷冠以获得最终的美学效果，患者非常满意。按照国际上常用的红白美学评价及PIS牙龈乳头充盈度进行评价，PES评分为10分，WES评分为10分，PIS评分为2分。**结论**：以种植修复为导向的正畸治疗，为种植手术提供充足的三维空间；种植联合GBR技术可以获得良好的骨增量效果，为软组织诱导成形提供相对充足的骨架支撑；即刻修复能明显缩短治疗时程，即刻恢复美观，减轻患者生理心理的痛苦，同时临时修复体为周围软组织提供了支持，较好地维护种植体周围牙龈形态，使之与天然牙协调，有助于达到预期的美学效果；种植体支持的纵向螺丝固位的临时修复体诱导牙龈获得理想的穿龈形态和协调的龈缘曲线；PMMA（聚甲基丙烯酸甲酯）是一种具有强度高、韧性大、抗折断和不易脆裂等特性的高分子聚合物，可经过CAD/CAM技术进行直接切削，从而有效节省技师操作的时间，同时缩短了患者的戴牙时间；CAD/CAM技术能化精准化制作个性化氧化锆基台及氧化锆全瓷冠以获得最终的美学效果。

关键词：正畸联合种植；GBR；牙龈诱导成形；螺丝固位；PMMA

随着口腔种植技术的发展及人们对口腔美学的重视，上颌前牙美学区的种植修复日益备受关注，越来越多的患者选择种植修复为治疗方案。而种植治疗有一定范围的适应证，其中种植体的三维方向至关重要，有些患者需要配合系统的正畸治疗为种植修复提供充足的三维空间。本病例采用正畸种植联合GBR的治疗方案，进行以后期种植修复为导向的正畸治疗，为种植手术提供充足的空间，同期在初期稳定性良好的基础上行即刻修复，采用临时修复体对种植体周围软组织进行塑形，获得了良好的牙龈形态及与邻牙协调的穿龈轮廓，再通过制作个性化氧化锆基台及全瓷冠，达到了预期的美学修复效果。

一、材料与方法

1. 病例简介　23岁女性患者，53、63乳牙滞留，13、23恒牙先天缺

作者单位：大连市口腔医院

通讯作者：赵佳明；Email: dlkq_zhaojiaming@126.com

失，于2016年到种植科就诊，要求种植修复治疗。专科检查13、23缺牙区牙槽嵴低平，缺牙间隙近远中距离4mm，建议转诊于正畸科打开13、23近远中间隙，待牙列稳定后进行种植修复。拍摄曲面断层片和头颅侧位片，确诊为安氏Ⅱ类、骨性Ⅰ类错𬌗畸形。拟系统的正畸治疗后进行种植修复。正畸治疗后口内检查缺牙间隙近远中距离7mm，颊舌向距离8mm，𬌗龈距离6mm，薄龈生物型，笑线中等，牙周健康，邻牙无异常。否认系统性疾病史、否认传染病史，否认药物过敏史、否认材料过敏史。CBCT显示13、23缺牙区可用骨高度分别为11.2mm、11.8mm，可用骨宽度分别为6.1mm、5.1mm，骨质分类为Ⅱ类，无疏松影像。ERA美学风险评估为中高等风险（表1）。

2. 诊断　上颌牙列缺损；安氏Ⅱ类（骨性Ⅰ类）错𬌗畸形。

3. 治疗计划

（1）口内检查、CBCT检查示13、23缺牙空隙近远中距离较小，拟进行系统的正畸治疗扩大13、23近远中间隙后行种植修复。

（2）手术当天视种植体的初期稳定性，拟行即刻种植即刻修复。

（3）术前制作Index非印模转移装置。

（4）利用纵向螺丝固位的临时修复体，进行软组织诱导成形。

（5）待牙龈形态稳定后，拟行CAD/CAM制作螺丝固位个性化氧化锆基台及氧化锆全瓷冠。

4. 治疗过程（图1～图30）

（1）术前检查：患者专科检查53、63乳牙滞留，13、23缺牙区牙槽嵴低平，缺牙间隙近远中距离分别为4.3mm、4.5mm，颊舌向距离分别为6.2mm、6.3mm，龈距离8.7mm，薄龈生物型，笑线中等，牙周健康，邻牙无异常。否认系统性疾病、否认传染病史、否认药物过敏史、否认材料过敏史。CBCT显示13、23可用骨高度分别为11.2mm、11.8mm，可用骨宽度分别为6.1mm、5.1mm，骨质分类为Ⅱ类，无疏松影像。拍摄曲面断层片和头颅侧位片，确诊为安氏Ⅱ类、骨性Ⅰ类错𬌗畸形。ERA美学风险评估为中高等风险。遂确定治疗方案。

（2）正畸治疗：清洁牙面，纠正不良习惯，上下颌行直丝弓矫正技术。13、23安放推簧扩大维持近远中空隙，因此患者有吐舌习惯，同时进行Ⅱ类牵引防止唇倾，建立良好的前牙覆𬌗覆盖及后牙咬合关系、排齐整平牙弓。

（3）种植手术：术前行血常规、测量血压等常规检查，使用0.12%复方氯己定漱口液漱口3次，每次15mL，含漱1分钟。采用无痛麻醉仪（STA）局部浸润麻醉。常规消毒、铺巾、翻瓣，拔除滞留乳牙、用球钻在拔牙窝偏腭侧定点，逐级备洞，植入种植体（Straumann，SLA，3.3mm×12mm，BLNC，瑞士），用种植体稳定性测量仪Osstell ISQ（Osstell公司，瑞典）测量ISQ值13为74，23为75，唇侧放置Bio-Oss人工骨粉，覆盖Bio-Gide胶原膜，钛钉固位胶原膜，术后安装开窗转移杆，用细丝缝线严密缝合创口。

（4）即刻修复：手术当天利用CAD/CAM技术在临时基台上制作纵向螺丝固位的PMMA临时修复体。初戴临时修复体时预留三角间隙，预留软组织生长的空间，充分打磨抛光，减少菌斑附着。戴入口内后调整咬合，嘱患者

勿咬硬物，注意清洁牙齿保持口腔卫生，用牙间隙刷或冲牙器等仔细将种植体周围清洁干净。嘱患者每月复诊，着重观察龈缘曲线是否协调、近远中三角间隙是否充盈，以建立适合种植体理想的穿龈轮廓，建立与邻牙相协调和谐的软组织形态，包括龈乳头的高度、宽度、黏膜顶点的位置及软组织的三角形轮廓，拍摄口内照片，保存资料。塑形5个月时，牙龈状态基本稳定，但仔细观察23的近中龈乳头仍有潜在的三角间隙，拆下23的临时修复体，在23近中斜面增加聚合瓷压迫下牙龈乳头进一步成形，打磨抛光。并结合正畸治疗协助减少23近中龈乳头的间隙，排齐整平牙弓。塑形6个月时，牙龈状况已经稳定，并形成了较为理想的穿龈轮廓和协调一致的龈缘曲线，13、23三角间隙充盈丰满。此时到正畸科拆除口内托槽及弓丝，制作个性化开窗转移杆和光固化树脂的个性化开窗托盘，用DMG Light+Heavy加聚型硅橡胶（DMG，德国）制取开窗印模，将塑形后的牙龈袖口形态个性化翻制，比色，检查印模制取情况，准确无误后连接替代体，送往修复工艺中心运用CAD/CAM设计，制作个性化氧化锆基台以及氧化锆全瓷修复体。

（5）永久修复体种植修复：使用Index定位器引导个性化氧化锆基台就位，检查基台就位情况，基台位于龈下1mm，检查冠边缘与基台密合，与周围软组织协调，牙冠形态颜色良好，患者满意。在前牙区用40μm咬合纸检查咬合情况，调𬌗13、23咬合早接触点，仔细检查正中𬌗、前伸𬌗、侧方𬌗均无𬌗干扰，无咬合早接触，打磨抛光，直至40μm咬合纸无阻碍通过。口外用硅橡胶制备预粘接代型，超声振荡清洁种植修复体，消毒擦拭后气枪吹干。口内基台扭矩扳手加力至30N·cm后，聚四氟乙烯封闭螺丝通道，树脂封孔，光照固化20秒。使用自粘接树脂水门汀于口外预粘接氧化锆全瓷冠，排出多余的粘接剂后，在口内进行永久粘接，光照固化20秒，用牙线去除邻间隙多余粘接剂。拍摄X线片，确认基台和牙冠完全就位。向患者交代种植修复后注意事项，不适时随诊。

二、结果

正畸治疗，为种植修复提供了可利用的三维空间。种植体植入后，未见明显的病理性骨吸收、无种植体周围炎、软组织健康。行即刻修复，明显缩短治疗时程，临时修复体为周围软组织提供支持，较好地维护种植体周围牙龈形态，使之与天然牙协调，减轻患者的生理、心理痛苦，有助于恢复预期的美学效果。经过6个月的牙龈诱导成形，获得了较理想的穿龈轮廓和协调的龈缘曲线，全瓷冠修复体美学效果良好，患者对最终的修复效果满意。按照国际上常用的红色美学评分（PES）、白色美学评分（WES）、牙龈乳头充盈评分（PIS）视觉模拟评分法(VAS)进行了评价，PES为10分（表2），WES为10分（表3），PIS为2分（表4），VAS为8.7分（表5）。

表1　美学风险评估

美学风险因素	风险水平		
	低	中	高
健康状况	健康，免疫功能正常		免疫功能低下
吸烟习惯	不吸烟	少量吸烟，<10支/天	大量吸烟，>10支/天
患者美学期望值	低	中	高
唇线	低位	中位	高位
牙龈生物型	低弧线形、厚龈生物型	中弧线形、中龈生物型	高弧线形、薄龈生物型
牙冠形态	方圆形	卵圆形	尖圆形
位点感染情况	无	慢性	急性
邻面牙槽嵴高度	到接触点≤5mm	到接触点5.5～6.5mm	到接触点≥7mm
邻牙修复状态	无修复体		有修复体
缺牙间隙宽度	单颗牙（≥7mm）	单颗牙（<7mm）	2颗牙或2颗以上
软组织解剖	软组织完整		软组织缺损
牙槽嵴解剖	无骨缺损	水平向骨缺损	垂直向骨缺损

表2　红色美学评分（pink esthetic score, PES）

PES检查指标	缺失	不完整	完整
近中龈乳头			2
远中龈乳头			2
唇侧龈缘高度			2
唇侧龈缘曲度			2
根部凸度、软组织的颜色和质地			2
PES总分	10分		

表3　白色美学评分（white esthetic score，WES）

WES检查指标	不完整	完整
牙冠形态		2
牙冠外形轮廓		2
牙冠颜色		2
牙冠表面质地		2
透明度/个性化		2
WES总分	10分	

表5　视觉模拟评分法(VAS)

VAS问题	得分
时间：患者对整个治疗过程时间的印象	8
修复体评价：对修复体的总体满意程度	10
软组织评价：对种植体周围软组织的总体满意度	8
美观评价：微笑时满意度	9
VAS最终得分	8.7

表4　牙龈乳头充盈评分（PIS）

PIS检查指标	得分
无牙龈乳头	0
牙龈乳头不超过邻间隙高度的1/2	1
牙龈乳头充满超过邻间隙高度的1/2，但未到邻牙触点	2
牙龈乳头充满整个邻牙间隙	3
牙龈乳头过度增生	4
PIS总分	2

三、讨论

1. 即刻种植即刻修复　即刻种植是指拔除患牙的同时对拔牙窝进行适当修整后立即将种植体植入新鲜拔牙创内。它解决了常规由于种植治疗周期长造成部分患者流失的现象并同时可以减少牙槽骨的吸收，提高美学效果。即刻修复是指种植体植入后48小时内完成临时上部结构修复，待种植体获得骨整合后更换上部结构，完成永久性修复。临时修复体可以减少甚至避免患者牙齿缺失的时间，更重要的是可引导牙龈组织以类似天然牙颈部的形

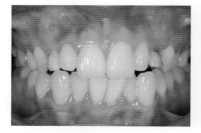

图1　初诊口内像

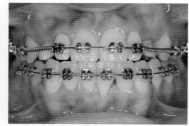

图2　正畸治疗像

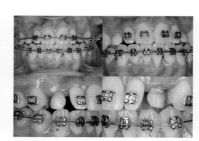

图3　种植手术前口内像

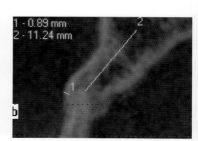

图4　术前CBCT局部像（13位置）

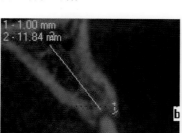

图5　术前CBCT局部像（23位置）

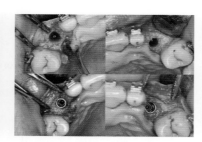

图6　拔除滞留乳牙，植入种植体

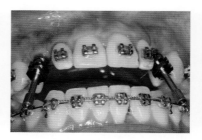

图7　植入Bio-Oss骨粉覆盖胶原膜，连接转移杆，严密缝合

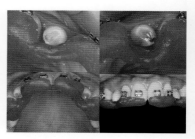

图8　术前试戴Index

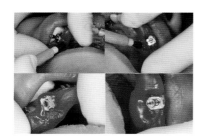

图9　Index口内硬性连接

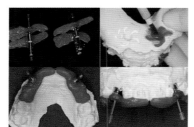

图10　翻制石膏模型

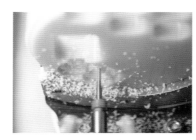

图11　PMMA临时修复体制作过程

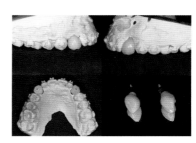

图12　制作完成的PMMA临时修复体

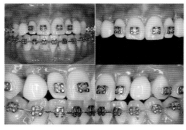

图13　即刻修复后口内像

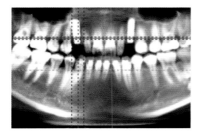

图14　即修后当日CBCT

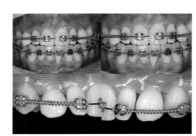

图15　术后7天拆线口内像

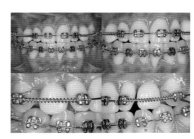

图16　塑形1个月后复查

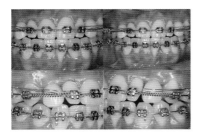

图17　塑形2个月后复查口内像

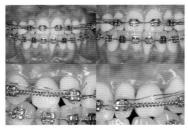

图18　塑形3个月后复查

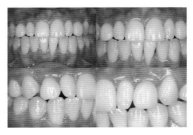

图19　永久取模（塑形6个月）时口内像

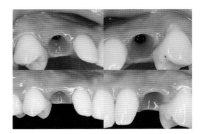

图20　永久修复时袖口形态

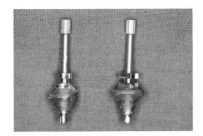

图21　制作完成的永久取模个性化转移杆

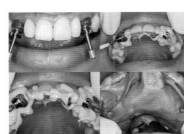

图22　永久取模

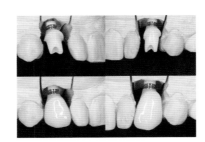

图23　永久修复体模型

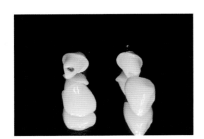

图24　永久修复体镜面像

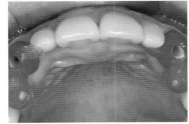

图25　Index引导个性化氧化锆基台就位

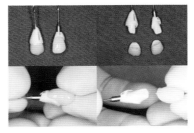

图26　预粘接

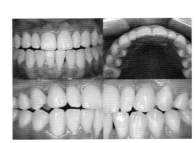

图27　永久修复体口内像

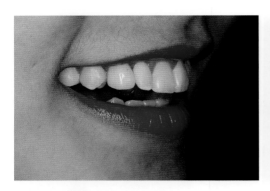
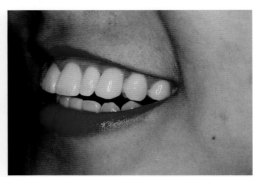
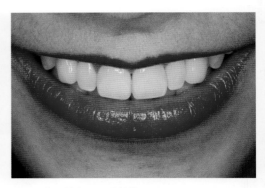

图28　永久修复后微笑像（右侧）　　　　　图29　永久修复后微笑像（左侧）　　　　　图30　永久修复正面微笑像

态生长，有助于充分保存牙龈乳头的丰满度，获得良好的穿龈轮廓和过渡带形态，最大限度地获得美学治疗效果。即刻修复能明显缩短治疗时程，即刻恢复美观，减轻患者生理心理的痛苦。同时临时修复体为周围软组织提供了支持，较好地维护种植体周围牙龈形态，使之与天然牙协调，有助于达到预期的美学效果。

2. **正畸与种植联合治疗**　在没有多学科综合治疗的情况下，口腔种植修复很难取得好的疗效，甚至无法进行种植治疗。通常情况下，这些患者在治疗前需要制订系统完善的综合治疗方案，多学科联合治疗以达到患者满意的效果。正畸治疗为种植体的三维位置提供了充足空间。本病例采用正畸种植联合治疗方案，进行以后期种植修复为导向的正畸治疗，为种植手术提供充足的空间。在正畸治疗的同时进行即刻种植手术，减少空牙期，有助于形成理想的穿龈轮廓，为该类患者提供一个最佳的治疗效果。

3. **骨增量GBR技术**　前牙种植美学的效果是以种植体与周围骨稳定结合为基础的，依赖于种植体周围健康的骨质和充足的骨量。Grunder等认为种植体唇侧骨板的厚度至少应为2mm，最佳为4mm。而临床上有相当多的上前牙种植患者由于牙缺失后骨性缺损，约50%以上存在骨量不足，不足达到如此厚的骨板，需要扩增骨的厚度。Bio-Oss骨粉加自体骨作为骨移植材料易于塑形，能够形成一良好的帐篷样骨支架结构，为新骨生长进入提供空间，成骨稳定速度较快。生物膜选择可吸收性胶原膜，Bio-Gide胶原膜具有一定的柔软性和弹性，被自体血湿润后可以和植骨区贴合，在体内

4~6个月吸收完毕，临床上我们选择双层生物膜覆盖不但可以很好地阻挡软组织进入，还可形成帐篷样结构、防止塌陷、延缓吸收。

4. **个性化开窗转移杆**　应用种植体支持的临时修复体进行种植穿龈部分的软组织形态轮廓的精确塑形，对最终的美学效果起着至关重要的影响，是种植美学修复中具有挑战性和创造性的工作。本研究通过逐步调改种植体支持的临时种植体，采用动态加压技术对种植体周围牙龈软组织进行塑形，得到理想的穿龈轮廓和协调一致的龈缘曲线后制作个性化转移杆将种植体周围软组织的形态精确转移到模型上，为最终的美学修复提供精确的信息。同时也避免了在患者口内直接制作个别转移杆时由于树脂凝固时产热对软组织造成损伤，影响软组织的健康与稳定，进而对最终修复效果产生不利影响。本研究报告中应用的精确转移种植体周围软组织形态的临床技术操作简单、效果可靠，有利于种植体周围软组织的长期稳定。

5. **CAD/CAM数字化精准化**　CAD/CAM能够实现高精度数据的获取，保证治疗质量，更有利于数字印模的信息存储，节约了大量的存储空间。在诊疗过程中用计算机设计代替传统加工方式中烦琐的蜡型制作，许多的修复设计可以在当天全部完成，节约医生和患者的时间。CAD/CAM技术能提高修复体的精确度，使修复体获得良好的边缘适应性，可以减少修复体边缘继发龋的形成，减少牙龈及牙周组织的炎症形成的概率。本病例应用CAD/CAM即刻修复，缩短了诊疗时间，减少了空牙期，达到了患者满意的效果。

参考文献

[1] Kan JYK, Rung charassaeng K, Lozada JL, et al. Facial Gingival Tissue Stability Following Immediate Placement and Provisionalization of Maxillary Anterior Single Implants: A 2- to 8-Year Follow-up[J]. Int J Oral Maxillofac Implants, 2011, 26: 179-187.
[2] Panagiota-Eirini Spyropoulou, Michael Razzoog, Marianella Sierraalta. Restoring implants in the esthetic after sculpting and capturing the peri-implant tissues in rest position: A clinical report[J]. J Prosthet Dent, 2009, 102: 345-347.
[3] Small PN, Tarnow DP. Gingival recession around implants: A 1-year longitudinal prospective study[J]. Int J Oral Maxillofac Implants, 2000, 15: 527-532.
[4] Grunder U. Stability of the mucosal topography around single tooth implants and adjacent teeth：1year results[J]. Int J Periodontics Restorative Dent, 2000, 20: 11-17.
[5] Smith DE, Zarb GA. Criteria for success of osseo-integrated endos-seous implants[J]. J Prosthet Dent, 1989, 62: 567-572.
[6] Belser UC. Grutter L. Vailati F. et a1. Outcome evaluationof early placed maxillary anterior single tooth implants using objective esthetic criteria：a crosssectional retrospec tire study in 45 patients with a 2 to 4year follow up Using pink and white esthetic scores[J]. J Periodontol, 2009, 11: 140-150.
[7] Panagiota- Eirini Spyropoulou，Michael Razzoog，Marianella Si-erraalta. Restoring implants in the esthetic zone after sculpting and capturing the periimplant tissues in rest position: A clinical report[J]. J Prosthet Dent, 2009, 102: 345-347.
[8] 冯琳琳，王芳娟，胡秀莲，等. 种植个性化转移杆在上颌前牙种植美学修复中的应用[J]. 现代口腔医学杂志, 2012, 26: 80-84.
[9] Glassman S. Digital impressions for the fabrication of aesthetic ceramic restorations：a case report[J]. Pract Proced Aesthet Dent, 2009, 21: 60-64.
[10] Farah JW, Brown L.Comparison of the Fit of Crowns Based on Digital Impressions with 3M ESPE Lava Chairside Oral Scanner C.O.S. vs. Traditional Impressions[J]. Dent Adv Res Report, 2009:1-3.
[11] 赵佳明，刘光源，曲哲，等. 美学区应用角度螺丝通道基台的临床效果评价[J]. 口腔生物医学, 2018,9(02):82-86.

颌前牙外伤后应用socket-shield技术的种植美学修复

周聪　兰晶

摘要

目的：上颌前牙区在种植修复治疗中非常具有挑战性，不仅要达到理想的种植体三维位置，更要维持牙槽骨的丰满度，实现长久的美学修复效果。socket-shield技术通过保留牙根的唇侧根片来保证束状骨的血供，防止其吸收改建，从而维持上颌前牙区的丰满度及唇侧骨板的完整性。**材料与方法**：18岁男性患者因外伤致右上前牙冠折，经急诊处理后拔除已断离的牙冠，愈合1周后行种植体植入手术。局部麻醉下高速涡轮机分离牙根，保留牙根唇侧根片约1mm，拔除牙根腭侧部分后即刻植入种植体，唇侧跳跃间隙内植入骨粉，并使用CGF封闭创口后拉拢缝合。经过6个月的愈合后行二期手术，随后取模制作临时冠行牙龈诱导，约3个月后牙龈乳头基本形成，制取个性化印模完成最终修复，戴牙6个月后复诊。**结果**：患者治疗过程中感受良好，未出现明显的疼痛及肿胀。种植体愈合良好，牙槽骨唇侧丰满度得到较好维持，修复6个月后唇侧骨板维持在3.9mm以上。**结论**：socket-shield技术具有传统即刻种植的优点，例如减少手术创伤、降低治疗花费等，并且其通过保存唇侧牙周膜来实现束状骨的保存以维持唇侧丰满度。目前此技术的科学证据仍不充分，并且具有较高的技术敏感性，其长期效果还需要更多的循证医学证据。

关键词：socket-shield；前牙美学；即刻种植；束状骨

上颌前牙区的唇侧骨板基本上是由薄层的束状骨构成的，束状骨是具有牙依赖特性的特殊骨结构，它的血液供给主要来自牙周膜，一旦牙齿缺失就会导致唇侧骨板的吸收改建，而这引起的前牙美学区软硬组织不足严重影响种植体植入位置及种植修复后的长期效果。为克服牙齿拔除后出现的负面影响，即刻种植及位点保存等技术都曾在文献中被大量报道，而近些年出现的socket-shield技术也成为维持前牙区唇侧骨板完整性并避免大量软硬组织移植的选择之一。socket-shield技术的核心是保留天然牙的唇侧牙质片及牙周膜，使牙根唇侧束状骨的血供得以保存，从而避免拔牙后唇侧骨板的吸收。我们在以往文献资料的基础上已逐渐将socket-shield技术大量应用于临床，现报道相关病例用以讨论此技术的优缺点及远期效果。

一、材料与方法

1. 病例简介　18岁男性患者。主诉：外伤致上前牙折断1周，要求种植修复。现病史：患者1周前因为外伤导致11折断，由急诊科拔除牙冠后转至我科，建议拔除残根后行种植修复。既往史：患者否认全身系统性疾病史，否认吸烟、嗜酒及夜磨牙、紧咬牙等不良习惯；否认药物过敏史。检查：11牙冠缺失，可见牙根断端，牙龈未见红肿；21及22树脂粘接固定，叩（-），松动（-）；余牙未见明显异常。全口卫生良，牙结石（-），软垢（+），色素（-）；上颌前牙区牙龈生物型为中厚；开口度及开口型正常，颞下颌关节无弹性及疼痛；正常殆；中度笑线。牙冠拔除前CBCT检

查：11牙冠折断，近中断端平骨面，远中断端位于骨下约2mm，唇侧骨板未见骨折线，骨板厚度不足1mm。

2. 诊断　11外伤冠折。

3. 治疗计划　通过对患者的临床检查、美学风险评估（表1）以及放射线检查，患者属于SAC分类中的复杂病例。同时，患者对美观的诉求较高，属于中位笑线，牙龈为中厚生物型，残根的唇侧骨板较薄，行常规拔牙后即刻种植的风险明显增高。结合以上情况，对本患者拟应用socket-shield技术，首先行保留唇侧根片的牙根拔除术，即刻植入种植体后延期修复。

4. 治疗过程（图1～图30）

（1）术前准备：常规行血常规、肝功、凝血功能及传染病检查，签署手术同意书，预防性服用抗生素。术前抽取患者血液20mL，离心制备CGF。

（2）手术过程：患者取仰卧位，常规消毒、铺巾，于11行必兰局部浸润麻醉。麻药显效后，使用激光切除覆盖根面的牙龈组织。应用高速涡轮机及裂钻分根，保留牙根唇侧厚度约1mm的牙本质及牙骨质片，随后拔除牙根腭侧部分。大量生理盐水冲洗拔牙窝，随后于拔牙窝偏腭侧定点备洞，最终于11植入Osstem TS种植体（3.5mm×11.5mm）1颗，置覆盖螺丝。种植体与唇侧牙本质板之间存在约2mm的间隙，在此间隙内植入Bio-Oss骨粉0.25g。为封闭创口并促进软组织愈合，将制备好的CGF膜覆盖于创口后拉拢缝合。术后戴用临时可摘义齿，给予抗生素治疗3天。

（3）术后CBCT检查：CT显示种植体植入方向及深度理想，种植体唇侧骨板厚度约4mm。

（4）术后复查：术后2周复查可见缺牙区牙龈无红肿及炎症反应，创

作者单位：山东大学口腔医院

通讯作者：兰晶；Email: kqlj@sdu.edu.cn

口可见白色假膜。1个月复查时可见创口完全愈合，牙龈质地及颜色正常。

（5）二期手术：术后6个月，CBCT检查可见种植体唇侧骨板厚度及骨质情况良好。口内检查可见牙龈愈合状况良好，唇侧丰满度略有下降。局部麻醉下应用激光去除种植体冠方牙龈，旋下覆盖螺丝，放置愈合基台（5.5mm×5mm）。

（6）牙龈塑形：二期手术后2周，常规取模制作螺丝固位临时冠，行牙龈塑形。临时冠戴入后每月复诊1次，根据牙龈状态随时调改临时冠形态。

（7）制取个性化印模制作最终修复体：牙龈塑形3个月后，牙龈颈部外形与邻牙协调，龈乳头形态良好。制作个性化印模杆准确转移牙龈轮廓，制作螺丝固位全瓷冠，完成最终修复。

（8）戴牙后复诊：戴牙后6个月复诊，牙冠颈部牙龈颜色及质地健康，与邻牙协调一致；CBCT可见种植体唇侧骨板约3.9mm，骨密度明显增加。

表1　美学风险评估

美学风险因素	风险水平		
	低	中	高
健康状况	健康，免疫功能正常		免疫功能低下
吸烟习惯	不吸烟	少量吸烟，＜10支/天	大量吸烟，＞10支/天
患者美学期望值	低	中	高
唇线	低位	中位	高位
牙龈生物型	低弧线形、厚龈生物型	中弧线形、中龈生物型	高弧线形、薄龈生物型
牙冠形态	方圆形	卵圆形	尖圆形
位点感染情况	无	慢性	急性
邻面牙槽嵴高度	到接触点≤5mm	到接触点5.5~6.5mm	到接触点≥7mm
邻牙修复状态	无修复体		有修复体
缺牙间隙宽度	单颗牙（≥7mm）	单颗牙（≤7mm）	2颗牙或2颗牙以上
软组织解剖	软组织完整		软组织缺损
牙槽嵴解剖	无骨缺损	水平向骨缺损	垂直向骨缺损

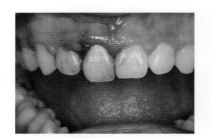
图1　初诊口内正面像

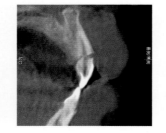
图2　术前CBCT矢状面

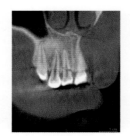
图3　术前CBCT冠状面

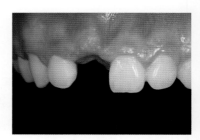
图4　牙冠拔除1周后口内正面像

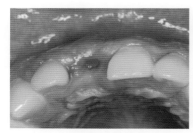
图5　牙冠拔除1周后口内𬌗面像

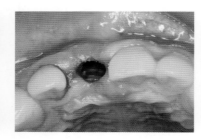
图6　CO₂激光去除残根冠方牙龈后，涡轮机分根并拔除牙根腭侧部分

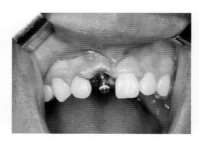
图7　种植体植入后正面像

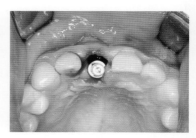
图8　种植体与唇侧根片间存在约2mm间隙

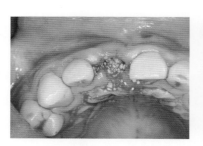
图9　种植体与根片间隙内植入Bio-Oss骨粉

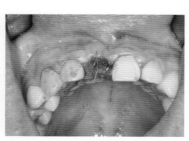
图10　创口覆盖CFG膜后拉拢缝合

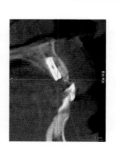
图11　术后CBCT示种植体唇腭向位置，唇侧骨板厚度约4mm

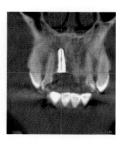
图12　术后CBCT示种植体近远中向位置

二、结果

本病例应用了socket-shield技术，在前牙美学区取得了良好的美学修复效果，经过6个月的随访，种植体唇侧的骨板及丰满度均得到了较好的维持，在维持软硬组织形态的同时为患者避免了复杂手术带来的创伤及心理压力。最近一段时间，我们已经应用socket-shield技术对8位患者进行了前牙种植治疗，其中部分仍未完成最终修复，但目前未出现软硬组织愈合及美学并植并发症。我们将对此技术的效果进行更长时间的随访观察。

三、讨论

在前牙美学区导致种植修复难度增大及长期效果不佳的一个重要因素是拔牙后牙槽骨的吸收改建速度过快，软硬组织的不足使种植体难以获得理想的植入位置，长期稳定的美学效果也难以保证。传统的即刻种植技术曾被认为是维持唇侧骨量的有效方式，但大量的基础及临床研究发现，单纯的即刻种植不会影响牙槽窝的改建过程，从而导致即刻种植后的种植体周围软硬组织不能得到长久的维持。socket-shield技术的理论基础是通过保存牙根唇侧的牙骨质及牙周膜，从而使牙根唇侧束状骨的血供得以保存，避免出现拔牙后唇侧骨板的吸收。socket-shield技术具有传统即刻种植的所有优势，例如减少手术创伤、降低治疗花费等，但是，目前此技术的科学证据仍不充分，并且具有较高的技术敏感性，其长期效果也需要更多的循证医学证据。

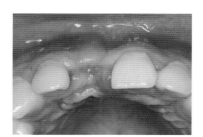

图13　术后1个月牙龈愈合良好

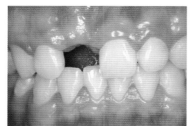

图14　术后6个月复查正面像

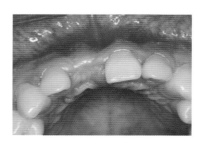

图15　术后6个月复查𬌗面像，唇侧丰满度维持良好

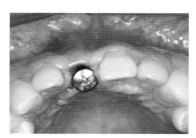

图16　CO_2激光行二期手术后旋入愈合基台

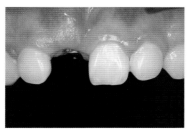

图17　二期手术2周后正面像

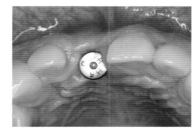

图18　二期手术2周后𬌗面像

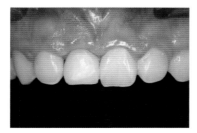

图19　临时冠戴入行牙龈诱导正面像

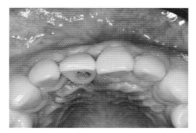

图20　临时冠戴入后𬌗面像

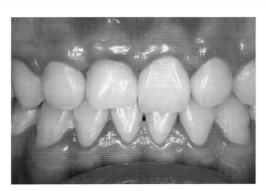

图21　牙龈诱导3个月后正面像

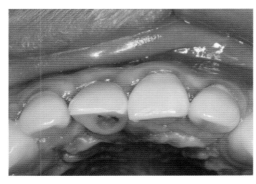

图22　牙龈诱导3个月后𬌗面像

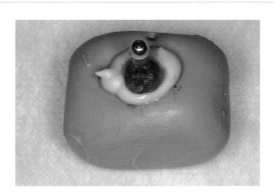

图23　制作个性化印模杆

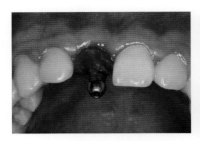

图24 应用个性化印模杆制取印模

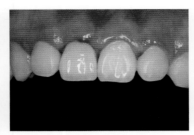

图25 最终修复体戴入后正面像

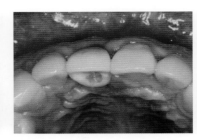

图26 最终修复体戴入后𬌗面像

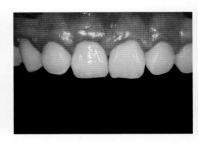

图27 修复完成后6个月复查正面像

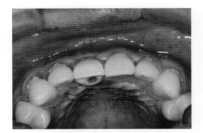

图28 修复完成后6个月复查𬌗面像

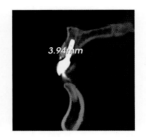

图29 6个月复查CBCT矢状面示种植体颈部唇侧骨板厚度约3.9mm

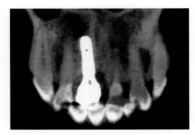

图30 6个月复查CBCT冠状面示种植体近远中均无明显骨质吸收

参考文献

[1] Lindhe J, Karring T, Lang NP.Clinical Periodontology and Implant Dentistry[M].5th Edition. Oxford: Blackwell Munksgaard, 2003.

[2] Hürzeler MB, Zuhr O, Schupbach P, et al. The socketshield technique: a proof-of-principle report[J]. J Clin Periodontol, 2010; 37: 855–862.

[3] Bäumer D, Zuhr O, Rebele S, et al. The Socket-Shield Technique: First Histological, Clinical, and Volumetrical Observations after Separation of the Buccal Tooth Segment-A Pilot Study[J]. Clin Implant Dent Relat Res, 2015 Feb, 17(1):71–82.

[4] Gluckman H, Salama M, Du Toit J. A retrospective evaluation of 128 socket-shield cases in the esthetic zone and posterior sites: Partial extraction therapy with up to 4 years follow-up[J]. Clin Implant Dent Relat Res, 2018 Apr; 20(2):122–129.

盾构术（SST）和软硬组织增量技术应用于前牙外伤种植修复1例

余锦文　王仁飞

摘要

目的：应用多种技术联合处理上颌多牙位外伤美学种植修复。**材料与方法**：对上颌外伤冠根折牙齿拔除时保留唇侧部分牙体后即刻进行种植修复，同时结合自体牙骨粉位点保存和软组织增量技术。软硬组织愈合完成后，利用种植临时修复体诱导软组织成形，待软组织成熟后通过制作个性化取模杆精确复制穿龈轮廓外形，制作氧化锆全瓷基台和全瓷冠。**结果**：前牙多位点即刻种植联合多种技术获得了理想的软硬组织美学效果。**结论**：盾构术和自体牙骨粉位点保存联合软组织增量应用于前牙即刻种植修复，其临床效果令人满意。

关键词：盾构术；自体牙骨粉；前牙即刻种植；穿龈轮廓

随着种植外科技术的进步和种植材料性能的不断完善，即刻拔除、即刻种植修复已经很成熟地运用于临床，前牙区外伤牙即刻种植能够获得良好的临床效果。

一、材料与方法

1. **病例简介**　22岁女性患者，数年前上门牙有外伤史，一直未就诊，近期因牙齿松动明显来诊。检查：高位笑线，21变色，近中切角缺损，松动（Ⅰ～Ⅱ度）；11探（－），叩（±），松动（Ⅰ度）。牙龈薄龈型，21轮廓稍有凹陷。CBCT显示11、21根中部有明显折断线，11唇侧骨板完好，厚度0.8mm，可用骨高度20mm；21唇侧骨板有部分吸收。全身健康状况良好。

2. **诊断**　11、21冠折；21牙体缺损、牙变色。

3. **治疗计划**　11（盾构术）即刻种植修复；21拔除＋自体牙骨粉位点保存＋延期种植。

4. **治疗过程**（图1～图19）

（1）术前准备：拍摄临床数码照片，拍摄CBCT，与患者沟通方案。

（2）即刻种植：术中沿牙龈沟分离龈沟，微创横行截断11牙冠（拔除牙根时保留唇侧牙根，尽量修整好保留部分牙根形态），完好保留唇侧牙槽骨骨壁。牙槽窝腭侧骨壁上完成种植窝洞制备，植入Thommen柱形种植体，型号是3.5mm×17mm，扭矩为35N·cm，放置封闭螺丝。种植体与唇侧牙体间隙约2mm，植入自体牙骨粉（将拔除的智齿去除软组织、牙结石，磨除牙釉质，研碎，再经过自体牙骨粉制备系统脱水、脱脂、部分脱

矿、环氧乙烷杀菌后制成粉状自体牙骨粉），创口放置胶原塞，并严密缝合。21拔除后彻底清理拔牙窝，同时用球钻打磨牙龈沟内上皮，利用自体牙骨粉进行拔牙位点保存，移植部分牙龈上皮并进行缝合。术后CT显示种植体位置、方向良好。

（3）6个月后复查：局部麻醉下微创环形钻，种植备洞，21植入Thommen种植体，同期腭侧"信封法"切取软组织进行唇侧部分软组织增量，制作临时修复体诱导种植体穿龈轮廓形态。2个月后取下种植临时修复体，利用并改变修复体穿龈部分凸度形态来改变龈缘的三维位置。2个月后复诊准备制取最终印模，首先制作个性化取模杆，开窗式取模，制作氧化锆全瓷基台和氧化锆全瓷冠，表面加饰瓷和制作个性化表面纹理获得理想美学效果。术后4个月，戴入最终修复体，获得理想的红白美学效果，患者满意。

（4）复查：种植体周围骨水平稳定，牙龈乳头及牙龈缘位置稳定，龈缘曲线形态理想，唇侧牙龈丰满度优良，修复效果符合预期。

二、结果

种植体植入后愈合良好，通过临时修复体诱导种植体穿龈轮廓，牙龈袖口形态良好，健康无炎症。氧化锆全瓷基台冠修复后牙龈色泽形态良好，牙龈乳头充满邻牙间隙，无明显"黑三角"，龈缘高度与邻牙基本一致，唇侧龈缘轮廓丰满。种植修复后根尖片显示：种植体骨整合良好，周围未见明显骨吸收。患者对修复效果满意。修复后1个月复诊，牙龈软组织稳定，红白美学均满意。

三、讨论

1. **盾构术**　牙齿拔除后由于牙槽嵴会发生萎缩，在延迟或后期种植时常需要先进行大量软硬组织移植，才能达到较为理想的效果。有文献报道，

作者单位：杭州口腔医院

通讯作者：王仁飞；Email：hzwrf@163.com

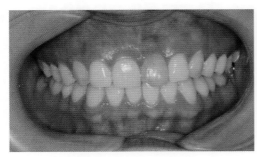

图1　术前口内像

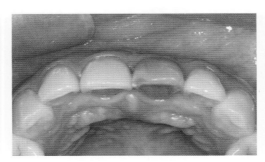

图2　术前切端像

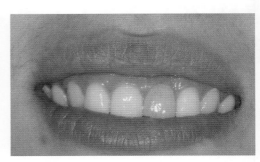

图3　微笑像

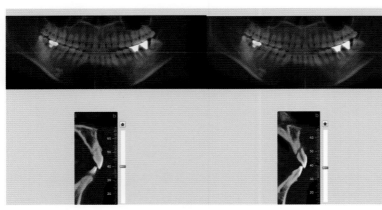

图4　术前CT

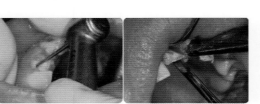

图5　微创拔牙

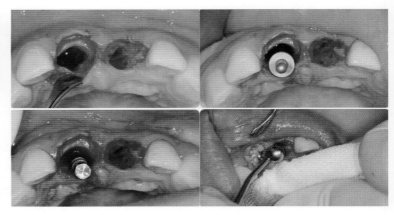

图6　种植体植入

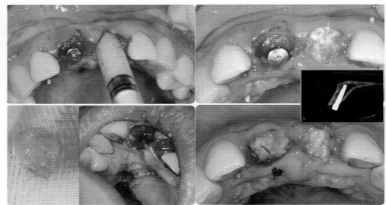

图7　位点保存

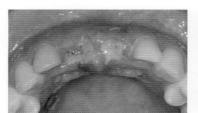

图8　种植拆线时

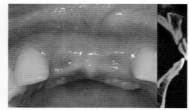

图9　种植及位点保存6个月后

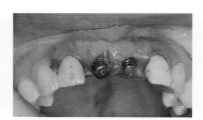

图10　种植体植入

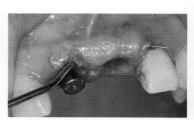

图11　同期21进行软组织增量

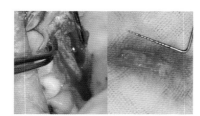

图12 软组织移植

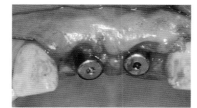

图13 软组织增量

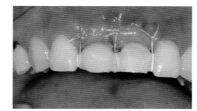

图14 即刻修复后

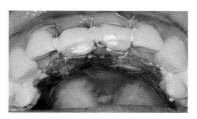

图15 软组织移植部位腭板保护

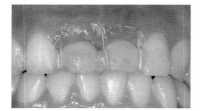

图16 拆线

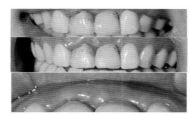

图17 软组织成形

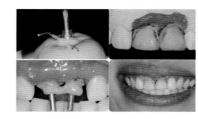

图18 制作个性化取模杆

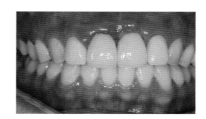

图19 戴牙修复后即刻

将牙根埋入骨内可以保存牙周膜韧带，预防唇侧骨板吸收，从而保存牙槽嵴的原有轮廓。保留唇侧牙片维持牙槽嵴局部血供同期即刻种植，组织学检查也显示种植体表面与牙根能够形成紧密结合，之间并没有纤维插入，在种植体表面形成的牙骨质也没有任何的炎症病理表现，这项技术称为盾构术（socket shield technique, SST），能够预防颊侧组织的吸收。

在前牙种植修复中，薄龈生物型常常会发生唇面牙龈的退缩，因而严重影响最终的美观效果。因此，在这样的病例中，非常重要的一点是在治疗过程中尽可能多地保存组织，防止采用组织增量措施。应用该技术最大限度地维持了组织的稳定性，并使手术创伤降至最低。

2. ATB自体牙骨粉 利用拔除的自体牙经过处理制成直径为400～800μm的粉末，用于骨形成，具有良好的骨诱导和骨传导能力，生物相容性好。

参考文献

[1] 李博, 吴大雷, 闫建伟, 等. 新型骨移植材料自体牙骨粉的研究与进展[J]. 中华口腔医学杂志, 2015, 50(12): 765-767.

[2] MankooT. Comtemporary implant concepts in aesthetic dentistry-Part 1: Biologic width[J]. PractProcedAesthet Dent, 2003, Sep,15(8):609-16;quiz 18.

应用水平向骨增量和复合树脂分层美学修复行前牙种植修复1例

程少龙　吴平洋　许铭炎

摘要

目的：探讨11缺失且缺牙间隙宽度明显大于对侧同名牙牙冠宽度，伴水平向骨缺损病例，行GBR同期植入种植体和复合树脂分层美学修复的临床美学修复效果。**材料与方法**：49岁男性患者，上前牙缺失8年，口内检查见11缺失，缺牙间隙约11mm，缺牙区牙龈生物型为中型，CBCT检查发现11牙槽嵴顶存在水平向骨缺损，Zarb B型骨吸收。11牙槽嵴顶可用骨宽度约5.0mm，可用骨高度（嵴顶至鼻底）约20.8mm。综合美学风险因素评估，最终于11区植入3.25mm直径、13mm长度的3i种植体1颗，运用GBR技术进行水平向骨增量，术后通过简易导板制作临时粘接桥进行即刻修复。3个月后21复合树脂分层美学修复，重新分配缺牙间隙，11区行二期手术后利用种植支持临时冠进行牙龈塑形，塑形4个月后取模进行全瓷单冠终修复。**结果**：戴入全瓷冠后患者对11修复体外形、色泽、唇侧丰满度、最终修复学和咀嚼功能恢复等都基本满意，但此时11近远中龈乳头尚未完全充盈。对修复刚完成时红、白美学效果进行评价，红、白美学效果均在临床可接受的范围内。种植修复2年后复查见11近远中龈乳头完全充盈，X线片复查见植体周围骨质密度均匀，边缘骨高度稳定，牙槽嵴顶到牙冠邻接点距离＜5mm。对修复2年后红、白美学效果进行再评价，结果表明红白美学效果均有改善。**结论**：11缺失且缺牙间隙宽度明显大于对侧同名牙牙冠宽度，伴水平向骨缺损病例，在严格把握适应证及规范操作前提下，行GBR同期植入种植体，联合应用复合树脂分层美学修复，可获得良好的骨增量及红、白美学效果。

关键词：水平骨增量；简易种植导板；复合树脂分层美学修复

美学区牙齿缺失不仅影响基本的咀嚼和发音功能，对美观、社交等心理方面的负面影响更大，患者对治疗效果的期望值往往较高，这对临床医生的治疗提出了更高要求，对此类患者行种植义齿修复不仅要恢复功能，还要达到长期稳定的美学效果。

一、材料与方法

1. 病例简介　49岁男性患者。以"上前牙缺失8年，要求种植修复"为主诉就诊我科。8年前患者上前牙因外伤折断后于外院拔除，曾于外院行活动义齿修复，现自觉不方便及影响美观，就诊我科要求种植修复。否认高血压、糖尿病及其他系统疾病史；否认夜磨牙病史。临床检查：口外检查见患者颜面部对称，张口度正常，开口型正常、无偏斜，颞下颌关节区无压痛、弹响等异常，中位笑线。口内检查：11缺失，缺牙间隙约11mm，前牙深覆𬌗、浅覆盖，咬合关系中性。缺牙区牙龈生物型为中厚型，唇舌侧角化龈宽度约4.5mm。12、21松（－），PD约3mm，21外形呈卵圆三角形，颈部缩窄。口腔卫生状况一般，牙结石（＋），多颗牙存在牙龈退缩。影像学检

查：CBCT检查发现11牙槽嵴顶存在水平向骨缺损，Zarb B型骨吸收。11牙槽嵴顶可用骨宽度约5.0mm，可用骨高度（嵴顶至鼻底）约20.8mm，Ⅱ类骨密度，余留牙牙槽骨存在不同程度的吸收。

2. 诊断　牙列缺损；慢性牙周炎。

3. 美学风险评估　在制订治疗计划之前，我们先对患者的美学风险因素进行评估，结果表明本病例的美学风险中等偏高。该患者是一名银行高管，美学期望值较高，并且由于缺牙间隙宽度明显大于对侧中切牙牙冠宽度，如果直接修复最终修复体将与对侧中切牙极不对称，患者对此表示难以接受。因此，我们有必要对21牙冠进行改型来减小缺牙区间隙宽度，可供选择的治疗方案包括美学树脂直接修复、贴面、全冠。与后两者相比，美学树脂直接修复兼具不磨牙、经济、快速等优势。

4. 治疗计划

（1）牙周基础治疗：包括龈上洁治和龈下刮治。

（2）术前诊断蜡型及种植导板制作。

（3）11种植手术同期GBR，术后临时粘接桥即刻修复。

（4）21复合树脂分层美学修复。

（5）11种植支持临时冠诱导牙龈，最终修复采用螺丝固位。

（6）11种植义齿终修复。

（7）支持治疗：定期复诊。

作者单位：厦门医学院附属口腔医院

通讯作者：许铭炎；Email: mingyan_xu@qq.com

5. 治疗过程（图1～图38）

（1）牙周基础治疗：口腔卫生宣教，全口超声龈上洁治，1周后行全口龈下刮治（龈下刮治术分左右半口两次进行，采用超声龈下结合手工龈下刮治的方法），牙面喷砂及抛光。

（2）术前美学蜡型制备、制作简易导板：首先制取患者上颌印模，灌制石膏模型，在石膏模型上制备11、21的诊断蜡型，通过诊断蜡型与患者进行术前沟通，经多次修改后患者对最终的诊断蜡型表示满意，在此基础上制作简易种植导板和硅橡胶导板。

（3）以修复为导向的11缺牙区种植手术：复方盐酸阿替卡因局部浸润麻醉后于11缺牙区牙槽嵴顶偏腭侧切开翻全厚瓣，见嵴顶存在水平向骨缺损，通过术前制作的简易种植导板定位，经逐级预备后在正确的三维位置偏腭侧植入1颗。3.25mm直径、13mm长度的3i种植体（3I，Biomet，美国），植体初期稳定性良好，植入扭力达35N·cm，唇侧骨缺损处放置人工骨粉（Bio-Oss，Geistlich，瑞士）与自体骨屑1∶1混合物，覆盖可吸收胶原膜（Bio-Gide，Geistlich，瑞士）。充分减张并松弛龈瓣，使用4-0缝线无张力关闭创面并严密缝合。术后即刻拍摄根尖X线片见植体植入二维位置理想，术后通过简易导板制作临时粘接桥进行即刻修复，10天后拆线见创面愈合良好，软组织无炎症。

（4）21复合树脂分层美学修复：种植体植入3个月后，通过术前制作的硅橡胶导板指导21美学树脂分层粘接修复，使缺牙区间隙宽度与21牙冠宽度相同。21修复过程中首先制作舌侧背板，然后依次进行牙本质层、牙釉质层和切断透明层的粘接修复，最后进行逐级精细抛光。

（5）11种植支持临时冠诱导牙龈、取模、比色：植入3个月拍摄11根尖X线片，显示11种植体边缘骨高度稳定，骨密度较术后即刻显著提高。微创手术暴露植体，制作11种植支持临时冠进行牙龈塑形，每个月复诊一次，调整冠形态，诱导牙龈边缘及龈乳头外形，尽可能关闭"黑三角"，提高美学效果。临时修复体诱导龈乳头4个月后牙龈形态基本稳定，美学效果明显改善，龈缘线基本对称，"黑三角"基本关闭，龈袖口形态良好。4个月后以11种植临时义齿为转移杆取硅橡胶印模，将塑形后的软组织形态复制到体外模型上。比色。

（6）11种植义齿终修复：体外制作Ti-base全瓷基台和全瓷冠，冠开孔位于舌侧。戴入全瓷冠后患者对11修复体外形、色泽，唇侧丰满度，最

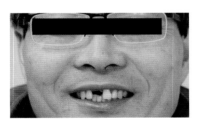
图1　术前正面微笑像

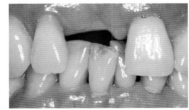
图2　术前牙周基础治疗后前牙正面咬合像

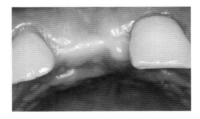
图3　术前牙周基础治疗后缺牙区切-龈向像

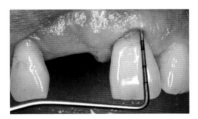
图4　术前牙周基础治疗后21中厚型牙龈生物型

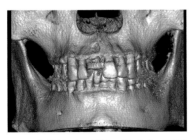
图5　术前缺牙区颌骨三维重建正面图像

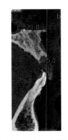
图6　术前缺牙区矢状向截图

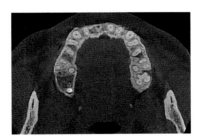
图7　术前颌骨冠状向截图

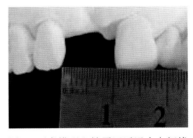
图8　石膏模型上缺牙区近远中向切缘宽度

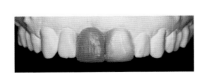
图9　石膏模型上制备11、21诊断蜡型

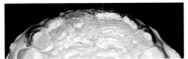
图10　石膏模型上制备缺牙区简易种植导板

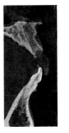
图11　术前应用CBCT进行缺牙区种植设计

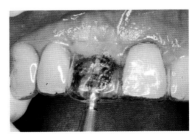
图12　术中应用简易种植导板进行初步定位

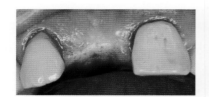

图13　术中缺牙区牙槽嵴顶偏腭侧切口

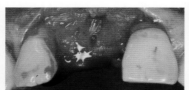

图14　术中翻瓣后显示缺牙区存在水平向骨缺损

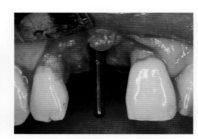

图15　术中缺牙区种植窝预备后插入方向指示杆

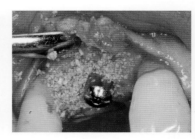

图16　术中缺牙区植入植体后进行GBR

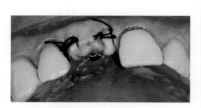

图17　术后缺牙区缝合

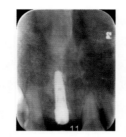

图18　缺牙区种植一期术后即刻X线片

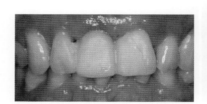

图19　缺牙区种植一期术后即刻粘接桥修复后正面咬合像

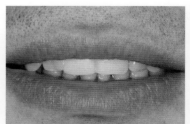

图20　缺牙区种植一期术后即刻粘接桥修复后正面微笑像

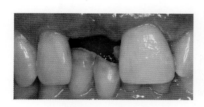

图21　缺牙区种植一期术后3个月行21复合树脂分层美学修复后正面咬合像

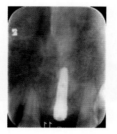

图22　缺牙区种植一期术后3个月X线片

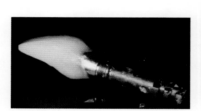

图23　缺牙区种植一期术后3个月行临时义齿修复

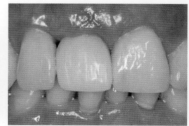

图24　缺牙区种植临时义齿修复后正面咬合像

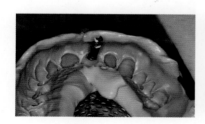

图25　以11种植临时义齿为转移杆制取硅橡胶印模

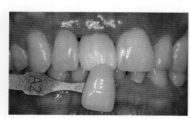

图26　缺牙区体部比色

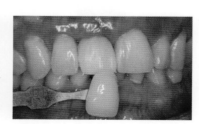

图27　缺牙区颈部比色

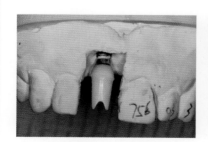

图28　石膏模型上缺牙区Ti-base全瓷基台唇侧像

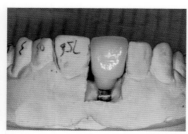

图29　石膏模型上缺牙区Ti-base全瓷基台+全瓷冠唇侧像

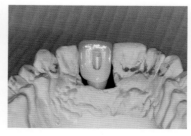

图30　石膏模型上缺牙区Ti-base全瓷基台+全瓷冠腭侧像

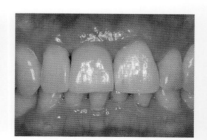

图31　缺牙区戴入全瓷冠修复体后正面咬合像

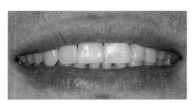
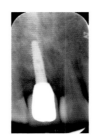
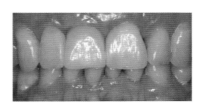
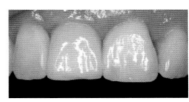

图32　缺牙区戴入全瓷冠修复体后正面微笑像　　图33　缺牙区戴入全瓷冠修复体后X线片　　图34　缺牙区种植修复2年后正面咬合像　　图35　缺牙区种植修复2年后上前牙区唇侧正面像

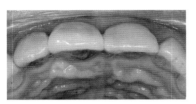
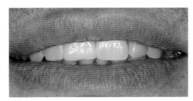
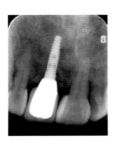

图36　缺牙区种植修复2年后上前牙区切-龈向像　　图37　缺牙区种植修复2年后正面微笑像　　图38　缺牙区种植修复2年后X线片

终修复美学和咀嚼功能恢复等都基本满意，但此时11近远中龈乳头尚未完全充盈。对修复刚完成时红、白美学效果进行评价，其中红色美学分值9分，表明种植修复刚完成时的红色美学效果在临床可接受的范围内。白色美学分值8分，表明种植修复刚完成时的白色美学效果也在临床可接受的范围内。

（7）牙周种植支持治疗：定期复查。种植修复2年后复查见11近远中龈乳头完全充盈，X线片复查见植体周围骨质密度均匀、边缘骨高度稳定，牙槽嵴顶到牙冠邻接点距离＜5mm。对修复2年后红、白美学效果进行再评价，结果表明红白美学效果均有改善，患者对治疗效果十分满意。

二、讨论

本病例通过复合树脂分层美学修复方式重新分配缺牙间隙，并且术后短期美学效果稳定，对于如何降低前牙区缺牙间隙过大病例的种植美学风险有一定的参考价值。复合树脂分层美学修复具有无创或微创、经济、快速、即刻修复美学效果显著，釉质层粘接力强、不易脱落，表面是否易着色与抛光精细度密切相关等特点。

以修复为导向的种植设计理念很重要，可以通过术前美学蜡型来确定未来修复体位置，制作种植导板，指导术中种植体植入位置。

前牙缺失后往往存在一定程度的软硬组织缺损，导致修复后容易出现"黑三角"，极大影响美学效果。有研究表明，当两牙接触区根方至骨嵴顶距离＜5mm时，98%龈乳头可以充盈，并且方圆形牙冠和厚龈生物型有利于保持植体周围软组织美学效果长期稳定。

本病例不足之处在于11龈缘曲线、唇侧龈缘最高点与21不对称，资料收集还不够完整，并且缺乏术后长期追踪。

三、总结

恰当运用硬组织增量技术，为种植修复创造良好的条件。以微创修复理论为指导，发挥复合树脂分层美学修复的优点，降低潜在的美学风险。采用粘接桥和种植体支持的临时冠有利于软组织的维持和成形，近远期美学效果可靠。

参考文献

[1] Kois JC. Predictable single tooth peri-implant esthetics: Five Diagnositic Keys[J]. Compend Contin Educ Dent, 2010, 22(3):199-206.
[2] Furhauser R, Florescu D, Benesch T, et al. Evaluation of soft tissue around single-tooth implant crowns: the pink esthetic score[J]. Clin Oral Implants Res, 2015, 16(6):639-644.
[3] Kan. Facial gingival tissue stability following immediate placement and provisionalization of maxillary anterior single implants: A 2-to 8-year follow up[J]. Int J Oral Maxillofac Implants, 2011, 26:179-187.
[4] Zetu L, Wang Hoom-Lay. Management of inter-dental /inter-implant papilla[J]. J Clin Periodontol, 2013, 32:831-839.
[5] Tarnow DP, Magner AW, Fletcher P. The effect of the distance from the contact point to the crest of bone on the presence or absence of the interproximal dental papilla[J]. J Periodontol, 1992, 63(12):995-996.

前牙区引导骨再生种植美学修复

穆磊

摘要

目的： 探讨对上前牙美学区域严重骨缺损病例，自下颌骨外斜线取自体块状骨移植，进行骨增量手术的成骨效果及对种植区域的美学修复效果的意义。**材料与方法：** 对一例21缺失的患者进行检查，缺牙区域牙槽骨明显骨量不足凹陷，CBCT矢状位显示牙槽骨唇腭侧宽度不足，右侧智齿近中阻生，邻牙远中龋坏，所以拔除智齿同时，利用超声骨刀进行右侧下颌升支外斜线取骨，两块骨块修整后与受植区域的骨面紧密贴合，采用钛钉固位，骨块与受植区域骨面之间和骨块周围利用人工骨粉充填，覆盖人工骨膜，唇侧黏膜减张后严密缝合，术后口服抗生素药物。植骨后5个月在21缺失牙位置植入种植体1颗并同期进行了临时修复，以加速牙龈成形。形成良好和稳定的牙龈袖口后进行个性化的印模并制取永久修复体，修复后定期复查，最终修复美学效果良好，牙槽嵴唇侧丰满度满意。**结论：** 对严重骨缺损的病例，外斜线取骨能提供充足的骨量，外斜线主要是皮质骨，吸收少，能实现相对稳定的骨增量效果，可以取得相对满意的修复效果。

关键词： 块状骨；种植美学；骨移植

牙齿种植需要充足的骨量，使种植体完全的与骨头结合，牙槽骨的骨量不足会直接影响种植牙的效果和使用寿命，针对种植牙骨量不足的情况，有很多方法，但是对大量骨缺损的病例来说，块状骨则可以在水平向或者垂直向骨增量中都可以起到良好的效果，自体骨的诸多特点一直被认为是最佳的骨移植材料，但是自体骨取骨方式一直是患者最为担心的，在口腔内的供区一般选择颏部或者下颌升支外斜线，一般下颌升支外斜线取骨相对颏部取骨术后反应小、并发症少，因此本病例选择下颌升支外斜线取骨。

一、材料与方法

1. 病例简介　40岁男性患者。主诉：左上前牙缺失求修复。现病史：患者因外伤致前牙松动6个月之久，2个月前于外院拔除左上前牙，现自觉不美观来我院就诊。既往史：既往体健，无其他系统病史，否认重大疾病史，有口腔拔牙史。口腔检查：口腔卫生良好，牙周状况良好，22缺失，缺失间隙约7mm，CT显示缺失牙位置唇腭侧骨壁薄，无对颌伸长，邻牙无移位，上下前牙呈深覆𬌗，38、48近中阻生辅助检查：术前化验，血糖5.2mmol/L，血压120/90mmHg，血常规全血分析无异常，HIV1/2：（－），HBsAg（乙型肝炎病毒）：（－），HCV（丙型肝炎病毒）：（－），TP（梅毒螺旋体）：（－）。

2. 诊断　21缺失。

3. 治疗过程（图1~图77）

（1）外科手术：使用超声骨刀进行右侧下颌升支外斜线取骨。由于本病例存在右侧下颌智齿近中阻生，且邻牙龋坏，所以在取骨的同时进行了智齿拔除，首先在47远中做水平切口，暴露智齿，并以智齿为参考点，剥离牙龈暴露下颌升支外斜线，使用超声骨刀标记取骨位置（因术中超声骨刀出现了状况，遂用仰角手机与骨凿配合），并取出骨块。智齿采用的截冠，去除近中阻力，拔除智齿。随后进行受植区域牙龈切开，剥离骨膜，"营养孔"的预备等，然后进行骨膜的减张，调试骨块，植入少量骨粉并用钛钉固位骨块，最后覆盖骨膜，进行严密的关窗缝合。术后CBCT显示唇腭侧宽度达到预期效果，术后1周拆线，伤口愈合良好，患者术后反应相对较轻。

块状骨移植后5个月进行种植手术，为了更精准地植入，术前设计制作了种植导板，CBCT显示骨块未见明显异常，遂取出钛钉，同期观察骨块结合良好，导板就位并植入了Nobel 3.5mm×11.5植体1颗，初期稳定性35N以上，遂进行了即刻临时修复，1周后拆线，愈合良好。

（2）修复治疗：种植术后3个月复查，牙龈愈合良好，制作个性化印模杆制取修复模型，最终修复。

二、结果

6个月后复查，牙龈轮廓清晰，牙龈健康，CBCT显示种植体周围牙槽骨未见明显异常。

作者单位：湖南雅贝康口腔

Email: 76887725@qq.com

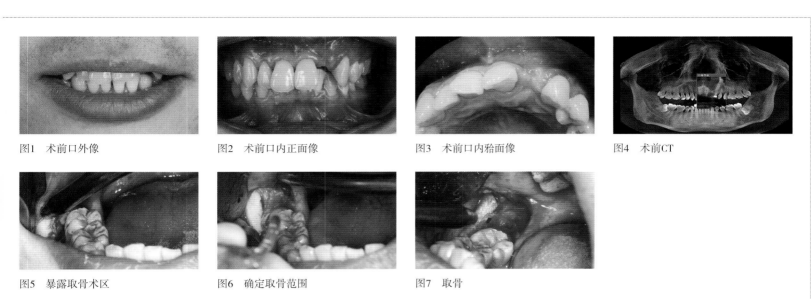

图1　术前口外像　　　图2　术前口内正面像　　　图3　术前口内殆面像　　　图4　术前CT

图5　暴露取骨术区　　　图6　确定取骨范围　　　图7　取骨

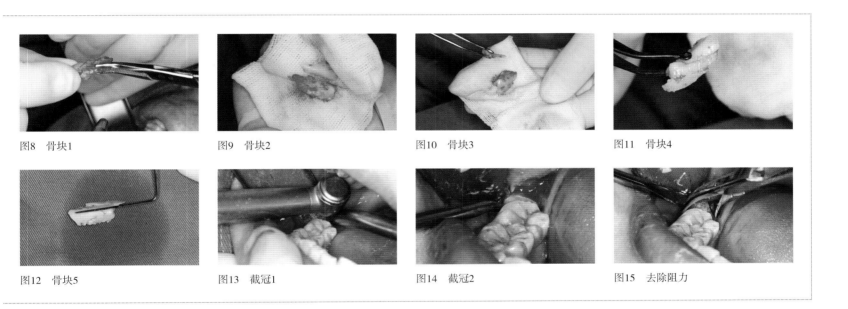

图8　骨块1　　　图9　骨块2　　　图10　骨块3　　　图11　骨块4

图12　骨块5　　　图13　截冠1　　　图14　截冠2　　　图15　去除阻力

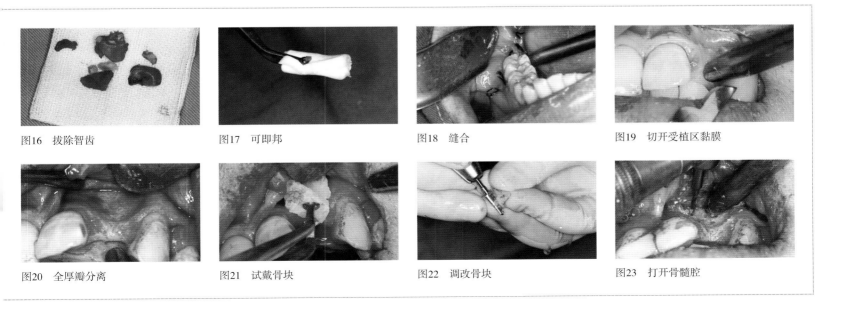

图16　拔除智齿　　　图17　可即邦　　　图18　缝合　　　图19　切开受植区黏膜

图20　全厚瓣分离　　　图21　试戴骨块　　　图22　调改骨块　　　图23　打开骨髓腔

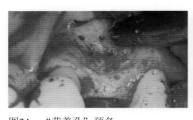

图24 "营养孔"预备

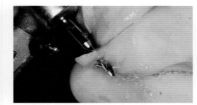

图25 预备固位钉洞

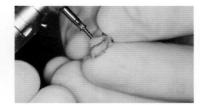

图26 固定骨块

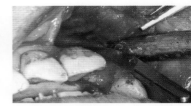

图27 减张骨膜

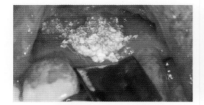

图28 放置骨粉

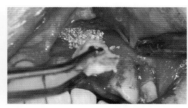

图29 放置骨块

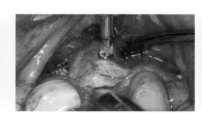

图30 钛钉固位骨块1

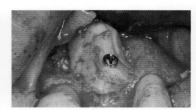

图31 钛钉固位骨块2

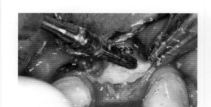

图32 调改骨凸

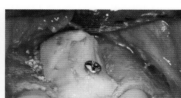

图33 调改后

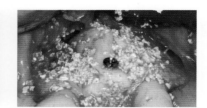

图34 放置骨粉

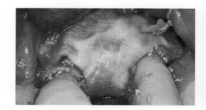

图35 放置骨膜

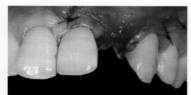

图36 缝合1

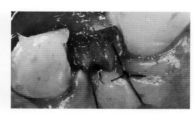

图37 缝合2

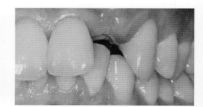

图38 术后5个月口内正面像

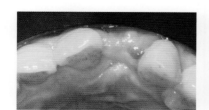

图39 术后5个月口内𬌗面像

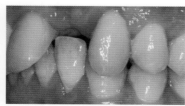

图40 术后5个月口内局部像

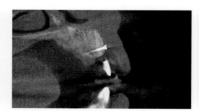

图41 术后5个月CT1

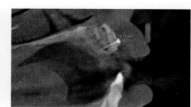

图42 术后5个月CT2

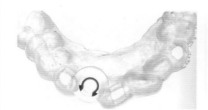

图43 导板

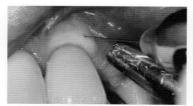

图44 术区麻醉

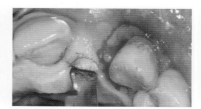

图45 术区切开1

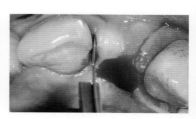

图46 术区切开2

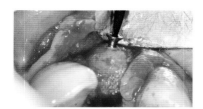

图47　取出钛钉

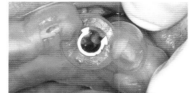

图48　导板就位

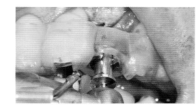

图49　种植窝洞预备1

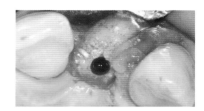

图50　种植窝洞预备2

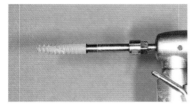

图51　植入3.5mm×15mm植体1颗

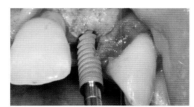

图52　植入植体

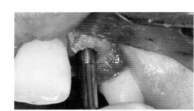

图53　调试位置测试扭力大小

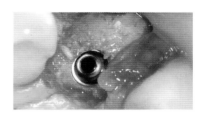

图54　植体植入后殆面像

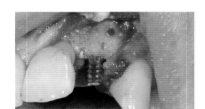

图55　临时基台就位

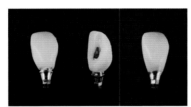

图56　临时修复体

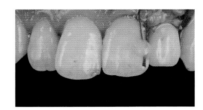

图57　即刻修复

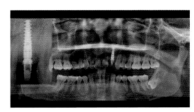

图58　术后3个月X线片

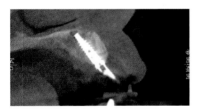

图59　术后3个月CT1

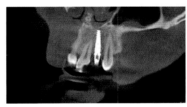

图60　术后3个月CT2

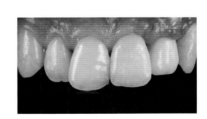

图61　术后3个月口内正面像

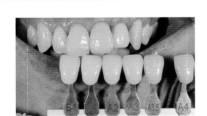

图62　永久修复比色

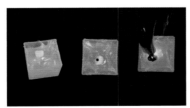

图63　个性化印模杆制作

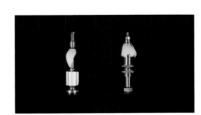

图64　个性化印模杆

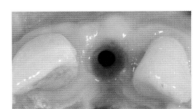

图65　牙龈袖口

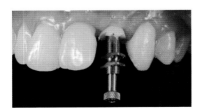

图66　印模杆就位

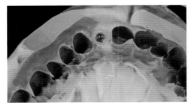

图67　阴模

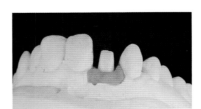

图68　全瓷基台

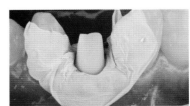

图69　基台就位

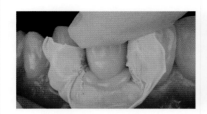

图70　牙冠粘接

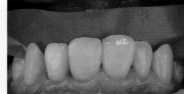

图71　调𬌗

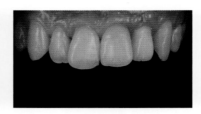

图72　术后6个月口内正面像

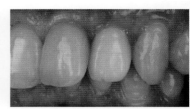

图73　术后6个月口内局部像

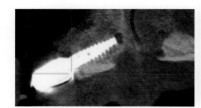

图74　术后6个月CT1

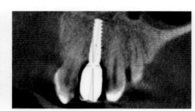

图75　术后6个月CT2

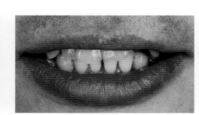

图76　术前口外像

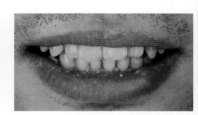

图77　修复术后6个月微笑像

三、讨论

本病例为水平向骨增量，相比垂直向骨增量而言成功率高，下颌升支外斜线主要为皮质骨，相对松质骨吸收少、吸收慢，骨块制取过程中，由于设备问题，采用了非常规的取骨方式，为了更好的患者体验和手术的成功率，超声骨刀可以更加微创、更加精准。即刻的临时修复可以更好地塑造牙龈轮廓，便于后期永久修复的制作。

四、结论

块状骨移植在本病例中主要用于水平向骨增量，由于外斜线处多为皮质骨，所有吸收相对较慢，加之受植区域血供良好，可取得良好并长久的美学效果。

参考文献

[1] Aghaloo TL Moy PK. Which hard issue augmentation tchniques are the most uccessful in furnishing bony support for implant placement? [J]. Int J Oral Maxillofac Implants, 2007, 22 :49–70.

[2] Stimmelmayr M, Gath JF, Schlee M. et al. Use of a modifed shell technique for threee –dimensional bone grating: Description of a dechnique[J]. Aust Dent J, 2012, 57:93–97.

[3] Giannoudis PV, Dinopoulos H, Tsiridis E. Bone substitutes: an update[J]. Injury, 2005, 36: 20–27.

[4] Cordaro L Torsello F, Miuccio MT, et al. Mandibular bone harvesting for alveolar reconstruction and implant placement: subjective and objective eross–sectional evaluation of donor and recipient site up to 4 years[J].Clin Oral Impl Res, 2011: 1320–1326.

[5] JT Jeong, JH Park, YC Kye. Resurfacing of ptted facial acne scars using ErYAG laser with ablation and coagulation mode[J]. Aeshetic Plast Surg, 2003, 27:130–134.

上前牙即刻种植自体牙即刻修复

戴超　戴印和　邹姝慧

摘要

目的：探讨上颌前牙即刻种植自体牙即刻修复的美学效果。**材料与方法**：左上中切外伤根折无法保留，CBCT检查显示，根尖无炎症，唇侧骨板完整，近远中及根方可用骨充足。术前常规准备，局部麻醉见效后小球钻于牙槽窝内腭侧骨板定点，逐级备洞，植入种植体（Dentium Superline FX3612SW）理想三维位置，跳跃间隙内植入Bio-Oss骨粉0.25g。修整自体牙冠和原厂成品基台制作临时修复体，术后3个月复查调整临时修复体边缘形态。术后6个月临床和CBCT复查软硬组织愈合良好，制取个性化印模，二氧化锆基台全瓷冠修复。**结果**：左上前牙即刻种植自体牙即刻修复后，种植体周围软硬组织愈合良好，牙龈及牙冠颜色形态理想，美学修复效果良好。**结论**：上前牙即刻种植即刻修复的美学效果获得，一定要依赖术前全面美学评估、适应证选择、CBCT检查、种植时机选择、精细化规范化的操作和患者良好依从性。

关键词：前牙美学；即刻种植；全瓷冠

即刻种植牙是满足牙体缺损、缺失患者的实际而紧迫的需求，是临床修复牙体缺失的一种趋势。与传统的延期种植相比具有疗程短、手术次数少、创伤小、术中定位准确、操作简单，并且能最大限度地保存利用硬组织，同时也有利于软组织的塑形效果，特别是与常规延期种植相近的成功率，更受患者和临床医生的青睐，应用越来越多。但是，上前牙即刻种植即刻修复要获得稳定持久的美观和功能，是受多种因素的影响。一定要依赖全面的病例美学评估、严格控制适应证、种植时机选择、手术精细操作和患者良好的依从性，才能获得良好的美学效果。

一、材料与方法

1. **病例简介**　45岁男性患者，主因外伤致21根折1天，要求种植修复。专科检查：患者颌面部基本对称、张闭口正常，高位笑线，双侧颞下颌关节无压痛、无弹响。口内检查：21冠伸长，牙龈充血水肿，远中龈缘破溃有渗出，叩（++），探（++），Ⅱ度松动。咬合关系正常，覆𬌗覆盖正常。辅助检查：CBCT显示：21牙根于釉牙本质界下3.5mm处可见水平折断，唇侧牙槽嵴骨板完整，厚度0.63mm，近远中宽度9.56mm，唇腭侧宽度8.21mm，根方可用高度25.84mm。患者美学风险评估见表1。

2. **诊断**　21外伤根折。

3. **治疗计划**　不翻瓣微创拔除21即刻种植，自体牙即刻修复。

4. **治疗过程**（图1~图30）

（1）即刻种植和自体牙临时修复：常规消毒、铺巾，局部浸润麻醉见效后，微创拔除牙冠及残根，搔刮牙槽窝，生理盐水反复冲洗，唇侧骨板完整连续性好，小球钻于拔牙窝腭侧骨板定植入点，逐级备洞植入Dentium Superline FX3612SW，扭矩>35N·cm。安放覆盖螺丝，种植体与唇侧骨板间隙内植入Bio-Oss骨粉0.25g。植入骨粉稳定后用原厂标准基台更换覆盖螺丝，调改自体牙舌侧留螺丝孔，口内与基台用流动树脂粘接，树脂凝固后卸下一体的修复体进行修改和抛光、消毒，复位后螺丝固定，封闭螺丝孔，调整咬合为空咬合状态。

（2）牙龈诱导成形：术后3个月，种植体周软硬组织稳定，牙龈颜色点彩存在，唇侧近中龈缘丰满度欠佳，取下临时修复体修整外形，再次戴入口内。

（3）永久修复：术后6个月复查，牙龈颜色正常，点彩均匀，唇侧牙龈轮廓与邻牙协调，龈乳头比较理想，CBCT显示种植体与骨组织愈合良好，唇侧骨板厚度2.11mm。制取个性化印模帽，种植体水平硅橡胶取模，制作二氧化基台全瓷冠修复。

（4）复查：永久修复6个月复查，种植修复固位稳定，牙龈颜色、质地正常，牙龈缘与11对称协调，近、远牙龈乳头丰满充盈。红色美学评分为13分，见表2。

二、结果

21修复体固位良好，牙龈色泽正常，龈曲线流畅与邻牙协调，牙龈乳头丰满充盈，患者对美学修复和功能非常满意。

作者单位：河北青县人民医院
通讯作者：戴超；Email: dcchongjing1987@163.com

表1 美学风险评估

美学风险因素	风险水平		
	低	中	高
健康状况	健康，免疫功能正常		免疫功能低下
吸烟习惯	不吸烟	少量吸烟，< 10支/天	大量吸烟，>10支/天
患者美学期望值	低	中	高
唇线	低位	中位	高位
牙龈生物型	低弧线形、厚龈生物型	中弧线形、中龈生物型	高弧线形、薄龈生物型
牙冠形态	方圆形	卵圆形	尖圆形
位点感染情况	无	慢性	急性
邻面牙槽嵴高度	到接触点≤5mm	到接触点5.5～6.5mm	到接触点≥7mm
邻牙修复状态	无修复体		有修复体
缺牙间隙宽度	单颗牙（≥7mm）	单颗牙（≤7mm）	2颗牙或2颗牙以上
软组织解剖	软组织完整		软组织缺损
牙槽嵴解剖	无骨缺损	水平向骨缺损	垂直向骨缺损

表2 红色美学评分（PES）

PES	评分
近中龈乳头	2
远中龈乳头	2
牙龈高度	2
唇侧龈缘形态	1
根面凸度	2
牙龈颜色	2
牙龈质地	2
合计	13

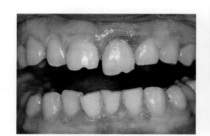

图1 术前正面像

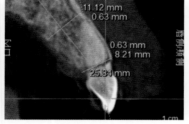

图2 术前CBCT纵切面

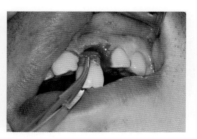

图3 微创拔牙

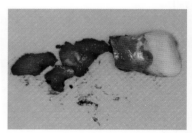

图4 拔除的患牙

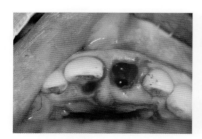

图5 定点备洞

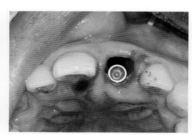

图6 三维位置植入植体

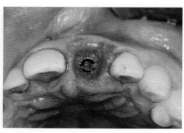

图7 旋入覆盖螺丝跳跃间隙植入骨粉

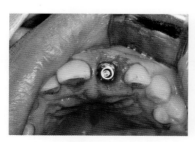

图8 旋出覆盖螺丝，旋入成品基台

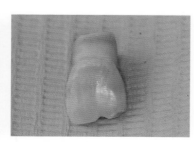

图9 自体牙

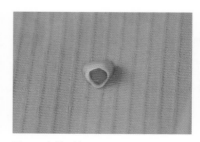

图10 自体牙备洞

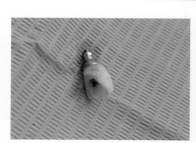

图11 自体牙制作的临时修复体

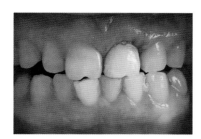

图12　戴入临时修复体

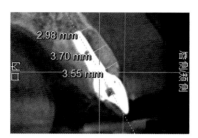

图13　术后CBCT纵切面

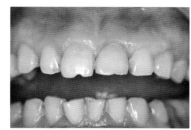

图14　临时修复3个月复查正面像

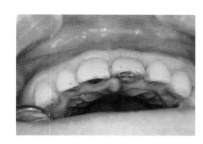

图15　临时修复3个月复查殆面像

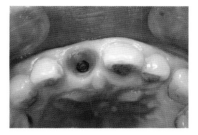

图16　6个月塑形后的牙龈袖口

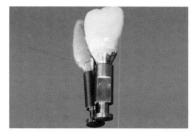

图17　临时修复体与替代体相连

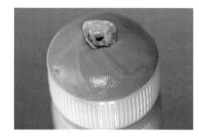

图18　翻制硅橡胶印模

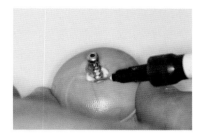

图19　制作个性化印模帽

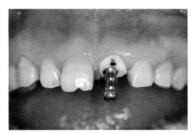

图20　戴入个性化印模帽

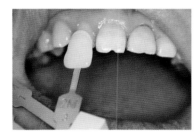

图21　比色

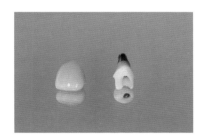

图22　个性化全瓷基台、全瓷冠

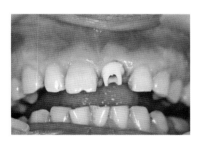

图23　安装全瓷基台

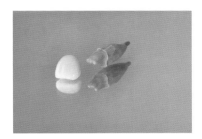

图24　制作修复基台

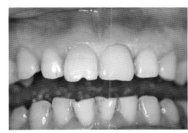

图25　戴入全瓷冠后正面像

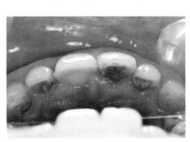

图26　戴入全瓷冠后殆面像

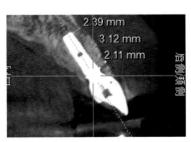

图27　术后6个月CBCT纵切面1

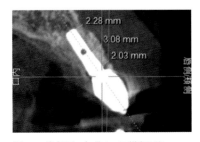

图28　修复后6个月CBCT纵切面2

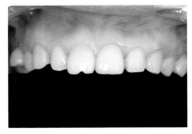

图29　修复后6个月正面像

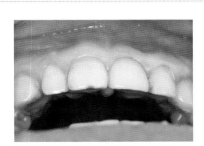

图30　修复后6个月殆面像

三、讨论

美学区牙缺失后，即刻植入种植体与传统的延期种植相比具有减少手术步骤、减轻手术创伤、缩短治疗周期和降低骨吸收、更好保留拔牙窝周围骨组织的优点，并可以达到与延期种植相同的成功率和美观效果。但牙齿一旦缺失，牙槽骨的代谢能力下降，牙槽嵴骨质就会发生吸收和改建。因此前牙美学区种植手术为了获得美学效果，病例适应证选择、评估、手术时机、手术特点以及修复的方法都是非常重要的。

本病例患者因21外伤根折不能保留，经术前风险评估，CBCT测量显示，唇侧骨板完整，根周无炎症，根尖区有足够骨量，种植体能够植入理想的三维位置且获得初期稳定性，不翻瓣保留了唇侧黏骨膜血供的完整性，为

束状骨提供充分营养减少了骨吸收的机会。选择直径3.6mm的植体靠近腭侧植入理想的三维空间，跳跃间隙内植入Bio-Oss骨粉，更有利保障硬组织的获得和软组织的稳定，最后得到修复体远期的美学效果。植体的扭矩＞35N·cm能达到很好的初期稳定性，可以制作临时修复体满足患者美观需求，我们选择患者自体牙冠制作临时修复体，保留了患者原来牙齿形态，特别是维持了牙龈和牙龈乳头的形态，给患者的心理创伤带来安慰，同时也为软组织美学成形打下基础。

对美学区无法保留的患牙，要对病例充分评估、详细检查，合理制订并按规范技术正确实施即刻种植即刻修复的治疗方案，既能满足患者缺牙的美观需求、缩短治疗周期、有效的软组织塑形，又能获得长期、稳定、良好的修复效果。

参考文献

[1] Botticelli D. Bone tissue formation adjacent to implant placed in fresh sockets: An experimental study in dogs[J]. Clin Oral Implants Res, 2006, 17:351–358.

[2] Furhauser R. Evaluation of soft tissue around singletooth implant crowns: the pink esthetic score[J]. Clinical Oral Implants Research, 2005, 16:639–644.

[3] Bertolini Mde M, Kempen J, Lourenco EJ, et al. The use of CAD/CAM technology to fabricate a costom ceramic implant aboutment: A clinical report[J]. J Proster Dent, 2014, 111(5):362–366.

[4] Tavarez RR, Calixto AM, Maia Filho EM, et al. Atraumatic extraction, implant placement and immediate provisionalization[J]. J Contemp Dent Pract, 2014, 15(4):513–517.

[5] Chen ST, Buser D. Clincal and esthetic outcomes of implants placed in postextraction sites[J]. Int J Oral Maxillofacial Implants, 2009, 24: 186–217.

第3章

牙列缺失种植修复
Implant Therapy for Edentulous Patients

上颌M形、下颌常规All-on-4种植即刻修复牙列缺失病例1例

王宇　姒蜜思　王心华　王柏翔　俞梦飞　章杰苗　程志鹏

摘要

75岁女性患者，因上下颌牙列缺失20余年，活动义齿固位不良，要求种植修复治疗。去除义齿后，患者面下1/3凹陷，鼻唇角成钝角，上下颌骨为Ⅲ类错𬌗关系。口内检查见上下颌刃状牙槽嵴，牙槽骨萎缩明显且不平整。全口牙龈无明显红肿，附着龈大部分丧失。摄片发现上下颌后牙区牙槽骨吸收严重，骨量明显不足。上颌前牙区骨高度也不足以沿颌骨轴向种植，经团队讨论为患者设计方案为：上颌M形种植修复术，下颌常规All-on-4种植修复术。术后行临时固定义齿修复，3~6个月后行永久修复。修复后患者口颌功能恢复，面型面容改善。医患双方对修复效果均基本满意。

关键词：牙列缺失；种植；All-on-4；美学

随着世界老龄化进程的不断加快，中国也进入了老龄化时代，无牙颌患者的数量逐年上升。据统计，目前有2.5亿的无牙颌患者生活在亚洲，其中中国占据了将近一半的比例。在发达国家，无牙颌被列为全身慢性系统性疾病的表征之一。中国的老龄化人口中存在着巨大的潜在无牙颌病例，因此如何有效地解决老年人的全口无牙颌功能重建，这个问题就摆在我们面前。本文报道了一例上下颌牙列缺失患者的种植修复治疗过程，为相似患者的修复治疗方案提供思考和经验。

一、材料与方法

1. 病例简介　75岁女性患者，以"上下颌牙列缺失20余年，活动义齿固位不良，要求种植修复"为主诉。患者因多年佩戴活动义齿，上下颌牙槽骨严重萎缩，义齿无法固位，患者无法进食。检查无全身系统性疾病，无烟酒等不良嗜好。面型检查：面型基本正常，面中下1/3比例正常，面下1/3凹陷，鼻唇角成钝角。口内检查：上下颌牙列缺失，修复体固位不良。上下颌刃状牙槽嵴，牙槽骨萎缩明显且不平整，全口牙龈无明显红肿，附着龈大部分丧失，上下颌Ⅲ类错𬌗关系。口腔卫生良好。术前影像学检查：上下颌骨后牙区（Ⅲ区）骨量明显不足，下颌骨前牙区，前磨牙区（Ⅰ区、Ⅱ区）为Ⅱ类骨质，颏孔前部骨量尚可，上颌骨为Ⅲ类骨质，前牙区（Ⅰ区）骨高度不足，前磨牙区（Ⅱ区）骨量不足，在上颌窦前壁近中和梨状孔外侧壁远中可测量到M形的骨性区域。

2. 诊断　牙列缺失。

3. 治疗计划　上颌骨M形种植修复术；下颌骨常规All-on-4种植修复术；即刻负重-临时过渡义齿；3~6个月后永久修复。

4. 治疗过程（图1~图30）

（1）术前准备：无牙颌患者口内卫生状况良好，不需要牙周洁治。术前血化验、麻醉前准备等。

（2）第一次外科手术：局部麻醉沿下颌牙槽嵴顶行T形切口，翻开黏骨膜瓣，暴露双侧颏孔。去除牙槽嵴顶高低不平的骨质，并磨平骨床。在下颌骨正中备孔，安装简易导板。在32、35、42、45位置定点，逐级备洞，在35、45位置斜行植入Nobel Active 4.3mm×13mm植体各1颗，32、42位置沿颌骨长轴植入Nobel Active 3.5 mm×13mm植体各1颗。测量种植体扭矩均达到35N·cm，扭矩总和超过120N·cm。前牙区两颗植体安放0°复合基台，后牙区两颗斜行植体安放30°复合基台，0°基台加力至扭矩35N·cm，30°基台加力至扭矩15N·cm。安放卫生帽，缝合。

（3）第二次外科手术：局部麻醉下沿上颌牙槽嵴顶行T形切口，翻开黏骨膜瓣，剥离暴露双侧上颌窦前壁区，鼻底，梨状孔外侧缘。磨除上颌窦前壁骨质，剥离并暴露上颌窦前壁黏膜，直视下保护上颌窦黏膜，于双侧上颌窦前壁近中斜行定点备洞，并植入Nobel Active 4.3 mm×15mm植体各1颗。前牙区，沿双侧梨状孔外侧缘远中定点备洞，并植入Nobel Active 3.5 mm×15mm植体各1颗。植体测量扭矩均达到35N·cm，扭矩总和超过120N·cm。前牙区两颗植体安放17°复合基台，后牙区两颗植体安放30°复合基台，基台加力至扭矩15N·cm。安放卫生帽，缝合。

（4）种植支持上部临时过渡修复治疗：在第二次手术后即刻行上下颌开窗式取模。记录咬合关系。制作螺丝固位一段式临时树脂修复体。3天内戴牙。精细调整咬合，对患者的饮食及口腔卫生维护进行指导。

作者单位：浙江大学医学院附属口腔医院

通讯作者：程志鹏；Email: kqczp@sina.com

（5）种植支持上部美学永久修复治疗：在临时修复3~6个月后进行二次法开放式取模，面弓转移，记录咬合关系，制作上下颌螺丝固位一段式纯钛切削支架高耐磨树脂终修复体。于患者口内试戴，精细调整咬合。

二、结果

修复后患者面下1/3丰满，鼻唇角约为直角，面容年轻，微笑露齿，充满自信。患者口颌功能明显改善，咬合关系良好，覆𬌗覆盖正常，医患双方对修复效果均基本满意。

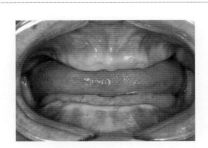
图1 术前口内像

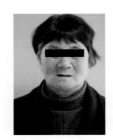
图2 术前面型正面像

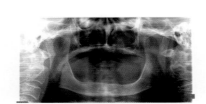
图3 术前全景片

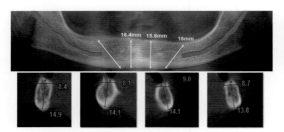
图4 术前下颌CBCT

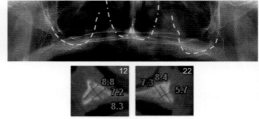
图5 术前上颌CBCT1

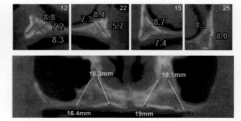
图6 术前上颌CBCT2

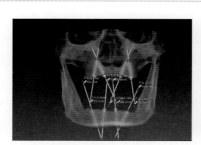
图7 术前设计三维重建

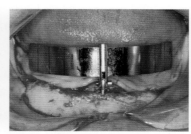
图8 下颌All-on-4手术-安装简易导板

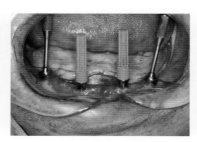
图9 下颌All-on-4手术-安放复合基台

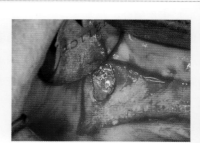
图10 上颌右侧上颌窦开窗

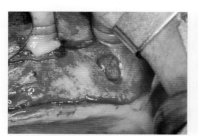
图11 上颌左侧上颌窦开窗

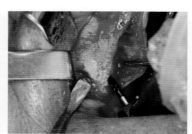
图12 上颌后牙区种植体植入

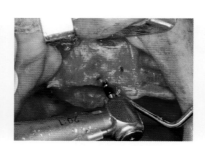
图13 上颌前牙区种植体植入

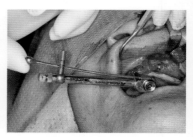
图14 种植体扭矩测定

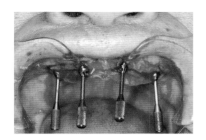

图15　上颌安放复合基台

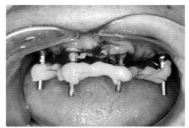

图16　术后即刻安装连接转移杆

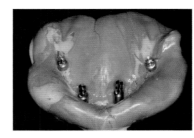

图17　术后即刻取模

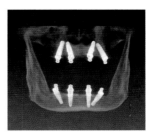

图18　术后颌骨及种植体三维重建

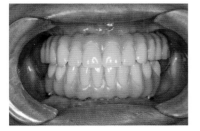

图19　试戴临时牙

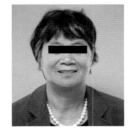

图20　戴牙后面型正面像

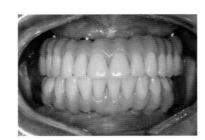

图21　复查口内像

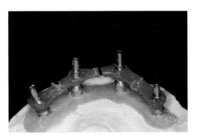

图22　"二次法"连接转移杆

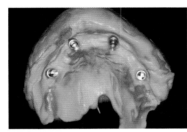

图23　永久修复取模

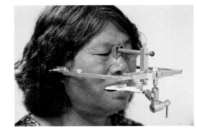

图24　面弓转移

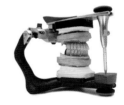

图25　上𬌗架

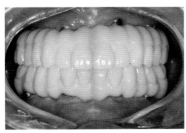

图26　试戴CAD/CAM树脂桥架

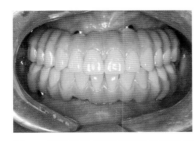

图27　试戴纯钛切削高耐磨树脂终修复体

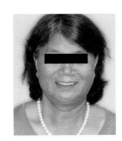

图28　终修复后正面像

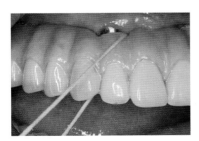

图29　口腔卫生宣教

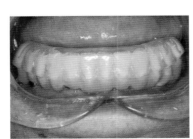

图30　试戴夜磨牙𬌗垫

三、讨论

全口无牙颌患者的种植修复治疗往往比较复杂，需要花费较长时间完成整个治疗过程。All-on-4能够帮助全口无牙颌患者实现即刻负重，同时可以避开重要的解剖结构，也可以避免植骨手术为患者带来的痛苦。针对本病例这位高龄患者，这是一种相对较理想的治疗方案。

本病例中，患者上下颌牙列缺失，佩戴活动义齿多年，因义齿无法固位前来就诊。患者主观要求固定修复方案。分析骨量发现，患者上下颌后牙区骨量缺失严重，若进行常规分段固定式种植修复方案（6~8颗种植体），上颌需进行双侧上颌窦外提升植骨术，下颌也需要采取相应的骨增量手术方

案，而患者的年龄和身体状态均不允许进行此类复杂手术。进一步分析颌骨条件发现，下颌前牙区及前磨牙区骨宽高度可以满足常规的All-on-4种植修复方案。上颌前牙区及前磨牙区骨量不足，无法满足种植体沿颌骨长轴植入。深入研究发现在上颌窦前壁近中及梨状孔外侧缘远中这样一个M形区域里有相对充足的骨量，可以满足4颗植体呈M形分布，经文献阅读及团队讨论，我们为患者进行了如上设计。术后至今种植体的骨结合良好，除常规修复体并发症外，未出现种植体的失败脱落。患者面型恢复良好，咀嚼功能满意。相对过去的活动义齿，此种固定修复方案无论在功能上还是美观上都极大改善了患者的生活状态。然而，后期出现的义齿局部断裂、磨耗、组织面清理不到位等并发症也有待于学者进一步研究。

参考文献

[1] Chan MH , Holmes C . Contemporary "All-on-4" Concept[J]. Dental Clinics of North America, 2015, 59(2):421-470.
[2] Maló P, de Araújo Nobre Miguel, Lopes A , et al. All-on-4 Treatment Concept for the Rehabilitation of the Completely Edentulous Mandible: A 7-Year Clinical and 5-Year Radiographic Retrospective Case Series with Risk Assessment for Implant Failure and Marginal Bone Level[J].Clinical implant dentistry and related research, 2015, 17 Suppl 2, e531-541.
[3] Jensen, Ole T . Complete arch site classification for all-on-4 immediate function[J]. The Journal of Prosthetic Dentistry, 2014, 112(4):741-751.
[4] Lopes A , Paulo Maló , Miguel de Araújo Nobre, et al. The NobelGuide® All-on-4® Treatment Concept for Rehabilitation of Edentulous Jaws: A Prospective Report on Medium- and Long-Term Outcomes[J]. Clinical Implant Dentistry and Related Research, 2015, 17 Suppl 2, e406-416.
[5] Zhao X, Di P, Lin Y, et al. Implanting the edentulous jaws with "All-on-4" immediate reconstruction: a preliminary clinical observation[J]. Beijing Da Xue Xue Bao, 2014, 46(5):720-726.
[6] Holtzclaw D. All-on-4® Implant Treatment: Common Pitfalls and Methods to Overcome Them[J]. Compendium of Continuing Education in Dentistry, 2016, 37(7): 458-465;quiz466.

先天性外胚层发育不全全口种植覆盖义齿修复1例

汤晶 马晓丽 侯敏 张健

摘要

目的：本病例为对先天性外胚层发育不全患者行全口种植覆盖义齿修复的临床观察。**材料与方法**：16岁男性患者。出生即诊断为先天性外胚层发育不全（无汗型），全口内仅1颗乳牙发育，患者自幼饮食困难，为改善生活质量希望通过种植修复恢复咀嚼功能。对该患者进行口内检查和影像学检查后制订具体治疗计划，行上颌骨改良Lefort I型截骨并牵张成骨，同时鼻底区Onlay植骨，成骨后植入种植体，种植体骨愈合后行全口种植体支持的覆盖义齿修复。**结果**：全口种植覆盖义齿修复后效果稳定，恢复正常的咀嚼功能，患者满意。**结论**：对于外胚层发育不全的患者，种植修复是一种恢复其咀嚼功能，改善其生活质量的有效手段。

关键词：外胚层发育不全；种植修复；牵张成骨

先天性外胚层发育不全是一种罕见的染色体变异的疾病，患儿常表现为毛发稀疏、汗腺缺乏、指（趾）甲发育不良以及牙缺失或发育不良。由于牙齿大量缺失，患儿自幼即不能正常咀嚼，造成牙槽骨失用性萎缩，增加了种植修复的难度。

一、材料与方法

1. **病例简介** 16岁男性患者，先天性多牙缺失。病史：出生即诊断为无汗型先天性外胚层发育不全，全口仅发育1颗乳牙，患者多次行传统活动义齿修复，效果均不理想。临床检查：患者面型基本对称，右侧颊肌较左侧丰满，上颌后缩，下颌前凸，呈Ⅲ类骨性错𬌗畸形面型；患者口内仅见55存留，其余牙缺失，口腔卫生良好，牙龈、黏膜未见明显异常；CBCT显示上颌骨量严重不足，上颌牙槽嵴呈刃状水平向及垂直向均有不同程度的骨缺损；下颌后牙区垂直向骨量不足，前牙区骨量尚可（图1~图4）。

2. **诊断** 牙列缺失伴骨缺损；Ⅲ类骨性错𬌗畸形。

3. **治疗计划** 根据临床检查和影像学检查，结合患者功能恢复的期望，拟行上颌骨牵张成骨并于鼻底区Onlay植骨增加骨量后择期行种植修复。

4. **治疗过程**

（1）植骨手术过程：常规消毒、铺巾后，全麻下行上颌Lefort I型截骨术，于鼻底区行截骨术断开上颌骨，修整鼻底区骨面后，同时切除部分下鼻甲，于髂前上棘切取游离骨块3cm×1.5cm×1.5cm，将游离髂骨块修整切割为两块，分别Onlay植骨于两侧鼻底。牵张成骨装置固定于上颌结节后缘截骨线两侧，目的使其向下向前推进上颌牙槽骨成骨。缝合创口，术后7天拆线（图5~图7）。

（2）种植手术过程：植骨术后8个月后，常规消毒、铺巾，采用行必兰局部浸润麻醉，全层翻瓣后球钻定点，先锋钻逐级备洞，16、26、32、35、42、45植入Straumann×RN 4.1mm×12mm种植体各1颗，13、23植入Straumann×RN 4.1mm×8mm种植体各1颗，植入扭矩35N·cm，旋入愈合帽，严密缝合创口。术后7天拆线（图8~图11）。

（3）永久修复：6个月后，复查见种植体周围牙龈状态稳定，患者无主观不适感。硅橡胶种植体水平制取印模，制作全口钴铬支架覆盖义齿，种植体支持结构采用Locator配件，由于上颌近中两颗植体唇向倾斜角度多大，为获得更好的共同就位道，我们采用个性化铸金基台联合磁性附着体的方式进行修复设计的改良，获得最终的种植支持覆盖义齿（图12~图21）。

（4）复查：戴牙4年后，左上前牙区植体脱落，为其进行了GBR骨增量后，补种1颗软组织水平种植体，由于种植体轴向接近义齿戴入的共同就位道，直接应用Locator附着体进行修复（图22~图24）。

二、结果

通过各种骨增量的手段完成全口种植支持覆盖义齿修复后，患者获得了较好的咀嚼功能，同时改善了骨性错𬌗面型，患者对修复效果满意（图25~图29）。

三、讨论

1. 先天性外胚层发育不良是累及牙齿及毛发的罕见先天性疾病，患儿常因缺失大量牙齿而生活质量较差，先天性的大量缺牙使上颌骨严重萎缩。

作者单位：天津市口腔医院

通讯作者：张健；Email: zhangstoma@hotmail.com

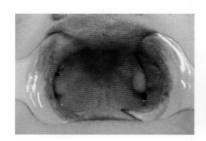

图1　初诊口内像

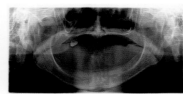

图2　初诊全景片

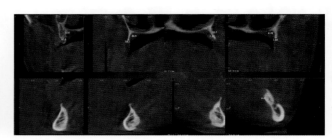

图3　初诊CBCT

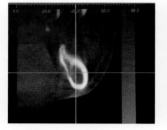

图4　初诊CT动态变化

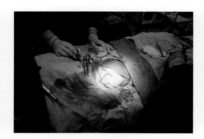

图5　髂前上棘切取游离骨块

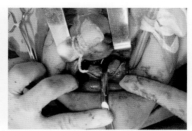

图6　髂骨块Onlay植于两侧鼻底

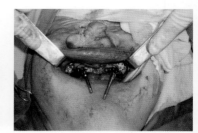

图7　固定牵张成骨装置

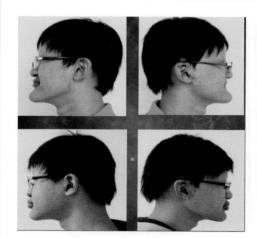

图8　正颌术前术后面型对比

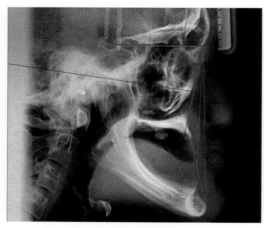

图9　正颌前头影测量图

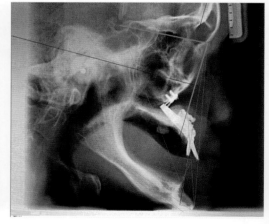

图10　正颌后头影测量图

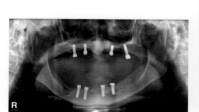

图11　种植术后全景片

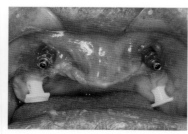

图12　上颌开窗及闭口式联合取印模

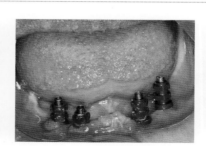

图13　下颌开窗式取印模

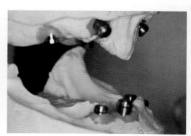

图14　上颌Locator基台就位后无法获得共同就位道

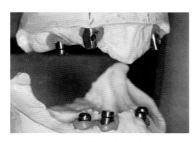

图15　个性化金铸基台联合磁性附着体获得共同就位道

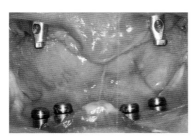

图16　基台戴入口内后情况

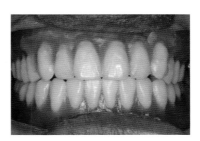

图17　口内试排牙

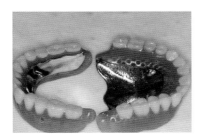

图18　制作完成的修复体1

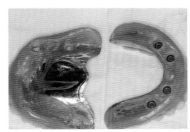

图19　制作完成的修复体2

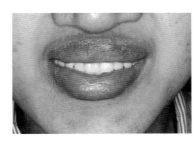

图20　患者戴牙后正面像

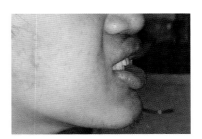

图21　患者戴牙后侧面像

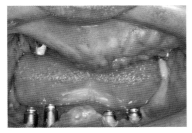

图22　左上1颗种植体脱落

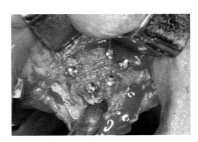

图23　GBR骨增量后

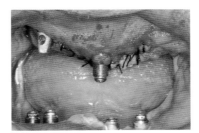

图24　顺共同就位道方向补种种植体

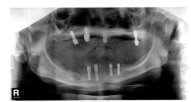

图25　戴牙9年后全景片

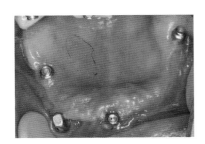

图26　戴牙9年后口内上颌像

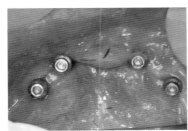

图27　戴牙9年后口内下颌像

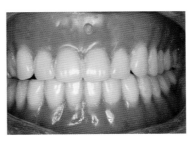

图28　戴牙9年后口内正面像

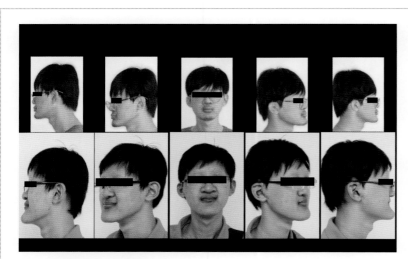

图29　9年后与初诊时面型对比

此外，长期的不正确咬合方式，促使其下颌骨过度发育，同时伴随口唇肌肉力量过大，因此常伴随Ⅲ类骨性错殆畸形。为解决骨量严重不足无法常规种植的问题，同时解决其骨性错殆畸形，联合正颌外科和耳鼻喉科进行牵张成骨及鼻底区的垂直向Onlay植骨，扩增上颌前牙区的骨量，满足种植治疗的要求。

2. 本病例外科操作难度较大，由于牙槽骨量极为有限，为获得牵引器的稳定固位不仅改良了Lefort I型截骨术式，同时为不影响鼻通气功能，对部分下鼻甲进行了切除。此外，当时国内还未有数字化导板技术，所有种植体均为"自由手"植入，利用有限的骨量同时规避邻近解剖结构的损伤，需要精准的外科技巧。

3. 在修复阶段，创新地使用个性化铸金基台结合磁性附着体获得上颌修复体的共同就位道，解决了修复体戴入的问题，然而1颗植体的脱落为我们敲响了警钟，经过分析讨论认为可能是患者右侧偏侧咀嚼的习惯，使左前那颗脱落植体长期作为平衡侧，而磁性附着体的特点是在侧方殆时将工作侧合力传导到平衡侧，因此左前植体长期受到过大的侧向殆力从而导致边缘骨吸收后脱落。

参考文献

[1] Cawood JI, Howell RA. A classification of the edentulous jaws[J]. Int J Oral Maxillofac Surg, 1988 Aug, 17(4):232–6. PubMed PMID: 3139793.

[2] 侯敏, 柳春明, 张海钟, 等. 两种外置式牵引治疗严重上颌发育不全[J]. 口腔医学研究, 2009 (03).

[3] Bruno Ramos Chrcanovic, Tomas Albrektsson, Ann Wennerberg.Tilted versus axially placed dental implants: A meta-analysis[J]. Journal of Dentistry, 2015.43(2):149–170.

[4] 佘文珺, 马璐, 何嘉菁, 等. 磁性附着体下颌种植覆盖义齿牙槽骨的三维光弹应力分析[J]. 临床口腔医学杂志, 2011 (07).

首例国产威高种植体无牙颌种植全口重建——双侧上颌窦外提升同期种植延期修复

吴鹏　高承志

摘要

目的：探讨国产种植体在无牙颌种植修复中的临床效果。**材料与方法**：55岁男性患者，上下颌牙列缺失，双侧上颌窦外提升后同期植入国产威高种植体6颗，前牙区GBR植骨，下颌植入国产威高种植体6颗，潜入式愈合。4个月后二期手术，安装威高多功能基台，制作过渡义齿，佩戴并调整2个月后进行正式修复，正式修复体采用CAD/CAM纯钛切削支架+树脂成品牙制作种植体支持式螺丝固位全颌固定义齿。**结果**：上下颌共12颗种植体骨结合良好，软组织健康，修复体精确就位，咬合稳定，患者对最终修复体形态、色泽、咀嚼功能的恢复满意。2个月后复查，软组织稳定，种植体周围无明显骨吸收，修复体无损坏，咬合稳定，咀嚼功能恢复良好。**结论**：国产种植体日益完善，可以进行上颌窦提升及无牙颌固定修复等复杂种植修复，完善解决了患者美观及功能恢复的需求，近期效果肯定，极大降低了材料成本和患者的经济负担，值得临床推广。

关键词：无牙颌；国产种植体；上颌窦提升

随着我国人口老龄化的加剧，无牙颌患者日渐增多，无牙颌种植修复尤其是固定修复能最大限度地恢复患者美观及咀嚼功能，恢复患者生理心理健康和社交需求。目前，我国口腔种植技术发展日新月异，种植体使用量十分巨大，但大部分依赖于进口，国产种植体近年来日益完善，取得了良好的修复效果，但应用于无牙颌种植修复等复杂病例较少。本文即用1例国产威高种植体行双侧上颌窦提升后全口种植固定修复，初步观察其临床效果，供大家参考。

一、材料与方法

1. 病例简介　55岁男性患者，主诉"旧义齿经常脱落，影响进食"来我院就诊。现病史：患者10年前口内牙齿因牙周病陆续脱落或拔除，于外院行全口义齿修复，近日来义齿经常在进食时脱落，影响生活，故来我院要求行种植固定修复。检查：颜面对称，口唇塌陷，面下1/3变短，上下颌骨位置关系正常，上下颌牙列缺失，牙槽嵴低平，牙龈中厚，质地韧，黏膜正常，口内唾液量正常。CBCT显示：上颌前部牙槽骨宽度不足，高度尚可，后牙区上颌窦气化，可用骨高度<3mm，下颌骨量尚可。

2. 诊断　上下牙列缺失。

3. 治疗计划　双侧上颌窦外提升，同期上颌植入6颗种植体，下颌植入6颗种植体，潜入式愈合，4个月后行二期手术，安装功能基台，制作过渡义齿，佩戴并调整2个月后进行正式修复，正式修复体采用CAD/CAM纯钛

切削支架+树脂成品牙制作种植体支持式螺丝固位全颌固定义齿。

4. 治疗过程（图1～图30）

（1）外科部分：下颌用2%利多卡因行双侧下牙槽神经阻滞麻醉后，沿牙槽嵴顶正中切开全层牙龈，翻开黏骨膜瓣，平整牙槽嵴顶，于前牙区、前磨牙区、后磨牙区共植入威高系统（Wego，中国）种植体6颗，型号分别为3.8mm×11mm、3.8mm×11mm、4.3mm×11mm、4.3mm×11mm、4.3mm×11mm、4.3mm×11mm，放置覆盖螺丝，严密缝合切口。右侧上颌用必兰行腭大孔麻醉+颊侧局部浸润麻醉后，切开右上颌牙槽嵴顶全层牙龈，翻开黏骨膜瓣，上颌窦前外侧壁开窗，完整剥离上颌窦黏膜，提升上颌窦底，植入威高4.3mm×13mm种植体1颗，取患者静脉血离心获得PRF混合Bio-Oss（Geistlich，瑞士）大颗粒骨粉后填入窦腔，颊侧覆盖Bio-Gide（Geistlich，瑞士）可吸收胶原屏障膜，前磨牙及前牙区分别植入威高3.8mm×11mm种植体各1颗，颊侧少量螺纹暴露处覆盖Bio-Oss骨粉+Bio-Gide可吸收胶原屏障膜。左侧上颌用必兰行腭大孔麻醉+颊侧局部浸润麻醉后，切开左上颌牙槽嵴顶全层牙龈，翻开黏骨膜瓣，上颌窦前外侧壁开窗，完整剥离上颌窦黏膜，提升上颌窦底，植入威高4.3mm×11mm种植体1颗，PRF混合Bio-Oss大颗粒骨粉后填入窦腔，颊侧覆盖Bio-Gide可吸收胶原屏障膜，前磨牙区及前牙区分别植入威高3.8mm×11mm种植体各1颗，颊侧少量螺纹暴露处覆盖Bio-Oss骨粉+Bio-Gide可吸收胶原屏障膜，严密缝合切口，即刻拍摄CBCT示：种植体位置理想，未见骨粉掉入上颌窦内。术后给予抗感染及止痛药物，常规术后医嘱。2周后切口愈合良好，拆除缝线。4个月后复查，口内牙龈健康，CBCT示种植体周围无暗影，边缘未见明显骨吸收，上颌窦提升区骨密度均匀。行二期手术，置多功能基台

作者单位：北京大学人民医院口腔科

通讯作者：高承志；Email: gaochengzhi@pkuph.edu.cn

（扭矩20N·cm）及牙龈保护帽（扭矩10N·cm），愈合2周后拆线。

（2）过渡义齿修复：牙龈愈合良好，卸除牙龈保护帽，用多功能基台转移杆取开窗式印模，取正中关系颌位记录，送技工室上𬌗架，制作过渡义齿，当天戴入口内。患者自觉咬合稳定，牙齿外形、面部丰满度合适。

（3）正式义齿修复：过渡义齿经过多次调𬌗待用1个月后，患者自觉咬合高度舒适，位置稳定，拆除过渡义齿，利用个性化转移杆加个性化托盘取终印模，利用过渡义齿及面弓转移上𬌗架，参考过渡义齿制作蜡型，试排牙，结合患者意见调整至满意。技工室制作CAD/CAM纯钛切削支架+聚合

树脂人工牙及人工牙龈，戴入患者口内，精密被动就位，义齿组织面与软组织轻接触，螺丝固位至10N·cm，X线检查示修复体与种植体间密合无缝隙，调整咬合，患者自觉义齿美观及功能恢复良好，最后封闭螺丝孔。

二、结果

义齿戴入后1周、1个月、3个月进行复查，患者口腔卫生保持良好，软硬组织稳定，X线片显示种植体周围无明显骨吸收，上颌窦提升区骨密度均匀，患者自觉外形美观，咀嚼舒适，对种植修复效果非常满意。

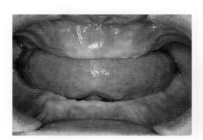

图1　术前口内像

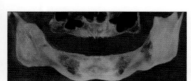

图2　术前CBCT

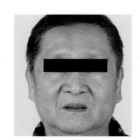

图3　术前正面像

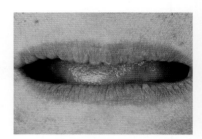

图4　术前口唇

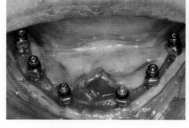

图5　下颌植入6颗国产威高系统种植体

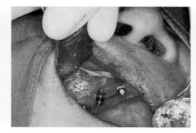

图6　上颌窦外提升植入Bio-Oss骨粉

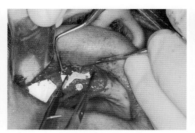

图7　Bio-Gide可吸收隔离膜

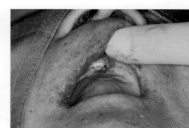

图8　缝合

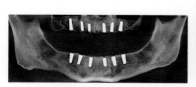

图9　术后CBCT

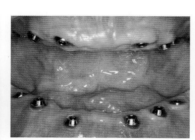

图10　二期手术安装多功能基台

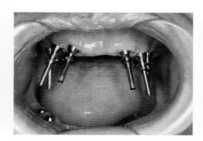

图11　上颌多功能转移杆

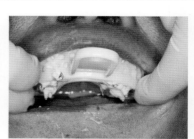

图12　上颌印模

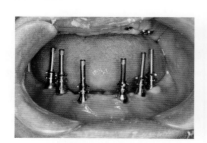

图13　下颌多功能转移杆

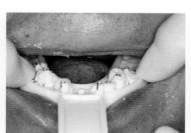

图14　下颌印模

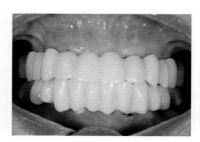

图15　过渡义齿

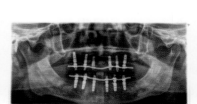

图16　过渡义齿X线片

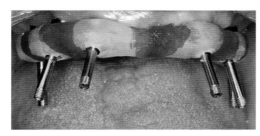

图17　上颌个性化转移杆连接

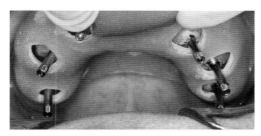

图18　上颌个性化托盘取印模

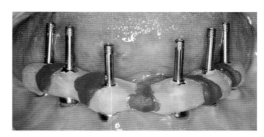

图19　下颌个性化转移杆连接

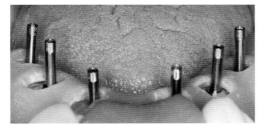

图20　下颌个性化托盘取印模

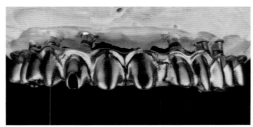

图21　上颌CAD/CAM纯钛支架

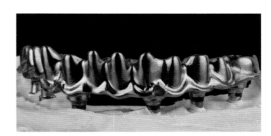

图22　下颌CAD/CAM纯钛支架

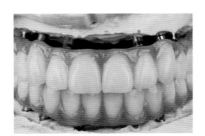

图23　正式义齿

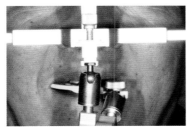

图24　利用过渡义齿面弓转移

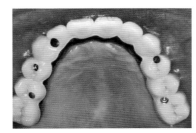

图25　上颌义齿戴入

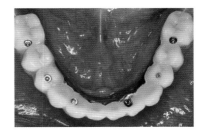

图26　下颌义齿戴入

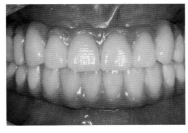

图27　正式义齿口内像

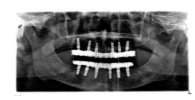

图28　正式义齿X线片

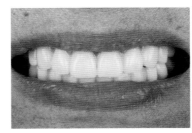

图29　正式义齿口唇像

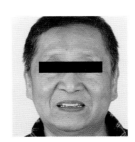

图30　正式义齿正面像

三、讨论

　　本病例选用国产威高种植系统，由于该系统当时只有直形多功能基台，没有成角度的复合基台，无法进行种植体倾斜植入避开上颌窦，因此无法实现即刻修复即刻负重，是本病例的一大遗憾，但传统式的延期修复对国产新兴种植体的成功率有了极大保证，修复过程中，采用精确的二次印模技术、面弓转移颌位关系技术，并对过渡义齿反复调整，保证了最终修复体的精确、满意的修复效果。国产种植体目前日益完善，改变了我国种植体产品完全依赖进口的局面，目前已取得了良好的使用效果，但对于上颌窦提升及全口无牙颌种植修复等复杂病例经验较少，本病例采用威高种植体进行全口种植体支持式固定修复尚属首例，取得了令人满意的效果，但由于观察时间较短，长期效果有待于进一步追踪。

参考文献

[1] Alf Eliasson，Fredrik Blomqvist，Ann Wennerberg.A Retrospective Analysis of Early and Delayed Loading of Full–Arch Mandibular Prostheses Using Three Different Implant Systems: Clinical Results with Up to 5 Years of Loading[J]. Clinical Implant Dentistry & Related Research, 2009, 11(2):134–148.

[2] T Bozini, H Petridis, K Garefis, et al. A meta-analysis of prosthodontic complication rates of implant-supported fixed dental prostheses in edentulous patients after an observation period of at least 5 years[J]. International Journal of Oral & Maxillofacial implants, 2011, 26 (2) :304.

[3] 胡秀莲, 罗佳, 李健慧, 等. 无牙颌种植修复患者127例临床回顾研究[J]. 中华口腔医学杂志, 2014 , 49 (6) :333–338.

[4] 林野. 中国无牙颌患者种植修复的特殊性: 回顾性研究[J]. 中国口腔种植学杂志 , 2011 (1) :72–73.

[5] Boyne PJ, James RA. Grafting of the maxillary sinus floor with autogenous marrow and bone[J]. Journal of Oral Surgery, 1980, 38 (8):613–616.

种植体倾斜植入在上颌骨严重萎缩的全颌螺丝固位修复的运用1例

付钰 陈骏辉 张笑卿 张介冰 莫安春

摘要

目的：上颌多颗牙缺失的患者，上颌骨严重萎缩，鼻腔解剖变异，采用倾斜植体结合数字化外科导板技术，充分利用剩余骨量，避开重要解剖结构，减小创伤。最终全颌螺丝固位修复获得满意的临床效果。**材料与方法**：48岁女性患者。上颌多颗牙缺失1年，旧义齿松动固位力差，且有明显异物感，要求种植修复缺失牙。临床检查可见16～26、32～41缺失，17松动Ⅲ度，33～35、46～47松动Ⅱ度，余留牙牙根均有不同程度的暴露。通过完善的治疗计划，运用数字化外科导板技术，并根据初期稳定性及患者的骨质条件，14、11、21、24位点倾斜植入锥形植体4颗，26位点轴向植入种植体，17位点行位点保存，采用活动义齿过渡修复。术后4个月17位点轴向植入种植体，对其余位点行临时固定义齿修复，待咬合关系稳定后制作最终修复体。**结果**：在观察期内，种植修复获得了稳定的咬合关系和良好的美学效果，患者较为满意。

关键词：数字化种植；种植固定修复；倾斜植体；骨缺损

上颌骨骨量严重不足的牙列缺失患者，常常需要通过各类骨增量技术改善骨缺损状态，有时即使通过上颌窦提升或大块自体骨移植等方法进行植骨，仍难以获得理想的临床效果。近年来，All-on-4术式已成为无牙颌伴骨量不足的患者常用的种植修复方式之一，本病例借用All-on-4的设计理念，通过倾斜种植体有效利用剩余骨量，简化手术操作，植入长种植体，增加植体与自体骨之间的骨结合面积，术中结合运用数字化种植外科导板，避开重要的解剖结构，使得种植手术更加精准、更加微创。

一、材料与方法

1. 病例简介 48岁女性患者。上颌多颗牙缺失1年，旧义齿松动固位力差，且有明显异物感，要求种植修复缺失牙。否认全身系统性疾病史。否认药物过敏史。临床检查可见，16～26、32～41缺失，17松动Ⅲ度，33～35、46～47松动Ⅱ度，余留牙牙根均有不同程度的暴露。上下颌缺牙区不同程度牙槽嵴萎缩，黏膜无红肿。开口度、开口型正常。颞下颌关节区无弹响。影像学检查示：患者上颌牙槽嵴呈水平性吸收，17牙槽骨吸收及根尖1/3。且患者鼻腔巨大，使上颌窦位置靠后，前壁位于17、26和27位点根方。

2. 诊断 上颌牙列缺损；下颌牙列缺损；重度慢性牙周炎。

3. 治疗计划 牙周基础治疗；拔除17牙；数字化外科导板引导下斜行植入6颗种植体，待初始稳定性良好的情况下临时固定义齿修复；修复效果稳定后，种植固定义齿永久修复。

作者单位：四川大学华西口腔医院

通讯作者：莫安春；Email: moanchun@163.com

4. 治疗过程（图1～图36）

（1）术前准备：拍摄临床照片、制取藻酸盐印模灌制超硬石膏模型，制取咬合记录关系，排牙并制作美学蜡型，戴入患者口内，检查咬合关系及唇侧丰满度。

制作放射导板：利用原有活动义齿翻制含硫酸钡的放射导板，修整。

拍摄CBCT：患者佩戴放射导板，拍摄CBCT，获取患者的软硬组织信息。

（2）设计数字化种植方案并制作外科导板：体外扫描石膏模型及美学蜡型，利用Simplant设计软件，将CBCT数据、软组织信息及修复体信息进行拟合比对，以修复为导向设计种植方案。CBCT数据可见，患者鼻腔巨大，两侧上颌窦前壁位于第一或第二磨牙的根方，且剩余骨高度、宽度均不足，骨质为Ⅳ类，考虑患者拒绝复杂的骨增量，本病例充分利用剩余骨量，设计植入5颗倾斜种植体，26位点采用轴向植入种植体以减少远中游离距离，17位点倾斜设计充分避开炎症区域。拟行术中拔除17。根据种植体信息设计外科导板，确定固位钉位置，3D打印生成种植导板。

制作导板辅助定位硅橡胶：将制作完成的数字化导板放置于石膏模型上确定导板顺利就位，用硅橡胶在上颌导板与下颌牙之间根据原咬合关系制作导板定位硅橡胶。

（3）外科手术：拔除17，清理拔牙窝。利用硅橡胶使导板完全就位，在外科导板的引导下，采用不翻瓣手术，完成种植窝制备，植入Nobel Active种植体，型号：26位点4.3mm×10mm，24位点4.3mm×11.5mm，21位点3.5mm×10mm，11位点3.5mm×10mm，14位点3.5mm×10mm。17位点在窝洞预备过程中发现骨质差，改行位点保存术，于术后4个月行种植手术。11位点植入扭矩未达70N·cm，于其唇侧植入Bio-Oss骨粉和Bio-Gide生物膜，行埋置式愈合。其余位点安装Nobel复合基台及基台保护帽。术后即刻取模为患者制作全口过渡性活动义齿。CBCT显示，种植体方向位置良好。

（4）二次手术：术后4个月行17位点的种植体轴向植入，型号为Nobel Active 4.3mm×11.5mm。同时行11位点的二期手术。

（5）过渡性修复：于初模型上制作开窗式个别托盘，使用GC成型树脂连接转移杆，硅橡胶开窗取模，制取夹板式印模，并通过面弓转移活动义齿的咬合关系，利用吉尔巴赫面弓和𬌗架转移颌位关系，制作临时固定义齿。临时义齿试戴顺利，中央螺丝扭矩15N·cm，调整至组牙功能𬌗。

（6）最终修复：待临时固定义齿咬合关系稳定后，进行最终修复。同样采用开窗式托盘印模技术及个性化转移制取夹板式印模，通过面弓转移临时固定义齿的咬合关系，上𬌗架。制作全口一体化氧化锆复合式固定桥修复体。螺丝孔洞用聚四氟乙烯胶带与光固化树脂密封，口内咬合调整至组牙功能𬌗，抛光。全景片示修复体准确就位。

（7）医嘱：常规医嘱，告知患者口腔卫生清洁对一段式修复的必要性，注意维护口腔卫生。并定期复查。

（8）随访：患者戴牙后1个月复查，咬合关系稳定，口内清洁卫生好。CBCT示种植体周围骨结合良好，未见明显边缘骨吸收，上颌窦未见明显炎症。

二、结果

本病例在观察期内，种植修复获得了稳定的咬合关系和良好的美学效果，患者较为满意。长期效果有待进一步观察和验证。

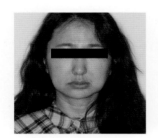

图1　口外检查正面像

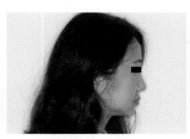

图2　口外检查侧面像

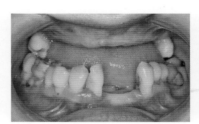

图3　术前口内咬合像

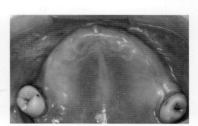

图4　术前口内𬌗面像

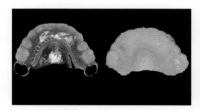

图5　利用旧义齿翻制放射导板

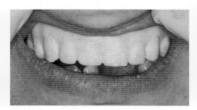

图6　放射导板戴入患者口内

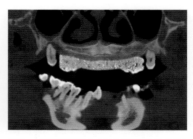

图7　术前CBCT全景影像显示患者巨大鼻腔

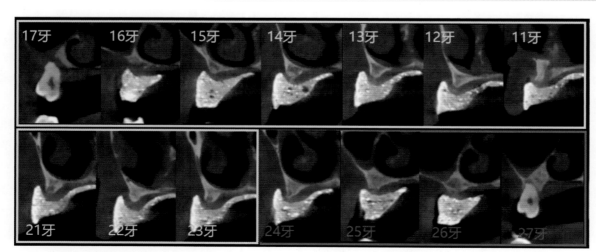

图8　术前CBCT评估骨量

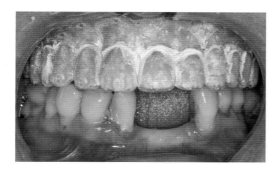

图9　患者佩戴美学蜡型检查咬合关系及唇侧丰满度

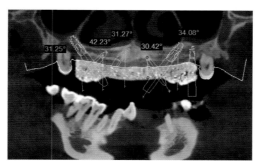

图10　以修复为导向虚拟植入种植体

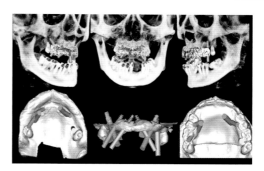

图11　种植体的三维位置关系

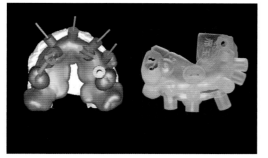

图12　生成虚拟导板并3D打印

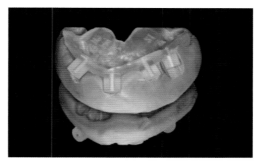

图13　硅橡胶记录相对的位置关系

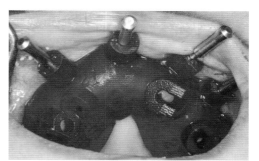

图14　导板戴入口内并固定

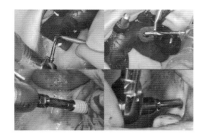

图15　导板引导下进行种植窝的逐级预备，植入植体并确认扭矩

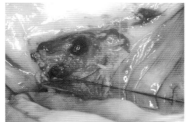

图16　17位点骨质较差，翻瓣，搔刮牙槽窝，行位点保存术

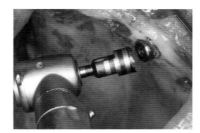

图17　使用骨磨

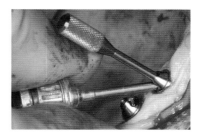

图18　安装复合基台

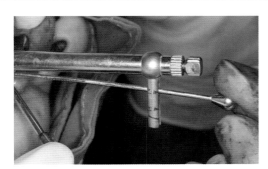

图19　确认扭矩至15N·cm

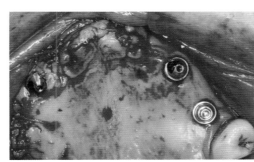

图20　种植术后口内像

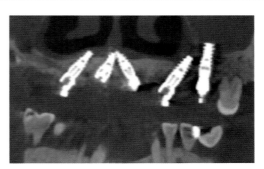

图21　术后CBCT

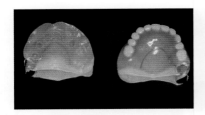

图22 过渡性活动义齿

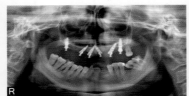

图23 二次手术后全景片

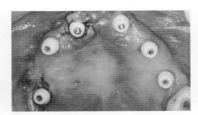

图24 二次手术后口内像

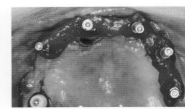

图25 口内连接转移杆

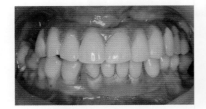

图26 临时固定义齿咬合像

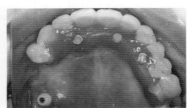

图27 临时固定义齿殆面像

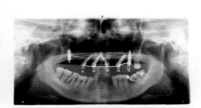

图28 临时固定义齿戴入后3个月全景片

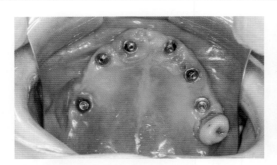

图29 临时固定义齿戴入后3个月口内像

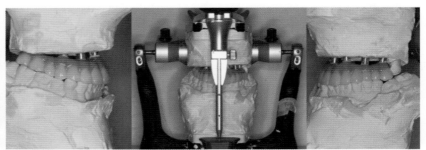

图30 上殆架

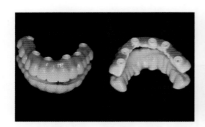

图31 全口一体化氧化锆复合式固定桥修复体

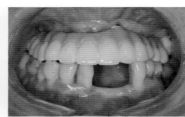

图32 最终修复咬合像

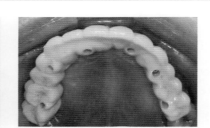

图33 最终修复殆面像

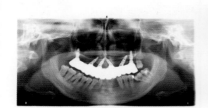

图34 最终修复体佩戴完成全景片

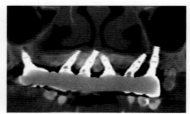

图35 戴牙后CBCT

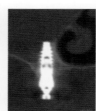
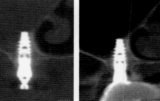

图36 术后及戴牙后26位点对比

三、讨论

随着口腔种植技术的发展，种植修复的成功率有了极大的提高，然而临床中患者的骨缺损情况各异，对于严重骨缺损的患者，单纯种植体不能满足患者的需求，往往需要采取额外的措施来增加种植体的初期稳定性和长期成功率，如上颌窦提升或大块自体骨移植等骨增量技术。此类手术创伤大、治疗周期长，患者往往难以接受。

All-on-4种植技术中涉及的倾斜植体较轴向植体并不会增加种植体的失败率及边缘骨吸收程度，表现出良好的生物机械性能，能缩短悬臂梁的长度，减少了种植体周围皮质骨的应力，延长种植体长度，增加骨结合面积。若结合使用数字化外科导板技术，可避免复杂的骨增量，避开重要解剖结构，实现种植修复与术前设计方案的统一。

总结该病例的特点，该患者诊断为重度慢性牙周炎，上下颌牙列缺损，要求行种植修复并强烈拒绝复杂骨增量。对该患者术前进行全口的洁刮治，并采用全口延期种植以降低手术失败的风险；另外，患者鼻腔过大，上

颌窦位置靠后，上颌窦提升位点狭窄，难以满足全口种植方案，且上颌骨萎缩严重，难以轴向植入，位点设计困难，舍弃双侧上颌窦提升的方案，借用All-on-4的设计理念，采用倾斜种植体，充分利用剩余骨量，同时可植入更长的种植体，增加骨结合面积，结合运用数字化外科导板技术，对种植方案进行精准设计、精准操作，避开重要解剖结构，减小创伤；患者上颌牙槽骨骨质松软，增加种植体数目至6颗，减小种植体及种植体周围骨界面的应力，17、26位点轴向设计，消除悬臂设计，比4颗种植体完成的无牙颌固定修复更具有生物力学的优势。同时采用极差备洞的外科技术，选用具有骨挤压效果的锥形种植体，保证了IV类骨质取得良好的初始稳定性。术中根据初始稳定性选择临时活动义齿过渡修复，17术后采用临时固定义齿修复，最大限度地恢复患者在骨愈合期的咀嚼和美观功能，且不影响骨结合。最终修复采用全颌螺丝固位，并以龈瓷弥补由于重度牙周炎牙槽骨水平向吸收造成的过大颌间距离，配合氧化锆全瓷形成良好的美学效果。然而，实际远期效果有待进一步的观察和验证。

参考文献

[1] Chan M H, Holmes C. Contemporary "All-on-4" concept[J]. Dental Clinics, 2015, 59(2): 421-470.
[2] Maló P, Rangert B, Nobre M. "All-on-Four" immediate - function concept with Brånemark System® implants for completely edentulous mandibles: a retrospective clinical study[J]. Clinical implant dentistry and related research, 2003, 5: 2-9.
[3] Babbush CA, Kutsko GT, Brokloff J. The all-on-four immediate function treatment concept with NobelActive implants: a retrospective study[J]. Journal of Oral Implantology, 2011, 37(4): 431-445.
[4] Maló P, de Araújo Nobre M, Lopes A, et al. "All - on - 4" immediate - function concept for completely edentulous maxillae: a clinical report on the medium (3 years) and long - term (5 years) outcomes[J]. Clinical implant dentistry and related research, 2012, 14: e139-e150.
[5] Cawood JI, Howell RA. A classification of the edentulous jaws[J]. International journal of oral and maxillofacial surgery, 1988, 17(4): 232-236.
[6] de Waal YC M, Winkel EG, Raangs GC, et al. Changes in oral microflora after full - mouth tooth extraction: a prospective cohort study[J]. Journal of clinical periodontology, 2014, 41(10): 981-989.
[7] Chrcanovic BR, Albrektsson T, Wennerberg A. Tilted versus axially placed dental implants: a meta-analysis[J]. Journal of dentistry, 2015, 43(2): 149-170.
[8] Statements C. Patient-centred rehabilitation of edentulism with an optimal number of implants A Foundation for Oral Rehabilitation (FOR) consensus conference[J]. Eur J Oral Implantol, 2014, 7: S235-S238.
[9] 宿玉成. 现代口腔种植学[M]. 北京: 人民卫生出版社, 2004.

上颌穿颧种植修复及下颌All-on-4种植修复1例

仲杰　张文　柳惠芬　李振　童昕

摘　要

目的：通过穿颧种植技术与All-on-4技术对重度牙槽骨萎缩患者进行全口种植修复。**材料与方法**：47岁女性患者，因全口多颗牙缺失就诊。经过详细体格检查、病情评估和治疗方案讨论后，患者决定采用上颌穿颧种植及下颌All-on-4种植修复方案。在计算机导航下分别于上颌双侧颧骨植入1颗穿颧种植体，上颌前牙区植入2颗常规种植体，2个月后进行下颌All-on-4即刻种植即刻修复，并且同时对上颌进行临时修复。临时修复2个月后对患者行上下颌永久修复。**结果**：患者上颌穿颧术后1个月、2个月及临时修复后1个月、2个月复诊，牙龈无红肿、疼痛，伤口愈合良好。影像学检查见全口种植体位置良好，种植体骨结合良好。患者自述对临时修复满意，基本满足咀嚼功能，未觉明显不适。永久修复后1周、1个月、3个月后复诊，口内检查未见明显异常，影像学检查未见明显异常。患者对义齿美观及功能满意。**结论**：穿颧骨种植技术与All-on-4技术能够较好地恢复重度牙槽骨萎缩患者的咀嚼功能，增加了患者的舒适度，缩短了治疗周期。

关键词：穿颧种植；All-on-4；计算机导航；即刻修复

由于上颌窦气化以及缺乏功能性刺激导致的牙槽骨重度萎缩患者的口腔种植修复一直是临床上的难题。行种植修复时需同期或预先进行上颌窦提升、Onlay植骨、引导骨再生术或下牙槽神经移位术等复杂术式，而这些技术需要较高的临床技术，并且增加了并发症的风险。Maló等提出的All-on-4种植修复方式通过2颗前牙区垂直植入的种植体与2颗靠后的倾斜植入的种植体进行半口的种植修复，避开了重要的解剖标志，避免了复杂的手术操作。然而对于前磨牙区骨高度不足的患者，All-on-4种植修复方式也无法按常规的方式进行。1989年，Brånemark教授就发明了颧骨种植体，由Nobel Biocare开始设计和生产该种植体，并在其后得到了广泛的应用。颧骨种植体通过与颧骨进行骨结合，使得上颌骨重度萎缩患者的种植固定修复成为了可能。本病例通过上颌穿颧骨种植与下颌All-on-4种植修复对一位牙槽骨重度萎缩患者进行种植固定义齿修复，探讨这两种种植修复方式的临床效果。

一、材料与方法

1. 病例简介　47岁女性患者。因"全口多颗牙缺失10年余"于我院就诊。患者10年来全口多颗牙因松动度过大无法保留而陆续拔除。3年前于外院行上颌全口义齿修复，下颌可摘局部义齿修复，现自觉义齿固位不佳，咀嚼效能低下，影响美观与进食，要求行种植固定修复。既往体健，否认高血压、糖尿病、心脏病等系统性疾病史。否认药物过敏史。患者颌面部对称，

面下1/3高度正常，鼻唇沟变浅，面部丰满度欠佳。双侧颞下颌关节对称，运动可，未及弹响及压痛。张口度3指，张口型正常。口内检查见患者上颌牙列缺失，下颌31、32、35、36、41、42、45、46缺失，33、34、43、44均II度松动，38、47、48均I度松动。缺失牙牙龈无红肿，牙槽嵴萎缩明显。口腔卫生一般。CBCT示33、34、43、44区牙槽骨吸收至根尖1/3，缺牙区牙槽嵴重度吸收。

2. 诊断　上颌牙列缺失；下颌牙列缺损（31、32、35、36、41、42、45、46缺失）；慢性牙周炎（重度）。

3. 治疗计划　经与患者沟通，为患者制订以下治疗方案：

（1）牙周基础治疗，口腔卫生宣教。

（2）上颌双侧各植入1颗穿颧骨种植体及前牙区植入2颗常规种植体。

（3）上颌手术后2个月行下颌All-on-4即刻种植，术后行上下颌临时修复。

（4）临时修复2个月后行上下颌永久修复。

4. 治疗过程（图1～图29）

（1）上颌手术过程：本病例采用Accunavi-A外科导航系统，术前导入了患者的术前CBCT数据，进行手术方案的设计。

患者取仰卧位，经鼻气管插管，全麻显效后，常规消毒、包头、铺巾。

前额放置颅骨参考架，开口器开口。沿双侧上颌牙槽嵴顶切开深达骨面，辅以颧牙槽嵴区附加松弛切口，分别向腭侧及颊侧翻起黏骨膜瓣，行颧骨周围广泛剥离，向上至眶下孔，向外至上颌窦前外侧壁，充分暴露颧牙槽嵴和上颌骨。保护附近软组织及神经血管束，于双侧上颌窦外侧壁近颧牙槽嵴部

作者单位：南京大学医学院附属口腔医院

通讯作者：童昕；Email: 419311196@qq.com

研磨开0.5cm×1cm左右椭圆形骨窗，仔细钝性剥离上颌窦底黏膜。

在术中探针的指引下定位，系列钻孔，于双侧上颌第二磨牙腭侧处钻孔至颧骨体中部穿出骨皮质。扩孔钻水冷下逐级备洞，分别于双侧植入1颗Brånemark System Zygoma TiUnite 4.4mm×40mm种植体。上颌前牙区于双侧侧切牙处牙槽骨逐级钻孔，分别植入1颗Nobel Replace 4.3mm×10mm种植体，均放置封闭螺丝。

充分止血，对位缝合术创。术后患者清醒后拔除气管插管安返病房。

（2）上颌二期手术：上颌手术2个月后行上颌二期手术。局部麻醉下切开暴露12、22区种植体封闭螺丝，更换为直基台，牙龈成形；切开暴露15、25区种植体封闭螺丝，更换愈合帽，牙龈成形，缝合术创。

（3）下颌All-on-4手术：上颌二期手术后2周，行下颌All-on-4即刻种植手术。常规消毒、铺巾，局部麻醉下拔除33、34、38、43、44、47、48，于35～45区切开翻瓣，暴露颏孔，于32、42、35、45逐级钻孔，32、42区植入Thommen SPI Contact 3.5mm×12.5mm超亲水种植体各1颗，均放置直基台，35、45区植入Thommen SPI Contact 3.5mm×14mm超亲水种植体各1颗，均放置30°角度基台，均放置基台保护帽，缝合术创。

（4）上下颌临时修复：下颌All-on-4术后分别制取上下颌印模，灌制石膏。上殆架，转移咬合关系。制作临时义齿。于次日戴牙，调殆。

（5）上下颌永久修复：上下颌临时修复2个月后制取上下颌印模，灌制石膏。上殆架，利用临时义齿转移咬合关系。10天后试戴蜡牙，试戴钛支架，最终戴牙，T-Scan Ⅲ咬合力测试系统精确调殆。

二、结果

患者上颌穿颧骨种植术后CBCT示种植体位置良好，种植体植入方向与术前设计基本一致。术后常规抗炎消肿治疗，患者无明显不适。术后2个月复查，患者牙龈愈合良好。CBCT示上颌种植体骨结合良好，未见明显异常。下颌All-on-4术后全景片示种植体位置良好，取模，进行临时修复。术后1个月及2个月后复查，患者自述临时修复义齿咀嚼功能良好，未觉明显不适。永久修复后，患者对修复效果满意，4颗植体颈部区域均留出自洁区，方便患者清洁。通过精确调殆，用T-Scan进行咬合力测试，正中咬合时，两侧的咬合力平衡，侧方咬合为尖牙保护殆。

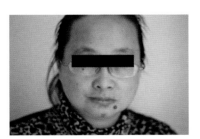
图1　术前口外像

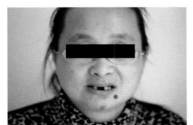
图3　术前口内像

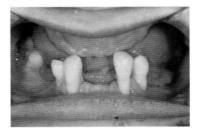
图5　术前下颌咬合面像

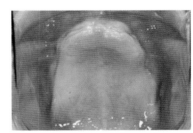
图7　左侧穿颧骨种植体植入

图2　术前微笑像

图4　术前上颌咬合面像

图6　术前计算机模拟种植设计

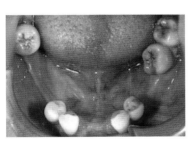

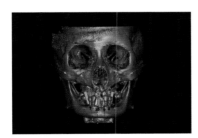

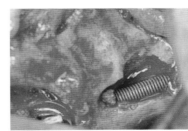

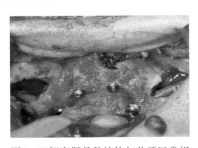
图8　双侧穿颧骨种植体与前牙区常规种植体植入后

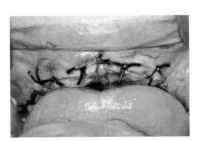
图9　缝合术创

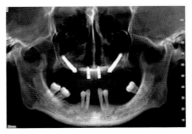
图10　术后影像学检查

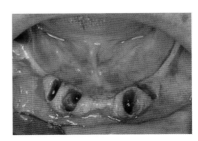
图11　下颌拔除患牙

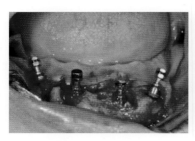

图12 下颌植入4颗种植体

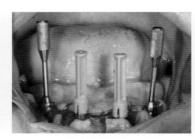

图13 放置角度基台

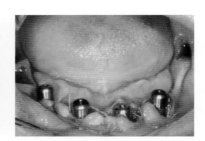

图14 放置基台保护帽

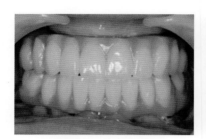

图15 临时修复后口内像

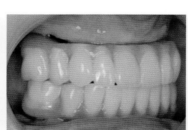

图16 临时修复后咬合右侧像

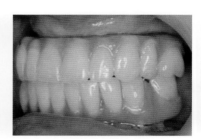

图17 临时修复后咬合左侧像

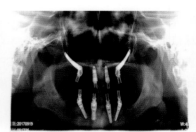

图18 临时修复2个月后影像学检查

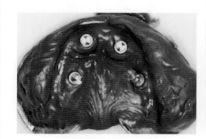

图19 上颌制取印模

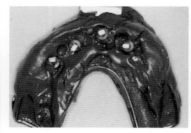

图20 下颌制取印模

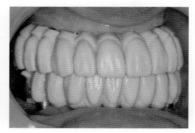

图21 最终修复试戴钛支架1

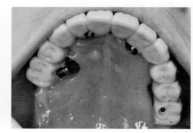

图22 最终修复试戴钛支架2

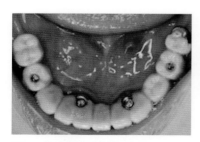

图23 最终修复试戴钛支架3

 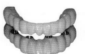

图24 上下颌最终修复体1

图25 上下颌最终修复体2

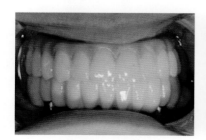

图26 最终修复后口内像

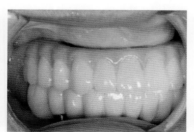

图27 最终修复后咬合右侧像

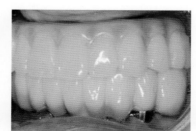

图28 最终修复后咬合左侧像

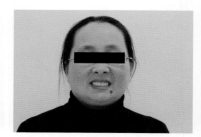

图29 最终修复后患者微笑像

三、结论

穿颧骨种植技术与All-on-4技术能够很好地恢复重度牙槽骨萎缩患者的咀嚼功能，增加了患者的舒适度，缩短了治疗周期，患者对种植修复的美观与功能满意。

四、讨论

对于本例牙槽骨严重萎缩的病例，目前常规的上颌窦底提升术、骨块移植以及诸如垂直牵张成骨等骨增量技术难以提供符合种植手术所要求的骨量，同时治疗周期较长。而穿颧种植技术通过1颗较长的植体直接植入至颧骨体部，避开了骨量不足的种植位点，从而提供良好的稳定性。

根据文献报道，颧骨松质骨的骨密度实际上相对于上颌骨来说是不足的，然而颧骨种植体能够成功的原因还包括了它在骨结合位点能够提供超过4处的皮质骨结合位点，即上颌骨穿入穿出时的2个以及颧骨穿入穿出时的2

个，从而提供更好的骨结合效果。根据Maló教授的统计分析，穿颧种植体的6个月至7年的成功率达到了94.4%，处于一个可以接受的范围。

然而，由于颧骨种植体长度较长，因此末端误差更容易被这一长度所放大，而穿颧手术周围存在着一些重要的解剖结构比如眼眶以及周围的血管及神经，同时穿颧手术的视野较差，因此存在着比较大的风险。颧种植手术最大的风险是损伤眼球及眶下神经。Fernández等报道了颧种植的手术并发症发生率为9.9%，其中上颌窦炎是最常见的并发症，发生率为7.5%。

而CT导航系统能够为我们提供可视化以及更为精确的手术方案，在计算机导航的实时监控下，能够避开周围的重要解剖结构，并使植体顺利植入到理想的位置，从而降低穿颧手术的风险。根据Chen教授等在12例颅骨标本上的研究显示，通过CT导航引导的穿颧种植手术，其植体冠方及根方的相对误差皆在2mm以内，角度误差在5°以内，能够为穿颧种植提供精确度更高的操作方案。

参考文献

[1] Alexiou K, Stamatakis H, Tsiklakis K. Evaluation of the severity of temporomandibular joint osteoarthritic changes related to age using cone beam computed tomography[J]. Dentomaxillofac Radiol. British Institute of Radiology, 2009 Mar, 38(3):141 - 147.
[2] Aparicio C. A proposed classification for zygomatic implant patient based on the zygoma anatomy guided approach (ZAGA): a cross-sectional survey[J]. Eur J Oral Implantol, 2011, 4(3):269 - 275.
[3] Aparicio C, Manresa C, Francisco K, et al. Zygomatic implants: indications, techniques and outcomes, and the zygomatic success code[J]. Periodontol 2000, 2014 Oct, 66(1):41 - 58.
[4] Chen X , Wu Y , Wang C . Application of a surgical navigation system for zygoma implant surgery[M]// 4th European Conference of the International Federation for Medical and Biological Engineering. 2009.
[5] Chrcanovic BR, Pedrosa AR, Cust ó dio ALN. Zygomatic implants: a critical review of the surgical techniques[J]. Oral Maxillofac Surg. 1st ed, 2012 Jan 25, 17(1):1 - 9.
[6] Chrcanovic BR, Albrektsson T, Wennerberg A. Survival and Complications of Zygomatic Implants: An Updated Systematic Review[J]. J Oral Maxillofac Surg, 2016 Oct, 74(10):1949 - 1964.
[7] Esposito M , Felice P , Worthington HV . Interventions for replacing missing teeth: augmentation procedures of the maxillary sinus[M]// The Cochrane Library. John Wiley & Sons, Ltd, 2014.
[8] Hung K-F, Wang F, Wang H-W, et al. Accuracy of a real-time surgical navigation system for the placement of quad zygomatic implants in the severe atrophic maxilla: A pilot clinical study[J]. Clin Implant Dent Relat Res, 2017 Feb 20, 19(3):458 - 465.
[9] Ishak MI, Kadir MRA, Sulaiman E,et al. Finite element analysis of different surgical approaches in various occlusal loading locations for zygomatic implant placement for the treatment of atrophic maxillae[J]. Int J Oral Maxillofac Surg. International Association of Oral and Maxillofacial Surgery, 2012 Sep 1, 41(9):1077 - 1089.
[10] Nkenke E, Hahn M, Lell M, et al. Anatomic site evaluation of the zygomatic bone for dental implant placement[J]. Clin Oral Impl Res, 2003 Feb, 14(1):72 - 79.
[11] Tallarico M, Vaccarella A, Marzi GC, et al. A prospective case-control clinical trial comparing 1- and 2-stage Nobel Biocare TiUnite implants: resonance frequency analysis assessed by Osstell Mentor during integration[J]. Quintessence Int, 2011 Sep, 42(8):635 - 644.
[12] Olsson M, Urde G, Andersen JB, et al. Early loading of maxillary fixed cross-arch dental prostheses supported by six or eight oxidized titanium implants: results after 1 year of loading, case series[J]. Clin Implant Dent Relat Res, 2003, 5 Suppl 1:81 - 87.

数字化引导全口无牙颌种植的设计与修复病例1例

张笑卿　谢孟　张介冰　莫安春

摘要

目的：本文报道1例采用数字化手段进行全口无牙颌种植的设计、手术并最终完成修复的病例。**材料与方法**：患者口内多颗牙缺失，因不满意现有旧义齿，要求行种植修复。CBCT示上颌双侧磨牙区骨高度不足。通过数字化软件设计，上下颌各植入6颗种植体，在上颌窦前壁倾斜植入2颗种植体。术中在外科导板下完成种植体植入，术后即刻修复，术后4个月，种植体周围骨结合良好，最终采用钛支架和全瓷冠进行永久修复，软组织缺损区域用牙龈瓷进行恢复。**结果**：患者对最终修复体的美学效果和咀嚼效能十分满意。**结论**：对于牙槽骨萎缩的牙列缺失患者，采用数字化的手段进行种植的设计、手术和修复，可以充分利用剩余骨量，实现种植体的准确植入，避免植骨，减轻患者的痛苦，并可为患者进行即刻修复。

关键词：数字化；无牙颌；即刻修复；种植固定修复

牙列缺失的患者常常因为长期缺牙、慢性牙周炎、上颌窦气化等多种原因而存在牙槽骨萎缩、骨量不足的情况，常规采用GBR、上颌窦提升等骨增量手段结合自由手种植修复是一种有效的解决办法，但存在手术创伤大、治疗周期长、术后可能无法即刻修复的问题。而采用数字化的手段进行种植的设计、手术和修复，则可充分地利用可用的剩余骨量，进行种植体三维位置的精确植入，避免了植骨，手术简单、微创，术后可以实现即刻修复。

一、材料与方法

1. 病例简介　57岁男性患者。自诉"口内多颗牙缺失5年余，旧义齿固位差，咀嚼效率低，舒适度欠佳"，因此要求行种植固定修复。患者平素体健，无高血压、糖尿病等全身系统性疾病，无药物、金属过敏史。口内检查：17~22、26~27、37~47缺失。23~25已行牙体预备，无明显松动和叩痛，冷刺激痛一过性敏感。牙槽骨严重萎缩，下颌牙槽嵴呈刃状，角化龈较少。口外检查：轻度偏颌，面型略有不对称，张口度约3横指，颞下颌关节及咀嚼肌扪诊无异常（图1~图4）。CBCT示：上颌双侧磨牙区骨高度、宽度不足（图10）。

2. 诊断　上下颌牙列缺损。

3. 治疗计划

方案1：保留23~25，行单冠修复；上颌植入6颗种植体，上颌双侧磨牙区行上颌窦提升术，16~22行桥修复，26行单冠修复；下颌植入6颗种植体，行一段式固定修复。

方案2：拔除23~25；上颌植入6颗种植体，利用剩余骨量，上颌前磨牙2颗种植体贴上颌窦前壁倾斜植入，行一段式固定修复；下颌植入6颗种植体，行一段式固定修复。

与患者充分沟通后，为减小手术创伤，术后能行即刻修复，缩短治疗周期，患者最终选择方案2。

为保证治疗计划的顺利进行，拟采用数字化手段对种植位点进行设计，并在数字化外科导板引导下进行种植手术，术后完成即刻修复，术后4个月完成最终修复。

4. 治疗过程

（1）数据的获取和重叠：首先制作殆堤确定患者正确的颌位关系，并在此基础上同期制作放射义齿导板（图5），让患者佩戴放射义齿导板拍摄CBCT，获得骨组织和软组织的数据（图6）。然后通过面弓，转移颌位关系（图7），上吉尔巴赫殆架，并排牙（图8），对排牙模型进行仓扫，获得修复体和软组织数据，将3种数据进行重叠（图9）。

（2）种植位点的设计：上颌利用前牙区和前磨牙区的剩余骨量在11、13、15、21、23、25区植入6颗种植体，15、25区种植体紧贴上颌窦前壁倾斜植入（图11）。下颌32、34、36、42、44、46区植入6颗种植体，34区倾斜植入种植体，避开了神经管，种植体基本均衡分布（图12）。种植体从牙槽嵴顶穿出，并位于未来修复体前牙舌侧、后牙殆面（图13、图14）。生成并打印导板（图15）。

（3）一期手术：常规手术消毒、铺巾，必兰行局部浸润麻醉，待麻药显效后，拔除23~25（图16），暂时保留28、38辅助固位导板，在角化牙龈较少的区域做横行切口，行小翻瓣，固定导板（图17），先使用Guidemia Youfit通用导板工具盒，钻针配合压板进行种植窝逐级预备（图18），最后一钻再换用Dentium成型钻进行种植窝预备，并使用皮

作者单位：四川大学华西口腔医学院

通讯作者：莫安春；Email: moanchun@163.com

质骨成型钻进行皮质骨成形。于11、13、15、21、23、25位点分别植入4.0mm×10mm、4.0mm×12mm、4.0mm×12mm、4.0mm×12mm、4.0mm×14mm、4.5mm×14mm Dentium种植体各1颗，初始稳定性均达到35N·cm以上，旋入螺丝固位基台，将6颗种植体角度调整为平行，便于取得共同就位道（图19）。然后按照同样的手术流程进行下颌的种植体植入（图20），于32、34、36、42、44、46位点分别植入3.6mm×12mm、4.5mm×10mm、4.5mm×8mm、4.0mm×12mm、4.5mm×12mm、5.0mm×10mm Dentium种植体各1颗，初始稳定性均达到35N·cm以上，旋入螺丝固位基台（图21）。严密缝合关闭创口，纱布压迫止血，术后全景片示种植体三维位置良好（图22）。

（4）即刻修复：术后当天，采用个性化托盘，进行开窗式取模（图23），确定颌位关系，制作临时义齿（图24）。嘱患者当天回去休息，术后第二天为患者行即刻修复（图25～图27）。

（5）永久修复：术后4个月复诊，种植体稳定，与周围骨结合良好（图28），口内软组织良好（图29、图30）。采用夹板式开窗式取模，利用临时义齿转移颌位关系，上吉尔巴赫𬌗架（图31）。在数字化软件上设计一体式钛支架（图32），CAD/CAM切削，最终采用一体式钛支架和全瓷冠进行永久修复（图33～图36），最终修复体在口内就位良好，调𬌗后，抛光，中央螺丝加力至扭矩35N·cm，生胶带封闭螺丝孔，树脂封洞（图37～图41）。

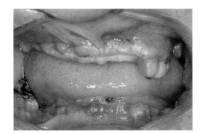
图1 术前口内正面像

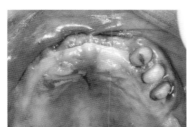
图2 术前上颌𬌗面像

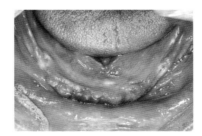
图3 术前下颌𬌗面像

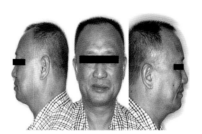
图4 术前肖像

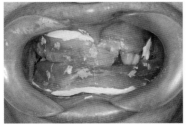
图5 𬌗堤确定正确颌位关系并同期制作放射导板

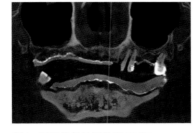
图6 佩戴放射导板拍摄CBCT

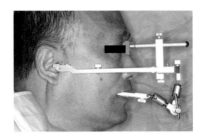
图7 转移颌位关系

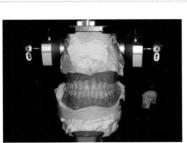
图8 排牙

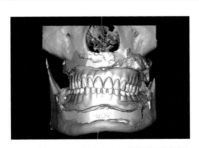
图9 骨组织、软组织和修复体数据进行3D重叠

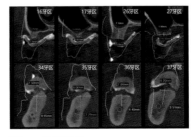
图10 骨量评估

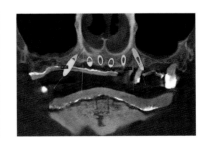
图11 上颌种植位点设计

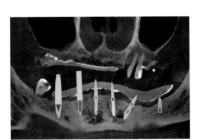
图12 下颌种植位点设计

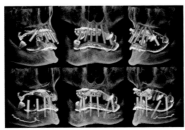
图13 上下颌种植体三维位置

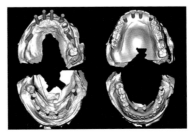
图14 种植体未来穿出方向

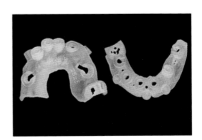
图15 手术外科导板

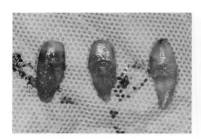

图16 术中拔除23~25

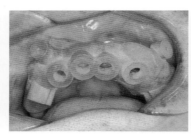

图17 固定上颌手术外科导板

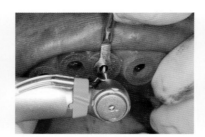

图18 种植窝预备

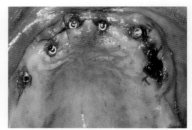

图19 上颌植入完成后旋入螺丝固位基台

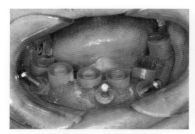

图20 固定下颌手术外科导板

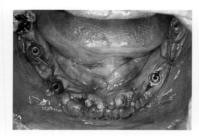

图21 下颌植入完成后旋入螺丝固位基台

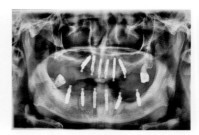

图22 术后当天全景片

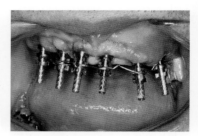

图23 术后当天取模

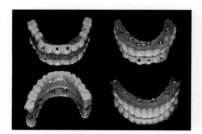

图24 临时牙

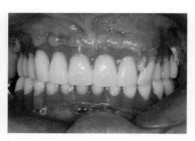

图25 戴入临时义齿后正面像

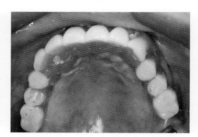

图26 戴入临时义齿后上颌𬌗面像

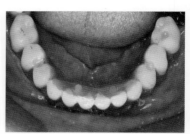

图27 戴入临时义齿后下颌𬌗面像

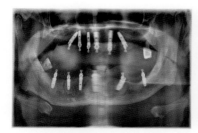

图28 复诊全景片

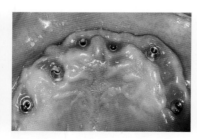

图29 复诊上颌软组织情况

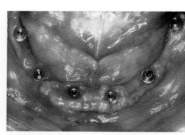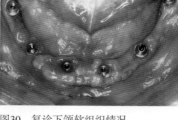

图30 复诊下颌软组织情况

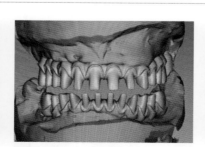

图31 利用临时义齿转移颌位关系、上𬌗架

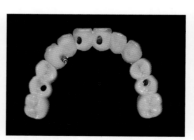

图32 数字化软件设计支架

图33 上颌最终修复体1

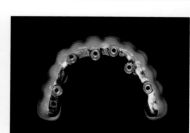

图34 上颌最终修复体2

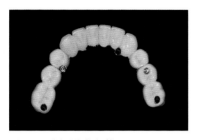

图35　下颌最终修复体1

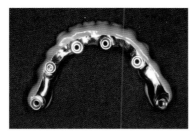

图36　下颌最终修复体2

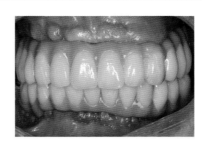

图37　最终戴牙后口内正面像

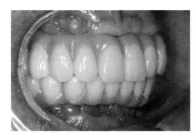

图38　最终戴牙后口内侧面像1

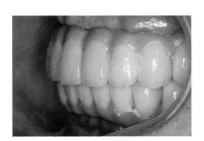

图39　最终戴牙后口内侧面像2

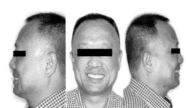

图40　最终戴牙后肖像

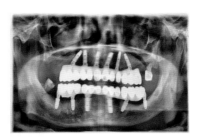

图41　最终戴牙后全景片

二、结果

在数字化精细的设计和外科手术导板的引导下，最终上下颌各植入6颗Dentium种植体。通过4个月的即刻负荷，种植体周围实现了良好的骨结合。最终采用一体式钛支架和全瓷冠实现了咀嚼功能和美学效果的恢复，患者对最终的修复效果非常满意。

三、讨论

临床上面对牙槽嵴萎缩、骨量不足的患者，采用数字化的方式进行种植的设计、手术和修复相比于常规骨增量结合自由手种植有诸多优势。首先，它可以最大限度地利用无牙颌骨的剩余骨量，避开重要的解剖结构，以修复为导向，将种植体植入到最理想的位置。其次，数字化引导微创操作和植入倾斜种植体可以避免植骨，减少患者的痛苦和术后不适，从而达到良好的术后效果。另外，导板引导下的手术可以实现种植体三维位置的准确植入，提高手术安全性。最后，可以预见性地、完美地即刻恢复缺失牙患者的美观和功能。

对于牙槽骨萎缩未行骨增量的患者最终修复美学效果的实现，可以通过牙龈瓷来修复缺失的软硬组织，重建红色与白色美学。

对于余留牙的处理，在本病例中我们牺牲了个别可治疗的天然牙，来简化治疗程序，以获得更好、更稳定的临床效果。

最后，为达到种植牙的长期稳定性，一定要向患者做好口腔卫生宣教，并叮嘱患者进行定期复查。

参考文献

[1] Steenberghe D , Glauser R , Ulf Blombäck, et al. A Computed Tomographic Scanâ Derived Customized Surgical Template and Fixed Prosthesis for Flapless Surgery and Immediate Loading of Implants in Fully Edentulous Maxillae: A Prospective Multicenter Study[J]. Clinical Implant Dentistry & Related Research, 2005, 7(s1):s111–s120.

[2] Chrcanovic BR, Albrektsson T, Wennerberg A. Tilted versus axially placed dental implants: A meta–analysis[J]. Journal of Dentistry, 2015, 43(2):149–170.

[3] Zitzmann NU, Krastl G, Hecker H, et al. Strategic considerations in treatment planning: deciding when to treat, extract, or replace a questionable tooth[J]. Journal of Prosthetic Dentistry, 2010, 104(2):80–91.

上颌牙列缺失全牙弓固定种植即刻修复1例

姒蜜思　程志鹏　王心华　王宇　王柏翔　俞梦飞

摘要

目的：报道和评估上颌牙列缺失全牙弓种植固定修复即刻负重1例的临床效果。**材料与方法**：70岁男性老年患者，多年来陆续因龋拔除上颌全部牙齿，曾行上颌全口活动义齿修复，自觉戴用不适，要求种植固定修复。于上颌植入6颗Nobel Active种植体，手术当天戴用螺丝固位一段式树脂固定修复体进行即刻负重。术后3个月更换为螺丝固位一段式纯钛切削支架聚合瓷全牙弓固定修复体完成最终修复。于修复后1个月、3个月、6个月、1年、2年进行复查随访。**结果**：修复后2年，X线片结果显示6颗种植体骨结合情况良好，近远中边缘骨水平保持稳定。口内检查见全牙弓固定修复体稳定，咬合关系良好，牙龈相对健康，未见明显退缩和红肿。个别位点因患者咬硬物出现少量崩瓷，技工室修补后不影响患者使用。患者对咀嚼功能和美观效果表示满意。**结论**：全牙弓种植固定修复即刻负重技术修复效果长期稳定，无缺牙期，能最大限度满足患者对咀嚼和美观的要求。

关键词：牙列缺失；种植修复；即刻负重；全牙弓固定修复

随着中国社会老龄化进程的加剧和人民生活水平的提高，老年牙列缺失患者对义齿修复的要求也逐渐提高。不仅要求义齿固位、咬合、美观功能的全面完善，还希望能最大限度地缩短缺牙区、简化治疗流程。全牙弓固定种植修复即刻负重技术的出现，满足了牙列缺失患者对尽早恢复口颌功能和美观的新要求，但其在临床操作细节上尚有许多问题值得探讨。我们采用6颗种植体进行老年牙列缺失患者的上颌全牙弓种植固定修复和即刻负重，治疗全程无缺牙期，随访2年后获得了稳定而理想的功能和美观结果。

一、材料与方法

1. 病例简介　70岁男性患者，以"上颌牙列缺失多年，活动义齿戴用不适"为主诉前来就诊，要求种植固定修复。患者否认高血压、糖尿病、心脏病等系统病史，否认药物过敏史，曾有吸烟史，现已戒烟。口内检查：上颌牙列缺失，牙槽嵴丰满度一般，牙龈无红肿，附着龈充分。上颌活动全口义齿修复，固位一般，患者大张口时易于脱落，咬合时左右有翘动。下颌35～37、46～47种植支持烤瓷桥/联冠修复体。33～34烤瓷联冠、42～44金属联冠修复体。32～41缺失，活动义齿修复。下颌余留牙牙结石（＋），软垢（＋＋），色素（＋），牙龈无明显红肿，口腔卫生情况一般。颌间距离基本正常，面中下1/3距离缩短，鼻唇角增大。

2. 诊断　上颌牙列缺失；32～41缺失；35～37、46～47种植修复。

3. 治疗计划

（1）使用原有上颌全口义齿制作放射线导板和术中定位导板，进行颌骨信息的获取和种植体定位。

（2）上颌6颗种植体植入，并行螺丝固位一段式树脂固定临时修复体即刻负重。

（3）术后3个月更换为螺丝固位一段式纯钛切削支架聚合瓷全牙弓固定修复体进行最终修复。

（4）修复后定期随访和维护。

4. 治疗过程（图1～图30）

术前在患者原有上颌全口义齿粉面16、14、12、22、24、26位置开孔，填入牙胶条，制作简易放射导板。戴入患者口内后，拍摄口腔全景X线片和CBCT。在牙胶显影位置确认牙槽骨宽度、高度和密度。NewTom软件进行种植体植入方向和位置的设计。去除简易放射导板上的牙胶条，扩大定位孔，环氧乙烷消毒，作为术中简易定位导板备用。

术中用肾上腺素阿替卡因注射液行上颌局部浸润麻醉。口内戴入患者原有上颌全口义齿制作的简易定位导板，用精准钻穿破黏膜和牙槽嵴皮质进行种植位点的定位。取下定位导板后，行保留切牙乳头的双侧L形切口，切开上颌牙槽嵴顶黏膜，翻黏骨膜瓣。在马龙导板的辅助下，于6个定位点处进行种植窝预备，植入6颗Nobel Active种植体，逐个测量植入后的扭力值，即刻安装复合基台。具体种植体、基台型号和扭力值见表1。安装基台保护帽后缝合黏膜创口。术后拍摄口腔全景X线片确认基线期种植体方向、近远中骨水平和基台到位情况。

术后即刻安装开窗式转移杆，使用正畸结扎钢丝和自凝塑料口内连接转移杆。硅橡胶取模，安装基台及种植体替代体，注射人工牙龈，灌注石膏模型。使用患者原有全口义齿确定咬合关系，上粉架。技师椅旁制作螺丝固位一段式树脂固定临时修复体。制作完成后戴入患者口内，调整咬合关系，

作者单位：浙江大学医学院附属口腔医院

通讯作者：程志鹏；Email: kqczp@sina.com

交代医嘱。

术后3个月复查，拍摄口腔全景X线片及CBCT确认种植体骨结合情况、近远中及颊腭向骨水平。卸除螺丝固位一段式树脂固定临时修复体，使用"二次法"进行硅橡胶印模制取。同法灌注模型。使用患者临时修复体确定咬合关系，面弓转移，上𬌗架。技工室制作螺丝固位纯钛切削支架聚合瓷一段式整体桥。制作完成后戴入患者口内，于戴入后当天、48小时、1周、2周、1个月、3个月复诊，进行咬合调整。嘱患者进行渐进性负荷，并教授患者自我维护种植修复体的基本方法。

修复后6个月、1年、2年行复诊随访，检查修复体及种植体稳定性、口腔卫生维护情况、种植体周围软组织情况、修复体咬合等。

二、结果

术后3个月，临时修复体稳定，无明显破损和松动，牙龈形态有所改变，但无明显红肿。修复后2年，终修复体稳定，龈端与牙龈接触良好，牙龈无红肿。11、16位置因患者咬硬物出现少量饰面瓷崩脱，经技工室修补后，患者满意，不影响使用。取下最终修复体后，见种植体及基台稳定、无松动，叩诊无不适，探诊无深袋和明显出血。X线片复查显示种植体周围骨致密，近远中无明显骨吸收，边缘骨水平保持稳定。医生及患者对义齿咬合

表1 种植体、基台型号及最终扭力值

牙位	种植体型号	基台型号	最终扭矩值
16	4.3mm × 10mm, RP	0° 3.5mm	35N·cm
14	4.3mm × 11.5mm, RP	0° 3.5mm	35N·cm
12	3.5mm × 13mm, RP	17° 2.5mm	35N·cm
22	3.5mm × 13mm, RP	17° 2.5mm	35N·cm
24	4.3mm × 11.5mm, RP	0° 3.5mm	35N·cm
26	4.3mm × 11.5mm, RP	0° 3.5mm	35N·cm

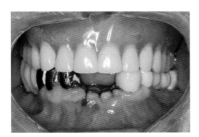

图1 原上颌全口义齿口内正面像

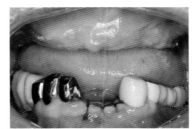

图2 术前口内正面像

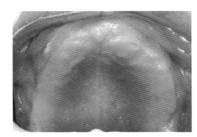

图3 术前口内𬌗面像

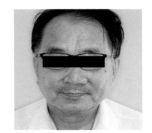

图4 患者术前正面像

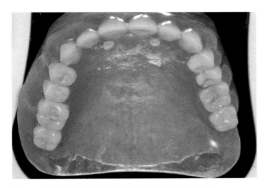

图5 用原上颌全口义齿制作简易放射导板

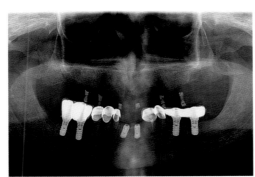

图6 戴用简易放射导板拍摄全景片

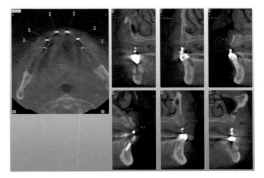

图7 戴用简易放射导板拍摄CBCT

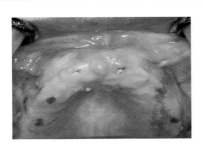

图8 术中使用简易放射导板进行种植定位

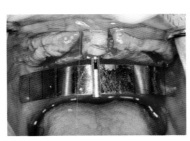

图9 翻瓣后戴入简易种植导板

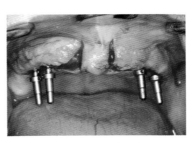

图10 双侧后牙区种植窝预备

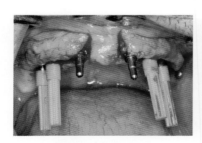

图11　前牙区种植窝预备

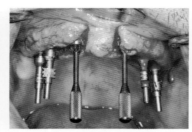

图12　放置复合基台及取模杆

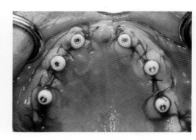

图13　戴入基台保护帽并缝合创口

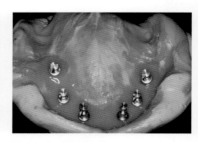

图14　术后即刻取模

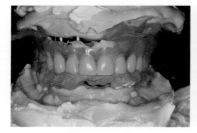

图15　使用原有义齿确定咬合关系

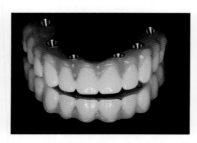

图16　制作螺丝固位一段式树脂固定
　　　临时修复体

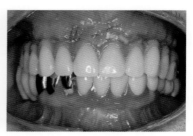

图17　术后当天戴入临时修复体行即
　　　刻负重

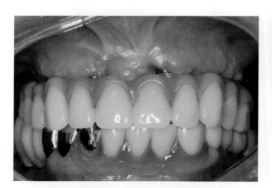

图18　3个月后临时修复体口内正面像

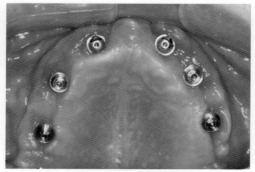

图19　卸除临时修复体后口内𬌗面像

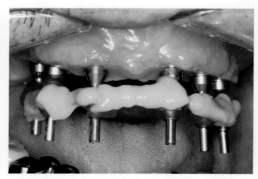

图20　口内二次法进行取模杆连接

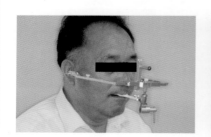

图21　面弓转移上下颌关系

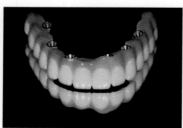

图22　制作螺丝固位一段式纯钛切削
　　　支架聚合瓷固定最终修复体

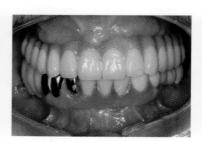

图23　最终修复体戴入口内正面像

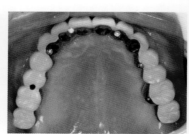

图24　最终修复体戴入口内𬌗面像

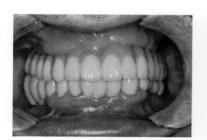

图25　修复后2年复查口内正面像

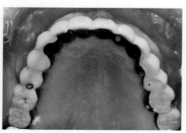

图26　修复后2年复查口内𬌗面像

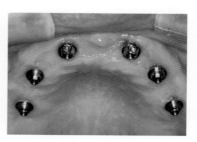

图27　卸除修复体后口内𬌗面像

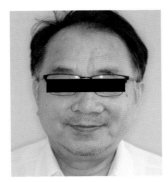

图28 修复后2年复查正面像

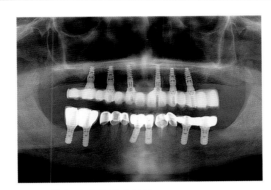

图29 修复后2年复查全景片

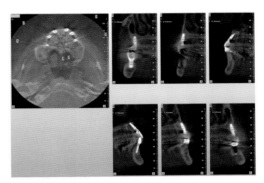

图30 修复后2年复查CBCT

能及外观表示满意，VAS评分在9分。

三、讨论

1. 旧义齿制作简易导板 牙列缺失患者的种植支持固定修复需要相对精确的诊断和治疗过程。现今较流行使用口腔数字化技术来辅助术前设计和手术过程。但这一技术目前仍存在一些缺陷，且无形中增加了患者的费用和就诊次数。本病例中使用了患者的旧义齿进行简易放射导板和简易外科导板的制作，能较准确地将CBCT上设计植入位点的颌骨信息在手术中体现，起到指导术者种植定位、预备和植入的作用。该类导板费用低廉、制作方便，不增加患者的就诊次数和时间。但也需注意到，本病例中患者上颌骨较丰满，骨量相对充分，且术者经验丰富，能够弥补简易导板的一些缺陷。该类

简易导板对患者骨量较差、术者全口种植经验较少的情况下，因无法精确和全程地对种植体植入进行设计和指导，可能作用有限。

2. 全牙弓种植修复即刻负载 对于牙列缺失患者来说，传统种植修复需要忍受较长的缺牙期，对患者的日常生活和社会交往造成较大影响，一度成为种植修复的一大缺点。全牙弓种植修复即刻负载概念的出现，缩短甚至无缺牙期，满足了无牙颌患者对功能和美观的即刻需求。但即刻负载对术者、患者颌骨条件以及植体要求较高，需考虑的因素包括：①种植体初期稳定性；②种植体表面处理、骨结合速度和强度；③患者颌骨缺损程度；④术中是否配合有软硬组织移植；⑤患者对颌情况、咬合力和口腔副功能；⑥患者依从性等。术者必须对这些因素综合考量后决定是否采取即刻负载，并在即刻负载后对患者进行规律复诊随访，避免种植体失败和并发症。

参考文献

[1] 宿玉成. 口腔种植学[M]. 2版.北京，人民卫生出版社，2014.

[2] 林野. "ALL-ON-4" 种植即刻修复技术的临床应用研究[J]. 中国口腔种植学杂志，2011,16（1）：16-679.

[3] A Jokstad H, Alkumru. Immediate function on the day of surgery compared with a delayed implant loading process in the mandible: a randomized clinical trial over 5 years[J]. Clin Oral Implants Res, 2014, 25(12): 1325-1335.

[4] Peñarrocha-Diago M, Peñarrocha-Diago MA, Zaragozí -Alonso R, et al. On behalf of the Ticare Consensus Meeting. Consensus statements and clinical recommendations on treatment indications, surgical procedures, prosthetic protocols and complications following All-On-4 standard treatment[J]. 9th Mozo-Grau Ticare Conference in Quintanilla, Spain. J Clin Exp Dent, 2017, 9(5):e712-715.

[5] M Colombo, C Mangano, E Mijiritsky, et al. Clinical applications and effectiveness of guided implant surgery: a critical review based on randomized controlled trials[J]. BMC Oral Health, 2017, 17: 150.

颞下颌关节功能代偿在重度牙周炎患者全口种植修复重建的临床应用1例

黄雁红　李少冰　张雪洋

摘　要

目的：针对1例因重度牙周炎致牙列缺失的患者，使用颞下颌关节功能代偿确定治疗性颌位进行全口咬合重建的病例，探讨颞下颌功能代偿在牙列缺失种植修复中的临床使用。**材料与方法：**对1例重度牙周炎的患者，上下颌骨属于骨性Ⅱ类关系。经过基础治疗后，控制软组织炎症，拔除下颌余留牙即刻植入4颗植体，术后进行即刻负重义齿修复。上颌拔除双侧后牙，各植入2颗植体，保留前牙拟行烤瓷夹板修复。骨结合完成后，使用颞下颌功能代偿，在全可调𬌗架上设计治疗颌位，以种植体支持式过渡义齿将治疗颌位在口内进行试戴，验证颌位的美观及功能。颞下颌关节肌肉触诊，美学分析，下颌轨迹运动描记等方法验证治疗颌位最终确定建𬌗的水平关系及垂直关系。通过功能蜡型的制作，Mock-up口内试戴，确定永久修复导向。最后根据功能蜡型的形态，选择进行永久修复，上前牙区保留天然牙行烤瓷夹板修复，上后牙区及下颌选择螺丝固位烤瓷桥修复。修复后佩戴夜磨牙硬垫。根据术后随访X线检查、临床检查、美学分析、𬌗型检查及𬌗架模型分析等方法，评价种植修复效果。**结果：**术后1年复诊，8颗种植体无脱落，口腔卫生良好，修复体未出现崩瓷，牙龈无明显红肿，咬合接触稳定；X线片显示获得良好的骨结合，边缘骨水平稳定，未见骨吸收患者获得良好的咀嚼功能，对外形美观效果满意。**结论：**结合颞下颌关节代偿功能进行全口咬合重建，需要从功能的角度出发，为患者进行个性化的、规范的颌型设计，才可以获得理想的修复效果，但对这类患者的远期效果，有待进一步长期追踪观察。

关键词：颞下颌关节功能代偿；即刻负重；慢性牙周炎

对于牙列缺失的患者，如何确定患者的水平及垂直关系，如何从修复为导向的种植治疗出发，为患者寻找符合生理功能的水平及垂直关系，重建功能良好的功能牙列修复，是我们一直追求的目标。牙周炎失牙的牙列缺失患者，因为牙槽骨存在严重吸收，上下颌骨水平关系紊乱，常常会为种植修复带来很大的难题。由于牙齿缺失，牙槽骨吸收，天然牙的软组织形态丧失，上下颌骨关系的改变而为建𬌗的水平关系的确定带来巨大的障碍。根据经典的修复理念，全口咬合重建的患者，需要在正中关系位进行建𬌗，颞下颌关节的代偿功能在修复领域的使用对经典修复治疗而言具有很大的挑战。本文通过1例重度牙周炎的患者，通过颞下颌关节功能代偿进行全口种植修复重建的病例，探讨颞下颌功能代偿在修复领域应用的临床相关因素。

一、材料与方法

1. 病例简介　53岁男性患者，下颌多颗牙齿缺失6个月就诊。2年前始觉全口多颗牙松动，6个月前下颌多颗后牙松动，自行脱落，发现余留牙移位，上前牙移位较为明显，同时伴有咬合不适，影响进食，要求诊治。患者7年前患有颈椎病，否认其他系统性疾病史。临床检查：面部形态对称，上颌稍有前凸，中高位笑线，厚龈生物型。深覆𬌗，上下颌的关系，根据尖牙

的位置关系牙性关系为Angle Ⅰ类（图1～图3），颌位检查上下颌骨性Ⅲ类关系。口腔卫生欠佳，全口牙周探查显示95%的位点PD>3.4mm，86%位点存在探诊出血，多颗牙齿不同程度松动（图3、图4）。31、32、35～37、41、46、47缺失，38倾斜移位，12、11、21牙龈退缩，唇侧倾斜移位，松动Ⅰ度。咬合及关节检查，显示颞下颌关节及咀嚼肌无明显不适。X线评估全口牙槽骨不同程度吸收，14～17、25、26、37牙槽骨吸收及根尖，37移位后呈水平浮动状，34、35远中邻面牙槽骨吸收达根尖区（图5）。通过术前MCT检查示：下颌骨前牙区根方具有一定高度的基骨，下颌后牙区可用骨高度严重不足；上颌后牙区根方可用骨高度可，双侧关节上间隙及后间隙增宽，髁突无明显骨质吸收（图6～图14）。

2. 诊断　慢性牙周炎（牙周新分类为牙周炎Ⅳ期）；下颌牙列缺损。

3. 治疗计划　通过牙周基础治疗控制软组织炎症后再进行详细评估，制订最终治疗计划。在基础治疗阶段，拔除严重松动、咬合不适的患牙，包括14～17、25、26、28、37。治疗后软组织炎症控制良好，部分牙松动度改善（图15、图16）。综合牙周治疗效果及术前检查，结合患者的临床情况及患者的意愿制订出最终治疗计划，如下：

（1）上颌：拔除24，于14、16、24、26植入4颗种植体，13～23保留行烤瓷夹板修复。

（2）下颌：拔除余留牙，36～46植入4颗种植体，使用关节代偿功能调整，进行一段式固定义齿修复。根据患者种植体的初期稳定性，酌情进行

作者单位：南方医科大学口腔医院

通讯作者：张雪洋；Email: zhangxueyang666@126.com

下颌植体即刻负重。

4. 治疗过程

（1）下颌手术，拔除下颌余留牙即刻种植：嵴顶及龈缘切口，暴露牙槽嵴，微创拔除42~45、33、34、38，去除根尖及牙槽窝骨壁的炎性组织并检查牙槽骨壁，唇侧骨板完整。术前评估，下颌前牙区有一定高度的基骨，下颌后牙区严重萎缩，骨高度不足，结合拔牙窝检查，因此，下颌即刻植入4颗植体，前牙区植入2颗Zimmer 4.1mm×11.5mm种植体，前磨牙区倾斜30°植入2颗Zimmer 4.1mm×13mm植体。检查植体初期稳定性，均大于35N·cm，拟行即刻负重修复。术中放置桥基台，其中倾斜植体放置角度桥基台，骨修整，保证基台完全就位，加力至扭矩30N·cm，放置转移体。在植体邻近骨组织区取自体骨于骨缺损区植入天博骨粉0.5g及自体骨，覆盖海奥生物膜25mm×20mm1张行引导骨再生术，严密缝合（图7~图19）。术后X线显示植体植入周骨壁良好，距离下牙神经管具有一定安全距离（图20、图21）。

（2）下颌即刻负重义齿修复：下颌手术当天使用基台水平转移+夹板式印模的方式进行种植转移。取模后，确定正中关系（CR）及垂直关系，面弓转移后𬌗架分析，发现患者是骨性Ⅱ类关系，充分验证了术前评估的正确性。即刻义齿选择CR位建𬌗。术后1周为患者戴入螺丝固位的即刻负重义齿（图22~图24）。

（3）上颌种植手术：嵴顶水平切口+近中角形切口，翻瓣，微创拔除24，搔刮拔牙创，于24位点即刻植入1颗Zimmer 4.1mm×11.5mm植体，14、16、26植入3颗Zimmer 4.1mm×10mm种植体，拉拢缝合，使用非埋入式愈合（图25~图27）。

（4）过渡义齿确定治疗颌位：所有植体骨结合完成后，上颌种植转移多，拟制作种植体支持式的过渡义齿。以治疗颌位制作过渡义齿，咬合面设计成半解剖的形态。过渡义齿扮演𬌗垫的作用，从而验证治疗颌位的美观与功能。面弓转移，将患者的正中关系转移到吉尔巴赫全可调𬌗架上（图28、图29）。𬌗架上模拟下颌的运动，在前伸运动曲线上确定治疗颌位。患者在

初始阶段每4周调改1次，每次髁突𬌗架上前伸1mm，经过4次复诊，患者的髁突在前伸曲线中往前下移动了4mm（图30~图32）。此时，面型侧貌恢复良好，前牙区的覆𬌗覆盖关系适中，近远中牙性关系为Ⅰ类关系。患者戴用此治疗颌位的过渡义齿2个月后，咬合稳定，关节及肌肉触诊不适症状完全消失。使用Cadiax下颌轨迹运动描记检测患者的下颌运动无明显异常，结合投影测量，显示目前患者的垂直距离符合生理范围（图33~图36）。戴用治疗颌位的过渡义齿8个月后，患者的关节及肌肉适应良好，触诊无疼痛不适，此时，上下颌的水平及垂直位置关系最终确定。

（5）制作功能蜡型及Mock-up：13~23初步牙体预备，使用过渡义齿将治疗颌位转移到全可调𬌗架上，根据Cadiax下颌轨迹运动描记的参数，制作功能蜡型（图37、图38）。由于患者的髁突进行前伸再定位，因此蜡型制作时需要制作稳定的后退控制（recursive control）。通过CAD/CAM扫描蜡型，树脂切削成Mock-up在患者口内试戴，进一步验证义齿的美观及咬合、发音等功能，作为永久修复的导向（图39~图43）。

（6）永久修复：以Mock-up确定的永久修复导向为导板，对13~23进行永久修复牙体预备（图44、图45）。重新取模转移，使用过渡义齿将咬合关系转移至全可调𬌗架上，拟制作最终修复体。为了保存功能蜡型的咬合面形态，最终种植修复体选择了铸造支架+聚合瓷，螺丝固位一段式固定桥修复，龈端设计为卵圆形桥体，龈乳头预留清洁间隙。13~23烤瓷夹板修复（图46~图48）。为患者制作了夜磨牙垫。

二、结果

患者定期3个月复诊。修复后1年复诊显示面部形态恢复良好，发音正常，患者对义齿形态满意。口腔卫生良好，牙龈无红肿，修复体无崩瓷等缺损。𬌗架分析显示后退控制位置稳定，正中𬌗均匀接触，非正中𬌗无干扰。Cadiax下颌轨迹运动描记检查显示下颌运动功能良好。修复后1年X线片显示双侧髁突对称，骨质连续。种植体边缘骨嵴顶水平稳定，无明显骨吸收（图49、图50）。

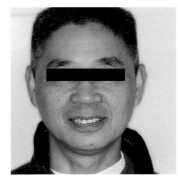
图1　初诊正面像

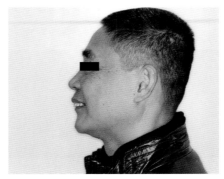
图2　初诊侧面像

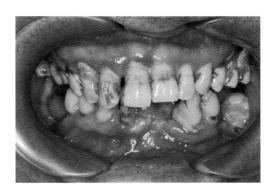
图3　初诊口内咬合正面像

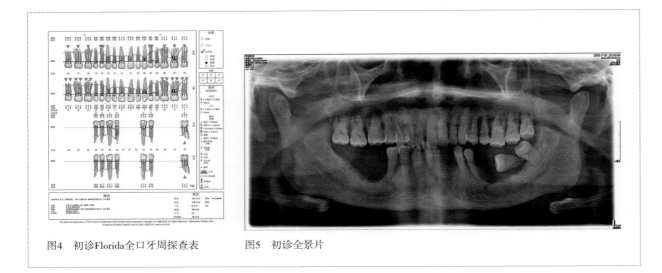

图4 初诊Florida全口牙周探查表　　　图5 初诊全景片

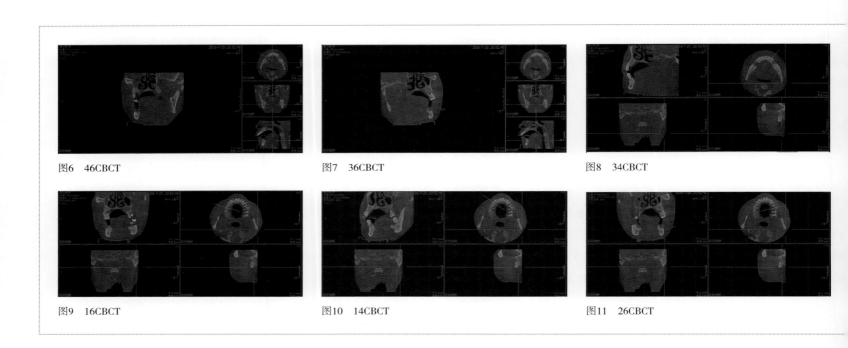

图6 46CBCT　　　　图7 36CBCT　　　　图8 34CBCT

图9 16CBCT　　　　图10 14CBCT　　　　图11 26CBCT

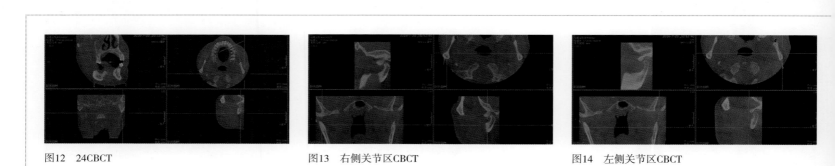

图12 24CBCT　　　　图13 右侧关节区CBCT　　　　图14 左侧关节区CBCT

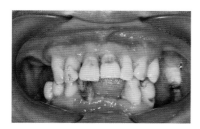

图15 牙周基础治疗后口内像

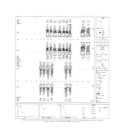

图16 牙周基础治疗后Florida全口牙周探查表

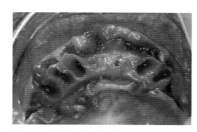

图17 微创拔除下颌余留牙

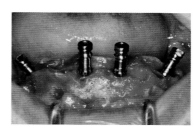

图18 下颌植入4颗植体

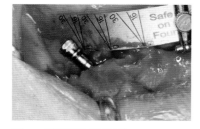

图19 下后牙区倾斜植体

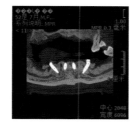

图20 下颌种植术后X线检查1

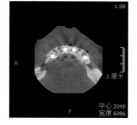

图21 下颌种植术后X线检查2

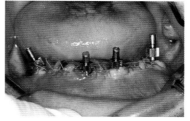

图22 术后即刻使用聚醚硅胶制取印模，选择螺丝固位基台水平夹板式印模

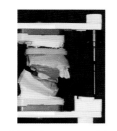

图23 𬌗架分析显示上下颌骨性Ⅱ类关系

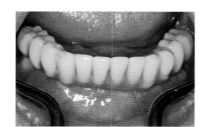

图24 下颌即刻负重义齿

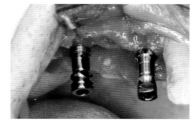

图25 14、16植入2颗Zimmer种植体

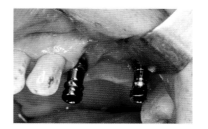

图26 24拔除，24、26植入2颗Zimmer种植体

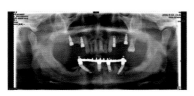

图27 上颌术后X线检查

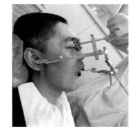

图28 面弓转移

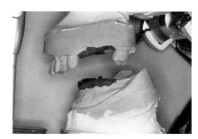

图29 𬌗架分析，显示上下颌骨性Ⅱ类关系

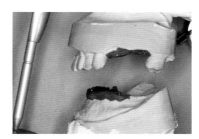

图30 全可调𬌗架上确定治疗颌位1

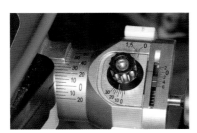

图31 全可调𬌗架上确定治疗颌位2

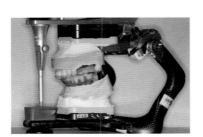

图32 治疗颌位上制作的过渡义齿

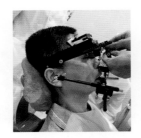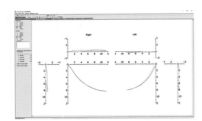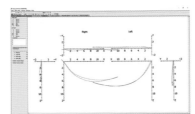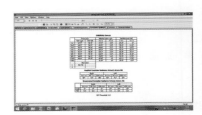

图33~图36　Cadiax下颌轨迹运动描记评估治疗颌位中铰链轴的运动，并行投影测量分析　　　　　　　　　　　　　图36

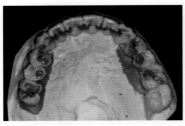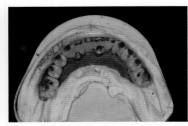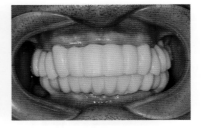

图37、图38　功能蜡型咬合面形态，不同颜色的蜡显示不同方向的引导　　　图39　根据功能蜡型制作的Mock-up（正中殆）

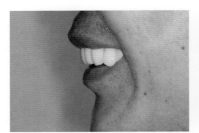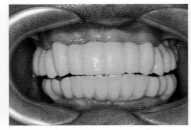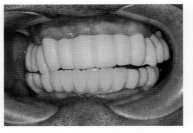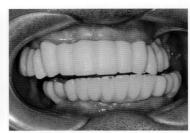

图40　使用Mock-up试戴，确定前牙美观外形　　　图41　Mock-up口内试戴，前伸运动　　　图42　Mock-up口内试戴，右侧运动　　　图43　Mock-up口内试戴，左侧运动

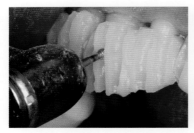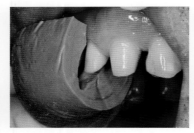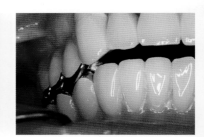

图44、图45　以Mock-up为永久修复导向，进行牙体预备　　　图46　永久修复后口内正面像　　　图47　前磨牙区设计的后退控制

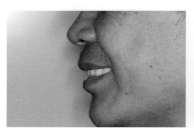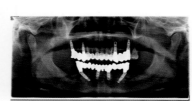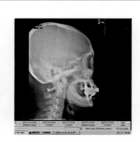

图48　修复后侧面像　　　图49　术后1年复查X线片1　　　图50　术后1年复查X线片2

三、讨论

慢性牙周炎伴牙列缺失患者的种植修复属于高度复杂的临床操作，所以此病例在外科和修复方面本身都存在很大的难度。本病例最大的难点是在骨性Ⅱ类的情况下进行固定修复，需要使用关节的代偿功能为患者寻找合适治疗颌位，并且需要严格精准对患者的咬合进行功能设计，以保证长期稳定的修复效果。

1. **重度牙周炎患者的拔牙方案确定**　牙周炎的患者往往伴有软硬组织的缺损，并且是种植体周围炎的风险因素，因此该患者属于种植的高风险病例。牙周炎的患者进行种植修复治疗，软组织炎症的控制是关键。因此在治疗的过程中需要注意两点：第一，种植治疗前要彻底控制软组织的炎症。本病例初诊时存在严重的牙周炎，因此需要通过牙周基础治疗，控制软组织炎症后再确定进一步修复方案。基础治疗过程中拔除妨碍治疗，咬合不适的牙齿。且全口探诊出血的位点要小于20%。第二，结合修复方案的设计，对于基础治疗后仍存在残留牙周袋及持续探诊出血的患牙，需要及时拔除。根据Lang NP & Cho-Yan等学者的大样本量的研究显示，经过基础治疗，反复出现探针出血，及存在PD>6mm的患牙，长期失牙的风险显著升高。因此本病例中，下颌余留牙在基础治疗仍存在以上因素，且严重松动。结合患者的不适症状及修复治疗的方案设计，最终选择拔除下颌余留牙。

2. **下颌种植数目的考量**　为患者选择种植体支持的固定义齿，并在种植手术完成即刻负重的临时义齿的修复，是目前种植修复以上不断实践和探索的方向，并且已经得到国内外大量临床文献的支持。下颌使用4颗种植体支持的一段式固定修复，是目前有文献支持的最少植体数。本病例通过术前评估，前牙区及前磨牙区根方具有一定高度的基骨，但是磨牙区牙槽骨严重萎缩，且存在严重的软组织缺损，而因为本病例的修复设计需要，患者不可以选择短牙弓修复，因此本病例最终选择了后牙区2颗植体倾斜植入，第一是出于修复治疗的需要，第二结合骨量的要求，并且文献研究显示，植体的倾斜角度>45°，植体的颈部及根方应力会显著增加，因此本病例植入时植体的倾斜角度控制在30°，同时也是便于角度桥基台纠正修复就位道。

3. **使用颞下颌关节的代偿功能建𬌗**　而本病例最大的难点在于为患者选择一个合适的治疗颌位。因该患者上下颌骨的关系是骨性Ⅱ类，上下颌骨间的覆盖非常大，根据经典的修复理念，在正中关系位建𬌗，患者只可以选择种植覆盖义齿修复。而本病例最终选择了固定义齿修复，将髁突往前下方向再定位，使用颞下颌关节功能代偿，存在一定的争议，而本病例有以下治疗依据：第一，患者术前检查显示牙齿排列为Angle Ⅰ类，正中关系位检查为骨性Ⅱ类关系，从此推测患者在天然牙建𬌗的时候，已经使用颞下颌关节的代偿功能建𬌗，而我们在后续的治疗中希望重现患者生理建𬌗的水平关系。第二，正中关系位时，颞下颌关节髁突，关节盘及关节窝的位置关系如何，是存在一定争议的。Donald J等学者经过研究资料的分析，会议共识结合临床经验的总结，提出CR位时，颞下颌关节（TMJ）髁状突与关节窝的位置关系，不足以诊断颞下颌关节紊乱症。颞下颌关节的诊断必须配合功能性的检查。第三，颞下颌关节存在代偿功能的理论依据：Willianm Profitt在提出经典的正畸是在颞下颌关节功能代偿的基础上进行正畸治疗的，而后Slavicek & Sato等学者发现颞下颌关节在矢状向、垂直向、横向等不同的方向代偿能力是不同的，关节在矢状向的代偿范围是最大的，为了让代偿功能掌握在可控的范围，学者们提出了尖牙引导为主的序列引导𬌗的功能咬合理念。本病例使用了颞下颌关节矢状向的代偿功能，沿着髁突前伸运动的生理曲线为方向，确定治疗颌位，在建𬌗过程中严格遵循尖牙引导为主的序列引导𬌗的建𬌗原则，在前磨牙区设计了后退控制，作为治疗颌位的定位引导。建𬌗后，通过美学分析、绿蜡𬌗型检查、副功能运动检测、模型𬌗架分析，Cadiax下颌轨迹运动描记等各项检查对重建的咬合关系进行多方面的验证。

本病例作为颞下颌关节代偿功能在修复领域的使用中一个初步探索，将会长期追踪观察，并且会在实践中不断地总结，以希望通过不断地改进无牙颌的咬合重建，咬合设计开拓一个不一样的视野。

参考文献

[1] Matuliene G, Pjetursson BE, Salvi GE, et al. Influence of residual pockets on progression of periodontitis and tooth loss: results after 11 years of maintenance[J]. J Clin Periodontol, 2008, 35:685-695.

[2] Cho-Yan Lee J, Mattheos N, Nixon KC. Residual periodontal pockets are a risk indicator for peri-implantitis in patients treated for periodontitis[J].Clin Oral Implants Res, 2012, 23:325-333.

[3] Schätzle M, Löe H, Bürgin W, et al. Clinical course of chronic periodontitis. I. Role of gingivitis[J]. J Clin Periodontol, 2003, 30:887-901.

[4] Weber HP, Morton D, Gallucci GO, et al. L. Consensus statements and recommended clinical procedures regarding loading protocols[J]. Int J Oral Maxillofac Implants, 2009, 24(suppl):180-183.

[5] Del Fabbro M, Bellini CM, Romeo D, et al. Tilted implants for the rehabilitation of edentulous jaws: a systematic review[J]. Clin Implant Dent Relat Res, 2012, 14(4): 612-621.

[6] 周磊, 岳新新. All-on-Four技术在口腔种植领域中的应用进展[J].口腔疾病防治,2017,25(01):1-7.

[7] Bidra AS. A classification system of patients for esthetic fixed implant-supported prostheses in the edentulous maxilla[J].Compend Contin Educ Dent, 2010, 31:366-8, 370, 372-4 passim.

[8] Rinchuse DJ. Centric relation: A historical and contemporary orthodontic perspective[J]. J Am Dent Assoc, 2006, 137:494-501.

[9] Slavicek R, Sato S. Bruxism-a function of the masticatory organ to cope with stress[J]. Wiener Medizinische Wochenschrift, 2004, 154(23-24):584-589.

数字化导板引导下一段式固定桥修复牙槽骨严重萎缩无牙颌1例

董昱靓　王艳颖　王彬　张健

摘 要

　　52岁男性患者，全口多数牙缺失，余留牙松动，曾行活动义齿修复，因上颌义齿固位不良，影响进食、发音、美观和日常生活，要求行种植固定义齿修复。临床检查可见上颌牙列缺失，下颌31、32、36、37、41、42、46、47缺失。初诊时行CBCT检查，发现牙槽骨广泛水平向吸收，剩余骨高度不足。诊断为慢性牙周炎；上颌牙列缺失；下颌牙列缺损。综合考虑患者自身条件、经济因素和日后维护难度，计划行双侧上颌窦外提升术，上颌轴向植入6颗种植体，一段式整体桥修复，下颌All-on-4修复。微创拔除口内余留牙，行双侧上颌窦外提升术。术后9个月复查CBCT可见上颌窦外提升效果明显，取模，排牙，将CBCT数据与修复排牙信息拟合，使用彩立方软件进行种植导板设计。第二次手术在数字化导板引导下植入10颗Nobel种植体。术后复查全景片，种植体方向、位点良好。常规进行二期手术，取印模，佩戴临时修复体。6个月后个性化取模，试戴蜡牙，试戴钛支架，放射线检查就位。戴入最终修复体，上部修复体设计为钛支架+聚合瓷牙+聚合瓷牙龈整体桥，按照相互保护𬌗的要求进行调𬌗。全景片显示基台就位良好。戴入最终修复体后，患者颌面部对称协调，发音清晰。对患者进行口腔卫生指导，指导患者使用间隙刷、冲牙器，并定期复诊维护。

　　关键词：数字化；无牙颌；一段式整体桥

一、材料与方法

　　1. 病例简介　52岁男性患者。全口多数牙缺失，余留牙松动，曾行活动义齿修复，因上颌义齿固位不良，影响进食、发音、美观和日常生活，要求行种植固定义齿修复。患者经济条件可，排除手术禁忌证，无吸烟等不良习惯。临床检查可见上颌牙列缺失，下颌31、32、36、37、41、42、46、47缺失，33~35、43~45唇倾，松动Ⅲ度，牙根暴露。牙龈红肿，龈上牙结石（＋），龈下牙结石（＋），附着龈宽度不足。颌面部基本对称，无畸形，面下1/3高度不足。开口度3横指，开口型正常，双侧颞下颌关节无压痛、无弹响。初诊时行CBCT检查，发现下颌余留牙牙槽骨广泛水平向吸收至根尖1/3处，32、33牙颈部深龋。下颌磨牙区管嵴距不足，只有4~5mm。上颌后牙区骨高度不足，仅为3~4mm（图1、图2）。

　　2. 诊断　慢性牙周炎；上颌牙列缺失；下颌牙列缺损。

　　3. 治疗计划　因下颌余留牙牙周病严重，无法保留，因此选择拔除下颌余留牙。向患者交代种植固定修复和种植支持的覆盖义齿修复，考虑患者为52岁男性，咀嚼功能要求较高，结合患者自身要求，选择行种植固定修复。

　　制订上颌无牙颌修复，方案1：6颗种植体，倾斜植入。患者上颌窦前

作者单位：天津市口腔医院
通讯作者：董昱靓；Email: 705094600@qq.com

壁间距离不足，无法放置6颗植体以保证上颌长期稳定的需要。方案2：6颗种植体轴向植入，一段式整体桥修复16~26，后牙区行双侧上颌窦外提升术。方案3：双侧外提升，上颌轴向植入8颗植体，分段桥修复。

　　下颌后牙区管嵴距仅为4~5mm，颏孔间骨量充足，骨质良好，无明显倒凹。因此选择All-on-4可以避免骨增量。

　　综合考虑患者自身条件、经济因素和日后维护难度，上颌选择方案2：6颗种植体支持的整体桥+上颌窦外提升术；下颌All-on-4。

表1　种植体规格

	牙位	种植体规格
上颌	15	Active 4.3mm × 11.5mm
	14	Speedy Groovy 4.0mm × 10mm
	12	Active 4.3mm × 10mm
	22	Active 4.3mm × 10mm
	24	Speedy Groovy 4.0mm × 10mm
	26	Active 4.3mm × 11.5mm
下颌	46	Speedy Groovy 4.0mm × 15mm
	43	Speedy Groovy 4.0mm × 13mm
	33	Speedy Groovy 4.0mm × 13mm
	36	Speedy Groovy 4.0mm × 15mm

4. 治疗过程

首先微创拔除了口内余留牙。第一次手术进行双侧上颌窦外提升术。右侧上颌窦外侧壁开窗，取下骨块，剥离黏膜过程中发生了破损，因为面积较小，使用胶原膜覆盖破损区域后，同期植骨进行了外提升。左侧同样常规进行外提升（图3~图18）。

术后9个月复查，CBCT可见上颌窦外提升效果明显（图19），植骨边界清晰完整，上颌窦内无明显炎症，未见植骨材料弥散影像，黏膜连续。取模，排牙，将CBCT数据与修复排牙信息拟合，使用彩立方软件进行种植导板设计（图20~图22）。第二次手术使用提前制作好的咬合记录辅助黏膜支持式的导板在口内准确就位（图23），用固位钉进行固定。确定种植体位置和方向，取下导板进行翻瓣，尽量保留角化龈，修整骨面。逐级备洞，植入10颗Nobel种植体（图24，表1）。术后复查全景片，种植体方向、位

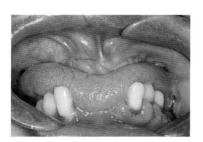

图1 患者术前口内情况

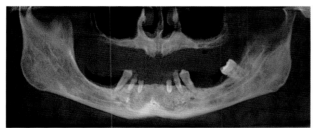

图2 术前CBCT显示上下颌余留牙槽骨高度严重不足

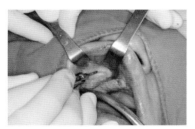

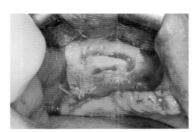

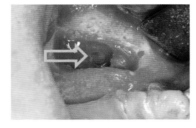

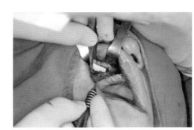

图3~图10 第一次手术——双侧上颌窦外提升术（右侧）　　图5　　图6

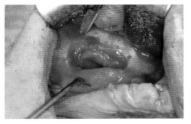

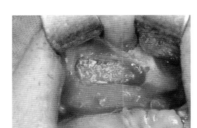

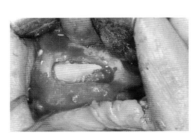

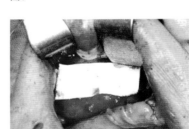

图7　　图8　　图9　　图10

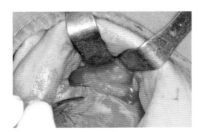

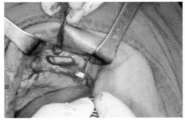

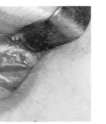

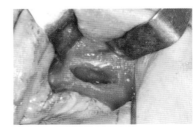

图11~图18 第一次手术——双侧上颌窦外提升术（左侧）　　图13　　图14

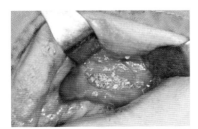

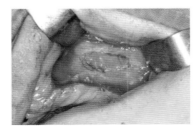

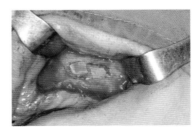

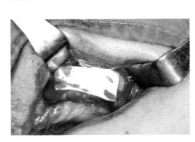

图15　　图16　　图17　　图18

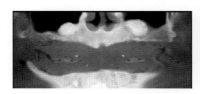
图19 上颌窦外提升术后9个月CBCT

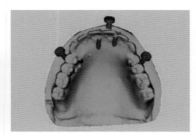
图20 数字化导板设计1

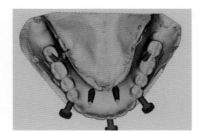
图21 数字化导板设计2

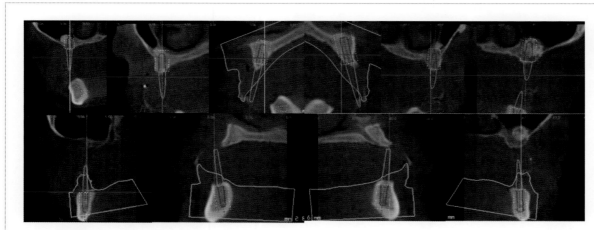
图22 数字化导板设计3

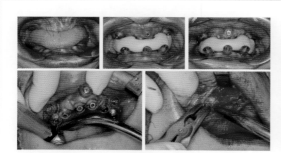
图23 第二次手术——导板在口内就位

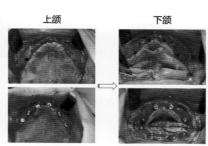
上颌 下颌
图24 第二次手术——植入种植体

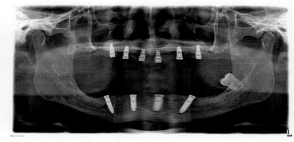
图25 种植体植入后全景片

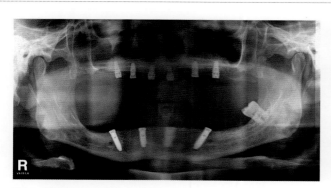
图26 植入种植体后5个月全景片

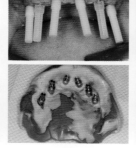
图27 临时修复取模

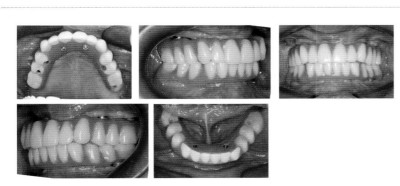
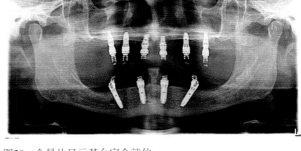

图28 佩戴临时修复体

图29 全景片显示基台完全就位

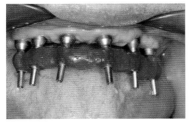
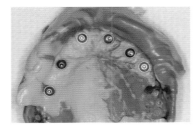
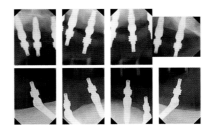

图30 个性化取模1

图31 个性化取模2

图32 X线片检查转移杆完全就位

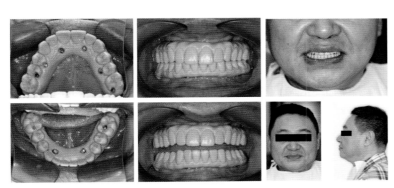
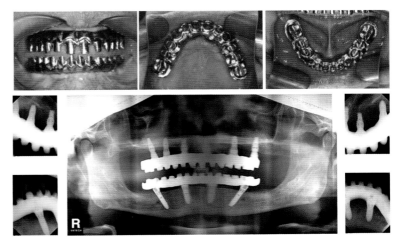

图33 试戴蜡牙

图34 试戴钛支架

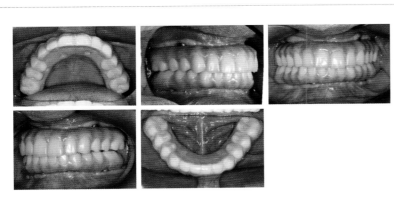
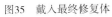
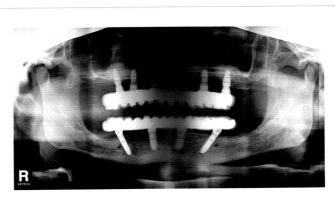

图35 戴入最终修复体

图36 全景片显示基台就位良好

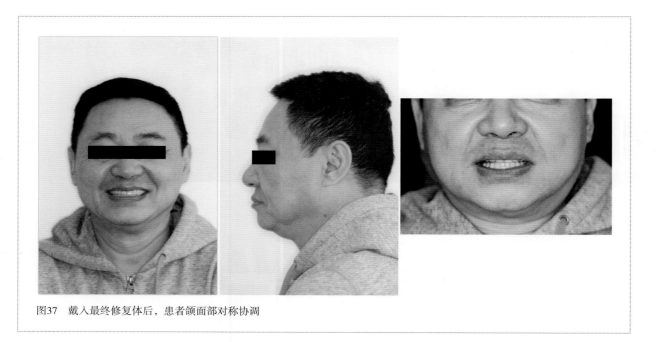

图37　戴入最终修复体后，患者颌面部对称协调

点良好（图25）。

　　5个月后复查全景片，种植体骨结合良好，未见明显骨吸收（图26），常规进行二期手术，更换愈合帽。2个月后，口内附着龈量尚可，更换复合基台，取印模（图27）。佩戴临时修复体（图28），全景片显示基台完全就位（图29）。6个月后将转移杆刚性连接，个性化取模（图30、图31）。X线片检查转移杆完全就位（图32）。试戴蜡牙（图33），咬合关系正常，覆𬌗覆盖正常。试戴钛支架（图34），放射线检查就位。戴入最终修复体（图35），上部修复体设计为钛支架+聚合瓷牙+聚合瓷牙龈整体桥，义齿组织面设计为凸面形桥体，与牙龈有接触且轻微压迫，方便清洁，有利于种植体的健康。

　　按照相互保护𬌗的要求进行调𬌗。牙尖交错𬌗时，前牙轻接触，后牙均匀接触；前伸运动时，前牙均匀接触，后牙分离；侧方运动时，工作侧尖牙接触，其余牙分离（尖牙保护𬌗）。牙尖交错𬌗时，牙冠间尖-窝接触。全景片显示基台就位良好（图36）。戴入最终修复体后，患者颌面部对称协调，发音清晰（图37）。对患者进行口腔卫生指导，指导患者使用间隙刷、冲牙器，并定期复诊维护。

二、结论

　　1. 患者牙槽骨高度严重不足，上颌窦前壁间距离不足，双侧上颌窦

外提升术进行骨增量，轴向植入6颗植体一段式整体桥修复；下颌利用颏孔前骨量All-on-4修复。

　　2. 使用国产数字化导板辅助种植体植入，缩短手术时间，提高了精准度。

　　3. 本病例为重度牙周炎患者，结合口腔卫生宣教和定期复查，提高种植体存留率，至最终修复完成时，牙槽骨稳定未见明显吸收，长期效果有待继续观察。

三、讨论

　　术中难以处理的大穿孔（>10mm）或存在多个穿孔，可选择放弃进一步手术剥离和植骨，6个月左右待上颌窦黏膜愈合后二次再入路提升植骨；对于直径≤10mm的穿孔，可以尽可能尝试在远离穿孔的窦底剥离黏膜，减小穿孔周围黏膜的张力，缩小穿孔面积，并使穿孔处的黏膜抬起至窦顶位置后，采用可吸收胶原膜进行覆盖；直径<2mm的微小穿孔，在充分剥离周围黏膜之后，黏膜折叠可封闭穿孔，术中预防性覆盖可吸收胶原膜。多数研究结果显示，上颌窦黏膜穿孔术中修补后，不会影响植骨效果及种植体存留。

窄直径钛锆种植体在Locator覆盖义齿中的应用

杜霏霏　蔡淑雅　胡建

摘要

目的：探讨窄直径钛锆种植体在Locator覆盖义齿中的应用。**材料与方法**：患者为上颌肯氏I类牙列缺损，下颌牙列缺失的老年女性。根据患者剩余牙槽嵴的情况，上颌设计可摘局部义齿修复，下颌设计Locator覆盖义齿修复。在下颌33、43处均植入Straumann Roxolid 3.3mm×10mm种植体。2个月后取模修复，依次取初印模，制作个别托盘，取终印模，制作𬌗基托，后转面弓上𬌗架。根据试排牙的情况调整咬合及基托，义齿制作完成后再次调整咬合，安装Locator相关修复部件，完成最终修复。**结果**：义齿美观及发音效果良好，固位力适中。患者咀嚼功能相较修复前有较大改善，远期修复效果尚待观察及随访。

关键词：牙列缺失；钛锆种植体；窄直径种植体；Locator；附着体

对于因牙槽嵴吸收而导致义齿固位不佳的患者，临床上常见的处理方式为种植固定义齿修复及覆盖义齿修复。然而，过度吸收的牙槽嵴对于常规种植体的植入也是较大的挑战，本文主要报道了1例通过植入窄直径钛锆种植体并行Locator覆盖义齿修复牙列缺失的病例，对于骨量不足的牙列缺失患者提供一种治疗思路。

一、材料与方法

1. 病例简介　病例资料为武汉大学口腔医院修复科2017年就诊的71岁女性患者。经行一般临床检查患者上颌多牙缺失，下颌牙列缺失，牙槽嵴较平整，颌间距离基本正常，患者否认系统病史。

2. 诊断　22、23牙体缺损；上颌肯氏Ⅰ类牙列缺损；下颌牙列缺失。

3. 治疗计划　经与患者沟通，考虑到治疗效果及费用，患者选择上颌可摘局部义齿，下颌Locator覆盖义齿修复牙列缺损。拍摄锥形束CT（CBCT）片，评估种植区域骨质、骨量及邻牙牙周、牙体情况，制订治疗计划并签署种植治疗同意书。

4. 治疗过程（图1～图30）

（1）种植体植入：考虑到患者下颌骨颊舌向骨量较为不足，拟选择3.3mm窄直径种植体，同时鉴于对种植体强度的考量，最终拟选择两颗3.3mm×10mm钛锆种植体植入33、43位点。全口消毒，手术区局部麻醉下行牙槽嵴顶横行切口，翻开黏骨膜瓣，用小球钻为种植体植入位置定位，先锋钻定深，放置标示杆确定种植体方向，确定两处种植窝平行度后，用扩孔钻逐级预备种植窝洞，攻丝钻成形窝洞螺纹，将种植体Straumann Roxolid

3.3mm×10mm用35N·cm植入窝洞中，旋入愈合基台，严密缝合切口。嘱患者消炎治疗，2周后拆线。

（2）制取初模型制作个别托盘：种植体植入后2个月，使用两步法制取初印模，无牙颌托盘加红膏，在口内行肌功能整塑，后用藻酸盐制取初印模，灌制硬石膏。

用红蜡片填平局部倒凹区及铺垫缓冲区，后使用光敏化树脂制作个别托盘，注意使托盘边缘位于前庭沟底2mm以上的位置。

（3）制取终印模及𬌗基托：将热牙胶置于个别托盘边缘，处于患者口内，行边缘整塑，后使用聚醚材料制取上下颌终印模，灌制硬石膏。在终印模上确定相应的解剖标志并予以缓冲，使用光敏化树脂制作𬌗基托。

（4）颌位记录及上𬌗架：上下颌基托上制作蜡𬌗堤恢复患者垂直距离及丰满度，用咬合记录硅橡胶记录下患者正中关系位。再用咬合记录硅橡胶记录𬌗叉与上颌𬌗堤位置关系，后通过面弓确定患者髁突与上颌位置关系，将所记录关系正确转移至𬌗架上。

（5）试排牙：模型上检查排牙后的蜡型，基托伸展情况和牙齿排列及咬合情况。同时检查戴入口内后的基托边缘、外形和咬合，患者面型较为自然，固位尚可，正中位时右侧后牙部分牙位无咬合接触，重新制作咬合记录。基托边缘伸展适当，发音较好，中线对称。

（6）义齿完成及Locator安装：最终义齿戴入口内后，检查义齿就位及咬合情况。义齿就位顺利，上颌义齿固位较好，下颌义齿固位一般，因患者上颌尚存22、23基牙，固前伸𬌗为22引导，左侧侧方𬌗为23引导。

于口内安装Locator固位基台，将隔离环安放于固位基台上，同时安装钛帽。将钛帽通过自凝塑料固定于义齿对应部分预先预留出的空间内，此过程直接在口内完成，后将阴极垫圈安于钛帽内，选择最小固位力的蓝色垫圈已能达到较好的固位效果。再次调整咬合，抛光组织面。

作者单位：武汉大学口腔医院
通讯作者：胡建；Email：00008460@whu.edu.cn

（7）复诊和随访：告之患者戴牙后常规注意事项及随访时间，若固位装置固位力下降，请及时来我院更换垫圈。

2周后患者复查，自述上颌前牙唇侧倒凹区出现压痛，右侧出现咬舌不适。经调整上颌前牙唇侧基托面，增大右侧后牙区舌侧覆𬌗覆盖，患者自觉症状减轻。

二、结果

本病例共植入两颗种植体，33、43种植位点处均植入Straumann Roxolid 3.3mm×10mm种植体。

2个月后，经X线片示种植体周骨整合完成，取模行义齿修复。测量两侧种植体穿龈高度后，选择高度为5mm的Straumann Locator基台进行修复治疗。钛帽内均安装蓝色垫圈，固位力尚可。

患者自觉义齿美观及发音效果良好，咀嚼功能相较修复前有较大改善，远期修复效果尚待观察及随访。

三、讨论

2002年的McGill共识研讨会上提出目前的证据证明，传统义齿不再是下颌牙列缺失修复最恰当的首选方案，而种植体支持的覆盖义齿作为第一选

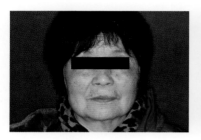
图1　修复前口外像（正面）

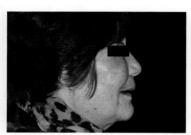
图2　修复前口外像（侧面）

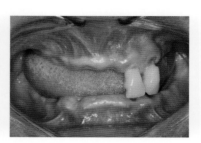
图3　修复前口内像（正面）

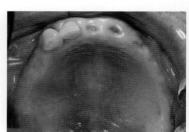
图4　修复前口内像（上颌）

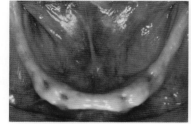
图5　修复前口内像（下颌）

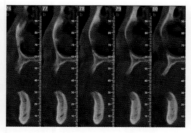
图6　术前CBCT设计（右侧下颌）

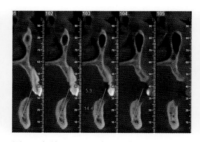
图7　术前CBCT设计（左侧下颌）

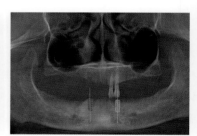
图8　术前CBCT设计（下颌）

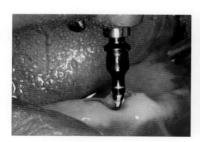
图9　种植窝初备

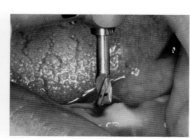
图10　种植窝扩孔

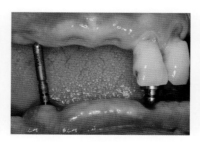
图11　种植窝平行度检查

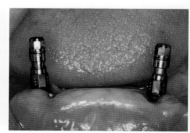
图12　种植体平行度检查

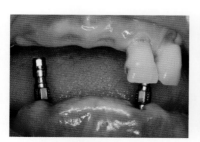
图13　种植体咬合设计检查

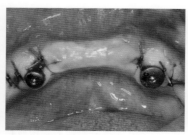
图14　安装愈合基台并严密缝合

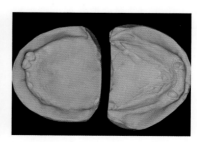
图15　初印模模型

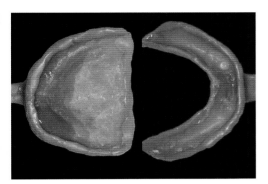

图16 个别托盘边缘整塑

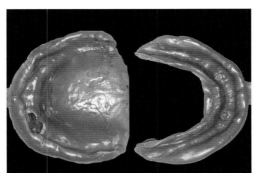

图17 终印模

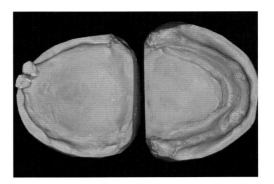

图18 终印模模型

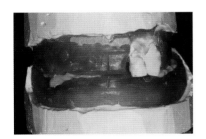

图19 颌位记录

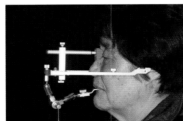

图20 转面弓

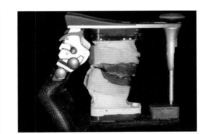

图21 上𬌗架

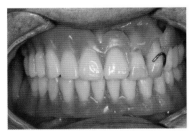

图22 试排牙口内像

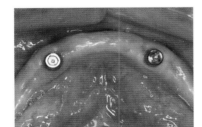

图23 安装Locator基台

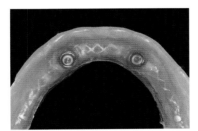

图24 安装Locator钛帽及垫圈

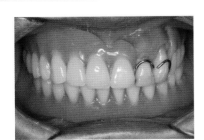

图25 修复后口内像（正面）

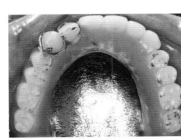

图26 修复后口内像（上颌）

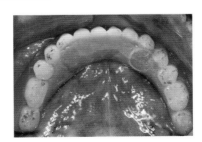

图27 修复后口内像（下颌）

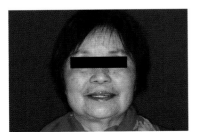

图28 修复后口外像（正面）

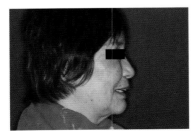

图29 修复后口外像（侧面）

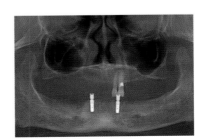

图30 术后放射学检查

择已经获得了充分的证实，2009年的York共识研讨会（Thomason等）提出了相同的结论。种植覆盖义齿的应用为牙列缺失患者带来了全新的修复方式。其既能提供足够的固位力和咀嚼力，又能尽可能地降低患者的治疗费用。Locator附着体不仅具有其他附着体固位力、咀嚼力强的优势，而且取模容易，具有自对准特质，可以轻松实现义齿的定位，还可以通过更换不同固位力强度的阴极部件来选择最佳固位强度。从长期效果来看，Locator附着体由于较少的复诊率和并发症，相对于其他附着体更具优势。

钛锆种植体其抗拉伸强度高达50%，骨结合方面与传统4级纯钛相仿，适用于后牙区和尖牙区承受咬合力较大等区域。因表面处理为亲水，骨结合时间大大缩短至3～4周。3.3mm相同直径加入了锆元素的种植体，强度优于纯钛，适合在后牙区使用。使用窄径种植体可减少同期骨增量手术的需要及避免分期骨增量手术，从而减低了手术费用及时间，相较于骨增量手术具有更少的并发症和失败率，患者接受度更高。

本病例患者因牙槽嵴过度吸收而水平向骨量较为不足，CBCT示种植位点处颊舌向骨量仅为5~6mm。考虑到患者年纪较大，骨增量手术后反应较重且成骨效果不明确，设计使用3.3mm直径的窄种植体。鉴于钛锆合金的强度优于纯钛，决定使用Straumann Roxolid 3.3mm×10mm种植体。修复后的近期治疗效果达到了术前预期，远期效果尚待随访及观察。

参考文献

[1] Wilfried K Kleis, Kämmerer PW, Dmd S H, et al. A Comparison of Three Different Attachment Systems for Mandibular Two-Implant Overdentures: One-Year Report[J]. Clinical Implant Dentistry & Related Research, 2010, 12(3):209 - 218.

[2] Mackie A, Lyons K, Thomson WM, et al. Mandibular two-implant overdentures: three-year prosthodontic maintenance using the locator attachment system[J]. International Journal of Prosthodontics, 2011, 24(4):328-331.

[3] Cordaro L, Torsello F, Mirisola d TV, et al. Rehabilitation of an edentulous atrophic maxilla with four unsplinted narrow diameter titanium-zirconium implants supporting an overdenture[J]. Quintessence International, 2013, 44(1):37-43.

[4] Müller F, Alnawas B, Storelli S, et al. Small-diameter titanium grade IV and titanium-zirconium implants in edentulous mandibles: five-year results from a double-blind, randomized controlled trial[J]. Clinical Implant Dentistry & Related Research, 2015, 15(1):123.

[5] Altuna P, Lucas-Taulé E, Gargallo-Albiol J, et al. Clinical evidence on titanium-zirconium dental implants: a systematic review and meta-analysis[J]. International Journal of Oral & Maxillofacial Surgery, 2016, 45(7):842-850.

即刻负重伴咬合重建1例

李悦　王大为

摘要

目的：探讨半口即将无牙颌在即刻种植即刻负重的情况下，全口种植螺丝固定桥修复的临床效果。**材料与方法**：上半口多颗牙缺失、剩余牙齿重度磨耗，部分牙齿根尖囊肿，伴上颌双侧后牙区严重垂直向骨缺损的情况下，行上颌经典All-on-4设计，拔除余留牙后在种植导板指导下即刻植入4颗种植体并进行14~24的即刻负重。后牙区窦提升手术同期植入植体，延期负重，最终使用纯钛支架及全瓷牙冠进行上颌种植体支持的没有软组织轮廓的全颌螺丝固定桥修复。**结果**：该病例修复后咀嚼功能和美观均得到良好的恢复，患者对修复效果满意。

关键词：即将无牙颌；即刻种植；即刻负重；咬合重建

随着口腔种植技术的日趋成熟，即刻种植、即刻修复与即刻负重等技术在临床上也逐渐被广泛应用，其中即刻负重即种植体植入当天就能够完成上部结构修复，现如今已成为广大患者和专业医生长期以来追求的最高境界。即将无牙颌患者在余留牙无保留价值的情况下考虑进行全口义齿修复，常规方法是先拔牙待牙槽骨愈合稳定后进行全口活动义齿修复，具有周期长、咀嚼效率低、固位力差、严重影响患者的生活质量等缺点。传统的种植修复程序要求种植体植入后3~6个月后进行负重，因为此时种植体与骨组织已经形成了良好的骨结合，并能够提供足够的力量用于支持修复体的负荷。研究表明，跨牙弓植入4颗以上的种植体，且植入扭矩>35N·cm，即刻进行负重时依然能够满足无干扰骨愈合的要求。Romanos等研究分别在动物和人体的组织切片上证明即刻负重口腔种植体有相当高的种植体-骨接触面积。国内外的研究显示，即刻负重技术不仅大大减少了患者的缺牙时间，且临床效果良好。

一、材料与方法

1. 病例简介　60岁男性患者，近几年来上颌多颗牙齿被拔除，影响咀嚼，现来诊要求修复。自述身体健康。口外检查：面部无明显不对称，肿胀或擦伤。面型大致对称，开口型正常，关节无弹响，开口度3指，𬌗曲线异常，深覆𬌗、浅覆盖。口腔卫生尚可，上半口余留牙11~13、21~23重度磨耗，13、21、22根尖瘘道，24松动无法保留。上颌后牙区骨高度不足，距离上颌窦窦底仅有1~3.5mm。11~13、21~23区可用骨高度4~15mm，骨宽度7mm。

2. 诊断　上颌牙列缺损；慢性根尖周炎。

作者单位：沈阳市和平区新兴口腔门诊部
通讯作者：王大为；Email：yanyan26@sohu.com

3. 治疗计划　因患者上颌余留牙状态欠佳，且患者自身不接受活动义齿修复，因此建议患者拔除余留牙，并根据患者各个牙位的骨高度与骨宽度制订治疗计划：种植手术前咬合重建。1个月后行种植手术，拔除上颌余留牙，种植导板指导下即刻植入4颗种植体，经典All-on-4设计，并进行14~24的即刻负重，行种植体支持的全颌螺丝固定桥修复。告知患者治疗风险，患者同意该治疗。后牙区窦提升手术同期植入植体，延期负重。最终使用纯钛支架及全瓷牙冠进行上颌种植体支持的没有软组织轮廓的全颌螺丝固定桥修复。

4. 治疗过程（图1~图35）

（1）初诊检查：进行口内软硬组织检查，拍摄CBCT，向患者说明治疗计划、治疗周期及费用。制取上下颌研究模型。

（2）术前准备：术前检查血常规、凝血功能及传染病。术前照面像、口内像。

（3）咬合重建：在石膏模型上制作导板，降低后牙，一定范围内调整患者的𬌗曲线，抬高前牙，流体树脂口内复制。患者适应新的咬合高度，3个月后行种植手术。DSD模拟临时牙位置、大小及形态，改变中线，将数据转移技工室调磨石膏模型，预制颈缘线，制作模拟义齿。设计种植外科导板与截骨导板。

（4）行上颌经典All-on-4种植：常规消毒、铺巾。局部麻醉下先拔除上颌余留牙，固定种植外科导板，翻瓣，利用截骨导板及模拟义齿，根据3A2B原则去除前牙区部分骨组织。利用种植外科导板，于11、21区垂直植入Nobel Active 4.3mm×13mm2颗，植体扭矩均达到45N·cm，安置0°基台，加30N·cm扭矩，安装闭口转移帽；14、24区倾斜植入Nobel Active 4.3mm×15mm 2颗，植体扭矩达到45N·cm，安置30°基台，加15N·cm扭矩，安装闭口转移帽，严密缝合切口。拍CBCT其结果显示上颌种植体植入位点良好。安装闭口转移帽，制取上颌修复印模，送技工室制作即刻临时修复体，当天戴入14～24的临时修复体。调整咬合，避免前伸𬌗及侧方𬌗干扰。上颌戴入临时修复体后拍摄曲面断层片，其结果显示上颌临时义齿被动就位良好。嘱患者2个月内进软食。即刻负重后前3周，每周复诊检查，调整咬合，之后每个月复诊检查。

（5）16区内提升：Nobel Raplace CC 5mm×8mm，初期稳定性＞35N·cm，安装基台，延期负重，26区外提升同期植入Nobel Raplace CC 5mm×8mm，覆盖螺丝，埋入，延期负重。前牙区All-on-4术式倾斜植体穿出孔位于4号区，两侧后牙区提升植骨植入的植体，为将来最终修复体消除游离端。

（6）患者术后5个月复诊：见临时修复体破损，利用16区植体，重新制作5颗植体支持的螺丝固位桥，同时26区植体暴露，更换愈合基台。

（7）上颌6个月后复诊：CBCT显示种植体位置及骨结合良好。安装闭口转移帽，取上颌最终修复体印模及咬合记录，设计纯钛支架、全瓷牙冠、没有软组织轮廓的螺丝固位全颌固定桥。

（8）戴上颌最终修复体：戴入最终修复体后拍曲面断层片显示完全连接，采用T-Scan III调整咬合。中央螺丝加力至15N，弹性树脂及常规树脂光固化封闭螺丝孔。

（9）医嘱及定期复诊：嘱患者进行正确、规范的刷牙，指导患者使用冲牙器来有效地清除食物残渣的附着和嵌塞，以保持口腔清洁卫生。仅靠家庭维护不能完全控制菌斑，要想获得预期效果，必须结合定期的种植体专业维护，这一操作需要患者定期复查、积极配合，由口腔医生完成。复查时间为戴牙后1个月、3个月及6个月，以及以后每6个月复查一次，并拍摄数字化X线片观察种植体边缘骨吸收情况。

二、结果

上颌6个月后行种植体支持的永久螺丝固定桥修复，材质选用纯钛支架、全瓷牙冠，因高笑线固定桥制作作为没有软组织轮廓。种植体修复后，极大程度地恢复了患者的咀嚼功能和美观，患者对最终修复效果满意。

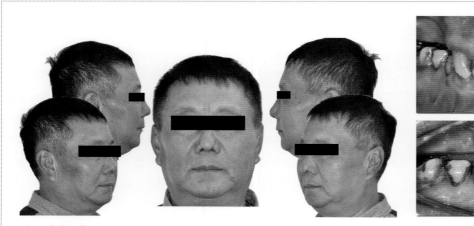

图1　术前面像

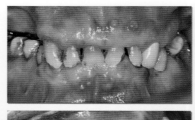
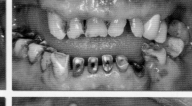
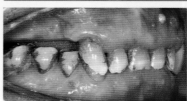
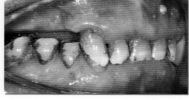
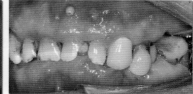

图2　术前口内像

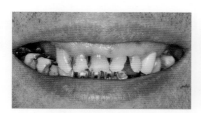

图3　术前口内正面像

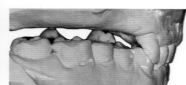
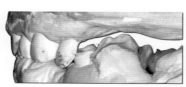

图4、图5　牙尖交错位，缺牙区修复空间较小

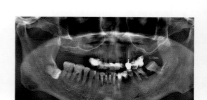

图6　上颌后牙区可用骨高度较低

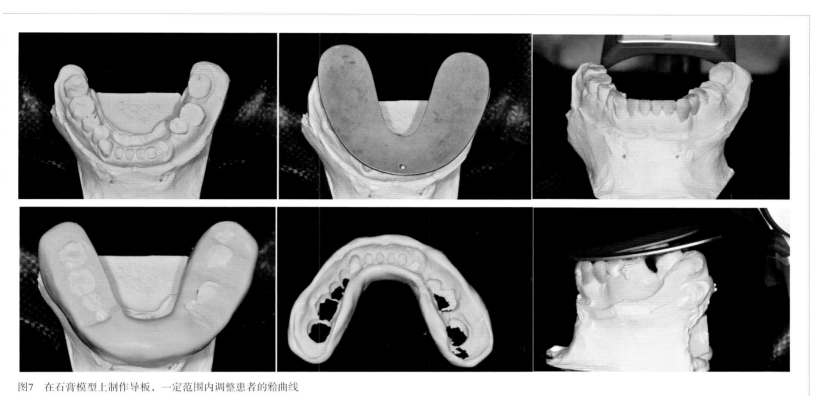

图7 在石膏模型上制作导板，一定范围内调整患者的殆曲线

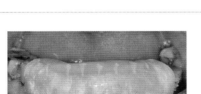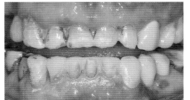

图8、图9 抬高前牙，降低后牙，流体树脂口内复制

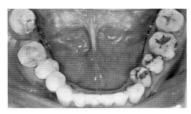

图10、图11 流体树脂重建咬合后观察3个月，需患者适应新的垂直高度，嘱软食

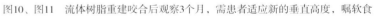

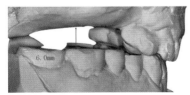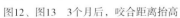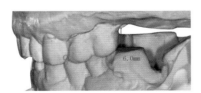

图12、图13 3个月后，咬合距离抬高

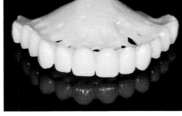

图14 制作模拟义齿1

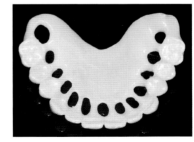

图15 制作模拟义齿2

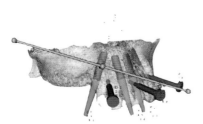

图16 截骨导板1

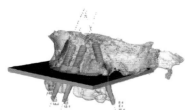

图17 截骨导板2

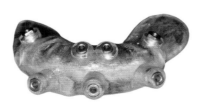

图18 种植外科导板

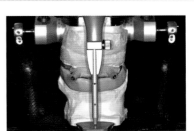

图19 模型上固定导板制作咬合记录

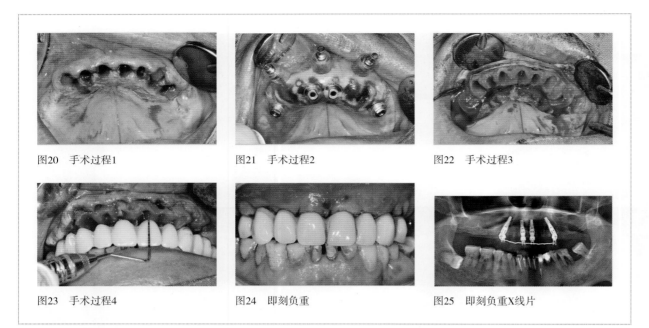

图20 手术过程1

图21 手术过程2

图22 手术过程3

图23 手术过程4

图24 即刻负重

图25 即刻负重X线片

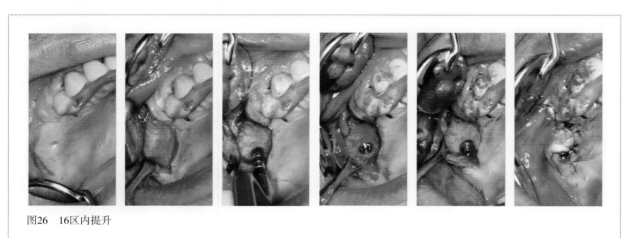
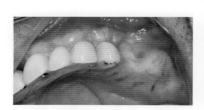
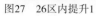

图26 16区内提升

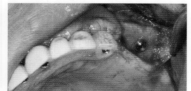
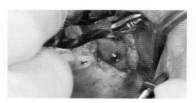
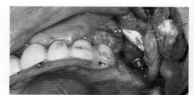

图27 26区内提升1

图28 26区内提升2

图29 26区内提升3

图30 26区内提升4

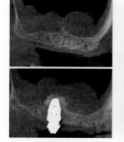
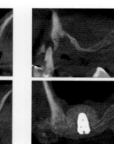
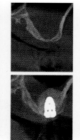
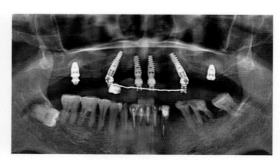

图31 16术后CT

图32 26术后CT

图33 前牙区All-on-4术式。倾斜植体穿出孔位于4号区，两侧后牙区提升植骨植入的植体，为将来最终修复体消除游离端

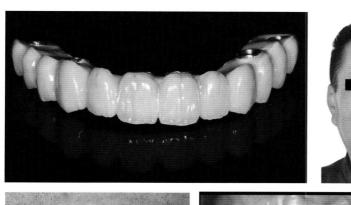
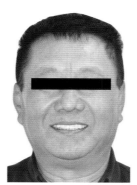
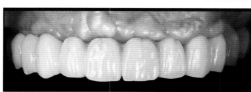

图34 最终修复义齿戴牙口内像

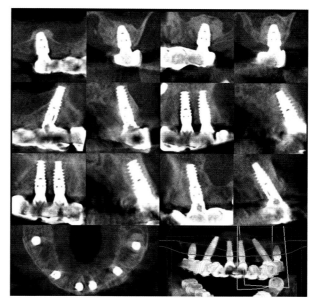

图35 最终修复义齿戴牙CT

三、讨论

1. **无牙颌种植固定修复种植体数量的选择** 临床研究表明,无论是早期负重还是即刻负重,正确分布的4颗植体可以有效地获得全牙弓固定修复体长期的成功。而All-on-4技术上的一个创新就是远端为倾斜植体,增大了植体的长度,从而增加了植体与骨接触的面积,并且缩短了游离端的悬臂,为骨缺损患者提供了种植的机会。本病例中,双侧后牙区垂直向骨缺损严重,骨高度仅有1~3.5mm,骨宽度尚可。因此设计前牙区All-on-4术式倾斜植体穿出孔位于4号区,利用上颌窦前壁骨使种植体获得良好的初期稳定性。两侧后牙区上颌窦提升植骨同期植入植体,为将来最终修复体消除游离端。

2. **即刻负重** 即刻负重即种植体植入当天完成上部临时固定义齿修复,并与对颌牙有咬合接触,待种植体骨结合后更换为最终永久固定义齿。大量研究表明,即刻负重与延期负重在种植体的存留率及边缘骨吸收方面没有明显差异。成功的即刻负重必须以良好的初期稳定性为前提,而骨密度是所有影响初期稳定性因素中最重要的一个。因此,种植术前应对患者的骨密度进行评估分析,术中植体植入的扭矩值建议不超过50N·cm,既较好地满足初期稳定性条件,又不会对种植体周围骨产生过度挤压和变形。本病例中,CBCT检查显示上下颌牙槽骨骨密度良好,术中植入扭矩均达到45N·cm,按术前设计进行即刻负重,刺激种植体周围的骨整合。戴入临时固定全口义齿后调整咬合,嘱患者保持良好的口腔卫生,进软食,定期复查。

参考文献

[1] 王培,李明,朱志军,等. 无牙颌种植后即刻负重的临床回顾研究[J]. 口腔医学,2016,36(12):1087–1091.

[2] 赵佳明,曲哲,谢智敏. 上颌All-on-4即刻种植即刻修复1例[J]. 中国口腔医学继续教育杂志,2016(6):310–322.

[3] 汤易,汤春波. 种植义齿即刻负重技术的临床进展[J]. 口腔医学,2016,36(12):1142–1144.

[4] Romanos GE, Toh CG, Siar CH, et al. Histologic and histomorphometric evaluation of peri-implant bone subjected to immediate load-ing: an experimental study with Macaca fascicularis[J]. Int J Oral Maxillofac Implants,2002,17(1):44–51.

[5] Romanos GE,Johansson CB.Immediate loading with complete implant-supported restorations in an edentulous heavy smoker: histologic and histomorphometric analyses[J]. Int J Oral Maxillofac Implants,2005,20(2):282–290.

[6] Papaspyridakos P,Chen CJ,Chuang SK,et al.Implant loading protocols for edentulous patients with fixed prostheses: a systematic review and meta-analysis[J].Int J Oral Maxillofac Implants,2014,29(Suppl):256–270.

[7] 邸萍,林野,李健慧,等. 单颌拔牙后即刻种植即刻修复的临床回顾研究[J].中华口腔医学杂志,2013,48(4):216–222.

[8] Klee de Vasconcellos D, Bottino MA, Saad PA,et al. A new device in immediately loaded implant treatment in the edentulous mandible[J].Int J Oral Maxillofac Implants, 2006, 21(4):615–622.

[9] T Testori,F Galli,MD Fabbro.Immediate Loading.A new era in oral implanvology[J]. British Dental Journal Official Journal of the British Dental Association Bdj Online, 2011, 211(6):297.

全口无牙颌种植固定修复1例——数字化手术导板+即刻修复

张介冰　陈骏辉　田园　莫安春

摘要

目的：本文报道了1例数字化导板引导下的全口无牙颌种植固定修复的病例。评价和探究数字化手术导板在全口无牙颌种植修复中的应用。**材料与方法**：患者男性，诉全口牙缺失3余年，要求种植固定修复。采集相关数据，完善数字化种植方案设计后生成数字化导板，导板引导下上颌植入8颗种植体，下颌采用All-on-4种植技术，即刻修复。术后3个月完成最终修复。**结果**：种植体骨结合良好，最终修复体获得良好的修复效果。**结论**：本病例报道的数字化种植流程简单有效。数字化导板引导下的无牙颌种植固定修复，可以精确地植入种植体，实现微创、以修复为导向的种植原则，临床效果满意。

关键词：数字化；无牙颌；种植固定修复；即刻修复

牙列缺失的患病率在国内呈逐年上升的趋势，采用种植修复已成为牙列缺失患者的较佳选择。牙列缺失患者往往存在骨量不足的问题，这对种植治疗方案的设计和种植体位置轴向都提出了较高要求。目前，数字化技术在口腔医学领域已经逐步占据主导地位，这其中数字化种植技术可实现更好的术前设计和方案计划，有效提高种植体植入位置和轴向的精确性，这些优点对于无牙颌种植修复具有重要意义。本文通过1例全口无牙颌种植固定修复的病例探究从数字化信息获取、数字化设计、数字化外科实施到数字化修复的无牙颌数字化种植修复流程，并对其临床应用效果进行初步评估和探讨。

一、材料与方法

1. 病例简介　47岁男性患者。因"全口牙缺失3余年"于四川大学华西口腔医院种植科就诊。患者3余年前全口牙列缺失，后行全口活动义齿修复，现因活动义齿固位不佳要求种植固定修复。既往身体状况良好，否认系统病史，有吸烟史。口内检查（图4、图5）：全口牙列缺失，上颌牙槽嵴较丰满，下颌牙槽嵴低平，呈刃状牙槽嵴。缺牙区软组织良好，未见明显红肿，唇颊系带附着位置正常，角化龈尚可。口外检查（图1~图3）：患者面容略显苍老，可见垂直距离不足，唇部支撑不足，面部丰满度不足。术前CBCT显示（图6）：上颌骨量较充足，下颌后牙区骨量不足。

2. 诊断　全口牙列缺失。

3. 治疗计划　结合患者主诉以及自身条件，为患者制订了数字化辅助的种植固定修复治疗计划，主要包括4个部分：

（1）数字化数据获取：使用扫描模型，拍摄CBCT等手段获取数字化信息。

（2）数字化设计：使用数字化种植软件进行具体种植方案规划及种植位点设计。

（3）数字化外科：生成数字化外科导板，导板引导下植入种植体。

（4）数字化修复：术后即刻修复，使用CAD/CAM设计并制作最终修复体。

4. 治疗过程

（1）制作放射导板（图7~图9）：取聚醚橡胶印模，灌制石膏模型，转移患者颌位关系，排牙，制作放射导板和临时义齿。

（2）术前CBCT检查：试戴放射导板后，嘱患者佩戴放射导板拍摄CBCT，获取Dicom数据。

（3）数据重叠和三维重建（图10~图13）：使用扫描仪对口内石膏模型和放射导板进行光学扫描，分别获取患者口内软组织三维数据和修复体的三维数据。根据放射导板组织面的阻射影，将术前CBCT的骨组织数据、光学扫描的软组织数据和修复体数据进行重叠与三维重建。

（4）评估种植位点骨量（图14、图15）：使用Simplant软件进行种植位点的骨量评估，可见患者上颌骨量较充足，下颌后牙区骨高度、宽度不足。

（5）制订治疗方案：导板引导下于上颌植入8颗种植体，术后即刻修复，最终行分段式螺丝固位修复。根据ITI第四卷，植入8颗种植体，可行分段式螺丝固位修复，便于调整或修理、简化技工室程序、易于获得被动就位。下颌采用All-on-4设计，导板引导下植入4颗种植体，术后即刻修复，最终行一体式螺丝固位修复。有文献证明，数字化手术导板引导下不翻瓣

作者单位：四川大学华西口腔医院种植科

通讯作者：莫安春；Email: moanchun@163.com

All-on-4种植治疗是可行的，具有较高存留率。

（6）数字化设计，制作导板（图16～图29）：通过重叠后的软组织轮廓和修复体轮廓，设计种植体的位置和轴向。上颌计划植入8颗Nobel Active种植体，均从舌侧或殆面穿出。下颌采用All-on-4设计，计划植入4颗Nobel Active种植体，均从牙槽嵴顶穿出。A-P距约11mm，悬臂长度约12mm。使用Simplant软件设计并3D打印手术导板。

（7）验证导板精确性（图30～图33）：将导板放入殆架，用放射阻射材料封孔，用硅橡胶进行咬合记录。放入患者口内，检查固位良好。拍CBCT验证导板准确性，可见下颌倾斜种植体与颏神经保持安全距离。

（8）数字化外科（图34～图49）：术前试戴导板，上颌牙槽嵴丰满，导板固位较好，因此使用上颌导板和咬合记录硅橡胶确定下颌导板位置。由于下颌角化牙龈较少，采用根据导板位置的小翻瓣，保留下颌角化牙龈，使用固位钉固定导板。下颌导板固位较差，首先进行下颌手术。使用GuideMia Youfit通用导板工具盒进行手术，导板引导下逐级备洞，植入种植体。上颌采用导板引导下不翻瓣备洞，植入种植体。种植体植入扭矩均大于35N·cm，放置复合基台。患者术后CBCT显示（图64）：种植体位置方向与术前设计一致。

（9）即刻修复（图50～图63）：放置临时基台，使用正畸结扎丝将临时基台连接成整体，采用Pick-Up技术口内重衬制作临时修复体，术后即刻戴入。

（10）最终修复（图65～图98）：术后3个月复诊，种植体骨结合良好，无边缘骨吸收，口内牙龈无红肿。制作个性化托盘，采用夹板式印模的方法进行取模，使用临时义齿转移颌位关系，上吉尔巴赫Artex半可调殆架。采用CAD/CAM技术设计并制作氧化锆PIB（procera implant bridge），上颌采用三段式设计，下颌采用一段式设计。戴牙后拍摄全景片，可见修复体就位良好。

（11）随访（图99～图109）：戴牙后1年复诊，拍摄全景片，可见骨结合良好，无明显边缘骨吸收。口内检查见上下颌前牙出现崩瓷情况。修复体加瓷抛光后重新戴入患者口内。

二、结果

数字化技术的辅助下，上颌植入8颗种植体，下颌植入4颗种植体，临时义齿即刻修复。最终修复达到了良好的美观和功能的修复效果，患者满意。戴牙后1年随访，种植体骨结合良好，无明显边缘骨吸收。螺丝固位的PIB固定修复体表现出良好的维护便利性，简单有效地解决了修复体出现的机械并发症。

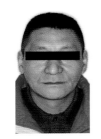

图1　口外检查正面像

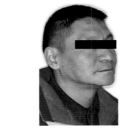

图2　口外检查45°像

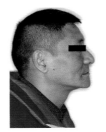

图3　口外检查侧位像

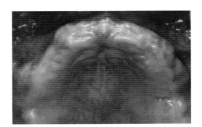

图4　口内检查（上颌）

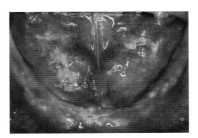

图5　口内检查（下颌）

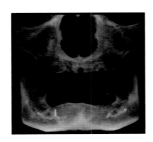

图6　术前CBCT

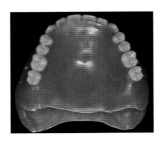

图7　上颌放射导板

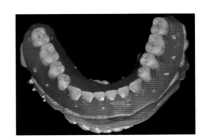

图8　下颌放射导板

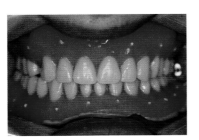

图9　放射导板口内像

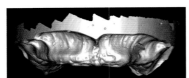

图10　上颌软组织数据三维重建

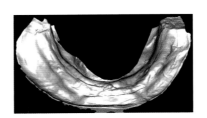

图11　下颌软组织数据三维重建

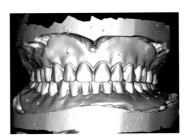

图12　修复体数据三维重建

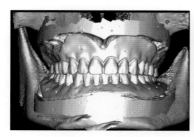

图13　重叠骨组织、软组织、修复体数据

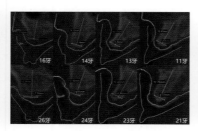

图14　使用Simplant软件进行上颌骨量评估

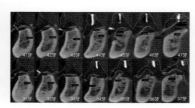

图15　使用Simplant软件进行下颌骨量评估

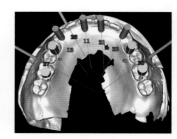

图16　上颌数字化设计1

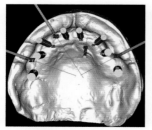

图17　上颌数字化设计2

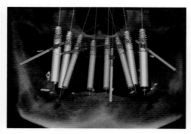

图18　上颌数字化设计3

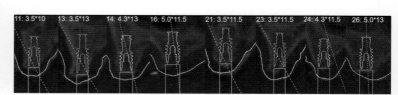

图19　上颌种植位点设计

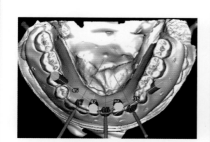

图20　下颌数字化设计1

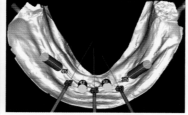

图21　下颌数字化设计2

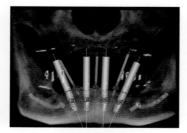

图22　下颌数字化设计3

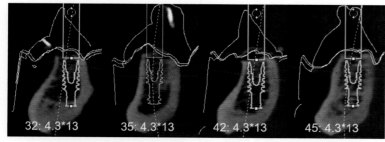

图23　下颌种植位点设计

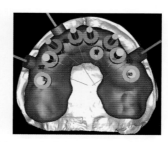

图24　上颌数字化外科导板设计1

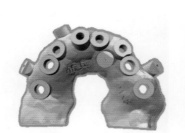

图25　上颌数字化外科导板设计2

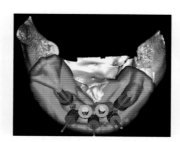

图26　下颌数字化外科导板设计1

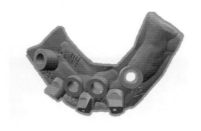

图27　下颌数字化外科导板设计2

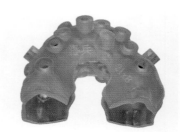

图28　上颌数字化外科导板

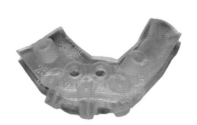

图29 下颌数字化外科导板

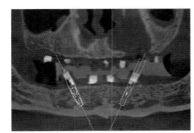

图30 拍摄CBCT验证导板准确性1

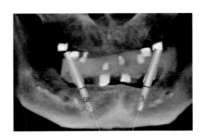

图31 拍摄CBCT验证导板准确性2

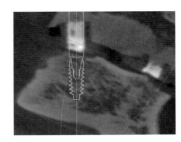

图32 右下颌倾斜种植体与颏神经保持安全距离

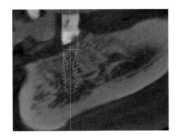

图33 左下颌倾斜种植体与颏神经保持安全距离

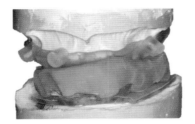

图34 将导板放入殆架，使用硅橡胶记录颌位关系

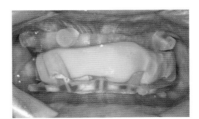

图35 使用咬合记录硅橡胶在口内固定导板

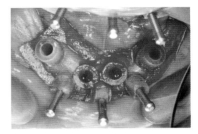

图36 于相应位点小翻瓣后使用固位钉固定下颌导板

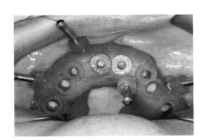

图37 使用固位钉固定上颌导板

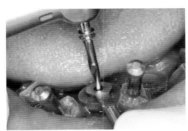

图38 导板引导下预备下颌种植窝

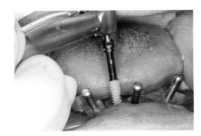

图39 导板引导下植入下颌种植体

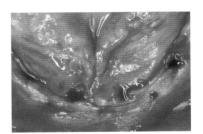

图40 完成下颌4颗种植体植入

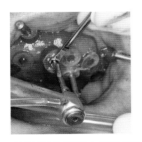

图41 导板引导下预备上颌种植窝

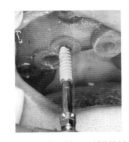

图42 导板引导下植入下颌种植体

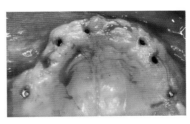

图43 完成上颌8颗种植体植入

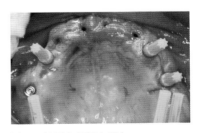

图44 放置上颌复合基台1

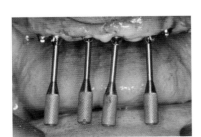

图45 放置上颌复合基台2

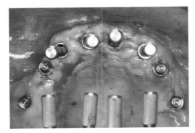

图46 放置上颌复合基台3

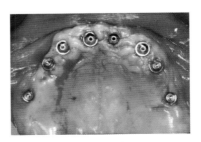

图47 放置上颌复合基台4

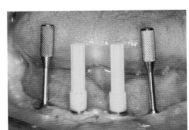

图48 放置下颌复合基台1

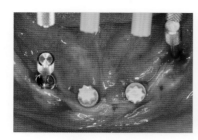

图49　放置下颌复合基台2

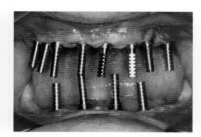

图50　放置临时基台

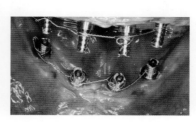

图51　使用正畸结扎丝将临时基台连接成整体

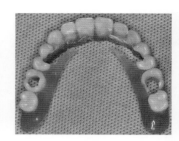

图52　根据基台位置在临时义齿上开孔

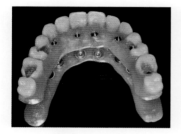

图53　上颌临时义齿

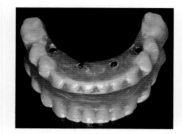

图54　下颌临时义齿

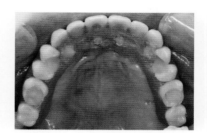

图55　戴入临时义齿1

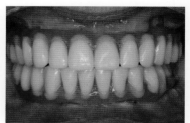

图56　戴入临时义齿2

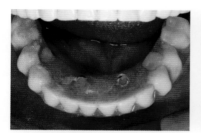

图57　戴入临时义齿3

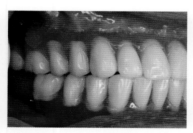

图58　戴入临时义齿4

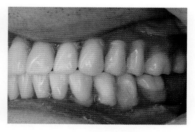

图59　戴入临时义齿5

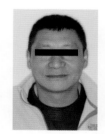

图60　戴入临时义齿后正面像

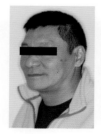

图61　戴入临时义齿后45°面像

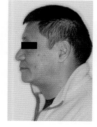

图62　戴入临时义齿后侧位像

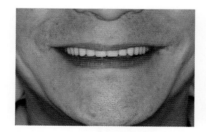

图63　戴入临时义齿后微笑像

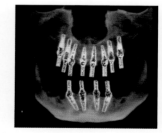

图64　术后CBCT

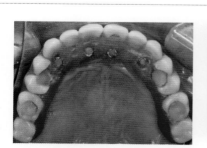

图65　术后3个月复诊-口内像1

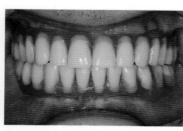

图66　术后3个月复诊-口内像2

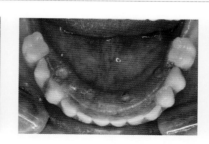

图67　术后3个月复诊-口内像3

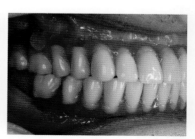

图68　术后3个月复诊-口内像4

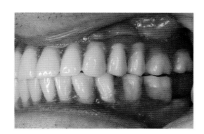

图69　术后3个月复诊-口内像5

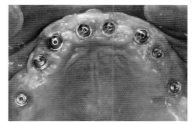

图70　术后3个月复诊-口内像6

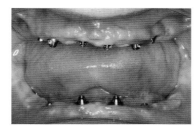

图71　术后3个月复诊-口内像7

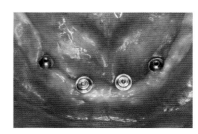

图72　术后3个月复诊-口内像8

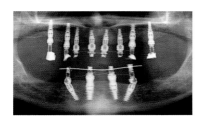

图73　术后3个月复诊-全景片

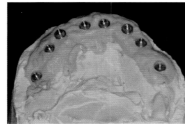

图74　上颌初模型

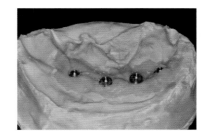

图75　下颌初模型

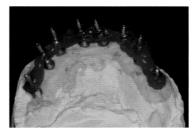

图76　使用成型树脂连接转移杆（上颌）

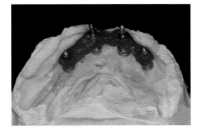

图77　使用成型树脂连接转移杆（下颌）

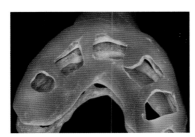

图78　制作上颌个性化托盘

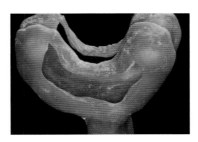

图79　制作下颌个性化托盘

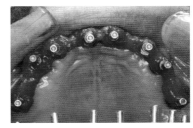

图80　口内重新连接转移杆（上颌）

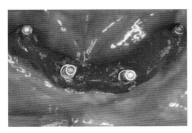

图81　口内重新连接转移杆（下颌）

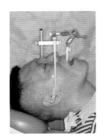

图82　面弓转移

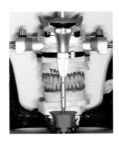

图83　上𬌗架

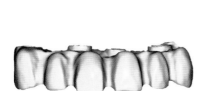

图84　CAD/CAM设计氧化锆PIB 1

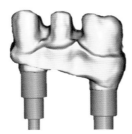

图85　CAD/CAM设计氧化锆PIB 2

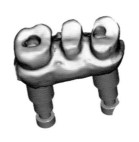

图86　CAD/CAM设计氧化锆PIB 3

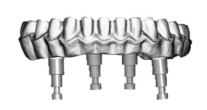

图87　CAD/CAM设计氧化锆PIB 4

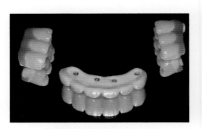

图88 上颌最终修复体

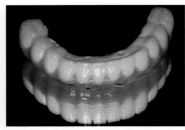

图89 下颌最终修复体

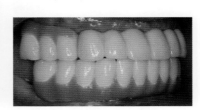

图90 戴牙后咬合像1

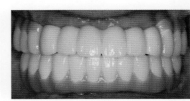

图91 戴牙后咬合像2

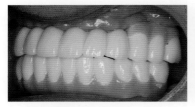

图92 戴牙后咬合像3

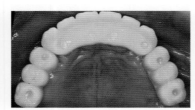

图93 戴牙后口内像1

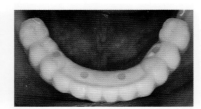

图94 戴牙后口内像2

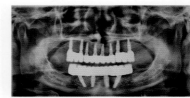

图95 戴牙后全景片

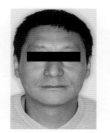

图96 戴牙后正面像

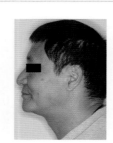

图97 戴牙后侧面像

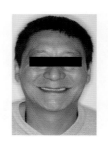

图98 戴牙后微笑像

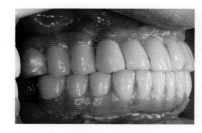

图99 戴牙后1年复诊-咬合像1

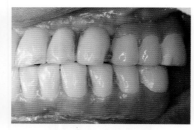

图100 戴牙后1年复诊-咬合像2

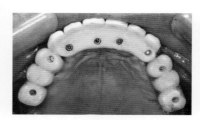

图101 戴牙后1年复诊-口内像1

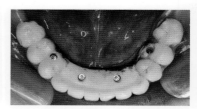

图102 戴牙后1年复诊-口内像2

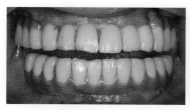

图103 戴牙后1年复诊，前牙出现崩瓷情况

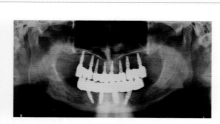

图104 戴牙后1年复诊-全景片

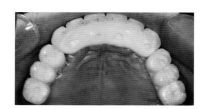
图105　修复体加瓷后口内像1

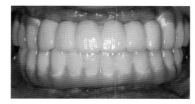
图106　修复体加瓷后口内像2

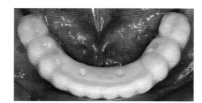
图107　修复体加瓷后口内像3

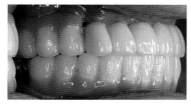
图108　修复体加瓷后口内像4

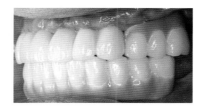
图109　修复体加瓷后口内像5

三、讨论

本文通过1例全口无牙颌种植固定修复的病例探究了简单通用的数字化种植流程。

首先，使用放射导板、CBCT、扫描仪以及数字化种植软件即可实现诊断、制订治疗计划和引导种植体植入的数字化种植流程。整个流程简单有效，具有普适性。

其次，由于无牙颌种植修复中使用的种植体数量较多，因此对术前方案设计也提出了更高的要求。在本病例中，数字化种植软件可以在术前对骨组织、软组织和修复体数据进行重叠和三维重建，通过三维立体图像直观地进行种植体位置和修复方案的设计，实现以修复为导向的种植原则。这种可视化的种植方案设计可以使医生更加直观地把握整个治疗流程，也方便了与患者的沟通交流。

最后，数字化导板辅助的数字化外科程序可以在不翻瓣或小翻瓣的情况下精确植入种植体，减少手术时间和手术创伤，实现微创的手术原则。本病例中使用事先做好临时义齿，Pick-Up技术口内重衬的方法实现快速的即刻修复，减少患者缺牙时间。螺丝固位的最终修复体给维护带来便利。

参考文献

[1] Pan YH, Lin TM, Liang CH. Comparison of patient's satisfaction with implant-supported mandibular overdentures and complete dentures[J]. Biomed J, 2014, 37(3): 156-162.

[2] Wismeijer D, Casentini P, Gallucci G, et al. Loading protocols in implant dentistry: edentulous patients[M]. Berlin/London/ChicagoQuintessence9783938947166, 2010.

[3] Malo P, de Araujo Nobre M, Lopes A. The use of computer-guided flapless implant surgery and four implants placed in immediate function to support a fixed denture: preliminary results after a mean follow-up period of thirteen months[J]. The Journal of prosthetic dentistry, 2007, 97(6): S26-S34.

All-on-4全口种植修复1例

陈庆生　尚斌　李小凤

摘 要

目的：本文报道一例上下颌牙列缺损，采用All-on-4即刻拔除即刻种植即刻修复。**材料与方法**：71岁男性患者，由于长期的牙周病陆续拔除口内多数牙齿，致上下颌牙列缺损，骨量严重不足。上下颌均戴活动义齿，易松动且咀嚼效率非常低。方案设计：在拔除上下颌口内残留松动牙齿的同期，上下颌前牙区各轴向植入2颗种植体，两侧前磨牙区各倾斜植入2颗种植体，术后行即刻修复，恢复美观与咀嚼功能。术后3个月，种植体骨结合良好，牙龈健康，完成最终修复，功能和美学恢复良好。修复完成后6个月、2年、3年复查，种植体颈部无明显骨吸收，修复体状态良好。**结果**：All-on-4种植修复技术即刻重建上下颌牙列，恢复美学和咀嚼功能。**结论**：All-on-4种植修复技术成功运用于上下颌牙列缺失患者，该方法创伤小，能即刻恢复功能和美学，显著缩短患者的无牙期，患者满意程度较高。

关键词：All-on-4；牙列缺损；即刻负载

无牙颌种植固定修复常常面临后牙区骨量不足这一难题，上颌窦提升和骨引导再生手术虽能弥补垂直高度不足，但较难即刻种植与即刻修复，存有较长空牙期，让一些患者望而却步。All-on-4技术能够有效地缩短患者无牙的等待期，越来越受到医生和患者的青睐。本文报道一例上下颌牙列缺损，采用All-on-4即刻拔除即刻种植即刻修复，在术后3个月完成最终修复，取得良好的临床效果。

一、材料与方法

1. 病例简介　71岁男性患者，因牙齿缺失10余年来本院就诊。现病史：患者诉10余年来牙齿逐渐缺失，5年前曾经在外院予以"活动义齿"修复，近1年来自觉假牙松动易脱落，无法维持正常生活，现来本院希望予以"种植固定"修复。既往史：患者体健，无过敏史，无传染病史，否认家族病史。有吸烟习惯（吸烟30余年，1盒／天）。专科检查：上颌余留11、21~23，下颌余留43、44，其余牙均缺失；余留牙均有Ⅱ～Ⅲ度的松动，缺牙区牙槽嵴中度吸收，表面黏膜平整无异常，附着龈充分。牙周组织检查：菌斑指数（PLI）3；软垢指数（DI）3；牙石指数（CI）2；牙龈出血指数（BI）2，口腔卫生差。上下颌牙列形态：尖圆形。唇齿关系：上颌切缘连线与口角连线不协调，口角连线略倾斜面下1/3高度降低，CBCT显示：11、21~23、43、44牙槽骨均已经吸收至根尖区，两侧上颌后牙区可用骨高度不足，左侧上颌窦气化明显，下颌骨骨量良好。

2. 诊断　上下颌肯氏Ⅰ类牙列缺损；慢性牙周炎。

作者单位：杭州口腔医院城西院区

通讯作者：李小凤；Email: dr.lixf@163.com

3. 治疗计划　牙周治疗。拔除11、21~23、43、44，同期上下颌分别植入4颗种植体，2颗倾斜植入，2颗轴向植入。左侧因上颌窦气化明显，2颗倾斜植入，穿上颌窦底壁与内侧壁。上下颌手术当天即刻修复。最终修复设计为：上颌CAD/CAM钛切削支架+氧化锆，下颌CAD/CAM钛切削支架+聚合瓷修复，患者充分知情以上方案，并签署知情同意书。

4. 治疗过程（图1~图41）

（1）常规血液及生化检查，排除手术禁忌。

（2）常规消毒、铺巾，术区必兰局部麻醉。于16区做梯形切口，翻瓣，在距离牙槽嵴顶约5mm处做一长10mm、宽约5mm的开窗，暴露上颌窦黏膜，将上颌窦黏膜剥离并提升，修整牙槽骨，在25位点做穿上颌窦底壁与内侧壁的种植窝洞预备；25位点穿上颌窦斜行植入Nobel Active4.3mm×18mm种植体。在15位点斜行植入4.3x18mm种植体，12、22位点轴向植入3.5x13mm种植体；同期在下颌35、45位点斜行植入4.3mm×15mm种植体，32、42位点轴向植入3.5mm×13mm种植体；最终植入的8颗种植体的初始扭矩均>70N·cm。

（3）安装复合基台：15、25位点安装30°穿龈3mm复合基台，12、42位点安装17°穿龈2mm复合基台，35、45位点安装30°穿龈3mm复合基台，22、32位点安装0°穿龈2mm复合基台，安装白色印模帽，伤口缝合，拍摄CBCT，显示种植体均植入理想的位置，种植体周围骨量充分。

（4）开窗取模杆口内就位：用丙烯酸树脂将转移杆连接固定，硅橡胶取印模，替代体就位，注入人工牙龈，灌注石膏模型。使用蜡堤确定垂直距离与咬合关系，转移至𬌗架。

（5）运用硅橡胶围模注塑水浴加压法制作树脂临时义齿：口内被动就位，细微调改咬合。患者对美学效果，功能和舒适度表示满意。曲面体层放时片证实临时修复体准确就位。

（6）2016年2月15日术后3个月，进行永久修复：个别托盘开窗取模；利用临时修复体上殆架；试戴CAD/CAM钛支架，支架精巧，被动就位，与软组织边缘密合，外形轮廓适宜，有足够饰瓷空间；上颌钛支架+氧化锆单冠修复，下颌钛支架+聚合瓷修复。

（7）戴入永久修复体：完成钛支架上部结构及人工牙龈，恢复牙齿和牙龈的外形，戴入口内，完全被动就位，螺丝固位；调改咬合至前牙无接触，后牙多点面接触，悬臂轻接触，发音正常，无压痛及其他不适，曲面断层片证实永久修复体准确就位；患者对修复体的美学和功能效果非常满意。

（8）嘱患者夜间戴用磨牙殆垫，减轻殆力，减少修复机械并发症的发生。

二、结果

本病例采用了All-on-4即刻拔除即刻种植即刻修复技术成功解决了患者上下颌后牙区骨量不足的问题，同时大大缩短了患者的无牙期，取得了较好的美学和功能效果。同时左侧上颌采用了穿上颌窦种植：种植体颈部固定在上颌窦牙槽嵴顶，体部在上颌窦内，种植体末端固定在上颌窦内侧壁，采用双皮质骨固位，获得了较好的初期稳定性。

患者术后定期复诊，分别在术后6个月、1年、3年复查；种植体稳定，修复体无松动脱落，咬合关系良好，牙龈无红肿和萎缩，唇侧关系协调，面型饱满。且成功戒烟，本病例完成约3年，长期效果还需观察。

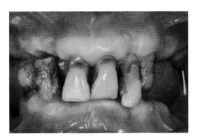

图1　患者口内咬合正面像

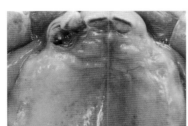

图2　上颌殆面像

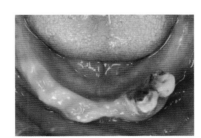

图3　下颌殆面像

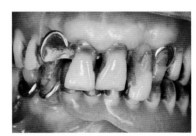

图4　患者戴用的活动义齿

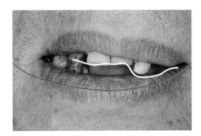

图5　术前患者的唇齿关系

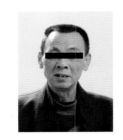

图6　患者术前面部正面像

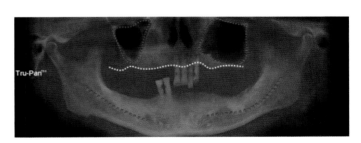

图7　术前患者影像检查

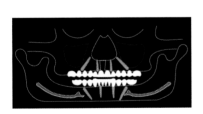

图8　患者的治疗方案，上下颌All-on-4修复

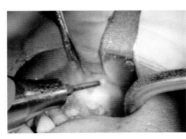

图9　左侧上颌窦侧壁超声骨刀开窗

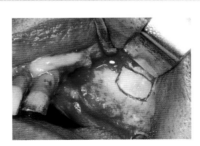

图10　左侧上颌窦侧壁约10mm×5mm骨窗

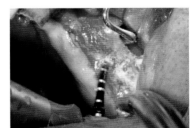

图11　种植窝洞预备

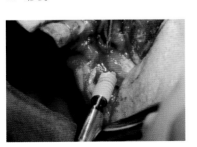

图12　斜行植入种植体

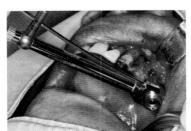

图13　较好的初期稳定性

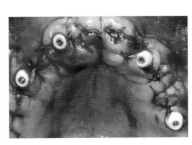

图14　上颌植入4颗种植体，放置角度基台和保护帽，缝合

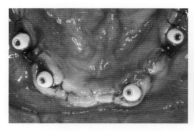

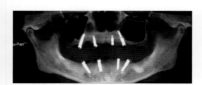

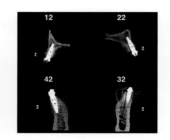

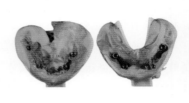

图15　下颌植入4颗种植体，放置角度基台和保护帽，缝合

图16　术后曲面断层片

图17　术后CBCT检查

图18　硅橡胶取模

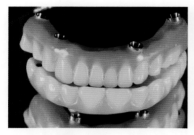

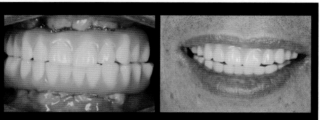

图19　完成临时修复体

图20　临时修复体戴入

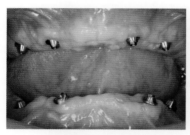

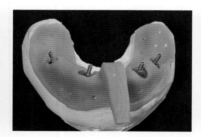

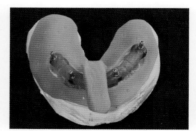

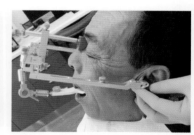

图21　术后3个月检查，种植体骨结合良好

图22　个性化托盘1

图23　个性化托盘2

图24　面弓转移1

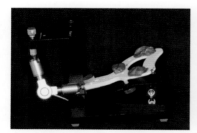

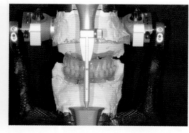

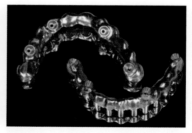

图25　面弓转移2

图26　使用临时义齿上𬌗架

图27　CAD/CAM制作钛支架

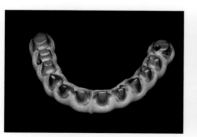

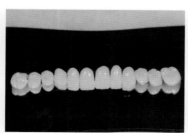

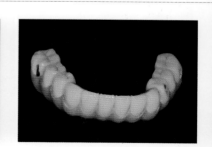

图28~图30　上颌钛支架+氧化锆单冠修复

图30

图31　下颌钛支架+聚合瓷修复

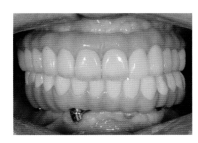

图32　最终修复体戴入口内正面像

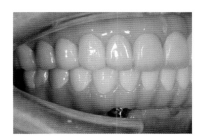

图33　最终修复体戴入口内右侧像

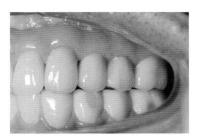

图34　最终修复体戴入口内左侧像

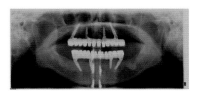

图35　曲面断层片显示最终修复体完全就位

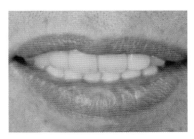

图36　最终修复后的唇齿关系（正面像）

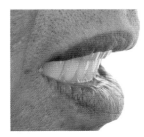

图37　最终修复后的唇齿关系（侧面像）

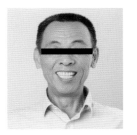

图38　患者最终修复后的面部正面像

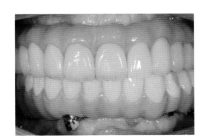

图39　术后6个月复查

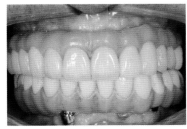

图40　术后3年复查

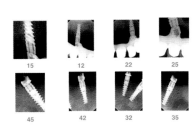

图41　种植体颈部未见明显骨吸收

参考文献

[1] Brånemark PI, Svensson B, van Steenberghe D. Ten-year survival rates of fixed prostheses on four or six implants ad modumBrånemark in full edentulism[J]. Clin Oral Implants Res, 1995, 6:227-231.

[2] Malo P, de AraújoNobre M, Lopes A,et al. A longitudinal study of the survival of All-on-4 implants in the mandible with up to 10 years of follow-up[J]. J Am Dent Assoc, 2011, 142:310-320.

[3] Agliardi E, Panigatti S, Clericò M, et al. Immediate rehabilitation of the edentulous jaws with full fixed prostheses supported by four implants. Interim results of a 5-year single cohort prospective study[J]. Clin Oral Implants Res, 2010, 21: 459-465.

[4] Babbush CA, Kutsko GT, Brokloff J. The all-on-four immediate function treatment concept with NobelActive implants: a retrospective study[J]. J Oral Implantol, 2011 Aug, 37:431-445.

改良式数字化设计重度牙周炎全颌即刻种植即刻修复1例

陈骏辉　付钰　张笑卿　张介冰　莫安春

摘要

目的：常规数字化种植外科的流程中，对于牙列缺失的患者需要先佩戴放射导板，再和CBCT数据重叠。但全牙列存在的重度牙周炎患者，无法口内试戴放射导板。本病例采用改良式数字化技术，利用患者硬腭，设计改良式放射导板，实现全牙列存在的放射导板试戴。最终数字化种植外科手术及修复获得满意的临床效果。**材料与方法**：40岁女性患者。全口牙齿松动1年无法保留，要求种植修复。临床检查可见34～37、46、47缺失，13牙松动I度，其余牙松动Ⅲ度，21～27、33～43烤瓷联冠修复。患者已完成牙周治疗，但松动Ⅲ度无法改善，牙周科建议拔除了13外的所有牙。患者咨询能否即刻种植即刻修复，通过完善的治疗计划，运用改良式数字化放射导板，数字化外科导板技术，拔除口内所有牙行即刻种植，上颌于12、14、16、23、24、26轴向植入6颗种植体，下颌32、42轴向植入2颗种植体，35、45倾斜植入2颗种植体术后即刻修复。术后4个月制作最终修复体。**结果**：在观察期内，种植修复获得了稳定的咬合关系和良好的美学效果，患者满意。

关键词：数字化种植；重度牙周炎；即刻种植；即刻修复；种植固定修复；倾斜植体；放射导板

近年来，数字化导板在牙列缺失患者的种植修复的使用越来越广泛。本病例由于患者口内是完整牙列，无法佩戴放射导板。根据放射导板的设计理念，改良式设计硬腭放射导板，通过数字化设计修复体，实现以修复为导向的数字化种植，简化手术操作，提高精确性，术中结合运用数字化种植外科导板，避开重要的解剖结构，使得种植手术更加精准、更加微创。

一、材料与方法

1. 病例简介　40岁女性患者。全口牙齿松动1年无法保留，要求种植修复。临床检查可见34～37、46、47缺失，13牙松动I度，其余牙松动Ⅲ度，21～27、33～43烤瓷联冠修复。患者已完成牙周治疗，但松动度Ⅲ度无法改善，牙周科建议拔除了13外的所有牙。黏膜无红肿。开口度、开口型正常。颞下颌关节区无弹响。影像学检查示，患者无急性炎症，剩余骨量尚可。

2. 诊断　慢性牙周炎；下颌牙列缺损；不良修复体。

3. 治疗计划　制作改良式放射导板，设计种植位点，制作数字化导板；拔除所有牙；数字化外科导板引导下植入10颗种植体，初始稳定性良好的情况下临时固定义齿修复；修复效果稳定后，种植固定义齿永久修复。

4. 治疗过程（图1～图39）

（1）术前准备：拍摄临床照片、制取印模灌制超硬石膏模型，制取咬合记录关系，上颌制作硬腭放射导板，下颌常规放射导板，戴入患者口内检查咬合关系及唇侧丰满度。

拍摄CBCT：患者佩戴放射导板，拍摄CBCT，获取患者的软硬组织信息。

设计数字化种植方案并制作外科导板：体外扫描石膏模型，磨除余牙后于放射导板上排牙，扫描，利用Simplant设计软件，将CBCT数据，软组织信息及修复体信息进行拟合比对，以修复为导向设计种植方案。CBCT数据可见，患者剩余骨量尚可，以修复为导向设计数字化导板。

（2）外科手术：暂时保留13，拔除剩余所有牙，清理拔牙窝。利用硅橡胶使导板完全就位，上颌为牙支持式，下颌为黏膜支持式。在数字化导板的引导下，采用不翻瓣手术，完成种植窝制备，植入Nobel Active种植体，型号为16位点5.0mm×11.5mm，14位点4.3mm×13mm，12位点3.5mm×13mm，23位点3.5mm×13mm，24位点4.3mm×11.5mm，26位点5.0mm×11.5mm，32位点3.5mm×13mm，35位点4.3mm×13mm，42位点3.5mm×13mm，45位点4.3mm×13mm。初期稳定性均大于70N·cm。安装复合基台，取模行即刻修复。CBCT显示：种植体方向位置良好。

（3）最终修复：待临时固定义齿咬合关系稳定后，进行最终修复。采用开窗式托盘印模技术及个性化转移体制取夹板式印模，通过面弓转移临时固定义齿的咬合关系，上𬌗架。制作一体化钛支架聚合瓷固定桥修复体。螺丝孔洞用聚四氟乙烯胶带与光固化树脂密封，口内咬合调整至组牙功能验，抛光。全景片示修复体准确就位。

（4）医嘱：常规医嘱，告知患者口腔卫生清洁对一段式修复的必要性，注意维护口腔卫生。并定期复查。

（5）随访：患者戴牙后1个月复查，咬合关系稳定，口内清洁卫生

作者单位：四川大学华西口腔医院

通讯作者：莫安春；Email: moanchun@163.com

牙。CBCT示种植体周围骨结合良好，未见明显边缘骨吸收，上颌窦未见明显炎症。

二、结果

本病例在观察期内，种植修复获得了稳定的咬合关系和良好的美学效果，患者较为满意。长期效果有待进一步观察和验证。

三、讨论

随着口腔种植技术的发展，数字化种植修复获得广泛的使用，然而数字化设计需要有正确的修复体来指导种植体的位置与设计。对于全口慢性牙周炎的患者，即刻种植是一巨大的挑战，单纯的延期种植不能满足患者的需求，而没有数字化的全口即刻种植往往容易造成以外科为引导的种植修复，难以获得理想的修复体外形。

若结合使用数字化外科导板技术，对于全牙列存在的患者无法佩戴放射导板，可行改良式放射导板，实现虚拟设计与现实的结合，避免患者的缺牙期，实现种植修复与术前设计方案的统一。

总结该病例的特点，该患者诊断为重度慢性牙周炎、下颌牙列缺损，要求行种植修复。无法利用常规放射导板行数字化设计。本病例创新的改良放射导板提供了一个可靠的思路。然而，实际远期效果有待进一步的观察和验证。

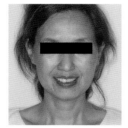
图1　口外检查正面像

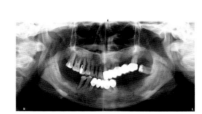
图2　术前全景片

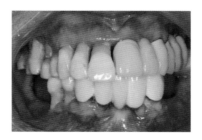
图3　术前口内咬合像

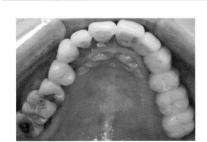
图4　术前口内上颌

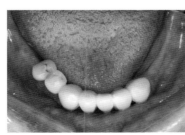
图5　术前口内下颌

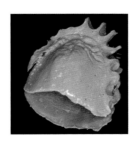
图6　改良式放射导板

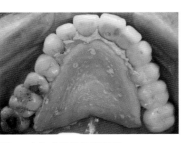
图7　改良式放射导板佩戴

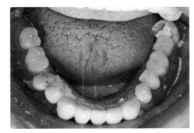
图8　下颌放射导板佩戴

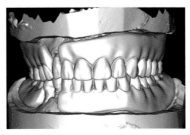
图9　上下放射导板排牙后和CBCT数据重叠

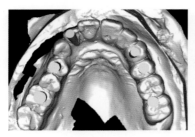 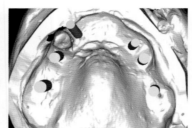 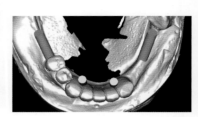

图10～图15　以修复为导向虚拟植入种植体　　　　　　图12　　　　　　　　图13

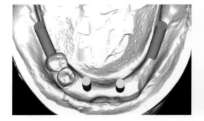 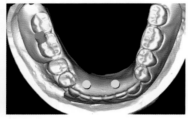

图14　　　　　　　　图15

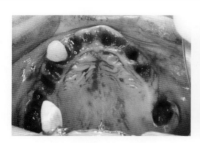 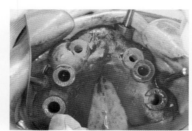 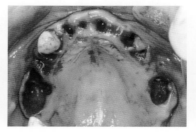 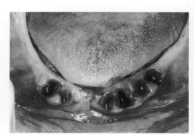

图16　拔除上颌所有牙，保留13　　图17　上颌佩戴数字化导板　　图18　上颌完成种植　　图19　拔除下颌所有牙

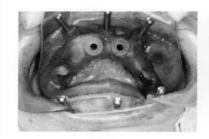 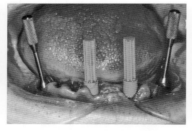 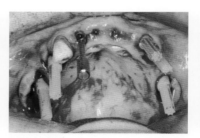

图20　佩戴下颌数字化导板　　图21、图22　完成下颌种植，安放复合基台　　图23　制作临时修复体

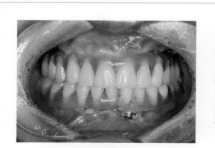 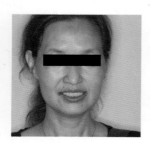 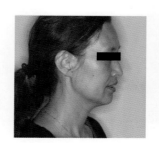 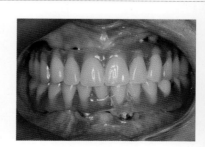

图24　口内戴入临时修复体　　图25　即刻修复术后正面像　　图26　即刻修复术后侧面像　　图27　4个月后复诊

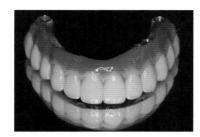

图28　制作最终修复体上颌正面像

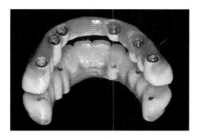

图29　制作最终修复体上颌组织面像

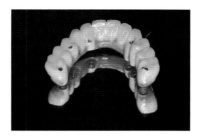

图30　制作最终修复体上颌殆面像

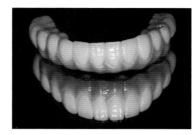

图31　制作最终修复体下颌正面像

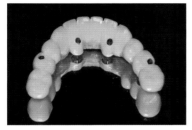

图32　制作最终修复体下颌殆面像

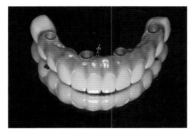

图33　制作最终修复体下颌组织面像

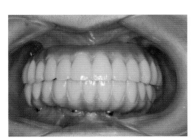

图34　口内戴入最终修复体1

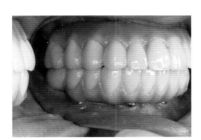

图35　口内戴入最终修复体2

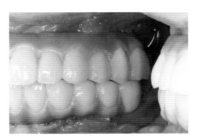

图36　口内戴入最终修复体3

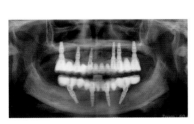

图37　最终修复全景片

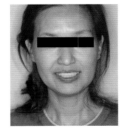

图38　最终修复正面像

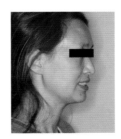

图39　最终修复侧面像

参考文献

[1] Lin Ye. Immediate implant and rehabilitation based on All-on-4 concept in patients with generalized aggressive periodontitis: A medium-term prospective study[J]. Clin Implant Dent Relat Res, 2017.

[2] Dieter Busenlechner. Graftless full-arch implant rehabilitation with interantral implants and immediate or delayed loading—Part II: Transition from the failing maxillary dentition[J]. Int J Oral Maxillofac Implants, 2016, 31(5):1150–1155.

[3] Zitzmann NU. Strategic considerations in treatment planning: deciding when to treat, extract, or replace a questionable tooth[J]. J Prosthet Dent, 2010 Aug, 104(2):80–91.

[4] Babbush CA, Kutsko GT, Brokloff J. The all-on-four immediate function treatment concept with NobelActive implants: a retrospective study[J]. Journal of Oral Implantology, 2011, 37(4): 431–445.

[5] Malò P, de Araújo Nobre M, Lopes A, et al. "All - on - 4" immediate - function concept for completely edentulous maxillae: a clinical report on the medium (3 years) and long - term (5 years) outcomes[J]. Clinical implant dentistry and related research, 2012, 14: e139–e150.

[6] Cawood JI, Howell RA. A classification of the edentulous jaws[J]. International journal of oral and maxillofacial surgery, 1988, 17(4): 232–236.

[7] de Waal YC M, Winkel EG, Raangs GC, et al. Changes in oral microflora after full - mouth tooth extraction: a prospective cohort study[J]. Journal of clinical periodontology, 2014, 41(10): 981–989.

[8] Chrcanovic B R, Albrektsson T, Wennerberg A. Tilted versus axially placed dental implants: a meta-analysis[J]. Journal of dentistry, 2015, 43(2): 149–170.

[9] Statements C. Patient-centred rehabilitation of edentulism with an optimal number of implants A Foundation for Oral Rehabilitation (FOR) consensus conference[J]. Eur J Oral Implantol, 2014, 7: S235–S238.

[10] 宿玉成. 现代口腔种植学[M]. 北京: 人民卫生出版社, 2004.

上颌牙列缺失伴下颌牙列缺损种植修复1例

胡刚刚　王鹏来　秦雁雁　李晓飞　李敢　李晓明　董文静

摘 要

目的： 应用数字化技术，制作种植导板，完成半口牙列缺失的种植手术，分段修复，恢复患者的咬合和咀嚼。**材料与方法：** 上颌牙列缺失下颌牙列缺损1例，术前制作覆盖义齿，完成排牙，恢复咬合，制作放射导板，种植位点，3D打印种植导板，应用种植导板完成手术，术后行临时树脂冠修复，患者戴用了一段时间后，行最终修复，分段式螺丝固位烤瓷冠桥修复。修复体的开孔均位于前牙舌侧及后牙殆面。**结果：** 患者每6个月复诊一次，感觉良好，无不适。修复体不松动，牙龈无红肿，咬合未见异常。X线及CBCT示：植体与骨结合良好，未见骨吸收。植体周围无暗影。**结论：** 通过种植修复，恢复了患者的咬合，提高了患者的咀嚼效率，颞下颌关节在修复过程中没有改变，从而获得满意、理想的修复效果。

关键词： 牙列缺失；牙列缺损；种植修复；数字化导板

通常情况下，牙列缺失后患者的咬合难以恢复到之前的状态，多数患者会选择活动义齿修复，但活动义齿往往存在松动、反复疼痛、溃疡和咀嚼功能不良等问题，伴随种植牙技术的不断发展，种植固定全口义齿越来越被大家所接受，然而即使患者有足够的经济基础选择种植固定全口义齿，口腔医生要想制作一副让患者满意的义齿也是很难的，因为其中涉及治疗计划、术前准备、手术的实施、过渡义齿修复、最终义齿的制作等诸多方面。本文报道徐州市口腔医院种植中心近期完成的利用3D打印导板指导种植手术固定义齿修复上颌牙列缺失1例。

一、材料与方法

1. 病例简介　75岁女性患者。主诉：上颌牙松动5年余。5年余前，患者上颌牙逐渐松动，影响发音及咀嚼，要求拔除后种植修复。患者全身情况良好，否认高血压、糖尿病、骨质疏松、免疫性系统等全身性疾病。不吸烟，不喝酒，无夜磨牙史。口内检查：口腔卫生一般，16、17、22、26、27缺失，13、15、23～25、44、45、47残余牙根，36残余牙冠。余牙尚在。11、12、14、21、37、36松动Ⅱ～Ⅲ度，PD：4～5mm；42松动Ⅰ～Ⅱ度，PD：2～4mm。35～43牙龈萎缩，牙根暴露，上下颌骨位置关系正常，无稳定的颌位关系（图1）。口外检查：面部对称，上唇丰满，张口度、张口型无异常，颞下颌关节及咀嚼肌扪诊阴性，无关节弹响（图2）。CBCT示：16、17、22、26、27缺失，牙槽骨形态尚可。12、15、23~25、36、42、44、46、47根尖暗影，骨质较疏松，11、21唇侧骨壁薄，少量骨吸收。上前牙区可用牙槽骨宽度为4～5mm，可用牙槽骨

高度14～16mm；双侧上后牙区可用牙槽骨宽度6mm，可用牙槽骨高度为10～11mm；双侧下颌后牙区可用牙槽骨宽度为5.5～6.5mm，可用牙槽骨高度7～8mm。骨密度为Misch分类D 3～D 4（图23）。

2. 诊断　牙列缺损；36残冠；13、15、23～25、44、45、47残根；慢性牙周炎。

3. 治疗计划　口腔卫生洁治；拔除11～15、21、23～25、36、37、44～47；上颌种植软件分析设计、3D打印种植导板，固定桥修复；下颌36、37、44～47种植固定桥修复。

4. 治疗过程

（1）患者局部麻醉下拔除患牙，常规制取上下颌模型，记录殆关系，排牙，制作覆盖义齿，试戴，调磨，患者戴了3个月的覆盖义齿，感觉良好（图3～图5）。

（2）不戴义齿条件下对颌面部CBCT扫描，在上、下颌义齿组织面均匀涂布硫酸钡后戴入口内，再次CBCT扫描，把CBCT的数据发给彩立方，制作种植导板，导板制作完成后，开始种植手术。考虑患者年龄、身体的因素，在与患者商量的情况下，决定种植修复只做到每一区域的第一磨牙的位置（图6、图7、图24）。

（3）上颌种植手术过程：常规消毒、铺巾，戴入导板，导板固定区局部麻醉，固定导板，种植区11、13、14、16、21、23、24、26局部麻醉，牙龈环切，导板下备洞，11、21φ2.8骨挤压，16、26φ3.5骨挤压，植入ITI种植体。11、13、14、21、23、24植入3.3mm×12mm SP RN Straumann种植体6颗，16、26 4.1mm×10mm SP RN Straumann种植体2颗，植入种植体扭矩30N·cm。术中稳定性：11、13、14、21、23约35N·cm，16、24、26约15N·cm。11、13、21置高2mm愈合基台，14、23置高3mm愈合基台，16、24、26置封闭螺丝。术后CBCT示13植体

的愈合基台未完全就位（图8～图13）。

（4）下颌手术过程：常规消毒、铺巾，36、44、46区局部麻醉，导板定位，牙龈环切，修整骨形态，逐级备洞，36、44植入4.1mm×10mm SP RN Straumann种植体，46植入4.1mm×8mm SP RN Straumann种植体，36、44稳定性达35N·cm，46稳定性达10N·cm，置高2mm、3mm愈合基台（图25）。

（5）3个月后，制作临时修复体：在骨结合的3个月期间，患者继续戴覆盖义齿。患者感觉良好。制作个别托盘，开窗式取模，制作临时树脂牙。患者戴了2个月，感觉良好，咬合状态稳定（图14～图17）。

（6）制作最终修复体：开窗式制取上下颌种植模型，记录和转移颌位关系。11～13、21～23、14～16、24～26分段设计，用面弓记录𬌗关系，并转移到全可调式𬌗架上制作烤瓷冠桥。试戴最终修复体，烤瓷冠桥11～13、21～23、14～16、24～26、44～46低咬合基台螺丝固位，扭力加至35N，冠螺丝加扭力至20N。36为螺丝固位一体冠，加扭力至35N。桥体卵圆形设计，有自洁区，调𬌗，流动树脂封闭螺丝孔。嘱保持口腔清洁，勿咬硬物（图18～图21、图27）。

（7）所使用的材料：Straumann种植系统（Straumann公司，瑞士），11、13、14、21、23、24植入3.3mm×12mm RN Straumann种植体6颗，16、26植入4.1mm×10mm RN Straumann种植体2颗；36、44

植入4.1mm×10mm RN Straumann种植体2颗；46植入4.1mm×8mm RN Straumann种植体1颗，硫酸钡，硅橡胶印模材料（DMG），半可调式𬌗架。

二、结果

患者上颌术后拍摄的CBCT图可以看出，植体的方向位置与术前设计基本一致（图26）。患者戴牙术后的颞下颌关节片，可以看出颞下颌关节无改变（图28）。

（1）20天后复查：再次调𬌗，无不适。口腔卫生良好。

（2）6个月后复查：口腔卫生尚可，牙龈无红肿，咬合无不适，24～26、44～46桥体有松动，拆除24～26、44～46桥体，清理，冠螺丝加力至20N，流动树脂封闭螺丝孔。

（3）戴最终修复体术后1年复查：患者自述无不适。检查：修复体无异常，无松动，牙龈无红肿，咬合未见异常，CBCT示各植体未见骨吸收，无阴影。处理：各螺丝孔去除树脂，冠螺丝加力至20N。流动树脂封闭螺丝孔（图22、图29）。

患者对义齿的固位功能、咀嚼功能和舒适性以及戴义齿后的面部形态、语言功能均较满意。植体的三维位置、开孔的位置均达到理想位置。

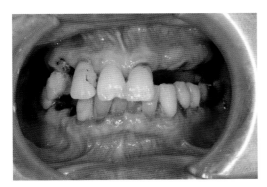
图1　初诊时口内正面像

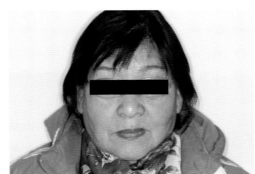
图2　初诊时正面像

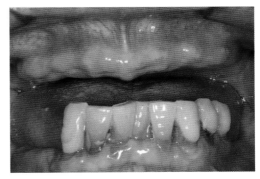
图3　拔牙3个月后复诊时口内像

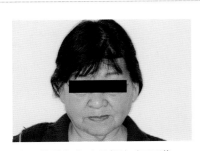
图4　拔牙术后3个月复诊时正面像

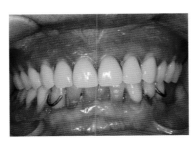
图5　行覆盖义齿修复口内正面像

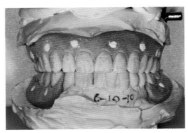
图6　制作放射导板

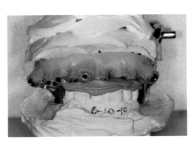
图7　数字化种植导板

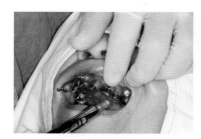

图8　戴入导板，阿替卡因局部麻醉

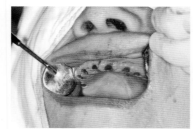

图9　环切钻切除牙龈

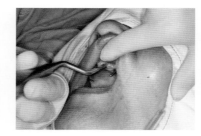

图10　11行骨挤压术

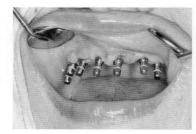

图11　上颌8颗种植体完全植入

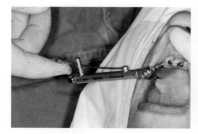

图12　14植体初期扭力达35N

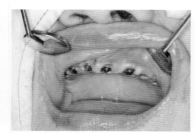

图13　上颌种植完成

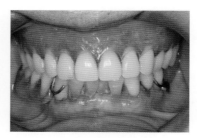

图14　种植术后覆盖义齿修复

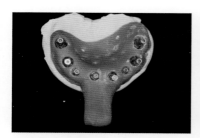

图15　制作个性化托盘，开窗制取硅橡胶印模

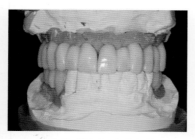

图16　制作临时树脂冠桥修复体

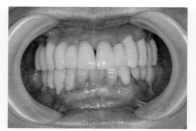

图17　戴临时树脂冠口内正面像

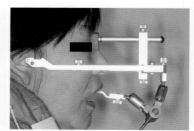

图18　转移颌位关系

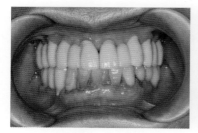

图19　最终修复体口内正面像

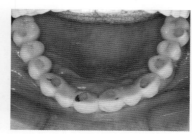

图20　分段烤瓷冠桥口内像

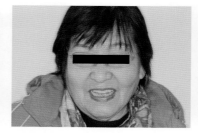

图21　戴牙术后正面像

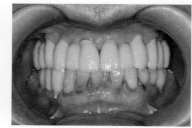

图22　戴牙术后1年

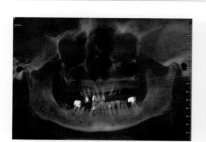

图23　初诊时患者的全景X线片

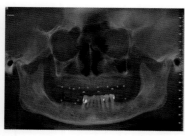

图24　拔牙后，戴入放射导板时的X线片

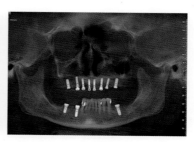

图25　种植完成后的X线片

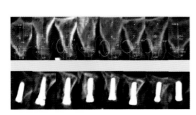
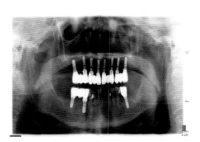
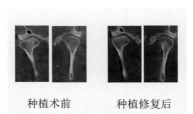
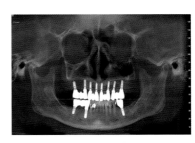

图26 上颌手术前设计与术后CBCT对比，位置方向基本一致　图27 最终修复体戴入后的X线片　图28 种植术前与种植修复后的颞下颌关节片对比，颞下颌关节无改变　图29 1年后复查时的X线片

三、讨论

1. **数字化种植导板的应用精确了植体的三维位置** 本病例中患者在术前分别在不戴义齿和戴入组织面涂有硫酸钡的义齿条件下进行CBCT扫描，这样就能准确测量每一处牙槽骨的骨量和牙龈厚度。利用种植软件分析设计准确的选择种植位点和方向，用3D打印技术制作与软组织表面相吻合的种植导板。本病例中采用导板定点，牙龈环切，不翻瓣植入植体，采用非埋入式愈合，这样大大减小了手术创面，减少了患者的痛苦。术后再次CBCT扫描和三维数据重建，观察和评价种植效果，结果利用种植导板种入植体的位点和方向与预期设计的基本一致。采用此方法制作的种植模板可以将术前设计准确地转移到种植手术中，起到准确的导航作用，提高了种植手术的安全性、准确性和成功率。

2. **本病例采用正中关系位恢复患者的颌位关系** 本病例通过息止颌位垂直距离——息止𬌗间隙(2~3mm)，辅之以面部外形观察法、发音法、患者主观感觉等做参考以确定咬合垂直距离。采用直接咬合法引导患者至正确的水平关系位置，再让患者咬合至预先的垂直距离，即同时确定垂直向与水平向颌位关系。

3. **过渡性修复体的应用，是本病例必不可少的重要环节** 其作用：一是相当于功能矫治器，通过调整肌张力，让升颌肌群收缩的长度适应新的咬合垂直距离；二是可修复缺失牙，恢复一定的咀嚼功能、发音功能和容貌；三是作为诊断性咬合设计装置，为永久性修复体的设计提供重要信息。临床医生通过对过渡性修复体不断地调整修改，使患者达到舒适满意的程度，该垂直距离和颌位确定为咬合重建所需的垂直距离与颌位。

4. **种植体保护𬌗的设计保证了咬合负载在种植体的生理承受极限范围内** 本病例在咬合设计时减少𬌗面面积，降低牙尖斜度，以减少种植义齿所承受的应力。上颌牙齿排列的弓形，与患者颌弓的形状以及种植基牙的位置相协调。下颌是天然牙及种植固定义齿，则采用相互保护𬌗设计。

参考文献

[1] Van Assche N,van Steenberghe D,Quirynen M.Accuracy assessment of computer-assisted flapless implant placement in partial edentulism[J].Journal of clinical periodontology,2010,37(4)

[2] D'haese J,Van De Velde T,Elaut L.A prospective study on the accuracy of mucosally supported stereolithographic surgical guides in fully edentulous maxillae[J].Clinical implant dentistry and related research,2012,14(2):293-303.

[3] 吴国锋. 无牙颌颌位记录的临床方法[J]. 实用口腔医学杂志, 2012, 28(1): 123-126.

[4] Kouaclio AA, Jordana F, N Goran JK, et a1. Tranaent removable dentures[J]. Odontostomatol Trop, 2015, 38(151): 31-49.

[5] 王林红,樊立洁,谷志远.种植义齿的咬合接触设计与临床应用[J]. 中国口腔种植学杂志, 2009, (4):143-146.

上颌牙列缺失的固定种植即刻修复

高琛　曲哲　张翔

摘 要

目的：通过1例临床病例观察上颌无牙颌在数字化导板辅助下行固定种植即刻修复的可行性及远期临床效果。**材料与方法**：对该病例患者进行术前口腔检查，拟定治疗方案，在数字化外科导板引导下植入6颗种植体，初期稳定性均良好，戴入即刻负重临时义齿，6个月行永久固定修复。**结果**：患者永久修复后6个月复查，种植体骨结合良好，上部结构功能稳定，短期临床效果令人满意。**结论**：对于无牙颌患者而言，数字化导板与即刻修复相结合的治疗方式使种植体更加精确地植入位点，减轻了患者术后不适，缩短空牙期，可获得理想的修复效果，远期效果有待进一步观察。

关键词：无牙颌；即刻修复；数字化导板

当前，"以修复为导向的种植治疗"理念已成为临床医生的重要原则和目标，无牙颌的种植修复也越来越为人们所熟知。与常规修复方式相比，种植固定修复具有显著的优势，稳定且舒适，但适应证的把握却格外严格。由于长期缺牙，无牙颌患者的牙槽骨发生不同程度的骨吸收，从而造成咬合及颌位关系的改变，大大增加了种植修复的难度。本文介绍1例无牙颌患者的病例，在数字化导板引导下植入种植体并进行即刻修复，最终获得较理想的修复效果。

一、材料与方法

1. 病例简介　男性患者。传统全口义齿固位不佳，要求种植固定修复。既往体健，无系统性疾病及吸烟史。口内检查17～27、36、37、46、47缺失，缺牙区牙槽嵴较丰满，黏膜未见异常，33～43烤瓷固定桥修，34、44、45Ⅰ度松动。颞下颌关节无异常。CBCT显示：上颌12、14、16、22、24、26牙槽骨可。

2. 诊断：上颌牙列缺失；下颌牙列缺损。

3. 治疗计划

（1）上颌拟在数字化导板引导下植入6颗种植体。

（2）若初期稳定性满足即刻修复的要求，行即刻修复。

（3）永久修复采用整体式切削钛支架+烤塑固定修复体。

（4）下颌重新制作可摘局部义齿。

4. 治疗过程（图1～图28）

（1）了解患者主观诉求，进行全面的术前评估，分析牙槽嵴及软组织状况、咬合关系、影像学等信息，制订治疗计划。

（2）术前取模制作放射导板，拍摄CBCT，分析骨量，确定种植体三维位置及数目，制作数字化导板及预成临时修复体。

（3）种植外科手术：①术前试戴导板，常规口内外消毒。术区局部麻醉，利用上下颌咬合关系引导导板就位并固定。②按Bego RSX种植系统及外科导板的操作规范，逐级备洞，分别于12、22、24位点植入4.1mm×11.5mm，14、16、26位点植入4.1mm×13mm种植体。术中测得种植体植入扭矩均大于35N·cm，ISQ值均大于75，初期稳定性良好，安装多牙基台，缝合创口。③术后拍摄全景片，各植体方向及位置均准确。

（4）即刻修复：①口内连接开窗式转移杆，硅橡胶制取印模。②调改预成临时修复体，口内戴入。③拍摄全景片，确认义齿完全就位。

（5）术后定期复诊。

（6）永久修复：①术后6个月，拍摄全景片，可见种植体周围骨结合良好。②将转移杆连接固定，开窗式制取终印模；行颌位关系记录，标记中线及口角位置；面弓转移上𬌗架；试排牙，拍摄头颅侧位片，记录垂直距离及鼻唇角；试戴支架，检查边缘密合性及被动就位。③最终制成整体式切削钛支架+烤塑固定桥永久修复体，口内戴入，咬合调整。④患者对美观度及面下1/3丰满度均满意，拍摄全景片确认义齿完全就位。

（7）对患者进行充分的口腔卫生宣教，嘱定期复查。

（8）使用材料：Bego RSX 种植体（Bego，德国）；多牙基台（Bego，德国）；丙烯酸树脂（Pattern，日本）；聚醚硅橡胶（3M ESPE，美国）等。

二、结果

本病例在数字化导板引导下于上颌12、14、16、22、24、26位点分别植入种植体，获得良好的初期稳定性后进行即刻修复。6个月后，种植体骨结合均良好，上颌戴入切削钛支架烤塑固定桥永久修复。6个月后回诊查，咬合稳定，口腔卫生维护状况良好。患者对美观及咀嚼功能表示满意。

作者单位：大连市口腔医院

通讯作者：高琛；Email：470233380@qq.com

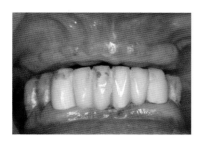

图1　术前口内情况

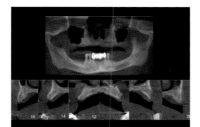

图2　术前CBCT

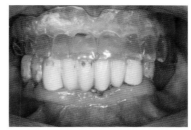

图3　诊断导板

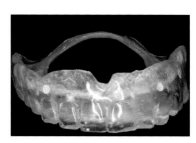

图4　放射导板

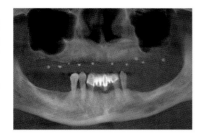

图5　戴入放射导板拍摄CBCT

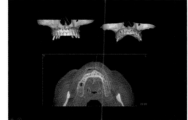

图6　数字化导板设计

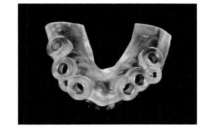

图7　数字化导板

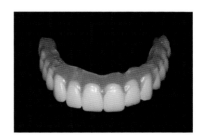

图8　预成修复体

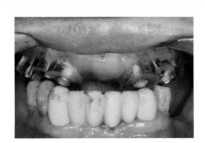

图9　口内试戴导板

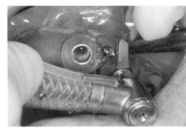

图10　种植外科过程

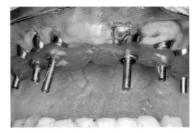

图11　种植术后即刻取模

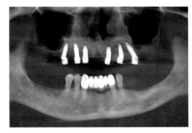

图12　种植术后CBCT

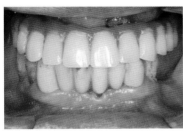

图13　戴入临时修复体

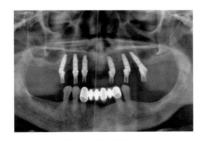

图14　即刻修复后全景片

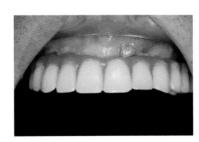

图15　术后10天拆线

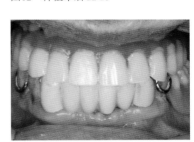

图16　术后4个月复查

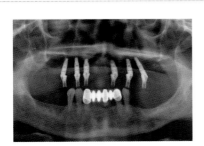

图17　术后6个月全景片

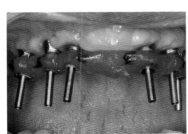

图18　永久取模

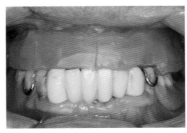

图19　颌位记录

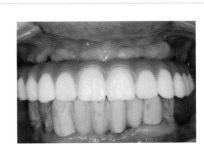

图20　试戴蜡型

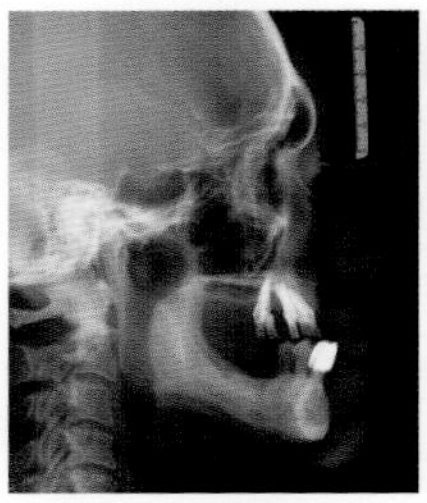
图21 试戴蜡型后头颅侧位片

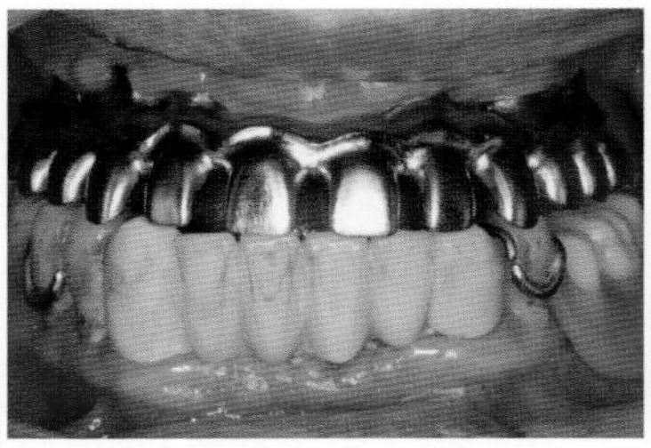
图22 试戴钛支架

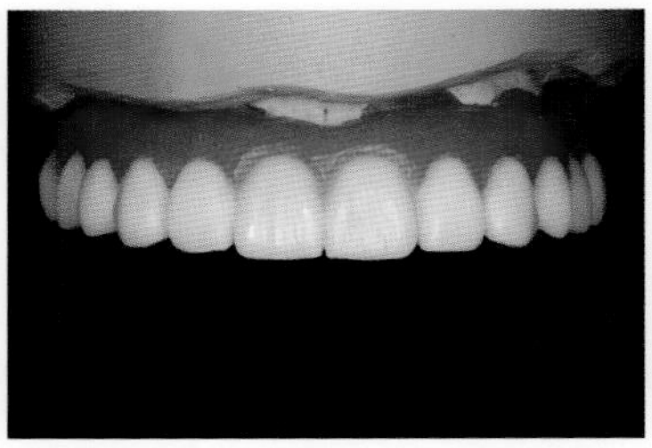
图23 试排牙

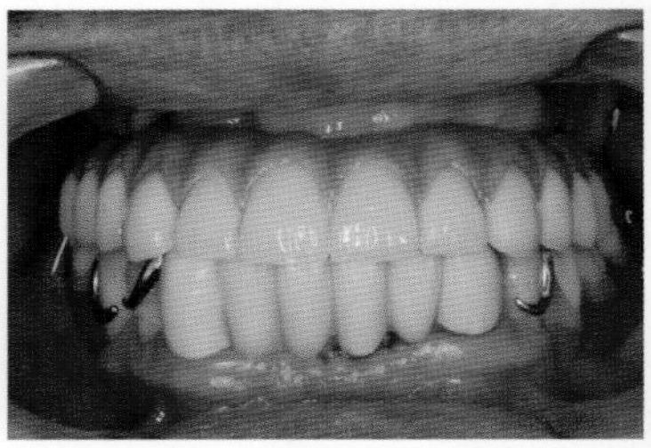
图24 戴入永久修复体

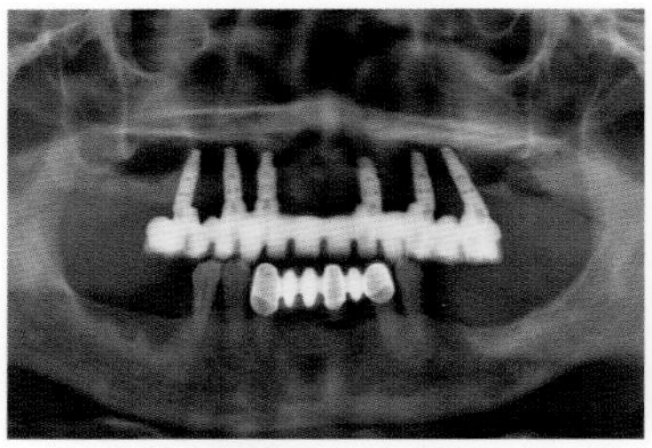
图25 永久修复后全景片

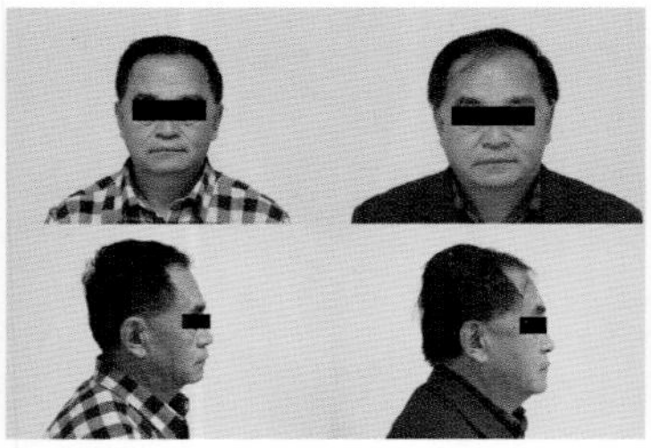
图26 永久修复前后面型对比

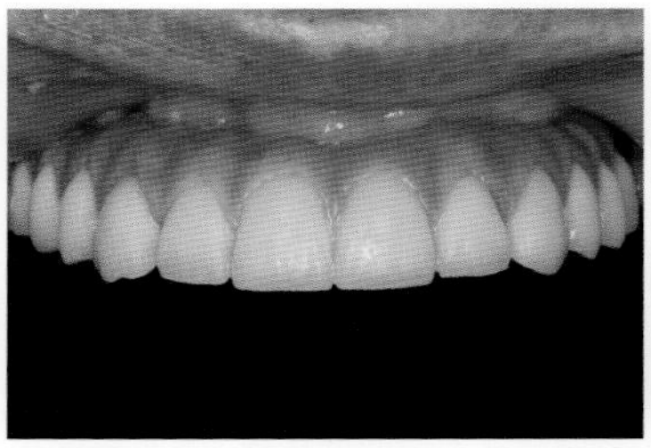
图27 永久修复后6个月复查

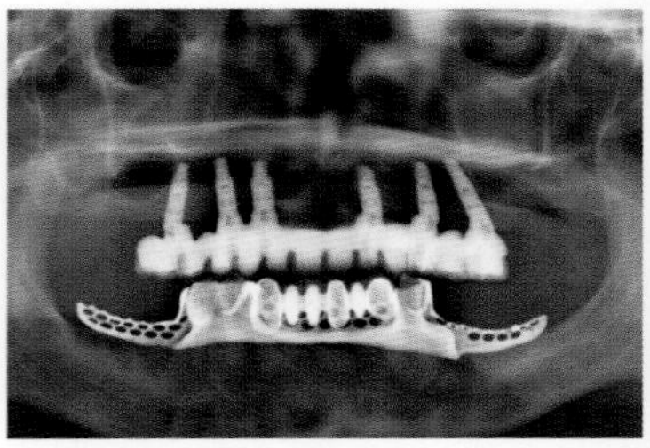
图28 永久修复后6个月全景片

三、讨论

由于无牙颌患者临床操作要求高，治疗过程可预见性差，术前需对患者进行全面的口腔及全身健康状况评估。根据其身体状况、牙槽骨及软组织条件、颌位关系、影像学数据以及患者的主观诉求，制订修复方案设计。

本病例在数字化导板的引导下将种植体精确种植，既避免了复杂的骨增量手术，又缩短手术时间，减轻患者术后反应，但研究表明，导板在数据拟合、制作和使用过程中也会产生一定的误差。因此，术前应将误差因素考虑在内，保证手术安全，术中要正确操作以减少种植体植入的误差。

某种意义上，无牙颌患者的修复过程也是一个颌位关系重建的过程。我们在临床上可将传统全口义齿及临时义齿作为参考，评估其咬合、垂直距离、水平关系，为种植修复后垂直距离的恢复提供参考。期间配合X线头影测量客观且精确的数据分析，对修复体做出调整，改善面部外观，使患者获得舒适的颌位关系。

同时，永久修复完成后也应对咬合进行定期维护。种植修复完成初期。虽建立了良好的咬合关系，但随着修复义齿的长期使用，表面会发生磨损，牙槽骨发生吸收或改建，进而引起的种植体位置的改变，之后仍可出现新的咬合问题。所以，周期性的调𬌗是咬合恢复的必要步骤，有利于维护咬合的远期效果。

四、结论

对于无牙颌患者而言，数字化导板与即刻修复相结合的治疗方式使种植体更加精确地植入位点，减轻了患者术后不适，缩短空牙期，可获得理想的修复效果，远期效果有待进一步观察。

参考文献

[1] Brezavscek M, Lamott U, Att W. Treatment planning and dental rehabilitation of periodontally compromised partiallyedentulous patient[J]. Int J Esthet Dent, 2014, 9(4): 506015.

[2] Ionescu C, Galbinasu BM, Manolea H. Implant overdenture and locator system in edentulous patient with severely resorbed mandible– a case report[J]. Rom J Morphol Embryol, 2014, 55(2 suool): 693–696.

[3] Paulo Malo, Bo Rangert. "All–on–four" Immediate–Function Concept with Branemark System Implants forCompletely Edentulous Mandibles:A Retrospective Clinical Study[J]. Clinical Implant Dentistry and Related Volune5, Supplement 1, 2003.

[4] John Ley. Immediate rehabilitation of the completely edentulous jaw with fixed protheses supported by either upright or tilted implants: a multicenter clinical study[J]. The Journal of Oral Implantology, 2008, 34: 163–164.

[5] 张健. 数字化导板在口腔种植中的应用[J]. 中国实用口腔科杂志, 2014, 7(3): 129–133.

[6] 邓飞龙, 于晓琳. 全牙列缺失口腔种植的即刻修复[J]. 口腔颌面外科杂志, 2010, 20(5):364–366.

[7] 胡秀莲, 任抒欣, 蒋析. 计算机技术辅助下的无牙颌种植固定修复设计[J]. 中国实用口腔科杂志, 2013, 6(1):5–11.

[8] 刘琳, 汤春波. 无牙颌种植固定修复上部结构设计探讨[J]. 口腔颌面修复学杂志, 2017(4):241–245.

下颌牙列缺失的种植固定即刻修复1例

董倩男　施斌　吴涛　陈靓雯

摘要

目的：近年来，以功能和美学重建为目的的种植即刻修复为牙列缺失患者带来了福音。相较于传统活动义齿修复，种植固定义齿即刻修复不仅解决了固位和功能的问题，还可以缩短治疗时程。本病例对下颌牙列缺失患者采用种植即刻修复，旨在研究总结无牙颌即刻负重的种植固定修复过程和技术原则。**材料与方法**：本病例患者下颌牙列缺失伴上颌肯氏I类牙列缺损，CBCT示上颌后牙区平均可用骨高度4~6mm，下颌平均可用骨高度13~14mm。对患者术前CBCT进行分析后，上颌后牙区拟行内提升术后种植延期修复，下颌拟行6颗植体支持式种植固定修复，植体规格分别为：Zimmer 3.7mm×11.5mm植入32、42位点，Zimmer 4.1mm×11.5mm植入14、34、44位点，Zimmer 4.7mm×10mm植入16、36、46位点，Zimmer 4.7mm×8mm植入26位点，术中测量扭矩>35N·cm，遂行即刻负重。利用患者之前戴用的下颌活动义齿制作临时修复体，桥基台上连接钛临时基底，在活动义齿对应钛临时基底的位置开孔，用自凝塑料连接钛临时基底与活动义齿，戴用临时修复体过渡。术后10个月CBCT示种植体骨结合良好，ISQ值稳定，遂制取终印模，用恒基托及蜡堤记录正确颌位关系。制作钛支架，观察支架边缘密合性和被动就位情况，以及支架与上颌牙之间的咬合空间、上下颌中缝是否对齐等。戴入最终修复体，调整邻接及咬合，检查患者咬合运动，预约复查时间。**结果**：下颌种植后对达到初期稳定性的5颗植体行即刻修复，临时修复体过渡，使患者避免缺牙阶段，患者对临时修复及最终修复体的美观及功能满意。上颌行内提升术后植骨效果满意，行最终修复。1年后复查，种植体周围牙槽骨稳定，远期效果有待随访。

关键词：牙列缺失；即刻负重；内提升；种植固定修复

牙列缺失患者多数是由于牙周病造成牙列缺失，且已经经过一段时间的常规义齿修复，牙槽嵴长期受压迫吸收严重，造成固位力和稳定性严重不足，使患者对传统修复效果不满意。而种植修复可以解决下颌全口义齿固位的难题，即刻负重还能让患者避免缺牙阶段，最终使患者重获良好的咀嚼功能。

一、材料与方法

1. 病例简介　53岁男性患者。主诉：上颌后牙及下颌牙列缺失1年余，影响咀嚼功能，要求修复。现病史：1年前全口牙因牙周炎在外院陆续拔除，今来我院要求种植修复。上颌前牙数年前在外院行烤瓷冠修复，下颌已戴可摘式活动义齿1年余。系统病史：否认系统病史。口外检查：面下1/3高度正常，无肿胀或畸形，无明显不对称。低位笑线，微笑时仅露出前牙切端。硬组织状况：17~14、26、27、37~44、46、47缺失，拔牙创愈合良好，缺隙近远中及𬌗龈距离正常。13~23烤瓷冠保存。牙周及软组织状况：下颌牙龈红肿，角化牙龈不足。咬合状况：下颌牙缺失，活动义齿维持咬合。影像学检查：14可用牙槽骨高度14.2mm，宽度7.2mm；16可用牙槽骨

高度5.8mm，宽度8.7mm；26可用牙槽骨高度4.2mm，宽度11.8mm；32、34、36、42、44、46可用牙槽骨高度约14mm，宽度8~11mm。

2. 诊断　上颌肯氏I类牙列缺损；下颌牙列缺失。

3. 治疗计划

（1）拔除45，在32、34、36、42、44、46位点植入6颗植体，分析患者术前CBCT，初步确定植入植体规格：Zimmer 3.5mm×11.5mm植入32、42位点；Zimmer 4.1mm×11.5mm植入34、44位点；Zimmer 4.8mm×10mm植入36、46位点。术中视初期稳定性决定术后是否行即刻修复。利用现有下颌可摘活动义齿，在种植牙相应位置开孔，为手术过程初步定位，术后利用该活动义齿制作临时修复体。

（2）14、16、26行上颌窦内提升后植入种植体，延期修复。

（3）患者戴临时修复体过渡，6个月后取模制作永久修复体。

4. 治疗过程（图1~图30）

（1）术前准备：详细询问患者全身系统性疾病和过敏史，术前查血，洁牙等。拍摄CBCT观察颌骨高度、宽度及骨密度。向患者交代治疗计划、时间及费用，患者知情同意。

（2）一期手术：局部麻醉下行牙槽嵴顶横行切口，翻瓣，利用下颌活动义齿初步评估种植位点，根据CBCT所示牙槽嵴高度和宽度，将Zimmer种植体3.7mm×11.5mm植入32、42位点，4.1mm×11.5mm植入14、34、44

作者单位：武汉大学口腔医院

通讯作者：施斌；Email: shibin_dentist@126.com

位点，4.7mm×10mm植入16、36、46位点，4.7mm×8mm植入26位点。用扭力扳手测量扭矩，34、36、42、44、46扭矩均大于35N·cm，安装锥形基台及保护帽，严密缝合切口。

上颌14、16、26行上颌窦内提升术，同期植入种植体，上覆盖螺丝，严密缝合切口。

（3）下颌即刻修复：桥基台上连接钛临时基底，在下颌活动义齿对应钛临时基底位置处开孔，使钛临时基底可从开孔处穿出。调磨钛临时基底长度及义齿边缘基托，调整义齿的位置，再用自凝塑料连接钛临时基底与活动义齿。调磨咬合，抛光。

（4）二期手术：一期手术后10个月，上颌后牙行种植二期手术。

（5）最终修复：制作个性化托盘。

制取终印模：连接桥基台水平转移杆，用牙线连接各转移杆，并用自凝塑料形成硬性连接，利用个性化托盘取开窗式聚醚印模，制作恒基托。

转移关系：记录患者正常息止颌位鼻底到颏点的距离，取下临时修复体，在恒基托上制作蜡堤，烤软蜡堤戴入患者口中，嘱其正常咬合，观察颞肌、咬肌用力情况，面下1/3高度与之前记录值一致，记录此时咬合关系。

将该咬合记录与上下颌模型固定，上𬌗架，制作支架。

试戴支架：观察支架与基台边缘密合性，被动就位情况，支架与上颌牙之间的咬合空间，上下颌中线是否对齐等。调磨支架，制作最终修复体。

戴入最终修复体：取下临时修复体，戴入最终修复体，调整邻接及咬合，使双侧后牙在正中𬌗时均匀咬合接触，侧方𬌗为组牙功能𬌗。拍摄X线片，示种植体骨结合良好，牙冠就位良好。

（6）复查：嘱患者1周后复查，务必调𬌗到良好稳定的咬合关系。嘱患者勿咬过硬食物，戴牙后1个月、3个月、6个月及以后每年复查。

（7）材料：Zimmer种植体3.7mm×11.5mm、4.1mm×11.5mm、4.7mm×10mm，Zimmer锥形基台，钛临时基底，牙线，自凝塑料等。

二、结果

种植体骨结合良好，患者对临时及最终修复体的美观及功能满意。上颌内提升术后植骨效果满意，行最终修复。1年后复查，种植体周围牙槽骨稳定，远期效果有待随访。

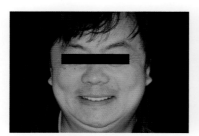
图1　初诊口外正面像

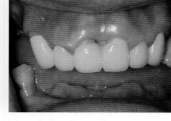
图2　术前口内正面像

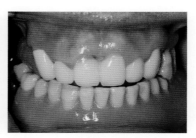
图3　术前戴活动义齿口内正面像

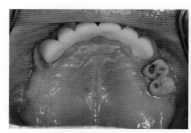
图4　术前上颌𬌗面像

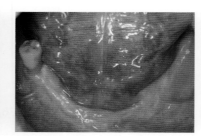
图5　术前下颌𬌗面像

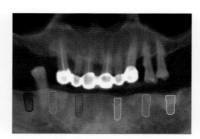
图6　术前CBCT设计种植体三维位置

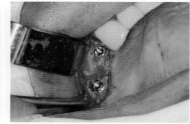
图7　右侧上颌植入种植体

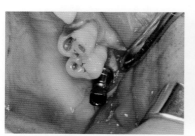
图8　左上后牙植入种植体

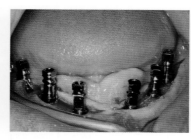
图9　下颌平行植入种植体

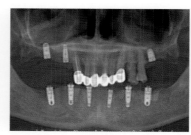
图10　术后曲面断层片

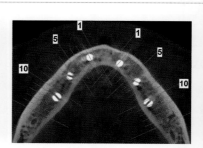
图11　术后CBCT横断面

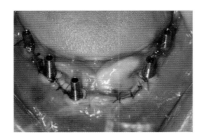

图12　16、26术后CBCT

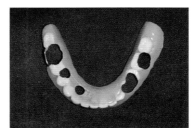

图13　安装桥基台及钛临时基底

图14　下颌活动义齿对应位置秴面开孔

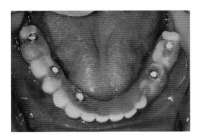

图15　钛基底与活动义齿口内连接

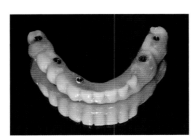

图16　口外调磨抛光临时修复体

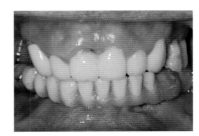

图17　戴临时修复体口内正面像

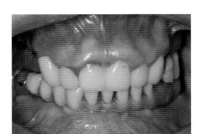

图18　戴临时修复体10个月复查口内正面像

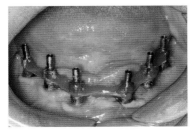

图19　连接固定各开窗转移杆

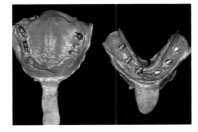

图20　上下颌聚醚材料制取终印模

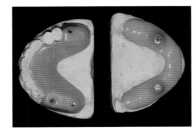

图21　上下颌恒基托

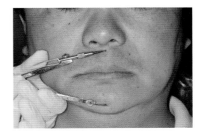

图22　测量垂直距离

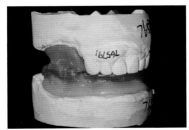

图23　咬合记录

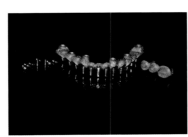

图24　下颌支架

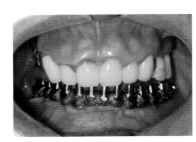

图25　试支架

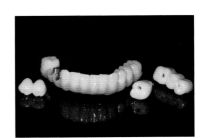

图26　永久修复体

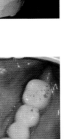

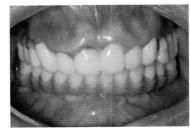

图27　戴永久修复体下秴面像

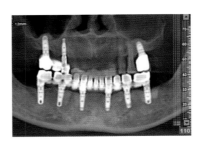

图28　戴永久修复体口内正面像

图29　戴永久修复体CBCT

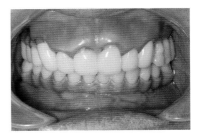

图30　永久修复1年后复查口内正面像

三、讨论

1. **牙列缺失的即刻修复** 早期理论体系认为，种植体植入后的骨结合需要埋入式愈合，不能受到任何外力干扰，否则将出现骨结合失败。但近年来越来越多的研究表明，只要保证在合理的力学负荷范围内，种植体早期负载反而会刺激骨的生长和改建，种植体周围会产生力学功能性改建，形成良好的骨整合界面。另外，有大量研究表明针对早期负重和延期负重对种植体生存率、失败率、边缘骨吸收等因素的影响无统计学差异。对于牙列缺失患者的即刻负重，通常将多颗种植体联合固定修复，这将使它们互相分担受力。有研究表明，下颌3颗植体支持的即刻负重失败率约10%，但若数量增加至4颗及以上，那么失败率将降至0~3.3%。而为了能够控制，合理的力学负荷、咬合设计是关键之处，上下颌应采用平衡𬌀及组牙功能𬌀的接触模式，避免尖牙保护𬌀及局部的应力集中，使咬合力均匀分布。

2. **过渡义齿的制作方式** 目前在即刻修复过程中过渡义齿的制作方式有多种。首先，对于前期有活动义齿的患者（类似于本病例中的情况），若患者对活动义齿适应程度较好，可直接在义齿上对应种植体的位置开孔，并利用术前获取的上下颌咬合记录，在口内用复合树脂将临时钛基底与活动义齿连接，适当修整抛光以获得过渡义齿，此方法的优点在于成本便宜，且患者对活动义齿适应程度较高，但口内连接的临床操作较为麻烦。其次，也可术前通过数字化设计打印临时修复体，但可能出现精度不足无法就位，且导板将提高成本。最后，可在术后对患者行基台水平取模，在模型上制作临时修复体，此方法较为精确，但耗时较长。以上方法可根据具体情况自行选择。

3. **分段式修复与整体式修复的选择**

（1）分段式修复的特点：①适应下颌骨的弹性和变形。②减少种植体过度负荷和修复体折断的风险。③分段取模可以保留稳定的颌位关系。④简化技工制作程序，易于获得被动就位。⑤便于清洁维护和修理。

（2）整体式修复的特点：①适应证广泛，适合各种骨量不足者。②可即刻负重。③夹板式连接利于分散缓解种植体周围骨应力。④长期效果临床证据充分。⑤支持CAD/CAM技术制作。⑥美观，患者满意度高。

参考文献

[1] Kopp S, Behrend D, Kundt G, et al. Dental implants and immediate loading: Multivariate analysis of success factors[J]. Revue de Stomatologie, de Chirurgie Maxillo-faciale et de Chirurgie Orale, 2013, 114(3):146-154.

[2] De Bruyn H, Raes S, Stman P R O, et al. Immediate loading in partially and completely edentulous jaws: a review of the literature with clinical guidelines[J]. Periodontology 2000, 2014,66(1):153-187.

[3] Testori T, Zuffetti F, Capelli M, et al. Immediate versus Conventional Loading of Post-Extraction Implants in the Edentulous Jaws[J]. Clinical Implant Dentistry and Related Research, 2014, 16(6):926-935.

[4] Peñarrocha-Diago MA, Maestre-Ferrín L, Demarchi CL, et al. Immediate Versus Nonimmediate Placement of Implants for Full-Arch Fixed Restorations: A Preliminary Study[J]. Journal of Oral and Maxillofacial Surgery, 2011,69(1):154-159.

[5] Barros R R M, Degidi M, Novaes AB, et al. Osteocyte Density in the Peri-Implant Bone of Immediately Loaded and Submerged Dental Implants[J]. Journal of Periodontology, 2009, 80(3):499-504.

[6] Wiam El Ghoul C D D P, OFP C T. Prosthetic Requirements for Immediate Implant Loading: A Review[J]. 2011.

[7] Chou H, Müftü S. Simulation of peri-implant bone healing due to immediate loading in dental implant treatments[J]. Journal of Biomechanics, 2013,46(5):871-878.

[8] Romanos G, Froum S, Hery C, et al. Survival Rate of Immediately vs Delayed Loaded Implants: Analysis of the Current Literature[J]. Journal of Oral Implantology, 2010, 36(4):315-324.

[9] 王佐林, 范震. 无牙颌种植修复设计[J]. 口腔颌面外科杂志, 2013,23(1).

高龄患者种植修复思考

刘晓鹰　王大为

摘 要

目的：为高龄患者尽量简化程序，尽快恢复咀嚼功能的种植修复设计，临床效果的观察。**材料与方法**：1例高龄患者左侧下颌原种植体失败后取出，避免植骨，更换位点植入种植体。等待修复期间，上颌活动义齿基牙折裂，影响进食，无法佩戴，经过评估，将上颌余留牙均拔除，分步植入6颗种植体，即刻负重。3～6个月后，先行左侧下颌固定桥修复，上颌使用纯钛支架及全瓷冠制作螺丝固位整体桥修复。**结果**：高龄患者二期手术简化程序，并引入即刻负重，立即恢复部分咀嚼功能，患者对本修复效果满意。

关键词：即刻种植；即刻负重

缺失牙的修复要以患者自己预期的美观和需要的功能为基础。种植修复的主要障碍是骨整合种植义齿需要相对较长时间的治疗周期，尤其高龄患者缺失牙时间较长，骨量缺失较多，增加种植修复的复杂性和难度，会给患者带来较大的心理和社交负担，使得部分患者流失，从而选择其他修复方式。近年来，口腔种植技术日趋成熟，越来越多口腔种植医生开始尝试采用可缩短种植修复治疗时间的新技术，即刻负重为其中之一。

一、材料与方法

1. 病例简介　79岁男性患者，牙列缺损，2016年3月1日因"左下后牙种植体松动1月余无法进食，要求治疗"就诊。既往体健，无特殊病史。现病史：左下种植桥一组，近3个月来感觉松动明显，牙龈肿痛，遂来我院就诊。检查：面型大致对称，开口型正常，关节无弹响，开口度3指，全口咬合正常，深覆𬌗，浅覆盖；口腔卫生尚可，上半口余留牙11～13、21～25金属烤瓷冠，上颌缺失牙有旧可摘局部义齿；35、36种植体松动Ⅲ度，牙周溢脓，33、32、31、41～43金属烤瓷固定桥，44～47固定桥未见明显异常。CBCT检查：35种植体周围牙槽骨水平向吸收至根尖3mm，36种植体周围牙槽骨烧瓶样吸收。

2. 诊断　35、36原种植体周围炎。

3. 治疗计划　原种植体失败后选择二期手术，考虑患者高龄，避免植骨和GBR程序，拔除35、36原种植体后，重新更换位点34、37植入。等待修复期间13桩冠脱落，13根折，再次复查上颌基牙，22金属烤瓷冠松动，为上颌可摘局部义齿基牙，影响佩戴，故根据患者各个牙位的骨高度与宽度重新制订治疗计划，上半口行余留牙拔除术，分步植入6颗种植体，即刻负

作者单位：沈阳市和平区新兴口腔门诊部

通讯作者：王大为；Email: yanyan26@sohu.com

重，上颌即刻负重种植前，Sirona Cerec微笑设计临时修复体及对最终修复体设计提供重要信息。告知患者治疗风险，患者同意治疗计划。

4. 治疗过程（图1～图31）

（1）术前检查血常规、凝血功能及传染病，术前照面像、口内像。局部麻醉下拔除35、36原种植体，清创，搔刮原种植窝，生理盐水反复冲洗，在近34、37位先锋钻定位、扩孔钻备洞后植入4.0mm×11.5mm、4.5mm×10mm Osstem种植体，植入扭矩45N·cm，安置愈合基台，拉拢缝合，术后CBCT示种植体位置佳。给予抗感染治疗3天。

（2）术后1个月，34、37愈合良好，制取上下颌研究模型。

（3）于11、13、16、21、23、26位点行种植体植入术及上颌即刻负重。局部麻醉下拔除11、12、13、21、22余留牙，牙槽嵴顶横行切口翻瓣，定点，备洞后11、13、26、21植入4.0mm×13mm Osstem种植体，植入扭矩>35N·cm，安装闭口转移帽，利用左侧余留牙取咬合记录。在拔除23～25，于23、26处植入4.0mm×13mm种植体，植入扭矩>35N·cm，安装闭口转移帽，利用左侧咬合记录取右侧咬合记录。严密缝合，术后CBCT示上颌植体位置佳。制取上颌硅橡胶印模，技工室制作即刻临时修复体。戴入临时修复体，调整咬合。戴入上颌临时修复体后拍摄曲面断层片，示上颌临时修复体就位良好。嘱患者2个月内进软食。即刻负重后前3周，每周复诊检查，调整咬合，每个月复诊检查。左侧下颌等待修复。

（4）34、37术后3个月复诊，种植体骨结合良好；上颌即刻负重术后6个月复诊，上颌种植体骨结合良好，制取硅橡胶印模及𬌗记录，制作终修复体螺丝固位固定桥。戴入下颌最终修复体，调𬌗，曲面断层片显示完全就位，中央螺丝加力至扭矩15N·cm，树脂封闭螺丝孔。

（5）指导患者正确口腔卫生习惯，嘱患者定期进行种植体专业维护，积极配合，戴牙后定期复查，并拍摄X线片观察种植体边缘骨吸收情况。

二、结果

该病例下颌更换位点植入种植体后，3个月行氧化锆全锆冠固定桥修复；上颌植入6颗种植体，即刻负重，使用纯钛支架及全瓷冠，制作螺丝固位整体桥修复，简化手术程序，并引入即刻负重，立即恢复部分咀嚼功能，缩短患者无对颌牙咀嚼期，患者对本修复效果满意。

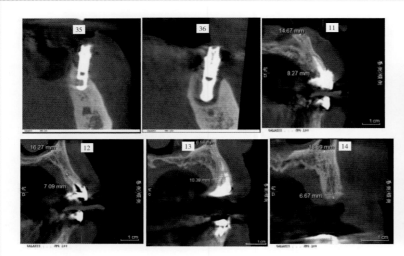

图1　术前CT1

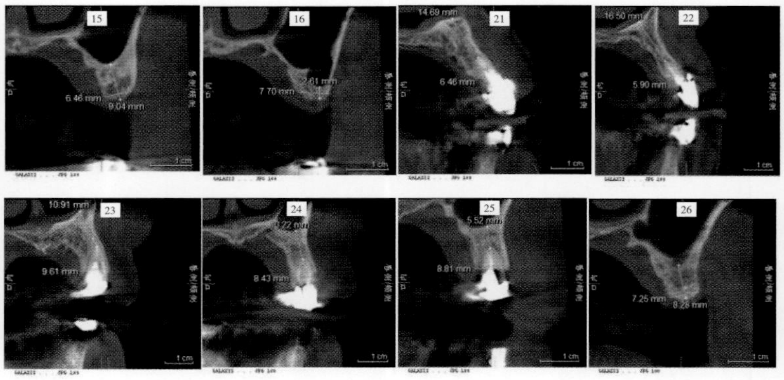

图2　术前CT2

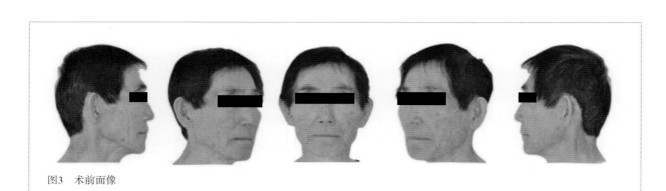

图3　术前面像

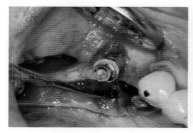

图4　下颌手术过程1

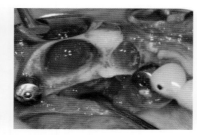

图5　下颌手术过程2

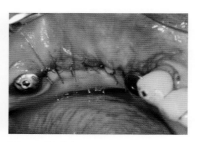

图6　下颌手术过程3

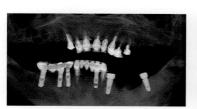

图7　下颌术后曲面断层片

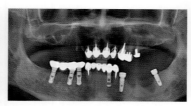

图8　下颌术后1个月曲面断层片

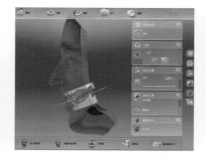

图9　Sirona Cerec微笑设计1

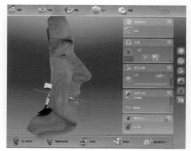

图10　Sirona Cerec微笑设计2

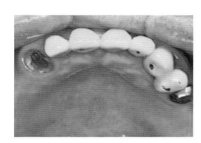

图11　上颌手术过程1

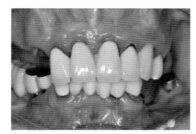

图12　上颌手术过程2

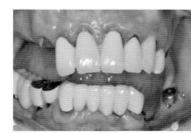

图13　上颌手术过程3

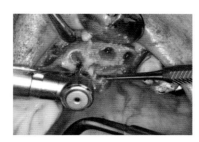

图14　上颌手术过程4

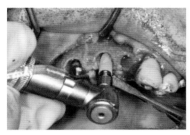

图15　上颌手术过程5

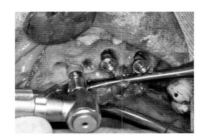

图16　上颌手术过程6

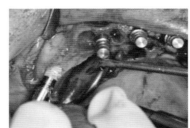

图17　上颌手术过程7

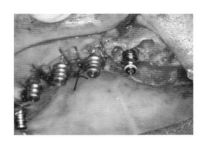

图18　上颌手术过程8

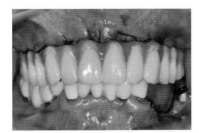

图19　上颌即刻负重1

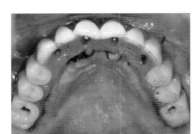

图20　上颌即刻负重2

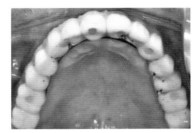

图21　上颌最终修复体

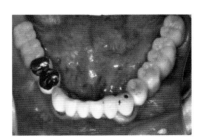

图22　下颌最终修复体

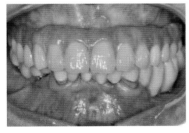

图23　上下颌最终修复体正面像

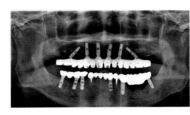

图24　上下颌最终修复体曲面断层片

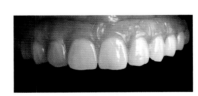

图25　上颌终修复体口内像

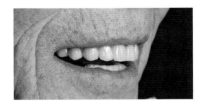

图26　侧面微笑像

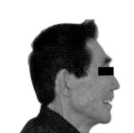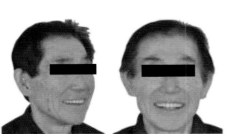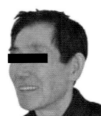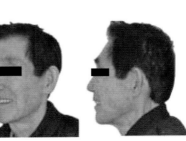

图27　戴牙后面像

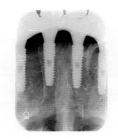

图28 术后1年前牙X线片复查

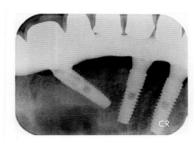

图29 术后1年右上后牙X线片复查

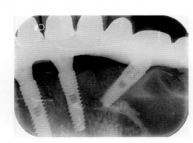

图30 术后1年左上后牙X线片复查

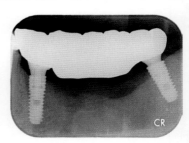

图31 术后1年左下后牙X线片复查

三、讨论

最初设计只限于左侧下颌种植桥，因患者年龄较高，口腔内剩余修复体未出现明显异常，患者左下颌后牙区35、36位点原种植体失败，骨吸收较多，成骨难等问题，为避免植骨和丧失初期稳定性的风险，减少术后不适感，增加成功概率，保留原有剩余修复体，选择34、37位点植入。新位点骨量较多，牙槽骨高度较高，种植体骨内段越长，起支持、传导咬合力的作用和固定效果越好。多数文献认为四单位种植体支持固定桥种植体数量为3颗时受力较合理，但对颌牙状态、颌骨弓形态、骨密度高低、肌肉产生力量的大小和方向、咀嚼运动形式等均与义齿受力相关，个体间差异很大，应根据具体情况分析。本病例中上颌活动义齿，咬合力较小，远期效果有待观察。左下颌后牙区成功植入，等待修复期间，上颌可摘局部义齿基牙根折，无法继续佩戴，希望给予患者尽快恢复咀嚼功能，并考虑患者身体状况提高患者生存质量，设计上颌选取骨量较好区域植入6颗种植体，即刻负重，术后即刻恢复患者咀嚼功能，如果采用分段植入，需要植骨，延期负重，对患者过渡期的进食影响很大。依据种植体数目、位置分布，种植体直径及骨内段和骨外段长度比率，患者咀嚼肌力大小、咀嚼习惯等要素设计义齿，减小颊舌径、近远中径及连接体面积大小，降低牙尖高度等减小种植体所受负荷。多数文献认为悬臂长度不应超过15mm，理想的悬臂长度为10mm左右。本病例中，上颌即刻负重末端位点选择在双侧上颌第一磨牙区域，最终修复体末端为双侧第二磨牙，控制悬臂梁长度，调整咬合接触点，合理分布咬合力，以达到最终修复体力量分布均匀。

参考文献

[1] 李德华. 简单化原则是口腔种植发展的必然趋势[J]. 中华口腔医学杂志, 2006, 41（3）:151–153.

[2] Farias Neto A, Pereira BM, Xitara RL. The influence of mandibular implant–retained overdentures in masticatory efficiency[J]. Gerodontology, 2012,29(2):e650–e655.

[3] 徐淑兰，周磊，黄建生，等. 上颌窦底骨量不足的种植修复设计[J]. 广东医学, 2008, 29(1):74–75.

[4] Müller F, Hernandez M, Grütter L. Masseter muscle thickness, chewing efficiency and bite force in edentulous patients with fixed and removable implant–supported prostheses: a cross–sectional multicenter study [J]. Clin Oral Implants Res, 2012,23(2):144–150.

[5] Sagat G, Yalcin S, Gultekin BA, et al. Influence of arch shape and implant position on stress distribution around implants supporting fixed full–arch prosthesis in edentulous maxilla[J]. Implant Dent, 2010,19(6):498–508.

[6] Paul P Chang, Ernst A Henegbarth, Lisa A Lang. Maxillary zirconia implant fixed partial dentures opposing an acrylic resin implant fixed complete denture: A two–year clinical repoet[J]. J Prosthet Dent，2007，97(6): 321–330

[7] McAlarney ME, Stavropoulos DN. Determination of cantilever length–anterior–posterior spread ratio assuming failure criteria to be the compromise of the prosthesis retaining screw–prosthesis joint [J]. Int J Oral Maxillofac Implants, 1996,11(3): 331–339.

全口种植即刻负重1例

李明 魏谋达

摘要

患有重度慢性牙周炎患者，牙槽骨严重吸收伴牙齿松动，严重影响日常饮食，传统常以拔除患牙，等待3～4个月的无牙期后行全口义齿修复，无牙期及全口义齿的异物感，让部分患者拖延治疗。拔牙后即刻种植，即刻固定义齿修复，解决了广大缺牙和即将缺牙患者的后顾之忧，缩短了治疗周期，提高了患者的生活质量。

关键词：牙周炎；全口种植；即刻负重

一、材料与方法

1. 病例简介　42岁男性患者，牙齿松动严重影响饮食就诊。无吸烟史，无糖尿病史，否认系统性疾病及过敏史。口内检查：面部基本对称，上前牙烤瓷松动，14、11、21、26、35～37、45～47缺失，余留牙Ⅱ～Ⅲ度以上松动，牙周袋深，牙结石较多，牙龈略红肿。CBCT示：余留牙的牙槽骨均有不同程度吸收，均超过牙根的1/2，牙槽嵴低平，上颌双侧磨牙区骨量不足。

2. 诊断　牙列缺损；重度牙周炎；不良修复体。

3. 治疗计划

（1）拔除余留牙，全口种植，即刻临时修复。

（2）上、下颌各种植6颗植体，全口恢复24颗牙。

（3）植体品牌：德国Icx。

（4）永久修复体：纯钛切削桥架+烤塑冠（钛塑混合桥）。

（5）治疗周期：5～6个月。

4. 治疗过程（图1～图41）

（1）下颌阿替卡因局部浸润麻醉下，拔除余留牙、翻瓣、清创，33、34、36、43、44、46位点备洞。植入植体，植体型号：33、34、43、44：3.8mm×12.5mm；36、46：4.8mm×8mm，上复合基台及保护帽，缝合。

（2）上颌局部麻醉下拔除余留牙，翻瓣，清创，备洞，植入植体，上复合基台。缝合，植体型号：12、14、22、24：3.8mm×12.5mm；16、

26：4.15mm×15mm，其中16、26植体为倾斜种植，避开上颌窦。

（3）植体扭矩全部大于30N·cm，取开窗式印模，并制取咬合记录，交由技师制作临时义齿，戴入调整咬合。

（4）4个月后完成最终义齿修复，使用良好。

二、结论

牙周病致病菌在口腔内的生存依赖于天然牙的存在，即使患者有牙周病史，一旦全颌牙齿拔除后这些致病菌也随之减少和消失，在植入种植体后也不再出现。对于临床预后不佳的重度牙周炎患者，早期拔除余留牙后采用种植义齿的修复方式，可早日恢复患者的咀嚼功能。与传统延期种植相比，即刻种植有许多优点，包括：减少手术次数，缩短愈合期，维持牙槽嵴的高度及宽度，引导种植体植入较理想的解剖位置，成功率与常规延期种植相似等，种植技术的迅速发展，即刻修复为因中重度牙周炎而导致的牙列缺损、缺失的患者解决了无牙期或活动义齿不适的难题。

三、讨论

传统种植理论要求种植体植入后必须经3～6个月的无负荷封闭愈合期，以使种植体与牙槽骨发生良好的骨结合，由于临床修复等待时间较长，许多患者放弃选择种植义齿。随着国内外对骨结合基础研究的深入，逐步开展种植术后即刻修复的研究，取得了较为满意的效果。即刻种植时剩余牙槽骨的骨量、骨质也是提供植体扭力稳定的重要因素，能否即刻负重还需临床多重考虑。

作者单位：苏州市吴江区牙博士口腔
通讯作者：李明；Email: 625085987@qq.com

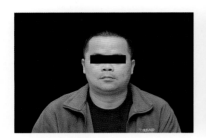

图1 术前正面像

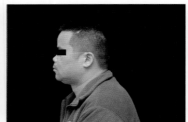

图2 术前侧面像

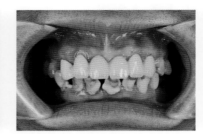

图3 术前口内像1

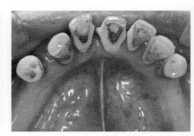

图4 术前口内像2

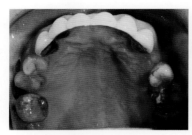

图5 术前口内像3

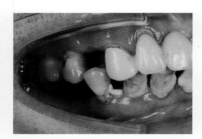

图6 术前口内像4

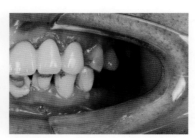

图7 术前口内像5

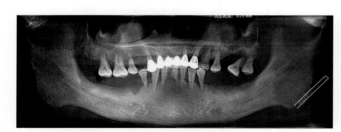

图8 术前全景片

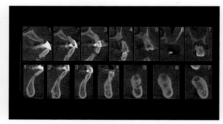

图9 术前牙位截图1

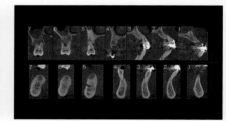

图10 术前牙位截图2

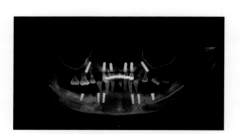

图11 植体模拟分布，避开骨缺损区域

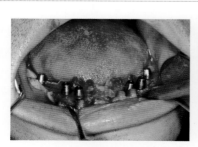

图12 下颌双侧植入6颗植体并安装复合基台及保护帽

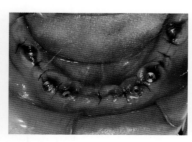

图13 缝合

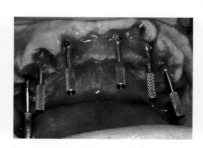

图14 上颌双侧植入6颗植体并安装复合基台

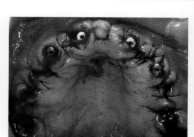

图15 缝合

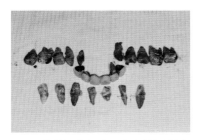

图16　拔掉的余留牙，可见牙结石较多

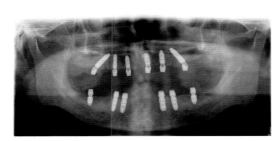

图17　术后全景片

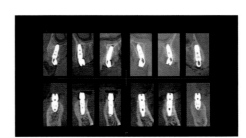

图18　术前牙位截图

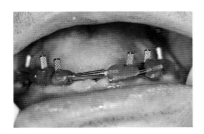

图19　术后上下颌即刻刚性连接制取开窗印模

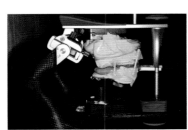

图20　技工模型上𬬭架

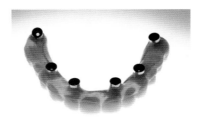

图21　上颌临时义齿

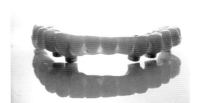

图22　下颌临时义齿

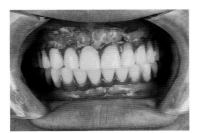

图23　临时义齿戴入口内

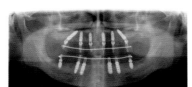

图24　临时义齿戴入后的全景片

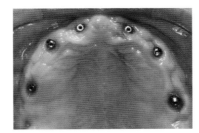

图25　术后4个月上颌

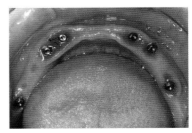

图26　术后4个月下颌（漏拆一根线）

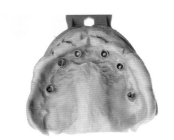

图27　最终义齿印模（上颌）

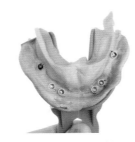

图28　最终义齿印模（下颌）

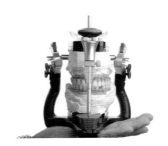

图29　用临时义齿确定最终修复体的咬合关系

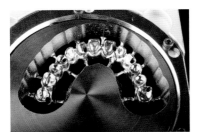

图30　纯钛桥架切削

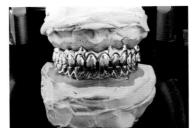

图31　切削完成后

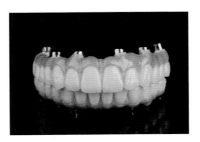

图32　最终义齿完成

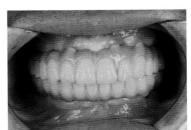

图33　口内戴入

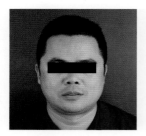

图34 戴牙后正面像

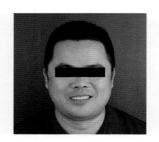

图35 戴牙后微笑像

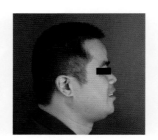

图36 戴牙后侧面像

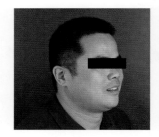

图37 戴牙后45°侧面像

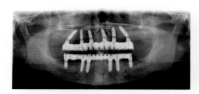

图38 戴牙后全景片

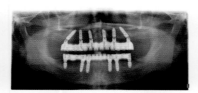

图39 术后1年

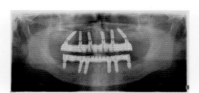

图40 术后2年

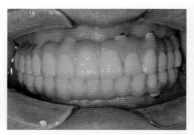

图41 术后2年口内像

参考文献

[1] Nevins M，Lailger B. The successful of osseointegrated ira–pl ts for the treatment of the recalcitrant periodontal patient[J].J Periodontol, 1995, 66(2):150–157.

[2] 李琼, 王佐林. 口腔即刻种植的研究进展[J]. 口腔颌面外科学杂志, 2011, 21(1): 55–58.

[3] Branemark PI.Osseointegration and its experimental background [J]. Jprosthet Dent, 1983, 50: 399–410.

[4] 邸萍, 林野.牙种植即刻修复的临床研究[J].中华口腔医学杂志, 2004, 39(4):265–268.

数字化外科导板联合导板锁预成修复体在即刻修复中的应用1例

吴迪　曲哲　关昌俊　董继佳　刘光源　阚平平　赵佳明

摘要

目的：本文介绍数字化外科导板联合导板锁预成修复体在即刻修复中的应用1例。**材料与方法**：选取大连市口腔医院种植中心就诊的1例上颌多颗牙缺失且余留牙松动，要求种植修复上颌缺损牙列的患者为研究对象；术前对患者进行全面的口腔检查及CBCT检查，确定治疗方案后，第一次手术拔除全部上颌余留患牙并于22处行位点保存、期间佩戴临时修复体。术后6个月，种植辅助软件（Nobel Clinician）设计制作6颗植体支持的数字化外科导板，同时利用导板联合导板锁（Guided Cylinder with Pin）翻制石膏模型，术前预先制作整体切割的PMMA临时修复体，然后进行种植手术，手术当天戴入预成的螺丝固位的临时修复体。临时修复体戴入6个月后，期间对患者进行定期复查，待软硬组织稳定后行氧化锆桥支架并饰瓷的永久修复。**结果**：此病例术前利用导板联合导板锁及CAD/CAM技术设计制作并预成PMMA临时修复体。择期使用导板引导手术。术后当天直接戴入预成的PMMA临时修复体，迅速恢复美观以及功能。最终制作PIB（procera implant bridge）氧化锆整体切削支架并饰瓷的永久修复体，较好地恢复了患者的功能以及美观。利用数字化咬合分析仪以及肌电仪对患者的咬合情况以及咀嚼肌的功能恢复情况进行客观评价，通过精细调改咬合，最终患者感到舒适、满意。**结论**：数字化外科导板的应用使得我们精确植入植体，可以最大限度地利用可用骨量，避免骨增量技术，节省手术时间，减少患者创伤。预成修复体技术易于种植术后即刻修复，可迅速减少患者缺牙所带来的美观与功能上的不适。氧化锆整体切削支架并饰瓷的永久修复体强度高、美观性好、不易着色，可较好地恢复患者的美观以及功能。

关键词：数字化技术；预成修复体；导板锁（Guided Cylinder with Pin）；CAD/CAM

20世纪70年代，瑞典Brånemark教授正式提出了经典的"骨结合"理论。经过几十年的不断发展，种植牙因其不损害天然牙、咀嚼效率高，而且美观舒适，逐渐成为牙列缺损的首选治疗方式。随着锥形束CT和CAD/CAM技术的不断发展，种植技术有了新的突破。人们对种植牙的要求从简单的恢复咀嚼功能向美观、微创、精确、个性化等目标转移。在近几年种植医学领域形成以CAD/CAM为轴线的技术路线，并且受到临床医生的充分肯定。随着以修复为导向的种植理念的深入，外科导板越来越多地在种植治疗中得到应用。本文是利用数字化技术从术前设计到手术及修复过程的具体实施本着全程数字化的理念、设计制作外科导板并术前预成临时修复体、最终制作氧化锆整体切削支架并饰瓷的永久修复体的1例6颗种植体支持的种植固定修复病例。

一、材料与方法

1. 病例简介　42岁男性患者。主诉：上颌多颗牙缺失，要求种植修复。现病史：数月前因牙周病拔除上颌多颗松动牙，现要求种植修复。既往史：平素体健，无全身系统性疾病，无药物、材料等过敏史。口内检查：口内12、14、15、17、22、26、27、28、47 Ⅲ度松动，13、23、24、46 Ⅱ度松动，11、16、21、25缺失，缺牙区牙槽嵴中度吸收，表面黏膜整无异常。CBCT显示：全口天然牙牙槽骨水平吸收根长1/2~2/3，17近中及36、46远中牙槽骨角形吸收，22根尖处低密度影像。

2. 诊断　上颌牙列缺损；慢性牙周炎。

3. 治疗计划

（1）拟拔除上颌余留患牙。

（2）拟制作上颌临时修复体，6个月后拟进行种植手术。

（3）术前拟使用Nobel Clinician软件设计制作导板，使用导板锁联合导板预先制作临时修复体。

（4）拟使用Nobel Replace Conical Connection种植体完成种植手术。

（5）术中视种植体初期稳定性拟行即刻修复。

（6）永久修复。

（7）定期复查。

（8）卫生维护。

作者单位：大连市口腔医院

通讯作者：赵佳明；Email: dlkq_zhaojiaming@126.com

4. 治疗过程（图1~图41）

（1）术前检查：对患者进行详细的口腔专科检查以及影像学检查：12、14、15、17、22、26~28、47 Ⅲ度松动，13、23、24、46 Ⅱ度松动，11、16、21、25缺失，缺牙区牙槽嵴中度吸收，表面黏膜平整无异常。CBCT显示：全口天然牙牙槽骨水平向吸收根长1/2~2/3，17近中及36、46远中牙槽骨角形吸收，22根尖处低密度影像。

（2）种植手术前准备工作：第一次手术拔除上颌口内余留患牙并于22处行位点保存，术后行临时过渡义齿修复。6个月后，复诊检查，拍摄CBCT，并使用临时过渡义齿制作放射导板。利用Nobel Clinician软件设计制作数字化外科导板，然后利用导板锁联合导板翻制模型，面弓转移旧义齿颌位关系，上全可调𬌗架并安放临时基台，吉尔巴赫扫描仪录入旧义齿信息，CAD/CAM技术预先制作出PMMA临时修复体，预留临时基台穿出孔道。择期尽快进行种植手术。

（3）种植手术：术前验血等常规检查，使用0.12%复方氯己定漱口液含漱3次，每次15mL，含漱1分钟。采用无痛麻醉机（STA），局部麻醉。使用Nobel Replace Conical Connection种植体及其配套器械（NobelBiocare公司，瑞典），戴入导板，固定针固定导板，环切牙龈。压板固定在导板上，逐级备洞，于上颌16、14、12、22、24、26位点分别植入Nobel CC，4.3mm×10mm，RP、Nobel CC，4.3mm×13mm，RP、Nobel CC，3.5mm×10mm，NP、Nobel CC，4.3mm×10mm，RP、Nobel CC，4.3mm×13mm，RP、Nobel CC，4.3mm×10mm，RP 6颗种植体，扭紧复合基台螺丝，安放愈合帽并缝合。

（4）即刻修复：种植手术当天，戴入预先制作的螺丝固位的打好孔道的PMMA临时修复体，在口内将临时基台与临时修复体连接在一起，将临时修复体送往技工中心，进行围模，在唇侧进行回切饰牙龈瓷，热压塑得到临时修复体。将完成好的临时修复体在患者口内试戴，临时修复体被动就位。调整咬合。嘱患者勿用临时修复体咬硬物，注意口腔卫生，每月进行复查，

由于患者有夜磨牙习惯，术后制作𬌗垫并嘱患者坚持试戴。

（5）软硬组织稳定后，行永久修复：种植手术6个月后，种植体骨结合良好，以及周围软组织稳定，拟行上颌PIB氧化锆整体切削支架并饰瓷的永久修复。

①制取个性化转移杆：在石膏模型上将开窗转移杆用Pattern Resin成型树脂（GC公司，日本）进行连接，然后在各个植体之间将硬性树脂断开，取模当天口内进行连接。

②制取开窗式印模、试戴临时修复体：用DMG Light+Heavy加聚型硅橡胶（DMG，德国）制取开窗式印模，检查印模制取情况，确认准确无误后，连接替代体，涂布分离剂，注入人工牙龈材料（Coltene，瑞士），灌注超硬石膏。确定垂直距离，制取颌位记录，转移咬合关系，依次试戴诊断蜡型，试戴PMMA临时修复体，患者对咬合舒适度、牙体形态及面下1/3丰满度均表示满意。试戴PIB氧化锆整体切削支架，被动就位良好，与软组织边缘密合，外形轮廓适宜，有足够饰瓷空间。

③戴入永久修复体：试戴氧化锆整体切削支架并饰瓷的永久修复体，修复体与周围软组织相协调，基台完全被动就位，确认修复体颜色形态良好，患者满意，调改咬合至牙尖交错位时多点接触，前伸𬌗与侧方𬌗无干扰，发音正常，无压痛及其他不适，然后高度抛光，超声振荡修复体，消毒后气枪吹干。口内戴入永久修复体后，扭矩扳手加力至30N，聚四氟乙烯封闭螺丝通道，树脂封孔。拍摄曲面断层片摄影确认就位。嘱患者勿咀嚼过硬食物，使用冲牙器维护口腔卫生，夜间使用𬌗垫，定期复查，有种植体或修复体松动或其他不适情况随诊。

二、结果

种植体植入后骨结合良好，未见明显病理性骨吸收，无种植体周围炎，软组织健康。患者满意。

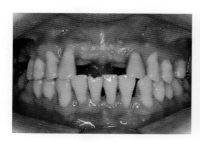

图1　术前口内像

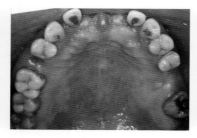

图2　术前𬌗面像

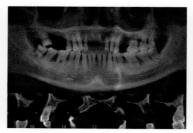

图3　术前CBCT

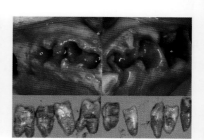

图4　拔除患牙

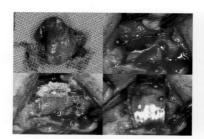

图5　摘除22根尖囊肿并行位点保存

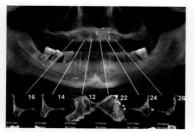

图6　术后6个月CBCT

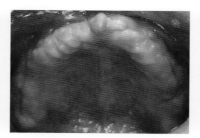

图7　上颌口内像

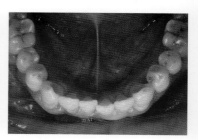

图8　下颌口内像

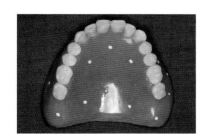

图9　制作放射导板

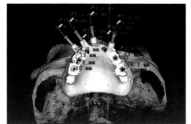

图10　设计导板

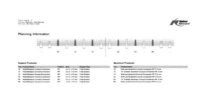

图11　导板设计单

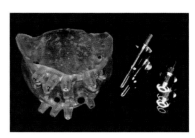

图12　外科导板与导板锁

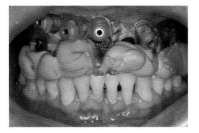

图13　试戴手术导板

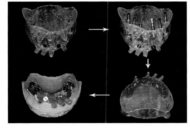

图14　利用导板锁翻制石膏模型

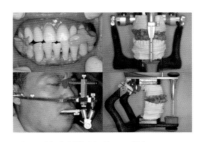

图15　转移颌位关系、上𬌗架

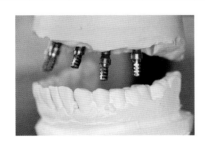

图16　安放临时基台

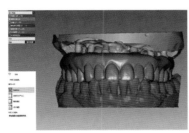

图17　扫描设计修复体

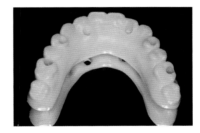

图18　切割完成的PMMA临时修复体

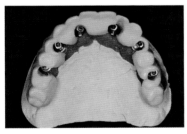

图19　预留临时基台位置

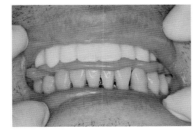

图20　口内试戴临时修复体

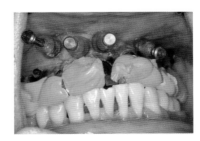

图21　固定导板

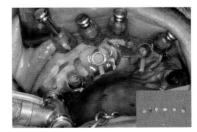

图22　环切牙龈

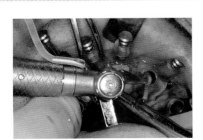

图23　逐级备洞并植入植体

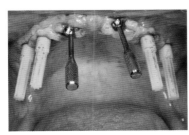

图24　安放复合基台

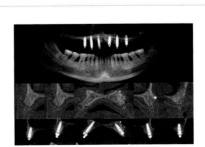

图25　术前与术后CBCT对比

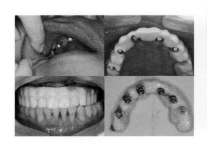

图26　口内Pick-Up

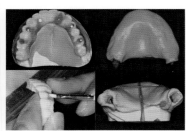

图27　围模、饰瓷、注塑

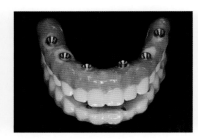

图28　制作完成的临时修复体

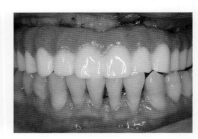

图29　临时修复体被动就位

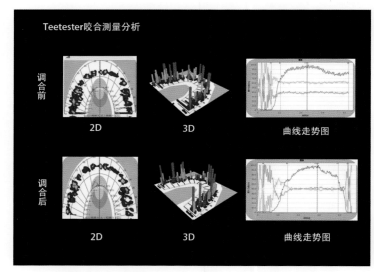

图30　Teetester 咬合测量分析

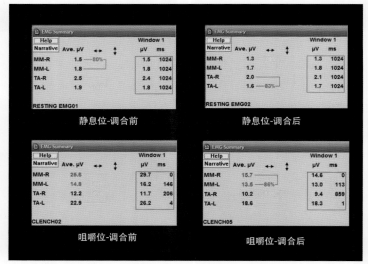

图31　咀嚼肌肌电图

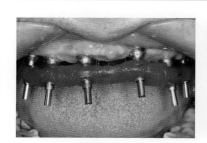

图32　永久修复制取开窗印模

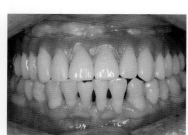

图33　口内试戴诊断蜡型

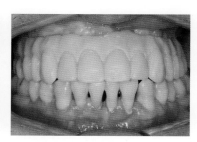

图34　口内试戴PMMA修复体

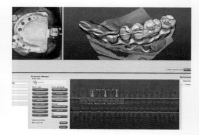

图35　扫描设计二段式锆支架

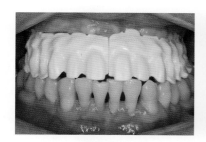

图36　口内试戴二段式锆支架

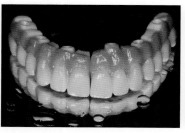

图37　饰瓷完成的永久修复体

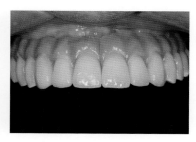

图38　口内戴入永久修复体

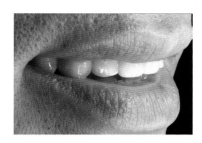
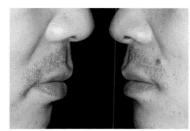
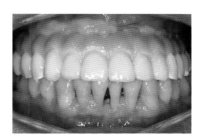

图39　永久戴牙微笑像　　　　图40　永久戴牙侧面像　　　　图41　永久修复后4个月复查

三、讨论

1. 数字化技术的使用　数字化外科导板，是计算机辅助设计信息的载体，为一种术中定位装置，使得以修复为导向的种植设计理念精确地转换为实物，起到精确定位和引导的作用。数字化种植导板技术发展迅速，已经得到了较为广泛的应用。尽管导板的应用有精确、微创等诸多优势，但它仍存在一定的局限性，精确度是相对的，它实际包含了导板生产过程和临床应用过程中所有误差的一个总和。

2. 预成修复体技术　预成修复体技术在即刻修复中的应用使得患者种植手术之后不再制取印模，避免引起患者的不适，避免对种植创口的牵拉引起缝线脱落甚至创口感染，同时大大缩减了患者临床就诊时间，给患者良好的就诊体验。

目前主要有两种方法可以预先制作临时修复体。一种方法是通过导板联合导板翻制模型，在石膏模型上制作修复体。还有一种方法是利用患者的旧义齿，在旧义齿上预留出临时基台的穿出位点，从而获得的临时修复体。

3. 上部结构材料的选择　目前，对于All-on-4或者无牙颌种植体支持的固定桥修复一般有两种修复材料可以选择。包括CAD/CAM钛切削支架并用聚合瓷饰瓷的永久修复体以及氧化锆整体切削支架并饰瓷的永久修复体。

两种修复体各有优缺点。对于钛切削支架并用聚合瓷饰瓷的永久修复体，具有易于修补、费用稍低的优势。但是，对于咬合力较大的患者，其𬌗面为金属，影响美观，同时聚合瓷易于着色，对于美观也有影响。对于氧化锆整体切削支架并饰瓷的永久修复体既能保证足够的强度又能维持长期的美观性，同时瓷材料与人体的相容性更好，也更有利于周围软组织的健康，但是瓷材料脆性较大，存在崩瓷甚至碎裂的风险，瓷材料的修补较为费时、困难。修复体由独立的左右两部分组成，在中线处存在一条缝隙，具有影响美观的潜在风险，再者费用也稍高。

4. 咬合重建效果评价　一般对于咬合重建效果的评价常采用观察面下1/3高度的恢复情况，患者对于咬合、咀嚼、发音等的改善以及肌肉关节症状的缓解来作为评价标准。但这些描述都较为主观，而数字化咬合分析系统和肌电图仪可以较为客观地反映咬合情况，可以准确清晰地记录咬合力、咬合中心点位置的改变以及咬肌群的功能活动状况，对于精细调整咬合具有指导意义。同时，数字化咬合分析系统是用来精确记录和分析咬合力随接触时间变化的工具，即它们能用于动态的咬合接触检查，能够分析出种植修复后全口修复体的咬合力是否平衡，还可以查找是否存在早接触点和细微的𬌗干扰，能够更加精确以及客观地指导口腔医生分析与评价患者的咬合问题。肌电图仪能够检测咀嚼肌的肌电活动功能，可检测无牙颌修复和调𬌗前后的肌功能变化及两侧咀嚼肌肌功能是否对称。

参考文献

[1] D'Souza KM, Aras MA. Types of implant surgical guides in dentistry: a review[J]. Journal of Oral Implantology, 2012, 38(5):643–652.

[2] Steenberghe DV, Glauser R, Blombäck U, et al. A computed tomographic scan-derived customized surgical template and f ixed prosthesis for f lapless surgery and immediate loading of implants in fully edentulous maxillae: a prospective multicenter study[J]. Clin Implant Dent Relat Res, 2005, 7(Suppl 1):S111–S120.

[3] Sanna AM, Molly L, Steenberghe DV. Immediately loaded CAD-CAM manufactured fixed complete dentures using flapless implant placement procedures: A cohort study of consecutive patients[J]. Journal of Prosthetic Dentistry, 2007, 97(6):331–339.

[4] Hultin M, Svensson KG, Trulsson M. Clinical advantages of computer-guided implant placement: a systematic review[J]. Clinical Oral Implants Research, 2012, 23(s6):124–135.

[5] Garber DA, Belser UC. Restoration-driven implant placement with restoration-generated site development[J]. Compendium of Continuing Education in Dentistry, 1995, 16(8):796–798.

[6] 满毅. 数字化技术在口腔种植修复中的应用[J]. 口腔医学,2017, 37(7):577–582.

[7] 宿玉成. 浅谈数字化口腔种植[J]. 中华口腔医学杂志,2016, 51(4):194–200.

[8] Lal K, White GS, Morea DN, et al. Use of stereolithographic templates for surgical and prosthodontic implant planning and placement. Part I. The concept[J]. Journal of Prosthodontics, 2006, 15(1):51–58.

[9] Voitik AJ. CT data and its CAD and CAM utility in implant planning: part I[J]. Journal of Oral Implantology, 2002, 28(6):302–303.

[10] Sohmura T, Kusumoto N, Otani T, et al. CAD/CAM fabrication and clinical application of surgical template and bone model in oral implant surgery[J]. Clinical Oral Implants Research, 2009, 20(1):87–93.

钛锆窄植体在无牙颌中的应用体会

沈国栋　廖珊　梁永宽

摘 要

目的：本文介绍一年轻女性患者（32岁），重度牙周病导致前牙区骨水平吸收，早期种植延期负重的手术及修复程序，着重讨论Straumann Roxolid钛锆窄植体在全口种植修复中简化治疗的应用。**材料与方法**：患者评估，进行曲面体层放射线和CBCT等检查；拔除全口患牙（仅留口内部分磨牙），1个月后早期种植，上颌植入6颗植体（Straumann Roxolid BL NC SLActive 3.3mm×12mm 4颗+ SP RN 4.1mm×10mm/4.8mm×8mm 2颗），下颌植入6颗植体（Straumann Roxolid BL NC SLActive 3.3mm×12mm 2颗+3.3mm×10mm 1颗+SP RN 4.1mm×10mm 3颗），左侧上颌内提升，潜入式愈合，14天拆线；即刻活动义齿过渡，手术2个月之后行二期手术暴露种植体，多基台+CAD/CAM 纯钛一体桥聚合瓷永久修复。

关键词：牙周病；钛锆窄植体；CAD/CAM纯钛支架；咬合重建

一、材料与方法

1. 病例简介　32岁女性患者，以"门牙影响美观及后牙无法咀嚼"为主诉。患者诉自21岁分娩后，全口多颗牙逐步出血松动、脱落，上颌门牙5年前烤瓷桥修复，近3年来一直在省某口腔医院牙周治疗，但由于治疗断断续续，未有缓解。遂来我院就诊，要求植牙，恢复门牙美观及后牙的咀嚼功能。检查发现患者面型基本对称，开口型正常、开口度约3横指，低位笑线，上颌11、12、21、22烤瓷桥Ⅲ度松动，牙根暴露，未扪及颞下颌关节弹响，X线片示上下颌颌骨均出现不同程度的垂直向吸收，口内余留牙均出线Ⅱ度松动以上。CBCT示：左侧上颌窦骨高度不足，前牙区颌骨出现水平吸收。既往无特殊，否认全身系统性疾病及双膦酸盐治疗史。

2. 诊断　重度牙周炎；牙列缺损。

3. 治疗过程（图1～图44）

（1）术前取观察模型并制作活动义齿。

（2）洁治1周后拔牙，拔牙创覆盖"可即邦"胶原蛋白海绵，褥式缝合，即刻全口活动义齿。

（3）拔牙后1个月行早期种植，上颌植入6颗植体（Straumann Roxolid BL NC SLActive3.3mm×12mm4颗+SP RN 4.1mm×10mm/4.8mm×8mm2颗），下颌植入6颗植体（Straumann Roxolid BL NC SLActive 3.3mm×12mm2颗+3.3mm×10mm1颗+ SP RN 4.1mm×10mm3颗）。

（4）上颌左侧同期上颌窦内提升（Summers冲击法）。

（5）无张力缝合、软衬活动义齿，14天拆线。

（6）手术1个月后种植二期，安装愈合基台，再次软衬活动义齿。

（7）二期2周后，夹板式印模，面弓转移。

（8）试戴支架，确认美学关系。

（9）螺丝固位，封闭通道。

（10）卫生宣教，较会使用间隙刷、冲牙器等，术后定期维护。

二、结果

患者在种植修复3个月和1年进行了复查，种植体均无松动、脱落，咬合关系良好，牙龈无明显红肿，放射线检查种植体周围未见明显牙槽骨边缘性吸收。我认为，钛锆（Straumann Roxolid）窄种植体的强度和CAD/CAM技术纯钛切削的聚合瓷复合桥可成功应用于该无牙颌患者，近期效果满意。

三、讨论

1. 运用3.3直径钛锆种植体简化了种植手术，解决了骨宽度不足和植体强度的问题（遗憾的是手术时BLT还未上市）。

2. Straumann SL Active亲水表面植体更快地骨整合，降低早期负重风险。

3. 保留部分磨牙对患者心理及修复体的影响。

4. CAD/CAM技术是口腔医学的一个重要发展方向和行业进步的必然趋势。也使得种植修复的精确度和密合度有了较大的提高。在永久修复中，我们采用了CAD/CAM技术纯钛切削的一体支架，同以往的铸造支架相比，纯钛切削的一体支架，变形率底，可以获得良好的被动就位，一体支架使强度也得到了保障。

作者单位：春芽医生集团（香山口腔医院）

通讯作者：沈国栋；Email: shenguodong@vip.qq.com

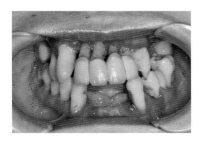

图1　治疗前口内正面像

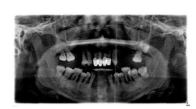

图2　治疗前曲面断层片

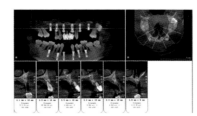

图3　位点方案1

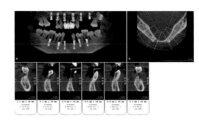

图4　位点方案2

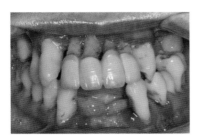

图5　拔牙1

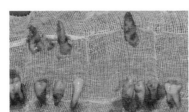

图6　拔牙2

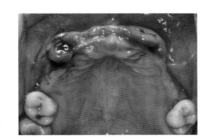

图7　拔牙3

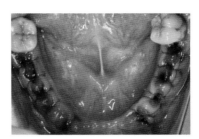

图8　拔牙4

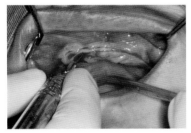

图9　翻瓣（1个月后早期种植）1

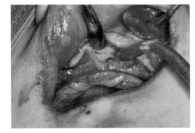

图10　翻瓣（1个月后早期种植）2

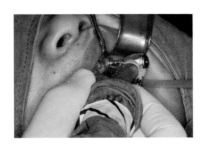

图11　大球钻修整牙槽嵴顶1

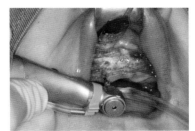

图12　大球钻修整牙槽嵴顶2

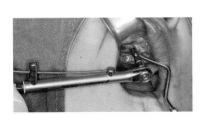

图13　植入前牙区第一颗植体1

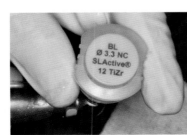

图14　植入前牙区第一颗植体2

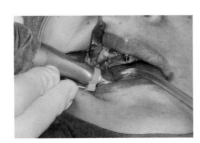

图15　以携带体为参照平行种植1

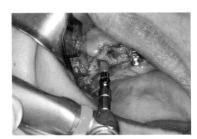

图16　以携带体为参照平行种植2

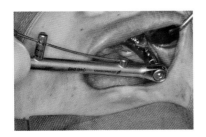

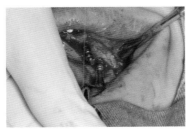

图17、图18　左侧上颌窦内提升（Summers冲击法）

图19　GBR（Bio-Oss混合自体骨）1

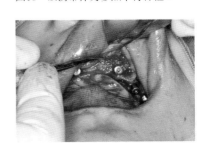

图20　GBR（Bio-Oss混合自体骨）2

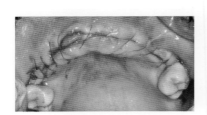

图21　上颌完成继续下颌1

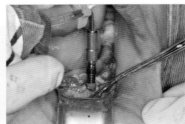

图22　上颌完成继续下颌2

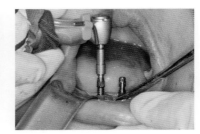

图23　下颌完成1

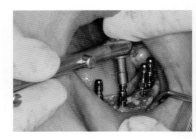

图24　下颌完成2

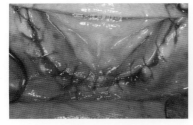

图25　关闭创口及术后全景片1

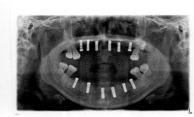

图26　关闭创口及术后全景片2

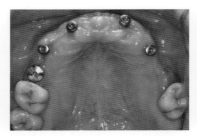

图27　二期手术1

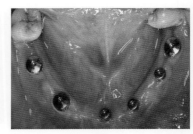

图28　二期手术2

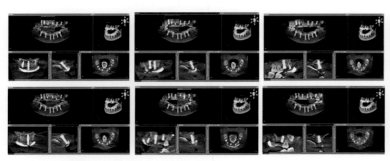

图29　CBCT截图（上颌）

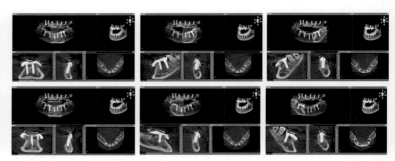

图30　CBCT截图（下颌）

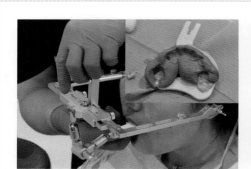

图31　夹板式印模、面弓转移1

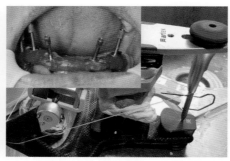

图32　夹板式印模、面弓转移2

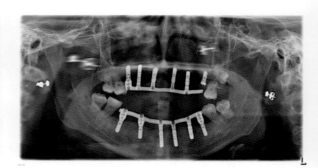

图33　CAD/CAM简易支架、临时修复体

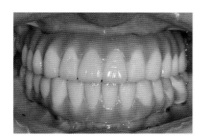

图34 永久修复体1

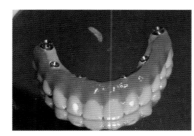

图35 永久修复体2

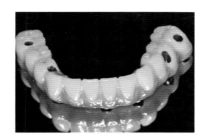

图36 永久修复体3

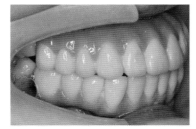

图37 咬合1

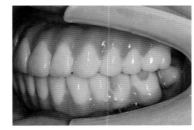

图38 咬合2

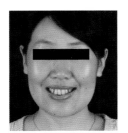

图39 术前、术后面型对比1

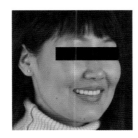

图40 术前、术后面型对比2

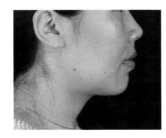

图41 术前、术后面型对比3

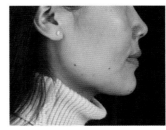

图42 术前、术后面型对比4

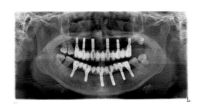

图43 戴牙后全景片

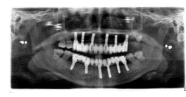

图44 1年后复查全景片

参考文献

[1] 汤春波, 光寒冰, 邱憬, 等. CAD/CAM种植修复技术在无牙颌患者中应用[J].中国实用口腔科杂志, 2013, 6(2): 79-85.

[2] 邱立新, 胡秀莲, 陈波, 等.上颌窦底冲压提升法种植修复122例缺牙的临床观察[J].中华口腔医学杂志, 2006, 41(3).

[3] 林野, 邱立新, 金鹏越, 等.上颌窦底植骨种植效果的回顾性研究[J].中华口腔医学杂志, 2005, 41(2).

[4] MaloP, AraujoM.Retrievable Metal Ceramic Implant-Supported Fixed Prostheses with Milled Titanium Frameworks and All-Ceramic Crowns:Retrospective Clinical Study with up to 10 years of Follow-Up[J].J Prosthodont,2012,21(4):256-264.

数字化种植固定修复低密度骨质全口无牙颌1例

梁成文 张维丹 于春红 林海燕

摘要

目的：通过数字化导航完成1例低密度颌骨骨质无牙颌全口种植固定修复，观察应用此项技术和Straumann BLT进行全口种植修复的效果。**材料与方法**：通过对患者主诉和完善的术前检查，采用CBCT数据辅助设计手术方案，手术导板指导下即刻种植，其中下颌远端均为倾斜种植并行即刻修复。术后3个月完成上部CAD/CAM纯钛支架、氧化锆全瓷单冠全颌种植固定义齿修复咬合重建。术后影像学检查和临床检查评估治疗效果。**结果**：种植体均获得良好的骨结合，临时义齿在术后3个月内固位良好、无松动。永久修复体获得良好被动就位，恢复了患者咀嚼功能和美观。**结论**：应用Straumann新型植体BLT在骨质疏松的颌骨患者进行全口种植修复，在3个月时间可以获得良好的骨结合，数字化的应用可以辅助种植体的精确植入和上部修复体的美观设计，值得临床进一步推广使用。

关键词：无牙颌；数字化；骨质疏松

我国已步入老龄社会，中老年人因龋病、牙周病、老年退行性改变导致的牙龈萎缩以及因外伤、后天畸形和肿瘤等引起的牙槽骨缺失等，而导致大量患者存在牙列缺损、牙列缺失，极大地影响了他们的生活质量。全口种植修复为提高中老年人生活质量提供了有效保障。

牙齿缺失采用种植修复时，治疗期间提供合适的临时义齿修复以保持患者正常的工作和社交活动也是种植医生在制订种植治疗计划时必须考虑的一个重要问题。患者术区颌骨的量与质和治疗计划的制订息息相关。如果患者骨质条件允许，我们常采用即刻负重。即刻负重（immediate loading）是指植入种植体后即刻以临时义齿修复上部结构，愈合期间患者可使用义齿渐进性负重，待种植体获得骨性愈合后，更换永久性上部结构完成种植义齿修复。

在为无牙颌患者开展种植修复时，术前详细的检查和设计至关重要。现代数字化技术为种植修复提供了三维可视化设计方案，应用CAD/CAM技术可以实现上部修复体的精确加工制作。

本文介绍1例因牙周病致牙列缺失的患者，其上颌骨骨密度在Ⅲ～Ⅳ类之间。在完善基础治疗后，采用数字化种植导板结合CAD/CAM技术，采用Straumman BLT种植体行上下颌全牙弓固定种植修复，其中下颌采用即刻修复。3个月后完成上部永久修复，恢复了患者牙颌功能和美观，取得了良好的临床效果。

作者单位：杭州口腔医院

通讯作者：林海燕；Email: lcw918_@126.com

一、材料与方法

1. 病例简介 52岁男性患者。要求固定义齿修复上下颌缺失牙。同时要求治疗期短，治疗期间尽量不影响饮食。现病史：患者曾戴用局部可摘义齿，感明显不适，且旧义齿松动，严重影响咀嚼及言语。临床检查：下颌牙槽骨低平，下颌全口缺失，17～14、24～27缺，上颌13～23存，松动Ⅱ～Ⅲ度（图1～图3），牙龈无红肿，角化龈宽度正常。X线片示：13～23牙槽骨吸收至根尖1/3～2/3（图4）。CBCT（图7～图9）示：上颌骨后牙区及前牙区骨量较好，骨密度较低，呈现骨密度为Ⅲ～Ⅳ类。下颌后牙区骨宽度不足，左下前牙区存在骨缺损。双侧髁状突形态连续，无异常（图5、图6）。

2. 诊断 牙列缺损。

3. 治疗计划 即刻种植+全口种植固定义齿修复。

4. 治疗过程

首先对患者的健康状况进行评估，内容包括：主诉、现病史、既往史以及牙颌状况。并做辅助的实验室检查，包括：血细胞分析以及生化系列分析。健康状况评估结果认为患者可以承受种植手术。由此制订综合治疗计划。

（1）术前拍摄CBCT，取模，定颌，根据牙槽骨的质量、高度及宽度制作手术导板。拟在16、14、11、21、24、26、32、35、42、45植入种植体，上颌6颗（图10，表2）、下颌4颗（图11，表1）。

（2）手术当天提前2小时将手术导板浸入聚维酮碘液内消毒备用。

（3）术前1小时给予口服抗生素、消肿药及止痛药。

（4）种植体植入：常规口内外消毒。术区骨膜下必兰行局部浸润麻醉，拔除13～23患牙后，戴入手术导板并固定，按照设计方案逐级备洞，备洞过程由手术医生、助手及导板设计者三方确认，以免发生错误。取下放射导板后，切开种植体植入处黏膜，探查备洞位置、角度及是否有穿孔，完成最后一钻备洞，植入种植体，在14、24骨量不足处植入少量骨粉以促进成骨。手术时先下颌后上颌。术中下颌戴入Straumann配套多功能基台，并连接开窗式取模杆，上颌封闭螺丝，严密缝合关闭创面（图12～图14）。

表1　下颌种植手术术前设计

种植体位点	型号	直径（mm）	长度（mm）	备注
45	Stranmuann　BLT	4.1	14.0	
42	Stranmuann　BLT	3.3	14.0	
32	Stranmuann　BLT	3.3	14.0	
35	Stranmuann　BLT	4.1	14.0	

表2　上颌种植手术术前设计

种植体位点	型号	直径（mm）	长度（mm）	备注
16	ITI　BLT	4.1	10.0	
14	ITI　BLT	3.3	14.0	
11	ITI　BLT	3.3	14.0	
21	ITI　BLT	3.3	14.0	
24	ITI　BLT	3.3	14.0	
26	ITI　BLT	4.1	12.0	

（5）取模：拍摄数字化全景片确认植体位置，取模杆完全就位后（图15），下颌硅橡胶取模，拟制作种植上部即刻修复体，上颌藻酸盐取模，拟制作全口义齿。确定颌位关系，进行颌位记录转移。

（6）临时修复体：下颌人工牙龈，灌制石膏模型，送至制作室，口外数字化扫描，CAD/CAM技术制作临时修复体；上颌制作全口义齿。术后第二天完成临时修复体制作并戴入患者口内（图16），拍摄全景片确认下颌

义齿完全就位。嘱患者术后1周进流食，注意口腔清洁，术后口服消炎、消肿药物，必要时服用止痛药，1周后复诊。

（7）拆线：患者伤口恢复良好，口腔卫生良好，患者无疼痛、出血等情况。拆线。嘱患者术后1个月内进软食，后正常饮食，不可咬过硬食物，注意口腔清洁，不适随诊。

（8）二期手术：术后3个月复诊，拍摄全景片（图17），可见种植体骨结合良好。下颌取下临时修复体，可见黏膜质地、轮廓、牙龈袖口均恢复良好，重新安装下颌临时修复体；上颌软组织封闭良好，行二期手术，取下16、14、11、21、24、26封闭螺丝，安装多牙基台和卫生帽（图18）。

（9）二次法取模，并拍摄全景片确认取模杆完全就位后（图19），硅橡胶取模。

（10）最终修复体：上下颌设计及制作个性化纯钛支架内冠（图20～图23），制作12颗氧化锆全瓷冠，恢复至第一磨牙（图24）。全景片示支架完全就位（图25、图26）。

（11）患者缺牙时间较长，牙槽骨及牙龈萎缩较严重，制作牙龈瓷以恢复美观。戴入患者口内，被动就位，美观度及面下1/3丰满度均较好（图25、图26）。

二、结果

本病例共植入10颗Straumann BLT新型种植体，16植入BLT RC 4.1mm×10mm植体，扭矩35N·cm；11、21、24植入BLT NC 3.3mm×14mm植体，扭矩20N·cm；32、42植入BLT NC 3.3mm×14mm植体，扭矩35N·cm；14植入BLT NC 3.3mm×12mm植体，扭矩20Ncm；26植入BLT RC 4.1mm×12mm植体，扭矩20N·cm；35、45植入BLT RC 4.1mm×14mm植体，扭矩35N·cm；其中32术后即刻安装3.5mm×1mm多牙基台，42安装3.5mm×2.5mm多牙基台，35、45安装4.5mm×1mm多牙基台。下颌即刻负重，上颌全口修复3个月后，取出临时修复体，所有种植体临床骨结合良好。上下颌各以个性化纯钛支架+上部氧化锆粘接固位单冠完成永久修复，采用螺丝固位。患者对临时义齿及终义齿的咀嚼效能及美学效果均非常满意。

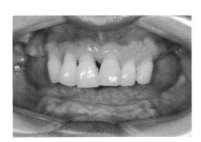
图1　术前口内咬合像

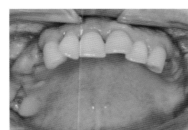
图2　术前上颌像

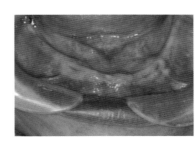
图3　术前下颌像

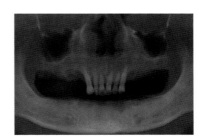
图4　术前全景片

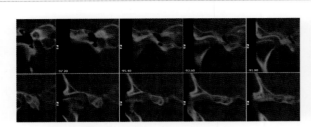
图5　双侧髁状突形态1

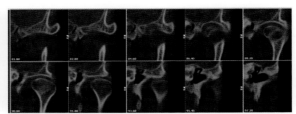
图6　双侧髁状突形态2

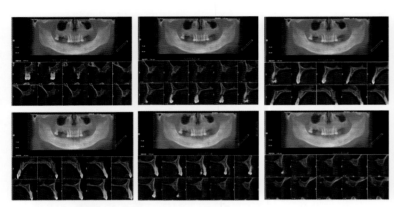
图7　上颌骨骨量及骨密度

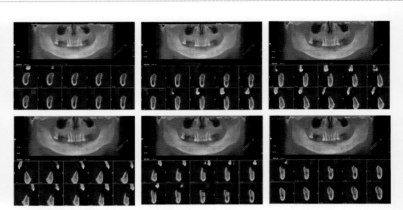
图8　下颌骨骨量及骨密度

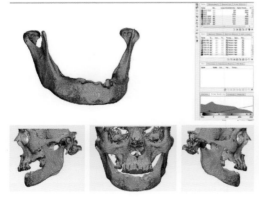
图9　颌骨骨密度分析

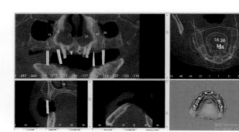
图10　上颌种植手术术前设计

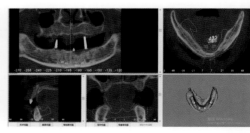
图11　下颌种植手术术前设计

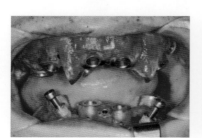
图12　导板戴入后口内像

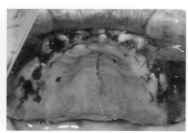
图13　上颌种植完成后

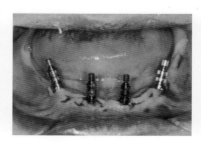
图14　下颌种植完成后

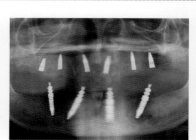
图15　术后即刻全景片

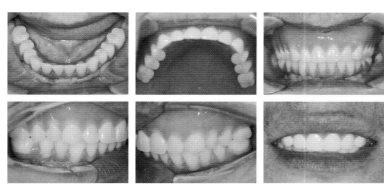

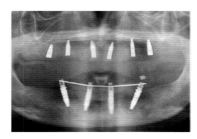

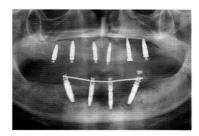

图16　术后修复

图17　临时修复3个月后全景片

图18　上颌二期术后安装多牙基台全景片

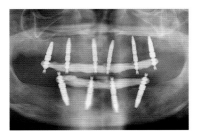

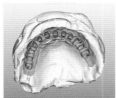

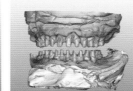

图19　全景片示取模杆完全就位

图20　个性化纯钛支架设计

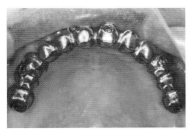

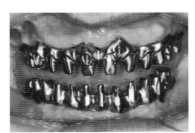

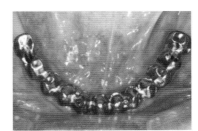

图21　个性化支架试戴1

图22　个性化支架试戴2

图23　个性化支架试戴3

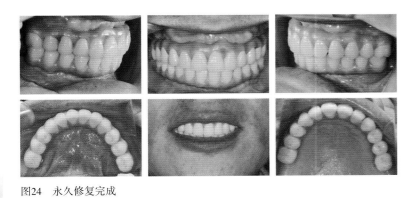

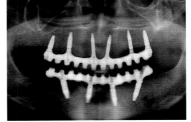

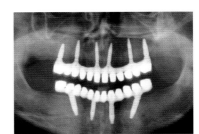

图24　永久修复完成

图25　永久修复全景片1

图26　永久修复全景片2

三、讨论

无牙颌患者采取种植修复时，应既考虑局部软组织和骨组织条件、上下颌骨颌位关系等因素，又应结合患者的年龄、全身状况、要求等系统性条件。本病例患者为52岁男性，要求种植固定修复且尽量缩短缺牙时间。很多研究认为下颌无牙颌即刻修复4～6颗种植体即可取得良好的临床效果；上颌所需种植体数量比下颌多，一般认为需要6～8颗种植体。患者Ⅱ类骨质，不同牙位骨量情况不一。从分散应力及骨量等方面综合考虑，最终决定在上颌1、4、6牙位和下颌2、5牙位植入种植体，并采用CAD/CAM制作技术进行手术设计，可辅助避开相关重要解剖结构、预测植入位置及倾斜角度、缩短手术时间。本病例选择骨结合效果佳的BLT种植系统，该新型种植体为根形植体，具备一定的自攻性，在拔牙窝内进行即刻种植，能有效提高其初期稳定性，同时种植体表面亲水处理提高了种植体表面活性，增强了黏附细胞的能力，促进成骨，可一定程度降低种植体失败风险。

为缩短患者缺牙时间，此病例选取下颌即刻负重方式。即刻负重在临床运用时，需满足一定适应证，否则会增大种植体失败风险。研究表明，种植体愈合期一定范围的微动（50μm左右）不会影响种植体与骨发生整合，甚至有助于加快种植体的愈合，早期负重对种植体获得骨结合没有负面影响，甚至可能获得更高的骨接触率（bone-implant contact，BIC）。但是种植体植入初期并没有骨结合，所以在生物力学上即刻负重种植体必须具有足够的初期稳定性。种植体即刻负重修复前，评估种植体动度非常重要。目前普遍认为即刻负重种植体植入时，扭矩至少应大于35N·cm或采用共振频率分析仪器测量出的初期稳定性>70，对于机械稳定性差的种植体应该采用非负重愈合方式。

种植体的初期稳定性取决于牙槽骨的密度、数量和质量，术者的手术技巧，种植窝的预备，种植体的形状及其宏观、微观结构等。Aimeida等认为Lekholm和Zarb分类中提出的Ⅰ、Ⅱ、Ⅲ级骨质者才适宜进行即刻负重。全口无牙颌的即刻负重不仅取决于各种植体的初期稳定性，还与种植体数量及分布、悬臂长度等因素有关。Elian等研究种植体位置与种植成功率的关系后认为：用于即刻负重的种植体在牙弓上应呈弧形分布。Hasan等运用三维有限元分析法证明至少植入4颗种植体，覆盖义齿才能进行即刻负重。术前设计外科导板，对上下颌骨骨质、骨量均已进行评估，在前牙、前磨牙及磨牙区选取骨量较好的位置。本病例下颌骨质较好，软组织完整，种植体植入后获得了较好的初期稳定性，故采用种植上部即刻负重；上颌由于有6个牙位的即刻拔牙位点，骨组织及软组织均不足，而且骨质较为疏松，初期稳定性欠佳，故选用全口义齿进行过渡修复为佳。上下颌种植体均呈弧形分布，有利于应力分散。同时，只修复到第一磨牙，以缩短悬臂长度。嘱患者注意口腔清洁及逐步加强咬合负重。经过术后恢复期，无种植体失败，可见在适应证恰当时，应用新型BLT植体，上颌6颗、下颌4颗即可获得良好效果。

参考文献

[1] Hee-Kyun OH, Gwang J. Selection of bone augmentation for implantplacement[J]. Symposm, 2007, 3(6): 19.

[2] Piattelli A, Paolantonio M,Corigliano M, et al. Immediate loading oftitanium plasma-sprayed screw-shaped implants in man:A clinical and histological report of two cases[J]. J Periodontol, 1997, 6(86): 591-597.

[3] Roccuzzo M, Bonino F, Gaudioso L, et al. What is theoptimal number of implants for removable reconstructions?A systematic review on implant-supported overdentures[J]. Clin Oral Implants Res, 2012, 23 Suppl 6: 229-237.

[4] Heydecke G, Zwahlen M, Nicol A, et al. What is theoptimal number of implants for fixed reconstructions: asystematic review[J]. Clin Oral Implants Res, 2012, 23 Suppl 6: 217-228.

[5] Payne AG, Tawse-Smith A, Thompson WM, et al. Earlyfunctional loading of unsplinted roughened surfaceimplants with mandibular overdentures 2 weeks aftersurgery[J]. Clin Implant Dent Relat Res, 2003, 5(3): 143-153.

[6] Branemark PI, Engstrand P, OhrnellLO, et al. A new treatment concept for rehabilitation of the edentulous mandible. Preliminary results from a prospective clinical follow-up study[J]. Clin Implant Dent Relat Res, 1999,1(1):2-16.

[7] Turkyilmaz I, Tumer C, Ozbek EN, et al. Relationsbetween the bone density values from computerizedtomography, and implant stability parameters: a clinicalstudy of 230 regular platform implants[J]. J ClinPeriodontol, 2007, 34(8): 716-722.

[8] de Almeida EO, Rocha EP, Freitas AC Jr. Finite elementstress analysis of edentulous mandibles with different bonetypes supporting multiple-implant superstructures[J]. Int J Oral Maxillofac Implants, 2010, 25(6): 1108-1114.

[9] Elian N, Ehrlich B, Jalbout Z, et al. A restoratively drivenridge categorization, as determined by incorporating idealrestorative positions on radiographic templates utilizingcomputed tomography scan analysis[J]. Clin Implant DentRelat Res, 2009, 11(4): 272-278.

[10] Hasan I, Bourauel C, Keilig L, et al. The influence ofimplant number and abutment design on thebiomechanical behaviour of bone for an implant-supportedfixed prosthesis: a finite element study in the upperanterior region[J]. Comput Methods Biomech Biomed Engin, 2011, 14(12): 1113-1116.

全口即刻种植即刻修复1例

曾小法

摘要

临床应用即刻种植即刻修复技术对牙列缺失患者进行种植即刻修复的临床效果，探讨其技术要点及临床意义，修复体功能状况、患者满意度。即刻修复技术应用于牙列缺失患者近期效果好，患者满意度高。远期效果需要进一步观察。

关键词：即刻种植；即刻修复

牙列缺失的种植修复已经取得满意的临床效果，但经典的种植修复程序要求先拔牙，3个月后种植体植入，再等待3～6个月的愈合期方可进行修复，而牙列缺失对患者生活质量影响很大。如何缩短或消除患者的缺牙期，实现即刻修复并且达到治疗过程的程序化、简单化，一直是国际种植学界研究的热点和难点。Maló等于2003年和2005年先后提出了下颌牙列缺失和上颌牙列缺失"All-on-4"种植即刻修复的理念，即无牙单颌植入4颗种植体：颌骨前部垂直植入2颗种植体，远中倾斜植入2颗种植体，利用4颗种植体实现种植即刻固定修复，笔者参考"All-on-4"种植即刻修复理念，完成了1例即刻种植即刻修复。

一、材料与方法

1. 病例简介 中年女性患者，牙周炎导致全口多牙松动、脱落，影响美观和进食，来院求治，要求固定修复，对美观和咀嚼功能都有较高要求。先记录病史，临床检查，拍摄CBCT，取模，记录咬合关系，同患者充分沟通后确定治疗方案，做术前准备，择期手术。

2. 诊断 重度牙周炎；牙列缺损。

3. 治疗计划 先种植下颌6颗，2周后种植上颌6颗，均采用即刻种植即刻修复，每周复诊一次，1个月后每月复诊一次，检查植体、基台和咬合、口腔卫生，4个月后永久修复，定期复诊，长期随访观察。

4. 治疗过程（图1～图29）

（1）手术用药：术前1小时口服头孢拉定500mg，布洛芬600mg，术前30分钟口服咪唑安定75mg。阿替卡因浸润麻醉，术后口服头孢拉定和替硝唑共1周，0.2%氯己定漱口2周。

（2）手术过程：先期种植下颌，拔除所有松动牙，彻底搔刮牙槽窝，反复冲洗，植入首选位点为拔牙窝之间的牙槽嵴，常规植入33、34、36、43、45、46共计6颗植体，44处因为骨质条件差，改45位点倾斜植入1颗，2周后上颌采用All-on-6植入6颗植体，于11、13、21、23处植入4颗植体，后牙区25、35处与殆平面成30°～45°角向远中倾斜，分别各植入1颗植体，确保植体初期稳定性>35N·cm，倾斜植体穿出部位为第二前磨牙远中或者第一磨牙殆面，安放复合基台，倾斜植体使用角度基台使其与轴向植入的植体取得共同就位道，基台就位后30N·cm拧紧，上保护帽或者印模杆，骨缺损处植骨，盖膜，缝合，术后拍摄CBCT，确认植体方向位置和基台完全就位。技师准备取模制作临时修复体。

（3）修复过程：将印模杆刚性连接后取模，灌制模型，确定颌位关系，上殆架，试排牙，采用注塑技术完成即刻义齿，4～5小时完成，高度抛光后戴入义齿，确认与基台之间达到完全就位且为被动就位，螺丝以15N·cm拧紧，封口，调殆，抛光，调殆原则：以种植体支持的区域承担咬合力，避免殆力集中，在正中颌广泛接触，侧方殆和前伸殆多点接触，术后3个月进软食，戴入夜磨牙垫，餐后清洁，保持口腔卫生。

永久修复，即刻修复后4个月开始永久修复，永久修复体内置金属支架，树脂牙修复至第一磨牙。

（4）术后复查：①复查时间：即刻修复后1周、2周、4周复查，以后每个月复查一次至永久修复开始，永久修复后每6～12个月复查一次，需要拍片，口腔卫生宣教，建议使用电动牙刷、冲牙器、间隙刷，保持良好的口腔卫生。②观察项目：植体存留情况，义齿稳定性和完好性，包括：义齿有无松动，基托和人工牙有无折裂，义齿的清洁度，植体周围边缘有无骨吸收，患者对固位性、功能性、舒适性进行评价。

（5）使用材料：德国ICX种植体系统，具体有3.75mm×10mm、3.75mm×12.5mm、4.1mm×10mm、4.1mm×12.5mm、4.8mm×8mm复合基台，保护帽，印模杆，替代体。临时基台，Bio-Oss骨粉，Bio-Gide骨膜。

作者单位：扬州贝恩口腔医院

Email: zxf8155@foxmail.com

二、结果

植体稳固，义齿无松动，卫生良好，美观和功能均理想，患者对修复效果很满意，认为达到预期。

三、讨论

All-on-4即刻种植即刻修复通过特殊的植入方式，避开上颌窦和下颌神经管，避免植骨和上颌窦提升技术，实现即刻修复，无须在愈合期内戴用需要多次调改的临时可摘义齿，手术创伤小、反应轻，当天可以使用临时固定义齿咀嚼进食，明显改善生活质量，达到真正意义上的种植即刻修复，患者满意度高，上颌由于骨质和解剖结构复杂的原因，除了一定的植体初期稳定性外，还需考虑下列因素：上颌义齿修复对于容貌外观的影响较大；对发音的影响较下颌大；上颌窦解剖形态差异大，远中两颗种植体植入的位置与上颌窦前下壁的位置关系密切，需紧贴上颌窦前下壁倾斜植入种植体，且操

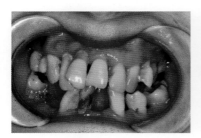
图1　种植前口内像

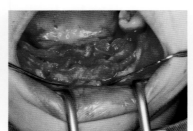
图2　下颌拔牙后修整牙槽嵴

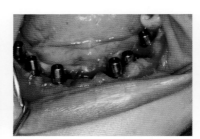
图3　下颌种植6颗，上保护帽

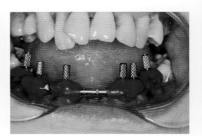
图4　下颌上转移杆，刚性连接，取模

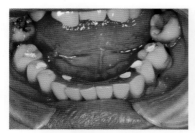
图5　下颌戴入临时固定义齿

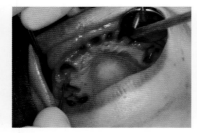
图6　上颌拔牙后

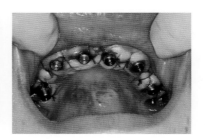
图7　上颌All-on-6种植6颗，上保护帽

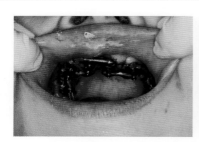
图8　上颌上转移杆，刚性连接，取模

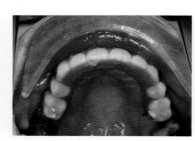
图9　上颌戴入临时固定义齿

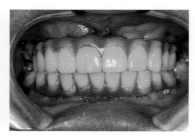
图10　上下颌戴入临时固定义齿，调整咬合

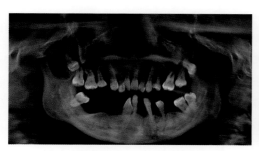
图11　术前CBCT

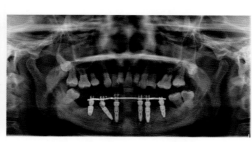
图12　下颌种植后CBCT

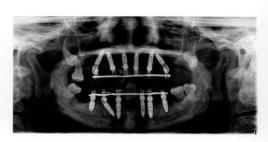
图13　上颌种植后CBCT

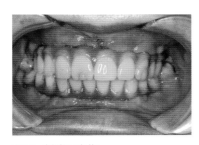

图14　拆线口内像

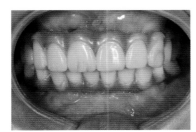

图15　1个月后复查

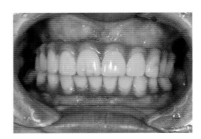

图16　3个月后复查

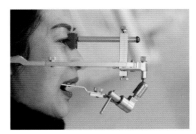

图17　4个月转面弓，转关系，上牙架

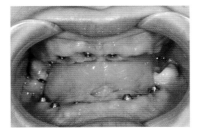

图18　取下临时固定义齿，检查复合基台

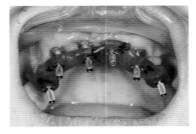

图19　上颌上开口印模杆，刚性连接，取模

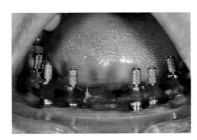

图20　下颌取模

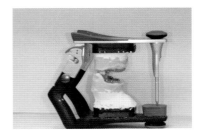

图21　转移口内关系到牙架

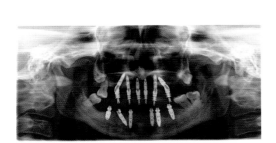

图22　上颌取模X线片

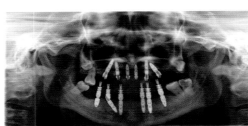

图23　下颌取模X线片

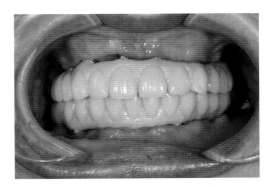

图24　15天后口内戴入纯钛切割支架和临时冠

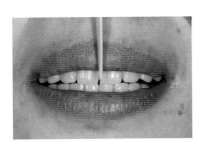

图25　检查中线，笑线外貌

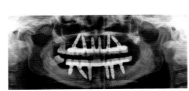

图26　拍片检查复合基台和桥架密合度

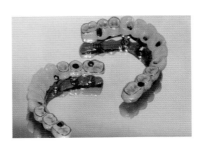

图27　永久修复体（切割纯钛支架+烤塑冠）

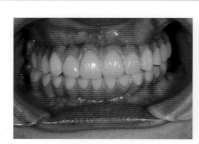 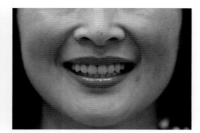

图28 戴入后咬合像　　　　图29 大笑像

作时钻头由后向前备洞，加之张口度所限，容易影响备洞的精确性和种植体的初期稳定性。在上颌倾斜植入种植体时，术前需要充分的设计和准备，且术中需细心操作才可能获得理想的初期稳定性，种植即刻修复近期效果好，远期效果有待进一步观察，实际应用上，临床医生必须谨慎选择适应证、注意修复体设计以及术前与患者有良好沟通，确保患者能对修复体做好日常护理及定期复诊检查保养，以获得良好的远期临床效果。

参考文献

[1] Ma16 P, Rangert B, Nobre M. "All-on-4" Immediate-Function Concept with Branemark SystemImplants for Completely Edentulous Mandibles: ARetrospective Clinical Study[J]. Clin Implant DentRelat Res, 2003, 5 Suppl 1 : 2 -9.

[2] Mal6 P, Nobre M, Lopes A. A longitudinal study ofthe survival of "All-on-4" implants in themandible with up to 10 years of follow-u p[J]. J A mDent ASSOC, 2011, 142 (3) : 310-320.

[3] 邸萍, 林野, 李健慧, 等. "All on 4" 种植即刻修复技术的临床应用研究[J]. 中华口腔医学杂志, 2010, 45 (6) : 357-362.

[4] Mal6 P, Nobre M, LopesA, et al. "All-on-4" immediate -function concept for com pletely edentulousmaxillae: aclinical report on the medium (3 years)and long-term (5years) outcomes[J]. Clin ImplantDent Relat Res, 2012, 14 S up pl 1: e 139-150.

[5] Bozini T, Petridis H, TzanasK, et al. A Meta -Analysis of Prosthodontic Complication Rates of Implant-Supported Fixed Dental Prostheses in Edentulous Patients After an Observation Period of at least 5 years[J]. 2011, 26 (2): 304-318.

[6] Olsson M, UrdeG, Andersen JB. et al. Earlyloading of maxillaryfixed cross-arch dental prostheses supported by six or eightoxidized titanium implants: results after 1 year ofloading. caseser ies[J]. Clin Implant Dent Relat Res, 2003, 5 Suppl 1: 81-87.

[7] Nedir R, Bischof M, Szmukler-Moncler S, et al. Predictingosseointegration by means of implant primary stability[J]. Clin OralImplants Res, 2004, 15 (5) : 520-528.

第4章
种植治疗并发症
Complication of
Implant Therapy

前牙种植体周围炎植体取出后帐篷法骨增量种植修复1例

林梦娜　何福明

摘要

目的：本文介绍1例上颌前牙区种植体周围炎患者拔除原种植体后利用自体骨碎屑混合人工骨材料配合屏障膜技术进行引导骨再生治疗，延期种植修复的病例。**材料与方法**：在上颌前牙区拔除原种植体后3个月对牙槽骨宽度高度严重不足区联合钛钉、自体骨碎屑、人工骨材料（Bio-Oss）、可吸收生物胶原膜（Bio-Gide）行GBR骨增量术，重建缺牙区牙槽骨高度和宽度，6个月后可见缺牙区骨量充足，行种植术后延期修复，通过戴临时冠对软组织引导和塑形，待软组织形态稳定后取个性化印模，全瓷冠修复缺失牙。**结果**：11种植体稳定，11、21修复体无松动，牙龈无红肿，软组织形态良好，种植修复体咀嚼功能良好，患者满意。戴牙后9个月复查，种植体颈部未见骨吸收，龈缘退缩1mm。**结论**：针对美学区单牙缺失伴硬组织重度缺损的种植修复，应用固位钛钉，联合Bio-Oss骨粉+自体骨碎屑+Bio-Gide生物膜行GBR骨增量术能获得良好效果，通过制作个性化印模转移杆准确复制穿龈轮廓形态，使最终修复体获得了良好的美学效果。

关键词：前牙美学；帐篷法增量；种植体周围炎

口腔种植修复已经成为牙列缺损及缺失患者的常规选择方式。对于医生而言，前牙美学区的治疗相较后牙区更具挑战性。评价前牙美学，一般会依据"红白美学"。所谓"白色美学"是指修复体的形态、质地、色泽、表面特征及其光学特性是否和天然牙协调一致；"红色美学"是指修复体周围软组织的形态、颜色、质地以及龈缘弧度是否和天然牙协调一致。而当缺牙区骨量严重不足时，比如严重的种植体周围炎导致的骨吸收，要考虑附加手术的介入。其中引导骨再生术能有效增加骨量，满足后期种植及修复的美观和功能要求。

一、材料与方法

1. 病例简介　45岁女性患者，因上颌前牙不适数月就诊，要求修复。患者右上中切牙数年前行种植修复治疗（国产丽珠种植体），并行11与21烤瓷联冠修复。数月前出现松动，影响美观及咀嚼，要求重新修复。患者既往体健，否认其他重大疾病史及药物过敏史。临床检查：上颌中线左偏，11、12间存2mm间隙；11种植体周围黏膜凹陷，11唇侧牙龈轻度红肿，探诊溢脓。11、21烤瓷联冠修复，松动Ⅱ度，21冠边缘牙龈红肿，叩（−）。全口口腔卫生一般，牙结石（+）。根尖片示：11种植体周围骨吸收明显，广泛低密度影。CBCT示：12近中牙槽骨吸收至根中1/3，11牙槽骨高度严重不足，21根管内未见高密度影，根尖周无明显阴影。

2. 诊断　上颌中切牙不良修复体；右上颌中切牙种植体周围炎；牙周

炎。

3. 治疗计划

（1）全口牙周洁治。

（2）拆除上颌中切牙不良修复体。

（3）11种植体取出后3个月行引导骨再生术，延期种植修复。

（4）21单冠修复。

4. 治疗过程（图1～图30）

（1）初诊：完成口内检查及影像学检查，完成相关的术前检查，常规洁治。

（2）15天后分割联冠，暂保留21烤瓷冠：患者完全知情同意下，常规消毒、铺巾，于11阿替卡因肾上腺素（必兰）局部浸润麻醉后直接取出种植体，刮净肉芽组织，生理盐水冲洗后缝合创口。嘱患者术后口服抗生素3天。

（3）3个月后行上前牙区引导骨再生术：患者完全知情同意下，常规消毒、铺巾，阿替卡因肾上腺素（必兰）局部浸润麻醉。于21远中沿牙槽嵴顶偏腭侧至12远中做梯形切口，剥离术区黏骨膜，暴露术野，可见缺牙区牙槽嵴高度严重不足。下颌切牙区膜龈联合处垂直切开并剥离黏骨膜，使用取骨环钻于下颌中切牙根尖5mm处取出自体骨，静置于生理盐水中待用。严密关闭取骨区伤口。上颌缺牙区垂直向植入1颗固位钛钉，自体骨碎屑、人工骨材料（Bio-Oss）与自体血充分混合，完全覆盖植骨区域，植骨区覆盖双层可吸收生物胶原膜（Bio-Gide），严密关闭创口。术后静脉滴注抗生素3天。注意饮食和口腔卫生，2周后拆线。

（4）6个月后患者复诊：摄CBCT观察骨整合情况。植骨区骨整合良

作者单位：浙江大学医学院附属口腔医院

通讯作者：何福明；Email: hfm@zju.edu.cn

好，骨宽度及高度均可，取骨区创口愈合良好。行上前牙区骨内固定植入物取出术+11牙种植术。缺牙区常规消毒、铺巾，局部进入麻醉，牙槽嵴顶水平向切口，翻开颊侧黏骨膜瓣，去除固位钛钉，定位，备种植窝洞，植入Straumann BL 3.3mm×12mm种植体，上置2mm愈合帽。可见种植体颊侧颈部少量螺纹暴露，将人工骨材料（Bio-Oss）覆盖种植体暴露螺纹处，植骨区覆盖可吸收生物胶原膜（Bio-Gide），间断缝合关闭术区创口。术后静脉滴注抗生素3天，注意饮食和口腔卫生，2周后拆线。

（5）种植体植入后6个月复诊：摄片显示种植体骨整合完成，行二期手术。经缺牙区牙槽嵴顶，U形瓣切口，暴露种植体愈合帽，更换愈合基台，进行牙龈初步塑形。

（6）二期手术2周后取模制备临时牙：通过多次调改临时冠的形态对软组织进行引导和塑形。临时冠先后调改2次，历经1个月。21拆除原烤瓷冠，临时牙修复。

（7）软组织形态稳定后：11制备个性化印模转移杆取最终印模，11、21全瓷牙单冠修复。

（8）戴牙后9个月复查：11颈部龈缘退缩1mm，11、12间可见明显"黑三角"，摄CBCT，植体颈部未见明显吸收，唇侧牙槽骨厚度充足。

（9）材料：Straumann 种植体BL 3.3mm×12mm，Bio-Oss骨粉0.5g（Geistlich公司，瑞士），Bio-Gide可吸收胶原膜25mm×25mm，Bio-Gide可吸收胶原膜13mm×25mm，Vocol临时冠桥树脂（枪混型）。

二、结果

11拔除松动种植体，应用钛钉、Bio-Oss骨粉、Bio-Gide生物膜修复缺损，术后硬组织增量明显，择期植入种植体，通过制作个性化印模转移杆准确复制穿龈轮廓形态，最终11、21全瓷单冠修复。11种植体稳定，11、21修复体无松动，牙龈无红肿，软组织形态良好，种植修复体咀嚼功能良好，患者满意。CBCT示：种植体颈部未见明显吸收。戴牙后9个月复查，摄CBCT示：种植体颈部未见明显吸收，唇侧骨量充足。

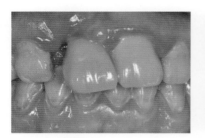
图1 术前口内像

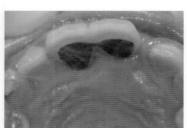
图2 术前𬌗面像

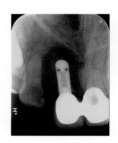
图3 术前根尖片，可见种植体周围大面积低密度影

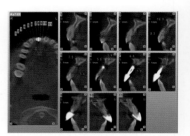
图4 术前CBCT，评估11骨高度和骨宽度

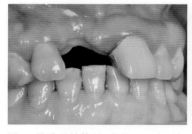
图5 拔除种植体后3个月，口内唇侧像

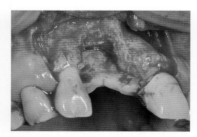
图6 GBR术中切开翻瓣，暴露植骨区，可见缺牙区牙槽嵴高度严重不足

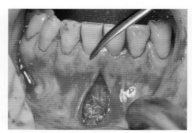
图7 暴露取骨区，取自体骨

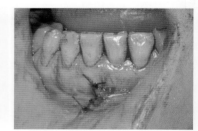
图8 严密关闭创口

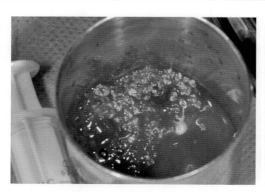
图9 自体骨碎屑、人工骨材料（Bio-Oss）与自体血充分混合

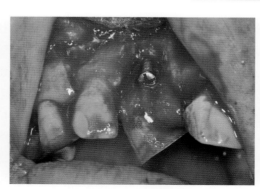
图10 上颌缺牙区垂直向植入1颗固位钛钉

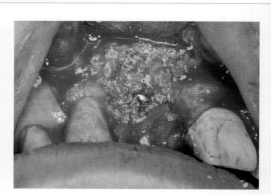
图11 GBR骨增量

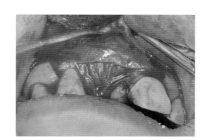

图12　双层覆盖Bio-Gide生物膜

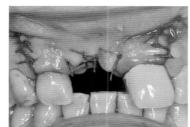

图13　严密缝合创口

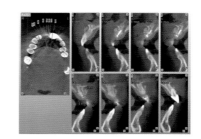

图14　术后当天CBCT

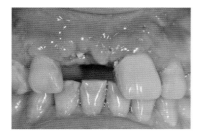

图15　术后2周拆线

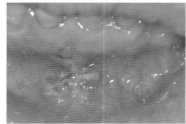

图16　术后2周拆线，取骨区恢复良好

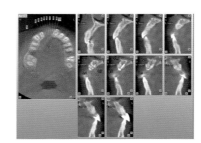

图17　GBR术后6个月CBCT，骨整合良好

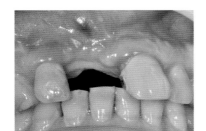

图18　GBR术后6个月口内像

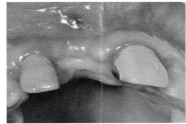

图19　GBR术后6个月口内殆面像，11唇侧软组织稍显塌陷

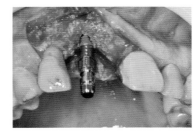

图20　植入种植体

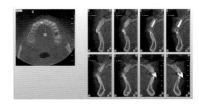

图21　种植术后当天CBCT

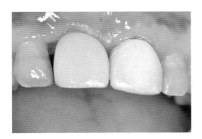

图22　11、21临时牙修复

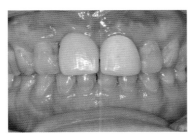

图23　临时牙调改

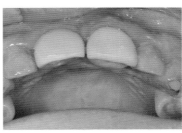

图24　临时牙调改殆面像

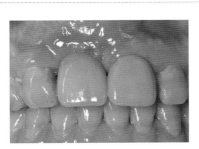

图25　戴牙唇面像

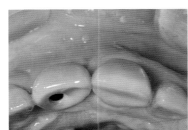

图26　戴牙殆面像

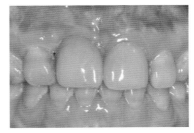

图27　复查唇面像

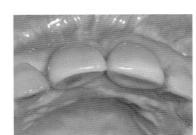

图28　复查殆面像

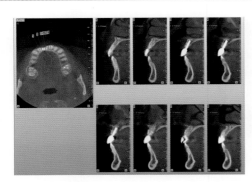

图29　复查CBCT

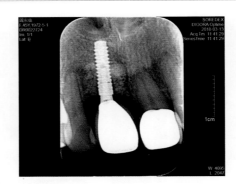

图30　复查根尖片

三、讨论

　　骨增量术的发展使口腔种植的适应证得以扩展。引导骨再生术被证实为一种有效的骨增量术。Buser等提出在无足够骨体积时，可行骨增量后延期种植。大范围骨缺损时常常需要应用自体骨块移植行骨增量术。本病例应用固位钛钉，联合Bio-Oss骨粉+自体骨碎屑+Bio-Gide生物膜行GBR骨增量术，损伤小，最终获得良好效果。GBR术联合应用钛钉可用于骨缺损范围较大区域。钛钉起到一个帐篷支撑作用，能较好地维持空间稳定性，有效支撑和维持重建骨组织的体积。自体骨碎屑能增加新骨形成速率，同时应用人工骨粉可长期维持空间稳定性。同时有文献报道，如果邻牙存，进入龈沟内的修复体，则会发生种植体植入后的龈缘退缩而暴露修复体边缘。因此，本病例为保持修复后21龈缘的稳定性，选择11植入并完成软组织成形后同期进行最终冠的修复。9个月复查结果显示"黑三角"的出现可能与其邻天然牙术前已出现颈部骨吸收有关，种植体本身颈部未见明显骨吸收，较稳定。

参考文献

[1] Chasioti E, Chiang TF, Drew HJ.Maintaining space in localized ridge augmentation using guided bone regeneration with tenting screw technology[J]. Quintessence Int, 2013 Nov–Dec, 44(10):763–771.

[2] Simon BI, Chiang TF, Drew HJ.Alternative to the gold standard for alveolar ridge augmentation: tenting screw technology[J]. Quintessence Int, 2010 May, 41(5):379–386.

[3] Lstvan A Urban, Heiner Nagursky, Jaime L Lozada, et al.Horizontal Ridge Augmentation with a Collagen Membrane and a Combination of Particulated Autogenous Bone and Anorganic Bovine Bone – Derived Mineral: A Prospective Case Series in 25 Patients[J]. J Periodontics Restorative Dent, 2013, 33:299 – 307.

[4] Chen S T, Buser D. Clinical and esthetic outcomes of implants placed in postextraction sites[J]. Int J Oral Maxillofac Implants, 2009, 24 Suppl:186–217.

[5] Goran I. Benic. Horizontal bone augmentation by means of guided bone regeneration[J]. Periodontology 2000, 2014, 66:13 – 40.

[6] D Buser, V Chappuis, UC Belser, et al. Implant placement post extraction in esthetic single tooth sites: when immediate, when early, when late?[J]. Periodontology 2000, 2017, 73 (1) :84–102.

重度种植体周骨吸收的再生性治疗1例

罗维　章锦才

摘　要

目的：探讨重度种植体周骨吸收行再生性手术治疗的临床疗效。**材料与方法**：23岁女性患者，2009年在外院种植修复左下后牙。2014年3月来我院就诊，检查见35已开髓治疗，暂封物存，叩痛（＋）。36种植体牙冠已拆除，基台周围牙龈红肿，探诊溢脓，近中PD10mm。附着龈宽度不足。其余牙齿未见明显龋坏及牙龈炎症。初诊行36非手术治疗后及牙周袋内上药，35行根管再治疗。牙龈炎症减轻后予局部麻醉下行翻瓣手术，见36近中牙槽骨吸收至根尖，手工+激光去除种植体周围肉芽组织，光化合治疗仪行种植体表面消毒。生理盐水冲洗创面，骨粉+胶原膜行引导性骨组织再生术。**结果**：术后复查，创口愈合良好，龈红肿消退，无探诊溢脓及深牙周袋。7个月后重新修复，4年后复查，种植体及修复体完好无松动，行使功能良好。**结论**：对于出现牙槽骨吸收的种植体周围炎，去除感染源及表面去毒素化后，行再生性手术治疗可以达到较好的临床疗效。

关键词：种植体；骨吸收；并发症；再生性治疗；GTR

随着种植技术的广泛推广，种植的患者及种植体数量逐年增加，种植体周炎的发病例数也不断攀升。种植体周炎的治疗也一直是临床上的难点，许多种植体周牙槽骨吸收的病例，往往被采取拔除的手段，但再生性手术才是临床医生和患者都最希望做到的。本病例采用再生性手术治疗1例重度种植体周骨吸收的植体周炎病例，取得良好疗效。

一、材料与方法

1. 病例简介　23岁女性患者。左下后牙缺失多年2009年在外院行种植修复。种植戴牙后反复肿痛不适，近年加重。2014年3月来我院就诊。初诊检查：口腔卫生状况可，牙列及咬合基本良好，双侧关节无明显异常。35已开髓治疗，暂封物存，叩痛（＋）。36种植体牙冠已拆除，基台周围牙龈红肿，探诊溢脓，36近中PD10mm。附着龈宽度不足。其余牙齿未见明显龋坏及牙龈炎症。X线检查：35未行根充，根尖阴影与36近中骨缺损相通。36植体周围骨吸收严重，垂直向骨缺损越过植体根尖区到达远中，水平向骨破坏达植体周围3/4。

2. 诊断　35慢性根尖炎；36种植体周围炎。

3. 治疗计划

方案1：35根管再治疗，拔除36种植体，骨缺损处GBR，6个月后重新种植修复36。

方案2：35根管再治疗，36炎症控制后，尝试种植体周GBR，重新冠修复。

综合多方面因素，患者选择方案2。

4. 治疗过程（图1~图24）

初诊冲洗排脓，牙周袋内冲洗上药。复诊35行根管治疗，36以种植体周专用维护工具行非手术治疗，超声龈下刮治后牙周袋内冲洗上药。复诊炎症控制后，35完成根充及充填。36再次行牙周治疗控制炎症。基础治疗后36近中深袋内仍探诊溢脓，再次非手术治疗+抗生素控制炎症后，行翻瓣植骨手术。翻瓣后见36近中牙槽骨吸收严重，达植体根部。刮除骨缺损内肉芽，激光去除表面残余肉芽及种植体表面消毒，再使用光化合消毒仪进行PDT光动力疗法对感染种植体表面去污染。大量生理盐水冲洗创面，检查无残留粘接剂及肉芽。创面植入骨粉0.25g，覆盖胶原膜行引导性组织再生术。对位间断缝合创口，置牙周敷料。嘱口服甲硝唑和阿莫西林，每天3次，持续7天。术后10天拆线，创口初步愈合，创缘可见少许骨粉被新生牙龈组织包裹。

二、结果

术后3个月复诊，创面愈合良好，牙龈质地坚韧，未见红肿及瘘管口。36探诊深度3mm左右，龈沟内无出血溢脓。术后7个月复诊，牙周状况稳定，PD：2~3mm，种植体及基台稳固。行树脂甲冠临时修复，3个月后更换为烤瓷冠。

4年后复查，植体及牙冠完好无松动，牙龈无红肿出血，无探诊溢脓，探诊深度3mm。

三、讨论

种植体周病（peri-implant disease）可分为局限在黏膜的种植体周

作者单位：维景医疗科技（广州）有限公司
通讯作者：章锦才；Email: jincaizhang@live.cn

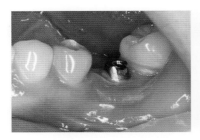

图1 2014年3月初诊，36牙周红肿溢脓

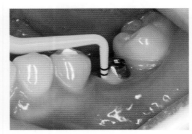

图2 2014年3月初诊，近中PD=10mm

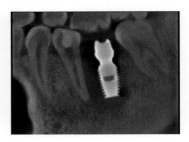

图3 2014年3月初诊，CT检查1

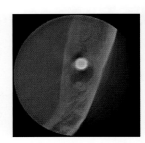

图4 2014年3月初诊，CT检查2

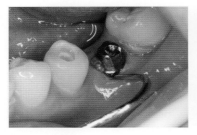

图5 36基础治疗

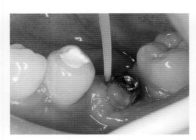

图6 36牙周袋内上药

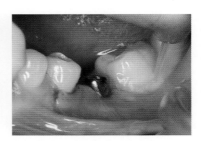

图7 炎症控制后翻瓣手术

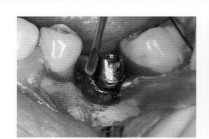

图8 刮除肉芽

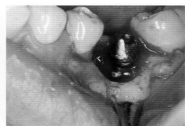

图9 清创后可见骨缺损严重

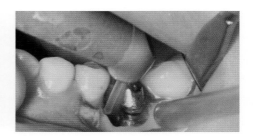

图10 激光去肉芽及去污染

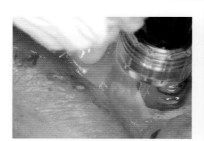

图11 光化合治疗仪消毒

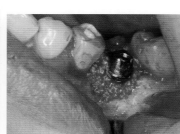

图12 骨缺损内填充骨粉

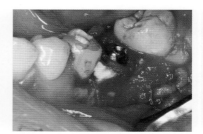

图13 盖膜

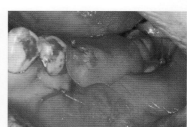

图14 缝合上牙周敷料

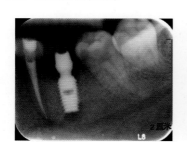

图15 术后X线片

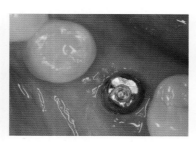

图16 术后3个月复查，口内像

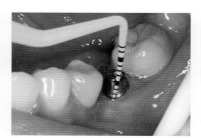

图17 术后3个月复查，探诊深度2mm

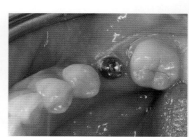

图18 术后7个月复查，口内像

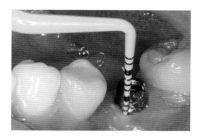

图19　术后7个月复查，探诊深度2mm

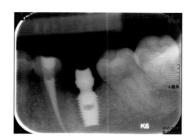

图20　术后7个月复查，X线片

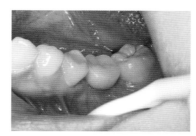

图21　术后7个月，戴临时牙

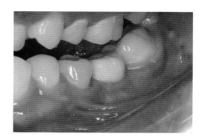

图22　术后4年复查，口内像

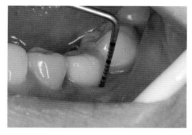

图23　术后4年复查，探诊深度3mm

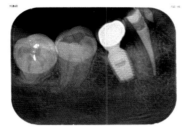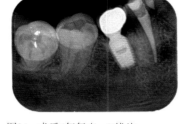

图24　术后4年复查，X线片

黏膜炎（peri-implant mucositis）和造成骨吸收的种植体周炎（peri-implantitis）两大类。对于种植体周病的治疗，许多系统性回顾研究结果显示：存在骨吸收的种植体周炎，非手术治疗效果不佳，推荐手术治疗。但目前并没有某种方式被公认为最为有效。

种植体周手术治疗包括切除性和再生性两大类。有研究表明，包容性的骨壁形态有利于再生性手术治疗。本病例中，患者的骨缺损形态属于二壁骨袋，虽然骨吸收严重，但仍属于包容型，因此选择行再生性手术治疗。对于再生性治疗的效果，近年来有研究表明，人类患者感染的种植体经过适当的治疗也可以达到再次骨结合。

本病例中为了去除种植体表面的感染，使用了激光及光化合消毒仪，研究证实使用TBO作为光敏剂的致死性光敏作用与激光联合，能有效杀灭种植体周伴放线聚集杆菌（Aa）、牙龈卟啉单胞菌（Pg）、中间普氏菌（Pi）等牙周炎致病菌。

四、结论

种植体表面的去污染是种植体周围炎治疗的难点，本病例中结合了各种手段去除种植体周感染物质。正确选择适应证，结合多种治疗手段，严重感染的种植体也有可能达到再生性治疗。

参考文献

[1] Mombelli A, Muller N ,Cionca N.The epidemiology of peri-implantitis[J]. Clin Oral Implants Res, 2012, 23 Suppl 6(s6): 67–76.

[2] Shibli J A , Martins M C , Ribeiro FS , et al. Lethal photosensitization and guided bone regeneration in treatment of peri-implantitis: an experimental study in dogs[J]. Clinical oral implants research, 2006, 17(3):273–281.

[3] Korsch M , Obst U , Walther W . Cement-associated peri-implantitis: a retrospective clinical observational study of fixed implant-supported restorations using a methacrylate cement[J]. Clinical Oral Implants Research, 2014, 25(7):797–802.

[4] Schwarz F, Sahm N, Schwarz K, et al. Impact of defect configuration on the clinical outcome following surgical regenerative therapy of peri-implantitis[J]. J Clin Periodontol, 2010, 37: 449‐455.

[5] Renvert S , Aghazadeh A , Hadar Hallström, et al. Factors related to peri-implantitis – a retrospective study[J]. Clinical Oral Implants Research, 2013, 25(4):522–529.

[6] Heitz-Mayfield L , Mombelli A . The Therapy of Peri-implantitis: A Systematic Review[J]. The International Journal of Oral & Maxillofacial Implants, 2014, 29(Supplement):325–345.

[7] Temmerman A , Lefever D , Teughels W , et al. Etiology and treatment of periapical lesions around dental implants[J]. Periodontology 2000, 2014, 66(1):247–254.

[8] Parma-Benfenati S , Roncati M , Tinti C . Treatment of Peri-implantitis: Surgical Therapeutic Approaches Based on Peri-implantitis Defects[J]. International Journal of Periodontics and Restorative Dentistry, 2013, 33(5):627–633.

[9] Khoshkam V , Chan H , Lin G , et al. Reconstructive Procedures for Treating Peri-implantitis: A Systematic Review[J]. Journal of dental research, 2013, 92(S12):131S–138S.

[10] Rosen P , Clem D , Cochran D , et al. Peri-implant mucositis and peri-implantitis: A current understanding of their diagnoses and clinical implications[J]. Journal of Periodontology, 2013, 84(4):436–443.

[11] Atieh M A , Alsabeeha NH , Jr FC , et al. The frequency of peri-implant diseases: a systematic review and meta-analysis[J]. Journal of Periodontology, 2013, 84(11):1586.

[12] Mellado-Valero A , Buitrago-Vera P , Mf. SR , et al. Decontamination of dental implant surface in peri-implantitis treatment: A literature review[J]. Medicina Oral Patolog í a Oral y Cirugia Bucal, 2013:e869–e876.

[13] Heitzmayfield L J, Salvi G E, Mombelli A, et al. Anti-infective surgical therapy of peri-implantitis. A 12-month prospective clinical study[J]. Clin Oral Implants Res, 2012, 23(2):205–210.

[14] Salvi GE , Aglietta M , Eick S , et al. Reversibility of experimental peri-implant mucositis compared with experimental gingivitis in humans[J]. Clinical oral implants research, 2012, 23(2):182–190.

[15] Muthukuru M , Zainvi A , Esplugues EO , et al. Non-surgical therapy for the management of peri-implantitis: A systematic review[J]. Clinical Oral Implants Research, 2012, 23(s6):77–83.

[16] Esposito M, Grusovin MG , Worthington HV . Treatment of peri-implantitis: what interventions are effective? A Cochrane systematic review[J]. European Journal of Oral Implantology, 2012, 5 Suppl(supplement):S21–41.

[17] Froum SJ , Froum SH , Rosen PS . Successful management of peri-implantitis with a regenerative approach: a consecutive series of 51 treated implants with 3– to 7.5-year follow-up[J]. Int J Periodontics Restorative Dent, 2012, 32(1):11–20.

[18] Sanz M , Chapple IL. Clinical research on peri‐implant diseases: consensus report of Working Group 4[J]. Journal of Clinical Periodontology, 2012, 39(s12):5.

[19] Nguyen-Hieu T, Borghetti A, Aboudharam GER. Peri-implantitis: from diagnosis to therapeutics[J]. Journal of investigative and clinical dentistry, 2012, 3(2): 79–94.

[20] Lang NP , Berglundh T , Abrahamsson I , et al. Periimplant diseases: where are we now?——Consensus of the Seventh European Workshop on Periodontology[J]. Journal of Clinical Periodontology, 2011, 38(s11):178–181.

无牙颌全程导板手术并发症及对策

胡琛　柳叶语　周楠　满毅

摘　要

无牙颌患者行全口种植固定修复时，根据修复指导外科原则，常先进行全口义齿修复。患者戴用全口义齿确认咀嚼功能、颌位关系、美学、语音等理想后，这副全口义齿便可以用作放射导板指导种植体位置、方向的设计，在此基础上生成无牙颌导板。无牙颌导板的使用越来越广泛，可以实现比自由手种植更加准确的种植体定位。但是导板手术仍然伴有一系列问题。导板手术中，种植窝洞内的冷却水流量减少、患者开口度受限导致钻针无法有序提拉等因素的存在，可能增加种植窝洞受热过高的风险，使得种植体植入后骨坏死进程超过骨修复能力，从而引起种植体早期失败。

关键词：无牙颌；数字化导板；种植体根尖周围病变

无牙颌患者进行全口种植固定义齿修复时，应该遵循修复指导外科的原则。数字化技术在很大程度上降低了种植修复的难度，使治疗效果更加可预期、高效。临床上，对于拟进行种植固定修复的无牙颌患者，我们常常先进行一期的全口义齿修复。患者戴用全口义齿确认咀嚼功能、颌位关系、美学、语音等理想后，这副全口义齿便用作放射导板。患者戴放射导板拍摄CBCT获得Dicom数据，同时放射导板单独进行CBCT扫描，这种CBCT双扫描的方法是数字化导板的经典方法。将两组Dicom数据匹配，便可在软件中进行种植体位置、轴向设计，实现修复指导外科，同时可以准确观测到虚拟种植体和重要解剖结构（如下牙槽神经管、上颌窦等）的位置关系，有利于规避风险。

随着无牙颌导板的应用越来越多，随之而来的问题也不容忽视。导板制作过程中环节众多，误差的累积影响到导板的准确性。对于刚接触无牙颌导板手术的新手医生，更是存在诸多挑战。在手术过程中，由于导板在一定程度上阻碍了冷却水进入种植窝洞，可能导致窝洞内冷却不足。加之某些患者开口度不够充分，造成钻针备孔时受阻，无法达到正常的提拉节奏，加重局部过热。有些无牙颌患者的牙槽骨已经吸收至只剩余基骨，对于骨质较硬的I类/II类骨质，钻针备孔时的产热将更加大。这些因素都可能影响种植窝洞内的骨结合进程。

本病例讲述一位下颌牙槽嵴严重萎缩、骨质II类的老年女性患者，进行种植导板手术后2个月内出现持续疼痛，保守治疗无效，最终取出种植体的过程。文中总结分析了并发症发生原因，探讨了其预防和解决办法，以期为其他病例提供借鉴。

作者单位：四川大学华西口腔医院

通讯作者：满毅；Email：manyi780203@126.com

一、材料与方法

1. 病例简介　65岁女性患者，既往体健。上颌余留22、23，松动（-），下颌缺牙，未行义齿修复。下颌牙槽嵴低平，呈刃状。双侧颞下颌关节区、咀嚼肌检查未见明显异常。患者要求行种植固定修复。

2. 诊断　上颌牙列缺损；下颌牙列缺失。

3. 治疗过程（图1~图9）

（1）全口义齿：二次印模法对上下颌制取压力式印模。面中1/3法结合息止𬌗间隙法确定面下1/3垂直距离，哥特式弓描记法确定患者的正中关系位。上𬌗架后制作上颌可摘义齿，下颌总义齿。患者佩戴义齿1~2个月，观察咀嚼功能、语音功能、颞下颌关节和肌肉的适应情况、美学效果，进行适当调改。待患者对功能和语音满意后，将全口义齿标记8个牙胶点作为放射导板，进行CBCT双扫描。

（2）种植设计：将义齿单独的Dicom数据和患者佩戴义齿拍摄CBCT的Dicom数据导入导板设计软件中。遵循修复指导外科的原则，根据牙位和排牙的形态进行种植体位置、轴向设计。下颌后牙区牙槽嵴顶距离下牙槽神经管不足6mm。考虑到患者神经管颊侧基骨有较宽的骨量，同时出于减小后牙区悬臂的目的，下颌后牙区设计在神经管颊侧植入的种植体，虚拟种植体周围被大量皮质骨包绕。最终设计植入6颗Nobel Active种植体。导出数据，打印数字化全程导板。

（3）外科手术：利用硅橡胶咬合记录就位下颌导板，先进行固位钉孔预备。固位钉固定导板后，进行软组织环切，逐级扩孔，由于36牙位导板误差，最终下颌仅植入5颗种植体。种植体植入扭矩均>35N·cm。旋入愈合基台，非埋入式愈合。

（4）术后并发症及处理：术后1周拆线时，患者主诉下前牙区、右侧后牙区持续疼痛，服用止痛药缓解疼痛。口内检查种植体周围黏膜微红肿，未见脓性分泌物。考虑疼痛可能来源于局部感染，嘱患者按原剂量继续服用抗感染药物。术后3周复查时，患者主诉原部位仍持续隐痛，不伴发热等全身症状。而口内检查未见黏膜肿胀、流脓、发红等炎症表现，相比术后1周时黏膜进一步愈合。为排除病因，为患者拍摄CBCT，未观察到明显的低密度骨吸收影像。术后4周复查时，疼痛持续不缓解。将所有愈合基台旋下，更换为覆盖螺丝，防止外界因素干扰愈合。术后6周复查疼痛仍然持续，拍摄CBCT，并且将前后CBCT对比分析，发现46和32种植体根尖部位的低密度影在逐渐扩大。判断46和32种植体根尖周围有炎症。

局部麻醉下于32和46牙位处翻瓣，46和32种植体颈部周围骨质完整，未见骨吸收、炎性肉芽组织。将2颗种植体反向旋出，可见种植体根尖部位

带有黄白色脓液，且窝洞中立即涌出黄白脓液。大量生理盐水冲洗种植窝洞，缝合软组织瓣。

患者主诉取出种植体后，疼痛感消失。1周拆线，软组织愈合良好。下颌拟3个月后行种植覆盖义齿修复。

二、讨论

该患者的种植术后并发症属于种植体根尖周围炎症，发生率仅为0.26%～7.8%，70%病例在二期手术前发现，常常表现为疼痛、肿胀、瘘管等。这类炎症起源于种植体根尖周围，由根尖逆行向上，和常见的菌斑导

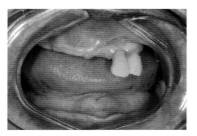

图1　术前口内像，下颌牙槽嵴吸收严重，呈刃状

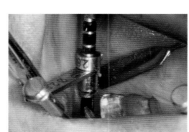

图2　全程导板引导下种植手术

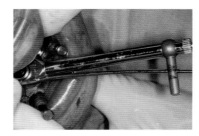

图3　种植体植入扭矩较大，均超过35N·cm

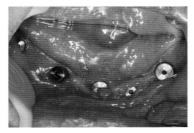

图4　术后1周拆线时口内愈合情况

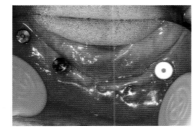

图5　术后3周复查时口内愈合情况

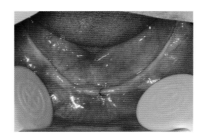

图6　术后6周复查时口内愈合情况

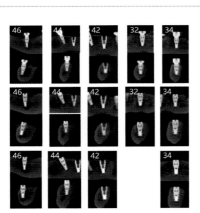

图7　术后6周内种植体根尖周围骨质变化

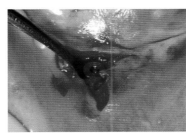

图8　翻瓣见32种植体颈部骨完整，未见明显骨吸收/肉芽组织

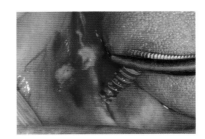

图9　旋下种植体，见种植体根尖区域附着黄白色脓液，46窝洞内涌出黄白色脓液

致种植体周围骨吸收不同。多重因素可能引起种植体根尖周围炎症病变，包括种植位点原有牙齿的根尖周感染/牙周感染余留细菌病灶，种植体植入后改变了局部微环境，可能导致感染。外来物质掉入种植窝洞内也可能造成种植体根尖周围炎症病变，包括未去净的牙龈组织手套粉末等。种植体植入扭矩过大、对种植体根尖造成的过度挤压以及种植窝洞预备时产热过多，可能造成种植体周围骨组织的缺血和坏死程度超过骨修复能力，进而导致种植窝洞的缺血和骨坏死。

本病例中，患者骨质较硬，属于II类骨，由于种植体设计在神经管颊侧，后牙区种植体周围由大量皮质骨构成。在备孔时，钻针切削致密骨质相比松质骨产热更多。加之患者张口度有限，钻针备孔时常常受到卡顿而不能正常提拉，这些都增加了钻孔产热的时间。此外，导板的金属导环周围未设置冲水孔，无法进行额外的冲水冷却。产热增加、冷却不足，这些因素均可能导致局部过热，加重愈合期间无菌性骨坏死。种植体自攻植入过程中，植入扭矩非常大，一度接近70N·cm，过高的植入扭矩也可能引起种植体对周围骨质的过度挤压。这些因素可能是该患者种植体根尖周围炎性病变的重要促成因素。

广大医生在进行无牙颌导板手术时，建议选择合适的病例（开口度满足要求）、导板金属套环周围设置冲水孔、遵循正确的钻孔提拉速率、使用4℃冷却水等，尽可能减少创伤因素，预防种植体根尖周围炎症的发生。在种植体根尖周围炎症发生后，为早期明确诊断，可以在CBCT基础上加拍X线片，减小CBCT伪影对于判断根尖低密度影的干扰。一旦明确是种植体根尖的问题，宜尽早加以干预。文献中报道过的处理方法包括：机械清理（涡轮机、超声、刮治器等）、化学清理（氯己定、过氧化氢、甲硝唑凝胶等）、激光、抗菌药物治疗、种植体根尖切除+GBR等。文献中随访4个月至7年，75%种植体治疗后可以存留。

三、结论

进行无牙颌导板手术时，建议选择合适的病例（充足的开口度），同时通过一些方法——包括导板金属套环周围设置冲水孔、遵循正确的钻孔提拉速率、使用4℃冷却水等，尽可能减少创伤因素，预防种植体根尖周围炎症的发生。

参考文献

[1] Rosenfeld AL, Mandelaris GA, Tardieu PB. Prosthetically directed implant placement using computer software to ensure precise placement and predictable prosthetic outcomes. Part 2: rapid-prototype medical modeling and stereolithographic drilling guides requiring bone exposure[J]. Int J Periodontics Restorative Dent, 2006, 26:347-353.

[2] Hammerle CH, Cordaro L, van Assche N, et al. Digital technologies to support planning, treatment, and fabrication processes and outcome assessments in implant dentistry. Summary and consensus statements[J]. The 4th EAO consensus conference[J]. Clin Oral Implants Res, 2015, 26:97-101.

[3] Lanis A, Padial-Molina M, Gamil R, et al. Computer-guided implant surgery and immediate loading with a modifiable radiographic template in a patient with partial edentulism: a clinical report[J]. J Prosthet Dent, 2015, 114:328-334.

[4] Pozzi A, Tallarico M, Marchetti M, et al. Computer-guided versus free-hand placement of immediately loaded dental implants: 1-year post-loading results of a multicentre randomised controlled trial[J]. Eur J Oral Implantol, 2014, 7:229-242.

[5] Marjolein Vercruyssen, Isablle Laleman, Reinhilde Jacobs, et al. Computer-supported implant planning and guided surgery: a narrative review[J]. Clinical Oral Implants Research, 2015, 26(S11):69-76.

[6] Feller L, Jadwat Y, Chandran R, et al. Radiolucent inflammatory implant periapical lesions: a review of the literature[J]. Implant Dentistry, 2014, 23(6):745-751.

[7] Flanagan D. Apical (retrograde) peri-implantitis: A case report of an active lesion[J]. J Oral Implantol, 2002, 28:92-96.

[8] Field JR, Sumner-Smith G. Bone blood flow response to surgical trauma[J]. Injury, 2002, 33:447-451.

[9] Flanagan D. Osteotomy irrigation: Is it necessary?[J]. Implant Dent, 2010, 19:241-249.

超声骨刀分段截骨结合软组织增量治疗下前牙错位种植体

胡颖恺¹　邹多宏²　杨驰²

摘要

目的：探讨分段截骨术治疗严重错位种植体的效果。**材料与方法**：一名因下颌前牙种植体严重错位的32岁患者于我院就诊。拟行分段截骨术纠正该种植体，术前拍摄牙CT明确错位种植体的方向，设计截骨线和理想的种植体位置；术中唇侧翻瓣，应用超声骨刀在种植体周围截骨，注意保留舌侧黏骨膜瓣，形成带蒂的活动骨块；将骨块用钛板固定于理想的位置，表面覆盖Geistlich Bio-Oss骨粉；术后6个月去除钛板，待软组织愈合后，发现角化龈宽度较窄，故行游离结缔组织瓣增加软组织量；软组织改建成熟后，印模制作上部结构，完成正式修复。**结果**：错位的种植体得到纠正，与水平面夹角从39.8°变为63.43°。术后复诊见骨块愈合良好，无明显骨吸收。软组织增量术后角化龈宽度得到明显增加。患者对治疗效果满意。**结论**：超声骨刀行分段截骨术，不仅可一次性纠正严重错位种植体位置，而且手术操作方便，很好地保存了骨组织和软组织，创伤小，术后反应小；保存骨块的舌侧黏骨膜以及钛板坚强固定带种植体的活动骨块，间隙填以Bio-Oss骨粉，提高了术后骨块的存活率；结缔组织瓣转移技术可有效增加角化龈宽度，美学效果佳。

关键词：种植体错位；超声骨刀；截骨；引导骨再生

种植牙美观、舒适，不损伤邻牙、咀嚼功能，近似于天然牙，彻底改变了牙科治疗模式，目前已成为许多牙列缺损缺失患者的首要选择。尽管口腔种植修复成功率很高，但仍然会由于术者技术水平、患者软硬组织质量、种植器械的机械性因素等导致并发症的发生。当种植体的轴向位置不当，影响上部结构的正常就位，即为种植体错位。

种植体错位不仅引发美学问题，而且影响其功能。轻度的错位可通过应用角度基台解决，而一些严重的错位，特别是在美学区域，角度基台通常无法达到满意的疗效。此时的解决方法包括软组织包埋种植体，上方应用传统烤瓷桥或可摘义齿修复；手术取出错位的种植体；或者通过牵张成骨术或分段截骨术调整错位种植体的位置等。手术取出种植体常导致软硬组织量不足，后续若要种植修复，则仍需要手术干预，治疗时间长，操作复杂，花费较高，对患者损伤较大。分段截骨术来源于正畸正颌手术，用于治疗错位且有牙根固连的上颌牙，以及关闭单颗牙或多颗牙之间的间隙。受此启发，分段截骨术也可用来治疗错位的种植体，将植体连同周围骨块一起截断，但一侧与黏膜相连以保证血供，形成带蒂的活动骨块，再在理想的位置处固定骨块，即可纠正种植体的位置。

除了良好的骨结合，美学也是种植修复的重要目标。除了健康的袖口，还需要有与相邻牙龈协调的角化龈形态，才能达到美学要求。牙齿的缺失、牙槽骨的吸收、手术形成的瘢痕等可导致软组织不足，而这是导致美学

效果欠佳的主要原因。另外，种植体周围角化龈的宽度和厚度也与种植体的健康密切相关。因此，当软组织不足时，要适时对软组织进行增量重建，增加角化龈宽度，把薄龈生物型转化为厚龈生物型，并重建龈乳头。

本文报道1例应用超声骨刀行分段截骨术纠正错位的下颌前牙种植体，并通过游离结缔组织瓣移植增加角化龈宽度和厚度的病例：术前拍摄牙CT明确错位种植体的方向，设计截骨线和理想的种植体位置；术中唇侧翻瓣，应用超声骨刀在种植体周围截骨，注意保留舌侧黏骨膜瓣，形成带蒂的活动骨块；将骨块用钛板固定于理想的位置，表面覆盖Geistlich Bio-Oss骨粉；术后6个月去除钛板，待软组织愈合后，发现角化龈宽度较窄，故行游离结缔组织瓣增加软组织量；软组织改建成熟后，印模制作上部结构，完成正式修复。在随访期内，本病例获得了理想的软硬组织美学效果和稳定性。

一、材料与方法

1. 病例简介　32岁女性患者，以"外院种牙3个月，发现种植钉位置不佳"为主诉就诊于我院口腔外科。现病史：患者1年前因牙齿松动于外院拔除右下前牙，曾因牙齿发炎行下颌多颗前牙"抽神经"治疗，并烤瓷桥修复下颌前牙。4个月前出现左下前牙疼痛，故拆除烤瓷桥，3个月前外院拟种植修复右下前牙，手术后发现种植体位置不佳，转至我院就诊。既往史：否认全身系统疾病，否认吸烟、饮酒、夜磨牙等不良习惯，否认遗传病史、传染病史及药物过敏史。检查：全身情况良好，口内41缺失，31、42残冠，牙冠变色；31松动I度，轻叩痛，余牙均无松动，无叩痛。见41种植体（Nobel，愈合帽直径为4.3mm），颊向错位（图1、图2），无松动，对应唇侧黏膜见手术瘢痕。16、26烤瓷冠修复，上颌牙正畸中，口腔卫生可，

作者单位：上海交通大学医学院附属第九人民医院

通讯作者：邹多宏¹，杨驰²；Email: 1. zouduohongyy@163.com
　　　　　　2. yangchi63@hotmail.com

未见牙结石，余黏膜未见异常。影像学检查：全景片示41种植体，31、42、43根管内见高密度影，31根尖阴影，牙槽骨未见明显吸收。CBCT矢状面见41严重颊倾，种植体与水平面成39.8°夹角，植体周围未见阴影和明显骨吸收（图3、图4）。

2. 诊断 41种植体严重颊向错位；31根尖周炎。

3. 治疗计划

方案1：拔除31，牙龈包埋或者拔除41种植体，32～42烤瓷桥修复。

方案2：拔除31和41种植体，重新种植修复缺失牙，可能需要行GBR等骨增量手术以及软组织增量手术。

方案3：拔除31，应用超声骨刀截骨，纠正错位的41种植体，Geistlich Bio-Oss骨粉填缺损间隙，后期酌情行结缔组织瓣转移术。

充分告知各计划优缺点和风险，经过考虑，患者选择方案3。

4. 治疗过程

（1）术前准备：拍摄临床照片、拍摄CBCT明确种植体的方向以及与邻牙关系，设计截骨线以及理想的种植体位置。截骨线应与邻牙间隔2mm以上，种植体与水平面夹角应在65°左右。

（2）超声骨刀分段截骨：局部必兰浸润麻醉后，唇侧全层翻瓣，暴露骨面。见种植体愈合帽与植体不匹配，直径为3.5mm的植体佩戴了4.3mm的愈合帽。更换愈合帽，拔除31并搔刮牙槽窝（图5～图7）。应用超声骨刀于种植体近远中及龈方制作截骨线，注意龈方截骨线要低于种植体根方最低点，以免影响种植体稳定性，并且减小活动骨块重新复位后下方与牙槽骨之间的间隙，促进愈合。用薄刃劈凿和骨锤沿截骨线方向轻力敲击，注意舌侧不翻瓣，骨块的舌侧有黏骨膜附着，形成带蒂活动骨块。将骨块重新摆放，使种植体位置和方向与牙弓相协调，然后钛板固定骨块。骨量不足处以

Geistlich Bio-Oss骨粉充填，表面覆盖Geistlich Bio-Bide胶原膜。松解唇侧瓣骨膜，无张力缝合（图8～图12）。

术后即刻CBCT显示种植体与水平面夹角为63.43°（图13、图14）。术后6个月拆除钛板，见骨块愈合良好（图15、图16）。

（3）软组织增量：由于患者多次手术，下前牙区前庭沟变浅，角化龈宽度不足。故拆除钛板1个月后，进行软组织增量手术。于14～16和24～26腭侧，距离龈缘为2～3mm处取结缔组织瓣，一块为带上皮结缔组织瓣，一块为上皮下结缔组织瓣。不带上皮结缔组织瓣在殆方，带上皮结缔组织瓣在龈方，在受植区就位并妥善缝合固定（图17～图21）。

（4）最终修复：软组织增量术后3个月，复查见下前牙区前庭沟深度显著增加至约10mm，腭部黏膜愈合良好（图22～图25）。两步法印模，制作种植体上部结构，2周后试戴最终修复体，完成修复。种植牙牙冠较天然牙牙冠稍长（图26～图29），但由于是下颌前牙，所以对美观影响不大，患者表示满意。

（5）随访：修复完成后11个月复诊，诉修复效果满意，检查见修复体稳定性好，牙龈无明显红肿。影像学检查示种植体骨结合良好，未见明显骨吸收。

二、结果

分段截骨术后，错位的种植体得到纠正，与水平面夹角从39.8°变为63.43°，且位于牙槽骨中央，与天然牙弓协调。截骨术后复诊见骨块愈合良好，无明显骨吸收。软组织增量术后角化龈宽度得到明显增加。患者对治疗效果满意。

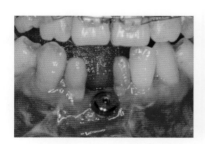

图1 初诊口内正面像，见41种植体颊向错位

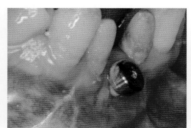

图2 初诊口内侧面像，见41种植体颊向错位

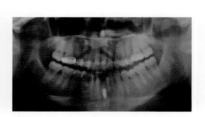

图3 全景片示41种植体、31、42、43根充后，31根尖阴影

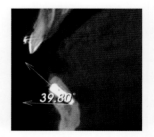

图4 CBCT矢状面示种植体与水平面夹角为39.8°，严重颊向倾斜

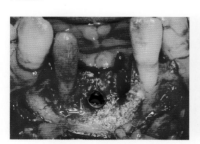

图5 拔除31，翻瓣后见愈合帽与植体直径不匹配，去除愈合帽

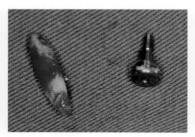

图6 去除的31残冠及愈合帽（直径4.3mm）

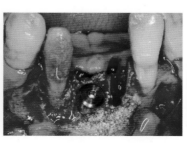

图7 更换匹配的愈合帽（3.5mm）

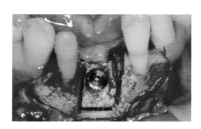

图8 超声骨刀截骨，形成带蒂的活动骨块

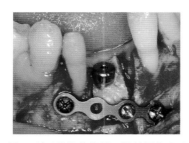

图9 纠正种植体位置，钛板固定（正面像）

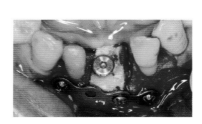

图10 纠正后的种植体位置（𬌗面像）

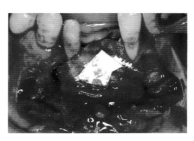

图11 Bio-Oss骨粉充填，覆盖Bio-Gide胶原膜

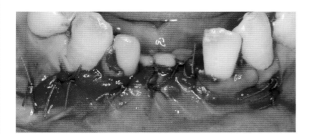

图12 松解唇侧瓣后无张力缝合

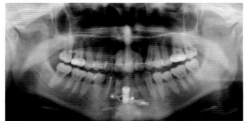

图13 截骨术后复查，全景片示种植体周围无明显骨吸收

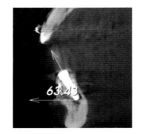

图14 截骨术后复查，CBCT时纠正后种植体和水平面角度为63.43°，角度正常

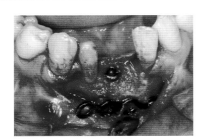

图15 截骨术后6个月拆除钛板

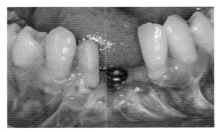

图16 拆除钛板后1个月口内像，角化龈宽度不足

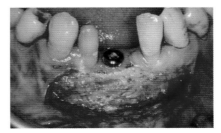

图17 唇侧半厚瓣翻瓣

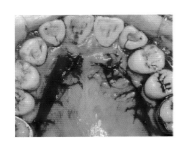

图18 腭部双侧取结缔组织瓣，一侧上皮下结缔组织，一侧带上皮结缔组织

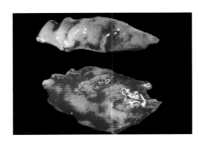

图19 取下的结缔组织瓣

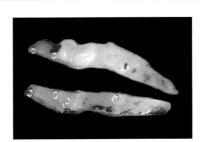

图20 上皮结缔组织一分为二

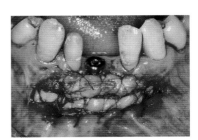

图21 上皮下结缔组织在𬌗方，带上皮结缔组织在龈方，增加下颌前牙区角化龈宽度

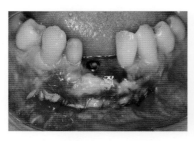

图22 软组织增量手术后2周复查口内正面像

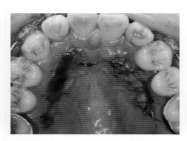

图23 软组织增量手术后2周复查口内𬌗面像

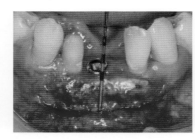

图24 软组织增量手术后3个月复查口内正面像，见角化龈宽度显著增加，腭部黏膜愈合可

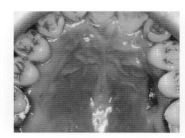

图25 软组织增量手术后3个月复查口内𬌗面像，见角化龈宽度显著增加，腭部黏膜愈合可

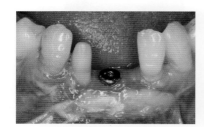

图26 最终修复，下前牙牙冠稍长1

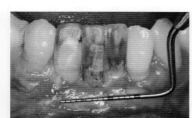

图27 最终修复，下前牙牙冠稍长2

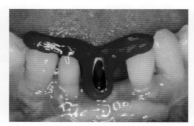

图28 最终修复，下前牙牙冠稍长3

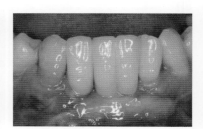

图29 最终修复，下前牙牙冠稍长4

三、讨论

准确的术前计划是保证种植修复成功的重要基石，术者必须对植体的三维方向、角度、深度、植体系统的选择等精准把握。随着种植导板的应用、影像学技术的发展，种植体错位的发生率逐渐下降。医源性因素是导致种植体错位的主要原因，若医生缺乏经验，术前计划或导板和设计不正确，或者植入种植体时只考虑骨量而不考虑与牙弓的协调，就可导致种植体错位；另外，生长发育、增龄性改变或种植以后又行正畸治疗也可引起种植体的错位。

正确的位置是种植体行使功能、获得满意美学效果的关键。严重的错位无法通过应用角度基台解决，如果患者仍希望种植修复，则必须通过手术解决。若去除种植体，则容易造成软硬组织缺损，下次修复时还需要再行骨增量和软组织增量手术。Zechner等应用牵张成骨术纠正错位种植体，该方法的好处是可以同时增加骨组织和软组织，但口内需要额外的装置，并调整牵张方向，患者舒适度较差。

分段截骨术创伤小，省时省力，一次性纠正错位种植体位置，是治疗严重错位种植体的理想方法。超声骨刀微创，截骨精确、快速高效，出血少，并且可保护软组织；灌洗液的"空穴效应"使术区视野清晰；相较涡轮、摆锯等传统器械，超声骨刀更省力，骨量损失更少，也更容易把控截骨方向。本病例应用超声骨刀截骨，减小了手术创伤，保存了骨量和软组织，患者术后反应小。

活动骨块存活的关键包括血供的保存、骨块与邻近骨较小的间隙，以及稳定的固位。本病例术中只进行唇侧翻瓣，保留舌侧的黏骨膜瓣，形成带血管蒂的种植体-骨活动骨块，有利于该骨块的存活。文献表明，间隙<2mm时，更有利于术后新骨的形成；超声骨刀微振动的切割模式，截骨线窄，术

后骨愈合的速度似乎也优于涡轮和摆锯。因此术中要注意截骨线的位置，不要让骨块位置摆正后与周围骨间隙过大。由于同期拔除了邻牙，为防止牙槽骨过多吸收，我们在骨块周围填充了Bio-Oss骨粉，以维持牙槽骨的高度和宽度。骨块摆正后，需要坚强固定，否则容易形成瘢痕、软组织长入或者发生坏死。本病例应用钛板固定骨块，并用Bio-Gide胶原膜覆盖Bio-Oss骨粉，防止软组织进入，术后随访表明骨块愈合良好。

研究发现，种植体周围角化龈宽度应该至少保证2mm，从而保证生物学宽度，有助于维持种植体边缘骨水平。角化龈不足会使种植体更易于受到口腔内细菌和毒素的破坏，平均牙龈指数、菌斑指数、牙周袋深度、探针出血等均显著增高，从而导致种植体周围炎、种植体周围骨吸收，最终影响种植体的稳定性、功能以及美学效果。由于游离结缔组织大小可控，可以增加种植体唇侧丰满度、重建龈乳头；增加角化龈宽度，改善龈缘位置。游离组织瓣缺乏血供，因此需要稳定的固定游离瓣，使其与受植区紧密接触，以获得足够的血供营养以保证其成活。研究表明，结缔组织瓣容易萎缩吸收，因此需要移植大于所需组织，应超出种植体近远中向至少6mm。上皮下结缔组织成功率高，术后牙龈颜色与邻牙相近，美观效果好，且供区的伤口较小。上皮下结缔组织可从深层取，也可从浅层取带上皮的组织瓣于口外去除上皮。深层取瓣供区有上皮覆盖、术后疼痛等并发症少，不易出现瘢痕组织；浅层取瓣对深层的血管、神经影响小，纤维结缔组织含量高，增量效果和长期稳定性更好，但供区创口无上皮覆盖，术后反应较大，患者不易接受。本病例由于受植区面积大，供区为双侧腭部，并且希望𬌗方的移植瓣的牙龈颜色与邻牙相近，获得较好的粉红美学效果，故𬌗方应用深层取瓣的上皮下结缔组织瓣，龈方用带上皮的结缔组织，尽量减少患者术后反应，以达到理想的美学效果。

四、结论

对于严重错位的种植体，除取出种植体以外，截骨术提供了的新治疗思路：采用超声骨刀行分段截骨术，不仅可一次性纠正植体位置，而且手术操作方便、很好地保存了骨组织和软组织，创伤小，术后反应小；保存骨块的舌侧黏骨膜以及钛板坚强固定带种植体的活动骨块，间隙填以Bio-Oss骨粉，提高了术后骨块的存活率；结缔组织瓣转移技术可有效增加角化龈宽度，美学效果佳。

参考文献

[1] Bashutski JD, Wang HL. Common implant esthetic complications[J]. Implant Dent, 2007, 16(4): 340–348.
[2] Duff RE, Razzoog ME. Management of a partially edentulous patient with malpositioned implants, using all–ceramic abutments and all–ceramic restorations: A clinical report[J]. J Prosthet Dent, 2006, 96(5):309–312.
[3] Akça K, Iplikçioğlu H, Cehreli MC. A surgical guide for accurate mesiodistal paralleling of implants in the posterior edentulous mandible[J]. J Prosthet Dent, 2002, 87(2):233–235.
[4] da Silva AL, Borba AM, Bandeca MC, et al. Modified segmental osteotomy for relocation of malpositioned implant: case report[J]. J Int Oral Health, 2015, 7(8):134–137.
[5] Stacchi C, Bonino M, Di Lenarda R. Surgical relocation of a malpositioned, unserviceable implant protruding into the maxillary sinus cavity. A clinical report[J]. J Oral Implantol, 2012, 38(4):417–423.
[6] Stacchi C, Chen ST, Raghoebar GM, et al. Malpositioned osseointegrated implants relocated with segmental osteotomies: a retrospective analysis of a multicenter case series with a 1– to 15–year follow–up[J]. Clin Implant Dent Relat Res, 2013, 15(6):836–846.
[7] Gilles R, Couvreur T, Dammous S. Ultrasonic orthognathic surgery: enhancements to established osteotomies[J]. Int J Oral Maxillofac Surg, 2013, 42(8):981–987.
[8] Peterson LJ. Immediate surgical closure of multiple maxillary diastemas[J]. J Oral Surg, 1973, 31(7):522–527.
[9] Bell WH, Schendel SA, Finn RA. Revascularization after surgical repositioning of one–tooth dento–osseous segments[J]. J Oral Surg, 1978, 36(10):757–765.
[10] Akkas I, Toptas O, Akpinar YZ,et al. Segmental alveolar osteotomy by palatal approach to correct excessive angulated dental implants in anterior and posterior maxilla[J]. J Clin Diagn Res, 2015, 9(4): 3–5.
[11] Kassolis JD, Baer ML, Reynolds MA. The segmental osteotomy in the management of malposed implants: a case report and literature review[J]. J. Periodontol, 2003, 74(4):529–536.
[12] Chappuis V, Engel O, Reyes M, et al. Ridge alterations post-extraction in the esthetic zone: a 3D analysis with CBCT[J]. J Dent Res. 2013,92(12 Suppl):195S–201S.
[13] 孟道逸, 薛毅. 前牙美学区种植的软组织增量研究进展[J].口腔颌面修复学杂志,2018,19(1):59–64.
[14] Thoma DS, Naenni N1, Figuero E, et al. Effects of soft tissue augmentation procedures on peri–implant health or disease: A systematic review and meta–analysis[J]. Clin Oral Implants Res, 2018, 29 Suppl 15:32–49.
[15] Watanabe F, Hata Y, Mataga I, et al. Retrieval and replacement of a malpositioned dental implant—a clinical report[J]. J Prosthet Dent, 2002, 88(3):255–258.
[16] Zechner W, Bernhart T, Zauza K, et al. 4–Multidimensional osteodistraction for correction of implant malposition in edentulous segments[J]. Clin Oral Implants Res. 2001, 12(5):531.
[17] Barone A, Santini S, Marconcini S, et al. Osteotomy and membrane elevation during the maxillary sinus augmentation procedure. A comparative study:piezoelectric device vs conventional rotative instruments[J]. Clin Oral Implants Res, 2008, 19(5): 511–515.
[18] Marini E, Cisterna V, Messina AM. The removal of a malpositioned implant in the anterior mandible[J]. Oral Surg Oral Med Oral Pathol Oral Radiol, 2013, 115(5): 1–5.
[19] Gordh M, Alberius P. Some basic factors essential to auto–geneic nonvascularized onlay bone grafting to the craniofacial skeleton[J]. Scand J Plast Reconstr Surg Hand Surg, 1999, 33(2): 129–146.
[20] Vercellotti T, Nevins ML, Kim DM, et al. Osseous response following resective therapy with piezosurgery[J]. Int J Periodontics Restorative Dent, 2005, 25(6): 543–549.
[21] Johnson EE, Urist MR, Finerman GA. Distal metaphyseal tibial nonunion. Deformity and bone loss treated by open reduction, internal fixation, and human bone morphogenetic protein (hBMP) [J]. Clin Orthop Relat Res. 1990, (250):234–240.
[22] 宿玉成. 种植外科中的软组织处理及其美学效果[J].中华口腔医学杂志,2006(3):148–150.
[23] Kan JY, Rungcharassaeng K, Lozada JL, et al. Facial gingival tissue stability following immediate placement and provisionalization of maxillary anterior single implants: a 2 – to 8 –year follow –up [J]. Int J Oral Maxillofac Implants, 2011; 26(1): 179.
[24] Hsu YT, Shieh CH, Wang HL. Using soft tissue graft to prevent mid–facial mucosal recession following immediate implant placement [J]. J Int Acad Periodontol, 2012, 14(3): 76–82.
[25] 温小娜, 范亚伟, 雷建华. 口腔种植的软组织增量技术研究进展[J]. 中国口腔种植学杂志, 2017, 22(1):42–46.
[26] 万双全, 邓飞龙. 上皮下结缔组织瓣在种植软组织缺陷中的应用[J]. 国际口腔医学杂志, 2018, 45(1):68–73.
[27] Wessel JR, Tatakis DN. Patient outcomes following subepithelial connective tissue graft and free gingival graft procedures[J]. J. Periodontol, 2008, 79(3): 425–430.
[28] Griffin TJ, Cheung WS, Zavras AI, et al. Postoperative complications following gingival augmentation procedures[J]. J. Periodontol, 2006, 77(12): 2070–2079.

上颌中切牙全瓷冠和种植牙冠间的间隙——6年临床随访病例研究1例

毋育伟[1] 李德利[1] 刘英超[2] 朱德秀[2] 李良忠[1,2]

摘要

本研究的目的是介绍口腔种植的一个案例：22岁上颌前牙外伤患者，右上中切牙行牙支持式全瓷冠修复，左上中切牙行引导性骨再生（guided bone regeneration，GBR）和种植牙支持式全瓷冠修复。在经过严格的咬合调整后于2012年戴入最终修复体。分别在种植后即刻、2年、3年、4年、5年和6年进行评估。种植修复后2年首次观察到全瓷冠与种植全瓷冠之间的间隙。6年后，发现上颌中切牙间隙增加，伴有前牙咬合改变和美学效果受损。可能的原因有：前牙咬合，前牙外伤，GBR过程可能影响邻近的天然牙的改建。这个病例提示种植牙在前牙咬合功能上可以持续超过6年，但有可能发生美学修复效果受损，在种植手术前除了对外科、修复、生物学并发症和患者进行充分的沟通外，由于天然牙齿的移动引起天然牙和种植牙之间缝隙出现的并发症也需要和患者进行充分的沟通。

关键词：中切牙间隙；种植体支持的修复体；骨结合；随访

种植体骨结合在现代口腔医学中得到了广泛的研究和安全应用。口腔种植的主要目的是提高患者咀嚼功能的稳定性，改善患者的生活质量，特别是在上颌前牙缺失的情况下，还可以改善患者的发音和美观。然而，文献中已有报道，患者在使用种植体数年后会出现一些并发症，如种植体松动、中央螺丝断裂和种植体折断等。最近也有文章指出，由于成人期的颌骨改建，引起的上前牙区种植体支持的全瓷冠与相邻的天然牙之间出现牙齿排列不整齐的报道。

我们这篇文章的目的是描述在上前牙区牙支持式全瓷冠和牙种植体支持全瓷冠之间，通过比较上中切牙冠的位置照片（戴入最终修复体后即刻、2年、3年、4年、5年和6年之后拍摄的），可以观察到邻接点部位出现了间隙，间隙的出现可能是由于创伤和去皮质化等原因引起。

一、材料与方法

22岁男性患者。因发生交通事故，致21冠根纵裂。患者随后接受了21拔除，11、22及23根管治疗（图1~图3）。拔牙后3个月，于2011年7月，21植入4.0mm×11.5mm种植体（Certain Prevail，Biomet 3I，美国）和引导骨再生（GBR）。在2012年3月完成了11、21~23最终修复体的粘接（图4~图8）。安装完成后即刻，上前牙切端对齐良好（图7），中切牙之

间未及间隙。种植体支持的全瓷冠给予较小的咬合接触面积（图8）。

2014年7月：患者在修复后27个月进行随访。期间全瓷冠未被拆除或调整。在种植体支持牙冠和天然牙支持牙冠间有轻微的空隙出现（图9）。X线片显示（图10）牙周状况良好，牙周探诊约3mm或更少。探诊无出血。咬合检查发现种植体支持修复体和天然牙支持的修复体相比，有较大的咬合接触区（图11）。

2018年12月：患者再次进行了随访。冠没有松动，中央间隙变大，美学效果较差，但患者拒绝重新修复（图12）。

二、讨论

长期修复后，天然牙与种植体支持全瓷冠间出现间隙的临床报道并不多见，美学修复效果受损，尤其是发生于20岁以上的患者。这对于前牙区进行种植体修复治疗具有重要参考意义。

1. 成人期生长改建对上颌前部牙齿排列的影响　在1996年，Bishara等报告了在成年期由于颌骨生长改建引起牙弓和牙列的变化。Bishara对年龄25~46岁的15名妇女、15名男子的牙科石膏模型和头影测量进行了评估与测量，男性和女性的上颌、下颌牙弓与牙列均有显著变化。这些变化包括牙齿大小、牙弓长度差异的增加，导致上下颌前牙区的牙齿拥挤显著增加。研究结果表明，随着年龄的增长，牙弓的变化并不会随着成年期的到来而停止。这些变化在本报告中显示的患者中很明显；种植体支持的全瓷冠由于为骨结合，相对于相邻的天然中切牙显得更为稳定。由于骨结合的种植体阻止了牙槽骨的改建，并抑制了颌骨其他部位的正常生长，导致牙齿移动不一

作者单位：1. 北京大学口腔医院
　　　　　2. 北京市第一中西医结合医院朝阳中医院
通讯作者：李良忠；Email: liliangzhong2006@sina.com

效。

2. 种植体支持式牙冠的咬合调整 在咬合力较大的情况下，种植体支持式修复体的咬合负荷可能比天然牙大，因为它们缺乏牙周膜的机械缓冲功能。有一种观点认为种植体支持式修复体的咬合应该比天然牙齿的咬合程度低。本病例中，咬合力较大时，种植体支持式全瓷冠初始咬合负荷低于对侧天然牙支持式全瓷冠。图11所示，在过载咬合力作用下，11唇倾和初始咬合状态相比，更少的接触点进一步证实了这一点。上述原因可能是上颌中切牙区出现间隙的原因之一。在考虑前牙区咬合负荷平衡时，相同的咬合负荷可能更好。这一想法与天然牙齿与种植体之间的咬合动态不平衡是一致的，当它们受到咬合力时，因为不同的组织结构，导致了最终的牙齿移动不一致。

3. 牙齿和种植体与牙槽骨的连接方式不同 牙齿通过牙周韧带（PDL）连接到牙槽骨。PDL通过牙槽骨生理性改建，其中骨组织被吸收并形成新骨。由于骨结合的种植体阻止了牙槽骨的改建，并抑制了颌骨其他部位的正常生长，导致在咬合力的作用下牙齿移动不一致。

4. GBR对相邻天然牙移动的影响 在GBR过程中，为了保证足够的血供，我们在手术区域周围的颊侧皮质骨上钻孔，就像皮质切开术一样。骨皮质切开术作为一种促进牙齿移动的外科手术方法，在正畸治疗中应用以减少治疗时间。本病例中，在21种植区域，包括11近中颊侧，钻孔并进行GBR植骨，类似于皮质骨切开术，可促进右上中切牙唇向运动。在11咬合调整过程中，天然牙齿的咬合比种植体支持的修复要大。11的相对高负荷就像控制牙齿运动的正畸力。这可能是在GBR的皮质骨切开术和较大的咬合负

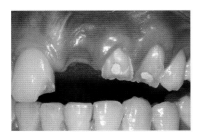

图1 术前口内像

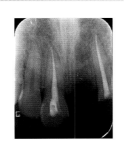

图2 术前X线片1

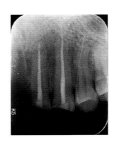

图3 术前X线片2

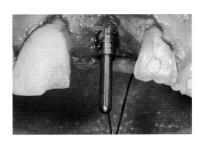

图4 种植即刻口内像

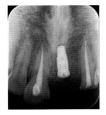

图5 种植即刻X线检查

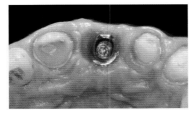

图6 最终修复体前牙面像

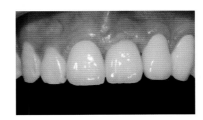

图7 修复后即刻口内正面像

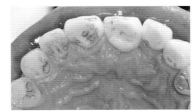

图8 修复后即刻口内牙合面像

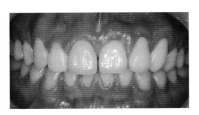

图9 牙冠粘接27个月后口内正面像

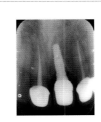

图10 X线检查

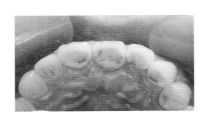

图11 与种植冠相比，种植冠的咬合接触面积略大对侧天然牙，表示11唇移动

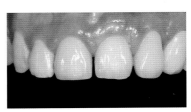

图12 种植体植入后6年上中切牙间隙变大

荷的正畸力联合作用下11唇向移动的原因之一。

三、结论

尽管这一问题的发生率很低，但对于寻求前牙区种植体治疗的患者，

必须告知发生这种情况的可能性。必须大力强调种植后定期复查的重要性。在某些情况下，有可能需要重新排列牙齿和更换牙冠以最大限度减少美学并发症的发生。

参考文献

[1] Moraschini V, Poubel LA, Ferreira VF, et al. Evaluation of survival and success rates of dental implants reported in longitudinal studies with a follow-up period of at least 10 years: a systematic review[J]. Int J Oral Maxillofac Surg, 2015, 44(3):377-388.

[2] Gamper FB, Benic GI, Sanz-Martin I, et al. Randomized controlled clinical trial comparing one-piece and two-piece dental implants supporting fixed and removable dental prostheses: 4- to 6-year observations[J]. Clin Oral Implants Res, 2017, 28(12):1553-1559.

[3] das Neves FD, Coro V, da Silva Neto JP, et al. Implant supported prosthesis misalignment related to the dental arch: a 14 year clinical follow-up[J]. J Oral Implantol, 2012, 38(4):399-404.

[4] Bishara SE, Treder JE, Damon P, et al. Changes in the dental arches and dentition between 25 and 45 years of age[J]. Angle Orthod, 1996, 66(6):417-422.

[5] Okada Y, Sato Y, Kitagawa N, et al. Occlusal status of implant superstructures at mandibular first molar immediately after setting[J]. Int J Implant Dent, 2015, 1(1):16.

[6] Dario LJ. How occlusal forces change in implant patients: a clinical research report[J]. J Am Dent Assoc, 1995, 126(8):1130-1133.

[7] Kim Y, Oh TJ, Misch CE, et al. Occlusal considerations in implant therapy: clinical guidelines with biomechanical rationale[J]. Clin Oral Implants Res 2005, 16(1):26-35.

[8] Rangert BR, Sullivan RM, Jemt TM. Load factor control for implants in the posterior partially edentulous segment[J]. Int J Oral Maxillofac Implants, 1997, 12(3):360-370.

[9] Dutra EH, Nanda R, Yadav S. Bone Response of Loaded Periodontal Ligament[J]. Curr Osteoporos Rep, 2016, 14(6):280-283.

[10] Fernandez-Ferrer L, Montiel-Company JM, Candel-Marti E, et al. Corticotomies as a surgical procedure to accelerate tooth movement during orthodontic treatment: A systematic review[J]. Med Oral Patol Oral Cir Bucal, 2016, 21(6):e703-e712.

光动力疗法结合rb-bFGF治疗美学区种植修复后瘘管1例

俟蜜思　程志鹏　王心华　王宇　王柏翔　俞梦飞

摘要

目的：报道和评估光动力疗法结合成纤维细胞生长因子（rb-bFGF）治疗美学区种植修复后瘘管病例的临床效果。**材料与方法**：35岁青年男性，右上前牙外伤后拔除6个月，要求种植修复。术中植入Straumann BL种植体1颗，Bio-Oss骨粉及Bio-Gide生物膜恢复骨弓轮廓。术后6个月行二期手术。戴用树脂临时牙进行牙龈塑形过程中，出现唇侧牙龈瘘管及脓性分泌物。使用亚甲基蓝光敏剂及二极管激光进行光动力疗法局部杀菌和理疗，配合使用重组牛碱性rb-bFGF凝胶局部涂抹，并对树脂临时修复体进行高度抛光。牙龈塑形完成后行上前牙最终修复，并于治疗后6个月进行复查随访。**结果**：光动力疗法配合rb-bFGF凝胶治疗后2周，瘘管关闭，牙龈健康，无溢脓等现象。终修复后6个月，X线片结果显示种植体骨结合情况良好，周围骨水平保持稳定，唇侧骨塌陷不明显。口内检查见上前牙终修复体稳定，牙龈健康，未见退缩和红肿，无探诊出血溢脓。红白美学评分较高，患者对修复效果和牙龈健康表示满意。**结论**：光动力疗法结合rb-bFGF凝胶治疗上前牙种植修复后瘘管方法微创，见效迅速，短期效果确切稳定，长期效果有待进一步观察。

关键词：种植修复；美学区；并发症；光动力疗法；rb-bFGF

种植修复正成为口腔牙列缺损、缺失修复中最重要的一种修复方式。然而仍有28%～56%接受种植修复的患者存在发生种植体周围炎的风险。对种植体周围炎治疗手段的开发和临床验证迫在眉睫。我们尝试使用光动力疗法结合rb-bFGF凝胶治疗美学区种植修复后出现牙龈瘘管的病例，获得了迅速和理想治疗效果。

一、材料与方法

1. 病例简介　35岁男性患者，以"右上前牙外伤后缺失"为主诉前来就诊，要求种植修复。患者否认高血压、糖尿病、心脏病等系统病史，曾有金霉素眼膏过敏史，否认吸烟史。口内检查：11缺失，牙槽嵴高度无明显吸收，唇侧丰满度略有塌陷，牙龈无红肿，附着龈充分。前牙区略有拥挤不齐，覆𬌗覆盖关系基本正常。12近中舌向扭转，11缺牙间隙基本与21相当。21卵圆形牙冠，牙体完整，色泽形态基本正常。余留牙牙结石（+），软垢（+），色素（+），牙龈无明显红肿，口腔卫生情况一般。患者笑线中高位，牙龈色泽质地基本正常。患者对美学效果要求中等。

2. 诊断　11缺失；牙列不齐。

3. 治疗计划

（1）11种植体植入并行GBR术恢复唇侧丰满度。

（2）树脂美学临时冠延期修复进行牙龈成形。

（3）牙龈塑形完成后行种植固定终修复。

（4）修复后定期随访和维护。

4. 治疗过程（图1～图30）

与患者交流治疗方案并进行术前准备后，行常规消毒、铺巾。肾上腺素阿替卡因局部浸润麻醉，术中切开翻角形瓣，见牙槽骨唇侧丰满度不足，较为扁平。依据前牙种植理想三维位置对种植窝进行预备，植入Straumann BL3.3mm×12mm NC种植体1颗，初期稳定性良好，封闭螺丝旋入。并于唇侧骨壁外侧植入Bio-Oss小颗粒骨粉0.25g，覆盖Bio-Gide生物膜25mm×25mm1张（双层膜设计），恢复骨弓轮廓丰满度。严密封口创口。

术后6个月行种植体二期手术，并戴用螺丝固位树脂一体冠进行牙龈美学成形。在戴用美学临时冠成形过程中，2个月复诊时出现唇侧牙龈瘘管及少量脓性分泌物。复查X线片确认唇侧骨板完整，近远中无明显骨吸收，种植体周围骨密度正常。口内检查也见牙龈缘质地和形态良好，但牙龈袖口内壁肿胀明显。与患者交流治疗方案后，拆卸11树脂一体冠，进行穿龈轮廓的梯度抛光和清洁消毒。牙龈袖口及唇侧瘘管处注射亚甲基蓝光敏剂，使用Periowave手持式二极管激光（660nm）进行区域照射，达到局部杀菌和理疗的作用。治疗后大量生理盐水冲洗术区。并配合使用重组牛碱性生长因子凝胶进行局部涂抹。1周后复诊见牙龈瘘管明显缩小，无溢脓出血现象。再次行光动力疗法进行局部治疗，并嘱患者使用抑菌性漱口液漱口，并在夜间使用rb-bFGF凝胶涂抹术区。2周后复诊见瘘管完全关闭，牙龈健康，无溢脓出血，且牙龈形态轮廓良好，未受治疗影响而改变。

使用临时牙进行穿龈轮廓的复制，制作个性化转移杆，进行终印模制取。使用Straumann原厂基底和个性化切削氧化锆材料进行Hybrid混合基台制作，氧化锆全瓷冠进行终修复。指导患者自我维护种植修复体的基本方

作者单位：浙江大学医学院附属口腔医院

通讯作者：俟蜜思；Email: misi_si@zju.edu.cn

法，并于治疗后6个月进行复查随访，检查修复体及种植体稳定性、影像学检查结果、口腔卫生维护情况、种植体周围软组织情况等。

二、结果

光动力疗法配合生长因子凝胶治疗后2周，瘘管完全关闭，牙龈状态健康，无溢脓出血等现象。氧化锆终修复后6个月，X线片结果显示种植体骨结合情况良好，周围骨水平保持稳定，唇侧骨塌陷不明显。口内检查见11终修复体稳定，牙龈健康，未见退缩和红肿，无探诊出血溢脓，唇侧瘘管无复发。红白美学评分较高，患者对修复效果和牙龈健康表示满意。光动力疗法结合rb–bFGF凝胶治疗种植修复后瘘管方法微创，见效迅速，短期效果确切稳定，长期效果有待进一步观察。

三、讨论

体内外实验已经证实，光动力疗法能对种植修复体周围的牙周致病菌及龈沟液内炎症因子的表达进行控制，可以起到预防和延缓种植体周围炎发生发展的作用。重组牛碱性rb–bFGF凝胶是皮肤烧伤和口腔黏膜病治疗中的常用药，有促进创面愈合的作用。但类似药物使用在种植体周围炎或瘘管的治疗中还未见报道。在本病例中，使用光动力疗法配合rb–bFGF凝胶治疗后种植体周围牙龈瘘管关闭、炎症消退、见效迅速，短期效果稳定，有进一步研究和临床推广的价值。但长期效果的稳定性仍有待于病例的进一步随访观察和更大样本的临床报道或临床研究进行验证。

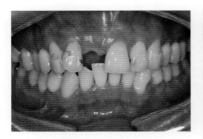

图1　术前口内正面像

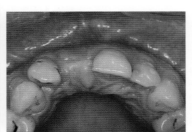

图2　术前口内殆面像

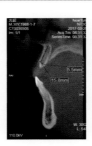

图3　术前CBCT

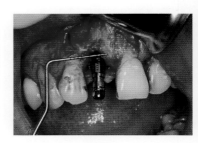

图4　术中植入种植体

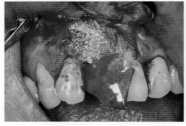

图5　术中植骨

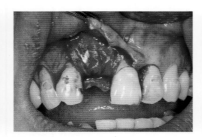

图6　术中覆盖生物膜

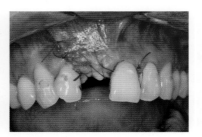

图7　缝合

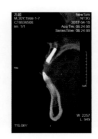

图8　术后CBCT

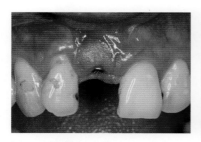

图9　二期术后正面像

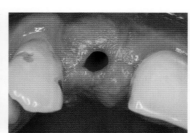

图10　二期术后殆面像

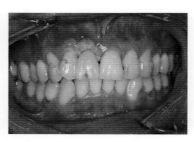

图11　戴入临时牙后正面像

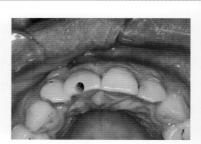

图12　戴入临时牙后殆面像

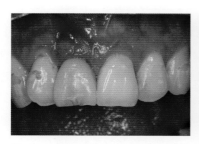

图13　戴入临时牙2个月后出现牙龈瘘管

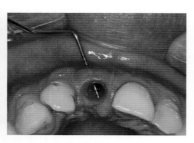

图14　牙龈瘘管殆面像

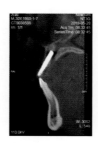

图15　复查CBCT

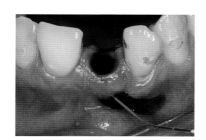

图16 瘘管内注射光敏剂

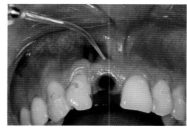

图17 光动力疗法治疗

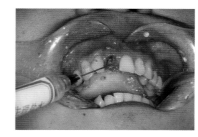

图18 治疗后冲洗

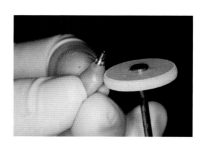

图19 临时牙抛光

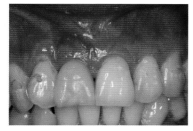

图20 治疗后1周复查正面像

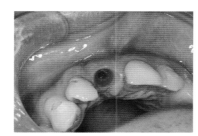

图21 治疗后1周复查龈袖口

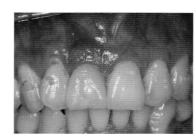

图22 治疗后1个月正面像

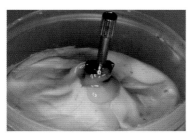

图23 个性化印模杆制作

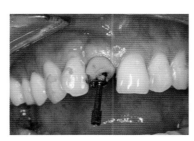

图24 终修复取模

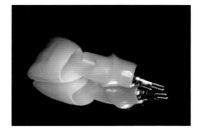

图25 终修复体

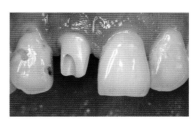

图26 Hybrid混合基台戴入口内正面像

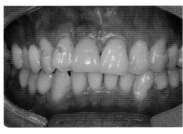

图27 氧化锆全瓷冠戴入口内正面像

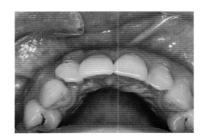

图28 氧化锆全瓷冠戴入口内殆面像

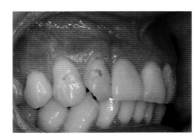

图29 氧化锆全瓷冠戴入口内侧面像

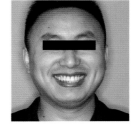

图30 患者微笑像

参考文献

[1] 宿玉成. 口腔种植学[M]. 2版. 北京：人民卫生出版社, 2014.

[2] Lindhe J, J Meyle, DoEWoP. Group. Peri-implant diseases:Consensus Report of the Sixth European Workshop on Periodontology[J]. J Clin Periodontol, 2008, 35(8 Suppl): p. 282-285.

[3] Bombeccari, GP. Photodynamic therapy to treat periimplantitis[J]. Implant Dent, 2013. 22(6): p. 631-638.

[4] Bassetti, M. Anti-infective therapy of peri-implantitis with adjunctive local drug delivery or photodynamic therapy: 12-month outcomes of a randomized controlled clinical trial[J]. Clin Oral Implants Res, 2014. 25(3): p.279-287.

[5] Mizutani K. Lasers in minimally invasive periodontal and peri-implant therapy[J]. Periodontol 2000, 2016. 71(1): p. 185-212.

经上颌窦前外侧壁穿刺冲洗治疗上颌窦提升术后并发上颌窦炎病例4例

周贝贝　王仁飞

摘要

目的：评价经上颌窦前外侧壁穿刺冲洗治疗上颌窦提升术后并发上颌窦炎的治疗方法及其效果。**材料与方法**：在2012年至2018年期间，4位患者接受了上颌窦提升术和同期种植体植入手术，并于术后1周左右出现上颌窦炎症，行上颌窦提升术后并发上颌窦炎的患者进行上颌窦前外侧壁穿刺冲洗治疗。**结果**：4例经上颌窦前外侧壁穿刺冲洗治疗的患者都取得了良好效果，术后上颌窦炎症状消失，CBCT示上颌窦内阴影消失，上颌窦裂口恢复通畅；修复时种植体稳定性良好，成骨效果也显著。**结论**：经上颌窦前外侧壁穿刺冲洗治疗对上颌窦提升术后并发上颌窦炎的治疗有良好的效果。

关键词：上颌窦提升术；上颌窦炎；并发症；治疗方法

上颌窦提升术自1974年首次提出、于1986年发表以来，被证明是一种可预测且相对安全的手术。这种手术可以重建萎缩的上颌骨后牙，使种植义齿修复取代缺失的上颌骨后牙。术后上颌窦炎是上颌窦提升术后的一重要并发症，有些病例可能需要额外的手术治疗，影响口腔修复的时间。Pjetursson等报道上颌窦提升术的术后上颌窦炎发生率为2.9%，并多发生在术后3~7天。上颌窦炎的常规治疗除了抗生素治疗，还需要手术移除感染植骨材料、感染的上颌窦黏膜等，给患者增加痛苦，增加手术次数，影响种植进展。现经上颌窦前外侧壁穿刺冲洗上颌窦提升术后并发上颌窦炎取得了良好的治疗效果。

一、材料与方法

1. 病例简介　在2012年至2018年期间，4位患者均来自杭州口腔医院门诊，其中男性2例、女性2例，年龄30~55岁，平均43.5岁，均上颌后牙缺失，底嵴距高度不足，接受了上颌窦提升术和同期种植体植入手术，并于术后1周左右出现上颌窦炎症，行上颌窦提升术后并发上颌窦炎的患者进行上颌窦前外侧壁穿刺冲洗治疗。

（1）患者1：女性，因左上后牙缺失数年就诊。查：CBCT示：26底嵴距约2.7mm；27底嵴距约5.1mm（图1）。处理：常规局部麻醉下行左侧上颌窦外提升术，植入Bio-Oss骨粉0.5g×2，同期植入Thonmmen植体5.0mm×9.5mm 2颗（图2、图3）。术后1周左侧上颌窦炎症（图4、图5），先于CBCT上测量穿刺点（图6、图7），行上颌窦前外侧壁穿刺冲洗治疗，术后无不适症状，6个月后行修复治疗（图8）。

（2）患者2：男性，因双侧上颌后牙缺失数月就诊。查：CBCT示：16、17底嵴距约5.1mm；26底嵴距约10mm（图9）。处理：常规局部麻醉下16、17行上颌窦内提升术，同期植入16、17、26 Thonmmen植体5.0mm×9.5mm、4.5mm×9.5mm、5.0mm×9.5mm 3颗（图10）。术后1周右侧急性上颌窦炎（图11、图12），全身消炎治疗后再次拍摄CBCT，并测量穿刺点（图13~图16），行上颌窦前外侧壁穿刺冲洗治疗，术后无不适症状，3个月后修复治疗（图17~图19）。

（3）患者3：女性，因右上后牙缺失数年就诊。查：CBCT示：16底嵴距约3.5mm（图20）。处理：常规局部麻醉下行右侧上颌窦外提升术，植入Bio-Oss骨粉0.5g×1，同期植入ITI植体4.8mm×8.0mm 1颗（图21）。术后1周右侧上颌窦炎症（图22），先于CBCT上测量穿刺点（图23），行上颌窦前外侧壁穿刺冲洗治疗，术后无不适症状，6个月后修复治疗（图24）。

（4）患者4：男性，因右上后牙缺失数年就诊。查：16底嵴距约8.6mm；17底嵴距约6.7mm（图25）。处理：常规局部麻醉下行17上颌窦内提升术，植入Bio-Oss骨粉0.25g×1，同期植入ITI植体4.1mm×8.0mm、4.1mm×10mm 2颗（图26）。术后1周右侧上颌窦炎症（图27），先于CBCT上测量穿刺点（图28），行上颌窦前外侧壁穿刺冲洗治疗，术后无不适症状，3个月后修复治疗（图29）。

2. 治疗过程

所有治疗均在门诊完成。①常规消毒、局部麻醉下小球钻于上颌窦前外侧壁钻孔；②用5号针头向后上内穿刺，边进针边回吸，吸出炎性液体；③用5%碘伏溶液按1：4比例混合生理盐水交替冲洗上颌窦3次；④术后口服抗生素，使用滴鼻液保持鼻腔通畅，睡觉向患侧侧卧（图30~图34）。

作者单位：杭州口腔医院

通讯作者：周贝贝；Email: 490939541@qq.com

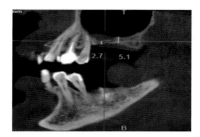

图1　患者1术前CBCT

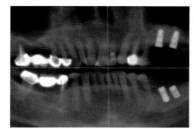

图2　患者1术后CBCT1

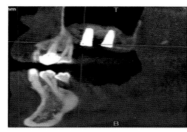

图3　患者1术后CBCT2

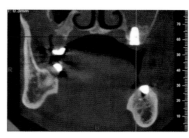

图4　患者1上颌窦感染时CBCT1

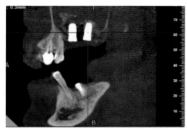

图5　患者1上颌窦感染时CBCT2

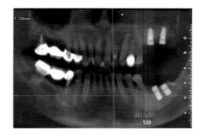

图6　患者1CBCT上测量穿刺点1

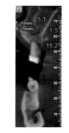

图7　患者1CBCT上测量穿刺点2

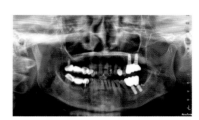

图8　患者1修复后X线片

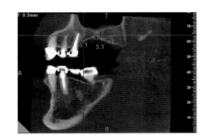

图9　患者2术前CBCT

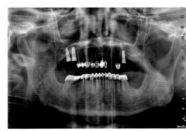

图10　患者2术后X线片

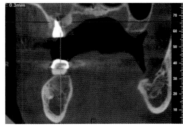

图11　患者2上颌窦感染时CBCT1

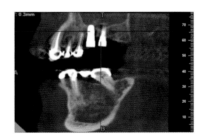

图12　患者2上颌窦感染时CBCT2

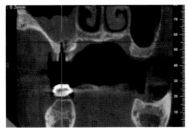

图13、图14　患者2全身消炎治疗后CBCT

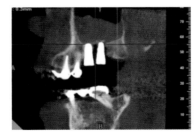

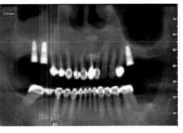

图15　患者2CBCT上测量穿刺点1

图16　患者2CBCT上测量穿刺点2

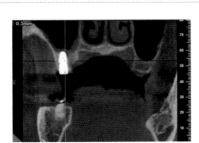

图17　患者2冲洗治疗后CBCT1

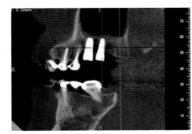

图18　患者2冲洗治疗后CBCT2

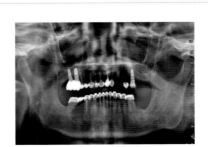

图19　患者2修复后X线片

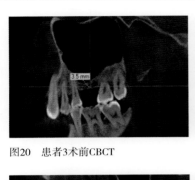

图20　患者3术前CBCT

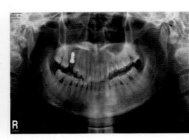

图21　患者3术后X线片

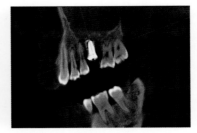

图22　患者3上颌窦感染时CBCT

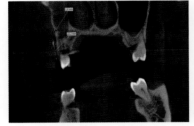

图23　患者3CBCT上测量穿刺点

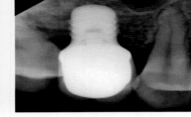

图24　患者3修复后X线片

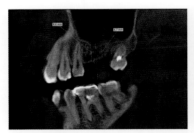

图25　患者4术前CBCT

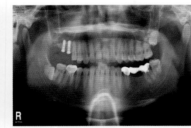

图26　患者4术后X线片

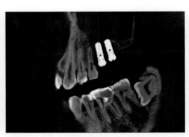

图27　患者4上颌窦感染时CBCT

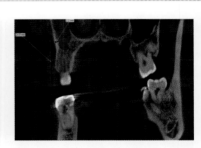

图28　患者4CBCT上测量穿刺点

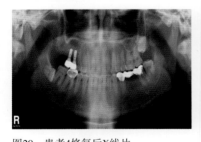
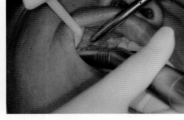

图29　患者4修复后X线片

图30　球钻钻孔

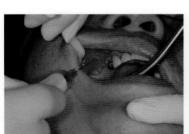
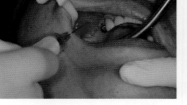
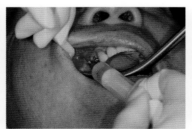
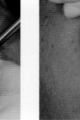
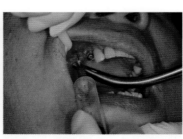
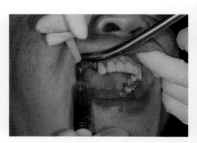

图31　进针穿刺1

图32　进针穿刺2

图33　进针穿刺3

图34　碘伏稀释液冲洗3次

二、结果

经上颌窦前外侧壁穿刺冲洗治疗上颌窦提升术后并发上颌窦炎取得良好效果。4位患者术后上颌窦炎症消失，CBCT示上颌窦内阴影消失，上颌窦裂口恢复通畅；修复时种植体稳定性良好，成骨效果也显著。

三、讨论

上颌窦提升术可解决上颌后牙缺失处可用骨高度不足的问题，但存在一系列术后并发症，若没有进行及时有效的治疗，将引起种植体松动使种植失败。上颌窦提升植骨同期种植体植入术中种植体周围的炎症主要来源于口腔污染，种植体周围的炎症是种植义齿修复后最常见的并发症，也是种植义齿修复后失败的最主要原因。林野等对种植修复效果10年回顾性研究表明97.06%的种植体脱落由种植体周围骨吸收导致。当发生上颌窦炎且保守治疗无效时，传统鼻内镜手术治疗存在破坏窦腔及窦口完整性的可能，还需要移除植骨材料及上颌窦黏膜等，且多次手术增加了患者的痛苦，影响种植治疗进展。我院采用的经上颌窦前外侧壁穿刺冲洗治疗方法既保持了窦腔窦口的完整性和生理功能，又有效消除了上颌窦炎症，且治疗后不影响前期上颌窦提升手术的植骨效果，是一种较理想的上颌窦提升术后炎症的治疗方法。

影响此技术操作的因素有很多，首先，急性上颌窦炎时应先行全身消炎治疗，待转变为慢性上颌窦炎时才可行上颌窦前外侧壁穿刺冲洗治疗，防止急性期治疗效果不佳、炎症扩散等。其次，穿刺位点应选择稍高于种植体根部和植入的骨替代品和骨膜，以避免将骨替代品冲破窦底黏膜而进入窦腔内。且定位点多选取上颌窦前外侧壁，方便术者操作同时也减小了创伤。定位点钻孔穿刺时应在局部麻醉下进行，防止术中疼痛，影响手术进行。慢性上颌窦炎时存在上颌窦裂口阻塞情况，导致冲洗阻力较大，因此冲洗时应边冲洗边回吸，防止上颌窦内压力过大而使黏骨膜破裂，缓慢反复冲洗多次，直至上颌窦裂口通畅。术后应给予消炎治疗、滴鼻剂保持鼻腔通畅，并嘱患者采取患侧侧卧，建立自主引流。

参考文献

[1] Pjetursson BE, Tan WC, Zwahlen M, et al. A systematic review of the success of sinus floor elevation and survival of implants inserted in combination with sinus floor elevation[J]. Journal of Clinical Periodontology, 2008, 35(Supplement s8):216–240.

[2] Chirilă L, Rotaru C, Filipov I, et al. Management of acute maxillary sinusitis after sinus bone grafting procedures with simultaneous dental implants placement–a retrospective study[J]. Bmc Infectious Diseases, 2016, 16(1):94.

[3] Kendrick DE. Management of Complications of Sinus Lift Procedures[M]. Vertical Alveolar Ridge Augmentation in Implant dentistry : A Surgical Manual. John Wiley & Sons, Inc. 2016.

[4] Moreno Vazquez JC, As GDR, Gil HS, et al. Complication rate in 200 consecutive sinus lift procedures: guidelines for prevention and treatment[J]. Journal of Oral & Maxillofacial Surgery, 2014, 72(5):892–901.

[5] Kayabasoglu G, Nacar A, Altundag A, et al. A retrospective analysis of the relationship between rhinosinusitis and sinus lift dental implantation[J]. Head & Face Medicine, 2014, 10(1):1–6.

[6] 李婷薇, 唐菁霞, 黄凤琼.等.上颌窦内提升术后植骨区感染的临床应对探讨[J].国际口腔医学杂志, 2016, 43(1):31–33.

[7] 林野, 李健慧, 邱立新.等. 口腔种植修复临床效果十年回顾研究[J]. 中华口腔医学杂志, 2006, 41(3):131–135.

[8] Moreno Vazquez JC, Gonzalez de Rivera AS, Gil HS, et al. Complication rate in 200 consecutive sinus lift procedures: guidelines for prevention and treatment [J]. J Oral Maxillofacial Surg, 2014, 72(5):892–901.

上颌前牙种植体周围炎软硬组织重建1例

温鑫鑫　　轩东英

摘 要

本病例前期通过激光控制种植体周急性炎症，后期通过手术方式植入Bio-Oss骨粉+带骨膜结缔组织（PPG），通过长于18个月的临床观察，获得较为满意的治疗效果。

关键词：种植体周围炎；激光；引导骨再生；带骨膜结缔组织移植

伴随种植事业在国内的快速发展，种植体周围炎的治疗也引起了很多临床工作者的关注，对于种植体周围炎的治疗仍有很多值得尝试和探索的领域。本病例通过植入Bio-Oss骨粉+带骨膜上皮下结缔组织（PPG）移植，针对上颌前牙区的1例种植体周围炎进行了软硬组织的重建，通过18个月的观察，获得了较为满意的治疗效果。

一、材料与方法

1. 病例简介　30岁女性患者。以"右上前牙种植体反复出血溢脓数月"就诊。2年前因为11前牙外伤，做11种植治疗。数月前开始出现反复的不定期红肿溢脓，并伴有全口不同位点和程度的出血。临床检查：11种植体，牙龈红肿，BOP（+），PD：7mm，溢脓，患者唇侧根部牙龈有明显瘢痕存在，牙龈质地为薄牙龈型。X线片显示11远中水平向骨吸收至第二螺纹处。前牙覆𬌗覆盖正常。12近中有树脂充填物，疑充填物根方有少量悬突或边缘继发龋损。另查，口内口腔卫生欠佳，舌侧有较多软垢和龈上结石，牙龈红肿，BOP（+）。颊侧牙龈质地尚可。全景片显示全口牙槽骨有广泛水平向吸收。

2. 诊断　慢性牙周炎；11种植体周围炎。

3. 治疗计划　全口牙周序列治疗。11先行非手术治疗，控制急性炎症，后期手术处理。

4. 治疗过程

（1）2016年5月31日：GENIUS水激光处理11远中+碳纤维洁治头清洁+3%过氧化氢冲洗+上药派力奥。全口超声龈上洁治（图1~图3）。

（2）2016年6月8日：GENIUS水激光再次处理11远中+3%过氧化氢冲洗+上药派力奥。全口一次性SRP，全口牙周刮治后，立即服用阿莫西林+替硝唑5天。

（3）2016年6月15日：11种植体手术治疗（图4~图11）。

作者单位：杭州觉尔口腔

通讯作者：轩东英；Email: xuanxuan187@126.com

（4）2016年6月26日：拆线（图12、图13）。

（5）2017年2月15日：复查，可见11远中种植体周骨缺损处，高密度阻射影（图14、图15）。

（6）2017年4月17日：复诊（图16）

（7）2017年10月31日：复诊（图17、图18）。

（8）2018年3月22日：复诊（图19、图20）。

二、分析与讨论

种植体周围炎通常会伴有软硬组织的问题，建立在牙周炎有效控制基础上的手术治疗是目前比较常用的治疗种植体周围炎手段。该病例为年轻女性的前牙美学区域种植体周围炎，并且种植体周的软组织较薄。因此只有对软硬组织同时进行处理，才可能得到较为满意的结果，故我们选择Bio-Oss骨粉+带骨膜上皮下结缔组织（PPG）移植的治疗方案。

目前激光的使用在牙周和种植界仍然存在争议。牙周文献表明使用激光较传统治疗手段（洁治、刮治）没有统计学意义上的差异，但激光治疗可以作为牙周治疗的一个备选项，对于再生性手术治疗，使用激光和不使用激光可能也并没有统计学上的差异，也没有足够长时间的使用激光治疗牙周炎或种植体周围炎长久有效的观察病例的报道。但随着近几年激光的推广和在临床的更广泛应用，有的学者认为使用激光治疗可能会较传统器械治疗会有更少的创伤和减少附着丧失的可能，也有文献报道辅助使用激光用于磨牙根分叉2°病变的治疗，会较传统手段更有效，最新有文献报道认为采用激光处理的种植体光滑颈圈，可能较机械方式处理过的光滑颈圈，会更有效降低种植体周边缘骨的累积性吸收，更有效地降低探诊深度，保持软组织的稳定性，也有学者认为使用激光在彻底去除种植体周菌斑方面会有显著效果。因此对于激光的应用，可以采取更为包容的态度。

使用自体的上皮下结缔组织（SCTG）移植增加天然牙/种植体周软组织是目前的"金标准"，对于前牙美观区域的种植牙来说，2mm的唇侧软组织厚度是远期能够存在更稳定美观效果的一个门槛，这对于薄龈型生物型占了绝大多数的国人来说是个极大的挑战。因此，涉及前牙美学区域的种植牙，软组织的移植重建就显得非常必要。对于种植体周的软组织的长久作用，也有较多的文献进行了评估。对于使用带骨膜上皮下结缔组织移植（PPG）作为上皮下结缔组织（SCTG）的一种改良方案，现在相关的文献报道不多，但是PPG的优势，可能有以下几点：①骨膜有较多不同种类的干细胞，在一定的刺激下，会分化成不同的细胞种类。②骨膜有较高程度的血管化程度。③骨膜能够促进血管化的形成，因为它能释放血管内皮生长因子。所以有一些学者认为骨膜是一个非常有潜力的工具。

本病例的通过激光控制前期急性炎症，后期引导性骨再生及带骨膜上皮下结缔组织移植的方案来手术治疗11种植体周围炎，经过长于18个月的观察，获得了较为稳定的牙周软硬组织，为种植体周围炎的治疗提供了一个较新的思路和可能方案，远期效果仍需要长时间的观察。

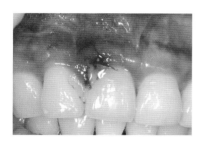

图1 初诊11种植体周明显溢脓出血

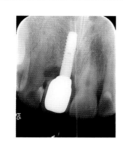

图2 初诊11种植体根尖片

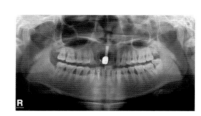

图3 初诊全景片

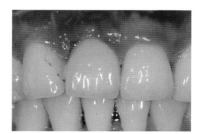

图4 种植体手术前牙龈状态

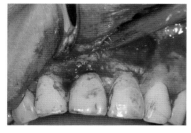

图5 保留种植体11与21天然牙龈乳头，11远中和21近中龈乳头完全剥离，12远中颊角做松弛切口，21远中颊角做垂直松弛切口，完全暴露11种植体唇侧，可见种植体周有大量炎症组织

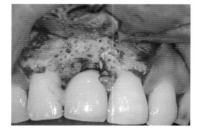

图6 使用碳纤维刮治器刮除种植体周炎症组织，用GENIUS激光再清创种植体表面，用小棉球蘸生理盐水反复擦拭种植体周暴露粗糙面，用蘸四环素的小棉球处理种植体表面。在唇侧需要骨增量的皮质骨区域用小球钻打孔增加血供

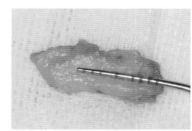

图7、图8 右上后牙腭侧取带骨膜CTG，大小约18mm×7mm。压迫缝合术区

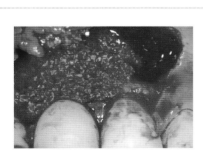

图9 术区放置Bio-Oss骨粉

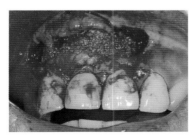

图10 将PPG置于11种植体冠边缘，悬吊缝合

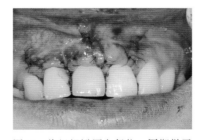

图11 将组织瓣冠向复位，同期做了系带修正，6-0缝线一期缝合

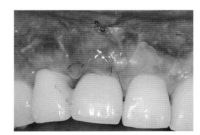

图12 11天后拆线唇侧像

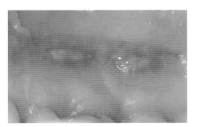

图13 11天后拆线腭侧像

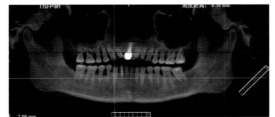

图14 CT截图1

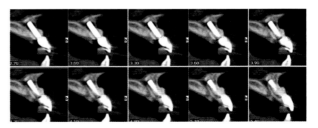

图15 CT截图2

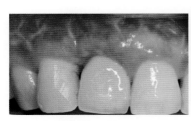

图16　术后10个月唇侧牙龈稳定

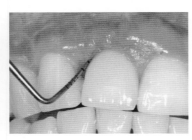

图17　术后16个月唇侧牙龈稳定

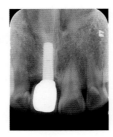

图18　小牙片显示种植体周高密度影像

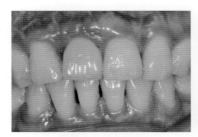

图19　术后21个月正面像

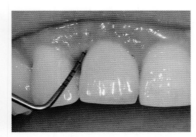

图20　术后21个月探诊

参考文献

[1] Zhao Y , Yin Y , Tao L , et al. Er:YAG laser versus scaling and root planing as alternative or adjuvant for chronic periodontitis treatment: a systematic review[J]. Journal of Clinical Periodontology, 2014, 41(11):1069–1079.

[2] Behdin S , Monje A , Lin GH , et al. Effectiveness of Laser Application for Periodontal Surgical Therapy: Systematic Review and Meta–Analysis[J]. Journal of Periodontology, 2015:1–23.

[3] Dilsiz A , Sevinc S . Trauma from instrumentation after non–surgical periodontal treatment with ultrasonic scalers and Nd:YAG laser[J]. Acta Odontologica Scandinavica, 2015, 73(2):144–149.

[4] Gülnihal Emrem Doğan, Hülya Aksoy, Demir T , et al. Clinical and biochemical comparison of guided tissue regeneration versus guided tissue regeneration plus low–level laser therapy in the treatment of class II furcation defects: A clinical study[J]. Journal of Cutaneous Laser Therapy, 2016, 18(2):7.

[5] Chen Z , Zhang Y , Li J , et al. Influence of Laser - Microtextured Surface Collar on Marginal Bone Loss and Peri - Implant Soft Tissue Response: A Systematic Review and Meta - Analysis[J]. Journal of Periodontology, 2017, 88(7):651.

[6] Larsen OI , Enersen M , Kristoffersen AK , et al. Antimicrobial effects of three different treatment modalities on dental implant surfaces[J]. Journal of Oral Implantology, 2017:aaid–joi–D–16–00147.

[7] Brakel RV , Noordmans HJ , Frenken J , et al. The effect of zirconia and titanium implant abutments on light reflection of the supporting soft tissues[J]. Clinical oral implants research, 2011, 22(10):1172–1178.

[8] Thoma DS , Buranawat B , Christoph HF Hämmerle, et al. Efficacy of soft tissue augmentation around dental implants and in partially edentulous areas: A systematic review[J]. Journal Of Clinical Periodontology, 2014, 41 Suppl s15(s15):S77–S91.

[9] Orban BJ, Bhaskar SN. Orbans Oral Histology and Embryology[M]. 11th edition, 2002.

[10] Ajay M . Periosteum: A Highly Underrated Tool in Dentistry[J]. International Journal of Dentistry, 2012:1–6.

[11] Mahajan A , Asi KS . Periosteal pedicle graft for the treatment of gingival recession defects current status and future prospects: What the evidence suggests?[J]. Journal of Indian Society of Periodontology, 2016, 20(2):220–221.

上颌前牙慢性牙周炎行即刻种植术后种植体周围炎翻瓣行感染位点清创及再生性病例报告

孙婧　方勇　施斌

摘要

目的：对上颌前牙区慢性牙周炎患者即刻种植术后，发生植体周围炎，唇面骨吸收达10mm患者，采取米诺环素局部行非手术治疗，控制炎症后，翻瓣清除炎症组织，同时使用铒激光和生理盐水清除种植体表面感染源，联合手术治疗，行引导骨再生（GBR）恢复种植体周围骨量，探讨种植体周围炎的手术治疗和非手术治疗的临床效果。**材料与方法**：上颌前牙区在术中拔除因慢性根尖周炎无法保留的患牙并行即刻种植修复，发生种植体周围炎后，给予患者过氧化氢及生理盐水冲洗，局部给予米诺环素控制感染后，翻瓣，清创，行GBR6个月后，修复患者缺失牙。**结论**：多种非手术治疗和手术治疗联合有效地控制了种植体周围炎的发生发展，并有效地恢复了种植体周围的骨量。

关键词：根尖周炎；即刻种植；种植体周围炎；GBR；激光

种植体周围炎是种植治疗后发生的并发症之一。在临床上表现为红肿，探诊易出血，继而牙周袋形成，附着水平丧失，种植体松动。近年来随着种植病例的增多，种植体周围炎的发生也逐渐引起医生的重视。种植体周围炎的病因包括基因多态性、微生物感染、吸烟、种植体表面粗糙和基桩选择不当等。目前临床上常用的治疗种植体周围炎的方法主要有手术治疗、激光治疗、超声洁治加局部用药单独或联合治疗等。其中局部用药治疗是传统的非手术治疗方式，疗效好、创伤小，是在例行的洁刮治后选择合适的抗生素来防治种植体周围炎的良好方法之一。而激光治疗由于便于操作、副作用小并且除菌彻底，越来越被关注。手术治疗可以恢复因炎症导致的骨缺损，较大程度地治疗种植体周围的各种软硬组织损伤。

一、材料与方法

1. 病例简介　61岁男性患者，上前牙慢性牙周炎，11松动Ⅲ度，12、21Ⅱ度松动，11、12、21唇向倾斜。CBCT检查显示：牙槽骨吸收至根尖，剩余可用骨高度约12mm。患者术前转诊至牙周科，行牙周炎系统治疗后，于我科行种植修复治疗。患者微创拔除12、11、21，搔刮牙槽窝后，于12、21位点植入DIO 3.8mm×12mm种植体，并于跳跃间隙内植入Bio-Oss骨粉0.25g，上愈合基台，伤口严密缝合。术后6个月修复缺失牙。戴牙后1个月复查，患者21唇侧可见红色瘘管，探诊溢脓，BOP（＋），叩（－），松（－），软垢（－），PD：10mm。

2. 诊断　21种植体周围炎。

作者单位：武汉大学口腔医学院

通讯作者：施斌；Email: shibin_dentist@126.com

3. 治疗计划　术前控制炎症后，去除种植体上部修复体，局部麻醉下翻瓣，去除种植体周围炎症组织，生理盐水搽洗种植体，铒激光清理种植体表面和感染软组织后，行GBR手术，恢复种植体周围骨缺损，延期再行上部修复。

4. 治疗过程（图1～图29）

（1）术前感染控制：连续4周使用过氧化氢及生理盐水交替冲洗瘘管，局部使用米诺环素控制局部炎症。4周后瘘管红肿消退，无溢脓，探诊BOP<20%，在此基础上，准备拆除牙冠，行手术治疗。

（2）清创手术及GBR术：去除上部修复体后，常规消毒、铺巾，21翻瓣，可见种植体唇侧大量肉芽组织，去除肉芽组织后，3%过氧化氢、生理盐水交替冲洗，用无菌纱布蘸取生理盐水搽洗种植体表面，铒激光进一步去除种植体表面及软组织周感染，充填Bio-Oss骨粉，覆盖双层Bio-Gide胶原膜，减张缝合手术切口。

（3）二期手术：清创及GBR术后6个月行种植二期手术。

（4）修复阶段：二期术后1个月，行常规取模，试底冠后，全瓷基台全瓷冠行最终修复。

（5）使用材料：种植外科手术器械，过氧化氢，生理盐水，铒激光，Bio-Oss骨粉，Bio-Gide胶原膜。

二、结果

左上前牙种植体周围炎发生后，使用过氧化氢、生理盐水交替冲洗，并用米诺环素控制局部急性炎症后，翻瓣去除种植体周围炎症肉芽组织，使用生理盐水纱布搽洗种植体表面，同时使用铒激光清理种植体表面和软组织，最终行GBR手术，恢复种植体周围骨缺损，并最终获得了一定的骨量

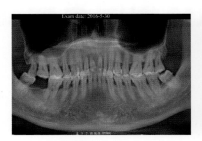

图1　术前曲面断层片

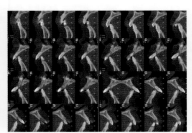

图2　术前CT

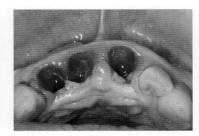

图3　术中拔除因慢性根尖周炎引起的不能保留的患牙12、11、21

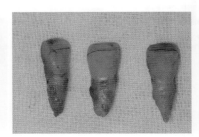

图4　术中拔除的患牙

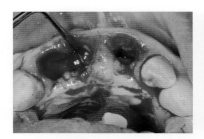

图5　彻底搔刮牙槽窝，清除肉芽等炎症组织，唇面骨板完整

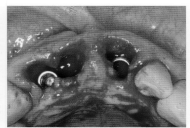

图6　12、21位点植入2颗DIO 3.8mm×12mm种植体

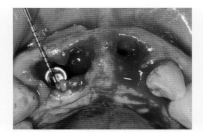

图7　12种植位点的唇面跳跃间隙约2mm

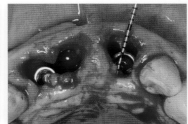

图8　21种植位点的唇面跳跃间隙约2mm

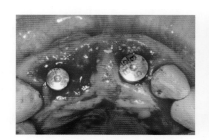

图9　12、21种植体周围间隙植入Bio-Oss骨粉，上愈合基台

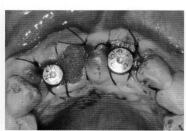

图10　12塞入明胶海绵，伤口严密缝合，口内殆面像

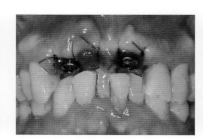

图11　伤口严密缝合后唇面像

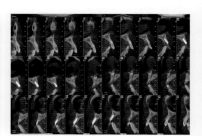

图12　术后CT

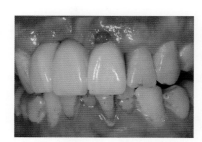

图13　戴牙后1个月复查，21唇面可见红色瘘管

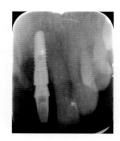

图14　21牙片可见种植体近中骨质密度低

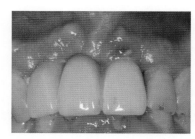

图15　连续使用过氧化氢和生理盐水冲洗，局部使用米诺环素4周后，瘘管红肿消退，无溢脓

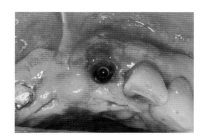

图16　拆除12~21上部修复体后，21殆面像

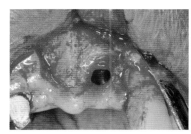

图17　21翻瓣，可见唇面肉芽组织

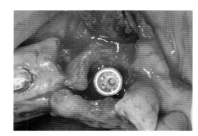

图18　清除21周围炎症组织后殆面像

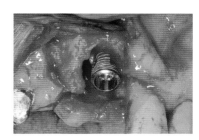

图19　清除21周围炎症组织后唇面像

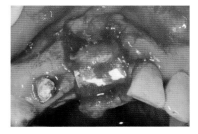

图20　清创后在种植体周围骨缺损处植入Bio-Oss骨粉，上覆盖Bio-Gide胶原膜

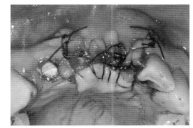

图21　伤口严密缝合殆面像

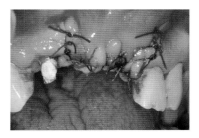

图22　伤口严密缝合唇面像

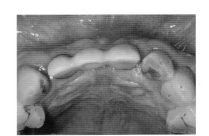

图23　患者试底冠殆面像

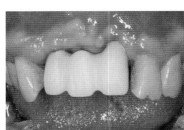

图24　患者试底冠唇面像

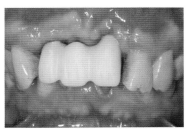

图25　患者试底冠咬合像

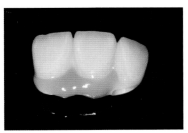

图26　牙冠

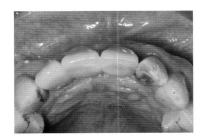

图27　患者戴牙后殆面像

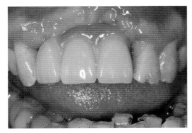

图28　患者戴牙后唇面像

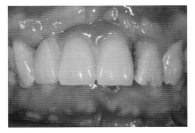

图29　患者戴牙后咬合像

恢复，控制了炎症。在最终修复时，使用龈瓷，尽量恢复前牙区美学，获得较好的治疗效果。

三、讨论

1. 慢性牙周炎行即刻种植的时机选择　有效降低患者的创伤，减少患者治疗时间，并且获得可预期的美学效果一直以来都是种植治疗的目标。在拔牙位点行即刻种植可以获得大部分的效果。但是对于感染位点的种植则需要谨慎。研究显示，在有根尖病变的拔牙窝行即刻种植，因为有感染残留物，将成为初期愈合期种植体污染的潜在威胁。即使经历过了彻底有利的拔牙窝清创和足够长的愈合时间，细菌还有可能存在于骨内，最终可能导致种植体周围炎。其中拟杆菌属可以包裹在多聚糖荚膜中并生存在根尖周，荚膜可增强毒力及存活率，在混合感染中发挥重要作用。同时研究表明种植体周围炎的发生与先前的牙周炎密切相关。因此在种植体植入前的牙周炎应进行彻底并系统的治疗，消除病因阻断继续发展，尽可能恢复口腔黏膜组织的健康以利于种植体的植入，保证种植体的长期存活率。2015年的一篇Meta分析纳入7篇文献研究，包括1586颗种植体和25个失败案例，显示相比于非感染位点的即刻种植，在感染位点行即刻种植增加了116%种植体失败的风险，二者有显著性差异。对于边缘骨吸收，同样观察到二者有显著性差异。感染位点的即刻种植将增加种植体失败率。而另外两篇文献证明感染位点的即刻种植将增加种植的失败率。因此，对于感染位点即刻种植，要想获得成功必须严格遵守：抗生素治疗、彻底地清除感染组织、消毒抗菌和足够的初期稳定性。

在本病例中，患者为慢性根尖周炎患者，虽然术中对患者的拔牙位点行严格搔刮以去除炎症肉芽组织，初期植入位点也获得足够的初期稳定性，但在后期仍发生了种植体周围的感染，这可能与残留细菌相关。

2. 激光在种植体周围炎治疗中的选择　种植体周围炎是累及种植体周围软硬组织的常见并发症，可引起种植体周围骨丧失，导致种植体松动脱落。种植体周围炎的治疗包括非手术治疗，如用激光和超声等机械手段去除感染与手术治疗。种植体的粗糙表面有效增加种植体与骨接触面积，增强初期稳定性，但是也导致了感染位点种植体表面的细菌难以清除。激光则可以加强粗糙表面植体表面的清洁，有效去除感染源，同时又可以保护种植体表面结构。可见种植体唇侧大量肉芽组织，去除肉芽组织后，3%过氧化氢、生理盐水交替冲洗，用无菌纱布蘸取生理盐水搽洗种植体表面，铒激光进一步去除种植体表面及软组织周感染，临床中常用的激光包括钕激光（Nd:YAG）、铒激光（Er:YAG）、二极管激光（Diode Lasers）和CO_2激光。其中Er:YAG和CO_2激光具有更适合用于清除种植体表面污染的作用。

其中Nd:YAG激光是种植体周围炎的禁忌，因为它可以使种植体表面发生熔化、崩解和熔融的形态学变化。CO_2激光目前的研究显示在照射种植体表面的时候，不会造成形态变化和表面损伤。此外，不会影响成骨细胞的附着。但在CO_2激光照射过程中，随着种植体表面温度的升高，有相邻骨组织碳化的风险。二极管激光在照射过程中也不会对种植体表面造成损伤。但是它同样有温度升高带来骨组织损伤的风险。另外，二极管激光的灭菌效果与传统方法比较没有更大的改善。Er:YAG激光目前在种植体周围炎的应用更多一些。它不仅可以有效去除种植体表面和基台以及结合部的菌斑、牙结石，还可以有效去除种植体周围的感染组织。这二者的结合是控制种植体周围炎的有效方法。目前已经有研究显示，铒激光可以明显减少种植体周围的牙周致病菌。此外，目前体外研究显示铒激光治疗中，种植体周围的组织没有热损伤。最近，已经有一些体外的对照试验，证实铒激光治疗种植体炎与传统治疗方法（碳纤维刮治器等）比较，有明显改进。因此在本病例中，我们选择了Er:YAG。

3. 种植体周围炎行翻瓣、GBR的治疗　种植体周围组织中缺乏血管，骨组织的防御能力较弱，软硬组织的修复能力较弱，发展迅速，一旦发生骨组织吸收，种植体较快松动、脱落而致种植失败。由于炎症浸润造成种植体周围骨整合界面破坏是机体无法自行修复的，只有积极及时地阻断炎症的进程，并促进局部骨组织的修复，才能达到有效的治疗目的。

对于已经发生种植体周围炎的种植体，要彻底清洁种植体表面并进行表面消毒处理，以促进再次骨结合的发生。因此本病例中使用铒激光肉芽组织及生理盐水纱布搽洗后，在骨缺损区置入Bio-Oss骨粉，覆盖Bio-Gide膜，并注意维持骨粉骨膜的稳定性，并减张缝合，防止伤口裂开及膜暴露，以达到较好的引导骨再生效果。

参考文献

[1] Renvert S, GRPersson. Periodontitis as a potential risk factor for peri - implantitis[J]. Journal of Clinical Periodontology, 2010, 36(s10): p. 9-14.

[2] Zhao D. Immediate dental implant placement into infected vs. non-infected sockets: a meta-analysis[J]. Clin Oral Implants Res, 2016, 27(10): p. 1290-1296.

[3] Botticelli D, TBerglundh, J Lindhe. Hard-tissue alterations following immediate implant placement in extraction sites[J]. Journal of Clinical Periodontology, 2010, 31(10): p. 820-828.

[4] Araújo, MG, JLWennström, J Lindhe. Modeling of the buccal and lingual bone walls of fresh extraction sites following implant installation[J]. Clinical Oral Implants Research, 2010, 17(6): p. 606-614.

[5] Garg AK, Lasers in dental implantology: innovation improves patient care[J]. Dental Implantology Update, 2007, 18(8): p. 57.

[6] Giannini R. Neodymium:yttrium aluminum garnet laser irradiation with low pulse energy: a potential tool for the treatment of peri-implant disease[J]. Clinical Oral Implants Research, 2010, 17(6): p. 638-643.

[7] Kato T, H Kusakari, E Hoshino. Bactericidal efficacy of carbon dioxide laser against bacteria - contaminated titanium implant and subsequent cellular adhesion to irradiated area[J]. Lasers in Surgery& Medicine, 2015, 23(5): p. 299-309.

[8] Kreisler M, HGötz, H Duschner. Effect of Nd:YAG, Ho:YAG, Er:YAG, CO2, and GaAIAs laser irradiation on surface properties of endosseous dental implants[J]. Int J Oral Maxillofac Implants, 2002, 17(2): p. 202-211.

[9] Takasaki AA. Er:YAG laser therapy for peri-implant infection: a histological study[J]. Lasers in Medical Science, 2007, 22(3): p. 143-157.

[10] Máximo MB. Short-term clinical and microbiological evaluations of peri-implant diseases before and after mechanical anti-infective therapies[J]. Clinical Oral Implants Research, 2010, 20(1): p. 99-108.

[11] Fernando Oliveira, C. Peri-implant disease in subjects with and without preventive maintenance: a 5-year follow-up[J]. Journal of Clinical Periodontology, 2012, 39(2): p. 173-181.

[12] Sculean A, DNikolidakis, F Schwarz. Regeneration of periodontal tissues: combinations of barrier membranes and grafting materials - biological foundation and preclinical evidence: a systematic review[J]. Journal of Clinical Periodontology, 2010, 35(s8): p. 106-116.

[13] Froum SJ, SH Froum, PS Rosen. Successful management of peri-implantitis with a regenerative approach: a consecutive series of 51 treated implants with 3- to 7.5-year follow-up[J]. Int J Periodontics Restorative Dent, 2012, 32(1): p. 11-20.

老年患者下颌All-on-4早期全失败及处理1例

陈骏辉　张智　莫安春

摘要

目的：对于牙列缺失患者，All-on-4的种植修复方式已经成为一种可靠的选择。对于All-on-4种植早期全失败是一种较为复杂的并发症。本病例讨论失败的原因及处理1例。**材料与方法**：80岁男性患者。下颌牙列缺失数年，要求种植修复。临床检查可见下颌牙列缺失，角化龈少，牙槽嵴平坦。患者已佩戴全口义齿数十年，现无法佩戴，平素体健，无高血压、糖尿病等系统性疾病。患者咨询能否全口种植即刻修复。行下颌All-on-4种植，即刻负荷2个月后，4颗种植体全失败。取出种植体，择期重新种植改行覆盖义齿修复。**结果**：在术后即刻修复2个月，种植体松动无法保留，取出种植体，3个月后重新种植，效果良好。

关键词：All-on-4；种植并发症；即刻种植；覆盖义齿

近年来，All-on-4修复牙列缺失越来越广泛，效果得到肯定。本病例All-on-4早期全失败后，分析原因。改行种植覆盖义齿修复。希望该病例对All-on-4种植修复的设计和细节获得一定启发。

一、材料与方法

1. **病例简介**　80岁女性患者。下颌牙列缺失数年，要求种植修复。临床检查可见下颌牙列缺失，角化龈少，牙槽嵴平坦。患者已佩戴全口义齿数十年，现无法佩戴，平素体健，无高血压、糖尿病等系统性疾病。CBCT示下颌后牙量不足，设计All-on-4种植。

2. **诊断**　下颌牙列缺失。

3. **治疗计划**　制作放射导板，设计种植位点制作数字化导板；种植手术；术后即刻修复；术后2个月复诊，种植体松动，取出种植体，自然愈合3个月；重新制作放射导板，佩戴拍摄CBCT，制作数字化导板；轴向植入种植体，愈合3个月后行种植覆盖义齿修复。

4. **治疗过程**（图1~图36）

（1）术前准备：拍摄临床照片、制取印模灌制超硬石膏模型，制取咬合记录关系，制作放射导板，戴入患者口内检查咬合关系及唇侧丰满度。

拍摄CBCT：患者佩戴放射导板，拍摄CBCT，获取患者的软硬组织信息。

设计数字化种植方案并制作外科导板：扫描模型及放射导板，利用Simplant设计软件，将CBCT数据、软组织信息及修复体信息进行拟合比对，以修复为导向设计种植方案。CBCT数据可见，患者剩余骨量不足，以修复为导向设计All-on-4，制作数字化导板。

（2）外科手术：利用硅橡胶使导板完全就位。在数字化导板的引导下，采用不翻瓣手术，完成种植窝制备，植入Nobel Active种植体，型号为32、34、42、44位点4.3mm×11.5mm，共4颗。初期稳定性均大于70N。安装复合基台，取模，然后行即刻修复。CBCT显示种植体方向位置良好。

（3）术后2个月：复诊，见种植体全松动，拍摄全景片见种植体周围均有低密度影。取出种植体，自然愈合。

（4）失败原因分析：①A-P距不足；②咬合力过大；③垂直颌位关系与种植修复的选择；④植入与负荷时机的选择。

（5）取出种植体后3个月：重新制作放射导板，再制作数字化导板，轴向植入4颗Nobel Active种植体，型号为：31位点3.5mm×10mm，33位点4.3mm×10mm，42位点3.5mm×11.5mm，44位点4.3mm×10mm。一段式愈合。3个月后复查全景片，33位点种植体见低密度影，松动无法保留。

（6）余留3颗种植体取模，行覆盖杆卡式盖义齿修复，效果良好。

（7）最终修复后6个月复查：效果良好，清洁良好，CBCT示骨结合良好。

二、结果

本病例在观察期内，经历All-on-4种植早期全失败。后期处理获得可接受的效果。长期效果有待进一步观察和验证。

作者单位：四川大学华西口腔医院

通讯作者：莫安春；Email: moanchun@163.com

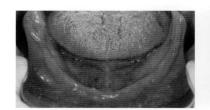
图1 术前下颌𬌗面像

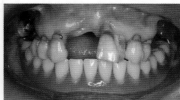
图2 佩戴放射导板

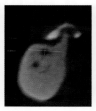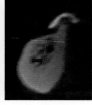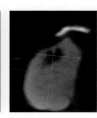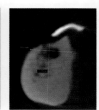
图3 术前佩戴放射导板CBCT，后牙区骨量不足

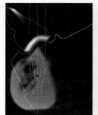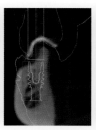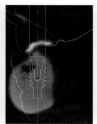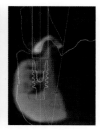
图4 32、34、42、44区设计种植体位置，其中43、44倾斜植入

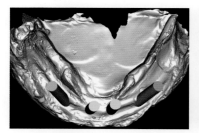
图5 种植体三维位置设计1

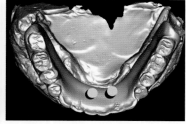
图6 种植体三维位置设计2

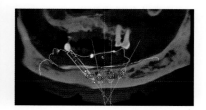
图7 种植体三维位置设计3

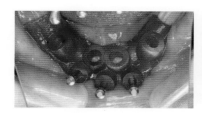
图8 固定数字化导板

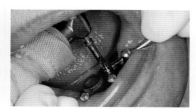
图9 导板下逐级预备

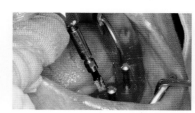
图10 攻丝钻攻丝

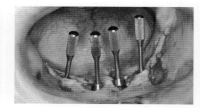
图11 安装符合基台，32、42：0°，34、44：30°

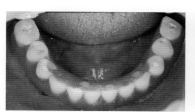
图12 即刻修复

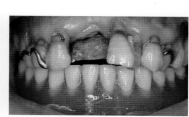
图13 即刻修复咬合像

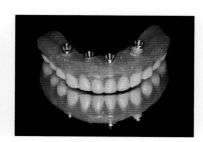
图14 临时义齿1

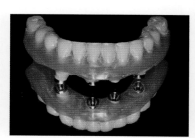
图15 临时义齿2

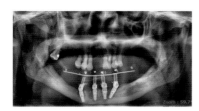
图16　术后2个月全景片，低密度影

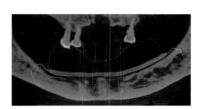
图17　取出种植体3个月后重新设计1

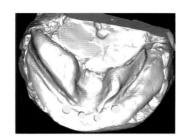
图18　取出种植体3个月后重新设计2

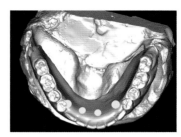
图19　取出种植体3个月后重新设计3

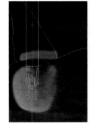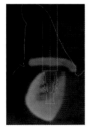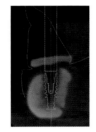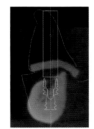
图20　31、33、42、44区设计种植体位置，轴向植入

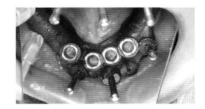
图21　第二次手术术前，下颌𬌗面像

图22　固定数字化导板

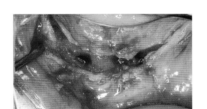
图23　切开翻瓣

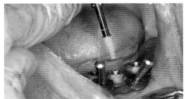
图24　导板下逐级预备，植入种植体

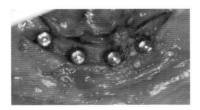
图25　安装愈合基台，缝合

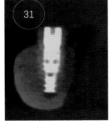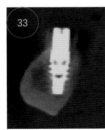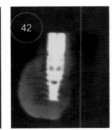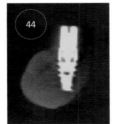
图26　第二次术后CBCT影像

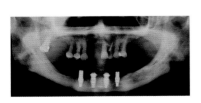
图27　二次术后3个月，见33低密度影，松动无法保留

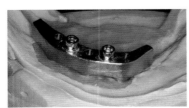
图28　制作杆卡式覆盖义齿修复

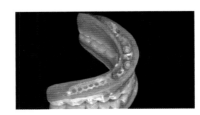
图29　义齿组织面

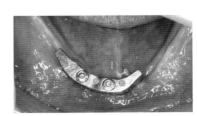
图30　口内戴入杆卡

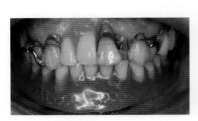

图31 口内戴入义齿

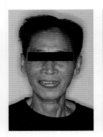

图32 最终修复面像

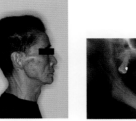

图33 最终修复全景片

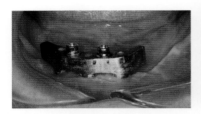

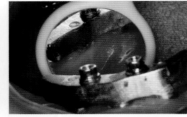

图34、图35 6个月后复查，效果良好，清洁效果好

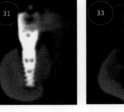
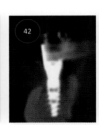
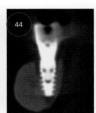

图36 6个月后复查CBCT

三、讨论

随着口腔种植技术的发展，种植并发症得到越来越多的重视，然而现有的资料对于种植并发症较少有一个系统的、全面的诊断和解决方法。对于All-on-4的种植方式，是一个技术敏感性非常高的方案，对于牙列缺失患者，种植修复无疑是最佳的修复方式之一，同时要兼顾可靠和长久的效果。

对于失败原因的分析，本课题组经过回顾和讨论，认为失败的可能机制如下：

1. A-P距不足，过大的咬合力，悬臂梁过长　产生微损伤（骨折，裂纹，分层）；骨的吸收与重建；界面区域重建骨的孔隙率增加；持续负载导致恶性循环，产生更多的微损伤及更大的孔隙率，最终导致种植失败。

2. 咬合力过大　患者因素：患者高龄，依从性差，即刻修复后啃食硬物2个月；医源性因素：调𬌗不仔细，咬合力过大。

3. 垂直颌位关系与种植修复的选择　Class II；DRS 12～14；种植覆盖义齿修复；谨慎选用种植固定义齿。

4. 植入与负荷时机的选择　根据2018 ITI Consens新分类，延期种植+即刻负荷属于CD（clinically documented），存在一定的风险。

对于第二次手术，结合最终修复后6个月后复查的影像分析，有一颗种植体失败的原因，考虑可能由于第一次手术造成该位点骨质破坏较严重，3个月的愈合时间稍短，具体原因待查。

总结该病例的特点，该患者诊断为下颌牙列缺损，要求行种植修复并All-on-4的种植修复，应该严格把握适应证。对于早期全失败的病例，应该重新评估术前设计、手术过程及修复时机和修复体的选择。本病例从All-on-4种植早期全失败，转换到种植覆盖义齿，尽管患者可以接受最终的修复效果，但不失为比较复杂的种植并发症。远期效果有待追踪观察。

参考文献

[1] Ole T Jensen. Complete arch site classification for all-on-4 immediate function[J]. J Prosthet Dent, 2014, 112:741-751.

[2] Swati. Classification and management of restorative space in edentulous implant overdenture patients[J]. J Prosthet Dent, 2011, 105:332-337,

[3] Zitzmann NU. Strategic considerations in treatment planning: deciding when to treat, extract, or replace a questionable tooth[J]. J Prosthet Dent, 2010 Aug, 104(2):80-91.

[4] Babbush CA, Kutsko GT, Brokloff J. The all-on-four immediate function treatment concept with NobelActive implants: a retrospective study[J]. Journal of Oral Implantology, 2011, 37(4): 431-445.

[5] Maló P, de Araújo Nobre M, Lopes A, et al. "All-on-4" immediate - function concept for completely edentulous maxillae: a clinical report on the medium (3 years) and long - term (5 years) outcomes[J]. Clinical implant dentistry and related research, 2012, 14: e139-e150.

[6] Cawood JI, Howell RA. A classification of the edentulous jaws[J]. International journal of oral and maxillofacial surgery, 1988, 17(4): 232-236.

[7] Galluci, Hamilton, Zhou, et al. 2018.6th ITI Consensus Report 2 Article 2[M].

[8] Chrcanovic BR, Albrektsson T, Wennerberg A. Tilted versus axially placed dental implants: a meta-analysis[J]. Journal of dentistry, 2015, 43(2): 149-170.

[9] Statements C. Patient-centred rehabilitation of edentulism with an optimal number of implants A Foundation for Oral Rehabilitation (FOR) consensus conference[J]. Eur J Oral Implantol, 2014, 7: S235-S238.

[10] 宿玉成. 现代口腔种植学[M]. 北京: 人民卫生出版社, 2004.

上颌后牙区即刻种植后出现上颌窦炎症1例

卯叶语 满毅

摘要

目的：对上颌后牙区行上颌窦内提升同期植入种植体后，出现上颌窦炎症并发症的病例进行原因分析。**材料与方法**：术前口内检查26、28牙体预备形，27牙缺失。CBCT示26、28牙根管充填尚可，牙周膜间隙稍增宽。26、27位点窦嵴距约3mm，牙槽嵴宽度及修复距离足够。26位点进行经牙槽嵴顶上颌窦提升即刻种植，27位点完成经牙槽嵴顶提升的常规种植。术后2周患者出现上颌窦炎症状，消炎无效。口内检查26种植体松动，局部麻醉下取出种植体，无菌的生理盐水反复冲洗26位点，给予口服高剂量抗生素，2周后，患者上颌窦炎症状完全缓解。6个月后CBCT示：26位点骨量恢复，27种植体根方薄层骨皮质形成。26位点再次植入种植体。待种植体达到骨整合后，完成最终修复。**结果**：即刻种植即刻上颌窦提升术后2周出现上颌窦炎症状，通过拔除感染种植体，无菌生理盐水反复冲洗感染位点，配合高剂量抗生素的应用，最终消除炎症，完成种植修复。**结论**：对于无确切原因、根管治疗失败的感染位点，在即刻种植适应证的选择上应该多加考虑。

关键词：即刻种植；上颌窦提升；上颌窦炎症

上颌后牙缺失后，由于缺乏咀嚼刺激，加之呼吸产生的负压，导致上颌窦的气化及萎缩，上颌后牙区常常存在垂直向骨量不足的问题。上颌窦提升术为种植体植入创造条件，目前已成为上颌后牙区垂直向骨量不足时的常用骨增量方法。近年来，即刻种植为临床所广泛使用，并表现出可预期的临床效果。相较于延期种植来说，即刻种植具有减少骨吸收、缩短治疗周期、提高患者满意度、美学效果良好等优势，而良好的种植体初期稳定性保证即刻种植临床效果的重要标准之一。临床研究将经牙槽嵴顶的上颌窦提升术与即刻种植联合运用，采用牙槽间隔的骨质保证种植体初期稳定性，最终获得了较高的种植体成功率。

在进行上颌窦提升时，必须考虑到并发症的风险。上颌窦提升术是上颌窦炎的致病因素之一，其原因主要包括上颌窦黏膜穿孔、移植材料与唾液接触、引流不畅等。相关研究指出，在存在单侧上颌窦炎症状的病例中，只有2.3%与上颌窦提升术相关。然而，随着这一技术的广泛应用，医源性上颌窦炎也许会大大增加。处理这一并发症的方法包括口服抗生素、鼻内镜辅助下拔除种植体等，但目前尚无相关临床共识报道。

本文将对上颌后牙区行上颌窦内提升同期植入种植体后，出现上颌窦炎症并发症的病例进行原因分析，推断可能的原因，为即刻种植的适应证选择提供参考。

一、材料与方法

1. **病例简介** 65岁女性患者，全身体健。26、28牙因慢性牙髓炎行根管治疗，之后行牙体预备生拟行固定桥修复。临时冠戴入后，患者出现26持续性咬合痛，内科医生评估患牙后，怀疑继发性根管内感染，建议再治疗或拔除26。患者选择拔除26，遂至我科就诊。口内检查：26、28牙体预备形，27缺失（图1、图2）。CBCT示26、28牙根管充填尚可，牙周膜间隙稍增宽（图3）。26、27位点窦嵴距约3mm，牙槽嵴宽度及修复距离足够（图4、图5）。

2. **诊断** 上颌牙列缺损；26继发性根管内感染。

3. **治疗过程**

（1）外科手术：术前进行26分根（图6），术中保留残根定点，之后拔除残根，缺牙区切开翻瓣，扩大备孔直径及深度，最终在6mm处突破窦底，采用上颌窦提升器械仔细剥离上颌窦黏膜（图7），深度测量尺探查提升高度及窦底黏膜完整性，窦底填入骨粉（图8），并于26、27牙位分别植入5mm×10mm（Dentium）种植体（图9），初期稳定性达35N·cm，26牙位采用大直径愈合帽封闭创口，27牙位进行埋置式愈合（图10）。术后CBCT显示种植体植入位置、方向均合适（图11）。术后嘱患者服用阿莫西林克拉维酸钾（0.75mg）及地塞米松（0.375mg），每天3次，连续服用3天。双氯芬酸钠每天1次（必要时服用）。同时建议患者使用0.2%氯己定溶液漱口，每天2～3次。

（2）术后并发症：术后2周，患者出现感冒症状，抱怨鼻腔内脓性分泌物，消炎无效。口内检查26种植体松动（图12），于是局部麻醉下取出种植体（图13），用无菌的生理盐水反复冲洗26位点，直至未见游离骨粉

作者单位：四川大学华西口腔医院
通讯作者：满毅；Email: manyi780203@163.com

流出，27位点未进行处理。CBCT显示上颌窦内液平面形成（图14）。遂给予口服高剂量抗生素（阿莫西林），2周后，患者上颌窦炎症状完全缓解。

（3）种植体再次植入：6个月后复查CBCT，可见26位点骨量恢复，窦嵴距约7mm（图15），27种植体根方有薄层骨皮质形成（图16）。术中26位点切开翻瓣，行牙槽嵴顶的上颌窦提升术，植入5mm×10mm（Dentium）种植体1颗，埋置式愈合（图17～图19）。术后CBCT显示种植体植入位置、方向均合适（图20）。

（4）修复程序：种植体植入后4个月，患者复诊，临床检查种植体

稳定、周围黏膜健康，患者未诉不适，取模，并完成26、27最终修复（图21、图22），再无上颌窦相关症状出现。

二、结果

即刻种植即刻上颌窦提升术后2周出现上颌窦炎症状，通过拔除感染种植体，无菌生理盐水反复冲洗感染位点，配合高剂量抗生素的应用，最终消除炎症，完成种植修复。

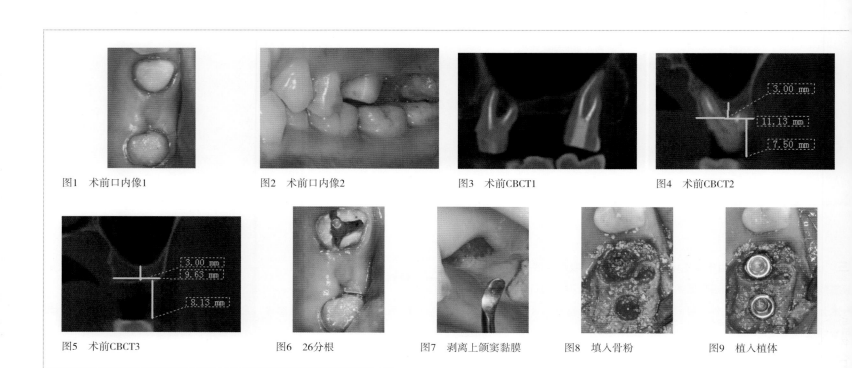

图1　术前口内像1　　　图2　术前口内像2　　　图3　术前CBCT1　　　图4　术前CBCT2

图5　术前CBCT3　　　图6　26分根　　　图7　剥离上颌窦黏膜　　　图8　填入骨粉　　　图9　植入植体

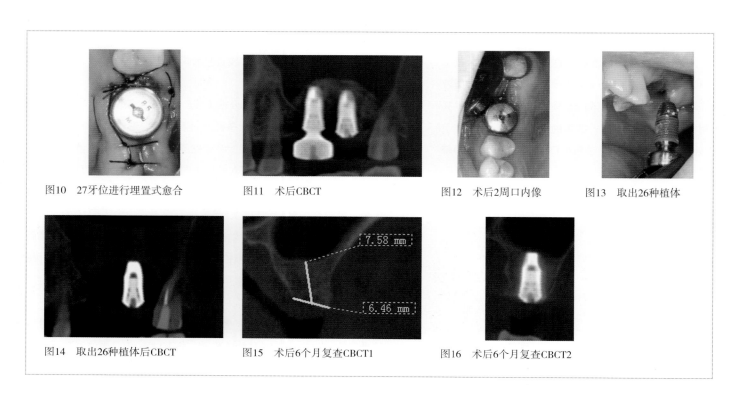

图10　27牙位进行埋置式愈合　　　图11　术后CBCT　　　图12　术后2周口内像　　　图13　取出26种植体

图14　取出26种植体后CBCT　　　图15　术后6个月复查CBCT1　　　图16　术后6个月复查CBCT2

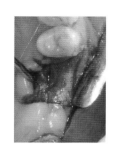
图17　26位点切开翻瓣

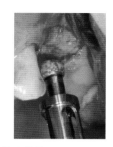
图18　植入植体

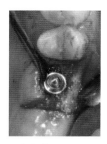
图19　埋置式愈合

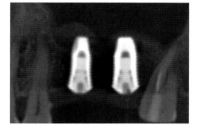
图20　术后CBCT

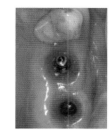
图21　术后4个月口内像1

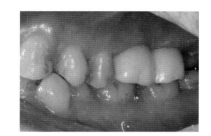
图22　术后4个月口内像2

三、讨论

与种植相关的鼻窦炎通常需要消除病因、抗生素治疗及必要时的手术引流。其中，阿莫西林是治疗鼻窦炎的主要药物。本病例中，通过拔除种植体消除病因，无菌生理盐水反复冲洗感染位点直至无游离骨粉流出，配合口服阿莫西林，最终上颌窦炎相关症状完全消除。

在本病例中，26因种植体早期感染而拔除，而同样进行了上颌窦提升的27位点未受影响，并且在6个月后达到整合。也就是说，单一的上颌窦炎无法完全解释26种植体的早期失败。回顾病史可以发现，26即使在根管治疗后仍然出现持续性疼痛，被诊断为根管内感染。拔除该牙后，其根尖存在的残留细菌可能定植于种植体表面。虽然大量的文献表明，感染位点行即刻

种植可以获得较好的临床效果，但这些文献并未对根尖周感染的具体原因进行说明。有研究表明，种植前和/或种植体邻近根管治疗失败位点的情况下，发生种植体周围炎的差异具有统计学意义。因此，对于无确切原因、根管治疗失败的感染位点，在即刻种植适应证的选择上应该多加考虑。

此外，本病例也展示了一个有趣现象：拔除26种植体后6个月，该位点骨高度恢复至7mm。这一现象可以从两个方面解释：其一，感染种植体拔除，口服足量抗生素消除感染源；其二，上颌窦黏膜被视为多能干细胞的潜在来源，可分化为成骨细胞，促进牙槽窝愈合。27位点提供的帐篷效应，可以为26位点保留了新的垂直成骨空间，即为该区域的骨再生提供了必要支架。

参考文献

[1] Kolhatkar S , Bhola M , Thompson-Sloan T N . Sinus floor elevation via the maxillary premolar extraction socket with immediate implant placement: a case series[J]. Journal of Periodontology, 2011, 82(6):820-828.
[2] Bruschi GB. Localized management of sinus floor technique for implant placement in fresh molar sockets[J]. Clin Implant Dent Relat Res, 2013, 15(2): p. 243-250.
[3] Regev E. Maxillary sinus complications related to endosseous implants[J]. Int J Oral Maxillofac Implants, 1995, 10(4): p. 451-461.
[4] Al-Ahmad, A. Antibiotic resistance and capacity for biofilm formation of different bacteria isolated from endodontic infections associated with root-filled teeth[J]. J Endod, 2014. 40(2): p. 223-230.
[5] Ran SJ, Effect of different stress conditions on growth and biofilm formation capability of Enterococcus faecalis[J]. Zhonghua Kou Qiang Yi Xue Za Zhi, 2013. 48(9): p. 529-534.
[6] Crespi R, P Cappare, E Gherlone, Fresh-socket implants in periapical infected sites in humans[J]. J Periodontol, 2010, 81(3): p. 378-383.
[7] Ricucci D. Histologic investigation of root canal-treated teeth with apical periodontitis: a retrospective study from twenty-four patients[J]. J Endod, 2009, 35(4): p. 493-502.

上前牙外伤种植术后感染致重度骨缺损上部结构修复聚醚醚酮（PEEK）支架+树脂堆塑技术

李德利　曹佳　杨力　白新蕾　李良忠

摘要

本研究系采用聚醚醚酮支架加树脂堆塑技术完成上前牙外伤种植术后感染致重度骨缺损上部结构修复1例。36岁男性患者，因上前牙外伤致12～21连续缺失，13根折，CBCT显示：13～21垂直向及水平向骨量严重不足，同患者详细沟通治疗计划及方案后，决定行上颌前牙缺牙区块状骨移植后种植上部结构修复以恢复缺损的形态及功能。修整上前牙区骨缺损植骨床形态，从双侧外斜线区截取块状骨置于骨缺损区，钛钉固位，同期行GBR，放置Bio-Oss骨粉及Bio-Gide膜，严密缝合。6个月后复查，前牙区垂直向及水平向骨缺损得到基本恢复，CBCT显示骨组织愈合良好，遂行13、12及21种植体植入术。术后3个月发生13、12种植区感染，随去除感染组织，3个月后复查，X线片显示：13、12、21种植体骨结合良好，因13唇侧附着龈不足，行13腭侧旋转转复位瓣术增加唇侧附着龈宽度，1个月后复查，黏膜局部充血肿胀；3个月后复查，软组织愈合良好，但附着龈仍然不足。上前牙区虽然进行骨增量手术，但因种植术后感染导致水平向及垂直向骨量仍不足，同患者沟通后要求在此基础上种植上部结构修复，告知最终美学效果不佳，患者知情同意并接受后续美学效果。拍摄口内及面部照片，对患者前牙区进行美学分析，结合患者笑线的位置及主观诉求，决定采用聚醚醚酮（PEEK）支架+树脂堆塑技术行上前牙种植上部结构修复，以恢复缺损的软硬组织形态及上前牙的美观和功能。常规制取上前牙种植印模及模型，通过DSD软件进行美学分析，并制作美学蜡型，回切形成支架蜡型，将最终蜡型放入模型扫描仓内扫描后，计算机辅助设计支架，使用聚醚醚酮材料计算机辅助切削完成义齿支架制作，树脂堆塑人工牙及牙龈，临床试戴后抛光最终完成修复体制作。患者戴牙后3个月复查，发现缺牙区黏膜肿胀，桥体牙线清洁后发现食物存留、黏膜出血，随取下聚醚醚酮修复体后，修整边缘外形，达到自洁区，同时教会患者使用牙线及牙间隙刷进行清洁，重新固定修复体。修复后2年复查，临床检查种植体周围软组织色形、质正常，聚醚醚酮修复体未见变色、缺损及断裂，前牙引导功能正常。本病例采用聚醚醚酮支架，结合树脂堆塑技术进行上前牙外伤种植术后感染致重度骨缺损上部结构修复，效果稳定。通过该修复方法，一方面避免了患者再次进行软硬组织增量的手术风险和费用，另一方面降低了修复后机械和生物并发症所带来风险及再次修复的难度与风险，笔者认为是目前种植上部结构修复中值得广泛推广的选择方式和修复方案。

关键词：种植；聚醚醚酮；树脂；固定义齿

牙外伤口腔常见病和多发病，往往导致牙齿缺损，甚至牙齿缺失，严重影响患者的美观和功能，种植义齿在恢复牙外伤患者咀嚼功能和美观方面较传统固定和可摘义齿有其优势，具体体现在其设计方式多样，可以在不同程度上增加义齿的支持和固位，稳定性也增强，因此近年来越来越成为无牙颌患者修复的首选方式。

但是，随着不同设计的种植义齿在临床上的应用逐渐增多，在使用一段时间后，各种机械及生物并发症随之而来，尤其是烤瓷技术制作的修复体，发生崩瓷后，义齿修补难度大，往往需要进行重新制作，增加了修复的成本和制作周期，而单纯使用粘接固位制作的修复体，由于粘接剂残留、义

齿清洁等原因，在不同程度上增加了菌斑附着的可能性，同时使种植后的维护治疗变得相对困难，生物并发症发生的风险增高。

针对上述临床问题，本病例采用聚醚醚酮支架+树脂堆塑技术完成上前牙外伤种植术后感染致重度骨缺损上部结构修复，以期解决临床常见的生物及机械并发症所带来的相关问题，提高上前牙牙外伤种植修复技术的远期修复效果。

一、材料与方法

1. 病例简介　36岁男性患者，因上前牙外伤致12～21连续缺失，13根折，曾于外院行上颌局部义齿过渡修复，但效果不佳，未戴用。遂来北京大学口腔医院第二门诊部就诊，要求进行全口检查后能否进行种植义齿修复，以便提高咀嚼功能、美观效果及生活质量。口外检查：面部左右对称，右侧

作者单位：北京大学口腔医院第二门诊部

通讯作者：李良忠；Email: liliangzhong2006@sina.com

上唇丰满度略差，中位笑线，牙中线与面中线不齐。口内检查：12~21缺失，牙槽嵴丰满度差，水平向及垂直向骨量不足，13有Ⅱ度松动，唇侧龈退缩明显，下前牙拥挤，牙槽嵴丰满度尚可，黏膜未见明显异常。锥形束CT（CBCT）检查：13根折，13~21水平向及垂直向骨量不足。

2. 诊断　上颌牙列缺损；13冠根折；慢性牙周炎。

3. 治疗计划

因13根折，无法保留，建议拔除，患者知情同意。13拔除后，上颌前牙区形成13~21连续缺牙，有两种修复方案。

方案1：传统可摘局部义齿修复。利用人工牙和基托，在一定程度上恢复患者软硬组织缺损，但美学效果和舒适度相对较差。

方案2：13~21采用种植义齿修复。因上前牙区连续多颗牙缺失，根据SAC分类，属于高度复杂的种植程序，风险较高，容易发生失败。因13~21软硬组织缺损，首先需要进行13~21区块状骨植骨手术，进行骨增量，以获得软组织良好的外形支持。根据骨增量术后软硬组织的分析，结合修复的要求，以修复为导向下确定种植体的数目、植入的方向和角度，然后通过种植临时修复体进行穿龈轮廓的塑形，制作个性化转移杆，完成软组织和植体位置的精确转移，设计个性化全瓷基台和全瓷固定桥，完成最终修复并进行定期随访观察。

患者考虑后，选择方案2。计划将13拔除后，同期进行自体骨移植增量手术，最后进行种植体植入，完成上部结构修复。

4. 治疗过程（图1~图52）

（1）首先拔除13。

（2）13、12及21进行块状骨移植：从双侧外斜线区截取块状骨置于上前牙骨缺损区，钛钉固位，同期行GBR，放置Bio-Oss骨粉及Bio-Gide膜，严密缝合。

（3）一期术后3个月：21种植体颈部暴露，12唇侧有瘘管：13~21区Onlay植骨术后6个月，骨组织愈合良好。在13、12、21区分别植入3颗Straumman骨水平种植体。一期埋入，严密缝合。种植一期术后3个月复查，发现21唇侧牙龈处有2mm×1mm白色骨片暴露，植体颈部暴露至第3个螺纹，上附软垢，12唇侧牙槽嵴顶根方7mm处有4mm×3mm瘘管，临床检查12、21植体未松动。X线片显示：12植体根尖部有低密度暗影，21植体近中骨吸收至植体根1/3处。行12唇侧瘘管切除，21唇侧游离骨片取出，0.9%生理盐水冲洗，R-brush修整植体暴露粗糙面，碳纤维尖彻底清洁植体表面，局部放置Bio-Oss骨粉，无张力下严密缝合。

（4）13行腭侧旋转复位瓣增加附着龈宽度：6个月后复诊，21种植体软组织愈合良好，X线片显示：12、21种植体周围骨组织高度未见明显降低。临床检查13唇侧附着龈不足，同患者沟通后，行腭侧旋转复位瓣增加附着龈宽度。常规行13唇侧切开，翻瓣后见13唇侧骨吸收至第4个螺纹，遂在13唇侧放置Bio-Oss骨粉及Bio-Gide膜，同期完成腭侧旋转复位瓣手术，窗口严密缝合。术后1个月复查发现13唇侧软组织局部充血水肿，遂用0.9%生理盐水冲洗，观察。3个月后复诊，13唇侧软组织愈合良好，未见充血肿胀及瘘管形成。但附着龈宽度不足。

（5）前牙区13~21进行DSD设计显示13~21软硬组织量不足：对患者上前牙美学区进行数字化美学设计（DSD设计），显示患者为中位笑线，13、12、21软组织缺损，如直接进行中固定桥修复，则临床冠较长，美学

效果差，同患者沟通后，患者在不增加手术的前提下，提出如下诉求：①尽量不用金属修复体；②尽可能是固定修复体；③尽可能兼顾美观功能；④尽可能达到经济实用。

根据患者目前上前牙连续多牙缺失后软硬组织缺损情况，及患者前期种植植骨，种植体植入后及软组织增量的术后反应。决定采用聚醚醚酮支架+树脂堆塑技术恢复软硬组织缺损外形。

（6）聚醚醚酮+树脂堆塑技术完成13~21种植固定桥修复：取下13、12、21种植愈合基台，冲洗后放置非开窗转移杆，取硅橡胶印模，放置人工牙龈，灌超硬石膏模型。

常规选择13、12、21成品解剖型钛基台，制作支架蜡型后回切形成聚醚醚酮支架蜡型后，采用模型扫描形成数字化模型，通过计算机辅助加工技术完成聚醚醚酮支架制作。

口内试戴上颌聚醚醚酮义齿支架，取𬌗记录，使用GC树脂进行牙齿和牙龈的塑形，打磨，高度抛光，完成修复体制作。

口内戴入修复体，检查正中𬌗及前伸𬌗接触，左侧为尖牙保护𬌗，右侧为组牙功能𬌗。对患者进行充分的口腔卫生宣教，植体之间都保证桥体牙线的顺利通过，教会患者如何进行桥体部位的清洁。修复体最终戴入后的曲面体层放射线片显示修复就位良好。患者对最终的修复效果十分满意。当然有待于长期的临床随访，以观察长期临床效果。

（7）修复后1个月复诊：临床检查13~21聚醚醚酮固定桥固位稳定可，未见树脂崩脱及断裂，舌侧有轻微染色，使用桥体牙线检查发现组织面有软垢残留。使用0.9%生理盐水冲洗组织面，嘱2个月或3个月后复查。

（8）戴牙后3个月复查发生种植体周围黏膜炎：临床检查13~21聚醚醚酮固定桥固位稳定可，未见树脂崩脱及断裂，舌侧有染色，13唇侧黏膜肿胀、充血，使用桥体牙线检查发现组织面有大量软垢残留，13处黏膜出血。

遂在13、12、21修复体冠部唇侧沿基台螺丝孔放心钻孔，取下修复体，见组织面大量食物残渣，充分清洁修复体后，修整组织面外形，形成自洁通道，磨光，抛光后重新固定修复体。

（9）戴牙后9个月复查：临床检查13~21聚醚醚酮固定桥固位稳定可，未见树脂崩脱及断裂，舌侧有染色，使用桥体牙线检查发现组织面未见明显软垢残留，13区黏膜未见肿胀、充血，牙线通过后未见出血，正中𬌗及前伸𬌗未见咬合高点及干扰点。

（10）戴牙后24个月复查：临床检查13~21聚醚醚酮固定桥固位稳定可，未见树脂崩脱及断裂，舌侧有染色，使用桥体牙线检查发现组织面未见明显软垢残留，13区黏膜未见肿胀充血，牙线通过后未见出血，正中𬌗及前伸𬌗未见咬合高点及干扰点。

二、讨论

聚醚醚酮（Polyetheretherketones，PEEK）树脂是由英国帝国化学工业公司（ICI）于1978年开发出来的超高性能特种工程塑料，与其他特种工程塑料相比具有诸多显著优势、耐高温、机械性能优异、自润滑性好、耐化学品腐蚀、阻燃、耐剥离性、耐辐照性、绝缘性稳定、耐水解和易加工等。PEEK可在134℃下经受多达3000次的循环高压灭菌，这一特性使其用于生产灭菌要求高、需反复使用的手术和牙科设备。

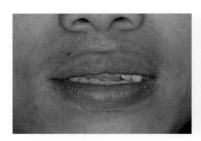

图1 正面像1

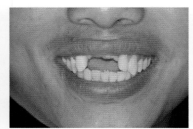

图2 正面像2

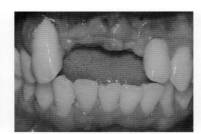

图3 口内像1

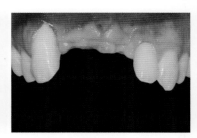

图4 口内像2

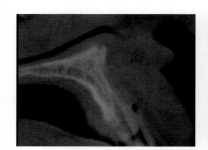

图5 CBCT检查1

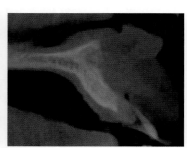

图6 CBCT检查2

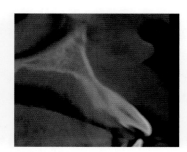

图7 CBCT检查3

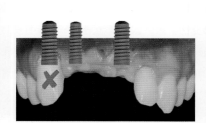

图8 种植体植入位点设计

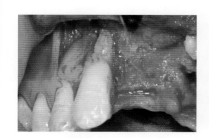

图9 拔除前正面像

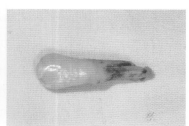

图10 拔除的13

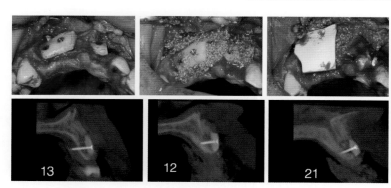

图11 13~21Onlay植骨

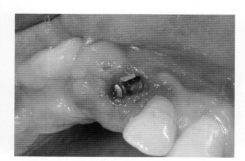

图12 21种植体植入1个月后颈部暴露

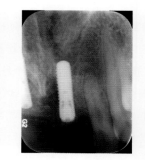

图13 21种植体植入1个月后

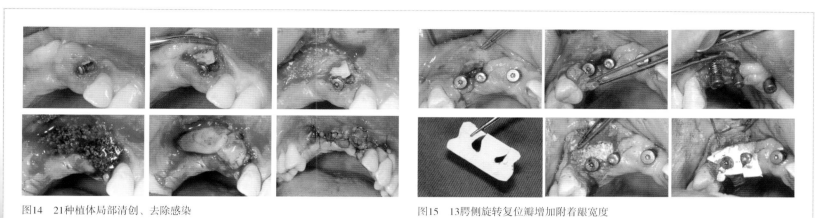

图14　21种植体局部清创、去除感染

图15　13腭侧旋转复位瓣增加附着龈宽度

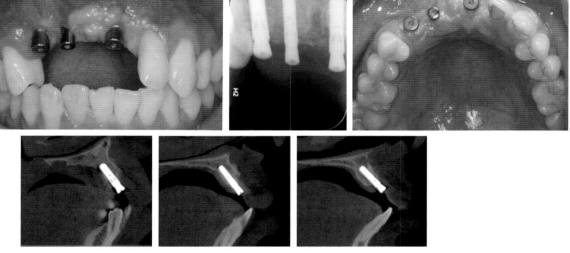

图16～图18　13腭侧旋转复位瓣术后1个月发生感染　　　　图18

图19　13局部抗感染治疗后3个月复诊

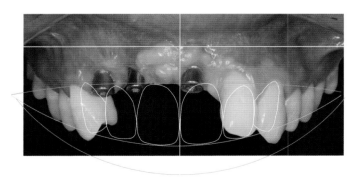

图20　前牙区DSD设计显示软硬组织量不足

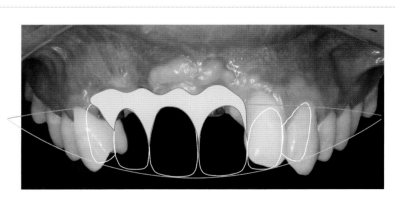

图21　最终修复方案：聚醚醚酮＋龈树脂堆塑技术

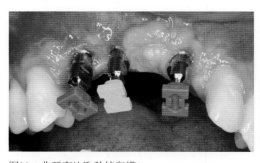

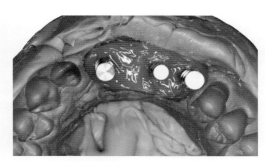

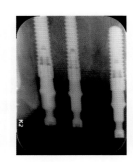

图22 非开窗法取种植印模1

图23 非开窗法取种植印模2

图24 非开窗法取种植印模3

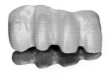

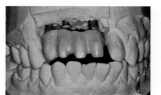

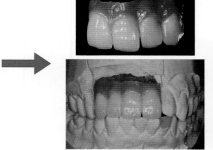

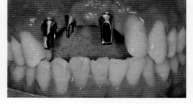

图25 种植上部结构修复体制作

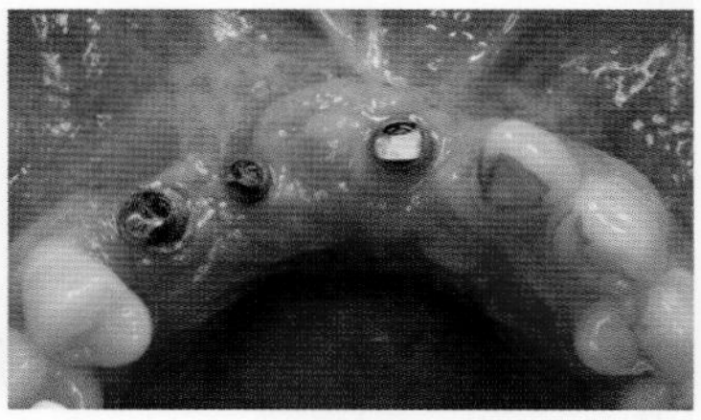

图26、图27 临床试戴修复体，放置基台

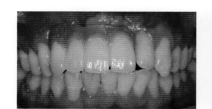

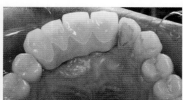

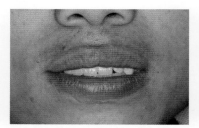

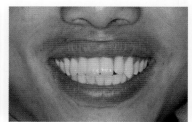

图28 修复完成1

图29 修复完成2

图30 修复完成3

图31 修复完成4

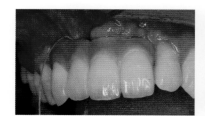

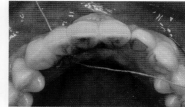

图32、图33 1个月后复诊显示修复体组织面有菌斑残留

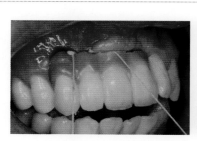

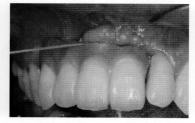

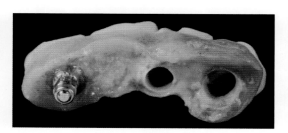

图34～图36 3个月后复诊显示黏膜充血、肿胀，修复体组织面大量食物残留

图36

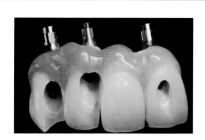
图37 修整修复体外形1

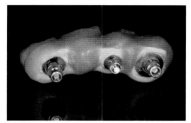
图38 修整修复体外形2

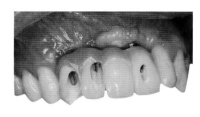
图39 修复体重新就位1

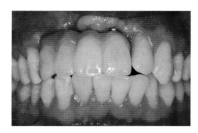
图40 修复体重新就位2

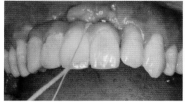

图41、图42 9个月后复查：组织面未见食物残留

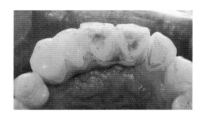

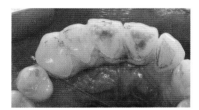
图43、图44 9个月后复查：咬合接触检查

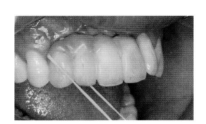

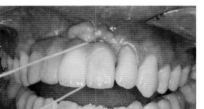
图45~图47 2年复查显示种植体周围软组织健康

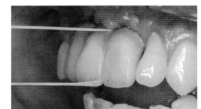
图47

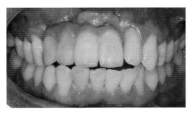

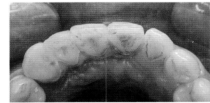
图48、图49 2年复查显示咬合接触稳定

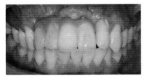

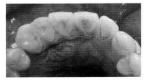

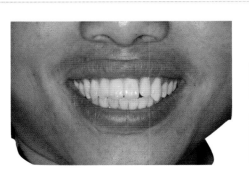
图50 中位笑线，未暴露修复体边缘

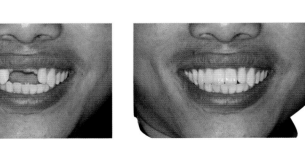
图51 修复前　图52 修复后

本病例采用CAD/CAM技术，将聚醚醚酮应用到种植上部结构修复中，利用其优良的理化性能取代传统的金属材料制作的义齿支架，同时结合树脂堆塑技术，恢复软硬组织缺损，完成种植上部结构修复。聚醚醚酮与纯钛切削外冠间使用树脂粘接剂进行粘接，一方面可以在一定程度上，增加彼此之间的宽容度，使支架实现被动就位，减少彼此间的应力集中，与此同时可以实现螺丝固位，如后期发生生物并发症，可以及时有效地将种植上部结构进行拆卸清洁，为后期的维护治疗奠定基础。同时因聚醚醚酮与表面GC树脂在弹性模量等生物力学性能上非常匹配，因此在承受𬌗力后，可以有效地分散和传递应力，从而降低机械并发症的发生。采用树脂进行人工牙和牙龈的堆塑可以快速对牙齿进行塑形，利于进行修复体的设计和精细调整，同时后

期如出现修复体树脂崩脱或折裂等机械并发症，可在椅旁快速进行修补，从而真正实现快速、有效可持续的种植上部结构修复。

三、结论

综上所述，本病例采用聚醚醚酮支架，结合树脂堆塑技术进行上前牙外伤种植术后感染致重度骨缺损上部结构修复，通过该修复方法，一方面避免了患者再次进行软硬组织增量的手术风险和费用，获得了一定的美观效果；另一方面也降低了生物并发症和机械并发症对种植上部结构修复后所造成的影响，笔者认为是目前种植上部结构修复中值得推荐的选择形式和修复方案。

参考文献

[1] Najeeb S, Zafar MS, Khurshid Z, et al. Applications of polyetheretherketone (PEEK) in oral implantology and prosthodontics[J]. Journal of Prosthodontic Research, 2016, 60(1):12–19.

[2] Kurtz SM, Devine JN. PEEK biomaterials in trauma, orthopedic, and spinal implants[J]. Biomaterials, 2007, 28(32):4845–4869.

[3] Schwitalla AD, Spintig T, Kallage I, et al. Flexural behavior of PEEK materials for dental application[J]. Dental Materials Official Publication of the Academy of Dental Materials, 2015, 31(11):1377–1384.

[4] Liebermann A.Physicomechanical characterization of polyetheretherketone and current esthetic dental CAD/CAM polymers after aging in different storage media[J]. J Prosthet Dent, 2016,115(3): 321–328 e322.

[5] Stawarczyk B, Eichberger M, Uhrenbacher J, et al. Three-unit reinforced polyetheretherketone composite FDPs: Influence of fabrication method on load-bearing capacity and failure types[J]. Dental Materials Journal, 2014, 34(1):7–12.

[6] Beuer F, Steff B, Naumann M, et al. Load-bearing capacity of all-ceramic three-unit fixed partial dentures with different computer-aided design (CAD)/computer- aided manufacturing (CAM) fabricated framework materials[J].Eur J Oral Sci, 2008,116:381–386.

[7] Kolbeck C, Behr M, Rosentritt M, et al. Fracture force of tooth–tooth-and implant–tooth-supported all-ceramic fixed partial dentures using titanium vs. customised zirconia implant abutments[J].Clin Oral Implants Res, 2008, 19:1049–1053.

[8] Mclean JW, Von Fraunhofer JA. The estimation of cementfilm thickness by an in vivo technique[J].British Dental Journal.1971,131:107–111.

[9] Karlsson S. The fit of procera titanium crowns. An in vitro andclinical study[J]. Acta Odontologica Scandinavica, 1993,51:129–134.

[10] da Cruz MB, JF Marques, GM Penarrieta-Juanito, et al. Hard and Soft Tissue Cell Behavior on Polyetheretherketone, Zirconia, and Titanium Implant Materials[J].Int J Oral Maxillofac Implants.2019, 34(1): 39–46.

[11] Dayan C, C Bural,O Geckili. The behavior of polyetheretherketone healing abutments when measuring implant stability with electronic percussive testing[J]. Clin Implant Dent Relat Res,2019, 21(1): 42–45.

[12] Elawadly T, IAW Radi, A El Khadem, et al. Can PEEK Be an Implant Material? Evaluation of Surface Topography and Wettability of Filled Versus Unfilled PEEK With Different Surface Roughness[J].J Oral Implantol , 2017, 43(6): 456–461.

[13] Elsayed A, G Farrag, MS Chaar, et al.Influence of Different CAD/CAM Crown Materials on the Fracture of Custom-Made Titanium and Zirconia Implant Abutments After Artificial Aging[J].Int J Prosthodont,2019, 32(1): 91–96.

[14] Ghodsi S, S Zeighami,M Meisami Azad.Comparing Retention and Internal Adaptation of Different Implant-Supported, Metal-Free Frameworks[J].Int J Prosthodont ,2018,31(5): 475–477.

[15] Malo P, M de Araujo Nobre, C Moura Guedes, et al. Short-term report of an ongoing prospective cohort study evaluating the outcome of full-arch implant-supported fixed hybrid polyetheretherketone-acrylic resin prostheses and the All-on-Four concept[J].Clin Implant Dent Relat Res ,2018,20(5): 692–702.

美学区软硬组织增量治疗种植修复牙龈退缩1例

吴誉东

摘要

目的：本病例旨在分享上颌前牙区即刻种植1年后牙龈退缩，重新进行软硬组织增量治疗牙龈退缩1例，讨论美学区种植治疗临床技术特点。**材料与方法：**23岁女性患者，术前可见11牙龈退缩，金属基台暴露。CBCT见11牙槽骨吸收至根尖1/3。局部麻醉下采用保留牙龈乳头的切口，切开翻瓣，刮除种植体周炎性组织，用蘸有生理盐水的棉球反复擦拭种植体表面。植入Bio-Oss骨粉，覆盖Bio-Gide骨膜，行引导骨再生（GBR），严密缝合切口。6个月后行种植二期手术，同期行游离结缔组织移植，1个月后制作临时修复体诱导牙龈成形，3个月后使用个性化转移杆技术取模，全瓷基台，全瓷冠最终修复。**结果：**修复完成后观察1年，最终种植体基台暴露的情况得以解决，美学效果稳定，患者满意。

关键词：软硬组织增量；牙龈退缩

一、材料与方法

1. 病例简介　23岁女性患者，主诉上颌前牙牙龈退缩。临床检查：上颌21为种植修复体，颊侧可见金属基台暴露约2mm，基台正中角化牙龈缺如。CBCT显示：种植体长度约为13mm。21牙槽骨颊侧及腭侧吸收至根尖1/3。

2. 诊断　21种植体周围炎。

3. 治疗计划　拆除21修复体及基台，置覆盖螺丝，待牙龈愈合。1个月后行唇、腭侧GBR技术增加牙槽骨量。6个月后，二期手术同时行游离结缔组织移植，1个月后种植体支持式临时义齿常规负荷，同时调整穿龈形态，成形种植体周围软组织。最终个性化印模，全瓷基台，全瓷冠修复，粘接固位。

4. 治疗过程（图1~图29）

（1）术前准备：术前1周行全口牙周洁治。

（2）植骨手术：①种植体刮治术+种植体表面清洁（使用蘸生理盐水的棉球擦拭）；②使用Geistlich Bio-Oss骨粉、Geistlich Bio-Gide胶原屏障膜；③行GBR手术；④严密缝合创口。

（3）游离结缔组织移植：腭部取游离结缔组织，去上皮及脂肪组织，植入愈合基台唇侧，固定。

（4）1个月后临时牙诱导牙龈成形。

（5）戴牙：3个月后个性化取模制取最终印模，全瓷冠修复。

（6）复查：戴牙后1年复查。

（7）材料：X线检查仪，Geistlich Bio-Oss骨粉、Geistlich Bio-Gide

作者单位：东莞健力口腔医院

Email：115424427@qq.com

胶原屏障膜，相关种植器械，临时修复体，个性化取模桩，全瓷冠修复体。

二、结果

患者戴牙后口内软硬组织及咬合情况良好。拍摄CBCT见种植体周围骨结合良好，骨组织水平稳定。达到了种植红白美学及轮廓美学的要求，获得了满意的临床效果。1年后复查CBCT显示种植体颈部骨组织未见明显吸收，种植牙稳固，具有良好的美观及咀嚼功能。

三、结论

通过刮除种植体周炎性组织，用蘸有生理盐水的棉球反复擦拭种植体表面，使用GBR术虽不能重新形成骨结合，但仍有一定比例的新生骨（<20%）；二期手术时进行游离结缔组织移植，可以更好增厚种植体周牙龈生物类型，防止牙龈退缩；临时修复体可引导和成形软组织外形，使其具备良好的穿龈轮廓；个性化转移杆技术精确地转移了牙颈部软组织形态；全瓷冠使最终修复达到了更好的美学效果。

四、讨论

上颌前牙对于患者的美观非常重要，因此在缺失后行种修复时，不仅要恢复功能，还要达到美学修复的效果。本病例中患者行种植修复后18个月，牙龈退缩，影响美观。考虑到该患者种植的三维位点尚可，唇侧尚存在一定的植骨空间。基于我们所了解的前牙美学修复的基础是充足的骨量及足够的软组织量。充足的骨量是足够软组织量的基础。我们制订了保留该种植体，进行软硬组织增量的治疗方案。

在最终修复前，通过使用临时修复体形成良好的牙龈轮廓及软组织外形，这是前牙美学区修复的重要保障。

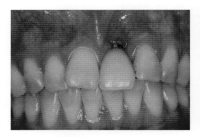

图1　术前正面像

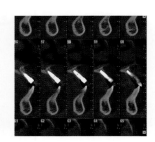

图2　术前CT

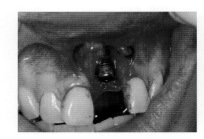

图3　局部麻醉下翻瓣切开（保留牙龈乳头切口）

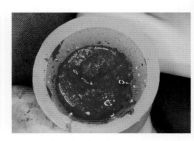

图4　混合了新鲜血液的Bio-Oss骨粉

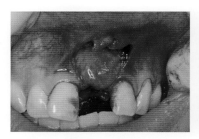

图5　刮除附着的纤维结缔组织后，开放滋养孔，填充大量的骨移植材料Bio-Oss骨粉覆盖Bio-Gide胶原膜

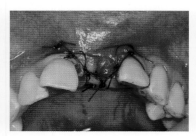

图6　无张力缝合

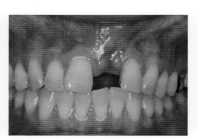

图7　6个月后口内正面像

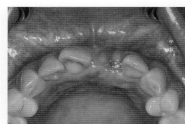

图8　6个月后口内殆面像

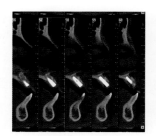

图9　植骨后6个月CT

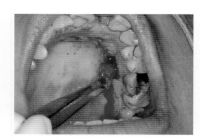

图10　腭部取游离的结缔组织

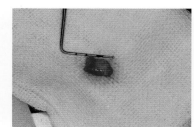

图11　去除脂肪组织

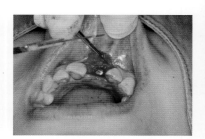

图12　偏腭侧切口，颊侧瓣锐性分离，形成"包袋"

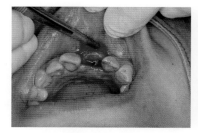

图13　植入游离结缔组织

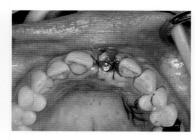

图14　固定，缝合

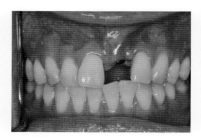

图15　拆线后口内正面像

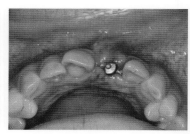

图16　拆线后口内殆面像

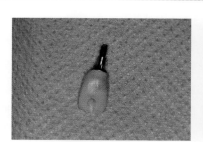

图17　颈部高度抛光的临时牙

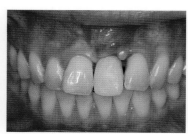

图18　戴入临时牙即刻

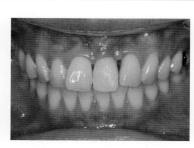

图19　戴入临时牙1个月（随后进行了唇系带成形术）

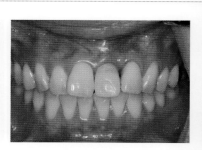

图20　戴入临时牙3个月

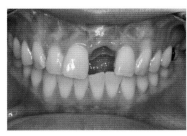 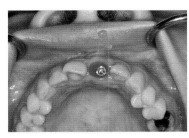 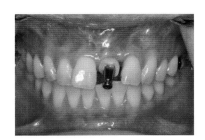

图21、图22 种植体周围出现了角化牙龈带，且轮廓外形丰满，未考虑角化牙龈移植

图23 个性化印模帽

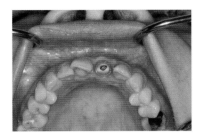 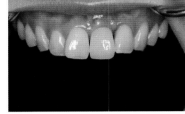

图24 全瓷基台

图25 最终修复体正面像

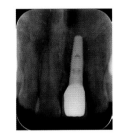 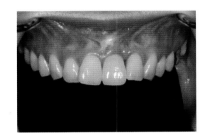 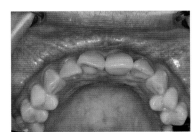 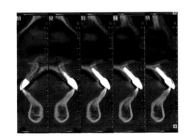

图26 术后X线片

图27 术后1年复查正面像

图28 术后1年复查骀面像

图29 1年后CT

参考文献

[1] Jung RE，Fenner N，Hmmerle CHF，et al．Long—term outcome of implants placed with guided bone regeneration（GBR）usingresorbable and non-resorbable membranes after 12-14 years[J]. Clin Oral Implants Res，2013，24（10）：1065-1073.

[2] Livada R, Hottel TL, Shiloah J. Provisional prostheses during ridgeaugmentation and implant dentistry[J]. The Journal of the Tennessee DentalAssociation, 2013, 93(2):13-6; quiz 6-7.

[3] 宿玉成. 种植体周围[M]. 2版.北京:人民卫生出版社，2015.

前牙美学区骨劈开术1例

郭海波

摘 要

骨劈开术对于窄牙槽嵴是一种有效增加骨宽度的方法，骨劈开术联合引导骨再生术（GBR）通常适用于上颌前牙区连续两颗及以上牙齿缺失、牙槽嵴宽度为3~5mm的病例，以增加牙槽嵴的宽度，达到良好的后期种植美学修复效果，但在术中、术后易出现一些并发症。本文报道1例上前牙缺牙区两颗牙齿缺失牙槽嵴宽度3~5mm病例，通过骨劈开术联合GBR技术同期种植体植入在术中出现的并发症，为类似病例提供临床参考。

关键词：骨劈开；引导骨组织再生；同期种植；并发症

Grunder等认为常规种植修复需要牙槽骨宽度≥5.5mm，才能进行种植体植入。临床上常因牙周病、外伤、唇颊肌压迫影响等导致牙槽骨严重丧失，此时很难进行常规种植牙手术，需要采用骨增量技术才能进行种植牙手术。目前水平向骨增量方法包括骨劈开术、Onlay植骨、引导骨再生术、牵张成骨术等。在上颌前牙区牙槽嵴宽度为3~5mm的病例，骨劈开术联合引导骨再生术（GBR）能够增加牙槽嵴的宽度，达到良好的后期种植美学修复效果，但在术中、术后易出现一些并发症。

一、材料与方法

1. 病例简介 60岁女性患者，上前牙缺失20余年，12~22曾行烤瓷桥修复，后因22根尖反复发炎，拆除烤瓷桥后22行根管治疗。既往全身情况可，无手术禁忌。专科检查：11、21缺失，缺牙区近远中间隙及𬌗龈间隙可，厚龈生物型；12、22预备体，牙龈无明显红肿压痛。全口牙卫生差，牙结石（+++）。CBCT示：21可见残根存留，根尖无阴影，11、21唇腭侧骨板厚度为4.1~4.3mm，唇侧骨凹陷；22根管见高密度影，根尖超充并见低密度影（图1~图5）。

2. 诊断 11、21骨劈开术联合GBR同期种植体植入术；22牙根尖囊肿刮除术；12、22择期冠修复。

3. 治疗过程

（1）骨劈开术联合GBR同期种植体植入术：常规术区消毒、铺巾，局部浸润麻醉，于11、21牙槽嵴顶做横行切口，唇侧附加近远中纵向切口，形成梯形切口（图6），剥离黏骨膜瓣，可见11、21牙槽嵴呈刃状、唇侧骨凹陷（图7）。骨劈开工具（Dentium RS Kit）联合超声骨刀由牙槽嵴顶常规骨劈开，唇侧骨板青枝骨折（图8、图9），在11、21位点分别种植Straumann骨水平种植体3.3mm×10mm、3.3mm×12mm各1颗，植入扭矩

作者单位：南通市口腔医院

Email: ghb4788@163.com

35N·cm，旋紧覆盖螺丝，将博纳骨粉与自体血充分混匀后填入唇腭侧骨板之间的间隙及唇侧骨板表面，覆盖海奥胶原膜，充分减张无张力严密缝合（图10~图14），术后摄根尖片示种植体位置良好（图15）。

（2）二期手术： 一期术后拍摄根尖片，示种植体骨结合良好（图16），行二期手术，旋紧愈合基台，术后摄根尖片示愈合基台就位良好（图17）。

（3）修复阶段：二期手术后2周，11、21牙龈袖口成形良好，种植体无松动，种植体水平印模，选择临床基台，二氧化锆全瓷冠永久修复（图18、图19）。

二、结果

通过骨劈开术联合GBR技术延期种植术后，患者水平向骨量明显增加，未见明显吸收。牙槽突丰满，种植体无松动，牙龈色泽及形态良好，牙龈曲线协调，牙齿戴入后，患者满意。戴牙6个月后根尖片及临床照片示种植体周围未见明显骨吸收，种植体无松动，牙龈曲线更为协调自然（图20~图22）。戴牙后3年复诊，CBCT及临床照片示种植体唇侧骨板厚度均≥1.5mm，腭侧骨板≥2.5mm，种植牙无松动，牙龈状态良好（图23~图26）。

三、讨论

足够的骨量是种植获得成功的基础，对于狭窄的牙槽嵴，临床常采用的水平向骨增量方法分为上置法（Onlay）和内置法（Inlay）。骨劈开技术属于内置法，该方法不需开辟第二术区，手术创伤小、术后反应小，方便操作，容易被患者接受，在临床上较常用。但在临床应用过程中骨劈开技术也容易产生一些并发症。

骨劈开术的主要并发症是唇侧骨板骨折。Milinkovic I等研究表明骨劈开技术并发症发生率为0.9%~26%，平均并发症发生率为6.8%，其中主要并发症为术中唇侧骨板意外骨折。Ella等发现多数骨折发生在牙槽嵴宽度<

3mm的病例。通常原因为术区唇侧倒凹较大、缺牙间隙较小、操作暴力等因素造成。因此临床上应严格选择病例，减小唇侧骨板骨折的发生。

骨劈开技术的次要并发症是种植体植入后牙槽嵴顶骨吸收。在回顾性研究中骨劈开同期植入种植体后1年内牙槽嵴顶骨吸收为（1.60±0.81）mm，一项前瞻性研究为（1.19±1.01）mm，且牙槽嵴顶骨吸收主要发生在手术后6个月内。术后1年后种植体周围垂直向骨吸收量与常规种植无统计学差异。本病例中，种植体植入6个月后种植体颈部周围骨吸收达1.8mm，尤其是11。1年后种植体颈部骨吸收基本稳定。

骨劈开技术的另一并发症是同期种植体植入时易出现种植体植入轴向出现偏差。Anitua E等研究发现，骨劈开术后同期种植体植入时可出现种植体植入方向欠佳（发生率约6.8%）。分析原可能因为骨劈开术后由于颊侧骨青枝状骨折后稳定性下降，导致种植体植入时方向不易掌握。同时，骨劈开时方向可调的空间也很有限，有时难以取得令人满意的轴向。本病例中可发现21种植体轴向明显偏唇侧，这可能与21牙槽嵴宽度较窄，骨劈开时唇侧骨板较薄，唇侧骨板强度降低，导致种植体植入时种植体向唇侧移位有关。

综上所述，对于上前牙区牙槽嵴水平向骨宽度不足的患者，骨劈开术联合GBR并同期种植可取得较满意的种植修复效果，但是在临床应用中，应严格选择病例，谨慎操作，尽量较少并发症的发生。

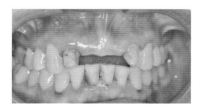

图1　术前口内正面像

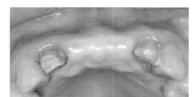

图2　术前口内𬌗面像

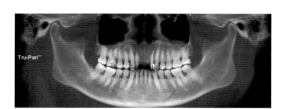

图3　术前CBCT1

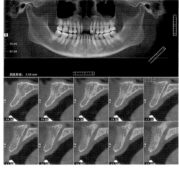

图4　术前CBCT2

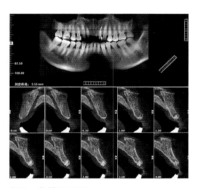

图5　术前CBCT3

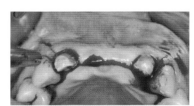

图6　11、21牙槽嵴顶做横行切口

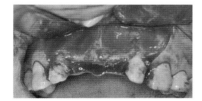

图7　剥离黏骨膜瓣

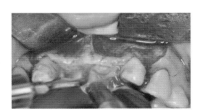

图8　常规骨劈开1

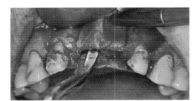

图9　常规骨劈开2

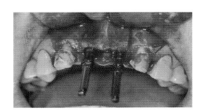

图10　植入植体

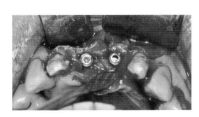

图11　旋紧覆盖螺丝

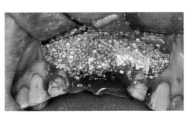

图12　填入骨粉

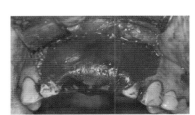

图13　覆盖胶原膜

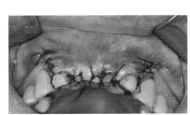

图14　缝合

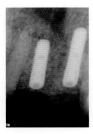

图15　一期手术后X线片1

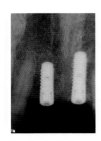

图16　一期手术后X线片2

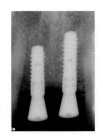

图17　二期术后X线片

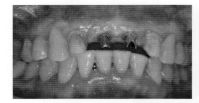

图18　二期手术后2周戴牙前正面像

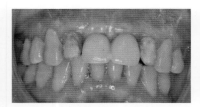

图19　二期手术后2周戴牙后殆面像

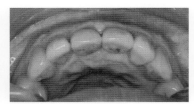

图20　戴牙后6个月殆面像

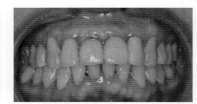

图21　戴牙后6个月正面像

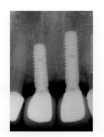

图22　戴牙后6个月X线片

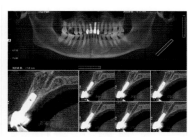

图23　戴牙后3年CBCT1

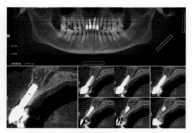

图24　戴牙后3年CBCT2

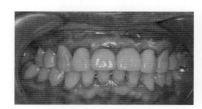

图25　戴牙后3年正面像

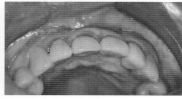

图26　戴牙后3年殆面像

参考文献

[1] Ueli Grunder，Stefano Gracis，Matteo Capelli.Influence of the 3-D Bone-to-Implant relationship on esthetics[J].Int J of Periodontics Restorative Dent, 2005, 25（2）：113-119.

[2] Jensen SS, Terheyden H. Bone augmentation procedures in localized defects in the alveolar ridge: Clinical results with different bone grafts and bone -substitute materials[J]. Int J Oral Maxillofac Implants, 2009, 24：218-236.

[3] Masahiro Yamada, Hiroshi Egusa. Current bone substitutes for implant dentistry[J]. Journal of Prosthodontic Research,2017, 12：1-11.

[4] Milinkovic I, Cordaro L. Are there specific indications for the different alveolar bone augmentation procedures for implant placement?A systematic review[J].Int J Oral Maxillofac Surg, 2014, 43：606-625.

[5] Ella B, Laurentjoye M, Sedarat C, et al.Mandibular ridge expansion using a horizontal bone-splitting techniqueand synthetic bone substitute: An alternative to bone block grafting?[J]. Int J Oral Maxillofac Implants, 2014, 29:135-140.

[6] Tang YL, Yuan J, Song YL, et al. Ridge expansion alone or in combination with guided bone regeneration to facilitate implant placement in narrow alveolar ridges: a retrospective study[J]. Clinical Oral Implants Research,2015, 26(2):204-211.

[7] Bassetti R, Bassetti M. Piezoelectric alveolar ridge splitting technique with simultaneous implant placement: a cohort study with 2-year radiographic results[J]. The International Journal of Oral andMaxillofacial Implants, 2013,28：1570-1580.

[8] Anitua E, Begona L, Orive G. Clinical evaluation of split-crest technique with ultrasonic bone surgery for narrow ridge expansion: status of soft and hard tissues and implant success[J]. Clin. Implant Dent. Relat. Res,2013, 15：176-187.

即刻种植牙龈塑形并发周围感染病例报告1例

蒋澍

摘要

目的：评估上前牙区即刻种植临时修复体牙龈塑形时发生周围感染采用非手术治疗的临床效果。**材料与方法**：12冠根折裂不能保留微创拔除，实施即刻种植4个月后行种植体支持式临时冠牙龈美学塑形时发生周围感染，唇侧脓肿。临床评估后，采用非手术治疗，局部麻醉下切排，0.12%氯己定冲洗，去除部分感染填充骨替代品，激光照射，四环素生理盐水混合糊剂导入感染区，派力奥瘘道封口，临时冠基台反复灭菌消毒后再次拧紧固位，1个月治疗后感染停止，瘘道闭合。行永久修复，钛基底氧化锆基台，氧化锆全冠修复。卫生宣教，定期复查，1年后结果稳定。**结果**：细菌感染控制，软硬组织稳定。**结论**：基台微动与植体产生间隙细菌侵入引起周围感染，未累及粗糙面止于光滑颈处，采用非手术治疗可取得较好的结果。

关键词：即刻种植；牙龈塑形；种植体周围感染；非手术治疗；激光；米诺环素；氯己定液；四环素

一、材料与方法

1. 病例简介 36岁女性患者，不吸烟。口腔卫生良，中位笑线，薄龈生物型，高弧线形并伴较宽角化龈，12冠根折无法保留。CBCT示：患牙唇侧骨板完整，厚度<1mm，根方可用骨量尚可，未见感染影像。

2. 诊断 12残根；即刻种植并发种植体周围感染。

3. 治疗计划 12拔除即刻种植临时修复，牙龈美学塑形后，钛基底氧化锆个性基台+氧化锆全冠修复。牙龈塑形时并发感染，临床综合评估，先采用非手术治疗，控制细菌感染后，再次评估是否行手术治疗。

4. 治疗过程（图1~图27）

（1）即刻种植：微创拔牙，探查唇侧骨板完整。不翻瓣即刻种植，偏腭侧植入Camlog3.8mm×11mm，52窄颈种植体，行程扭矩>35N·cm，上临时基台，跳跃间隙植入Bio-Oss骨粉，修剪Bio-Gide胶原膜覆盖。树脂粘接桥，临时修复未做软组织移植，术后CBCT示：植体位置尚可，基台就位，唇侧骨壁完整，骨替代品分布均匀。术后3个月CBCT示：唇侧骨壁有吸收。

（2）牙龈塑形并发周围感染：术后4个月，种植体支持螺丝固位临时修复体牙龈美学塑形时，发生周围感染，唇侧脓肿形成，临时修复体有微动。CBCT示：唇侧骨壁低密度影像，部分骨缺损。

（3）感染治疗：临床综合评估，先采用非手术治疗，控制细菌感染后，再次评估是否行手术治疗。局部麻醉下脓肿切排，氯己定液冲洗处理5分钟，西诺德激光治疗仪照射瘘道及植体污染，四环素+生理盐水，糊剂导入感染区（四环素与羟基磷灰石具有绑定作用）。湿润Geistlich Bio-Oss的介质，派力奥（盐酸米诺环素）导入封口。术后口服阿莫西林、甲硝唑1周。12感染区间隔1周冲洗上药，周期1个月，感染基本控制。

（4）最终修复：术后3个月，感染消失。软硬组织有一定缺损，骨弓轮廓有一定塌陷。建议患者自体软组织移植增量，拒绝。要求直接修复。流动树脂直接法制作个性化转移杆，聚醚取终印模，制作个性化钛基底氧化锆基台，就位良好后25N旋紧，氧化锆全冠戴型，去除多余粘接剂后粘接，冠边缘密合；邻接区位置、大小、形态及颜色与邻牙及患者面型协调一致。平行投照根尖片示：冠与基台边缘密合，无粘接残留。

（5）随访：戴牙后3个月，软硬组织稳定。戴牙后1年复查，CBCT示：种植体周围骨组织稳定。龈缘与对侧同名牙高度基本一致，骨弓轮廓尚可。

二、结果

12修复体固位良好，牙龈乳头充盈良好，龈缘水平对称与对侧同名牙协调一致。外观笑容美观协调，患者满意。

作者单位：武汉大众口腔医院
Email: 1013399209@qq.com

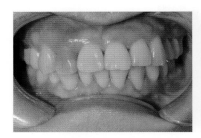
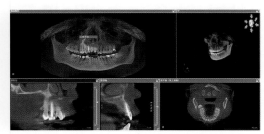

图1　术前口内正面像　　　　　图2　术前CBCT

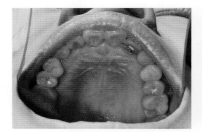
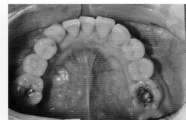
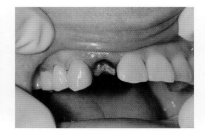
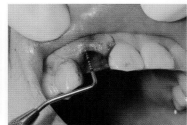

图3　术前口内上颌像　　图4　术前口内下颌像　　图5　微创拔牙　　图6　探查唇侧骨板完整

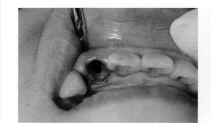
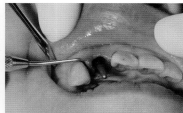
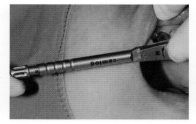
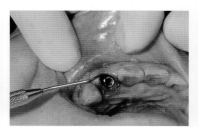

图7　偏腭侧备洞　　图8　检查植入三维位置　　图9　35N行程扭矩　　图10　植体三维位置尚可

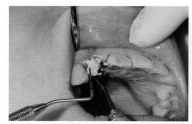
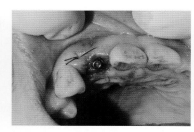
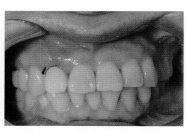

图11　跳跃间隙植骨　　图12　修剪可吸收膜覆盖　　图13　树脂桥临时修复

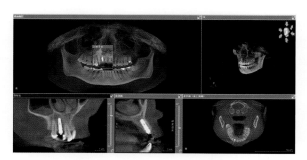
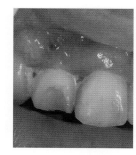
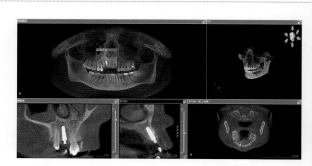

图14　术后CBCT　　图15　术后4个月种植体支持式临时冠牙龈塑形并发周围脓肿　　图16　CBCT：唇侧骨壁低密度影像，部分骨缺损

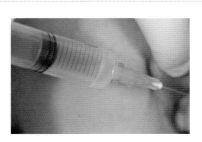

图17 局部麻醉下脓肿切排，氯己定液冲洗处理5分钟

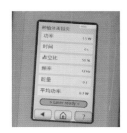

图18 Dentsply激光治疗仪

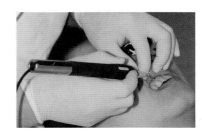

图19 激光照射

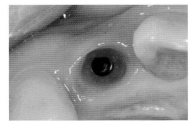

图20 周围感染治疗结束3个月

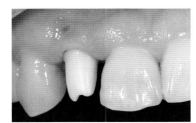

图21 个性化基台

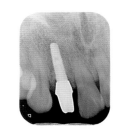

图22 X线片

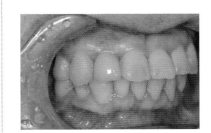

图23 术后照片1

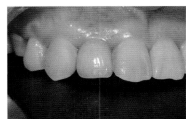

图24 术后照片2

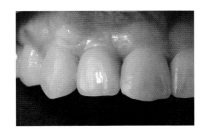

图25 1年后照片1

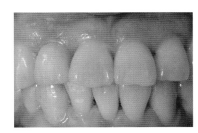

图26 1年后照片2

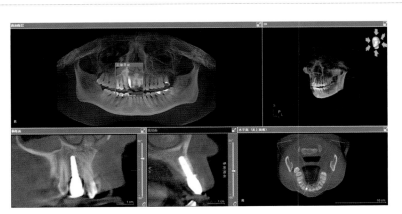

图27 戴牙1年后CBCT

三、讨论

1. 该病例未严格遵循即刻种植适应证原则，高风险。正确的选择：位点保存延期种植，早期种植，盾牌技术等。

2. 即刻种植同期软组织增量能否减少该类感染的发生？（骨替代品颗粒残留于软组织内是否会是该病因之一）

3. 该感染来源于松动临时修复体基台连接区域，采用恰当的非手术治疗手段及时控制感染也能取得较稳定的结果。如果感染破坏较大，软硬组织丢失较多，则需控制感染后，手术治疗。

4. 修复体到达种植体平台需要完美的精度。就位不良的修复体反映了转移错误和调拾问题，为细菌提供了微环境，进而引发生物学并发症。动态挤压软组织塑形过程中引发的并发症与这些因素是相关联的：组织增生，影响软组织和硬组织（如移植物颗粒），螺丝刀入口的损害/磨损，使用锈蚀的、非原装、非原厂部件。

参考文献

[1] U Bragger, L JA Heitz-Mayfield, 宿玉成. 国际口腔种植学会(ITI)口腔种植临床指南. 第八卷口腔种植生物学和硬件并发症[M]. 沈阳：辽宁科学技术出版社, 2017.
[2] Frank Schwarz, Jurgen Becker, 宿玉成. 种植体周围感染病因，诊断和治疗[M]. 北京：人民军医出版社. 2011.

第5章
数字化口腔种植
Digital Implant Dentistry

"求本溯源"——以口腔功能重建为导向的牙列缺失种植修复

王菁[1,2] 吴高义[2] 马楚凡[1] 王昭领[2] 李东临[2]

摘要

目的：研究探讨应用数字化技术为全口牙列缺失患者进行以口腔功能重建为导向的种植修复。**材料与方法**：针对一名戴用活动义齿多年的颞下颌关节不适的牙列缺损患者，按照以下方案进行全程数字化诊疗。（1）数字化诊断及设计：拍摄颞下颌关节许勒位片、磁共振片，进行下颌运动轨迹描记。按传统颌位关系转移法制作第一副临时义齿上下颌诊断义齿，拍摄CBCT，初步分析颌位关系和上下颌骨的骨质骨量，并将颌骨信息导入种植手术辅助规划软件，模拟外科手术，应用立体光固化成型技术打印数字化外科导板。（2）数字化外科：利用咬合关系定位数字化外科先锋钻导板，完成先锋钻预备，牙槽嵴顶翻瓣后进行骨平整，而后在上下颌分别植入4颗种植体。（3）数字化修复：术后1个月按诊断义齿颌位关系，制作第二副临时义齿全口义齿戴入；3个月后拍摄颞下颌关节许勒位片评估关节后移位的改善情况，制作螺丝固位的树脂临时义齿，6个月后戴用正式CAD/CAM整体切削树脂修复评估桥，使用颞下颌关节磁共振及运动轨迹描记仪评估颞下颌关节改善情况，进行牙龈整塑。支架材料选用纯钛整体切削桥架，咬合材料选用Nesco成品树脂牙。患者戴入螺丝固位的一体式纯钛桥架修复体，2年复诊结果显示。**结果**：本文报道了1例以口腔功能重建为导向使用All-on-4技术修复牙列缺失的病例。术前咬合关系评估和重新确定，保证后续的数字化程序围绕正确的颌位关系展开，患者上下颌中性关系，A-P骨吸收距离8mm，垂直向修复空间CHS 13～15mm，术前设计上下颌分别植入4颗植体，使用螺丝固位种植固定义齿进行上部结构修复。有效地缓解了患者的颞下颌关节紊乱症。**结论**：数字化技术可以贯穿于牙列缺失患者种植修复全过程，术前对颞下颌关节正确位置的确定对牙列缺失患者的种植修复至关重要。

关键词：咬合关系；牙列缺失；种植修复；数字化

我国第四次全国口腔流行病学调查显示，65～74岁老年人牙列缺失的比例为4.5%。牙列缺失影响患者颌骨结构、美观、发音、咀嚼、心理状态。世界卫生组织将这类人群定义为残疾人。传统的全口义齿修复会导致牙列缺失患者持续性的骨吸收，同时咀嚼效率严重下降。天然牙的咀嚼效率为200psi、全口义齿为50psi，全口义齿佩戴15年后咀嚼效率下降至5.6psi。

种植支持式修复体的发展能有效地保持骨量，恢复和保持咬合垂直距离、保持面部美观、改善发音、增加修复体成功率、提高了咀嚼效率、缩小了修复体的尺寸、可进行固定和活动修复、改善了活动修复体的稳定和固位、增加了修复体的使用寿命、改善心理健康。因此种植支持式义齿越来越广泛地应用于牙列缺失患者的修复诊疗过程。

然而，牙列缺失患者的种植修复中至关重要的一点常常被忽略，那就是颌位关系的确定。由于患者普遍希望缩短缺牙时间，因此临床上很多病例采用即刻负重技术，对于重度牙周炎患者更是采用即刻拔除即刻种植即刻负重技术，往往容易忽略颞下颌关节正确位置的确定。

本病例术前制作第一副临时义齿评估患者颞下颌关节位置，采用计算机技术辅助诊断、辅助设计，在数字化先锋钻导板配合"自由手"完成上下颌8颗种植体植入，术后1个月按诊断义齿颌位关系，制作第二副临时义齿全口义齿戴入；3个月后拍摄颞下颌关节许勒位片评估关节后移位的改善情况，制作螺丝固位的树脂临时义齿，6个月后戴用正式CAD/CAM整体切削树脂修复评估桥，使用颞下颌关节磁共振及运动轨迹描记仪评估颞下颌关节改善情况，进行牙龈整塑。支架材料选用纯钛整体切削桥架，咬合材料选用Nesco成品树脂牙。患者戴入螺丝固位的一体式纯钛桥架修复体。

一、材料与方法

1. **病例简介** 56岁男性患者。患者于10余年前由于各种原因陆续拔除口内大量牙齿，在外院行活动义齿修复。近年来自觉下颌活动牙就位差，基牙折断，颞下颌关节不适，咀嚼无力。来我院就诊，要求种植固定修复上下颌缺失牙。患者平素体健、无全身系统性疾病、无烟酒等不良嗜好，无药物过敏史。口腔专科检查：患者双侧颞下颌关节弹响，咀嚼肌扣诊疼痛，张口型偏斜。牙列式：11～22，43～44。11残根，未行根管治疗，松动Ⅱ度；21、22颈部龋坏，松动Ⅱ度；43、44残根，未行根管治疗，松动Ⅱ度，龋

作者单位：1. 空军军医大学口腔医学院；2. 解放军第九六零医院
通讯作者：王菁；Email: 150191145@qq.com

坏。辅助检查：双侧颞下颌关节许勒位片显示髁突位于后移位，下颌运动轨迹描记存在偏斜。曲面断层片显示上下颌骨前后吸收不均匀，前部骨高度尚可，后部骨高度不足，余留牙骨吸收至根尖1/3。戴入诊断义齿拍摄CBCT显示患者上下颌骨为中性关系，单颌垂直向修复空间为13～15mm，上颌前牙区骨宽度不足。

2. 诊断 牙列缺失。

3. 治疗计划

（1）术前重新确定建𬌗位置，制作诊断义齿，拍摄CBCT，进行数字化诊断。

（2）在Guidemia设计软件中分析上下颌骨质骨量，设计植体数量、位置、方向，评估软组织厚度，确定牙列形态及后期基台角度。

（3）按咬合关系定位导板，使用骨增量技术，而后植入8颗种植体。

（4）术后1个月，应用全口义齿标准程序，制作全口义齿。

（5）3个月后进行二期手术制作螺丝固位的树脂临时义齿，进行牙龈整塑。

（6）6个月后戴用正式CAD\CAM整体切削树脂修复评估桥，颞下颌关节磁共振和运动轨迹描记仪评估颞下颌关节改善情况，制作纯钛整体切削桥架，咬合材料Nesco成品树脂牙及人工牙龈。

4. 治疗过程（图1～图43）

（1）术前重新确定建𬌗位置，制作诊断义齿，拍摄CBCT，进行数字化诊断：对患者口内进行硅橡胶取模，重新确定颌位关系，上𬌗架，试排牙，制作上下颌黏膜支持树脂基托可摘局部义齿；并在相应位置打孔，充填牙胶，嘱患者佩戴此诊断义齿评估颌位关系并进行CBCT放射线检查。利用CT扫描，获取颌骨影像数字信息、模拟修复体影像数字并进行拟合。将信息导入Guidemia口腔种植辅助规划软件，进行计算机辅助手术方案规划。通过三维重建和可视化重建，分析种植区可用骨高度、骨宽度、骨质，与特殊解剖结构如下牙槽神经管、上颌窦、鼻腔底的位置关系。模拟植入后，观察植体与修复体的位置关系，可用颌间距离以及螺丝孔𬌗面穿出位置。最

后上下颌分别植入4颗植体，All-on-4设计。患者牙槽嵴吸收不平衡同时骨宽度不足，没有设计全程导板。将STL格式信息利用光固化成型技术加工，制作数字化导板。

（2）数字化外科模板与"自由手"相结合的外科手术：术前充分消毒后，常规消毒铺单麻醉。将外科导板戴入患者口内，使用咬合记录进行定位，而后使用微钛针固位。固位多颗螺丝时须逐步拧紧，左右两侧力量均匀，以免导板偏移，先锋钻完成预备后，移除导板，牙槽嵴顶切口切开黏骨膜瓣，使用超声骨刀完成骨平整，下颌探及双侧髁孔，完成4颗Noble Active植体植入；上颌探及双侧上颌窦前壁，进行骨劈开及骨挤压技术，填充Geistlich Bio-Oss骨粉，覆盖双层Bio-Gide胶原膜完成4颗Noble Active植体植入。安装封闭螺丝，严密缝合伤口。

（3）临时修复体过渡修复：术后1个月，采用二次取模法，制作个别托盘，进行边缘整塑，聚醚硅橡胶取模。按诊断义齿参考二次确定颌位关系，注塑法制作树脂基托全口义齿，覆盖组织面软衬。戴用全口义齿3个月后，拍摄颞下颌关节许勒位片，评估颞下颌关节位置逐步前移，同时患者颞下颌不适症状缓解。进行手术，安装复合基台，连接转移杆，聚醚硅橡胶取模，复制颌位关系，制作螺丝固位的树脂临时义齿，6个月后戴用正式CAD\CAM整体切削树脂修复评估桥，颞下颌关节运动轨迹描记仪评估颞下颌关节运动情况，进行牙龈整塑。

（4）正式修复：制作纯钛整体切削桥架，咬合材料使用Nesco成品树脂牙及人工牙龈。患者戴入螺丝固位的一体式纯钛桥架修复体。2年复诊，患者种植体稳定，修复体无松动，牙龈无红肿，根尖片显示种植体骨结合良好。

二、结果

种植术前颌位关系评估能有效保证后期口腔功能重建的正确性。术后戴用全口义齿评估颞下颌关节位置逐步前移，同时患者颞下颌关节弹响消失，神经肌肉疼痛情况得到改善。采用数字化技术应用于诊断、设计、外科、修复全过程，能有效提高病例全程的可控性、降低并发症的发生率。上

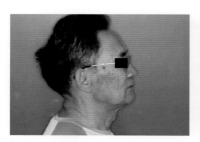
图1 初诊侧面像

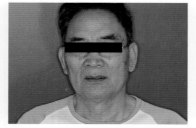
图2 初诊正面像

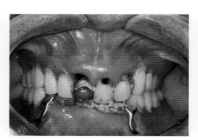
图3 戴旧义齿咬合像

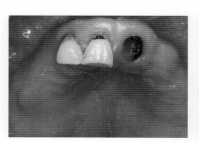
图4 初诊上颌像

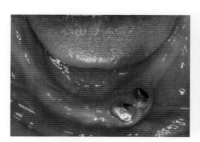
图5 初诊下颌像

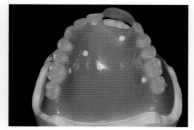
图6 诊断义齿上颌

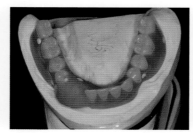
图7 诊断义齿下颌

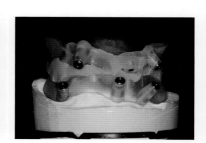
图8 咬合记录定位的先锋钻导板

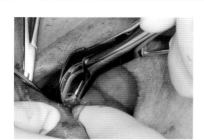

图9　拔除余留牙

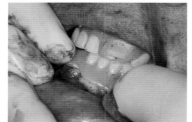

图10　诊断义齿就位指导去骨量

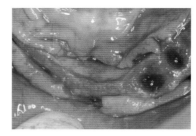

图11　下颌拔除余留牙后𬌗面像

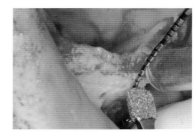

图12　超声骨刀去骨

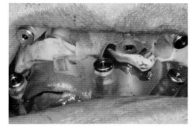

图13　导板就位

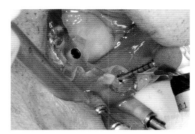

图14　先锋钻扩孔

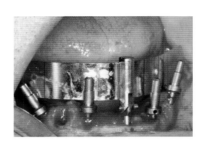

图15　下颌4颗植体方向

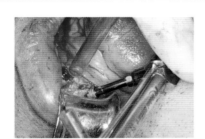

图16　旋入植体

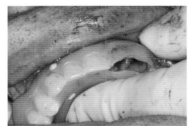

图17　上颌诊断义齿就位

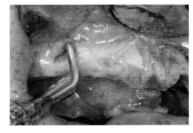

图18　超声骨刀去骨

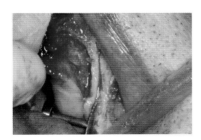

图19　骨劈开制备骨床

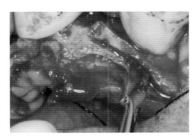

图20　骨劈开

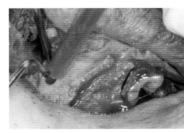

图21　探及上颌窦

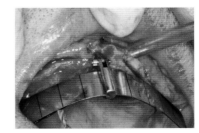

图22　预备种植窝

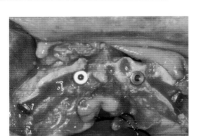

图23　植入植体

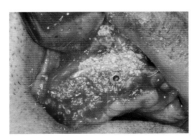

图24　植入骨粉

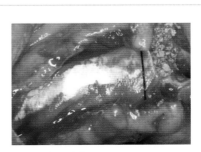

图25　放置骨膜

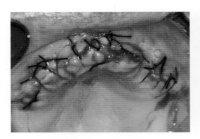
图26　严密缝合上颌

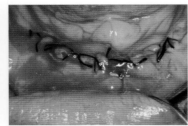
图27　严密缝合下颌

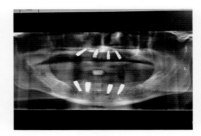
图28　术后当天曲面断层片

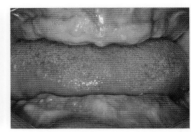
图29　术后1个月

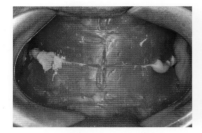
图30　按诊断义齿确定颌位关系

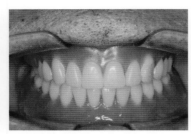
图31　戴入临时全口义齿

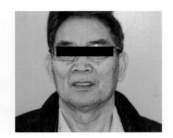
图32　戴入临时全口义齿正面像

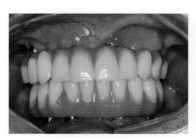
图33　戴入螺丝固位临时义齿咬合像

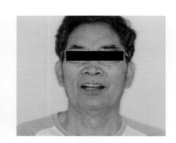
图34　戴入螺丝固位临时义齿正面像

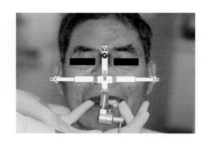
图35　面弓

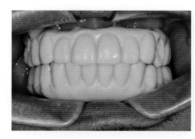
图36　戴入螺丝固位CAD/CAM树脂评估桥咬合像

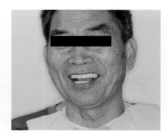
图37　戴入螺丝固位CAD/CAM树脂评估桥正面像

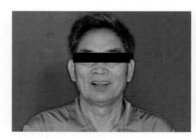
图38　戴入螺丝固位纯钛支架正式义齿正面像

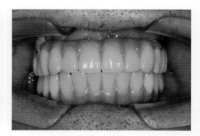
图39　戴入螺丝固位纯钛支架正式义齿咬合像

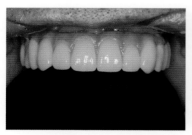
图40　戴入螺丝固位纯钛支架正式义齿上颌正面像

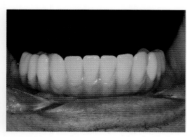
图41　戴入螺丝固位纯钛支架正式义齿下颌正面像

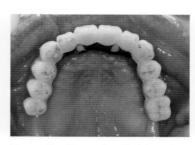
图42　戴入螺丝固位纯钛支架正式义齿上颌𬌗面像

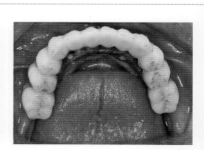
图43　戴入螺丝固位纯钛支架正式义齿下颌𬌗面像

下颌All-on-4种植支持式固定义齿负重2年后，种植体边缘骨稳定，咀嚼效率明显提高。

三、讨论

咬合关系是口腔修复，特别是无牙颌修复的重中之重，而在全口种植支持式固定义齿修复的复诊中，常出现支架断裂、崩瓷、磨耗能修复并发症，更有甚者部分患者在种植修复后出现关节不适、弹响、疼痛，咀嚼效率低下。究其原因，都与咬合关系有着密不可分的关系。究竟无牙颌种植患者应该在何种位置建𬌗，目前有众多理论，包括正中关系位、正中颌位、适应性正中状态以及肌骨稳定位。正中颌位的主要特征是：①上下牙尖交错𬌗接触面积最大；②下颌对上颌处于正中位置；③髁突位于颞下颌关节窝中央；

④与升颌肌群肌力闭合道终点一致。此颌位是口腔行使咀嚼发音的基本颌位，是全口义齿建𬌗的稳定颌位。然而，Dawson教授提出，应该在正中关系位建𬌗，因为此位置髁状突位于关节窝最后位，位置稳定可重复。对于此问题，目前国内外并无统一认识。

颞下颌关节紊乱患者的修复治疗需要格外谨慎，在整体评估患者的关节状态，通过主观症状、手法触诊以及使用关节许勒位片、磁共振影像、关节轨迹运动描记仪等评估临时修复体戴入后是否改善了患者症状。

对于全口无牙颌患者的咬合设计，要采用种植保护𬌗的设计。对于种植固定义齿修复，采用正中颌位时后牙功能尖接触，前牙不接触；而前伸𬌗时，前牙均匀接触后牙分离；侧向方𬌗时，工作侧采用组牙功能𬌗或尖牙保护𬌗。稳定的咬合对种植体以及修复体的长期留存至关重要。

数字化技术引导的血管化髂骨瓣移植与个性化下颌骨功能性重建

张茂芮[1]　饶鹏程[1]　唐梦莹[1]　孙黎波[1]　夏德林[2]　蔡潇潇[3]　肖金刚[1,2]

摘要

目的：旨在以修复为导向，综合利用各种数字化技术，为下颌骨节段性缺损患者制订贯穿口腔颌面外科、种植外科以及修复阶段的个性化数字化治疗方案，实现精准、个性化的下颌骨功能性重建。**材料与方法**：采用CT三维重建、镜像技术、3D打印技术、CT血管造影（CT angiography，CTA）技术、CBCT等技术对患者进行诊断、术前评估、治疗设计。设计与健侧下颌骨高度、宽度匹配的血管化髂骨瓣，并制作个性化预成型重建板及外科手术导板，CTA多平面重建分析旋髂深动脉与髂嵴的解剖位置关系。在导板引导下切除下颌骨病变区，移植血管化髂骨瓣修复下颌骨缺损，个性化钛重建板坚固内固定。术后2周采用CTA评估移植髂骨瓣的高度、宽度、长度及血管吻合情况。术后6个月移植骨瓣愈合后，通过数字化设计和数字化外科导板辅助种植治疗方案设计和种植体植入，采用CAD/CAM技术制作修复体完成种植固定修复。治疗结束后每3个月复查种植修复情况。**结果**：完整切除成釉细胞瘤，完成血管化髂骨瓣移植。髂骨移植术后6个月髂骨瓣与下颌骨之间骨愈合良好，面部形态对称，关节运动正常。髂骨瓣高度、宽度满足种植修复要求，34～37位点完成种植体植入、氧化锆全冠修复，恢复了患者面部美观和口腔功能。**结论**：以修复为导向，在下颌骨功能性重建过程中综合运用数字化技术实现了个性化下颌骨功能性重建的准确性和可预测性。

关键词：血管化髂骨瓣；下颌骨功能性重建；数字化技术；附着龈；CT血管造影

多种病因导致的下颌骨缺损常常导致颜面畸形、咬合紊乱、咀嚼功能降低等问题，影响患者的身心健康。髂骨瓣具有丰富的骨量和良好的形状，是下颌骨功能性重建的理想选择之一。然而，传统的下颌骨重建方式导致外科结果和种植修复需求存在差异，难以达到理想的种植修复效果。

数字化技术的应用促进了口腔颌面外科和口腔种植修复的快速发展，使可预测的、以修复为导向的个性化下颌骨功能性重建成为可能。在本病例中整合了CT三维重建、镜像技术、3D打印、CTA、CBCT、数字化种植导板、CAD/CAM等技术，完成了血管化髂骨移植修复下颌骨缺损和种植义齿恢复咬合功能的综合治疗，提高了个性化下颌骨功能性重建的可预测性和可重复性。

一、材料与方法

1. 病例简介　23岁女性患者。主诉：左侧面部渐进性增大5年。门诊以"左下颌骨包块待诊"收入院。既往体健，无手术禁忌证。专科检查：面部不对称，左侧下颌部膨隆（图1）；口内左下34～37颊侧扪及肿块（图

作者单位：1. 西南医科大学附属口腔医院

2. 西南医科大学附属医院

3. 四川大学华西口腔医院

通讯作者：肖金刚；Email: drxiaojingang@163.com

2），大小约2cm×3cm，凸起于黏膜，质硬、光滑，口内黏膜无溃疡。34～37牙II度松动；下牙列拥挤。余未见明显异常。全景片示左下颌骨囊样破坏（图3），病理活检诊断为"左下颌骨"成釉细胞瘤。

2. 诊断　左下颌骨成釉细胞瘤。

3. 治疗计划

（1）口腔颌面外科：利用数字化技术设计符合种植修复需求的血管化髂骨移植方案。数字化导板引导下切除肿瘤，移植髂骨瓣。

（2）种植外科：在34～37位点植入4颗种植体，制作数字化种植导板。6个月后行二期手术。

（3）种植修复：CAD/CAM种植支持氧化锆全瓷牙完成修复。

4. 治疗过程

（1）口腔颌面外科术前准备：采用计算机断层扫描重建下颌骨（图4），将Dicom数据导入Mimics 8.0软件，标记肿瘤范围，模拟切除瘤体（图5A～D）。设计与下颌骨形态匹配的髂骨瓣，检查移植髂骨的三维位置及对称性（图5E、F）。3D打印头模，预弯制钛重建板（图6），制备髂骨取骨导板（图7）。注射造影剂后进行CTA扫描，重建CTA图像，用红色标记出旋髂深动脉（DCIA），测量皮肤阻射点A、B与DCIA起点C和分支点D的距离及角度，并将各层图像投射到体表，作为术中取髂骨参考（图8）。

（2）口腔颌面外科手术过程：术中保留附着龈，截骨导板定位切除左下颌骨病灶（图9）。CTA皮肤投影图标记到患者右髂嵴区的皮肤，做S形

切口（图10），保护旋髂深动、静脉及股外侧皮神经，使用导板截骨切取髂骨（图11）。采用术前预弯制钛重建板固定髂骨与下颌骨（图12），显微外科吻合动、静脉。

（3）口腔颌面外科术后评估：术后2周CTA显示移植骨瓣与下颌骨对称，骨高度、宽度良好（图13）。术后3个月复诊面型对称，下颌运动正常（图14）。术后6个月移植骨与下颌骨愈合良好（图15）。

（4）种植外科术前设计：术前拍摄CBCT分析缺牙区骨量充足（图16）。口内修复空间足够，附着龈宽度>2mm（图17）。在34～37设计4颗种植体，制作数字化种植外科导板（图18）。

（5）种植外科手术：翻瓣后可见移植髂骨表面形成骨皮质（图19）。固定数字化外科导板，预备种植窝洞，于34、35分别植入3.3mm×12mm Straumann BL瑞锆种植体；36、37植入4.8mm×10mm Straumann BL种植体，种植体初期稳定性达到30N·cm，埋植式愈合（图20、图21）。

（6）种植二期手术：种植术后6个月，CBCT示种植体骨结合良好（图22）。二期手术切开翻瓣，放置愈合帽（图23）。

（7）取模、修复：开窗式取模，记录咬合关系，采用CAD/CAM制作氧化锆全瓷冠（图24）。试戴、调𬌗、粘接，完成戴牙（图25）。

（8）随访：修复完成3个月后复诊，患者面型对称美观，口内软硬组织情况良好（图26～图28）。18个月后全景片示种植体周围骨量稳定（图29）。

二、结果

髂骨移植术后6个月患者髂骨瓣与下颌骨之间骨愈合良好，面部形态对称，关节运动正常。髂骨瓣高度、宽度满足种植修复要求，34～37位点完成种植氧化锆全冠修复。随访18个月复诊患者修复效果良好。通过有序运用各种数字化技术，完成了个性化的下颌骨功能性重建，恢复了患者面部美观和口腔功能。

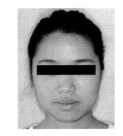

图1 术前正面像

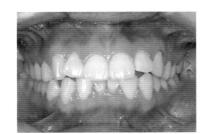

图2 术前口内像

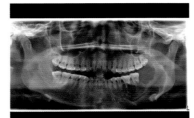

图3 术前全景片

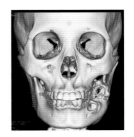

图4 术前颌面部CT

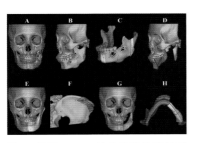

图5 使用Mimics软件设计肿瘤外科治疗过程：标记肿瘤范围，设计导板精确切除下颌骨病灶，镜像重建患侧下颌骨形态，计算机匹配与缺损区高度、宽度合适的髂骨瓣，移植髂骨与健侧对称

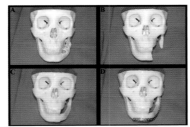

图6 3D打印头模，预弯制个性化钛重建板

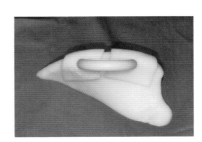

图7 3D打印髂骨截骨导板

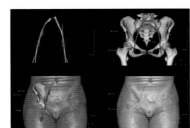

图8 使用Philips Intelli Space Portal软件，多平面重建技术分析旋髂深动脉与髂骨的准确解剖位置关系

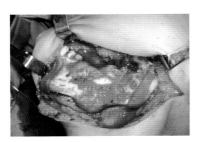

图9 截骨导板辅助切除下颌骨病灶

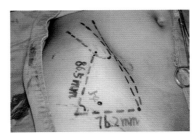

图10 将CTA重建投影图像标记到右髂嵴区域皮肤

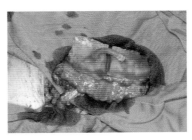

图11 髂骨截骨导板辅助准确切取髂骨瓣

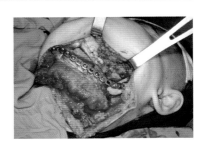

图12 个性化钛重建板进行坚固内固定

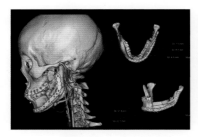

图13 术后2周CTA重建：下颌骨形态对称，吻合血管通畅，髂骨高度、宽度良好

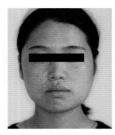

图14 肿瘤外科术后3个月正面像，患者面型基本对称

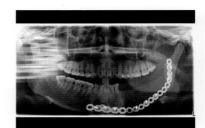

图15 肿瘤外科术后6个月全景片：移植髂骨与下颌骨完全愈合

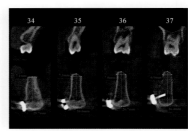

图16 种植术前CBCT评估骨量

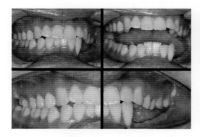

图17 种植修复术前口内像，缺牙区牙槽嵴丰满，附着龈健康

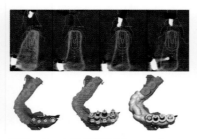

图18 34、35分别设计3.3mm×12mm、3.3mm×12mm Straumann BL瑞锆种植体；36、37设计4.8mm×10mm、4.8×10mm Straumann BL种植体，制作数字化半程导板

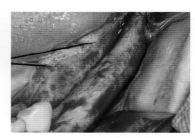

图19 种植外科术中翻瓣见移植髂骨表面形成骨皮质

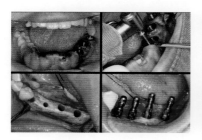

图20 种植外科术中在导板引导下预备种植窝，检查种植窝三维位置，植入4颗种植体，埋植式愈合

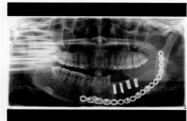

图21 种植外科术后当天全景片显示种植体位置良好

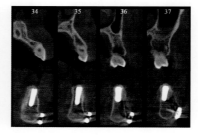

图22 种植外科术后6个月CBCT显示种植体骨结合良好

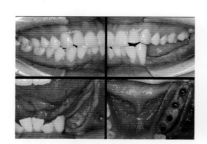

图23 种植二期手术放置愈合帽

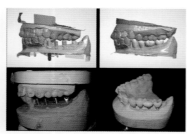

图24 种植二期手术2周后复诊取模，制作数字化义齿

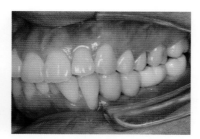

图25 戴牙完成口内像

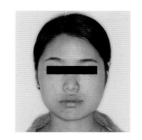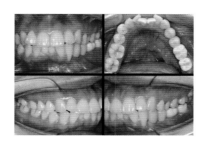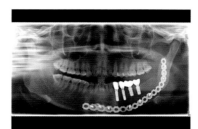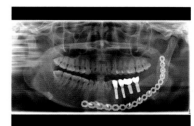

图26　戴牙3个月后正面像　　　图27　戴牙3个月后口内像　　　图28　戴牙3个月后全景片　　　图29　戴牙18个月后全景片

三、讨论

下颌骨缺损的位置、形态等存在个体差异，传统的血管化髂骨瓣移植常出现无法准确修复、移植骨瓣吸收导致骨高度不足等问题。数字化技术为精确、个性化修复下颌骨缺损提供了帮助。数字化外科导板及种植导板的使用能辅助医生更准确进行治疗设计，减少了人为操作的误差。回顾整个治疗过程，我们以修复为导向，数字化技术贯穿首尾，保障了各阶段治疗的可预测性和准确性，最大限度地恢复了患者的面部美观和咀嚼功能。

血管化髂骨瓣因其形态与下颌骨匹配、供骨量多等优点而用于下颌骨修复重建，髂骨属于Ⅱ、Ⅲ类骨，移植后的髂骨适合种植体植入。为了使移植骨瓣能满足种植修复需求，在本病例中我们设计的髂骨瓣骨高度达到27.1mm、宽度超过7.3mm，确保了种植治疗所需的足够牙槽骨高度和宽度。

"个性化下颌骨功能性重建"不仅是修复下颌骨缺损，还包括咬合功能重建、关节肌肉功能恢复等。在治疗的不同阶段整合多种数字化技术为准确修复下颌骨美观和功能提供了保障，可进一步推广到同类疾病的治疗中。

参考文献

[1] 刘林, 夏德林, 孙黎波, 等. 个性化预成型重建板技术联合血管化髂骨肌瓣在下颌骨修复重建中的应用[J].中华整形外科杂志. 2016, 32(4):255–260.

[2] Tian T,Zhang T, Ma Q, et al. Reconstruction of Mandible: A Fully Digital Workflow from Visualized Iliac Bone Grafting to Implant Restoration[J]. J Oral Maxillofac Surg, 2017, 75:1403.e1–e10.

[3] Ghassemi A, Schreiber L, Prescher A, et al. Regions of ilium and fibula providing clinically usable bone for mandible reconstruction: "A different approach to bone comparison" [J]. Clin Anat, 2016, 29:773–778.

下颌牙列缺失的数字化种植治疗及精准咬合重建

梁超　耿威

摘要

神经肌肉、颞下颌关节和牙齿是咬合重建的三要素，只有三者协调统一，才能获得长期稳定的咬合关系。数字化技术的应用使牙列缺失患者的种植治疗和咬合重建更为精准和高效。本病例采用Dental Wings口腔种植辅助规划设计软件制订种植外科方案，通过数字化外科导板的引导完成种植手术，综合应用K7神经肌肉系统和GAMMA CARDIAX髁突运动轨迹描记系统获取理想的垂直距离和精准的咬合关系，最终完成种植体支持的跨牙弓一体式固定修复。本病例从信息采集到最终修复完成，采用了全程数字化辅助医疗模式，实现了个性化的理想咬合重建效果。

关键词：牙列缺失；口腔种植；咬合重建；K7神经肌肉系统；髁突运动轨迹描记

随着计算机辅助技术的飞速发展，精准、高效、舒适的数字化口腔种植修复模式已经逐渐成为当代口腔医学的重点发展趋势。在牙列缺失的种植修复及咬合重建治疗中，数字化技术的应用更是可以化繁为简，使种植修复治疗更加符合"个性化医疗"和"精准医疗"的诊疗理念。牙列缺失的全程数字化种植修复治疗，包括数字化信息采集及种植方案设计、数字化外科导板制作及手术实施、数字化技术辅助咬合重建，以及数字化技术设计制作永久修复体。本文介绍1例下颌牙列缺失的全程数字化种植治疗及咬合重建病例。

一、材料与方法

1. 病例简介　43岁女性患者，下颌全口活动义齿修复7年，要求种植固定修复，既往体健。口腔检查38～48缺失，牙槽骨重度吸收呈刃状，前牙区可及松软牙槽嵴；15全瓷冠，25牙体缺损，26缺失，殆平面轻度偏斜，殆曲线不佳；下颌轻度后缩，面下1/3减短（图1～图3）。

2. 诊断　下牙列缺失；上牙列缺损；25牙体缺损。

3. 治疗计划　下牙列种植修复，26种植修复，25桩核冠修复。

4. 治疗过程

（1）放射线导板的制作：传统殆堤法取正中颌，制作美学蜡型作为诊断模板，口内试戴，就位良好，在美学蜡型上分散安置8颗放射线阻射标记（锆珠）完成放射线导板制作（图4）。

（2）数字化信息的采集：患者佩戴放射线导板拍摄KaVo CBCT（图5），临床制取患者下颌印模，翻制石膏模型，使用模型激光扫描仪在共同坐标系下采集放射线导板和下颌模型表面的数字化信息。

（3）数字化种植方案设计及外科全程导板制作：应用Dental Wings口腔种植辅助规划设计软件整合数字化信息，以修复为导向制订种植外科手术方案，定于32、34、36、42、44、46共计6个位点植入6颗Straumann SLActive Bone Level，guided种植体，其中32、42拟植入3.3mm×12mm种植体，34、36、44、46拟植入4.1mm×10mm种植体（图6、图7）。生成数字化外科全程导板STL文件，采用3D打印技术制作导板（图8、图9）。

（4）数字化外科全程导板引导下的种植体植入：数字化外科全程导板引导下，根据术前设计植入6颗种植体（图10、图11），32、34、42、44、46初期稳定性良好，植入扭矩>35N·cm；36初期稳定性一般，植入扭矩约15N·cm。术后CBCT示种植体位置良好（图12）。

（5）即刻负重临时修复：基于放射线导板数据设计临时基台穿出通道后，采用CAD/CAM技术制作第一副临时修复体（图13），术后即刻应用口内Pick-Up技术戴入临时修复体，完成即刻修复，从而恢复患者部分美学及咀嚼功能（图14）。

（6）上牙列缺损和25牙体缺损的治疗：在患者戴用第一副临时修复体期间，完成26种植体支持粘接固位氧化锆全瓷冠修复，及25纤维桩氧化锆全冠修复。

（7）数字化技术辅助咬合重建：为了在最优化的肌肉状态下获取与患者神经肌肉生理状态相适应的垂直距离，我们在第一副临时修复体戴用8周后，应用K7神经肌肉系统进行下颌运动轨迹描记（图15）。分析K7数据发现第一副临时义齿息止殆间隙较小，右侧侧方运动轻度受限，故临床精细调殆以改善患者垂直距离，增大息止殆间隙，并通过解除右上后牙颊尖舌斜面侧方干扰增加患者右侧侧方边缘运动幅度。

3个月后，种植体愈合良好，开始第二副临时义齿的制作工作，我们基于调改后的第一副临时修复体，采用Cardiax髁突运动轨迹描记仪详细记录患者双侧髁突的真实运动状况（图16），同时行颞下颌关节CBCT检查，可见患者双侧髁突形态及关节间隙基本正常（图17、图18）。随后，制取开窗式根转移印模，根据髁突运动轨迹数据将颌位关系转移到全可调殆架（图

作者单位：首都医科大学附属北京口腔医院

通讯作者：耿威；Email: gengwei717@aliyun.com

19），使用全可调𬌗架模拟下颌运动，建立理想下颌𬌗平面及牙尖形态，完成下颌美学蜡型制作并在患者口内试戴蜡型（图20），此时颌位关系理想，下颌无偏斜，采集蜡型数字化信息，采用CAD/CAM技术完成螺丝固位的第二副树脂临时修复体，口内戴入（图21）。第二副临时修复体戴入后3个月，修复体无明显异常，颌位关系良好，咬合稳定，再次行K7神经肌肉分析、髁突运动轨迹描记及颞下颌关节检查，评估咬合重建效果。

（8）数字化技术永久修复体的设计与制作：在第二副临时修复体的美学蜡型数据基础上，设计切削永久修复体纯钛支架，龈端采用船底式设计，舌侧为光滑钛表面，颊侧使用龈色树脂弥补组织不足，CAD/CAM氧化锆人工牙冠，预留螺丝通道，便于长期维护，完成永久修复体制作（图22）。口内戴入永久修复体完成咬合重建（图23~图26），颌位关系及𬌗曲线良好，T-Scan确定咬合稳定。

（9）材料：Kavo CBCT、Dental Wings种植设计软件、Dental Wings种植外科全程导板、Straumann导板工具盒、Straumann SLActive Bone Level，guide种植体、K7神经肌肉系统、GAMMA CARDIAX髁突运动轨迹描记系统、全可调𬌗架。

二、结果

经过数字化种植修复治疗，本病例成功实现了种植体支持的固定修复及咬合重建，种植体植入18个月后边缘骨组织稳定，修复体未见明显异常，未发现外科及修复并发症，红白美学、面部丰满度以及咀嚼功能理想。K7神经肌肉分析联合CARDIAX髁突运动轨迹描记的数字化咬合重建治疗建立了良好的𬌗关系，下颌运动与神经、肌肉、关节协调一致。

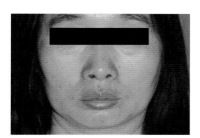
图1　初诊正面像

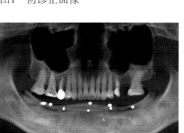
图2　初诊侧面像

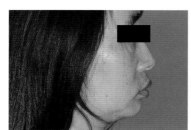
图3　初诊口内像

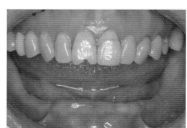
图4　放射线诊断导板正面像

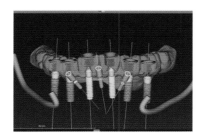
图5　戴放射线导板CBCT

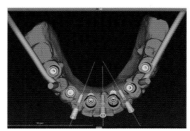
图6　种植外科设计方案

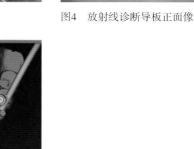
图7　螺丝通道穿出位置

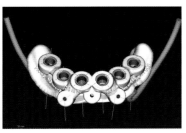
图8　数字化导板设计

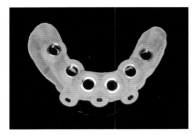
图9　数字化外科全程导板

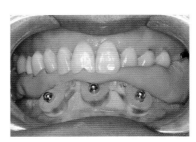
图10　外科导板口内戴入

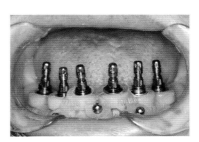
图11　种植术后即刻口内像

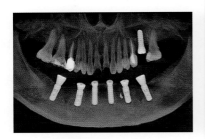

图12 种植术后CBCT

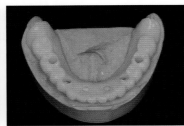

图13 预成第一副临时修复体

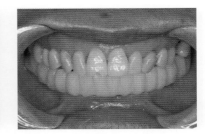

图14 第一副临时修复体口内像

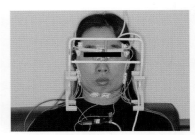

图15 K7神经肌肉系统

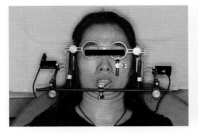

图16 CARDIAX髁突运动轨迹描记系统

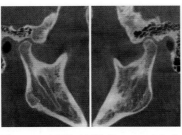

图17 双侧颞下颌关节CBCT（矢状面）

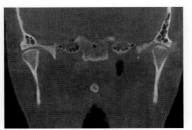

图18 双侧颞下颌关节CBCT（冠状面）

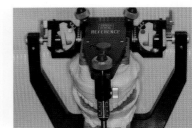

图19 全可调𬌗架

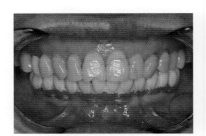

图20 美学蜡型口内像

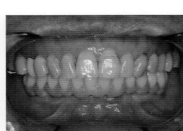

图21 第二副临时修复体口内像

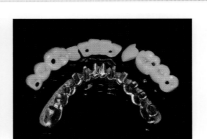

图22 永久修复体

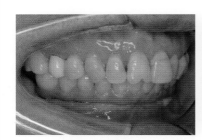

图23 永久修复体口内像（右侧）

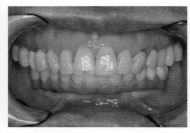

图24 永久修复体口内像（正面）

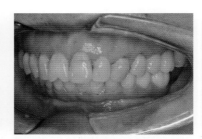

图25 永久修复体口内像（左侧）

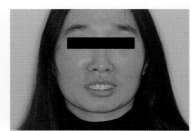

图26 永久修复后患者笑像

三、讨论

本病例从信息采集到最终修复完成，采用了全程数字化辅助医疗模式。全程数字化技术使种植外科和咬合重建的每一步都有据可循，让种植医生在诊疗过程中更加从容，在数字化技术的辅助下，达成准确、高效、舒适的个性化的种植诊疗效果。

在对牙槽骨条件欠佳的无牙颌患者进行种植体植入方案设计时，数字化外科导板的应用尤为重要。数字化技术可使患者颌骨、黏膜、理想修复体的信息完全可视化，其可以辅助种植医生以修复为导向决定种植体的理想植入位置和角度，同时综合考虑颌骨解剖条件，避免误伤下颌神经管等重要结构，从而降低手术风险、提高种植修复的成功率。

本病例在Dental Wings数字化外科导板的制作过程中，采用同坐标系激光扫描获取放射线导板与牙龈软组织的数字化信息及二者之间的位置关系，其精度可达0.02mm，高于传统影像学采集方法，而后利用放射线阻射标记整合CBCT和激光扫描信息，数据拟合过程简便精确，完成设计方案后外科导板的生成采用3D打印技术，比传统数控研磨更加精密。

神经肌肉、颞下颌关节和牙齿是咬合重建的三要素，只有三者协调统一，才能获得长期稳定的咬合关系。在无牙颌的种植修复治疗中，数字化技术同样贯穿始终，功不可没。首先，我们应用了K7神经肌肉系统，通过肌松仪恢复患者最优化的肌肉长度，确定与患者神经肌肉正常生理状态相适应的垂直向高度，并以此为指导调改第一副临时义齿。在第二副临时义齿的制作过程中，我们采用CARDIAX髁突运动轨迹描记仪记录患者双侧髁突的个性化运动数据，利用全可调𬌗架精确模拟患者下颌运动，设计理想𬌗平面和牙尖形态。K7及髁突运动轨迹描记仪的联合应用实现了神经肌肉、关节、牙齿的直观评估，使咬合重建的三要素达到相互协调，以恢复口颌系统正常的生理功能。

过渡性修复体是种植全口义齿咬合重建中维持和稳定颌位关系必不可少的重要环节。本病例中，患者戴用临时义齿的主要目的是修复缺失牙，并恢复一定的咀嚼功能、发音功能和容貌。另外，临时义齿相当于功能矫治器，用于调整肌张力，让升颌肌群收缩的长度适应新的垂直距离。两副临时修复体都作为诊断性咬合设计装置，为永久性修复体的设计提供重要信息。待患者适应理想的垂直距离和𬌗平面、肌张力可持续维持在恒定的状态，且颞下颌关节改建适应后，我们才可对其进行永久修复。

本病例的临时修复体和永久修复体采用CAD/CAM技术制作，材料的选择上，钛支架的重量轻，减少颌骨负担，龈色树脂弥补了红色美学上的缺陷，全瓷冠有良好的白色美学效果，更有利于咬合关系的长期稳定，满足了美学、功能和长期维护的需求。

另外，本病例采用T-Scan数字化咬合分析系统量化患者的动态咬合情况。种植体所承受的咬合力对于种植义齿的长期稳定性有显著影响。在复诊时，我们为患者进行二次调𬌗，周期性的咬合调整和系统性建𬌗是咬合恢复的必要步骤，有利于维护咬合重建良好的远期效果。

参考文献

[1] Khan MT, Verma SK, Maheshwari S, et al. Neuromuscular dentistry: Occlusal diseases and posture[J]. Journal of Oral Biology & Craniofacial Research, 2013, 3(3):146-150.

[2] Michele Cassetta, MG, A D M, et al. Accuracy of Two Stereolithographic Surgical Templates: A Retrospective Study[J]. Clinical Implant Dentistry & Related Research, 2013, 15(3):448-459.

[3] Van AN, Vercruyssen M, Coucke W, et al. Accuracy of computer-aided implant placement[J]. Clin Oral Implants Res, 2012, 23(s6):112-123.

[4] Vieira DM, Sottomaior BS, Barros CA, et al. Clinical accuracy of flapless computer-guided surgery for implant placement in edentulous arches[J]. International Journal of Oral & Maxillofacial Implants, 2013, 28(5):1347.

[5] Yamashita A, Kondo Y, Yamashita J. Thirty-year follow-up of a TMD case treated based on the neuromuscular concept[J]. Cranio-the Journal of Craniomandibular Practice, 2014, 32(3):224-234.

"顾植兼彼，相得益彰"——无牙颌种植的数字化重建

任光辉　柳忠豪　周文娟

摘要

患者因多年严重牙周炎牙齿松动影响咀嚼于外院拔除全口牙后行传统全口义齿修复，修复后自觉咀嚼效率差，严重不舒适，要求缺失牙行固定修复，结合患者全身状况、骨质情况、咬合特点及患者的需求，确定治疗计划：全口种植固定桥架修复，为保证种植修复精度、增加患者舒适度、保证种植体长期留存率，在种植治疗过程中尽量采用数字化技术，其中包括术前数字化导板设计+全程导板下即刻微创种植、即刻临时修复+数字化电子面弓检测颌位关系、提供患者下颌运动轨迹数据+虚拟𬌗架下的数字化修复体加工+永久修复后数字化咬合验证，获得满意的治疗效果，同时制作密歇根𬌗垫减轻修复后患者的副功能对种植体的不良影响。数字化术前设计保证了后期修复的可预期性，也增进了医患沟通效果，同时医生对患者的手术风险因素及修复风险因素及早进行评估，有助于治疗方案的精准确定；导板引导下的即刻种植，保证了最佳的植入位点、方向、深度，保证种植体的合理受力，同时提供最佳的种植体初期稳定性，为即刻临时修复提供外科基础，即刻临时修复提高患者生活质量，也为种植体的愈合提供相应的应力保障、避免不良咬合力量作用于种植体，促进骨愈合；电子面弓及下颌运动轨迹描记有助于确定患者精确的颌位关系及提供患者更多的静态咬合数据及个性化动态咬合数据用于修复体的制作，增加咬合的精度，同时也便于修复后咬合状态的评估；CAD/CAM技术有助于提供最高精度的修复体，保证桥架在种植体及基台上的被动就位及最大密合性，共同助力种植体的长期留存率。多个环节的数字化技术的应用保证种植修复精度，患者减少不适，修复效果良好，经过3年回访，患者自我感觉良好，肌肉关节无任何不适，种植体、修复体稳定性较好，骨结合稳定，前后3年影像学资料比较无明显骨吸收。

关键词：无牙颌；即刻负荷；数字化；颌位

无牙颌患者在临床越来越多见，多数患者希望拥有固定的种植修复，根据ITI口腔种植临床指南中的SAC分类无牙颌种植固定修复是临床上的高风险病例，需要外科医生、修复医生及技师的良好配合，同时对种植外科、修复的精度要求也是十分高的，要求种植位点选择准确、保证修复后种植体合理受力，修复体绝对被动就位、咬合力均匀通过种植体合理分布于牙槽骨中、颌位关系稳定舒适，患者关节肌肉舒适，否则难以保证种植修复的长期稳定性。随着数字化技术的发展，借助于数字化手段，我们可以将整个无牙颌种植修复中的环节尽量通过数字化技术来实现，使每一个环节尽量做可预见性、精准、快捷、舒适。其中包括术前数字化导板设计+导板引导下即刻种植、即刻修复+电子面弓检测颌位关系、提供患者下颌运动轨迹数据+虚拟𬌗架下的数字化修复体加工+永久修复后数字化咬合个性化验证，获得满意的治疗效果，同时制作密歇根𬌗垫减轻修复后患者的副功能对种植体的不良影响。数字化术前设计保证了后期修复的可预期性，也增进了医患沟通效果，同时医生对患者的手术风险因素及修复风险因素及早进行评估，有助于治疗方案的精准确定；导板引导下的即刻种植，保证了最大的种植体初期稳定性，为即刻临时修复提供外科基础，同时即刻修复提高患者生活质量，也为种植体的愈合提供相应的应力保障、避免不良咬合力量作用于种植体，促进骨愈合；电子面弓及下颌运动轨迹描记仪有助于确定患者精确的颌位关系及提供患者的静态咬合数据及个性化动态咬合数据用于修复体的制作，增加咬合的精度，同时也便于修复后咬合状态的评估；CAD/CAM技术有助于提供最高精度的修复体，保证桥架在种植体及基台上的被动就位及最大密合性，共同助力种植体的长期留存率。多个环节的数字化技术的应用保证种植修复精度，患者减少不适，经过3年回访，患者自我感觉良好，肌肉关节无任何不适，种植体、修复体稳定性较好，骨结合稳定，无明显骨吸收。

一、材料与方法

1. **病例简介**　56岁男性患者（图1～图5）。主诉：全口牙齿缺失1年多。现病史：患者多年严重牙周病，于外院拔除全口松动牙后行全口义齿修复，自觉咀嚼效率低，使用舒适度差，要求改为固定修复。既往史：1年前拔除全口松动牙，曾行常规全口义齿修复。全身状况：体检，无系统性疾病，无特殊用药，无不良嗜好（图6、图7）。

2. **诊断**　全牙列缺失。

作者单位：山东省烟台市口腔医院
通讯作者：柳忠豪；Email: dentlzh@163.com

3. 治疗计划

上下颌即刻种植即刻修复、骨结合稳定后行上下颌固定桥架永久修复。

4. 治疗过程

2014年6月19日：给患者重新制作固位稳定的全口义齿及种植导板模型，并在全口义齿上制作阻射定位点，进行二次CT扫描，CBCT显示骨量水平向充足，垂直向个别区域略有不足；将影像学信息导入Simplant软件中进行匹配及种植设计，确定种植体数量、位置、角度、深度及种植体直径，同时生成数字化导板（图8～图11）。

2014年8月14日：行数字化导板引导下种植微创外科（图12～图16），上下颌植入种植体各6颗；16：Noble 4.3mm×11.5mm；14：Noble 4.3mm×10mm；12：Noble 3.5mm×13mm；21：Noble 3.5mm×10mm；24：Noble 4.3mm×10mm；26：Noble 4.3mm×11.5mm；43：MIS 3.3mm×13mm；44：MIS 4.2mm×11.5mm；46：MIS 5.0mm×8mm；33：MIS 3.3mm×13mm；34：MIS 4.2mm×11.5mm；36：MIS 5.0mm×8mm，植入扭矩>35N·cm，就位复合基台（33、43上愈合基台）行即刻临时树脂桥修复（图17）。

2015年4月10日：骨结合良好，临时修复咬合稳定，关节肌肉无不适，面部比例丰满度可，行电子面弓描记下颌运动轨迹及关节运动起始位置验证（图18），描记结果显示：关节运动起始位置稳定，多次重复保持在同一位置；患者前伸、侧方运动的轨迹角度和数值都处于正常范围之内，证明患者关节处于稳定舒适的中性位置，临时修复颌位关系基本正确，可以为永久修复所采用（图19）。同时描记结果计算出患者进行下颌运动时的个性化数据：前伸髁导斜度、侧方髁导斜度、Bennett角、迅即侧移等（图20），用于输入CAD/CAM软件中进行修复体设计及指导技师在𬌗架上进行个性化参数设定，使制作后的修复体在试戴时尽量减少临床调𬌗量，并使修复体在咬合运动中尽量保持舒适稳定，避免对种植体骨结合造成不良𬌗力影响。取下种植临时树脂桥，进行永久印模及颌位关系转移上𬌗架（图21、图22），转移原临时义齿的咬合关系及丰满度，技师扫描制取的石膏模型，在设计软件中进行种植体桥架的设计切削（图23），完成CAD/CAM切削种植体桥架的制作，试戴桥架完全被动就位（图24），在CAD/CAM切削桥架基础上制作冠修复体诊断蜡型（图25、图26），试戴后制作氧化锆单冠。

2015年10月26日：戴入永久种植修复体——CAD/CAM切削钛架+氧化锆单冠修复（图27、图28），修复体被动就位，影像学检查桥架与植体及复合基台连接密合。调𬌗后，重新进行下颌运动轨迹描记（图29），颌位关系稳定，下颌运动重复性高，均位于正常值范围内。

2018年6月10日：进行最近一次复查（图30），检查咬合稳定，配合T-Scan咬合力分析仪的辅助检查（图31），咬合力均匀稳定，动态咬合符合基本规律。修复体基本保持不变，种植体骨结合稳定，与2015年10月刚永久修复完时的平行投照根尖片对比无明显变化。

二、结果

本病例是1例在数字化导板引导下种植即刻负荷、辅以数字化咬合分析及数字化加工制作、数字化咬合验证的无牙颌种植修复病例，在整个种植修复过程中，尽量采用数字化技术，将种植修复变得更有预见性、更精准、更符合患者的个性化咀嚼运动，修复后辅以密𬌗根𬌗垫佩戴（图32），从而避免修复不良𬌗力及口腔副功能对种植体的影响，将修复体承受的咬合力更有利于种植体骨结合，从而保证种植体的长期成功率和存活率。病例经过3年回访，种植体与修复体均稳定，骨结合良好，患者表示满意。

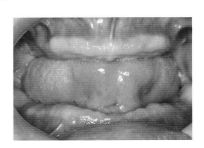

图1　初诊时口内像

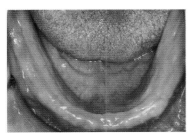

图2　初诊时下颌牙列像

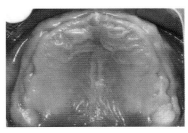

图3　初诊时上颌牙列像

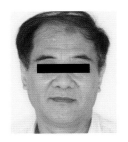

图4　初诊正面像

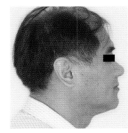

图5　初诊侧面像

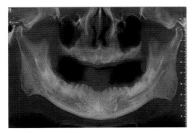

图6　初诊牙列CBCT影像1

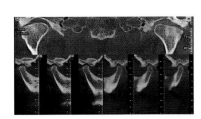

图7　初诊牙列CBCT影像2

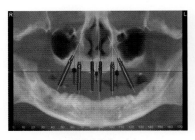

图8　Simplant导板设计上颌

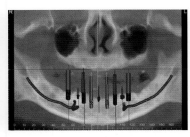

图9　Simplant导板设计下颌

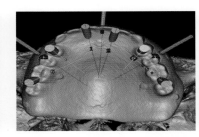

图10　Simplant导板设计上颌𬌗面像

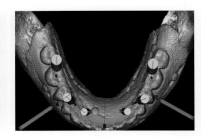

图11　Simplant导板设计下颌𬌗面像

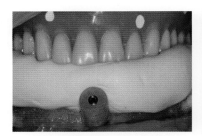

图12　种植外科上颌导板就位

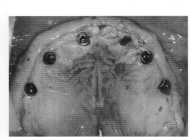

图13　上颌种植术后𬌗面像

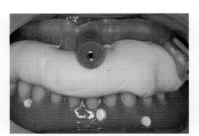

图14　种植外科下颌导板就位

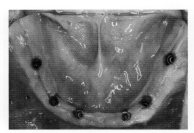

图15　下颌种植术后𬌗面像

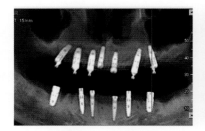

图16　种植外科术后影像学资料

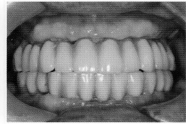

图17　即刻固定临时修复

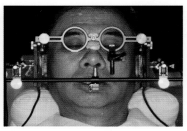

图18　戴固定临时修复体进行下颌运动轨迹描记

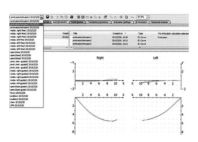

图19　描记后的轨迹图像

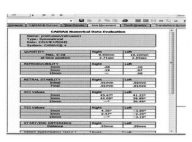

图20　描记后计算出的个性化数据

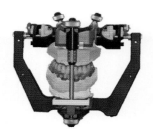

图21　转移颌位关系到全可调𬌗架

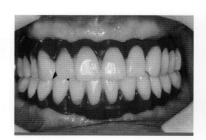

图22　用于制作永久修复体桥架的临时树脂桥

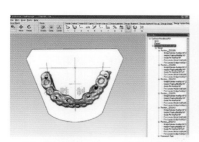

图23　数字化设计永久修复体桥架

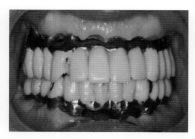

图24　在CAD/CAM桥架上制作冠修复体的诊断蜡型

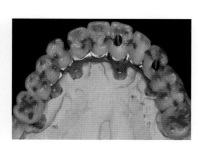

图25　基于个性化功能运动轨迹制作的诊断蜡型（上颌）

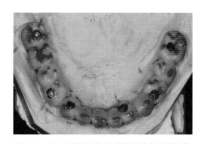

图26　基于个性化功能运动轨迹制作的诊断蜡型（下颌）

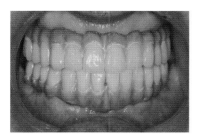

图27　永久修复体口内就位

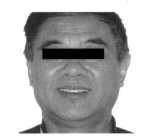

图28　永久修复后面像

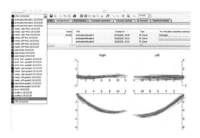

图29　用下颌运动轨迹描记仪进一步验证永久修复咬合

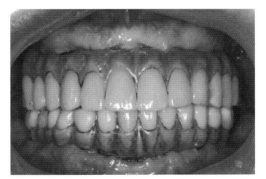

图30　3年后复查口内像

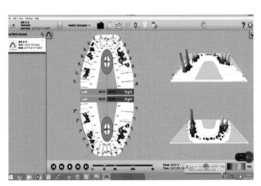

图31　用T-Scan咬合力分析仪验证咬合

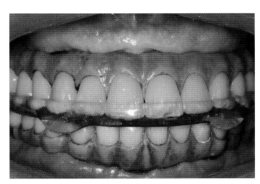

图32　戴用密歇根殆垫口内像

三、讨论

1. 无牙颌固定修复方式的选择。无牙颌固定修复一般为分段式固定桥修复和整体桥架固定修复两种，每种各有优缺点及适应证，该患者水平骨量充足，垂直向骨量部分区域有限制，不需要通过基托等辅助手段来维持丰满度等，分段式固定桥和整体桥架都可满足需求，但考虑倾斜种植体及患者下颌角粗大等实际因素，最终设计方案采用整体桥架种植固定修复方式。

2. 随着种植外科技术的不断发展，单纯的种植体骨结合已经成为轻而易举的事，只要种植医生选择好合适的种植位点及种植体的直径、长度辅以精细的外科操作，种植体的骨结合都不会有太大问题，当然这些要求在数字化技术出现前更多依赖于术者的临床经验及精细的临床操作，但是患者的口腔结构复杂，无牙颌患者缺乏天然牙的参照，外科操作要想获得理想的结果是很有难度的，数字化技术应运而生，借助于数字化手段，种植医生可以合理地利用患者的骨量，将种植体设计在更有利于生物力传导的位置，同时尽量减少外科手术的创伤，在本病例中，患者上颌后牙因邻近上颌窦，下颌后

牙高度不足，切合患者固定修复需求，为患者提供两个方案，方案1：上颌种植8颗植体，下颌种植6颗植体（下颌后牙设计为短种植体）。如果要常规种植，患者需要先进行上颌窦提升术，待骨结合良好后再行种植修复，该方法术后反应较大，且患者的愈合时间大大加长，舒适度严重受影响；方案2：下颌设计不变，上颌设计6颗植体，后牙区设计为倾斜种植体，利用角度复合基台纠正种植修复方向，因紧贴上颌窦前壁植入植体，需用数字化导板，通过精准的数字化种植避开过低的上颌窦底，参照经典的SAC分类，将风险因素由中等降为低风险。

3. 无牙颌种植修复，颌位关系的确定是难题，多数患者前来时已经没有天然牙做参考或者即使存在天然牙，因大面积牙周炎或者长期牙列缺损，造成已有的牙尖交错位不具有参考意义，因而颌位关系的制取往往具有不确定性及粗犷性，技师在制作修复体时也仅能付诸平均值𬌗架，导致修复体戴入口内后医生进行大量调𬌗，丧失了原来修复体的良好外形，或者因调𬌗时，关节具有弹性，导致门诊当天的调𬌗不准确，存在不合理𬌗力后期种植体修复体使用过程中，要么修复体易于破损，要么种植体骨结合受影响甚至

出现种植体周围炎或角形骨吸收。因而，我们需要确认临时修复颌位关系是否准确，是否可以被永久修复所利用，是否有利于技师制作个性化修复体，因而引入电子面弓及下颌运动轨迹描记仪，将咬合尽量量化，以便于客观地判断和精准、简化程序。同时采用T-Scan进行咬合验证。

4. 无牙颌患者修复后是否具有副功能尚未可知，防患于未然，制作密歇根殆垫让患者夜间佩戴。

参考文献

[1] Ar_san V , Karabuda ZC , Tayfun Z. Accuracy of Two Stereolithographic Guide Systems for Computer-Aided Implant Placement: A Computed Tomography-Based Clinical Comparative Study\r, [J]. Journal of Periodontology, 2010, 81(1):43-51.

[2] Cassetta M, Giansanti M, Di Mambro,et al. Accuracy of two stereolithographic surgical templates: a retrospective study[J]. Clinical Implant Dentistry and Related Research, 15, 448‐459.

[3] Hinckfuss S , Conrad HJ , Lin L , et al. Effect of Surgical Guide Design and Surgeon\"s Experience on the Accuracy of Implant Placement[J]. Journal of Oral Implantology, 2012, 38(4):311-323.

[4] IbañEz JC , Tahhan MJ , Zamar JA , et al. Immediate Occlusal Loading of Double Acid-Etched Surface Titanium Implants in 41 Consecutive Full-Arch Cases in the Mandible and Maxilla: 6‐ to 74-Month Results[J]. Journal of Periodontology, 2005, 76(11):1972-1981.

[5] Moy PK , Medina D , Shetty V , et al. Dental implant failure rates and associated risk factors[J]. International Journal of Oral & Maxillofacial Implants, 2005, 20(4):569.

[6] Arvidson K,Esselin O,Felle-Persson E.Early loading of mandibular full-arch bridges screw retained after 1 week to four to five Monotype implants:3-year results from a prospective multicenre study[J]. Clin Oral implants Res, 2008 Jul, 19(7):693-703.

[7] Attard NJ,Zarb GA.Immediate and early implant loading protocols:a literature review of clinical studies[J]. J Prosthet Dent, 2005 Sep, 94(3):242-58.Review.

[8] Bakshi SF ,Wolfiger GJ,Balshi TJ.A prospective study of immediate functional loading,following the Teeth in a Day protocol:a case series of 55 consecutive edentulous maxillas[J] . Clin Implant Dent Relat Res, 2005, 7(1):24-31.

[9] Capelli M ,Zuffetti F ,Del Fabbro M,et al.Immediate rehabilitation of the completely ededtulous jaw with fixed prostheses supported by either upright or tilted implants: a multicenter clinical study[J]. Int J Oral Maxillofac Implants, 2007 Jul-Aug, 22(4):639-44.

[10] Drago Carl.Ratios of cantilever lengths and anterior-posterior spreads of definitive hybrid fullarch,screw-retained prostheses:results of a clinical study[J].J Prosthodont, 2018.Jun: 402-408.

[11] Papaspyridakos P , Rajput N , Kudara Y , et al. Digital Workflow for Fixed Implant Rehabilitation of an Extremely Atrophic Edentulous Mandible in Three Appointments[J]. Journal of Esthetic and Restorative Dentistry, 2017: 178-188.

[12] Burghard P . Immediate Functional Loading of One-Piece Zirconia Implants in a Full-Arch Maxillary Restoration: A Five-Year Case Report[J]. The International Journal of Periodontics & Restorative Dentistry, 2017, 37(3):e189-e196.

[13] Tsirogiannis P , Pieger S , Pelekanos S , et al. Surgical and prosthetic dental rehabilitation through a complete digital workflow‐A case report[J]. International Journal of Computerized Dentistry, 2016, 19(4):341-349.

[14] Lin WS,Metz MJ,Pollini A,et al.Digital data acquisition for a CAD/CAM-fabricated titanium framework and zirconium oxide restorations for an implant-supported fixed complete dental prosthesis[J]. J Prosthet Dent, 2014 Dec:1324-1329.

[15] Bhambhani R , Bhattacharya J , Sen S . Digitization and Its Futuristic Approach in Prosthodontics[J]. Journal of Indian Prosthodontic Society (Springer Science & Busi, 2013, 13(3):165-174.

[16] Bisler A , Bockholt U , Kordass B , et al. The virtual articulator[J]. International Journal of Computerized Dentistry, 2002, 5(2-3):101.

[17] Dawson A, Chen S. The SAC Classification in Implant Dentistry[J]. Lecture Notes in Mathematics, 2008, 1702(25):364‐370.

[18] Attard NJ,Zarb GA.Immediate and early implant loading protocols:a literature review of clinical studies[J].J Prosthet Dent.2005 Sep, 94(3):242-258.

[19] Goodacre CJ , Kan JY , Rungcharassaeng K . Clinical complications of osseointegrated implants[J]. Journal of Prosthetic Dentistry, 1999, 81(5):537.

[20] MD Gross.Occlusion in implant dentistry. A review of the literature of prosthetic determinants and current concepts[J]. Australian Dental Journal, 2008, 53:(1 Suppl): S60‐S68.

[21] Klineberg I. Functional Occlusion in Restorative Dentistry and Prosthodon[M].Functional Occlusion in Restorative Dentistry and Prosthodontics. 2015.

[22] Lin WS,Metz MJ,Pollini A,et al.Digital data acquisition for a CAD/CAM-fabricated titanium framework and zirconium oxide restorations for an implant-supported fixed complete dental prosthesis[J]. J Prosthet Dent, 2014 Dec:1324-1329.

[23] 孙少宣，王光护.口腔审美学[M].北京出版社.

[24] 吕婴，张学军. 中国人颜面侧貌审美的调查分析[J]. 中华口腔医学杂志, 2000, 35(3):224-226.

[25] Chapman R J . Principles of occlusion for implant prostheses: guidelines for position, timing, and force of occlusal contacts[J]. Quintessence International, 1989, 20(7):473-480.

"以终为始，未来已见"——数字化流程引导下的美学区连续缺失种植修复病例1例

李松航　周蜜　蔡潇潇

摘 要

目的：评价数字化流程在美学区连续多牙缺失病例中的应用效果。**材料与方法**：通过美学评估与DSD设计，为患者制作精确设计的美观蜡型。将口内光学印模信息、美观蜡型扫描信息及CBCT信息拟合，精确定位种植体位置，3D打印数字化外科导板。并在数字化外科导板引导下于前牙区植入两颗种植体，通过CAD/CAM切削树脂临时义齿修复，穿龈轮廓调整及数字化制取光学印模等治疗流程，最终进行了氧化锆修复体种植桥修复。**结果**：术前DSD设计方案所体现的修复体设计完全复制到最终修复效果之中，在治疗过程中，未发生任何软硬组织并发症，最终修复后患者获得了良好的美学及功能效果，实现了"以终为始，未来已见"为理念的种植修复流程。**结论**：数字化流程引导下的美学区连续缺失种植治疗，可以在观察期内获得良好的美学及功能效果，远期效果有待于进一步随访观察。

关键词：数字化；美学区；连续缺失；种植数字化微笑美学设计

在现阶段，美学区连续多颗牙缺失的种植修复始终是目前口腔种植治疗中的一大难题，在前牙区牙齿缺失后，牙槽骨发生生理性的吸收与重建。在垂直方向上的骨吸收最终将导致原有天然牙扇贝状的牙龈轮廓变为平坦，而在水平方向的骨吸收最终将导致唇侧牙槽骨骨弓轮廓不够饱满甚至凹陷状。与此同时，在种植修复阶段软组织的重新塑形具有不确定性与复杂性，因此美学区连续多颗牙缺失的最终种植治疗效果可控性及可预见性较差。

近年来，数字化种植与修复技术的飞速发展，使得在术前精确地设计种植体的位置成为现实。目前在美学区连续缺失的病例中，现有的治疗方式消耗椅旁时间较长，通过频繁复诊来控制治疗进程，而最终的美学结果却依然无法预期。然而，数字化种植与修复技术则成为了处理美学区连续缺失病例的一大利器。通过数字化技术，能够实现每一步精准操作，大大减少了椅旁时间，通过数字化设计实现过程高度可控，也利用了术前数字化微笑美学设计使结果可以预期。在本病例中，以参照数字化微笑美学设计的美观蜡型为核心，充分发挥数字化技术的优势，精准、高效地实现了"以终为始，未来已见"为理念的美学区连续多颗牙缺失的种植修复。

一、材料与方法

1. 病例简介　49岁女性患者。因外伤导致11～22脱落，曾行活动义齿修复。因影响美观及发音，前来我科就诊期望进行种植固定修复。患者口腔卫生状况尚可，缺牙区牙龈无溃疡红肿，开口度、开口型正常，无明显关节

症状。CBCT显示：牙槽骨丰满度尚可，11颊舌向宽度约5.5mm，垂直向骨高度21mm；21颊舌向宽度约5.5mm，垂直向骨高度23mm；22颊舌向宽度约4.2mm，垂直向骨高度24mm，骨质：II类骨。既往史：既往体健，自诉无系统性疾病，无吸烟史，无药物过敏史，无放射治疗史，无高度近视。与患者沟通交流过程中，未发现患者有精神或心理疾病，对于种植修复的效果有恰当的心理预期。

2. 诊断　11～22牙列缺损。

3. 治疗计划

于11、22位点各植入1颗Straumann种植体，行粘接固位的种植支持固定桥修复。

4. 治疗过程（图1～图39）

（1）术前准备：拍摄口内及面部照片，进行DSD设计，与患者沟通设计效果。取上下颌研究模，参照DSD设计制作美观蜡型。试戴美观蜡型，评估美学、功能指标。达到满意效果后，将美观蜡型就位于上颌研究模上进行仓扫，仓扫数据与Dicom数据、患者口扫数据拟合，在Simplant软件上参照未来修复体位置精准定位种植体位置及轴向，3D打印数字化种植导板。完善相关术前检查，术前2周行全口牙周洁治。

（2）种植手术：常规手术消毒后、铺巾，使用STA无痛麻醉仪进行局部麻醉。麻醉显效后，切开，翻开黏骨膜瓣，清除骨面软组织。在导板引导下，进行种植位点定位并逐级备孔。最终于11、22位点分别植入4.1mmx10mm、3.3mmx12mm Straumann Bone Level种植体各1颗，初始稳定性达到35N·cm以上，旋入愈合帽。唇侧植入Bio-Oss骨粉，覆盖Bio-Gide膜，行引导骨再生。常规拉拢缝合后，生理盐水冲洗，纱布压迫

作者单位：四川大学华西口腔医院

通讯作者：蔡潇潇；Email: dentistcai@hotmail.com

止血。术后CBCT示种植体三维位置良好。

（3）数字化导板引导的二期手术：种植术后5个月，CBCT示种植体骨结合良好。常规手术消毒后铺巾，使用STA无痛麻醉仪进行局部麻醉。麻醉显效后，利用数字化导板就位于患者口腔内，使用环切刀精确定位种植体所在位点，避免了大翻瓣造成的较大创伤，旋入愈合帽，初期软组织成形。

（4）临时修复及软组织成形：二期手术后1个月进行取模，旋除愈合帽，旋入RC及NC扫描杆，使用3shape对患者制取口内光学印模。根据DSD制作数字化临时修复体冠部结构，11牙理想龈缘下1mm模拟美观蜡型颈部形态，22牙理想龈缘下1mm复制对侧同名牙穿龈形态，缩窄余下穿龈部分以保存更多组织并与基台大小自然过渡，并通过数字化𬌗架调整咬合干扰点。利用数字化软件修整临时修复体牙龈乳头部分空间形态，进而制作CAD/CAM切削树脂临时修复体，治疗期间为患者多次调改临时修复体穿龈轮廓，对种植术区进行软组织成形。患者自觉临时修复体外形及使用正常，舒适，无关节肌肉症状。

（5）数字化扫描临时修复体穿龈形态及扫描穿龈袖口：过渡义齿修复后4个月，软组织形态稳定，从语音分析、咬合、生物学、美学等多方面对临时修复体进行评估，欲进行最终修复。数字化扫描临时修复体穿龈形态，口内种植体位置及临时修复体就位于口内时理想龈缘位置，拟合数据后，复

制临时修复体穿龈形态用于制作最终修复体。

（6）最终修复：最终修复采用威兰德全瓷桥的修复方式，精准复制临时修复体穿龈形态，参照美观蜡型形态制作最终修复体。临床试戴威兰德全瓷桥，形态理想，功能运动中无咬合干扰。制备粘接代型，在牙冠内放入粘接剂后插入粘接代型以去除多余粘接剂，拍摄X线片确认修复体达到良好就位。调整咬合为均匀接触，前伸𬌗及侧方𬌗无𬌗干扰，患者对最终修复体形态及牙龈形态满意，完成戴牙后对患者进行口腔卫生宣教，嘱定期复诊。

（7）材料：种植机器；Straumann种植体；3shape口内扫描仪；STA麻醉仪。

二、结果与结论

在最终修复体戴入后，患者面型得到恢复，咬合均匀稳定，关节咀嚼肌未见异常，利用粘接代型进行粘接的最终修复体便于后期维护，避免了由粘接剂导致的并发症的发生。最终修复效果精确复制术前微笑美学设计及美观蜡型形态，整个治疗流程未发生任何软硬组织并发症，永久修复后获得了良好的美学、功能效果，实现了"以终为始，未来已见"为理念的种植修复治疗流程。

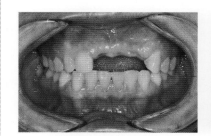

图1　术前口内正面像

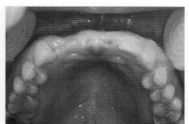

图2　术前种植术区𬌗面像

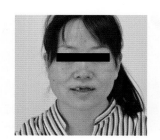

图3　术前患者面像

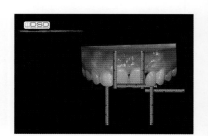

图4　DSD设计图片

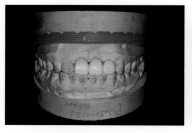

图5　美观蜡型制作

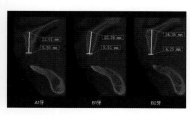

图6　术前测量

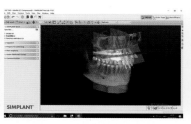

图7　数字化导板设计图片

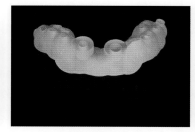

图8　3D打印数字化导板

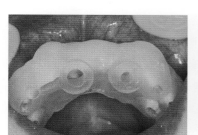

图9　口内试戴数字化导板

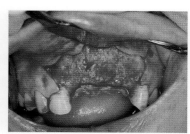

图10　切开翻瓣

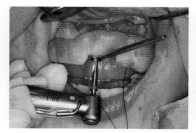

图11　数字化导板引导下植入种植体

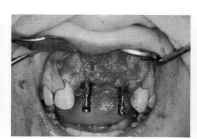

图12　种植体平行度良好

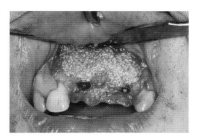

图13 唇侧及嵴顶植入骨粉

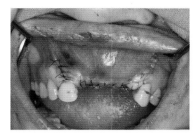

图14 减张缝合

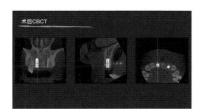

图15 11术后测量

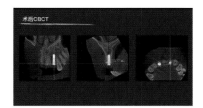

图16 22术后测量

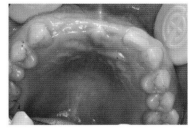

图17 5个月后复查

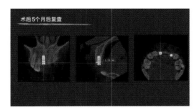

图18 5个月后11测量

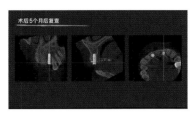

图19 5个月后22测量

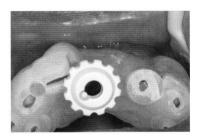

图20 数字化导板引导下的二期手术辅助定点

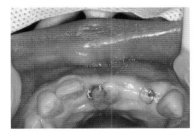

图21 种植体位点

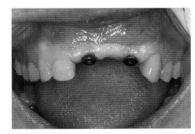

图22 旋入愈合帽

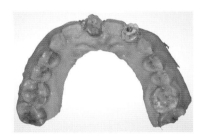

图23 数字化取模

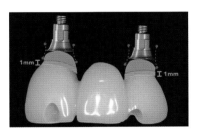

图24 数字化调整穿龈形态

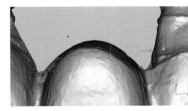

图25 数字化修整龈乳头部分空间形态

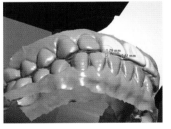

图26 数字化𬌗架模拟运动并调整咬合干扰点

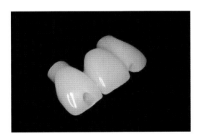

图27 CAD/CAM切削数字化树脂临时修复体

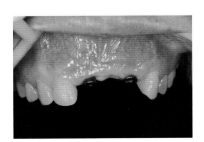

图28 塑形前龈缘形态

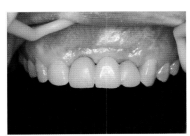

图29 第一次牙龈塑形

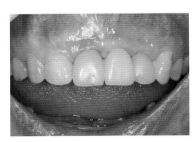

图30 第二次牙龈塑形

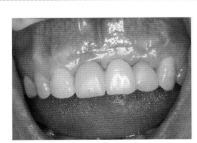

图31 第三次牙龈塑形

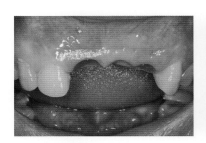

图32　最终龈缘形态

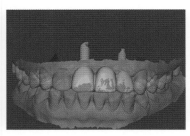

图33　口内戴入临时修复体确定现有龈缘位置

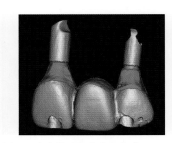

图34　确定临时义齿穿龈部分

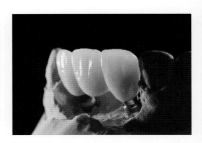

图35　复制临时义齿穿龈形态的最终修复体

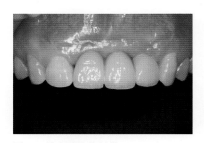

图36　戴入最终修复体

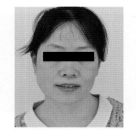

图37　戴入最终修复体后正面微笑像

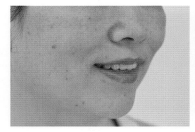

图38　戴入最终修复体后患者45°微笑像

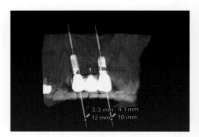

图39　修复后精度验证实际植入植体与计划植入位点基本吻合

三、讨论

现如今，数字化技术在口腔种植领域得到了广泛的应用，伴随着数字化技术的飞速发展，一些治疗理念也在不断地进行着革新。数字化引导的治疗流程相较于传统治疗流程具有巨大优势，这便使医生从传统治疗理念向数字化治疗理念进行迁移。

美学区连续多颗牙缺失的种植修复一直是口腔种植治疗的难点，在以往的病例中，通过数字化技术以修复为导向并在理想的三维位置植入种植体已成为现实。然而，最终制作出的修复体形态能否完全实现最初设计时的修复体形态仍值得我们思考。本病例以数字化流程为主线，以术前精确设计的美观蜡型为核心，通过数字化术前诊断评估与手术规划设计、数字化引导的种植外科技术、数字化制取光学印模、数字化精准切削临时修复体形态、数字化复制穿龈袖口及临时修复体形态，直至最终数字化复制穿龈形态于最终修复体上来实现了全程数字化治疗，力求体现精准操作、提高效率、高度可控、结果可以预期，实现了"以终为始，未来已见"的美学区连续多颗牙缺失的种植修复。

除此之外，为了维持患者长期修复美学效果，本病例还做出诸多考量。利用数字化导板对二期手术进行辅助定位体现了微创及精准医疗，避免了大翻瓣对患者造成的较大创伤。利用美观蜡型制作的临时修复体，在最终牙龈塑形满意后，使用光学扫描临时修复体穿龈形态，精准地复制到最终修复体上，实现了临时修复体至最终修复体之间的无缝衔接。利用粘接代型进行粘接的最终修复体，避免了粘接剂残留的风险，方便后期的维护。这些细节的处理，降低了修复体的维护成本，在提高患者的满意度和修复体寿命方面具有积极意义。

数字化是治疗手段而非目的，我们通过数字化技术，完成了高效、精准、可预期、"以终为始，未来已见"的种植治疗，并在观察期内获得了良好的美学效果。但在未来阶段，如何更好地利用数字化的优势，让更多的人遵从数字化流程实现数字化技术的价值，仍值得我们继续探索。

参考文献

[1] 宿玉成. 现代口腔种植学(精)[M]. 北京：人民卫生出版社, 2009.

[2] 张健, 王庆福, 王艳颖, 等. 数字化导板在口腔种植中的应用[J]. 中国实用口腔科杂志, 2014, 7(3):129-133.

[3] 耿威. 数字化口腔种植治疗现状与研究进展[J]. 中国实用口腔科杂志, 2016, 9(1):2-9.

[4] 宿玉成, 耿威, 戈怡, 等. 美学区种植修复的评价和临床程序[J]. 口腔医学研究, 2008, 24(3):147.

[5] DWismeijer. SChen, DBuser. 美学区连续多颗牙缺失间隙的种植修复[M]. 北京：人民军医出版社, 2014.

实时动态导航下美学区复杂牙列缺损种植修复1例

姚洋 唐海洋 张沙 宫苹

摘要

目的：数字化导航系统通过实时动态导航引导术者进行了精准口腔种植，同时利用数字化取模方式，最终获得了良好的修复效果。**材料与方法**：选取一位美学区先天缺牙的患者，排除自由手操作与导板辅助种植方案后，使用数字化导航系统实施种植手术。术前，给患者拍摄CT，通过三维影像分析患者骨质情况，进行DSD设计，患者表示满意，在导航软件中设计出精确的手术方案。术中，通过精确的红外光学追踪技术，快速方便地将该患者在导航软件中的医学图像、患者实时口腔情况和术者手中的手术器械统一到同一个空间坐标系中，通过导航软件中的实时影像动态引导各颗种植体的植入位点、方向和深度，辅助术者精准地按照术前设计方案进行实际操作。术后，通过数字化取模，完成最终修复。**结果**：种植手术顺利完成，术后拍片，示种植位点、角度、深度佳，种植效果理想，术后修复效果理想。**结论**：导航系统通过对三维医学影像的虚拟可视化应用，结合精确的红外定位技术，可实现手术器械、医学影像和人体空间位置三者的融合，达到精确的术中动态导航效果，能有效地提高种植手术的精准度，降低了手术操作难度。

关键词：数字化导航；DSD；数字化取模

随着种植技术的进步，数字化口腔种植技术越来越受到种植医生的重视与利用。数字化种植导板和导航可以辅助医生精准植入植体，实现"以修复导向"的种植。由于数字化导航拥有术中实时动态指导的优势，并且节约了患者的治疗周期和费用，越来越受到医生及患者的青睐。

一、材料与方法

1. **病例简介** 23岁男性患者，先天缺牙，已行正畸正颌联合治疗。口内检查见：13、31、33、41、43缺失，12、22、32、42为过小牙，前牙区咬合为切殆。自述无心血管疾病、糖尿病等系统性疾病，无传染病史，无食物及药物过敏史。

2. **诊断** 牙列缺损。

3. **治疗计划** 实时动态导航下引导植入13、33、31、41、43；12、22、32、42贴面修复，合理分配缺牙间隙。

4. **治疗过程**（图1~图30）

术前，通过照片分析患者面相及口内情况拍摄CT分析患者骨质情况，进行美学风险评估。再行DSD设计，患者表示满意。在导航系统中进行精确的种植手术设计，术中利用导航系统实时动态指导手术。最终于13植入Straumann钛锆种植体（BLT）3.3mm×12mm 1颗，于31、41各植入Straumann种植体（BL）NC3.3mm×12mm 1颗，于33、43各植入Straumann种植体（BL）RC4.1mm×12mm 1颗。种植手术顺利完成，术后拍CT，示种植位点、角度、深度佳，种植效果理想。术后4个月，戴临时冠行牙龈诱导。术后9个月，数字化取模，13、31、33、41、43最终行铸瓷冠修复。12、22、32、42行铸瓷贴面修复。修复效果理想。

二、结果与结论

种植手术顺利完成，种植效果理想，术后修复效果理想。数字化导航系统通过对三维医学影像的虚拟可视化应用，结合精确的红外定位技术，实现了手术器械、医学影像和人体空间位置三者的融合，达到了精确的术中动态导航效果，有效地提高了种植手术的精准度，降低了手术操作难度。数字化口腔种植达到的理想种植及修复效果值得医生与患者的信赖。

作者单位：四川大学华西口腔医院

通讯作者：宫苹；Email: gp602002@163.com

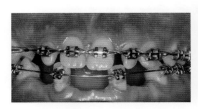

图1　术前照片：上下颌咬合，多牙缺失，侧切牙过小牙及对刃𬌗，尖牙反𬌗

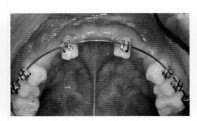

图2　术前照片：下颌，31、33、41、43缺失

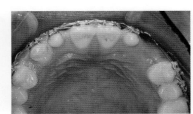

图3　术前照片：上颌，13缺失

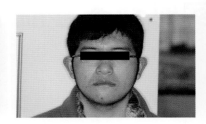

图4　术前正面像

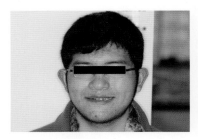

图5　术前正面微笑像

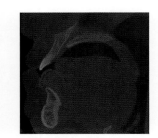

图6　术前CT：矢状面

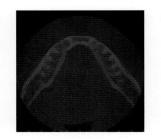

图7　术前CT：水平面

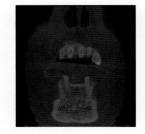

图8　术前CT：冠状面

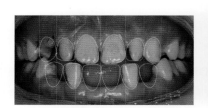

图9　术前DSD设计

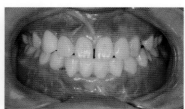

图10　DSD设计后的口内试戴：咬合

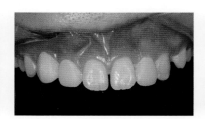

图11　DSD设计后的口内试戴：上颌

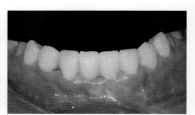

图12　DSD设计后的口内试戴：下颌

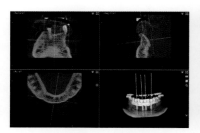

图13　导航仪上进行术前的手术设计1

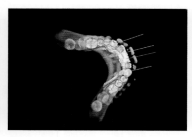

图14　导航仪上进行术前的手术设计2

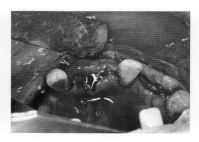

图15　术中照片：翻瓣

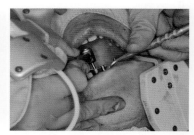

图16　术中照片：实时导航下的种植备洞

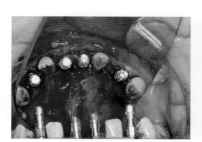

图17　术中照片：备洞时方向杆反复探查

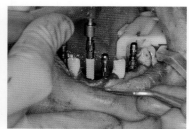

图18　术中照片：植入植体

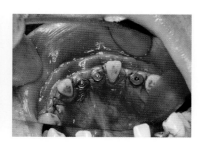

图19　术中照片：植入植体后，上愈合帽，覆盖螺丝，缝合止血

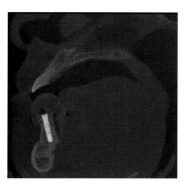

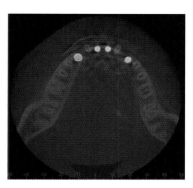

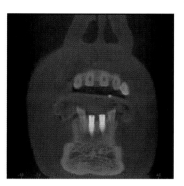

图20 术后CT：矢状面，示种植体位置良好　　　图21 术后CT：水平面，示种植体位置良好　　　图22 术后CT：冠状面，示种植体位置良好

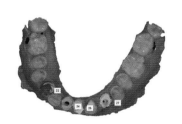

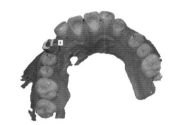

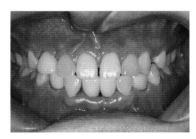

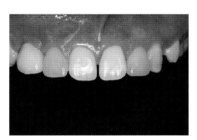

图23 口扫取模：下颌　　　图24 口扫取模：上颌　　　图25 铸瓷冠+贴面修复后：正面咬合像　　　图26 铸瓷冠+贴面修复后：上颌

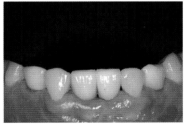

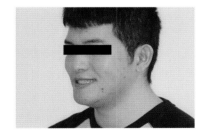

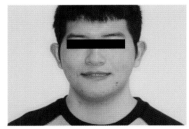

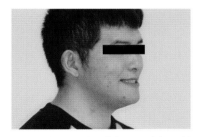

图27 铸瓷冠+贴面修复后：下颌　　　图28 铸瓷冠+贴面修复后：左侧面微笑像　　　图29 铸瓷冠+贴面修复后：正面微笑像　　　图30 铸瓷冠+贴面修复后：右侧面微笑像

全程数字化在下颌骨截骨重建后种植中的应用

舒林径　李显　刘云飞　王超

摘要

本病例患者不幸罹患牙源性钙化上皮瘤，我院多学科共同努力，通过多种数字化手段辅助腓骨带蒂肌皮瓣移植、结缔组织移植、种植体植入，最终行套筒冠修复，达到了良好的功能和美学效果。

关键词：牙源性钙化上皮瘤；数字化导板；结缔组织移植

随着功能性外科和修复的日益受到关注，如何使下颌骨节段性缺损的修复达到更理想的效果成为多学科交流的热点。本病例通过多学科联合治疗，采取多种数字化手段，为肿瘤患者达到了良好的功能和美学效果。

一、材料与方法

1. 病例简介　42岁男性患者，因右下后牙区松动6个月于我院就诊。口内可见右侧后牙区塌陷明显，该区域牙呈Ⅲ度松动。

2. 诊断　牙源性钙化上皮瘤。

3. 治疗计划　腓骨带蒂肌皮瓣移植，结缔组织移植，种植体植入，套筒冠修复。

4. 治疗过程（图1～图17）

在传统情况下，外科医生通过经验性手术对肿瘤进行切除和重建。其一并未考虑修复问题，导致后期患者咀嚼功能重建困难；其二精确性差，形态恢复困难，美学效果差，患者心理负担重。随着功能性外科和修复的日益受到关注，如何使下颌骨节段性缺损的修复达到更理想的效果成为多学科交流的热点。为此，我们为患者设计了骨增量后行种植义齿修复的方案。为实现最终种植修复的目标，我们面临诸多难题。

首先，如何精准确保瘤体切除。其次，后牙区节段性切除后，咬合锁结被打破，关节由于翼外肌的牵引，可能引发前下移位。那如何保证关节位置稳定呢？切除如此大范围下颌骨后，该区域如何精确重建呢？如何保证取骨量充足准确呢？在种植体植入时如何确保种植位置准确呢？针对软组织大量不足的情况，我们如何重建种植体周稳定健康的软组织呢？最终修复过高的𬌗间距，如何选择长期有效的修复方式呢？

为此，我们特组建了以数字化团队为主线，种植修复引导外科手术的多学科交叉团队，多次集中商讨，为患者制订了全套数字化手术方案。

作者单位：重庆医科大学附属口腔医院

通讯作者：舒林径；Email: 362155543@qq.com

首先为保证截骨范围精确，设计并打印了数字化颌骨截骨导板。

然后设计了数字化关节定位导板，通过锚点链接上下颌骨，稳定关节位置。

CTA显示患者的腓动脉血供良好，拟作为取骨区。数字化截骨导板辅助，精确定位取骨范围。

通过三维有限元分析我们选取了最佳的单层腓骨固定部位，并通过数字化腓骨就位导板，实现精确塑形。

在6个月后的种植植入阶段，我们为其设计了数字化骨支持式种植导板，最大限度保留钛板的同时精确植入种植体。

软组织移植阶段，我们设计了数字化软组织固定板保证软组织的稳定。通过模拟腭部形态打印了数字化腭护板。

在一系列数字化导板的辅助下，我们逐一完成治疗流程。外科截骨手术中，通过钛钉固定数字化关节定位导板，进而固位截骨导板的远中端和近中端。精确截骨。数字化取骨导板引导下准确制取腓骨带蒂肌皮瓣并显微吻合血管。在数字化就位导板的引导下塑形固位腓骨。术后结果与术前设计一致，患者面型恢复良好，关节位置稳定。

在种植手术中，通过数字化导板引导精确植入Osstem 4.5mm×10mm的4颗种植体，最大限度减少钛板取出，CBCT显示患者种植术后效果良好稳定。为保证种植体周获得稳定充足的角化龈，行大范围结缔组织移植术。

缝线通过圆圈所示的缝线孔将硬质的数字化软组织固定板固定压迫于受区，更好地保证软组织的稳定。腭部两侧作为供区，我们先行碘仿纱条缝合包扎，随后使用数字化腭护板固位于牙列上，密合地压迫供区。达到止血、保护的效果。4个月后，完全无角化龈存在的牙槽嵴顶出现一定量角化牙龈。为减少新生骨的过度受力，利于患者清洁，我们选择了患者可稳定佩戴，又能自行取下清洁的套筒冠方式进行上部修复。修复后6个月随访，患者非常满意。

二、结果

一名不幸罹患肿瘤的患者，在多学科2年多共同努力下，最终获得了稳定

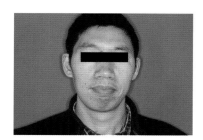

图1　患者术前像

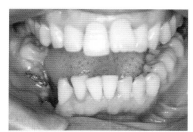

图2　术前口内像

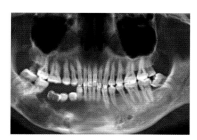

图3　术前全景片

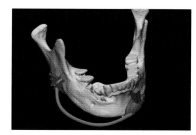

图4　数字化截骨导板

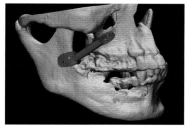

图5　数字化关节定位导板

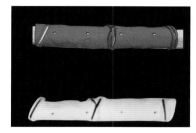

图6　数字化腓骨取骨导板

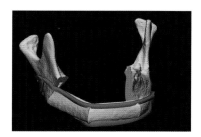

图7　数字化腓骨就位导板

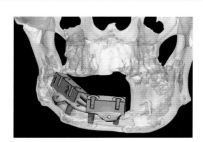

图8　数字化骨支持式种植导板

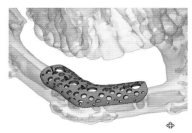

图9　数字化软组织固定板

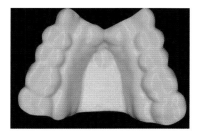

图10　数字化腭保护板

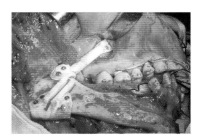

图11　术中钛钉固定数字化关节定位导板和数字化截骨导板

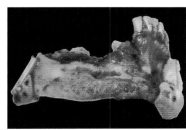

图12　精确切除肿瘤

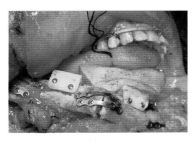

图13　腓骨精确就位

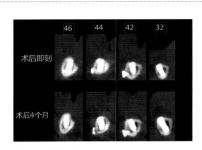

图14　种植后CBCT

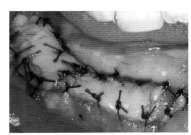

图15　结缔组织移植术后

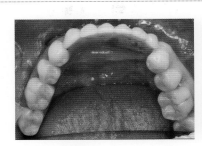
图16　修复𬌗面像

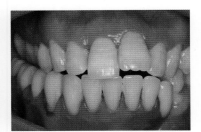
图17　修复唇面像

美观的功能性修复，戴牙后面型明显年轻不少，影像学随访，骨水平稳定。

三、讨论

本病例创新性的关节定位导板的应用，保证了患者在大范围骨切除后，颞下颌关节保持稳定。创新性数字化的软组织固定板和腭保护板的使用，有利于患者的软组织愈合。

数字化全程导板与"自由手"结合全口种植即刻修复病例1例

王宇　妠蜜思　王心华　俞梦飞　章杰苗　程志鹏

摘要

60岁女性患者，因牙周炎致上下颌牙列缺损，行活动义齿修复数年，现因义齿固位不良，无法咀嚼要求种植修复治疗。患者面型基本正常，面下1/3高度尚可，上唇略前凸，高笑线。口内见上下颌牙列缺损，下颌余留牙Ⅲ度松动，上颌13～23Ⅱ度松动，其余Ⅲ度松动。摄片发现上颌后牙区牙槽骨吸收严重，骨量明显不足。前牙区及前磨牙区骨量尚可，下颌骨量相关充足。经团队讨论治疗方案为：①下颌全程导板引导下All-on-4种植即刻修复，②上颌常规All-on-4种植即刻修复。术中下颌在全程导板引导下进行不翻瓣的All-on-4种植修复手术，上颌拔除余留牙，切开翻瓣后进行牙槽骨修整，定点备洞，植入植体。术后即刻取模，行临时固定义齿修复，3～6个月后行永久修复。修复后患者口颌功能恢复，面型笑容改善。医患双方对修复效果均基本满意。

关键词： 牙列缺损；种植；全程导板；All-on-4；美学

慢性牙周炎是牙周炎最常见的临床类型，也是造成成年人牙列缺损或缺失的主要因素之一。患者常因牙周破坏以及其他原因导致牙齿拔除，造成牙列缺损，咬合不稳定，牙齿病理性移位。随着种植体制作工艺的改进和牙种植临床技术的成熟，慢性牙周炎已从种植修复的绝对禁忌证转为相对禁忌证，种植义齿在牙周炎患者中已经获得较高的成功率并成为其最佳修复方案。数字化种植是目前口腔行业探索的重要诊疗发展方向，数字化导板指导的种植技术，实现了可视化种植流程，提高了种植手术的精准性和可预期性。利用数字化技术，术前充分评估患者条件，设计合适的种植体数量、型号和具体位置，保证即刻负重的成功及植体长期的稳定性，同时缩短手术时间，减少手术创伤，让患者有更好的体验。然而数字化导板的使用仍然处于发展阶段，在使用的过程中仍然会存在一定的问题和缺陷。这需要我们不断地思考和改进，最终完善数字化的设计、制作和应用。

本文报道了1例因牙周炎致牙列缺损的患者，采用数字化全程导板结合"自由手"进行上下颌All-on-4种植即刻修复的治疗过程，为相似患者的修复治疗方案提供思考和经验。

一、材料与方法

1. 病例简介　60岁女性患者，因牙周炎致上下颌牙列缺损行活动义齿修复数年，现因"义齿固位不良，无法咀嚼要求种植修复治疗"为主诉。患者无全身性系统性疾病，无烟酒等不良嗜好。面型检查：面型基本正常，

作者单位：浙江大学医学院附属口腔医院
通讯作者：程志鹏；Email: kqczp@sina.com

面下1/3高度尚可，上唇略前凸，高笑线。口内检查：上下颌牙列缺损，下颌余留牙Ⅲ度松动，上颌13～23Ⅱ度松动，其余Ⅲ度松动。牙龈无明显红肿，附着龈大部分存留。影像学检查：首先拔除下颌余留牙，1个月后摄片可见：上颌后牙区（Ⅲ区）骨量明显不足，前牙区及前磨牙区（Ⅰ区及Ⅱ区）骨宽高度尚可，牙槽嵴高低不平；下颌骨宽高度相对充足，牙槽嵴平坦度良好。

2. 诊断　牙周炎；牙列缺损。

3. 治疗计划

（1）下颌全程导板引导下All-on-4种植即刻修复。

（2）上颌常规All-on-4种植即刻修复。

（3）即刻负重-临时过渡义齿。

（4）3个月后永久修复。

4. 治疗过程（图1～图30）

（1）术前准备：术前1个月拔除患者下颌余留牙，待黏膜愈合后，制取模型及咬合关系，制作活动义齿，在义齿表面标记阻射点，拍摄CBCT，在Nobel Clinicial软件下匹配整合，重建下颌骨形态及下颌神经管等重要解剖结构。参考阻射义齿及颌骨条件设计种植植入位点，根据颌骨条件选取适合型号植体，在虚拟模型上设计规划植体的位置和方向，采用相同方法设计复合基台型号和位置，最终设计完成全程数字化导板并制作。将制作完成的导板于患者口内试戴，制取咬合记录，确定导板在口内的精确位置，消毒备用。术前血化验、麻醉前准备等。

（2）第一次外科手术：患者口内利用硅橡胶咬合记录初步固定全程导板，局部麻醉下安装固位钉，取下咬合记录，在各级引导环的引导下逐级备

洞，在35、45位置颏孔前部植入Nobel Active 4.3mm×13mm植体各1颗。32、42位置沿颌骨长轴植入Nobel Active 3.5mm×13mm植体各1颗。测量种植体扭矩均达到35N·cm，扭矩总和超过120N·cm。前牙区两颗植体安放0°复合基台，后牙区两颗斜行植体安放30°复合基台，0°基台加矩至35N·cm，30°基台加扭矩15N·cm。安放卫生帽，缝合。

（3）第二次外科手术：局部麻醉下于上颌牙槽嵴顶行T形切口，翻开黏骨膜瓣，暴露双侧前牙区，前磨牙区骨质。拔除上颌余留牙，进行截骨及牙槽骨修整，于12、22、15、25位置定点，逐级备洞，15、25位置植入Nobel Active 4.3mm×13mm植体各1颗，12、22位置植入Nobel Active 3.5mm×13mm植体各1颗，测量扭矩均达到35N·cm，扭矩总和超过120N·cm。前牙区两颗植体安放17°复合基台，后牙区两颗斜行植体安放

30°复合基台，基台加扭矩至15N·cm。安放卫生帽，缝合。

（4）种植支持上部临时过渡修复治疗：在第一、第二次手术后即刻行上下颌开窗式取模。记录咬合关系。制作螺丝固位一段式临时树脂修复体。3天内戴牙。

（5）种植支持上部美学永久修复治疗：在临时修复后3个月进行二次法开放式取模，面弓转移，记录咬合关系。制作上下颌螺丝固位一段式纯钛切削支架高耐磨树脂终修复体。于患者口内试戴，精细调整咬合。

二、结果

修复后患者口颌功能明显改善，咬合关系良好，覆𬌗覆盖正常，高笑线变为低笑线。患者充满自信，微笑露齿。医患双方对修复效果均基本满意。

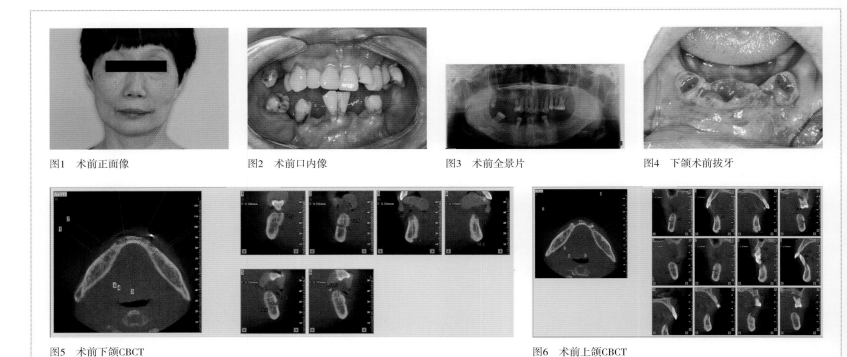

图1　术前正面像　　　　图2　术前口内像　　　　图3　术前全景片　　　　图4　下颌术前拔牙

图5　术前下颌CBCT　　　　　　　　　　　　　　图6　术前上颌CBCT

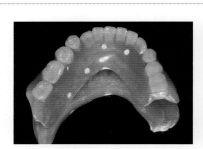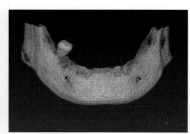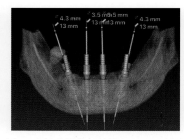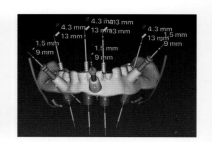

图7　阻射义齿　　　　图8　软件重建下颌骨形态及下颌神经管　　　　图9　选择种植体型号模拟植入下颌骨内　　　　图10　软件下生成导板

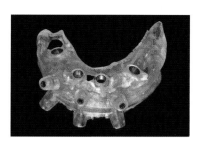

图11 全程导板

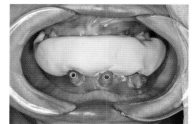

图12 口内咬合记录固定导板

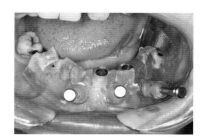

图13 口内安装固位钉

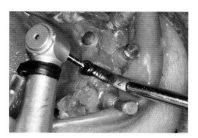

图14 引导环引导下种植窝备洞

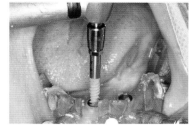

图15 种植体植入

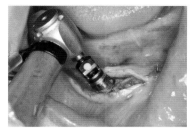

图16 骨磨修整种植体周边骨质

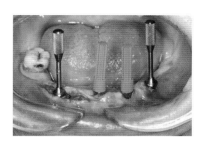

图17 复合基台安装就位

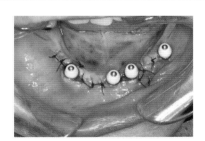

图18 安装保护帽

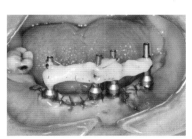

图19 术后即刻取模

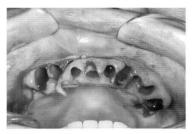

图20 上颌手术拔除残根

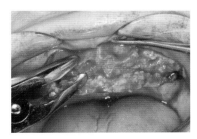

图21 牙槽骨修整

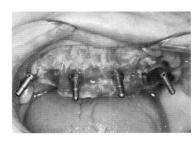

图22 种植窝定点备洞

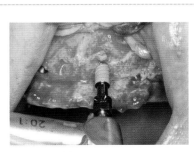

图23 种植体植入

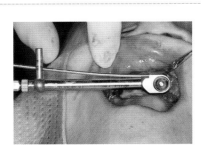

图24 种植体扭矩测定

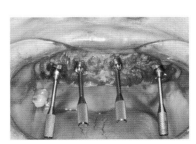

图25 复合基台安装就位

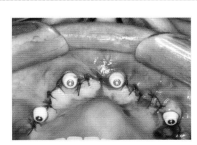

图26 安装保护帽

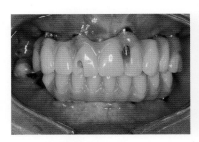 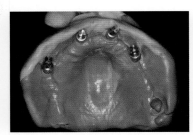 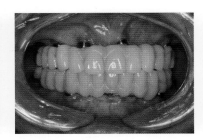 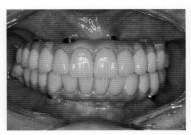

图27　临时牙试戴　　　　图28　永久修复取模　　　　图29　树脂桥架试排牙　　　　图30　终修复口内像

三、讨论

种植支持式固定义齿与传统的总义齿和覆盖义齿相比，能够更好地避免黏膜压痛，恢复咀嚼功能，但是余留牙的存在往往会影响整个种植修复治疗的设计。目前部分观点认为可以牺牲个别可治疗的牙齿获取更好的临床结果。本病例中，患者因牙周炎导致上下颌牙列缺损，余留牙也多数松动，无法正常咀嚼，同时上前牙唇侧倾斜移位，前牙覆盖较大，自觉影响美观，患者希望能够在改善咀嚼功能的同时改善美观问题，因此经与患者进行充分讨论后，我们决定拔除上下颌牙齿进行全口种植支持的固定修复治疗。从影像学上分析，患者的上颌牙槽嵴高低不平，后牙区骨吸收严重，前牙及前磨牙区骨宽高度尚可，下颌牙槽嵴相对平坦，牙槽嵴宽高度充足。经文献阅读可知：在颌骨条件平坦理想的情况下，应用数字化技术进行全程导板不翻瓣具有更好的准确性。

全口种植固定修复治疗手术往往比较复杂，患者需要花费较长时间完成整个治疗过程。数字化全程导板能够实现不翻瓣完成All-on-4种植手术的微创治疗，达到精准、快速地完成手术，避免常规翻瓣手术为患者带来的创伤和痛苦。这样的手术方案针对该病例是一种相对较理想的治疗方案。我们先将下颌余留牙拔除，1个月后进行一系列准备为患者制作下颌数字化全程导板。并在全程导板的引导下进行下颌不翻瓣All-on-4种植手术。上颌因余留牙较多，牙槽嵴高低不平，因此团队决定采用"自由手"的方式完成上颌All-on-4种植手术。

尽管数字化全程导板极大地减少了手术时间，减轻手术创伤，降低了患者的痛苦，但是作为本团队第一例数字化全程导板引导下的不翻瓣微创种植手术，该病例存在一定的问题和缺陷。由于对下颌牙槽嵴形态的影像学判读存在一定误差，忽视了骨床表面突出的骨嵴和骨尖，植体位置设计过深，从而忽略了全程导板导环的深度，因此手术中导板固定时便出现偏斜，导致植入后种植体整体左偏。对于全程导板的使用，术前对影像学的判读非常重要，包括影像学的检查、阻射义齿的设计、阻射义齿与下颌骨影像的有效匹配整合、植体的分布设计、复合基台的选择等。

术后至今种植体的骨结合良好，无明显并发症的出现，也未出现种植体的失败脱落。患者面型恢复良好，咀嚼功能满意，相对过去的活动义齿修复，All-on-4无论在功能性还是美观性上都极大地改善了患者的生活状态。

参考文献

[1] Smith MM, Knight ET, Al-Harthi L, et al. Chronic periodontitis and implant dentistry[J]. Periodontol, 2000, 74(1): 63-73.

[2] Jinmeng L, Guomin O. Accuracy of computer-guided implant placement and influencing factors[J]. Hua Xi Kou Qiang Yi Xue Za Zhi, 2017, 35(1): 93-98.

[3] de Almeida EO, Pellizzer EP, Goiatto MC, et al. Computer-guided surgery in implantology: review of basic concepts[J]. J Craniofac Surg, 2010, 21(6): 1917-1921.

[4] Papaspyridakos P, Ben Yehuda D, Rajput N, et al. Digital Workflow: From Guided Surgery to Final Full-Arch Implant Prosthesis in Three Visits[J]. Compend Contin Educ Dent, 39, e1-e4.

[5] Malo P, de Araujo Nobre M, Lopes A, et al. A longitudinal study of the survival of All-on-4 implants in the mandible with up to 10 years of follow-up[J]. J Am Dent Assoc, 142: 310-320.

数字化手术导板在美学区连续多牙即刻种植的应用：3年随访

吴夏怡　李志鹏　乔威　刘泉　陈卓凡

摘要

目的：牙列缺损的数字化外科导板在即刻种植的应用尚缺乏临床规范，本研究拟探讨将数字化外科导板技术运用于即刻种植即刻修复的可行性。

材料与方法： 38岁女性患者，上前牙15～25金属烤瓷联冠修复，基牙重度牙周炎，松动Ⅲ度。余留牙轻到中度牙周炎，已完成全口系统牙周治疗，控制稳定，无口腔种植禁忌证。患者不能接受无牙或活动义齿的过渡期。

关键词：数字化外科导板；即刻种植；即刻修复

一、材料与方法

1. 病例简介　38岁女性患者，上前牙15～25金属烤瓷联冠修复，基牙重度牙周炎，松动Ⅲ度。余留牙轻到中度牙周炎，已完成全口系统牙周治疗，控制稳定，无口腔种植禁忌证。患者不能接受无牙或活动义齿的过渡期。

2. 治疗过程（图1～图11）

（1）术前准备：CBCT扫描患者全牙列及颌面部软硬组织，GuideMia计算机模拟拔除15～25，计算机辅助设计在15、25处植入4.10mm×12mm，13、22、23植入3.3mm×12mm，12处植入3.3mm×10mm Straumann SP，RN 种植体各1颗。计算机辅助制作外科导板、个性化钛合金基台以及种植体支持固定即刻修复体。

（2）术中：拆除不良修复体，微创拔除患牙，固定种植外科导板，植入设计的6颗种植体，放置个性化基台，牙周微创切口行13、12唇侧GBR骨增量术，严密缝合，即刻修复。

（3）术后：14天复查牙龈组织愈合良好、稳定，无明显退缩。2个月复查CT，骨整合良好。4个月开窗式取模，记录颌位关系，制作最终义齿。2年后随访（曲面体层片），骨整合良好，未见明显骨吸收。

二、结果

3年随访结果，种植体成功率100%，患者对修复效果满意，美学效果和咀嚼功能都恢复良好，口腔健康相关生活质量提高。利用数字化外科导板、个性化临时基台及数字化即刻修复体，即刻种植即刻修复是可行的。

三、讨论

微创为种植外科手术的原则之一，数字化外科导板下种植以最少的骨增量手术，使种植体植入位置理想，降低手术并发症风险。即刻种植的即刻修复能引导软组织愈合到最佳美学效果，成功保留了切牙乳头，最大限度减少牙龈退缩，这一优点在前牙美学种植中特别重要。

四、结论

数字化外科导板技术在美学区域即刻种植即刻修复的应用能以修复为导向，以最少且必要的骨增量手术，使种植体植入理想位置，降低手术并发症风险，最大限度实现最新口腔种植共识要求的个性化、精确化"生物学、功能学、美学"重建，为今后临床规范或治疗指南的制定提供参考。

作者单位：中山大学光华口腔医学院·附属口腔医院

通讯作者：陈卓凡；Email: dentistczf@163.com

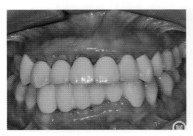

图1　初诊口内检查

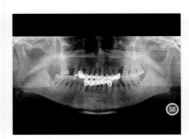

图2　初诊曲面断层检查

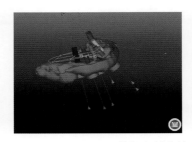

图3　GuideMia CAD模拟即刻种植（Straumann 软组织水平种植体）

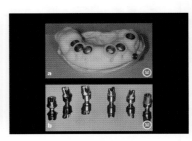

图4　格莱美系统CAD/CAM: a.外科手术导板；b.个性化临时基台

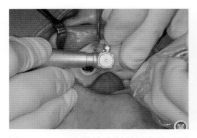

图5　CAD/CAM种植外科导板引导下即刻种植（备洞）

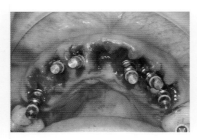

图6　CAD/CAM种植外科导板引导下植入Straumann 软组织水平种植体6颗

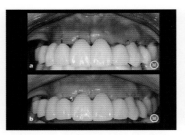

图7　a.术后即刻修复；b.术后2周复查

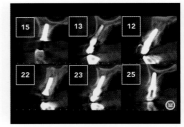

图8　术后8周复查CT，骨整合良好

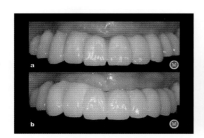

图9　a.术后12周更换临时修复体；b.术后24周试戴最终修复体

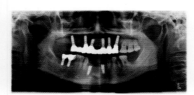

图10　2年后复查曲面断层检查

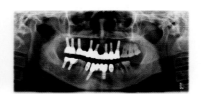

图11　3年后复查曲面断层检查

参考文献

[1] 陈卓凡.口腔种植治疗的基础研究与临床应用[M].北京：人民军医出版社, 2010.

[2] 林野. 口腔种植学[M].北京：北京大学口腔医学出版社, 2013.

[3] 陈卓凡. 即刻种植治疗方案的评估与实施[J].中华口腔医学杂志, 2013, 48(4): 203–206.

[4] 施斌, 赖亚昌, 陈卓凡, 等. 关于即刻种植的思考[J]. 国际口腔医学杂志, 2014, 41(3): 255–261.

[5] 陈卓凡.上颌前牙区的即刻种植与即刻修复治疗[J]. 中华口腔医学杂志, 2010, 45(12): 730–733.

[6] 陈卓凡, 张晓聪. 种植即刻修复与即刻负载[J]. 中国实用口腔科杂志, 2008, 1(6): 333–336.

[7] 吴展, 李婧, 陈卓凡, 等. 上颌前牙即刻种植即刻修复的临床应用研究[J].中国口腔种植学杂志, 2012, 17(2): 67–71, 82.

[8] De Santis D. Computer–assisted surgery in the lower jaw: double surgical guide for immediately loaded implants in postextractive sites–technical notes and a case report[J]. J Oral Implantol, 2009, 36(1):61–68.

[9] De SantisD. Computer–assisted surgery: double surgical guides for immediate loading of implants in maxillary postextractive sites[J]. J Craniofac Surg. 2010, 21(6):1781–1785.

[10] DaasM. Computer–Guided Implant Surgery in Fresh Extraction Sockets And Immediate Loading of a Full Arch Restoration: A 2–Year Follow–Up Study of 14 Consecutively Treated Patients[J]. Int J Dent, 2015, 2015:824127.

[11] Amorfini L. Rehabilitation of a dentate mandible requiring a full arch rehabilitation. Immediate loading of a fixed complete denture on 8 implants placed with a bone–supported surgical computer–planned guide: a case report[J]. J Oral Implantol, 2011, Spec No:106–113.

[12] Schneider D. A systematic review on the accuracy and the clinical outcome of computer–guided template–based implant dentistry[J]. Clin Oral Implants Res, 2009, Suppl 4:73–86.

[13] Vercruyssen M. Computer–supported implant planning and guided surgery: a narrative review[J]. Clin Oral Implants Res, 2015, Suppl 11:69–76.

[14] Verhamme LM. A clinically relevant validation method for implant placement after virtual planning[J]. Clin Oral Implants Res, 2013, 24(11):1265–1272.

[15] Hammerle CHF. Digital technologies to support planning, treatment, and fabrication processes and outcome assessments in implant dentistry. Summary and consensus statements. The 4th EAO consensus conference 2015[J]. Clin Oral Implants Res, 2015, Suppl 11:97–101.

[16] Liu JY. The Mandarin Chinese shortened version of Oral Health Impact Profile for partially edentate patients with implant–supported prostheses[J]. J Oral Rehabil, 2012, 39(8):591–599.

数字化导板在上颌后牙骨量不足区域微创种植的应用

张婷婷　　胡建

摘 要

目的：观察倾斜种植体在上颌后牙骨量不足区域应用的效果。**材料与方法**：对1例上颌后牙长期缺失后骨量不足的患者，通过利用缺牙区远中较好的骨量，数字化导板引导下进行倾斜种植，最终完成缺牙区的修复。**结果**：种植体初期稳定性佳，无松动疼痛，达到良好的骨结合。通过利用缺牙区远中的骨量，借助数字化导板引种植，无须翻瓣，无须骨增量或上颌窦提升手术，无须开辟第二术区，减少修复周期及创伤，减轻了患者的不适，患者对修复效果满意。**结论**：数字化导板引导下倾斜种植在上颌后牙骨量不足区域的种植修复中取得了较好的效果，其长期效果仍需临床紧密随访观察。

关键词：数字化导板；倾斜种植；微创；骨量不足

种植修复越来越成为牙列缺损或缺失患者首选的治疗方案，种植修复的成功需要达到一定的骨结合，但对于上颌后牙区长期缺牙后牙槽骨吸收和上颌窦气化导致骨量严重萎缩的患者，如何实现良好长久的种植修复为口腔种植中的一个难点。针对这一问题，可通过骨增量如上颌窦提升植骨、骨块移植植骨等方式实现种植修复。但骨增量方案增加了手术难度，患者需要承担较高的手术风险，很多患者无法接受较重的术后疼痛、肿胀，甚至是手术瘢痕，同时患者需要面临较长的修复周期以及额外的费用。而临床很多患者倾向选择相对较小的创伤及较短的周期解决后牙区骨量不足情况下种植修复的问题。近年来，对于上颌后牙区严重萎缩骨量不足的情况，一种较小创伤的方式是通过倾斜种植，最大限度利用患者的剩余骨量，如上颌结节区、上颌窦分隔区、颧骨区骨量等来实现种植。

一、材料与方法

1. **病例简介**　50岁男性患者。主诉：上颌后牙缺失数年。现病史：患者自诉上颌后牙缺失数年，影响咀嚼，现为求种植修复，遂来我科。既往史：既往体健，否认系统性病史；口腔检查：16缺失，17近中倾斜至16缺牙区，松动Ⅲ度，基牙周围牙龈组织退缩，牙根暴露，颌间距离基本正常。口腔卫生差，全口牙结石Ⅱ度，牙龈轻度红肿。

2. **诊断**　上颌牙列缺损。

3. **治疗计划**　根据患者病情与患者商讨治疗方案提出以下方案：

（1）活动修复。

（2）骨块移植+择期种植修复。

（3）上颌窦提升+植骨+择期种植修复。

（4）倾斜种植修复：患者希望可以尽量减少复诊次数，减小创伤，修

复体使用舒适方便，最终决定选择通过倾斜种植的方式进行修复。

最终方案：利用17偏远中较充足骨量倾斜植入2颗植体，择期修复。

4. **治疗过程**（图1~图31，表1）

（1）数字化导板引导下倾斜种植：导板试戴、消毒备用。常规消毒、铺巾，数字化导板就位后，导板引导下环切，先锋钻定位定深，取下导板，放置标示杆确定种植体方向，方向无误后，用扩孔钻逐级预备种植窝，将Straumann种植体4.1mm×8mm植入窝洞中，旋入愈合基台。

（2）最终修复：3个月骨结合完成后，取模制作最终义齿。

二、结果

种植体初期稳定性佳，无松动疼痛，达到良好的骨结合。通过利用缺牙区远中的骨量，借助数字化导板引导种植，无须翻瓣，无须骨增量或上颌窦提升手术，无须开辟第二术区，减少修复周期及创伤，减轻了患者的不

表1　外科SAC分类评估

因素		评估	备注
全身因素	全身禁忌证	无	
	吸烟	有	
	发育因素	无	
位点因素	骨量	不足	牙槽嵴顶垂直向骨吸收明显
	解剖风险	高	邻近上颌窦
	美学风险	低	
	复杂程度	高	避开上颌窦底种植
	并发症风险	高	上颌窦穿通
	负荷方案	延期	种植体植入12周后修复
	SAC分类	高度复杂	涉及垂直向骨缺损及上颌窦

作者单位：武汉大学口腔医学院

通讯作者：胡建；Email: 00008460@whu.edu.cn

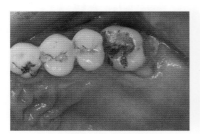
图1　术前检查1

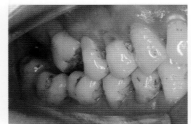
图2　术前检查2

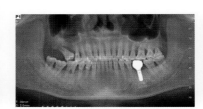
图3　影像学检查

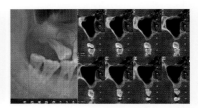
图4　CBCT示16、17位点骨量不足1

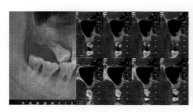
图5　CBCT示16、17位点骨量不足2

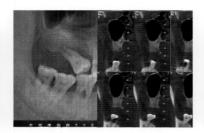
图6　CBCT示17远中区域骨量

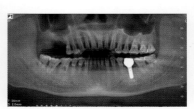
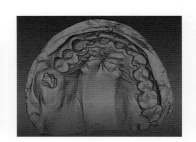
图7、图8　将CBCT数据与扫描数据拟合

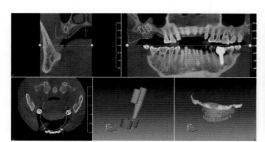
图9　种植方案设计

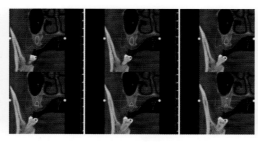
图10　17拟植入Straumann 4.1mm×8mm植体

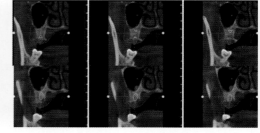
图11　16拟植入Straumann 4.1mm×8mm植体

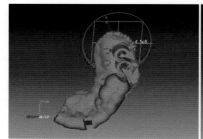
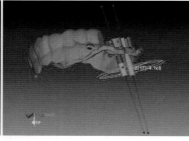
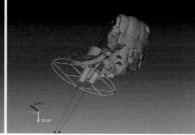
图12　导板设计——牙支持式导板、先锋钻导板

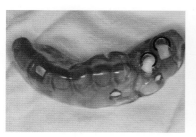
图13　手术过程1

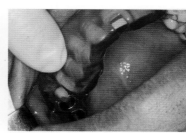
图14　手术过程2

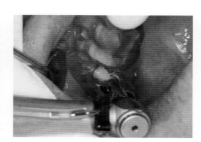
图15　手术过程3

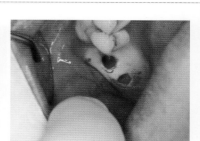
图16　手术过程4

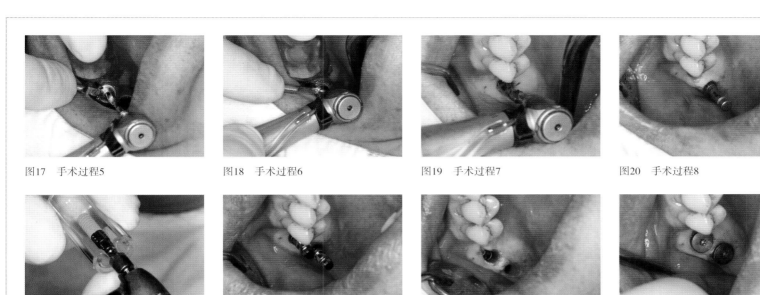

图17　手术过程5　　　　图18　手术过程6　　　　图19　手术过程7　　　　图20　手术过程8

图21　手术过程9　　　　图22　手术过程10　　　　图23　手术过程11　　　　图24　手术过程12

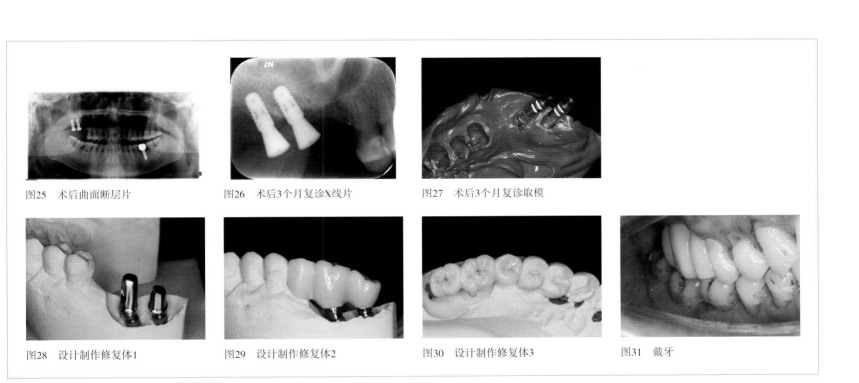

图25　术后曲面断层片　　　图26　术后3个月复诊X线片　　　图27　术后3个月复诊取模

图28　设计制作修复体1　　图29　设计制作修复体2　　图30　设计制作修复体3　　图31　戴牙

适，患者对修复效果满意。

三、结论

数字化导板引导下倾斜种植在上颌后牙骨量不足区域的种植修复中取得了较好的效果，其长期效果仍需临床紧密随访观察。

四、讨论

上颌后牙区牙齿长期缺失后由于牙槽嵴失用性萎缩及上颌窦气化，往往伴有骨量不足。临床中可通过骨增量如上颌窦提升植骨、骨块移植植骨等方式恢复骨量完成种植修复，但是植骨周期较长，效果无法确定，患者往往需要承担较高的风险与创伤。对于一些患者，我们可以利用其上颌后牙区部分位点的充足骨量采用倾斜种植的方法完成种植。目前倾斜植体在穿颧、穿翼种植及All-on-4设计中逐渐应用，并得到了文献的支持。该病例尝试将倾斜种植的理念应用于上颌后牙局部缺牙区，在减小患者治疗周期的同时最大限度地降低了手术风险及创伤。目前，有文献指出在种植体存留率及边缘骨吸收或种植修复后并发症（植体折断、冠松动、修复体折断等）方面倾斜种植近似于轴向种植，无统计学差异。也有文献建议，通过多颗植体固定修复有利于周围骨应力的分散。尽管倾斜种植作为上颌后牙骨量严重萎缩后修复的一种备选方案，但由于上颌后牙区手术视野不佳、术区毗邻上颌窦、倾斜角度在骨量有限的情况下，医生难以精确把控。可通过借助数字化外科导板，辅助引导倾斜种植，降低手术难度及风险，无须翻瓣，降低手术创伤。本病例中采用先锋钻导板，尽管文献指出全程导板的偏离误差低于先锋钻导板，但是医生希望在导板辅助引导的同时根据术中情况实时调整植体。将导板的引导与医生的经验相结合，最大限度地减小创伤，完成修复。

参考文献

[1] Browaeys H, Bouvry P, De Bruyn H. A literature review on biomaterials in sinus augmentation procedures[J]. Clin Implant Dent Relat Res. 2007, 9:166 - 177.

[2] Al-Dajani M. Incidence, Risk Factors, and Complications of Schneiderian Membrane Perforation in Sinus Lift Surgery: A Meta-Analysis[J]. Implant Dentistry, 2016, 25(3).

[3] Barnea E , Tal H , Nissan J , et al. The Use of Tilted Implant for Posterior Atrophic Maxilla[J]. Clin Implant Dent Relat Res, 2016, 18(4):788-800.

[4] Aparicio C, Perales P, Bo R. Tilted Implants as an Alternative to Maxillary Sinus Grafting: A Clinical, Radiologic, and Periotest Study[J]. Clinical Implant Dentistry & Related Research, 2010, 3(1):39-49.

[5] Lin WS, Eckert SE. Clinical performance of intentionally tilted implants versus axially positioned implants: A systematic review[J]. Clin Implant Dent Relat Res, 2018.

[6] Van MW, De HB, Vandeweghe S. A prospective, split-mouth study comparing tilted implants with angulated connection versus conventional implants with angulated abutment[J]. Clin Implant Dent Relat Res. 2017(suppl 1).

[7] Lei G , Jing Y , Yuanqin W . Accuracy evaluation of digital surgical template in angled implantation in the maxillary posterior region[J]. Journal of Prevention & Treatment for Stomatological Diseases, 2017.

[8] Jinmeng L , Guomin O . Accuracy of computer-guided implant placement and influencing factors[J]. West China Journal of Stomatology, 2017, 35(1):93.

[9] Greenberg Alex M . Digital Technologies for Dental Implant Treatment Planning and Guided Surgery[J]. Oral and Maxillofacial Surgery Clinics of North America, 2015, 27(2):319-340.

[10] Oguz Ozan, Ilser Turkyilmaz, Ahmet Ersan Ersoy. Clinical accuracy of 3 different types of computed tomography-derived stereolithographic surgical guides in implant placement[J]. J Oral Maxillofac Surg, 2009, 67(2):394-401.

[11] Younes F, Cosyn J, De BT, et al. A randomized controlled study on the accuracy of free-handed, pilot-drill guided and fully-guided implant surgery in partially edentulous patients[J]. Journal of Clinical Periodontology, 2018.

[12] Turbush SK , Turkyilmaz I . Accuracy of three different types of stereolithographic surgical guide in implant placement: An in vitro study[J]. Journal of Prosthetic Dentistry, 2012, 108(3):181-188.

全程数字化在上颌前牙即刻种植即刻修复中的应用

林庆杰 姜宝岐

摘要

目的：探讨上前牙美学区全程数字化设计下微创即刻种植即刻修复的临床效果。**材料与方法**：上前牙美学区乳牙滞留，恒牙先天缺失患者，采用数字化技术术前设计种植体植入三维位置并3D打印手术导板、制作即刻临时修复体，术中行微创即刻种植与即刻修复，植入Straumann Roxolid Bone Level种植体，术后即刻戴入临时修复体。8周后口内扫描获取数字化印模，制作最终修复体。术后随访6个月，观察种植体骨结合情况及修复体周围软组织情况。**结果**：种植体植入三维位置满意，临时修复体顺利戴入。种植体形成良好的骨结合，永久修复后种植体及边缘骨稳定，临床效果满意。**结论**：美学区行数字化设计即刻种植即刻修复，可获得满意的种植体三维位置及远期修复效果，是一种良好的修复方式。

关键词：美学区；即刻种植；即刻修复；数字化

随着口腔种植技术的不断发展，即刻种植即刻修复已经成为目前较为成熟的种植治疗方案。前牙美学区域即刻种植即刻修复要达到满意的美学效果，其对种植体的三维位置有极为严格的要求。在传统的种植牙手术中，种植体植入的角度和位置依靠医生在术中翻开患者黏骨膜瓣后，根据骨组织情况进行确定，即便术前借助了影像技术，但术中仍在很大程度上依靠医生的临床经验，这对年轻医生来说存在着很大挑战，影响了种植技术的普及和推广。3D打印手术导板可以缩短手术时间、提高精度、减少辐射、临床效果好。而微创种植在美学方面有其独有的优势。本文通过1例美学区上前牙缺失的微创即刻种植与即刻修复进行如下报道以分析总结美学区的种植修复方案的特点。

一、材料与方法

1. 病例简介 年轻女性患者，左上前牙龋坏半年余，来诊。口内检查见：口腔卫生良好，53乳牙滞留，远中部分龋坏，CBCT示53乳牙滞留，23先天缺失。23修复间隙：近远中约6mm，𬌗龈距离约5mm，22牙根与24牙间约6mm，有效骨高度约20mm。颊舌向骨量：根方间凹陷，最窄处约6mm。低笑线，中厚龈生物性，无吸烟史。患者要求在条件允许的情况下尽快恢复美观。不接受正畸等其他治疗计划。

2. 诊断 53乳牙滞留；23先天缺失。

3. 治疗计划 患者因为23牙位为乳牙滞留，缺牙间隙相比对侧略小，但患者𬌗型较为正常，不接受正畸拉开间隙操作。结合临床检查及CBCT测量分析，该病例的种植修复风险主要为美学风险（表1）。常规切开翻瓣手术方案存在备洞方向难以准确把握，植体有暴露风险，需翻瓣后植骨。

治疗方案：计划在全程手术导板下植入Straumann BL植体，避开两侧牙根及颊侧骨凹陷区域，降低植体暴露风险，并即刻修复。

表1 SAC美学风险评估

美学风险因素	风险水平		
	低	中	高
健康状况	健康		免疫功能低下
吸烟习惯	不	少（< 10支/天）	多（>10支/天）
患者美学期望值	低	中	高
唇线	低位	中位	高位
牙龈生物型	低弧线形、厚龈生物型	中弧线形、中龈生物型	高弧线形、薄龈生物型
位点感染情况	无	慢性	急性
邻面牙槽嵴高度	到接触点≤5mm	到接触点5.5~6.5mm	到接触点≥7mm
邻牙修复状态	无修复体		有修复体
缺牙间隙宽度	单颗牙（≥7mm）	单颗牙（<7mm）	≥2颗牙
软组织解剖	软组织完整		软组织缺损
牙槽嵴解剖	无骨缺损	水平向骨缺损	垂直向骨缺损
健康状态	健康		免疫功能低下

4. 治疗过程（图1~图30）

（1）导板设计：3shape口扫获取患者口内扫描数据，在3shape Implant Stadio软件内导入口扫数据和CBCT扫描的Dicom数据，软件内拟合

作者单位：山东省口腔医院

通讯作者：姜宝岐；Email: jiangbaoqione@163.com

后，虚拟排牙，根据修复体及骨量设计植体三维位置，并以此为依据设计全程手术导板，避开两侧牙根，3D打印口内模型及手术导板，同时预成临时修复体。

（2）手术过程：患者入手术室，常规消毒、铺巾，4%阿替卡因肾上腺素局部浸润麻醉，即刻拔除乳牙，口内试戴种植手术导板，确定导板就位准确，无松动。按术前导板设计方案微创逐级备洞，利用导板全程植入Straumann Roxolid Bone Level NC 3.3mm×12mm植体1颗，植入位置与术前设计一致，位于牙龈下约4mm，扭矩达到35N·cm以上，满足即刻修复要求。

（3）术后CBCT显示种植体位置角度符合术前设计要求。

（4）术后即刻戴入临时修复体，调整临时树脂冠的邻接为稍松，牙线稍有阻力但可顺利通过；调整咬合达到非功能性负重，前伸𬌗、侧方𬌗无接触。

（5）永久修复：术后8周，复诊取模，卸下临时修复体，安放口内扫描杆，3shape口扫获得口内模型及软组织形态，发送技工厂，制作永久修复体。

（6）种植器械和材料：种植体：Straumann Roxolid Bone Level NC植体，Straumann 5mm直径 T-Sleeve导环，Straumann全程导板工具盒，Straumann临时修复基台024.2370，Straumann粘接基台022.2317。

二、结果

本病例患者，采用微创种植理念和方法不翻瓣植入Straumann Roxolid Bone Level NC 种植体1颗，并做到即刻种植即刻修复。种植手术后8周，口扫取模，永久修复。6个月后X线片和CBCT检查，骨结合良好。龈乳头充盈邻间隙，无"黑三角"形成。

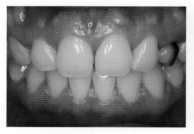

图1 术前口内正面像

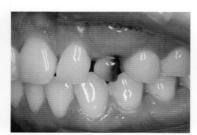

图2 术前口内侧面像

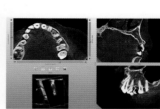

图3 术前CBCT

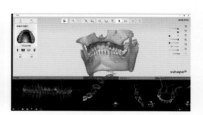

图4 3shape导板设计

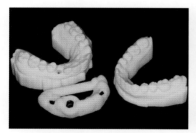

图5 打印导板及临时修复体1

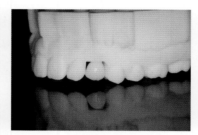

图6 打印导板及临时修复体2

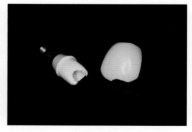

图7 打印导板及临时修复体3

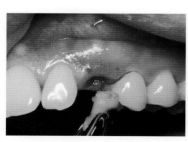

图8 拔除乳牙

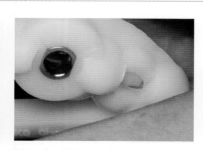

图9 戴入导板

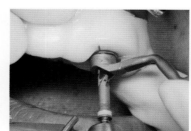

图10 备洞

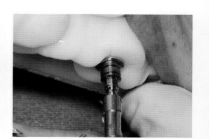

图11 全程植入植体

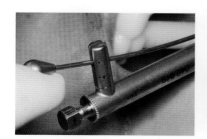

图12 扭力指示

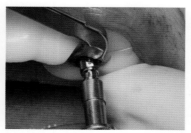

图13 植入到预定深度

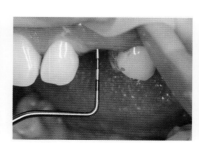

图14 颊舌侧植入深度满意1

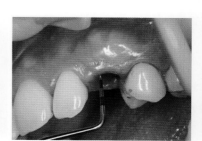

图15 颊舌侧植入深度满意2

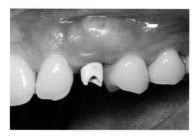
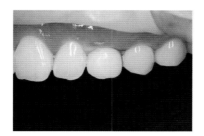
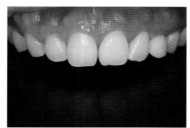
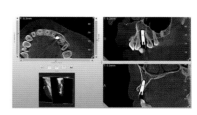

图16~图18　即刻修复基台与即刻临时修复体

图18

图19　术后CBCT

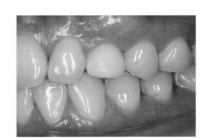
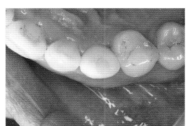
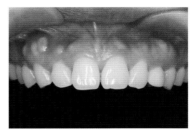

图20　术后1周复诊1

图21　术后1周复诊2

图22　术后1周复诊3

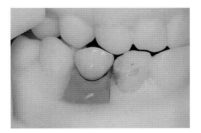
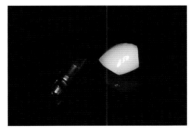
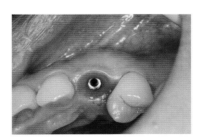
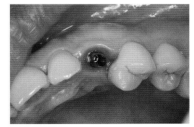

图23　永久修复体1

图24　永久修复体2

图25　戴入永久修复体1

图26　戴入永久修复体2

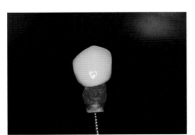
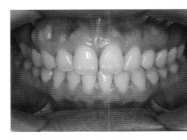
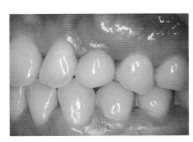
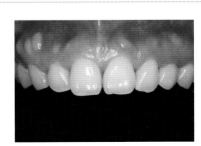

图27　使用粘接代型去除多余粘接剂

图28　最终效果口内正面像

图29　最终效果口内侧面像

图30　最终效果口内局部像

三、讨论

即刻种植即刻修复具有显而易见的优势，例如缩短种植修复周期，减少缺牙时间，可获得即刻的美观恢复，并且不影响拔牙后牙槽骨改建。上颌前牙区即刻种植即刻修复可以获得良好的种植修复效果。即刻种植修复在单颗上前牙缺失的种植修复中比延期种植表现出了更大的优势，Lang等认为即刻种植能够获得可靠的存留率。

随着口腔数字化影像技术、数字化外科技术、口腔数字化修复技术的飞速发展，口腔种植已经进入了数字化个性化时代，患者对生活质量和美观要求越来越高，这就对种植医生提出了新的挑战。尽管有丰富临床经验的种植外科医生能够在手术中把握种植的位置、方向和深度，但对于复杂种植病例，尤其是在前牙美学区、骨结构异常或骨量不足等存在时，往往容易导致出现牙槽骨壁侧穿孔、种植体位置、方向欠佳等。基于口腔CBCT的CAD/CAM种植外科导板能够将术前的设计思路通过术中模板准确地定位和引导予以实现，对手术的安全性以及恢复缺失牙的功能和美学效果均有十分重要的临床意义。大量文献研究证实，计算机辅助种植外科技术与传统种植手术相比有更高的精确度，应用种植手术导板可以减少种植手术风险。

采用数字化种植导板进行的种植修复技术，是以修复为导向、微创的种植修复理念与现代数字化技术和三维影像学相结合的新兴技术，符合种植修复的发展趋势。通过探究数字化种植导板精确性的影响因素，希望对临床工作具有指导意义，以期减小导板种植技术的误差，提高种植植入精确性，为缺牙患者提供个性化的治疗方案，实现安全、精确的功能与美学重建。

随着科技的发展与进步，相信会有更加先进和成熟的数字化种植辅助技术应用于临床，以帮助减少种植手术误差，确保精确性和规范性，从而真正实现以修复为导向、安全、精准、高效、微创、美学的种植修复治疗理念。

参考文献

[1] Chen ST, Buser D. Esthetic outcomes following immediate and early implant placement in the anterior maxilla—a systematic review[J]. Int J Oral Maxillofacial Implants, 2014, 29(Suppl):186–215.

[2] Buser D, Chappuis V, Bornstein MM, et al. Longterm stability of contour augmentation with early implant placement following singletooth extraction in the esthetic zone: a prospective, cross-sectional study in 41 patients with a 5- to 9-year follow-up[J]. J Periodontol, 2013, 84(11):1517–1527.

[3] Yatzkair G, Cheng AL, Brodie S, et al. Accuracy of computer-guided implantation in a human cadaver model[J]. Clin Oral ImplantsRes, 2015, 26(10): 1143–1149.

数字化外科导板联合导板锁在美学区种植即刻修复中的应用1例

阚平平　赵佳明　曲哲　刘光源　张天宇

摘 要

目的：本文介绍1例数字化外科导板联合导板锁（Guided Cylinder with Pin，GCP）预成临时修复体在上前牙种植即刻修复中的应用病例。**材料与方法**：选取大连市口腔医院种植中心就诊的1例上颌单颗牙缺失，要求种植修复上颌缺损牙列的患者为研究对象；术前对患者进行全面的口腔检查及CBCT检查，确定治疗方案后，嘱患者先进行正畸治疗。待患者扩展足够近远中间隙后，利用种植辅助设计软件（Nobel Clinician）中智能融合（Smart Fusion）功能将诊断蜡型以及石膏模型的扫描数据与CBCT-Dicom数据进行配准拟合，以修复为导向设计制作数字化外科导板，同时通过Nobel Clinician设计软件在≤25°角度的情况下，预先设计最终角度螺丝通道基台（angulated screw channel，ASC）的螺丝穿出点的位置，从而可预估是否最终实现螺丝固位。利用导板联合导板锁GCP翻制石膏模型，预先制作临时修复体，择期进行种植手术，术后立即戴入预成的纵向螺丝固位的聚合瓷临时修复体。临时修复体戴入后，进行4个月牙龈诱导成形，待软硬组织稳定后采用个性化印模复制穿龈轮廓，最终利用CAD/CAM技术制作ASC基台及氧化锆一体冠完成永久修复。永久修复后利用工程逆向软件分析并量化术前设计与实际植入植体的三维偏差。**结果**：数字化外科导板联合导板锁预成临时修复体的应用缩短了手术及患者的就诊时间；经过软组织诱导成形，获得了理想的袖口形态及龈缘曲线；永久修复使用ASC基台在美学区实现了螺丝固位。最终美学评分分别为：PES：9分；WES：8分；PIS：3分。利用工程逆向软件分析并量化实际植入位置比设计稍偏远中小于0.4mm，稍深小于0.4mm，稍偏颊侧小于0.18mm。**结论**：数字化外科导板联合导板锁预成临时修复体用于种植术后即刻修复是可行的，因修复体预先制作完成，大大缩短了患者的等待时间。ASC基台在成一定角度的情况下（<25°）调整穿出点，实现了美学区的螺丝固位。利用逆向工程软件在不同截面较为客观、精确地分析并量化种植导板应用过程中的误差。

关键词：数字化外科导板；导板锁（GCP）；预成临时修复体

在20世纪末，Brunski提出"微动"理论，为即刻修复提供了依据。多项研究证实，即刻种植即刻修复技术可获得较高的种植体留存率和良好的临床修复效果。传统的即刻修复流程种植手术完成后需制取印模，存在牵拉创口、缝线脱落的可能，同时也给患者带来了不适。印模送往技工室进行石膏模型的灌注，然后进行临时修复体的加工与制作。从制取印模到临时修复体的完成需要患者以及临床医生等待。然而预成临时修复体技术在手术之前即可获得临时修复体，术后直接调改戴入临时修复体，既降低了患者因取模引起的不适又节省了临时修复体加工制作的时间，给患者良好的就诊体验。

一、材料与方法

1. 病例简介　25岁男性患者。主诉：右上前牙先天缺失，要求种植修复。现病史：患者右上前牙先天缺失，至我科要求种植修复，希望尽早恢复前牙美观。既往史：平素体健，无全身系统性疾病，无药物、材料等过敏史。口外检查：口腔颌面部对称，张口度正常，中位唇线，中位笑线。口内检查：12缺失，缺牙间隙较小，前牙11、21、22、23之间存在散在间隙，中线偏右。辅助检查：拍摄曲面断层片示缺牙区可用牙槽骨宽度约3mm。

2. 诊断　上颌牙列缺损；安氏Ⅲ类。

3. 治疗计划

（1）术前进行正畸治疗，利用散在间隙，扩展12近远中间隙。

（2）正畸治疗结束后，拟术前制作数字化导板以引导手术。

（3）利用数字化外科导板联合导板锁翻制石膏模型，预先制作纵向螺丝固位的临时修复体。

（4）数字化外科导板引导种植手术，术后即刻戴入预成临时修复体。

（5）利用纵向螺丝固位的临时修复体进行软组织诱导成形。

（6）待牙龈形态稳定后，拟行角度螺丝通道ASC基台及氧化锆冠修复。

（7）定期复查。

作者单位：大连市口腔医院

通讯作者：赵佳明；Email: dlkq_zhaojiaming@126.com

4. 治疗过程（图1～图31）

（1）术前检查：对患者进行详细的口腔专科检查以及影像学检查：12缺失，CBCT示缺牙区可用骨高度以及骨宽度充足，骨密度正常，骨质分类为Ⅲ类，唇侧骨板完整且有一定厚度。

（2）种植手术：术前验血等常规检查，使用0.12%复方氯己定漱口液含漱3次，每次15mL，含漱1分钟。采用无痛麻醉机（STA），局部麻醉。使用Nobel CC种植体及其配套器械（Nobel Biocare公司，瑞典），戴入导板，环切牙龈。压板逐级备洞，植入1颗骨水平种植体（Nobel CC，3.5mm×16mm，NP），测量ISQ值72，术中试戴预成临时修复体。

（3）软组织诱导成形：种植手术后经过临床调改，顺利戴入预成的纵向螺丝固位的临时修复体，对牙龈软组织进行诱导成形，螺丝固位的临时修复体便于拆卸，调改形态。嘱患者勿用临时修复体咬硬物，注意口腔卫生，每月进行复查，视软组织恢复情况调改临时冠的穿龈形态并充分进行高度抛光，让出软组织生长空间，直至诱导牙龈形成类似于天然牙的穿龈袖口形态。

（4）牙龈形态稳定后，复制穿龈轮廓，行全瓷美学修复：①制取个性化转移杆，制取开窗印模：用流动树脂（3M，美国）以及开窗转移杆制作个性化转移杆，精确地复制穿龈袖口形态。用DMG Light+Heavy加聚型硅橡胶（DMG，德国）制取开窗式印模，比色，检查印模制取情况，确认准确无误后，连接替代体，涂布分离剂，注入人工牙龈材料（Coltene，瑞士），灌注超硬石膏。修复工艺中心运用CAD/CAM技术进行设计，制作个性化的ASC基台氧化锆一体冠修复体。②戴入永久修复体：试戴ASC基台氧化锆一体冠，修复体与周围软硬组织相协调，确认邻接以及修复体颜色形态良好，患者满意，咬合调整，正中及前伸无𬌗干扰，然后高度抛光，超声振荡修复体，消毒后气枪吹干。口内戴入永久修复体后，扭矩扳手加力至30N，聚四氟乙烯封闭螺丝通道，树脂封孔。拍摄根尖片确认就位。

5. 误差分析

永久修复后利用工程逆向软件通过不同视图、不同界面，分析并量化术前设计与实际植入的三维偏差。

二、结果

缺牙区种植体植入后骨结合良好，未见明显病理性骨吸收，无种植体周围炎，软组织健康。经临时修复体塑形后，获得了理想的穿龈形态及协调的龈缘曲线。最终通过戴入螺丝固位的ASC基台氧化锆一体冠获得了理想的效果，患者满意。利用PES、WES以及PIS分别对软组织，永久修复体以及龈乳头进行评价。评分见表1，实际植入位置稍偏远中0.4mm，稍深0.4mm，稍偏颊侧小于0.18mm。

表1　PES、WES以及PIS结果

	PES	WES	PIS
总分	10	10	3（牙龈乳头充满整个邻牙间隙）
得分	9	8	3

三、讨论

1. 数字化技术的使用　随着技术的不断发展和进步，数字化口腔种植技术越来越多地应用于临床，口腔种植的目的不再是局限于形成良好的骨结合、行使正常咬合功能，还需要最短的治疗周期、最小的手术创伤，以及获得最佳的美学效果。数字化口腔种植治疗技术主要包括术前数字化诊断与设计、数字化种植外科、数字化种植修复3个部分。

本病例应用的数字化外科导板，使得以修复为导向的种植设计理念精确地转换为实物，起到精确定位和引导的作用。数字化种植导板技术发展迅速，已经得到了较为广泛的应用。尽管导板的应用有精确、微创等诸多优势，但它仍存在一定的局限性，精确度是相对的，它实际包含了导板生产过程和临床应用过程中所有误差的总和。尽管存在误差，但是应用导板的精度还是优于"自由手"的精度。如何减少导板误差，使得我们预先制作的临时

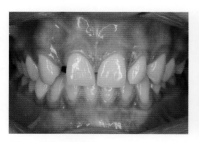
图1　术前口内像

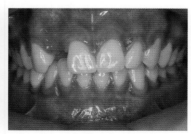
图2　正畸结束后口内像

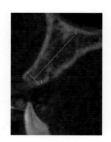
图3　术前CBCT可用骨高度以及宽度

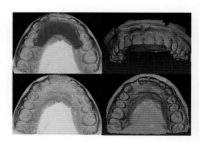
图4　术前获取扫描数据

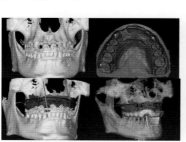
图5　智能融合（Smart Fusion）

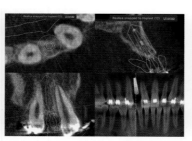
图6　数字化外科导板设计截面

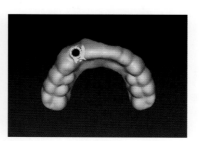
图7　数字化外科导板

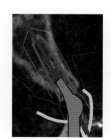
图8　ASC基台设计

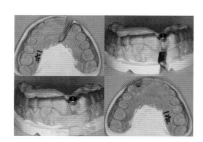

图9　导板锁联合导板翻制石膏模型

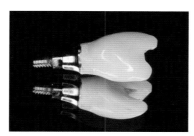

图10　预成的临时修复体

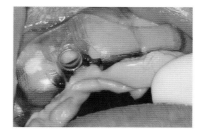

图11　固定导板

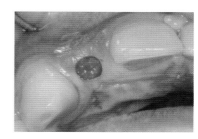

图12　环切牙龈

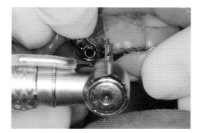

图13　压板逐级备洞

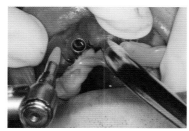

图14　安放植体

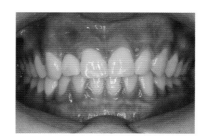

图15　临时修复体戴入口内

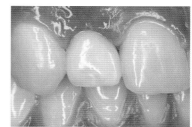

图16　临时修复体口内局部像

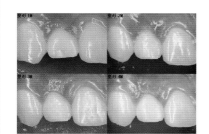

图17　塑形复查

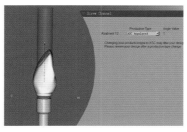

图18　转角前位于切端的穿出点

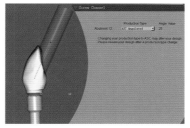

图19　经25°转角设计后调整到腭侧的穿出点

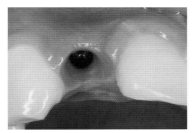

图20　永久取模袖口切端像

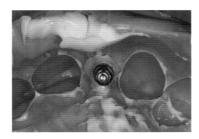

图21　永久印模

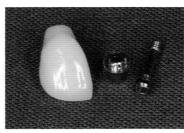

图22　ASC基台氧化锆冠3个组成部分

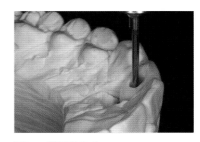

图23　腭侧穿出点

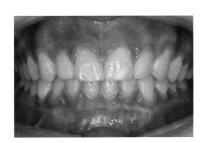

图24　永久修复体戴入口内

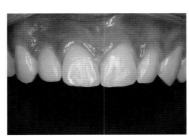

图25　永久修复体口内局部像

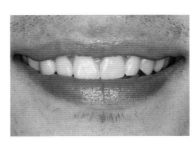

图26　正面微笑像

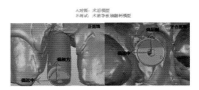

图27　逆向工程软件3D视图

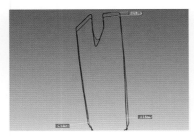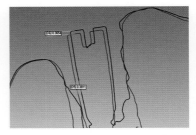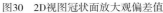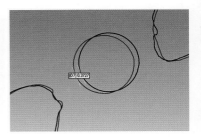

图28 逆向工程软件3D视图不同截面　　图29 2D视图矢状面放大观偏差值　　图30 2D视图冠状面放大观偏差值　　图31 2D视图横断面放大观偏差值

修复体在即刻修复当天快速就位，值得我们进一步探索。

2. 预成临时修复体技术　　预成临时修复体技术在即刻修复中的应用使得患者种植手术之后不再制取印模，避免患者由于取模引起恶心等不适，避免对种植创口的牵拉甚至感染，同时大大缩减了患者临床就诊时间。

目前主要有两种方法可以预先制作临时修复体。方法1：通过导板锁联合导板翻制石膏模型，在模型上制作临时修复体。方法2：利用种植辅助设计软件，遵循"以修复为导向的设计理念"进行导板的设计，最终在生成导板的同时，生成临时修复体。

本研究采用方法1制作临时修复体。在临时修复体制作的过程中需要灌注石膏模型，为了减少误差，推荐使用零膨胀石膏。此外，预成临时修复体制作完成之后需要借助数字化外科导板引导种植手术。如何减少导板误差，使得预成临时修复体术后快速就位值得我们进一步探讨。

3. 动态加压技术　　本病例制作了纵向螺丝固位的临时修复体，并高度

抛光形成光滑表面，从而减少菌斑的形成，螺丝固位的临时修复体便于拆卸，为后期复诊时修复体的调磨改形提供了便利。

通过临时修复体的形态诱导软组织重新建立与邻牙牙龈相协调和谐的黏膜形态。将去除愈合帽后较为狭小的黏膜形态诱导成更接近天然牙的三角形，产生临时冠仿佛从龈沟内萌出的视觉效果。待牙龈软组织形态稳定后，最终制作个性化转移杆，将种植体周围软组织的外形轮廓精确地转移到工作模型上，为永久修复体的制作完成提供最精确的印模信息，有利于植体周围牙龈软组织的健康与长期稳定。

4. ASC角度螺丝通道基台的使用　　ASC基台主要包括氧化锆基台内冠、金属适配器，两者靠摩擦力固位，完全不需要粘接剂。本病例通过使用ASC角度螺丝通道基台实现了螺丝固位，避免了粘接剂滞留引起的额外风险，同时将切端穿出点转移到腭侧，有利于美观。并且简化了粘接固位时所需的临床处理技术和步骤，减少了椅旁的就诊时间，提高了临床工作效率。

参考文献

[1] D'Souza KM, Aras MA. Types of implant surgical guides in dentistry: a review[J].Journal of Oral Implantology, 2012, 38(5):643-652.

[2] Steenberghe DV, Glauser R,Blombäck U, et al. A computed tomographic scan-derived customized surgical template and f ixed prosthesis for f lapless surgery and immediate loading of implants in fully edentulous maxillae: a prospective multicenter study[J].ClinImplant Dent Relat Res, 2005, 7(Suppl 1):S111-S120.

[3] Sanna AM, Molly L, Steenberghe DV. Immediately loaded CAD-CAM manufactured fixed complete dentures using flapless implant placement procedures: A cohort study of consecutive patients[J].Journal of Prosthetic Dentistry, 2007, 97(6):331-339.

[4] Hultin M, Svensson KG, Trulsson M. Clinical advantages of computer-guided implant placement: a systematic review[J]. Clinical Oral Implants Research, 2012, 23(s6):124-135.

[5] Garber DA, Belser UC. Restoration-driven implant placement with restoration-generated site development[J]. Compendium of Continuing Education in Dentistry, 1995, 16(8):796-798.

[6] Brunski JB. Avoid pitfalls of overloading and micromotion of intraosseous implants[J]. Dental Implantology Update, 1993, 4(10):77-81.

[7] Ekelund JA,Lindquist LW,Carlsson GE,et al.Implant treatment in the dentulous mandible:a prospective study on Branemark system implants over more than 20 years[J].Int J Prosthodont,2003,16(6):602-608.

[8] Hui E, James C, Li D, et al. Immediate provisional for single-tooth implant replacement with Branemark system: preliminary report[J]. Clin Implant Dent Relat Res, 2001,3(2):79-86.

[9] Kan JY,Rungcharassaeng K,Lozada J.Immediate placement and provisio- nalization of maxillary anterior single implants:1-year prospective study [J].Int J Oral Maxillofac Implants,2003,18(1):31-39.

[10] Belser UC,Grutter L,Vailati F, et al.Outcome Evaluation of Early Placed Maxillary Anterior Single-Tooth Implants Using Objective Esthetic Criteria:A Cross-Sectional, Retrospective Study in 45 Patients With a 2- to 4-Year Follow-Up Using Pink and White Esthetic Scores[J]. J Periodontol, 2009, 80(1): 140-15l.

[11] Jemt T.Regeneration of Gingival Papillae After Single-Implant Treatment[J].IntJ Periodont Rest Dent, 1997 , 17 (4) :326-333 .

[12] Lal K, White GS, Morea DN, et al. Use of stereolithographic templates for surgical and prosthodontic implant planning and placement. Part I. The concept[J]. Journal of Prosthodontics, 2006, 15(1):51 - 58.

[13] Voitik AJ. CT data and its CAD and CAM utility in implant planning: part I[J]. Journal of Oral Implantology, 2002, 28(6):302-303.

[14] Sohmura T, Kusumoto N, Otani T, et al. CAD/CAM fabrication and clinical application of surgical template and bone model in oral implant surgery[J]. Clinical Oral Implants Research, 2009, 20(1):87-93.

[15] Schneider D, Marquardt P, Zwahlen M, et al. A systematic review on the accuracy and the clinical outcome of computer-guided template-based implant dentistry[J]. Clinical Oral Implants Research, 2010, 20(s4):73-86.

[16] Assche NV, Vercruyssen M, Coucke W, et al. Accuracy of computer - aided implant placement[J]. Clin Oral Implants Res, 2012, 23(s6):112-123.

[17] Witteben J,Buser D, Belser UC, et al.Peri-implant Soft Tissue Conditioning clith Provisional Restorations in the Esthetic Zone: The Dynamic Compression Technique[J].The International Journal of Periodontics & Restorative Dentistry,2013,33 (4):447-455.

[18] 黄忢, 吴润发. 角度螺丝通道基台在上颌切牙种植修复的临床应用[J]. 口腔医学研究, 2017, 33(2):211-215.

[19] 赵佳明, 刘光源, 曲哲, 等. 美学区应用角度螺丝通道基台的临床效果评价[J]. 口腔生物医学, 2018, 9(02):82-86.

双导板系统在全口重度牙周炎即刻种植病例上的运用1例

魏永祥 董豫 王丽萍

摘要

目的：探索如何利用种植导板实现在全口牙周炎患者即刻种植实现精准植入种植体。**材料与方法**：利用口内扫描仪获得口内黏膜组织和牙体组织信息，与CBCT获得的牙体组织重叠，从而获得黏膜组织的信息，利用导板软件模拟植体植入，设计出固位钉导板和种植外科导板。**结果**：双导板系统能准确固位种植外科导板，精准植入种植体。

关键词：慢性牙周炎；双导板系统

慢性牙周炎是牙周炎类型中最常见的一类，约占牙周炎患者的95%。而慢性牙周炎是导致牙齿松动，乃至于脱落的最常见原因。在临床上，常见患者全口慢性牙周炎导致全口牙齿松动，咀嚼无力，期望寻求种植修复，但是又不希望拔除牙齿后等待数个月的时间再行种植修复，希望能够缩短"无牙"期。因此慢性牙周炎行即刻种植成为大部分牙周炎患者的期望。研究表明，慢性牙周炎行即刻种植有非常高的成功率，但是要把握好相应的适应证。除此之外，全口慢性牙周炎的患者行即刻种植需要一个整体的规划，数字化导板不仅可以精准植入种植体，还可以实现高效、微创、模拟修复体穿出位点的作用，因此如何利用数字化导板在全口慢性牙周炎即刻种植实现精准植入成为了本病例的重中之重。

一、材料与方法

1. 病例简介 59岁男性患者。主诉：全口牙松动多年，要求治疗。患者2年前在我院行左下后牙种植术，现感其余牙均松动，咬合无力，要求处理。自诉有牙周病史，既往体健，否认系统性疾病史、药物过敏史，否认二膦酸盐等抗骨质疏松药物的使用。临床检查：颌面部基本对称，开口型、开口度正常，双侧关节区无压痛，肌肉扣诊无不适，11、16、41、47缺失，36、37为种植义齿。余留牙松动Ⅱ~Ⅲ度，牙龈萎缩，黏膜稍红肿。CBCT示左侧上颌窦底距离牙槽嵴顶距离最低点不足3mm。

2. 诊断 牙列缺损；重度慢性牙周炎。

3. 治疗计划

方案1：拔除全部松动牙，行全口活动义齿修复。

方案2：拔除全部松动牙，上颌植入2~4颗种植体，下颌植入2颗种植体，行覆盖义齿修复。

方案3：拔除全部松动牙，右侧上颌窦外提，上颌植入8颗种植体，下颌再植入4~5颗种植体，行固定义齿修复。

患者选择方案3。

3. 治疗过程（图1~图63）

（1）术前设计：重新拍摄开口式CBCT，口内扫描牙齿与黏膜信息，将CBCT数据和扫描数据发给导板设计公司，根据匹配牙齿标志点将CBCT数据与扫描数据重合，得到全口黏膜信息。根据颌骨信息模拟植入植体。右侧上颌窦底最低点距离牙槽嵴顶最小不足3mm，在设计种植导板时同时设计上颌窦外提开窗导板，生成种植导板以及上颌窦外提开窗导板模拟图，最终制作固位钉导板、种植导板以及上颌窦外提开窗导板。

（2）手术过程：术前试戴固位钉导板，调整至完全就位。术前30分钟碘伏浸泡固位钉导板及种植导板，75%酒精脱碘后备用。患者于全麻状态下进行手术，常规消毒、铺巾，辅助阿替卡因局部麻醉，减少局部出血。安放固位导板，观察牙齿是否完全就位，在固位钉导板引导下制备固位钉洞。卸下固位钉导板，拔除所有余留松动牙，安放种植导板，依据固位钉洞固定种植导板，先锋钻预备种植窝洞。卸下种植导板，翻瓣，修整牙槽骨。直视下完成种植窝洞的预备，右侧上颌窦外侧壁开窗，行右侧上颌窦外提，植入骨粉，覆盖胶原膜。上颌植入8颗植体（MIS，17：4.2mm×11.5mm、16：4.2mm×10mm、14：4.2mm×11.5mm、12：3.75mm×11.5mm、22：3.75mm×11.5mm、24：4.2mm×10mm、26：4.2mm×11.5mm、27：4.2mm×10mm），下颌植入5颗植体（35：4.2mm×8mm、32：3.75mm×11.5mm、42：3.75mm×11.5mm、45：4.2mm×11.5mm、47：4.2mm×13mm）。除15因行上颌窦外提，35、47初期稳定性不佳行潜入式愈合，其余植体均上复合基台及复合基台保护帽，行非潜入式愈合。

术后拍摄全景片。术后1周复诊拆除缝线，伤口愈合良好。术后3个月

作者单位：广州医科大学附属口腔医院

通讯作者：王丽萍；Email: wanliplj@126.com

复诊行下颌二期手术，35、47接复合基台。下颌行基台水平取模，行临时固定修复，上颌行活动义齿修复。

术后6个月，于患者行最终修复。常规基台水平刚性连接取模，制作简易支架、试蜡牙检验支架就位情况和咬合。检查无误后制作最终马龙支架，口外粘接非螺丝孔牙冠，口内粘接含螺丝孔牙冠，完成最终修复。

二、结果

患者利用双导板系统，获得种植导板的精准固位，实现种植体的精准植入。种植体周围骨组织稳定，1年后复查未发现明显的边缘骨吸收。马龙桥修复，患者获得良好的美观效果。

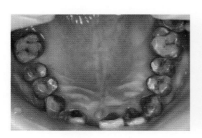

图1 初诊上颌口内像

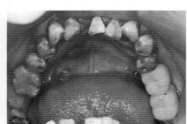

图2 初诊下颌口内像

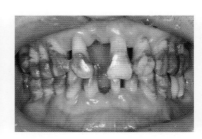

图3 初诊咬合像

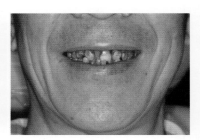

图4 术前微笑像

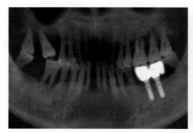

图5 术前全景片

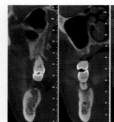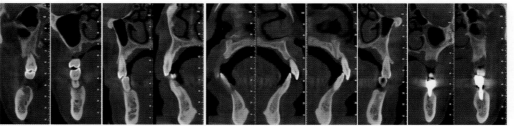

图6 术前CBCT

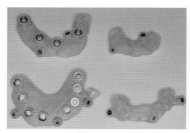

图7 上下颌固位钉导板+种植外科导板

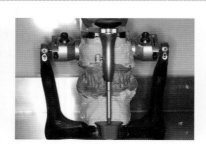

图8 上𬌗架

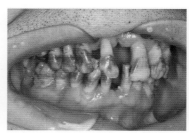

图9 牙周固定1

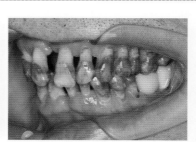

图10 牙周固定2

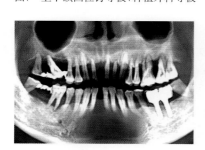

图11 开口CBCT

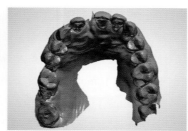

图12 口内扫描

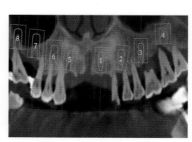

图13 上颌种植模拟图

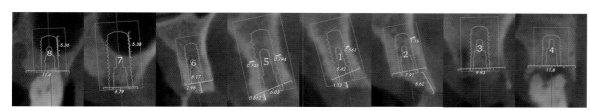

图14　上颌种植位点矢状位

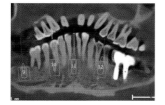

图15　下颌种植模拟图

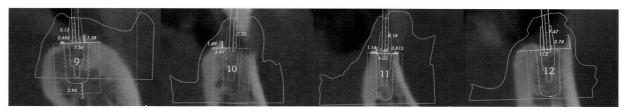

图16　下颌种植位点矢状位

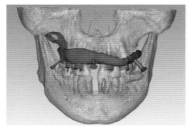

图17　上颌种植外科导板3D模拟图

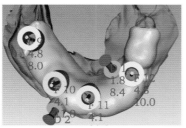

图18　下颌种植外科导板3D模拟图

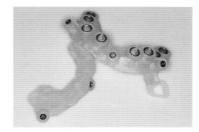

图19　上颌固位钉导板+种植外科导板

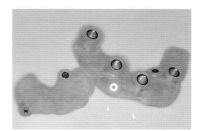

图20　下颌固位钉导板+种植外科导板

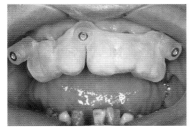

图21　上颌固位钉导板口内固位

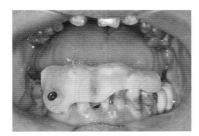

图22　下颌固位钉导板口内固位

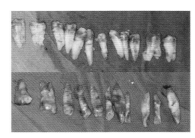

图23　拔除的口内松动牙

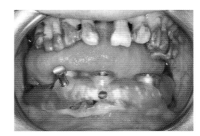

图24　固位下颌种植外科导板

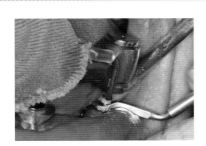

图25　下颌种植外科导板下预备种植窝洞

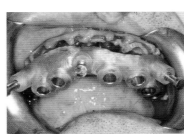

图26　固位上颌种植外科导板

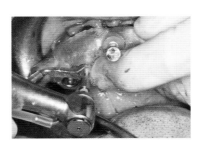

图27　上颌种植外科导板下预备种植窝洞

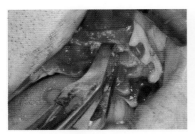
图28　咬骨钳修整牙槽骨

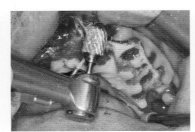
图29　球钻修整牙槽骨

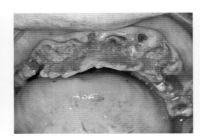
图30　修整后的牙槽骨

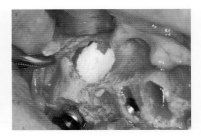
图31　右侧上颌窦侧壁开窗，窦底填塞Bio-Oss骨粉

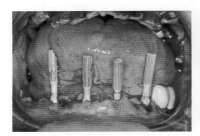
图32　下颌植入植体、上复合基台

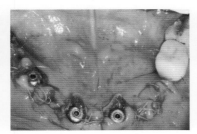
图33　下颌上复合基台保护帽

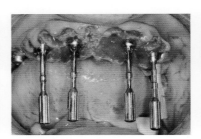
图34　上颌植入植体、上复合基台

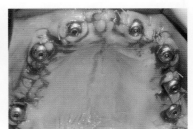
图35　上颌上复合基台保护帽

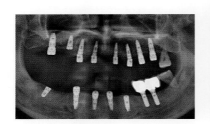
图36　术后全景图片

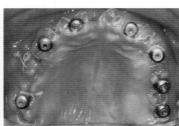
图37　上颌术后1周口内像

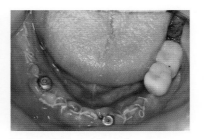
图38　下颌术后1周口内像

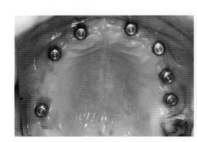
图39　上颌术后3个月口内像

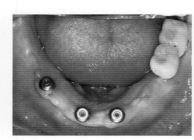
图40　下颌术后3个月口内像

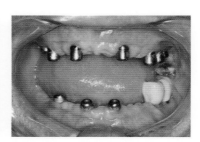
图41　术后3个月咬合像

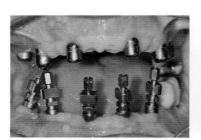
图42　下颌临时固定义齿开窗式取模

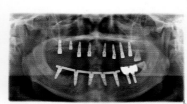
图43　下颌临时固定义齿试戴简易支架全景片

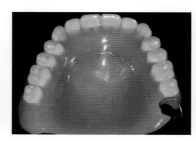
图44　上颌临时活动义齿

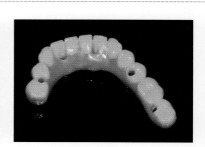
图45　下颌临时固定义齿

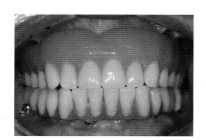

图46　临时义齿咬合像

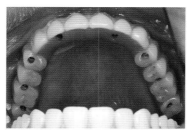

图47　术后6个月上颌试支架、试排牙

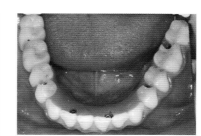

图48　术后6个月下颌试支架、试排牙

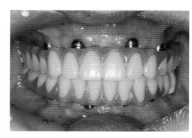

图49　术后6个月上下颌试支架、试排牙咬合像

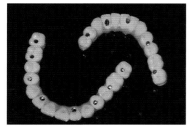

图50　上下颌马龙桥殆面照

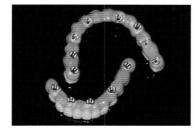

图51　上下颌马龙桥组织面像

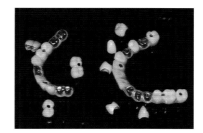

图52　上下颌马龙桥

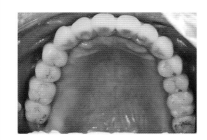

图53　上颌马龙桥口内像

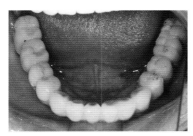

图54　下颌马龙桥口内像

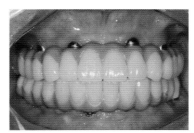

图55　上下颌马龙桥咬合像

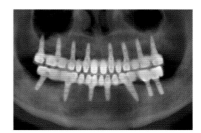

图56　戴入最终修复体全景片

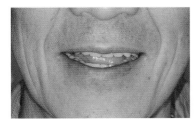

图57　戴入最终修复体微笑像

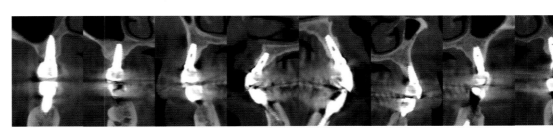

图58　戴入最终修复体上颌种植位点矢状位

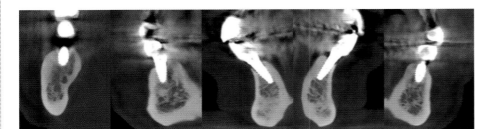

图59　戴入最终修复体下颌种植位点矢状位

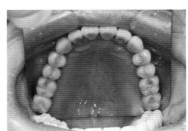

图60　戴入最终修复体1年后上颌口内像

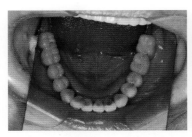

图61 戴入最终修复体1年后下颌口内像

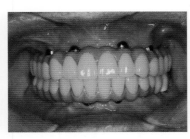

图62 戴入最终修复体1年后咬合像

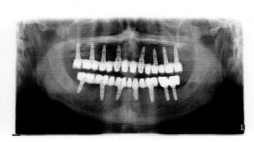

图63 戴入最终修复体1年后全景片

三、讨论

全口慢性牙周炎行即刻种植具有非常高的成功率，但是要把握适应证，种植前要行完善的牙周治疗，拔除患牙后要进行彻底的清创。全口无牙颌种植位点的选择需要准确地定位，单凭CBCT的数据和肉眼观察很难获得理想的位点。数字化导板的应用不仅能解决这一问题，而且能有效缩短种植的时间，减轻术后反应。双导板的应用使患者在有牙的情况依然能准确定位，提升治疗效果。

参考文献

[1] Chrcanovic BR, Martins MD, Wennerberg A. Immediate Placement of Implants into Infected Sites: A Systematic Review[J]. Clin Implant Dent Relat Res. 2015 Jan, 17 Suppl 1:e1–e16.

[2] 耿威, 宿玉成, 张雪净, 等. 12例重度慢性牙周炎患者全颌种植义齿修复的临床观察[J]. 中华口腔医学杂志, 42(4): 231–234.

[3] Zitzmann NU, Krastl G, Hecker H, et al. Strategic considerations in treatment planning: deciding when to treat, extract, or replace a questionable tooth[J]. J Prosthet Dent, 2010 Aug, 104(2):80–91.

前牙CEREC椅旁数字化种植修复

刘琨　陈成　刘杰　李君　陈保兴　魏丛丛

摘要

目前，基于计算机辅助设计与制造（computer-aided design/computer-aided manufacture，CAD/CAM）技术的数字化修复进入快速发展时期，多种口腔修复体已可通过数字化手段加工制作。随着种植技术和数字化技术的发展与进步，椅旁CAD/CAM数字化技术已经成为种植修复的趋势，CEREC（Sirona，德国）椅旁数字化修复系统是其中的代表。我院采用传统即刻种植修复与后期椅旁数字化技术相结合的方法，对单牙前牙区种植患者采用即刻修复恢复患者的美观，待种植体愈合、牙龈塑形完成之后，进行CEREC椅旁数字化加工当天完成种植修复，取得了满意的效果。

关键词：CEREC椅旁修复；即刻种植修复

近年来，随着人们对美学要求的提高，生活节奏的加快，前牙美学区的椅旁即刻种植修复成为越来越多患者的诉求。另外，计算机辅助设计与辅助制作（computer-aided design/computer-aided manufacture，CAD/CAM）技术逐渐成为修复体制作的主要方式，应用椅旁数字化加工技术已能实现牙体缺损一次就诊完成修复并可取得满意的临床效果。如何应用口内扫描、椅旁计算机辅助设计与辅助制作系统，一次就诊完成种植修复已成为目前种植领域关注的焦点，将椅旁数字化技术用于种植即刻修复是其中的难点问题，因为种植即刻修复需在种植手术后即刻获取印模，由于牙龈形态的不规则及渗血，可导致常规口内扫描方法无法应用于即刻修复。另外种植手术后的牙龈位置不稳定，牙龈乳头不能完全塑形，都是限制种植即刻永久修复的因素。因此我院采用传统即刻种植修复与后期椅旁数字化技术相结合的方法，进行前牙区的美学种植修复。

本研究对单牙前牙区种植患者采用即刻修复恢复患者的美观，待种植体愈合、牙龈塑形完成之后，进行CEREC（Sirona，德国）椅旁数字化修复加工，当天完成种植修复，取得了满意的效果。以下是2018年初就诊于我院的1例典型病例。

一、材料与方法

1. **病例简介**　50岁男性患者，1个月之前11因外伤拔除，严重影响美观，要求种植后即刻修复。患者不吸烟，身体状况良好，患者牙龈水平属于厚龈生物型，低弧线形龈缘，低位笑线，美学要求不高（图1~图8）。口腔检查可见（图9、图10）：全口卫生状况一般，牙龈有不同程度退缩，上前牙区牙龈略红肿。11牙齿缺失，拔牙创愈合尚可，颊舌向、近远中向

作者单位：山东省聊城市口腔医院

通讯作者：陈保兴；Email: lccbx6925@163.com

及垂直向距离正常，咬合关系正常。38、48近中阻生，余牙正常。X线片显示，牙槽骨均有不同程度的吸收，下前牙区吸收到根中1/3与尖1/3交界处。术前CT显示：11位置牙槽嵴唇舌向宽度达6mm，近远中10mm，垂直向骨高度18mm。患者无拔牙史、牙体治疗史。否认高血压、糖尿病、乙肝等系统病史，否认过敏史，否认家族遗传病史、传染病史。

2. **诊断**　上颌牙列缺损；慢性牙周炎；38、48近中阻生。

3. **治疗计划**　与患者进行了治疗方案的讨论，最终治疗计划为：首先牙周基础治疗，然后11种植修复（早期种植，即刻修复），择期38、48拔除。

4. **治疗过程**

（1）种植外科：首先制取研究模型，在模型上排列11人工牙，翻制石膏模型，用预成树脂膜片热压成型法制作手术模板（图11、图12）。外科程序（图13~图17）：试戴手术导板，确定植体预期的穿出方向，消毒液浸泡备用。术区常规消毒、铺巾，局部浸润麻醉，11缺牙区牙槽嵴顶H形切口，翻瓣后，就位导板，根据导板的指导方向，偏腭侧定点，逐级备洞，植入Straumann 3.3mm×10mm BL植体1颗，置愈合基台，无张力严密缝合。

（2）即刻修复：即刻修复的临时修复体均选用螺丝固位修复体，其方便取下修理，易于形成和调整良好的穿龈轮廓。手术后选用开窗式印模进行种植体转移，硅橡胶制取印模（图18~图21）。打入人工牙龈，灌注石膏模型。选择合适的临时基台固定在模型的种植体替代体上，根据咬合间隙修改基台，要求其周围有至少2mm的空间容纳树脂。在模型上用蜡覆盖临时基台的螺丝孔，利用树脂材料制作临时义齿，仔细打磨修整形态，保证颈部高度光滑，以免对牙龈产生刺激（图22、图23）。

将临时修复体在口内完全就位，确认修复体完全就位后用螺丝固定（图24~图27）。要求临时修复体恢复正常的邻接关系，正中殆与前伸殆、侧方殆都脱离接触。对于该患者的厚龈生物型，临时义齿的穿龈部分可以做成与

缺失牙直径类似并具有相应的解剖形态。2个月后对临时冠邻面进行树脂添加塑形，挤压唇侧牙龈乳头尽量使其与邻牙协调（图28～图37）。尽量减少义齿摘戴的次数，添加树脂后黏膜发白，10分钟后恢复正常颜色为适当的挤压力量。4个月后进行最终义齿的修复。

（3）CEREC椅旁数字化修复：最终修复体的制作选择CEREC（Sirona，德国）椅旁数字化修复系统（图38～图54），首先建立管理订单，选择多层基台冠，按照种植体的型号选择合适的选项，牙冠选择镜像。然后将临时义齿从口内取下，进行口内扫描，分别扫描上颌义龈及放置扫描杆的上颌、下颌、咬合4个部分。下颌义龈窗口要求邻牙接触面清楚，保证牙龈袖口形态，扫描要快速准确，避免牙龈袖口的变形，扫描后复制到上颌窗口，使用切割工具仅切割种植体袖口位置，在口内安放扫描杆Scanpost（Sirona，德国）与扫描帽Scanbody（Sirona，德国），进行上颌的补扫，要求扫描帽周围的间隙都扫全面，有利于后期的重合。扫描完后设计模型中心轴，将模型倾斜，使从屏幕方向看能看到扫描杆的全部边缘，即扫描杆垂直于屏幕。然后切割模型，双击扫描帽的顶端，划定牙龈袖口的基线，基线尽量连续平缓，不要有转折。然后调整牙冠的就位道，使之与对侧同名牙长轴一致，根据镜像的牙齿画复制线。根据选择的材料设定修复体参数，生成修复体。利用调整工具将修复体的形态与穿龈部分调整，使牙冠与镜像牙一致，穿龈部分与牙龈袖口一致。然后将冠和基台分割，生成基台后，调整基台的厚度，保证义齿强度，并且调整基台使之光滑无皱褶，防止冠的组织面与基台之间不密合。最后研磨预览，调整铸道的方向。

氧化锆基台选用预成中央孔瓷块（Sirona，德国）研磨后烧结，牙冠选用Celtra duo（Sirona，德国）研磨完成后（图55～图58），调整基台的穿龈部分，使之光滑平缓，并且高度抛光，使用椅旁喷砂枪将基台和种植Ti base（Straumann Variobase C，瑞士）喷砂，使用树脂水门汀粘接，并抛光粘接界面。将氧化锆基台固定在口内，试戴外冠，调整形态咬合关系并外染色，最后基台加扭矩至35N·cm，粘接外冠，清除粘接剂（图59～图65）。

二、结果

术后的CT显示（图66），种植体的位置尚可，种植体与基台之间结合紧密，基台的穿龈轮廓呈鸡尾酒杯状。临时冠塑形牙龈乳头远中恢复，近中牙龈乳头缺失。氧化锆基台就位良好，与外冠之间密合，外冠形态及颜色患者满意，前伸𬌗能有轻接触，正中𬌗不接触。

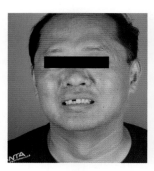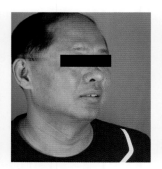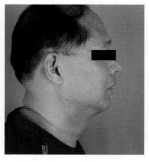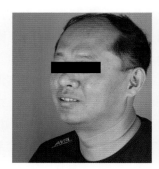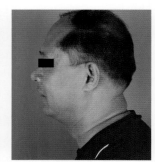

图1　术前面部像1　　图2　术前面部像2　　图3　术前面部像3　　图4　术前面部像4　　图5　术前面部像5

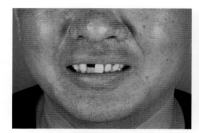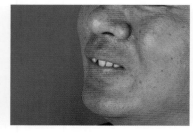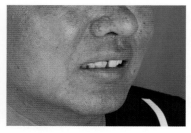

图6　术前口唇微笑像1　　图7　术前口唇微笑像2　　图8　术前口唇微笑像3

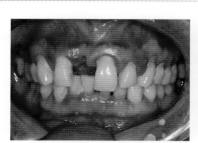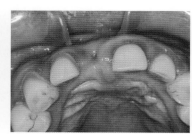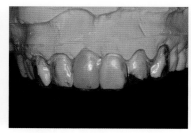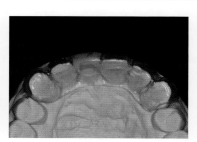

图9　术前口内像1　　图10　术前口内像2　　图11　外科导板制作1　　图12　外科导板制作2

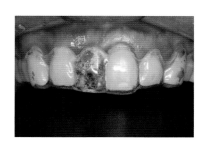

图13　导板就位口内1

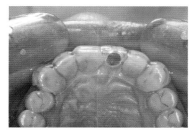

图14　导板就位口内2

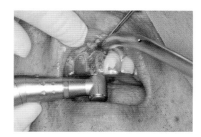

图15　种植外科术中1

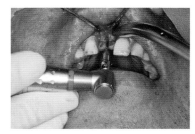

图16　种植外科术中2

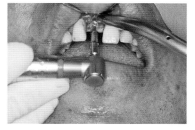

图17　种植外科术中3

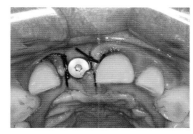

图18　缝合后放置转移杆1

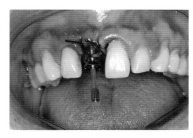

图19　缝合后放置转移杆2

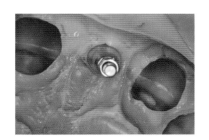

图20　印模制取1

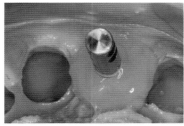

图21　印模制取2

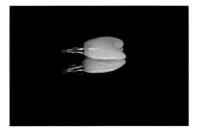

图22　临时修复体1

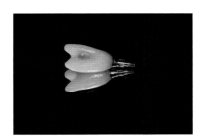

图23　临时修复体2

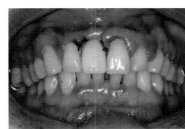

图24　临时修复体就位口内1

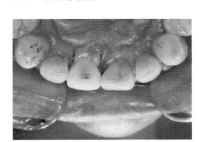

图25　临时修复体就位口内2

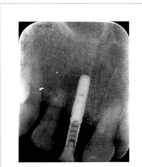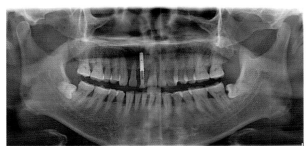

图26、图27　临时修复影像学资料

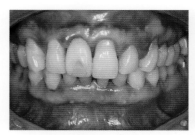
图28　2个月后复诊1

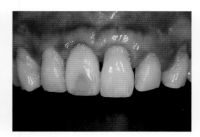
图29　2个月后复诊2

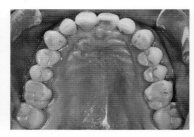
图30　2个月后复诊3

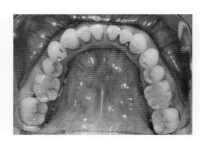
图31　2个月后复诊4

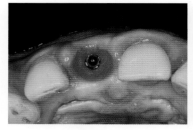
图32　临时冠塑形1

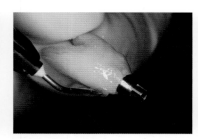
图33　临时冠塑形2

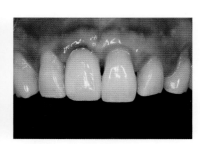
图34　临时冠塑形3

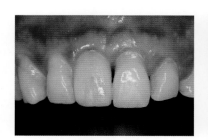
图35　牙龈塑形完成1

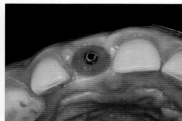
图36　牙龈塑形完成2

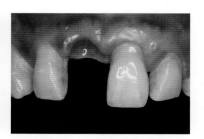
图37　牙龈塑形完成3

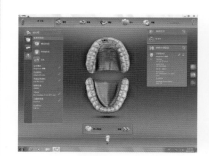
图38　CEREC软件设计基台冠1

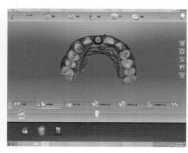
图39　CEREC软件设计基台冠2

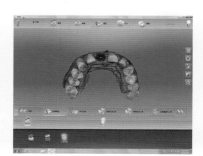
图40　CEREC软件设计基台冠3

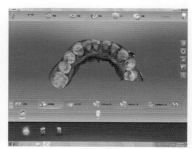
图41　CEREC软件设计基台冠4

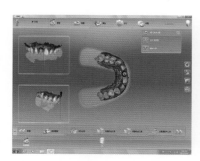
图42　CEREC软件设计基台冠5

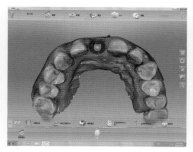
图43　CEREC软件设计基台冠6

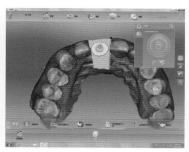
图44　CEREC软件设计基台冠7

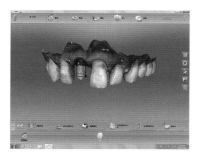

图45　CEREC软件设计基台冠8

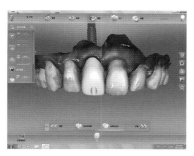

图46　CEREC软件设计基台冠9

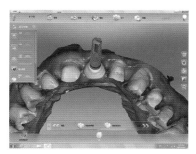

图47　CEREC软件设计基台冠10

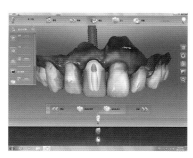

图48　CEREC软件设计基台冠11

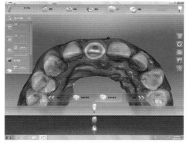

图48　CEREC软件设计基台冠12

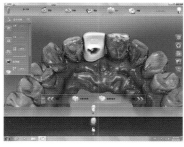

图50　CEREC软件设计基台冠13

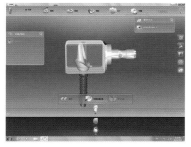

图51　CEREC软件设计基台冠14

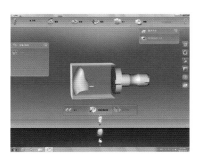

图52　CEREC软件设计基台冠15

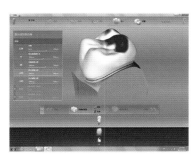

图53　CEREC软件设计基台冠16

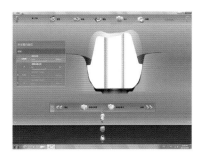

图54　CEREC软件设计基台冠17

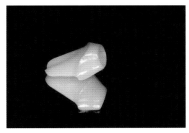

图55　基台与冠完成1

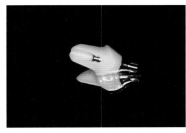

图56　基台与冠完成2

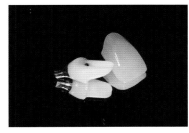

图57　基台与冠完成3

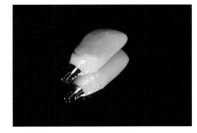

图58　基台与冠完成4

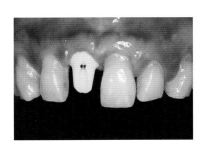

图59　基台就位口内1

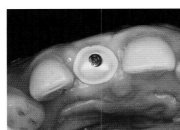

图60　基台就位口内2

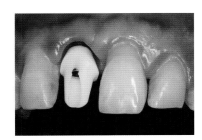

图61　基台就位口内3

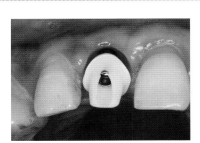

图62　基台就位口内4

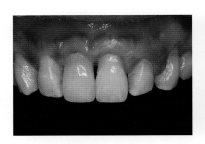

图63　冠粘固完成1

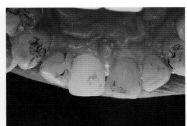

图64　冠粘固完成2

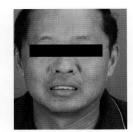

图65　修复后面部像

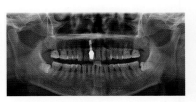

图66　修复后影像学

三、讨论

1. 前牙区即刻修复与美学评估　影响即刻修复成功的因素包括：①种植体的初期稳定性，该病例在最终的扭矩>35N·cm，满足即刻修复的首要条件。②种植体设计。③咬合设计，临时修复体的正中及非正中咬合都没有接触，减少咀嚼的功能载荷。④修复方式的选择，对于该病例的前牙单颗牙修复，有邻牙承担殆力，修复效果可预期。

根据前牙区种植治疗的美学风险评估得出患者为低风险种植。系统性的全身因素健康，患者不吸烟，而且美学期望值不高。在局部风险因素中，患者属于低位笑线，厚龈生物型，方圆形牙冠，种植位点没有局部感染，邻牙都没有修复，缺牙间隙的近远中宽度正常，无软硬组织的缺损。但是邻牙的牙槽嵴顶点到接触点之间的距离较大，预示着可能牙龈乳头充盈不足。

最终修复后，患者由于牙周炎，上前牙区牙槽骨有吸收，牙槽嵴顶到修复体接触点的距离达到9mm，近中牙龈乳头不能完全充满。因为龈乳头高度的决定因素是其下方的牙槽嵴高度，当牙槽嵴顶距离邻接触点高度<5mm时，龈乳头充满的概率为98%；当牙槽嵴顶距离邻接触点高度为6mm时，仅为56%；当牙槽嵴顶距离邻接触点高度为7mm时，仅仅为27%。

2. 数字化种植修复　应用CEREC进行数字化设计中，影响修复体生成的因素包括：①规范的结构式扫描。②模型中心轴的放置：前牙区倾斜模型，殆向能看到整个扫描杆的边缘。③修复体中心轴的设置：与对侧同名牙一致。

种植氧化锆基台的数字化设计需要注意：①种植区义龈的扫描：快速准确。②穿龈部分修整：光滑连续，与义龈区域吻合。③分割后基台调整保证最小厚度的要求，保证氧化锆基台粘接Ti base位置的强度。另外光滑基台保证外冠与基台之间的密合性。④给外冠适宜的修复空间，防止外冠间隙不足或者没有修整形态的空间。

3. 牙龈袖口的塑形与复制　即刻修复的临时修复体穿龈部分是前牙种植美学与生物学的关键。不管是临时修复体还是最终的氧化锆基台都需要高度抛光，以防止对牙龈的刺激，造成种植体周围炎。另外，对于该患者的厚龈生物型，临时义齿的穿龈部分可以做成与缺失牙直径类似并具有相应的解剖形态。2个月后对临时冠邻面进行树脂添加塑形，挤压唇侧牙龈乳头，尽量使其与邻牙协调。

临时义齿牙龈轮廓形成之后，需要对其进行数字化扫描复制。首先，CEREC取像要快速准确，下颌义龈窗口保证牙龈袖口形态。另外，穿龈形态的设计应光滑连续，尽量与义龈的形态一致。其次，基线划定要求连续没有转折。这样将塑形好的牙龈袖口通过扫描的方式能快速记录下来，减少了制作个性化转移杆的烦琐，而且精度高，方便快捷。

参考文献

[1] 胡秀莲, 林野, 于海燕, 等. 树脂临时修复体在上颌前牙种植美学修复中软组织处理技术[J]. 中国口腔种植学杂志, 2012, 17(1):18-20.

[2] 宿玉成. 口腔种植学[M]. 2版. 北京: 人民卫生出版社, 2017.

[3] 宿玉成. 国际口腔种植学会（ITI）口腔种植临床指南第三卷[M]. 北京: 人民军医出版社, 2009.

[4] Tarnow DP, Magner AW, Fletcher P. The effect of the distance from the contact point to the crest of bone on the presence or absence of the interproximal dental papilla [J]. J Periodontol, 1992, 63(12):995-996.

无牙颌数字化种植覆盖义齿修复1例

李世轶[1] 杨晓喻[1] 刘伟进[2]

摘 要

目的：探讨重度骨吸收无牙颌病例的舒适化、数字化种植治疗方案和效果。**材料与方法**：一名老年女性患者，无严重系统性疾病，但体质弱，手术耐受度差，口内多颗牙齿缺失多年，余留牙无法进食，并伴下颌习惯性前伸及偏斜运动。拔除口内余留牙，予全口总义齿过渡性重建修复3个月，纠正下颌习惯性前伸及偏侧运动习惯。放射学检查见患者上下颌牙槽骨水平向及垂直向吸收明显，其中后牙区垂直向、前牙区水平向骨吸收尤其严重。以形成基本稳定咬合关系的过渡义齿为导向，进行颌骨、牙位、𬌗关系等信息的数字化信息采集，导板设计。在数字化导板下行不翻瓣手术，分别于14、25、34、44位点植入Straumann 3.3mm×10mm NNC钛锆植体，于32、42位点植入Straumann 3.3 mm×8mm NNC钛锆植体，上覆盖螺丝，术后调整过渡义齿种植体对应基托面，患者继续佩戴过渡义齿。2个月后行上下颌种植覆盖义齿修复（Locator，基台高度3.0mm）。**结果**：通过过渡义齿基本纠正了患者下颌前伸及偏斜运动习惯；并以此为导向，形成未来种植修复的数字化信息采集与设计。利用数字化导板引导，在种植体布局，植入位点三维位置等方面实现不翻瓣精准植入，将手术创伤降至最小，充分利用患者现有条件，实现微创与功能兼备。采用种植覆盖义齿的修复方式，一方面，恢复患者面部丰满度及咬合功能，实现美观与功能兼具；另一方面，通过全基托覆盖，增加义齿受力面积与封闭，减少种植体潜在的过大受力，有利于长期的稳定。**结论**：结合患者骨质、骨量及主观诉求，采用过渡义齿建立较为稳定的咬合关系；采集稳定后的数字化信息，制作种植外科手术导板，通过其精准性实现无翻瓣微创手术；利用Locator基托支持固位制作种植覆盖义齿恢复功能与颌面部轮廓形态美观。由此完成全程个性化、舒适化的全口种植解决方案。

关键词：数字化；导板；无牙颌；覆盖义齿；口腔种植

导致牙列缺失的主要原因有牙周炎及龋病等。陆续牙齿缺失及口内不良修复体的存在将导致患者不良咀嚼习惯，下颌运动异常，进而形成错误的肌肉记忆，出现颞下颌关节从功能到器质性的改变，出现咬合-肌肉-关节关系不协调。在种植术前利用临时性过渡总义齿恢复稳定的咬合功能及颌面部丰满度，可以给患者带来功能与美观兼备的体面生活。咀嚼功能长期丧失通常导致患者营养不良，手术耐受度差。而在骨量严重不足情况下，采用种植固定义齿修复方案，患者需行大量复杂骨增量手术操作，给患者身心造成极大影响。种植覆盖义齿恢复患者面型美观效果好，种植体内部及种植体周围组织所受应力损伤小，易于清洁，性价比高，适宜于老年患者。种植植入位点需要避开颌骨中神经管等重要解剖结构，且要保证种植体周有充足的骨量，同时植入方向和角度需要充分考虑后期的修复。在极限骨量情况下，采用不翻瓣种植手术，传统种植方法主要依靠术者医生的经验，难以精准控制种植位置和角度，使种植手术存在安全隐患和失败风险。而数字化种植技术在一定程度上弥补了传统种植方法的缺陷。本报告通过介绍1例无牙颌种植修复病例，探讨重度骨吸收无牙颌病例的舒适化、数字化种植治疗方案和效果。

一、材料与方法

1. 病例简介 63岁女性患者，多年前曾行固定义齿修复，近年来，口内多颗牙齿因松动及龋坏相继拔除，余留牙齿无法进食，于我院就诊，要求修复。有高血压病史，服药控制中，有神经纤维瘤病史，否认药物过敏史，否认种植手术相关禁忌证。口外检查：患者身材瘦小，面容呈凹面型，左右颌面部基本对称，面部比例尚协调，左侧鼻唇沟深，右侧口角低于左侧，下颌习惯性前伸及左侧偏斜运动。口内检查：17～14、24～27、36、34、31、41、42、44～47缺失，13、12、11、23残根，21、22牙冠龋坏严重；33～37烤瓷固定桥，桥体及基牙松动明显；32、42、43松动Ⅲ度，牙龈退缩达根尖区域，探及牙周袋达根尖，全口牙槽骨垂直向及水平向吸收严重，局部骨凹陷；上颌缺牙区牙龈松软，唇颊侧倒凹明显，下颌牙槽嵴呈刀刃状。

2. 诊断 牙列缺损；慢性牙周炎；13、12、11、23残根；33、35、37残冠。

3. 治疗计划 拔除口内余留牙，1个月后行上下颌总义齿修复，纠正患者下颌习惯性前伸及偏斜运动习惯。3个月后制作数字化手术导板，在导板

作者单位：1. 南方医科大学口腔医院
　　　　　2. 南方医科大学口腔医院·广东省粤诚牙科技术开发中心

通讯作者：杨晓喻；Email: twindoctor@sina.com

下进行种植手术，术后2个月后行上下颌种植覆盖义齿永久修复。

4. 治疗过程（图1～图71）

（1）术前检查：术前行口内软硬组织检查；X线检查；制订治疗方案。

（2）外科治疗：拔除口内余留牙，拔牙创牙槽嵴修整。

（3）临时义齿修复：余留牙拔除1个月后，按照全口总义齿标准行上下颌全口临时义齿修复，嘱患者进行佩戴，时间为3个月，以纠正患者因长期多数牙齿缺失导致的下颌习惯性前伸及偏斜运动。

（4）制作种植外科导板：利用患者临时义齿制作放射学导板，拍摄CBCT，采用Denta Wings软件设计植入位点及钻针使用顺序，3D打印数字化种植外科导板及牙龈、颌骨模型。在术前进行模拟手术。

（5）种植一期手术：上下颌以斯康杜尼于植入位点及固位钉区域行局部浸润麻醉，常规消毒、铺巾。口内上下颌数字化导板根据咬合确定位置，以固位钉固位。按照术前设计的钻针使用顺序，使用Straumann导板工具盒进行无翻瓣手术操作，定点，逐级备洞，术中探查骨壁完整性，局部位点攻丝。于14、25、34、44位点植入Straumann 3.3mm×10mm NNC钛锆植体，于32、42位点植入Straumann 3.3mm×8mm NNC钛锆植体，初期稳定性>25N·cm，上高度覆盖螺丝。术后拍摄CBCT及全景片，可见种植体间

平行度良好，种植体周骨壁完整，未伤及重要解剖结构，同时进行匹配度检测，结果显示植入位点与设计位点匹配度良好。术后调整临时义齿组织面，患者可继续佩戴。10天后复诊，进一步调改义齿组织面，避免种植体表面受到压迫导致种植失败。

（6）取模转移：一期手术后2个月，拍摄CBCT，见种植体骨整合良好，周围骨壁完整，未见明显吸收。采用二次印模的方式使用聚醚硅胶取模转移，面弓转移，参考临时义齿取咬合关系记录。拟行种植覆盖义齿修复。

（7）试戴蜡牙：咬合关系准确，面部丰满度恢复良好，患者满意修复效果。

（8）戴牙：固定Locator基台，加力35N，口内进行重衬，调磨重衬组织面，抛光。全口调𬌗，患者满意修复效果。进行头颅侧位片拍摄，并进行描迹，结果见患者面型丰满度恢复良好。

（9）复诊：术后3个月复查，种植体周软组织健康，义齿固位良好，咬合稳定。

二、结果

3个月复诊随访，术后患者面型丰满度及咬合功能恢复良好，种植体周

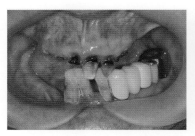
图1　患者口内余留牙龋坏及松动明显

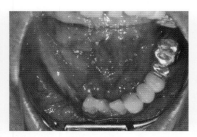
图2、图3　患者牙槽嵴吸收明显，缺牙区嵴顶菲薄

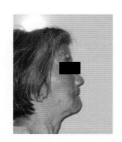
图4、图5　患者口外检查见凹面型，面下1/3丰满度严重不足

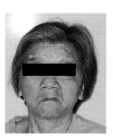

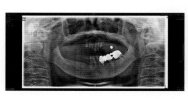
图6　全景片见余留牙牙槽骨吸收至根尖区域，后牙区骨垂直向高度不足

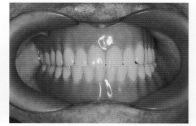
图7　拔牙后1个月行全口临时总义齿修复，恢复患者咬合功能

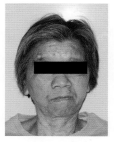
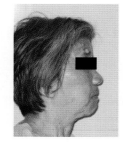
图8、图9　临时义齿恢复患者面型，改善下颌习惯性前伸及偏斜运动

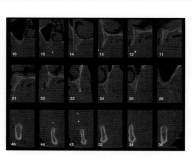
图10　拔牙后3个月CBCT可见患者前牙区骨宽度严重不足，后牙区骨高度不足

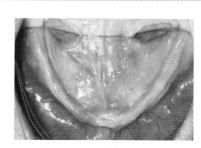
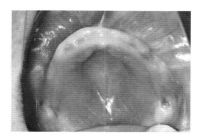

图11、图12　口内牙槽骨吸收严重，嵴顶呈刃状

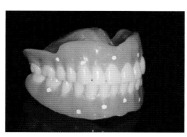
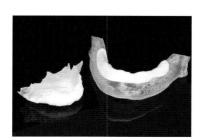
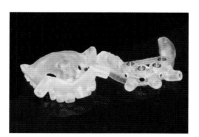
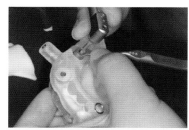

图13～图16　利用义齿制作放射学导板，拍摄CBCT，打印颌骨牙龈模型及种植手术导板，并进行术前模拟手术　　　　图16

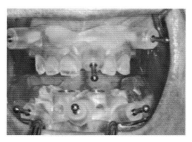
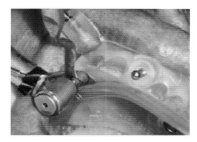
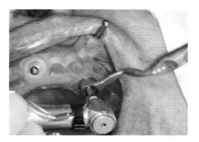

图17～图25　数字化导板下进行手术操作，全程无翻瓣，植入植体，可见植体间平行度良好

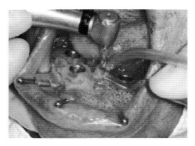
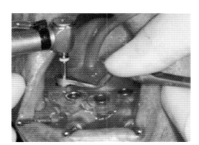
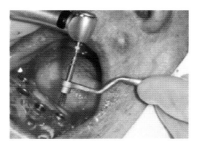

图20　　　　　　　　　　　　图21　　　　　　　　　　　　图22

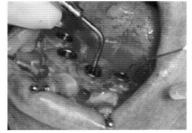
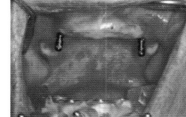

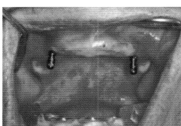
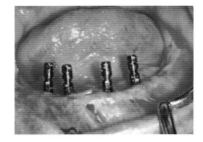

图23　　　　　　　　　　　　图24　　　　　　　　　　　　图25

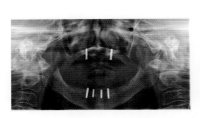
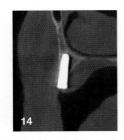
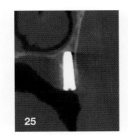
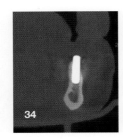

图26～图32　术后X片见种植体平行度良好，周围骨壁完整，未损伤重要解剖结构　　图28　　　　　　　　图29

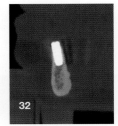
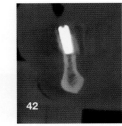
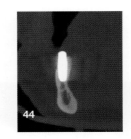

图30　　　　　　　　　　　　　图31　　　　　　　　　　　　　图32

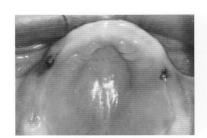
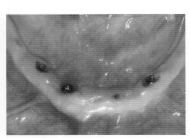

图33、图34　术后调整义齿组织面，避免种植体表面受到压迫

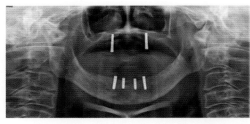
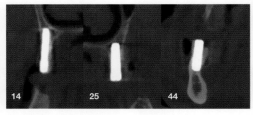
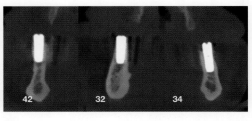

图35～37　术后2个月X线片检查见种植体骨整合良好，周围骨壁完整　　　　　图37

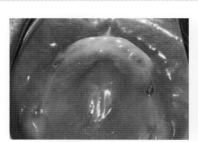
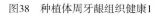
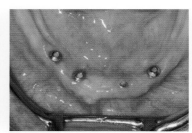
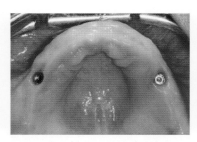
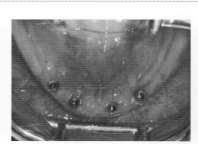

图38　种植体周牙龈组织健康1　　图39　种植体周牙龈组织健康2　　图40　种植体周牙龈组织健康3　　图41　种植体周牙龈组织健康4

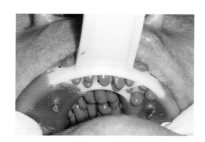
图42　二次印模取模转移1

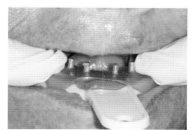
图43　二次印模取模转移2

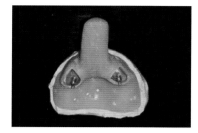
图44　二次印模取模转移3

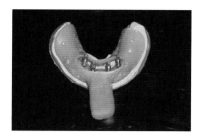
图45　二次印模取模转移4

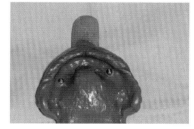
图46　二次印模取模转移5

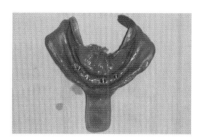
图47　二次印模取模转移6

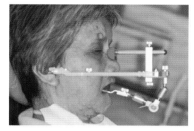
图48　面弓转移，取咬合记录1

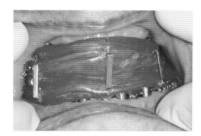
图49　面弓转移，取咬合记录2

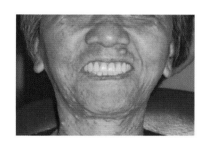
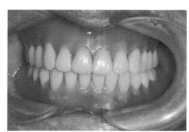
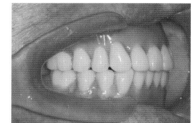
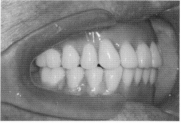
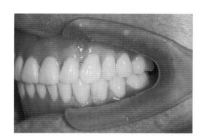
图50～图53　口内试戴蜡牙，咬合关系正确，患者面部丰满度恢复良好，患者满意修复效果　　　　图53

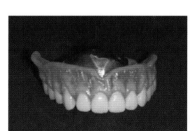
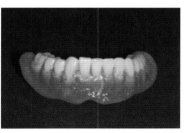
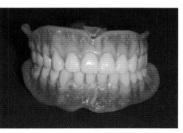
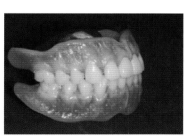
图54～图57　个性化排牙及染色，制作永久修复体　　　　图56　　　　图57

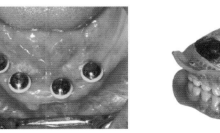
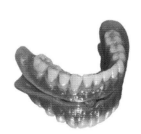
图58～图61　口内就位Locator基台后进行重衬　　　　图60　　　　图61

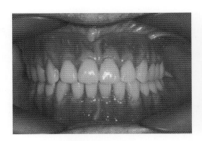
图62 口内戴牙，调整咬合1

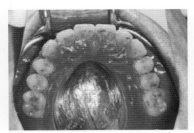
图63 口内戴牙，调整咬合2

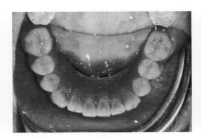
图64 口内戴牙，调整咬合3

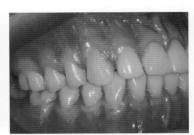
图65 口内戴牙，调整咬合4

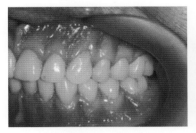
图66 口内戴牙，调整咬合5

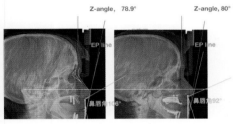
图67 头颅测量，表明患者面部丰满度恢复良好

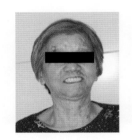
图68 最终戴牙后患者面部像1

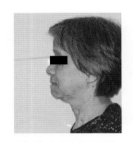
图69 最终戴牙后患者面部像2

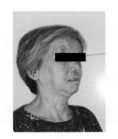
图70 最终戴牙后患者面部像3

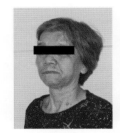
图71 最终戴牙后患者面部像4

牙龈组织健康，CBCT示种植体周围骨量稳定。

三、讨论

陆续牙齿缺失及口内不良修复体的存在将导致患者不良咀嚼习惯，下颌运动异常，进而形成错误的肌肉记忆，出现颞下颌关节从功能到器质性的改变，出现咬合–肌肉–关节关系不协调。在种植修复前进行咬合重建，获得肌肉、关节、咬合三者协调的生理性颌位，对种植修复的长久稳定是非常必要的。

重度骨吸收患者通常需行复杂骨增量手术以提供充足种植体骨支持，这会给患者身心带来巨大的影响。在临床上根据患者身体条件及主观诉求，结合骨量、骨质等情况选择适合患者的种植修复方案可使患者受益。种植覆盖义齿相对于种植固定义齿而言能够更好恢复重度骨吸收患者的颌面部丰满度，是一种性价比高的令人满意的功能性修复方式。这种方式好处在于修复体固位力的增加以及基托边缘的减小，因而患者有很高的满意度及咀嚼功能。下颌4颗Locator基台支持的种植覆盖义齿方案已得到科学和临床证实，

而上颌种植覆盖义齿中种植体数量仍存在争议。研究表明上颌无腭板支持的种植覆盖义齿，义齿下方种植体所受压力高于全腭板支持的种植覆盖义齿。因而，针对此病例，虽然上颌仅为2颗种植体，但修复中采取全腭板的方式，形成种植体–基托–腭板共同受力，以减轻下方种植体的压力，使种植体提供固位力，提高种植体生存率。

研究表明，种植手术中的翻瓣操作相对于不翻瓣而言边缘骨吸收量更多。在本病例中，患者体质弱，手术耐受度差，为避免给患者带来巨大手术创伤及长期缺牙，不采取复杂骨增量手术。但植入位点受解剖结构、骨质骨量的限制，且影响最终修复效果，因而植入位置的精准要求度高。传统种植方法无法在术前就进行定位，均需要根据医生的经验，因此种植手术存在较大的隐患。文献表明，在患者疼痛不适感及外科并发症方面，数字化外科手术较传统手术方面更具有优势，因而本病例采取数字化导板下的外科手术方式。但数字化种植导板不是绝对精确，存在一定的误差值，因此，在术前设计时应将误差结果考虑在内，以避开重要解剖结构来保证手术安全，术中配合术者临床经验，以尽量减少种植体植入的误差。

综上，结合患者骨质、骨量及主观诉求，采用过渡义齿建立较为稳定的咬合关系；采集稳定后的数字化信息，制作种植外科手术导板，通过其精准性实现无翻瓣微创手术；利用Locator基托支持固位制作种植覆盖义齿恢复功能与颌面部轮廓形态美观。由此完成全程个性化、舒适化的全口种植解决方案。在整个治疗过程中，患者缺牙时间短，操作微创，进而实现全程的舒适化和持续有效的𬌗重建。但本病例由于观察期较短，需要进一步观察时间。

参考文献

[1] Group 5 ITI Consensus Report: Digital technologies[J]. Clin Oral Implants Res, 2018, 29(16):436–442.

[2] Al–Zubeidi MI, Alsabeeha NHM, Thomson WM, et al. Patient Satisfaction with Maxillary 3–Implant Overdentures Using Different Attachment Systems Opposing Mandibular 2–Implant Overdentures[J]. Clin implant Dent R, 2012 (14): e11–e19.

[3] Slot W, Raghoebar GM, Vissink A, et al. A systematic review of implant–supported maxillary overdentures after a mean observation period of at least 1 year[J].J Clin Periodontol, 2010, 37(1):98–110.

[4] Sadowsky SJ. Treatment considerations for maxillary implant overdentures: a systematic review[J].JProsthet Dent,2007, 97(6):340–348.

[5] Bryant SR, WaltonJN, MacEntee MI. A 5–year randomized trial to compare 1 or 2 implants for implant overdentures[J].J Dent Res, 2015, 94(1): 36–43.

[6] Pan YH, LinTM, Liang CH. Comparison of patient's satisfaction with implant–supported mandibular overdentures and complete dentures[J]. Biomed J, 2014, 37(3):156–162.

[7] Di Francesco F, De Marco G, Gironi Carnevale UA, et al.The number of implants required to support a maxillary overdenture: a systematic review and meta–analysis[J]. J ProsthodontRes, 2018.

[8] Christophe Guédat, Ursina Nagy, Martin Schimmel, et al. Clinical performance of LOCATOR® attachments: A retrospective study with 1–8 years of follow-up[J]. Clin Exp Dent Res, 2018(4):132 – 145.

[9] MazzoccoF, JimenezD, BarallatL, et al. Bone volume changes after immediate implant placement with or without flap elevation[J]. Clin Oral Implants Res, 2017, 28(4):495–501.

[10] Benic GI, Gallucci GO, Mokti M, et al. Titanium–zirconium narrow–diameter versus titanium regular–diameter implants for anterior and premolar single crowns: 1–year results of a randomized controlled clinical study[J]. J Clin Periodontol, 2013 Nov, 40(11):1052–1061.

[11] Marcello–Machado RM, FaotF, SchusterAJ, et al. One–year clinical outcomes of locking taper Equator attachments retaining mandibular overdentures to narrow diameter implants[J]. Clin Implant Dent Relat Res, 2018, 20(4):483–492.

[12] Takahashi T, Gonda T, Mizuno Y, et al. Influence of Palatal Coverage and Implant Distribution on Implant Strain in Maxillary Implant Overdentures[J]. Int J Oral Maxillofac Implants, 2016, 31(5):e136–142.

[13] Dudley J. The 2–Implant Maxillary Overdenture: A Clinical Report[J]. J Prosthet Dent, 2014, (112)2:104–107.

上前牙即刻种植如何运用数字化导板避免误差

陈骏辉　张笑卿　谢强　付钰　张介冰　田园　王茂夏　莫安春

摘 要

目的： 对于前牙美学区即刻种植，面临着巨大的挑战。众所周知，理想的种植体位置和轴向，才能获得长期、稳定的美学效果。如果位置和轴向出现偏差，容易造成难以解决的美学风险。本文利用数字化种植的方法，分析各种数字化手术导板的利与弊，讨论如何运用数字化导板避免误差。**材料与方法：** 共60例上前牙无法保留，可行即刻种植即刻修复的患者。所有患者平素体健，无高血压、糖尿病等系统性疾病，口内检查的种植位点均符合即刻种植即刻修复的标准。所有病例均用Nobel Active的种植体，分析用不同类型的数字化导板手术工具盒的时候遇到的不同问题，以及提出相应的解决方法。每个病例均利用术后CBCT，与术前数字化设计重叠分析误差，再分析讨论手术工具（通用导板工具盒、NEO全程导板工具盒半程使用、Nobel Guide全程导板改良使用）使用中遇到的问题和解决方案。**结果：** 所有病例，术前设计数字化导板，术中拔牙后佩戴数字化导板，分别利用不同的手术导板工具（通用导板工具盒、NEO全程导板工具盒半程使用、Nobel Guide全程导板改良使用）行即刻种植即刻修复。术后拍摄CBCT与术前设计重叠。术后4个月复诊取模制作ASC全瓷单冠修复。

关键词： 数字化导板；即刻种植；即刻修复；导板工具盒；全程导板；半程导板；误差分析

一、材料与方法

1. **病例简介**　60例上前牙无法保留的种植位点。口内检查患牙无法保留，符合即刻种植的条件。CBCT示骨量充足，唇侧骨板≥1mm。

2. **治疗计划**　设计种植位点制作数字化导板；数字化导板即刻种植手术；分3组，分别用通用导板、NEO全程导板工具盒半程使用、Nobel Guide全程导板改良使用；术后即刻修复；术后拍摄CBCT与术前设计重叠分析误差；术后4个月复诊行最终修复。

3. **治疗过程（图1～图86）**

（1）术前准备：拍摄临床照片、口内光学扫描制作光学印模。拍摄CBCT，与光学扫描STL文件重叠。设计数字化种植方案并制作数字化导板：利用Simplant设计软件，将CBCT数据、软组织信息及修复体信息进行拟合比对，以修复为导向设计种植方案。CBCT数据可见，患者骨量充足，唇侧骨板≥1mm。

（2）外科手术：微创拔除患牙，数字化导板下，分3组，分别用通用导板、NEO全程导板工具盒半程使用、Nobel Guide全程导板改良使用，植入Nobel Active种植体，型号直径3.5mm，长度根据临床情况而定。初期稳定性均大于70N·cm。安装临时基台和临时牙冠行即刻修复。术后CBCT与术前设计重叠。

作者单位：四川大学华西口腔医院

通讯作者：莫安春；Email: moanchun@163.com

（3）术后4个月：复诊，取模，行最终修复。

（4）术后CBCT与术前设计重叠分析：用通用导板行种植手术；NEO全程导板半程使用行种植手术；Nobel Guide全程导板改良使用行种植手术。具体误差分析见下结果与讨论。

二、结果

所有病例在观察期内，不同手术工具盒的使用，经统计学分析精确性不同。其中，通用导板工具盒的手术可见明显的种植体整体往唇侧或舌侧偏移；NEO全程导板工具盒半程使用可见唇舌侧的偏移减少几乎一致，但可能会有少量的角度轴向和深度误差；Nobel Guide全程导板改良使用能明显避免即刻种植中数字化导板手术的种植体唇侧偏移，同时角度轴向和深度的误差明显减少。

三、讨论

随着口腔种植技术的发展，上前牙即刻种植结合数字化导板的技术得到了广泛的使用。然而现有的数字化导板工具盒设计不尽相同，手术中由于拔牙窝是斜坡，数字化导板也难以避免钻针的偏移，从而导致种植体植入的位置与术前设计不同，导致误差。对于数字化导板手术，是一个技术敏感性非常高的方案，除了理想的数字化种植位点设计，数字化导板手术工具盒的使用对手术的结果有重要的作用。

对于不同工具盒的使用和引起的误差的分析，本课题组经过回顾和讨论，认为引起误差的可能机制如下：

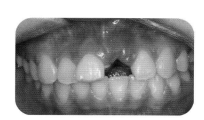

图1 病例1，术前（21根折）1

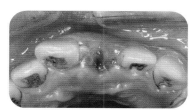

图2 病例1，术前（21根折）2

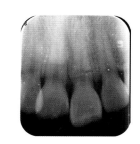

图3 病例1，术前X线片

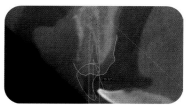

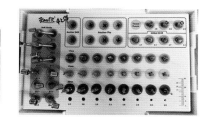

图4、图5 病例1，数字化设计种植位点（牙根于凌晨被急诊科拔除，当天行即刻种植）

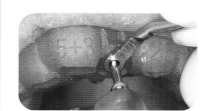

图6 病例1，使用通用导板工具盒

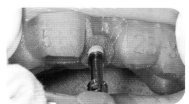

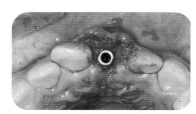

图7～图10 病例1，手术过程（常规使用预备种植窝）

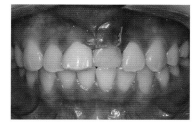

图9

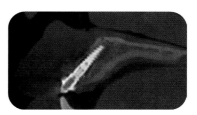

图10

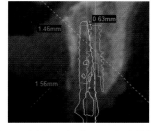

图11 病例1，术后CBCT

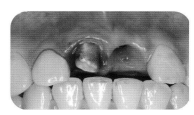

图12 病例1，术后CBCT与术前设计重叠行精确性分析（整体往唇侧前移约1.5mm，深度加深了约0.6mm）

图13 病例1，4个月后取模

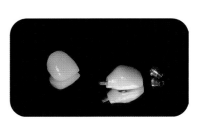

图14 病例1，戴牙，ASC冠修复1

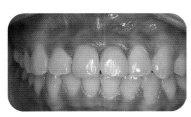

图15 病例1，戴牙，ASC冠修复2

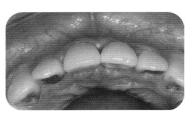

图16 病例1，戴牙，ASC冠修复3

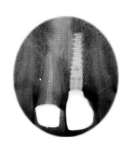

图17 病例1，戴牙，ASC冠修复4

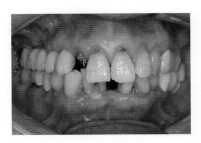

图18 病例2，术前（12根折）

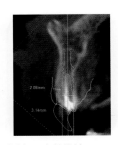

图19 病例2，术前设计1

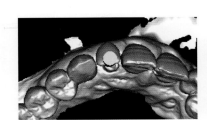

图20 病例2，术前设计2

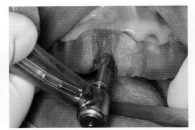

图21 病例2，通用导板工具盒，先使用直径3.5mm直接预备，去除腭侧骨阻力

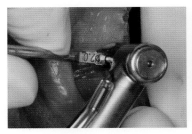

图22 病例2，通用导板逐级预备1

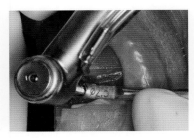

图23 病例2，通用导板逐级预备2

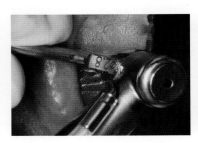

图24 病例2，通用导板逐级预备3

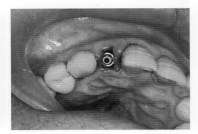

图25 病例2，通用导板逐级预备4

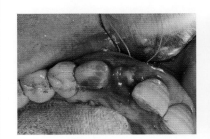

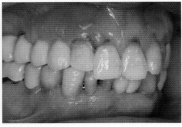

图26～图28 病例2，结缔组织移植，即刻修复

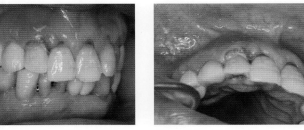

图28

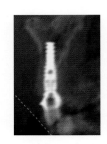

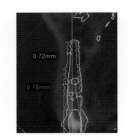

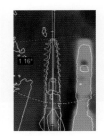

图29～图31 病例2，术后CBCT与术前设计重叠精确性分析（整体往舌侧前移约0.7mm，近远中轴向偏移1.16°，误差减少）

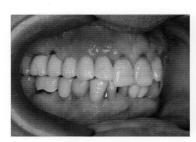

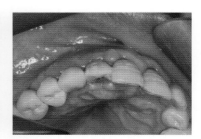

图32、图33 病例2，术后4个月，复诊取模，牙龈生物型转为厚龈型

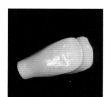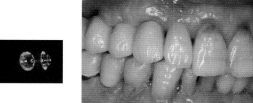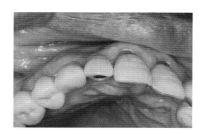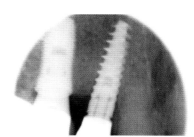

图34　病例2，戴牙ASC冠修复1　　图35　病例2，戴牙ASC冠修复2　　图36　病例2，戴牙ASC冠修复3　　图37　病例2，戴牙ASC冠修复4

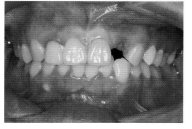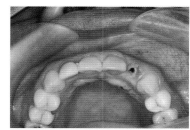

图38　病例3（22根折）1　　图39　病例3（22根折）2

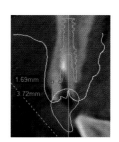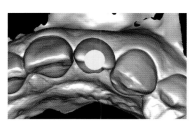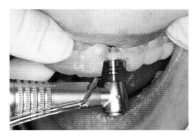

图40　病例3，数字化设计1　　图41　病例3，数字化设计2　　图42、图43　病例3，戴入数字化导板（NEO全程导板手术工具盒半程使用，定位钻、先锋钻、停置扩孔钻逐级预备去除舌侧骨板阻力）

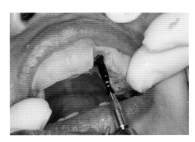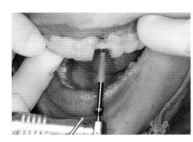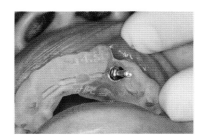

图44　病例3，Nobel钻针最后一钻成形　　图45　病例3，半程植入种植体1　　图46　病例3，半程植入种植体2

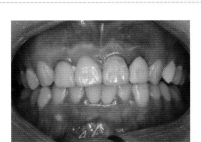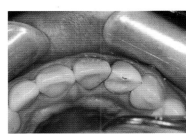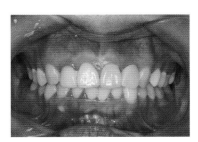

图47　病例3，即刻修复1　　图48　病例3，即刻修复2　　图49　病例3，术后4个月复诊

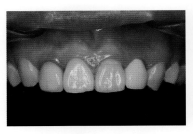
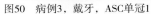
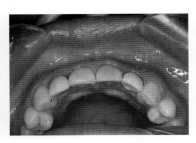
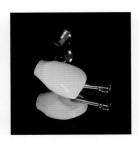
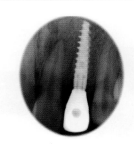

图50　病例3，戴牙，ASC单冠1　　图51　病例3，戴牙，ASC单冠2　　图52　病例3，戴牙，ASC单冠3　　图53　病例3，戴牙，ASC单冠4

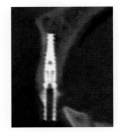
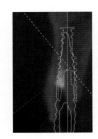
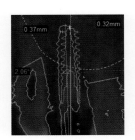

图54～图56　病例3，术后CBCT与术前设计重叠行精确性分析（颊舌向：几乎一致。近远中向：种植体根部远中偏移0.37mm。深度：深0.32mm。轴向偏移：远中偏移2.06°。误差明显减少）

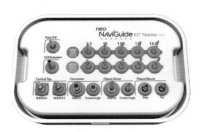
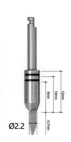
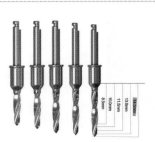
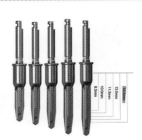

图57～图61　病例3的NEO导板使用详解（工具盒、定位钻、先锋钻、停置扩孔钻、导环）　　图60　　图61

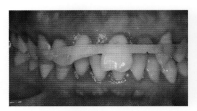
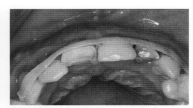

图62　病例4，11、21根折1　　图63　病例4，11、21根折2

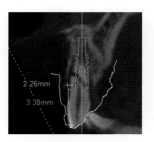
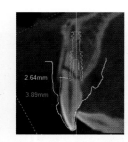
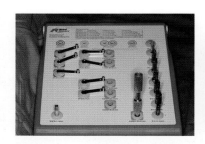
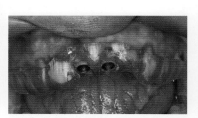

图64　病例4，术前数字化设计1　　图65　病例4，术前数字化设计2　　图66　病例4，Nobel Guide全程导板工具盒（改良使用）　　图67　病例4，戴入导板

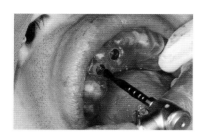
图68 病例4，先用直径2.8mm、3.2mm钻针去除腭侧阻力

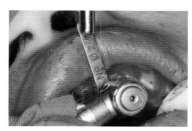
图69 病例4，NP直径2mm压板配合先锋钻预备

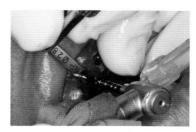
图70 病例4，NP直径2.8mm压板，长度固定15mm，直径2.4mm、2.8mm钻针预备

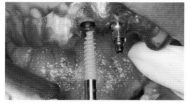
图71 病例4，利用携带器植入种植体1

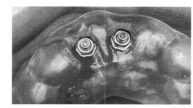
图72 病例4，利用携带器植入种植体2

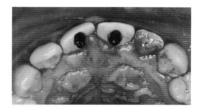
图73 病例4，即刻修复1

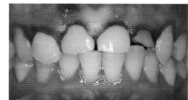
图74 病例4，即刻修复2

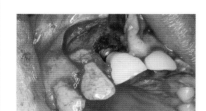
图75、图76 病例4，11位点唇侧骨壁缺损，角形瓣行GBR

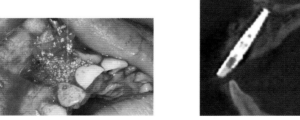

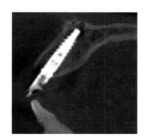
图77 病例4，术后CBCT1

图78 病例4，术后CBCT2

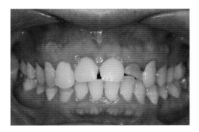
图79 病例4，术后4个月复诊，取模1

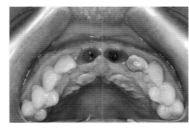
图80 病例4，术后4个月复诊，取模2

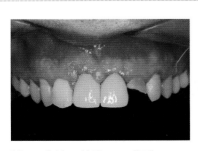
图81 病例4，戴牙，ASC单冠1

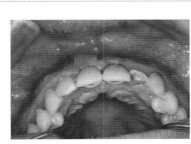
图82 病例4，戴牙，ASC单冠2

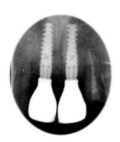
图83 病例4，戴牙，ASC单冠3

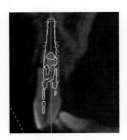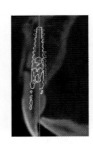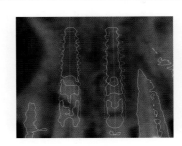

图84～图86 病例4，术后CBCT与术前设计重叠行精确性分析，几乎一致，无明显误差

1. 即刻种植的位点中，由于牙槽窝是斜坡不平整，腭侧骨阻力比唇侧大，通用导板工具盒的钻针较难去除舌侧骨壁的阻力，且钻针直径与导环内径不吻合，导致钻针偏移的预备种植窝，最终导致种植体偏移。

2. 对于通用导板工具盒，本课题组改良的使用方法。先用直径3.5mm钻针在数字化导板中直接预备，去除腭侧骨阻力，再依次用直径2.0mm、2.4mm、2.8mm逐级预备，植入种植体。改良了使用方法后，术中能发现避免种植体唇侧偏移。但术后的CBCT分析会发现少量的种植体舌侧偏移，分析原因可能是直径3.5mm钻针去除舌侧阻力后，由于通用导板半程植入种植体时，没有响应的种植体持定器确定种植体的准确位置，从而导致少量的偏移误差。

3. 对于NEO全程导板半程使用。首先，利用NEO导板工具盒的导环（直径4.1mm）设计数字化导板，配套的定位钻初步预备。先锋钻继续扩大，初步去除颈部腭侧骨阻力。停置扩孔钻（直径3.0mm）继续扩大，去除颈部腭侧骨阻力，再预备到相应深度。最后用Nobel手术钻针的最后一钻预备成形。植入种植体时，颈部骨阻力已被修整，减少了钻针和种植体遇到的腭侧阻力，从而避免偏移。利用NEO的导板工具盒定位钻、先锋钻、停置扩孔钻，对斜坡骨面的骨质进行平整，避免钻针的滑脱。术后CBCT的误差分析发现，种植体颊舌向几乎与术前设计一致，但近远中向可能会有少量偏移，从而导致轴向的偏移。分析原因，NEO全程导板预备后，最终植入为半程植入，难以避免少量的人为误差。

4. 对于改良式Nobel Guide全程导板工具盒使用。结合先前的经验，先利用直径2.8mm、3.2mm钻针，不配合压板去除拔牙窝腭侧阻力。再常规程序配合压板逐级预备，最后利用持定器全程植入种植体。术后CBCT与术前设计进行精确性分析，位置几乎一致。分析认为，改良式使用Nobel Guide全程导板工具盒，先利用直径2.8mm、3.2mm钻针，不配合压板去除拔牙窝腭侧阻力，能很大程度克服即刻种植手术中导板工具盒的难题，避免钻针在斜坡上偏移。最后植入种植体时利用持定器，能很好地控制深度和轴向。

综上所述，即刻种植的种植位点由于斜坡的存在，数字化导板也难以避免钻针偏移，从而导致种植体植入的误差。本课题组对于数字化导板手术有充分深刻的理解，对于数字化导板工具盒细节上不同的操作能导致不同的手术结果。

参考文献

[1] Lang NP. A systematic review on survival and success rates of implants placed immediately into fresh extraction sockets after at least 1 year[J]. Clin Oral Impl Res, 2012, 23(Suppl. 5): 39–66.

[2] Daniel Buser, William Martin, Urs C Belser.Optimizing Esthetics for Implant Restorations in the Anterior Maxilla: Anatomic and Surgical Considerations[J].Int J Oral Maxillofac Implants, 2004, 19(SUPPL): 43–61.

[3] Buser D. Implant placement post extraction in esthetic single tooth sites: when immediate, when early, when late?[J]. Periodontol, 2000. 2017.

[4] D'haese J, Ackhurst J, Wismeijer D, et al. Current state of the art of computer - guided implant surgery[J]. Periodontology, 2017, 73(1): 121–133.

[5] Kühl S, Zürcher S, Mahid T, et al. Accuracy of full guided vs. half - guided implant surgery[J]. Clinical oral implants research, 2013, 24(7): 763–769.

[6] Koop R, Vercruyssen M, Vermeulen K, et al. Tolerance within the sleeve inserts of different surgical guides for guided implant surgery[J]. Clinical oral implants research, 2013, 24(6): 630–634.

[7] N Elian, SC Cho, S Froum, et al. A simplified socket classification and repair technique[J]. Pratical Procedures & Aesthetic Dentistry Ppad, 2007, 19(2): 99–104.

上颌窦底外提升术后数字化种植导板引导种植修复1例

武诗语 黄宝鑫 李志鹏 陈泽涛 刘泉 谢思达 刘于冬 陈卓凡

摘要

目的：本病例应用种植导板对伴有上颌窦假性/潴留性囊肿的上颌窦底骨增量区进行定位，观察导板引导下的种植修复效果。**材料与方法**：患者为中年男性，诉左上后牙缺失。检查：26缺失，牙槽嵴丰满。全景片示左侧上颌窦底均质性圆屋顶形高密度影。CBCT示26牙槽骨高度为5~6mm，上颌窦底高密度影，边界清晰，无骨质破坏影像。综上，本病例的诊断为左上颌牙列缺损。治疗方案拟定为左上颌窦底外提升术+数字化种植导板引导下延期种植修复。先行左侧上颌窦底外提升术。侧壁开窗后抽取囊肿囊液，填塞去蛋白牛骨基质，覆盖胶原膜，无张力缝合创口。数字化种植设计。手术拟放置Straumann 4.1mm×12mm骨水平植体1颗，调整模拟植体在骨增量区域的位置及虚拟修复效果。种植手术。术后4个月行粘接固位修复。**结果**：种植术后18个月复查，种植体周健康，修复体功能行使良好。根尖X线片示近中吸收量约1.37mm，远中约1.03mm，平均约1.2mm。CBCT示种植体边缘骨水平稳定，上颌窦底囊肿影像存，范围与术前相似。**结论**：上颌窦内无症状的假性/潴留性囊肿可采用保守治疗方案。上颌窦底外提升术中骨替代材料应符合引导骨组织再生的原则。数字化种植技术可将一些复杂病例化繁为简，提高种植修复效果。

关键词：上颌窦底外提升术；数字化种植导板；上颌窦囊肿

随着数字化技术在口腔种植外科应用的日趋成熟，种植导板已从传统基于模型的导板向数字化种植导板转变。应用数字化软件、设备及CAD/CAM技术，以往复杂的手术可能转变为简单手术。本病例应用种植导板对伴有上颌窦假性/潴留性囊肿的上颌窦底骨增量区进行定位，观察导板引导下的种植修复效果。

一、材料与方法

1. **病例简介** 中年男性患者。主诉：左上后牙缺失，影响咀嚼。检查：26缺失，牙槽嵴丰满。口腔卫生状况尚可，牙龈探诊出血阳性位点<25%。全景片示：26缺失，牙槽骨高度不足，左侧上颌窦底均质性圆屋顶形高密度影（图1）。CBCT示：26牙槽骨高度为5~6mm，上颌窦底高密度影边界清晰，无骨质破坏影像（图2）。

2. **诊断** 左上颌牙列缺损。

3. **治疗计划** 拟定为左侧上颌窦底外提升术+数字化种植导板引导下延期种植修复。

4. **治疗过程**

上颌窦底外提升术：首先应用球钻于上颌窦外侧壁进行开窗定位，应用超声骨刀穿透骨壁，完成侧壁开窗并分离上颌窦底黏膜。确认无黏膜破损及囊液外渗后，应用1mL注射器抽取囊液，置入胶原膜，防止骨粉漏入上颌窦腔。填塞去蛋白牛骨基质，于开窗区覆盖胶原膜，范围应盖过开窗区域，最后无张力缝合创口（图3）。术后6个月CBCT示：骨粉位于26根方上颌窦区域，重建牙槽骨高度约14mm，满足种植手术要求（图4）。

数字化种植设计：手术拟放置Straumann 4.1mm×12mm骨水平植体1颗，调整模拟植体在骨增量区域的位置及虚拟修复效果（图5）。在种植手术过程中，我们可通过余留牙开窗区域观察导板就位情况，利用缺牙区下方开口，进行术中冲水降温（图6）。术后复诊X光片和全景片可见，牙槽骨骨水平平齐种植体平台。术后4个月后进行粘接固位修复。

二、结果

术后18个月复查，种植体周无红肿、溢脓、出血，修复体功能行使良好（图7）。根尖X线片示10个月边缘骨吸收情况：近中吸收约1.37mm，远中吸收约1.03mm，平均吸收约1.2mm（图8）。CBCT显示：边缘骨水平稳定，上颌窦底囊肿影像存，范围与术前相似（图9）。术前、术后拟合对比示种植体颈部偏移约0.25mm，根部约0.66mm，垂直约1.03mm（图10）。

三、讨论

1. **上颌窦囊肿的处理** 上颌窦囊肿的病理分类可分为分泌性的潴留性囊肿和黏液性囊肿以及非分泌性的假性囊肿。潴留性囊肿：良性，具有上皮衬里，患者一般无症状，CT影像一般体积小、均质性、边界清晰、呈圆屋顶/半球形状的高密度影。黏液性囊肿：具有上皮衬里，良性，可呈现扩张性及侵入性，常破坏骨组织并引发症状，CT影像一般为均质性，可见骨质破坏影，有时可充满整个窦腔，应在上颌窦底手术前予以去除。假性囊肿：无上皮衬里，无症状，CT影像体积多变，影像学体积多变，从小圆屋顶至

作者单位：中山大学光华口腔医学院附属口腔医院

通讯作者：陈卓凡；Email: chzuof@mail.sysu.edu.cn

大圆形团块均可出现。本病例符合假性/潴留性囊肿影像特点。既往研究对上颌窦囊肿的处理方式主要包括3种：于术前6个月采用鼻内镜摘除，此种方法耗时最久。上颌窦底提升术同期摘除囊肿，此种方法会人为造成上颌窦底黏膜穿孔，操作敏感性高，如穿孔无法修补则直接导致手术终止。因此，我们采取第三种方法即不主动摘除囊肿，保持上颌窦底囊肿及黏膜完整性的治疗方案，既往文献显示保留囊肿可以取得良好的种植效果。另外，采用延期种植同样基于减少黏膜破损导致囊液外渗及术后感染可能的考虑。综上，本病例将原本伴有上颌窦底黏膜修补术的上颌窦底外提升术＋囊肿摘除术＋同期种植手术，转变为常规上颌窦底外提升术＋数字化种植导板引导下的延期简单种植手术。

2. **上颌窦底外提升术骨增量程序的选择**　骨替代材料的选择多样且都可取得较好的成骨效果，包括去蛋白牛骨基质、自体骨颗粒、人工合成羟基磷灰石等。同时，我们认为屏障膜的应用至关重要。屏障膜是引导骨组织再生技术的关键组成部分，可有效防止结缔组织长入，保障骨组织再生过程。

鉴于自/异体骨和不可吸收性屏障膜应用的局限性，本病例最终采用去蛋白牛骨基质+可吸收胶原膜作为增量方案。

3. **数字化种植导板精确度分析**　本病例术前、术后拟合显示植体位置与术前设计一致，植体定位精确度满足种植手术要求。既往研究显示，数字化种植导板的精度高于传统的手术导板，植体的颈部偏移约1.07mm、根方约1.63mm。另外，种植体的颈部偏差量通常小于根部偏差量，造成此种现象的原因是颈部的角度偏移量小，随着植体长度的深入，根方偏移量会成比例增加，这与本研究的精度相似。

四、结论

上颌窦内无症状的假性/潴留性囊肿可采用保守治疗方案。上颌窦底外提升术中骨替代材料的选择多样，但应符合引导骨组织再生的原则。合理使用数字化种植技术，可将一些复杂病例化繁为简、降低手术风险，并最终提高种植修复效果。

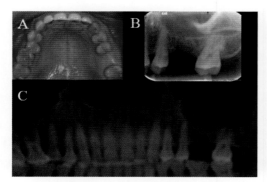

图1　术前检查。（A）上颌口内像；（B）缺牙区根尖片；（C）全景片

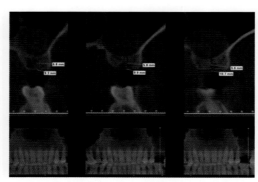

图2　CBCT术前评估

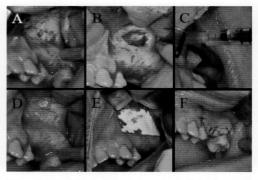

图3　左侧上颌窦底外提升术。（A）外侧壁开窗定位；（B）外侧骨壁开窗；（C）吸取囊肿囊液；（D）填塞去蛋白牛骨基质；（E）覆盖胶原膜；（F）无张力缝合

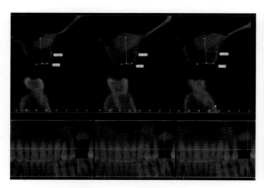

图4　外提升术后6个月CBCT评估

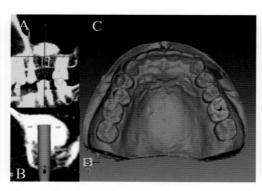

图5　数字化种植设计。（A）虚拟植体冠状面位置；（B）虚拟植体矢状面位置；（C）虚拟修复体

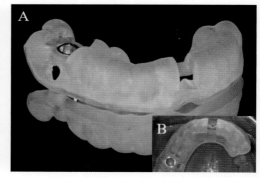

图6　（A）数字化种植导板；（B）口内试戴

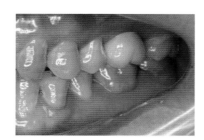

图7　修复后口内像

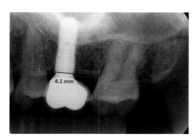

图8　边缘骨水平吸收量

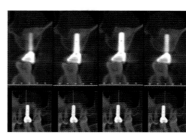

图9　术后18个月复查CBCT评估

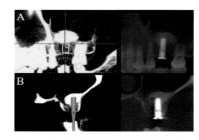

图10　数字化种植导板精密度分析。（A）冠状面拟合对比；（B）矢状面拟合对比

参考文献

[1] Germino M. Clinical Application of Computer-Guided Implant Surgery[J]. Yale Journal of Biology & Medicine, 2014. 87(3): p. 397.

[2] Burtscher, D. A 7-year prospective radiographic evaluation of marginal bone level around two different implant systems: a randomized clinical trial[J]. Clin Oral Implants Res, 2015. 26(11): p. 1244-1249.

[3] Giotakis EI, R K Weber. Cysts of the maxillary sinus: a literature review[J]. Int Forum Allergy Rhinol, 2013. 3(9): p. 766-771.

[4] Eggesbo HB. Radiological imaging of inflammatory lesions in the nasal cavity and paranasal sinuses[J]. Eur Radiol, 2006. 16(4): p. 872-888.

[5] Feng Y. Maxillary sinus floor elevation using the osteotome technique in the presence of antral pseudocysts: a retrospective study with an average follow-up of 27 months[J]. Int J Oral Maxillofac Implants, 2014. 29(2): p. 408-413.

[6] Garbacea A. The incidence of maxillary sinus membrane perforation during endoscopically assessed crestal sinus floor elevation: a pilot study[J]. J Oral Implantol, 2012. 38(4): p. 345-359.

[7] Jensen SSH, Terheyden. Bone augmentation procedures in localized defects in the alveolar ridge: clinical results with different bone grafts and bone-substitute materials[J]. Int J Oral Maxillofac Implants, 2009. 24 Suppl: p. 218-236.

[8] Schneider D. A systematic review on the accuracy and the clinical outcome of computer-guided template-based implant dentistry[J]. Clin Oral Implants Res, 2009. 20 Suppl 4: p. 73-86.

数字化导板在无牙颌种植即刻修复应用1例

蒋澍

摘 要

本病例介绍了如何利用种植体外科规划软件设计种植体的植入位点，临床上在数字化外科导板的指引下，上下颌无牙颌精准地植入12颗Camlog种植体，即刻修复，最终修复时采用一体式钛桥架丙烯酸树脂的固定修复，恢复患者的红白美学，达到仿生的美学修复效果。

关键词：无牙颌种植；数字化导板；误差；即刻负重；CNC一段式纯钛切割桥架

一、材料与方法

1. 病例简介　42岁男性患者。主诉"上下牙齿缺失多年要求固定修复"来我院就诊。患者多年前开始上下颌牙齿因松动和残根，外伤陆续全部被拔除，活动义齿修复一直无法适应，希望固定义齿修复。全身状况良好，否认糖尿病、心脏病、高血压、免疫性系统性疾病。吸烟量小于15支/天。口内情况：牙槽嵴丰满度可，垂直向上下颌间距离约18mm，水平向上下牙槽骨位置正常旧义齿佩戴颌位关系正常。口外情况：面部对称，上下唇及颊部塌陷，低位笑线，张口度、开口型无异常，颞下颌关节及咀嚼肌扪诊阴性，无关节弹响等。

2. 诊断　牙列缺失。

3. 治疗过程（图1～图84）

（1）通过检查发现原有义齿咬合关系和垂直向高度尚可，利用原有义齿制作放射性诊断导板，让患者戴入原有义齿拍摄CBCT，同时对原有义齿单独拍摄CBCT。将两组CT数据传输到数字化导板加工中心进行整合，生成带有义齿信息的种植体外科规划软件。

（2）在规划软件中根据CBCT测量结果，结合义齿修复信息，实现以修复为导向的种植体设计，计划上下颌All-on-6 Camlog种植体即刻种植即刻修复，一段式CNC纯钛塑化冠桥修复。

（3）种植体植入手术：局部麻醉下，先将上颌外科导板就位、固定。运用导板工具盒在套管的指引下，精准地定位备洞，取下数字化导板，做微创切口，Camlog最后一个钻窝洞成形，植入6颗Camlog种植体，初期稳定性每颗扭矩均大于35N·cm，上直角复合基台，缝合切口。下颌流程同上。术后拍摄CBCT，将种植体植入位点与术前设计对比，验证导板的精准性。

作者单位：武汉大众口腔
Email: 61646787@qq.com

（4）制作临时修复体即刻负载：外科手术结束后，制作个性化托盘，开窗式转移杆取模，原活动义齿确定咬合关系，椅旁技术加工生产临时修复体，上基台保护帽，当天下午佩戴临时修复体。

（5）最终修复：首先制作个性化托盘，连接固定转移杆，制取开窗式终极印模、上下临时修复体，然后进行面弓转移，依据转移信息制作永久修复体。上下颌义齿采用纯钛丙烯酸树脂整体桥修复。在口内试戴纯钛桥架，检测无误，最终完成修复体制作。戴牙，调牙合。对患者进行口腔健康宣教，让患者充分了解如何进行桥体的清洁和维护。

（6）材料：种植体外科规划软件家鸿易捷。种植体：Camlog。

二、小结

以修复为导向的理念配合数字化外科导板辅助完成种植体的精准植入，一段式即刻负载临时修复体避免术后缺牙的痛苦，患者对最终修复体的功能和美观性十分满意，当然长期的修复效果还需要临床随访的验证。

三、讨论

1. 正确理解数字化导板的误差　系统误差，这是在使用导板时必须要持续努力去克服的，软硬件的不断改进，术者的技巧与经验的不断提高，尽可能接近最正确的使用方法和标准。偶然误差，这是任何技术都无法最终消除的，它是由不同医生的认知和技术水平在客观上的不同所造成的。本病例可以肯定的是，导板的使用误差小于外科操作中的经验误差，是成功和有价值的，其指导和定位的意义是无可替代的，大大缩短手术时间，帮助术者按照修复信息更快定位，减少手术创伤。

2. 数字化导板精度　对CT的要求：格式为Dicom3.0标准，扫描的层间距至少0.3mm，移除阻射物，左右尖牙咬棉花，上下颌分开1～2mm。区域为眼眶中部至下颌下缘之下。

对软件的要求：基于Dicom3.0标准的医学图像读取，拥有图像分割技术，并且以三维虚拟可视化技术进行牙种植手术规划，最终能以智能化

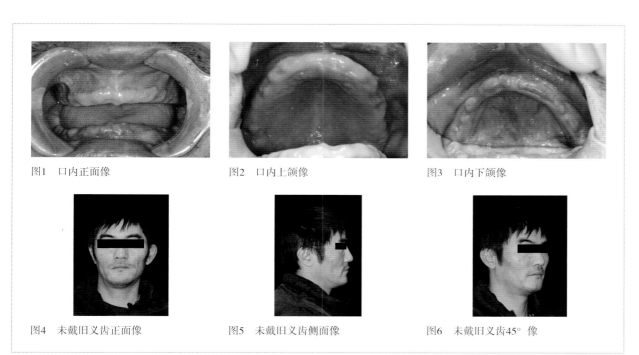

图1 口内正面像　　　图2 口内上颌像　　　图3 口内下颌像

图4 未戴旧义齿正面像　　　图5 未戴旧义齿侧面像　　　图6 未戴旧义齿45°像

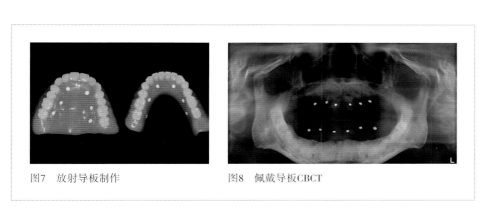

图7 放射导板制作　　　图8 佩戴导板CBCT

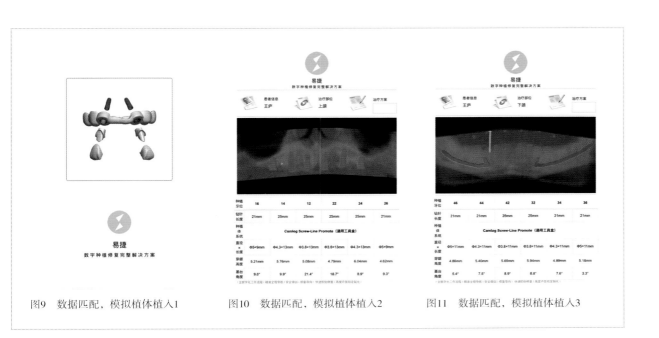

图9 数据匹配，模拟植体植入1　　　图10 数据匹配，模拟植体植入2　　　图11 数据匹配，模拟植体植入3

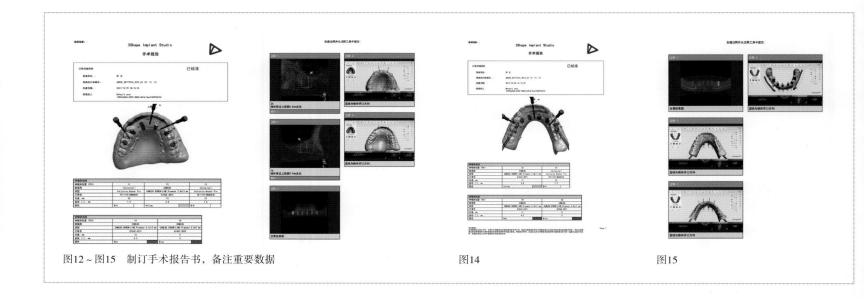

图12～图15 制订手术报告书，备注重要数据　　　图14　　　图15

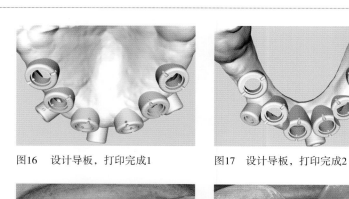

图16 设计导板，打印完成1

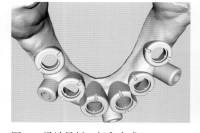

图17 设计导板，打印完成2

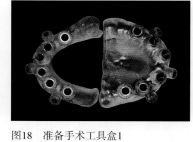

图18 准备手术工具盒1

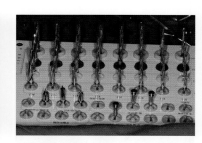

图19 准备手术工具盒2

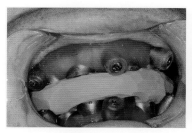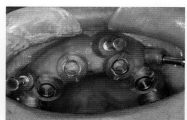

图20、图21 黏膜支持式导板，确定咬合，定位上颌

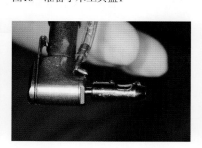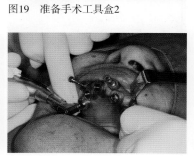

图22、图23 环钻，位点去除牙龈，骨面平整

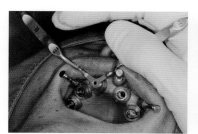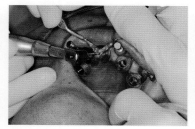

图24、图25 逐级备洞，注意充分冷却降温。反复核对套环和钻头是否匹配

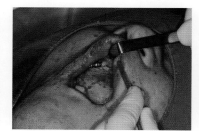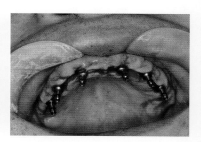

图26、图27 最后一钻去除导板，Camlog钻窝洞成形。逐步放入种植体，初稳，行程扭矩满足即刻负载要求

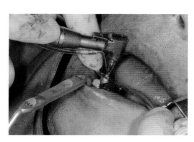
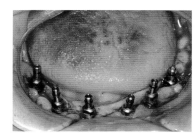
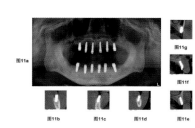

图28 下颌导板就位引导种植体植入1　　图29 下颌导板就位引导种植体植入2　　图30 下颌导板就位引导种植体植入3　　图31 术后CBCT

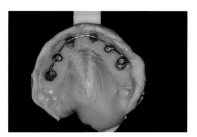
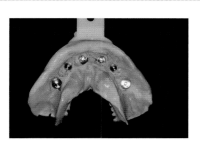
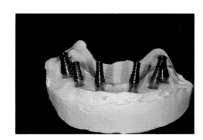

图32～图37 制取个性化托盘，开窗式转移杆取模　　图34　　图35

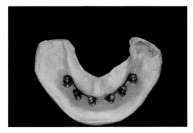
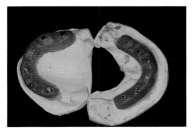
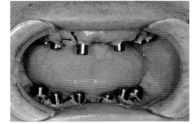
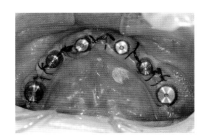

图36　　图37　　图38 安放基台保护帽1　　图39 安放基台保护帽2

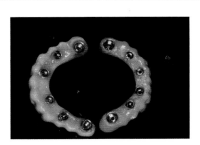
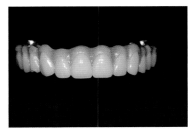
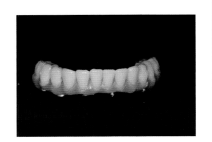

图40 船底式组织面，预留清洁通道　　图41 临时修复体完成1　　图42 临时修复体完成2

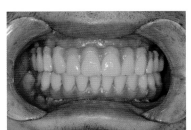
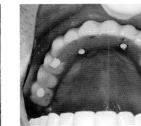
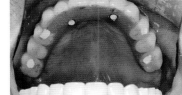
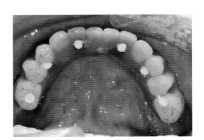

图43～图45 术后当天戴入临时修复体调整，广泛接触，无悬臂　　图45

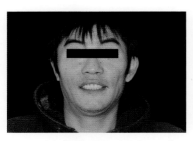

图46 手术当天佩戴临时义齿正面像

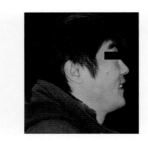

图47 手术当天佩戴临时义齿侧面像

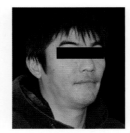

图48 手术当天佩戴临时义齿45°像

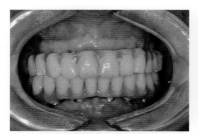

图49 临时修复6个月正面像

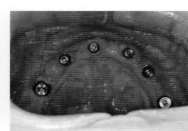

图50 临时修复6个月下颌像

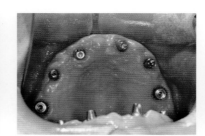

图51 临时修复6个月上颌像

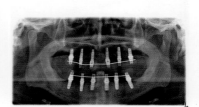

图52 术后3个月

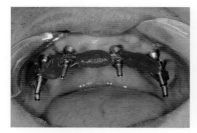

图53 开窗式取模1

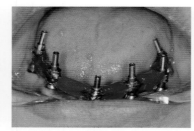

图54 开窗式取模2

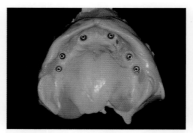

图55 开窗式取模3

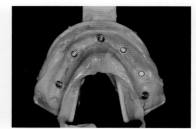

图56 开窗式取模4

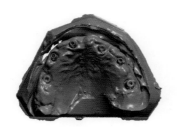

图57 数据采集设计1

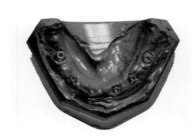

图58 数据采集设计2

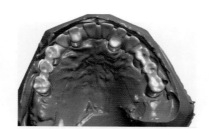

图59 数据采集设计3

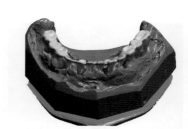

图60 数据采集设计4

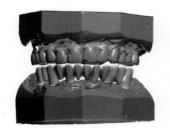

图61 数据采集设计5

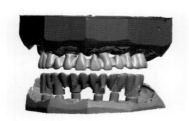

图62 数据采集设计6

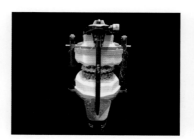

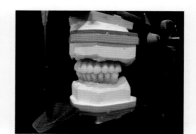

图63、图64 上下临时修复体进行面弓转移

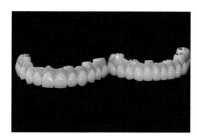

图65　一段式桥体制作完成1

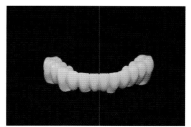

图66　一段式桥体制作完成2

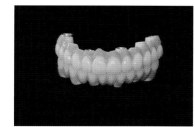

图67　一段式桥体制作完成3

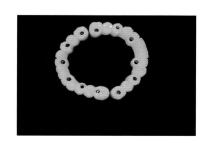

图68　一段式桥体制作完成4

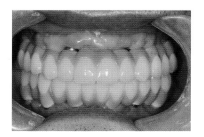

图69　最终修复像1

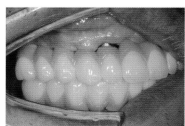

图70　最终修复像2

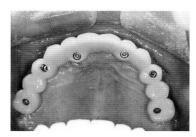

图71　最终修复像3

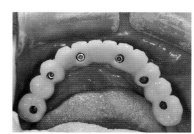

图72　最终修复像4

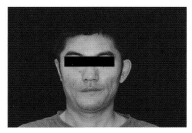

图73　最终修复正面像

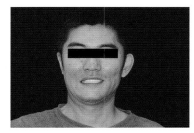

图74　最终修复微笑像

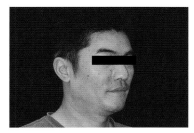

图75　最终修复45°像

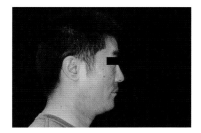

图76　最终修复侧面像

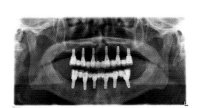

图77　最终戴牙后X线片1

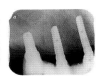

图78　最终戴牙后X线片2

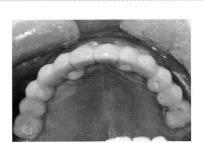

图79　1年后口内上颌像

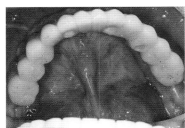

图80　1年后口内下颌像

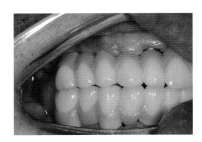

图81　1年后口内右侧像

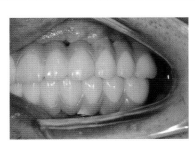

图82　1年后口内左侧像

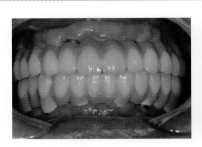
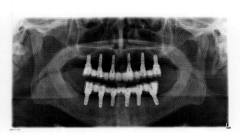

图83　1年后口内正面像　　　　　　图84　骨水平稳定

CAD技术生成数字化种植外科导板为一体的软件。

对制作的要求：使用工业级3D打印，打印层厚≤16μm。

正确使用导板应该掌握的经验：解剖的预判与合理精准的设计，克服斜坡状牙槽嵴顶造成的先锋钻滑脱，导板的固定。

无牙颌导板手术就位要求：将带导板的石膏模型上𬌗架来转移咬合记录，记录硅胶的范围不应阻挡固位钉的植入，至少3颗固位钉，植入骨深度>5mm。

手术器械的改善对克服系统性误差的作用：先锋钻的不断完善，骨面平整钻的作用，先锋钻及各级钻要与相应套环直径完全吻合。

CAD/CAM整体切削使得支架密合性大大增加，较之失蜡铸造法整体支架，平均微间隙从78μm降为21μm，在某种程度上也减少了种植体周围炎的发生概率。CAD/CAM钛支架受到的应力小于铸造支架，获得被动就位容易得多，支架就位良好可减少其在功能运动中受到的应力，降低折裂率。

参考文献

[1] 宿玉成. 种植外科中的软组织处理及其美学效果[J]. 中华口腔医学杂志, 2006, 41(03): 148–150.

[2] 邸萍. 无牙颌种植修复上部结构的变迁和技术进步[J]. 中国实用口腔科杂志, 2013, 6(2):85–88.

[3] 李燕玲, 王劲茗. 计算机辅助设计与制作钛支架在无牙颌患者种植固定修复中的应用现状[J]. 国际口腔医学杂志, 2017, 44(3): 344–349.

[4] Ferruccio Torsello. Evaluation of the marginal precision of one–piece complete arch titanium frameworks fabricated using five different methods for implant–supported Restorations[J]. Clin. Oral Impl Res. 2008, 19: 772 – 779.

[5] Davis DM, Packer ME. Maintenance requirement of implant supported fixed prosthesis opposed by implant supported fixed prosthesis, natural teeth or complete dentures: A 5 year retrospective study[J]. IntJProsthodont, 2003,16(5):521–523.